LEHRBUCH DER INNEREN MEDIZIN

VON

Dr. ERNST LAUDA

O. Ö. PROFESSOR,
VORSTAND DER I. MEDIZINISCHEN UNIVERSITÄTSKLINIK WIEN

ZWEITER BAND

DIE KRANKHEITEN DER VERDAUUNGSORGANE
DIE BLUTKRANKHEITEN

MIT 47 TEILS FARBIGEN TEXTABBILDUNGEN

Springer-Verlag Wien GmbH
1949

ISBN 978-3-662-37258-6   ISBN 978-3-662-37986-8 (eBook)
DOI 10.1007/978-3-662-37986-8

Inhaltsverzeichnis.

V. Erkrankungen des Darmes.

Die Krankheiten der Leber, der Gallenwege und des Pankreas.
I. Erkrankungen der Leber.
Allgemeiner Teil.

II. Erkrankungen des leukozytären Systems.

III. Knochenmarksaplasien.
(Aplastische und hypoplastische Myelopathie, Myelophthise.)

IV. Erkrankungen des retikuloendothelialen Systems.

V. Hämorrhagische Diathesen (Blutungsübel).

Inhaltsübersicht des ersten Bandes.

Die Krankheiten des Herzens und der Gefäße.
   Allgemeine Herz- und Kreislaufpathologie.
   Allgemeine Herzdiagnostik.
   Therapie der Herz- und Kreislaufschwäche.
   Spezielle Pathologie des Herzens.
   Psychoneurosen des Herzens.
   Erkrankungen der Gefäße.
Die Krankheiten der Atmungsorgane.
   Allgemeine Diagnostik.
   Erkrankungen der oberen Luftwege.
   Erkrankungen der Lunge.

Inhaltsübersicht des dritten Bandes.

Die Krankheiten der Drüsen mit innerer Sekretion.
Die Krankheiten des Stoffwechsels.
Die Krankheiten der Nieren und der Harnwege.
Die Krankheiten der Muskeln, Knochen und Gelenke.
Die Infektionskrankheiten.
Die Vergiftungen.
Die Krankheiten durch äußere physikalische Ursachen.
Die Avitaminosen.

Die Krankheiten der Verdauungsorgane.

I. Erkrankungen der Mundhöhle.

A. Stomatitiden.

Als *Stomatitis catarrhalis* bezeichnet man vor allem die Mundschleimhautveränderungen, welche fast regelmäßig bei schweren akuten Allgemeininfektionen beobachtet werden. Die schwersten Grade dieser Erkrankung finden wir z. B. beim Typhus abdominalis oder bei schwer verlaufenden kruppösen Pneumonien. Es ist bemerkenswert, daß fieberhafte Infekte als solche nicht unbedingt zur Stomatitis führen und daß das Bestehen oder Fehlen einer Stomatitis differentialdiagnostische und prognostische Bedeutung haben kann. So haben auch hochfiebernde Tuberkulosen in der Regel keine wesentlichen Veränderungen der Mundschleimhaut. Die Stomatitis catarrhalis führt wohl zu Veränderungen der gesamten Mundhöhlenschleimhaut, meist sind aber doch vorwiegend Zunge, Pharynx, Pharynxeingang, eventuell auch Gingiva betroffen. Wenn initial, scheinbar als Reizwirkung, eine vermehrte Speichelsekretion bestehen kann, so geht die Stomatitis zumeist doch mit einer Einschränkung und schließlich mit einem Versiegen der Speichelsekretion einher, die Mundhöhle wird trocken und man sieht schließlich in der ausgetrockneten Mundhöhle dichten, zähen, festhaftenden Schleim. Der schon frühzeitig aufgetretene Zungenbelag wird trocken, borkig, rissig und er verfärbt sich insbesondere an den hinteren Zungenabschnitten braun; die Zungenspitze bleibt oft rot (Typhuszunge). Das Trockenheitsgefühl und die Schmerzen der rissigen Zunge können starke subjektive Beschwerden auslösen.

Das Versiegen der Speichelsekretion bzw. die Stomatitis der schweren Infektionskranken werden oft auf ein mangelhaftes oder fehlendes Kauen der Schwerkranken und eine nicht ausreichende oder fehlende Mundpflege speziell benommener Patienten zurückgeführt. Diese Faktoren ebenso wie die Mundatmung sind hierbei sicherlich mit im Spiele, es handelt sich jedoch hierbei vornehmlich um eine toxische Erscheinung. Daher hat der Grad der Stomatitis bzw. der Austrocknung auch prognostische Bedeutung; an der Zunge erkennt man die Schwere einer Pneumonie oder eines Typhus. Solange ein Abdominaltyphus oder eine kruppöse Pneumonie noch eine feuchte Zunge haben, kann die Prognose im allgemeinen als gut gelten.

Ganz anders zu werten sind akute katarrhalische Entzündungen der Zunge oder des Gaumens nach Aufnahme zu heißer Nahrung, Erscheinungen, die zu leichten Verbrennungen führen; die obersten Schleimhautschichten können in kleinen Fetzen abgehen. Meist sind die Läsionen nach ein bis zwei Tagen geheilt.

Bei Einwirkung großer Hitze freilich oder von Ätzgiften (Säuren oder Laugen) können alle Grade der nekrotisierenden Schleimhautentzündung auftreten. Lokale Schleimhautentzündungen können auch durch kantige kariöse Zähne, zu konzentrierte Mundwässer usw. bedingt sein.

Die Therapie der Stomatitis besteht insbesondere bei Infektionskrankheiten in einer intensiven Mundpflege. Bei Schwerkranken reinigt das Pflegepersonal die Mundhöhle mit Stieltupfern, die mit Kamillentee oder Wasserstoffsuperoxyd getränkt sind, bei starker Austrocknung der Mundhöhle empfehlen sich Pinselungen mit Boraxglyzerin, welche allerdings die Trockenheit nur vorübergehend und in sehr geringem Ausmaße beheben. Eine anscheinend „strohtrockene" Zunge eines Typhuskranken kann nur oberflächlich befeuchtet, nie aber durchfeuchtet werden.

Die *Stomatitis aphthosa* scheint eine spezifische Infektionskrankheit zu sein, die meist leichten Verlauf zeigt, aber lokal starke Beschwerden macht. Wohl kommt es im Sinne des Allgemeininfektes auch zu Temperatursteigerungen; diese halten sich aber in mäßigen Grenzen. Der Befund, der die Diagnose sichert, sind die Aphthen: kleine bis linsengroße, nekrotisierende Epitheldefekte der Mundschleimhaut, an der Zunge, den Lippen oder der Wange, die meist rundliche Gestalt haben, aber auch unregelmäßig begrenzt sein können. Vorerst sind es gelbe oder graugelbliche Fleckchen, manchmal hat man den Eindruck eines kleinen Bläschens, mit dem Abstoßen der nekrotischen Partien resultieren kleine Geschwürchen. Die Aphthen sind schmerzhaft, sie können die Nahrungsaufnahme dadurch stark behindern. Die Krankheit findet sich hauptsächlich bei Kindern, seltener bei Erwachsenen, sie verlangt keine spezielle Behandlung. Der Ausgang ist meist nach wenigen Tagen ein guter.

Die *Oidium albicans-Stomatitis* (der *Mundhöhlensoor*) findet sich — abgesehen von ihrem häufigen Vorkommen bei kleinen Kindern — vor allem bei schwerkranken und kachektischen Individuen. Das Auftreten des Mundsoors muß als Signum mali ominis bezeichnet werden, wenn Schwerkranke ihre Grundkrankheit, die mit einem Soor einhergeht, auch gut überstehen können.

Die ersten Erscheinungen bestehen in einem Aufschießen kleiner weißer Stippchen, die sich erst vereinzelt, dann zahlreich gruppenweise vorerst an den Prädilektionsstellen, und zwar vor allem an den hinteren Anteilen der Wangenschleimhaut, zwischen den Zahnreihen und der Wange und am weichen Gaumen lokalisieren. Unbehandelt werden die Stippchen größer, fließen zusammen und können schließlich ausgedehnte weiße Beläge bilden. Subjektive Erscheinungen fehlen vorerst oft, es können aber schon frühzeitig brennende Schmerzen bei der Nahrungsaufnahme in verschieden starkem Ausmaß auftreten. Die Soorbeläge lassen sich nicht ohne weiteres abwischen, sie haften auf der Unterlage fest und führen oft zu oberflächlichen Schleimhautnekrosen. Der Pilz ist gegen Borsäure außerordentlich empfindlich und deshalb lassen sich die Beläge nach einem Betupfen mit Borsäurelösungen (Boraxglyzerin) oder längerem Mundspülen mit denselben durch vorsichtiges Darüberwischen leicht entfernen, wobei oberflächliche Geschwüre resultieren. Jedes kräftigere Wegwischen ist aber kontraindiziert. Sind die Beläge entfernt, so kann man bereits nach wenigen Stunden wieder neue Soorkolonien sehen und über Nacht können sich wieder ausgedehnte, zusammenfließende Beläge entwickeln; eine fortlaufende Mundpflege ist also von großer Bedeutung. In unbehandelten Fällen kann es zu tiefen Nekrosen kommen, die Infektion kann auf Pharynx und Ösophagus übergreifen (s. S. 14) und sie kann so schließlich, einer Behandlung hier kaum mehr zugänglich, zur tödlichen Mediastinitis führen. Eine zuckerhaltige Nahrung soll einen guten Nährboden für den Soorpilz abgeben; sie ist daher zu vermeiden.

Die Diagnose wird aus der beschriebenen Art der Beläge im allgemeinen leicht gestellt, es bedarf nicht erst des mikroskopischen Nachweises des Pilzes im Ausstrich.

Die *symptomatischen Stomatitiden* bei verschiedenen Vergiftungen (Quecksilber, Blei und Arsen) werden im III. Band im Rahmen der Vergiftungen behandelt.

Unter *Stomatitis ulcerosa* werden ätiologisch durchaus differente, schwere, geschwürige Mundhöhlenentzündungen zusammengefaßt. Es sei auf die diesbezüglichen Ausführungen beim Skorbut, bei den Knochenmarkinsuffizienzen, der Agranulozytose, der akuten Leukämie und Panmyelophthise verwiesen; in diesen Fällen sind die Mundhöhle, auch die tieferen Schichten ihrer Wandungen durch das Fehlen der natürlichen Abwehrkräfte, durch die mangelhafte Leukozytenfunktion dem Angriff der an sich apathogenen oder wenig oder nicht virulenten Mundhöhlenkeime wehrlos preisgegeben. Tiefgreifende Nekrosen sieht man in erster Linie an den Tonsillen, die sich in ein morsches, mißfarbiges, nekrotisches Gewebe verwandeln, ferner in den Wangentaschen, von wo es nicht selten zur ausgedehnten Nekrose der Wange kommt, die unter Umständen Mandibula und Maxilla bloßlegt. Derartige Zustände entsprechen dem sogenannten *Noma*, dem *Wangenbrand*; nach eigenen Erfahrungen sind es, wenigstens beim Erwachsenen, vor allem Knochenmarkinsuffizienzen, welche zu diesem Bilde führen. Es muß allerdings darauf hingewiesen werden, daß Noma auch im Rahmen verschiedener Infektionskrankheiten, wie Scharlach, Masern, Pneumonien usw., beobachtet werden kann; es soll auch selbständig ohne Grundkrankheit und ohne Schädigung des Granulozytenapparates auftreten können. Auch die PLAUT-VINCENTsche Infektion mit Spirochäten und fusiformen Bazillen, die meist als PLAUT-VINCENTsche Angina auftritt, aber auch als PLAUT-VINCENTsche Stomatitis in Erscheinung treten kann, soll zur schweren gangräneszierenden Stomatitis und damit unter Umständen zum Bilde des Noma führen können (s. PLAUT-VINCENTsche Angina, S. 10).

Abgesehen von den ulzerösen Stomatitiden bei den genannten Blutkrankheiten und bei der Fusospirillose kommen ulzeröse Entzündungen der Mundschleimhaut auch auf dem Boden einer Tuberkulose, Lues (s. u.), und Maul und Klauenseuche vor (s. Bd. III). Hinsichtlich der primär- und sekundärluetischen Mundhöhlenveränderungen sei auf die syphilidologischen Lehrbücher verwiesen. Gummöse Prozesse der Mundhöhle mit Zerfall, tiefer Geschwürsbildung, eventuell mit Gaumenperforationen, die zu lochartigen Substanzverlusten führen, sind heutzutage außerordentlich selten.

Die lokalisierten Mundschleimhautentzündungen im Sinne der Gingivitiden sind in den Lehrbüchern der Zahnheilkunde nachzulesen.

Die *Angina Ludovici*, die Phlegmone des Mundhöhlenbodens. Ihr Ausgangspunkt steht mit Sicherheit nicht fest; viele Autoren vertreten den Standpunkt, daß es sich hierbei um eine von vereiterten Speicheldrüsen ausgehende Entzündung handle. Die regionären Lymphdrüsen des Halses und auch die Submaxillardrüsen werden, wenn sie nicht primär erkrankt waren, sekundär mitgegriffen. Es entwickelt sich alsbald unter gleichzeitig bestehenden Lokalsymptomen (Infiltration unter dem Unterkiefer, Schluckbeschwerden, Kiefersperre, eventuell Abszedierungen und Durchbruch nach außen) ein septisches Bild. Die Krankheit ist sehr selten. Sie birgt große Gefahren, wie die absteigende Halsphlegmone, Thrombophlebitiden mit septischen Lungeninfarkten, die akute Mediastinitis usw. Sie wird mit den modernen Antibioticis behandelt und gehört im übrigen dem Chirurgen zu.

Die *Tuberkulose der Mundhöhle* ist selten. Sie ist fast immer Komplikation einer Tuberkulose der Atmungsorgane mit positivem Bazillen-Sputumbefund. Sie führt zu charakteristischen torpiden Geschwüren mit unterminierten Rändern, sie lokalisiert sich mit Vorliebe am unteren Zungenrand und unter der Zunge, selten am weichen Gaumen oder an den Tonsillen. Die Tuberkulose, zumal der Zunge, geht mit starken Schmerzen einher, die Nahrungsaufnahme ist oft ohne Lokalanästhesie (Pinselung mit 2% Pantocainlösung) kaum möglich.

Die *Lues der Mundhöhle* kommt als Primäraffekt an Lippen, Zunge, weichem Gaumen oder Wangenschleimhaut, als Sekundärsymptom in Form einer Angina syphilitica oder in Form von Schleimhautpapeln und schließlich im Tertiärstadium als Gumma der Zunge oder des weichen Gaumens vor, welches unter entsprechender Behandlung mit einer tiefen strahligen Narbe ausheilen kann; das zerfallende Gumma kann zu schweren, auch knöchernen Substanzverlusten führen, die charakteristische Bilder ergeben können (lochartige Perforation des Gaumens in die Nasenhöhle).

Die *Leukoplakia oris*, die aus umschriebenen, unebenen, leicht höckerigen, hauptsächlichst an den Erhebungen weißlichen Flecken besteht, die sich bald an der Zunge, bald an den Lippen, oft an den Mundwinkeln oder an der Wangenschleimhaut findet und aus zum Teil verhornendem, hyperplastischem Schleimhautepithel besteht, wurde und wird auch heute noch oft mit Lues in Zusammenhang gebracht. In mehreren eigenen Fällen ergaben sich hierfür aber keinerlei Anhaltspunkte. Die WASSERMANNsche Reaktion war negativ. Anamnestisch ließen sich entsprechende Anhaltspunkte nicht erheben und eine antiluetische Behandlung veränderte die Leukoplakie nicht. Diese Erfahrungen und auch vielfach einschlägige Angaben der Literatur lassen uns eine ätiologische Beziehung der Leukoplakie zur Lues ablehnen. Die Affektion ist mehr störend als schmerzhaft. Leichtere Schmerzen können aber ebenso wie bei Mundwinkelrhagaden auftreten. Die Ätiologie ist ungeklärt, die Therapie mit lokalen Adstringentien usw. hat wenig Aussicht auf Erfolg. Sehr selten kann sich aus der Leukoplakie ein Karzinom entwickeln.

Unter *Lingua geographica* versteht man eine ohne alle Beschwerden verlaufende Veränderung der Schleimhaut der Zunge, welche durch unregelmäßige Verdickungen der Epithelschicht charakterisiert ist, zwischen welchen eine normale oder etwas hyperämische Schleimhaut aufscheint, wodurch das landkartenartige Bild zustande kommt. Die Epithelverdickungen können sich abstoßen und an anderer Stelle wieder auftreten, so daß die Zeichnung des Bildes wechselt. Der Zustand verlangt keine Behandlung, sondern nur eine psychische Beruhigung des Kranken.

Bei der *Lingua villosa nigra* zeigt die Zunge in ihren hinteren Anteilen ein sehr auffälliges Bild: Sie scheint mit dichtstehenden, kurzen, dunklen bis schwarzen Haaren bedeckt. Es handelt sich um eine harmlose, den Kranken oft erschreckende Hyperkeratose der abnorm pigmentierten, auffallend langen Papillae filiformes. Ein 10% Salizylspiritus löst die Hornschichten meist leicht.

Hinsichtlich der *Glossitiden beim Morbus Biermer und bei anderen Blutkrankheiten* s. das Kapitel über Blutkrankheiten.

B. Tumoren der Mundhöhle.

Praktische Bedeutung hat nur der *Zungenkrebs*. Er ist im allgemeinen an seinem harten, infiltrierten Grunde, seiner meist frühzeitigen Exulzeration, den harten, wallartigen Rändern, seinem Auftreten ohne sonstige Allgemeinerscheinungen und schließlich an den meist frühzeitig nachweisbaren, harten, regionären Drüsenmetastasen leicht zu erkennen. Die Abgrenzung des tuberkulösen Geschwüres mit den unterminierten Rändern ist meist unschwer zu treffen. Hinsichtlich der näheren Details sei auf die Lehrbücher der Chirurgie verwiesen.

Die Tumoren der Tonsillen werden bei den Erkrankungen des Pharynx behandelt.

C. Krankheiten der Speicheldrüsen.

1. Funktionelle Störungen.

Speichelfluß oder Sialorrhoe bedeutet Vermehrung der Speichelsekretion. Die Bezeichnung Ptyalismus wird synonym gebraucht, obwohl sie das dauernde Abfließen von Speichel oder ein übermäßiges Speichelspucken bedeutet. Psychopathen können auch bei normaler Speichelsekretion einen Ptyalismus zeigen und eine Sialorrhoe vortäuschen.

Ein idiopathischer Speichelfluß ist sehr selten, ein symptomatischer kommt bei allen Mundhöhlenerkrankungen, bei Erkrankungen der Speicheldrüsen, bei Trigeminusneuralgien, reflektorisch bei Magen-Darmerkrankungen, bei Gastritiden usw., bei Nausea (z. B. während der Schwangerschaft), auch bei Erkrankungen des Zentralnervensystems, wie bei Tabes, speziell bei tabischen Krisen, und schließlich bei Intoxikationen, z. B. mit Pilokarpin, Physostigmin, Muscarin, Strophanthin und Digitalis, vor.

Die Therapie muß vor allem eine kausale sein. Symptomatisch können Atropin mit kleinen Opiumdosen versucht werden. In besonders hartnäckigen Fällen wird ausnahmsweise eine Röntgenbestrahlung der Speicheldrüsen in Frage kommen.

Die *Speichelverminderung* ist immer symptomatischer Natur. Bei allen mit großen Wasserverlusten einhergehenden Krankheiten wird der Mund trocken; Diabetes mellitus und insipidus können mit starker Trockenheit des Mundes einhergehen. Alle Erkrankungen der Speicheldrüsen, die zu einer verminderten Sekretion führen, sind hier ebenfalls zu erwähnen. Schließlich gibt es Speichelverminderungen bei Intoxikationen mit Atropin, Opium, Nikotin und Botulismus.

Therapeutisch kann neben der Behandlung der Grundkrankheit Pilokarpin versucht werden (dreimal täglich 0,003 g per os oder subkutan).

2. Hyperplasien der Speicheldrüsen.

Es gibt insbesondere bei Fettleibigen einfache Hyperplasien der Speicheldrüsen, speziell der Parotis. Neben und unter dem Ohr sieht man eine entsprechend flache, für den Erfahrenen meist auf den ersten Blick kenntliche Vorwölbung, welche sich wie eine normale Parotis anfühlt. Mein Schüler FLAUM hat seinerzeit nachgewiesen, daß diese an sich gesunden Individuen meist einen etwas erhöhten Nüchternblutzucker, fast regelmäßig nach Zuckerbelastung eine diabetische Blutzuckerkurve zeigen, daß sie also an einem latenten Diabetes leiden und die Speicheldrüsen somit mit der Ätiologie einer diabetischen Stoffwechselstörung Beziehungen zu haben scheinen. Wenn man bei derartigen Individuen, die bis dahin völlig gesund waren, einen leichten Diabetes auftreten sieht, wie dies nicht selten vorkommt, sind diese Zusammenhänge noch überzeugender veranschaulicht.

3. Entzündungen der Speicheldrüsen.

Die häufigste akute Entzündung der Speicheldrüsen, und zwar in Form einer essentiellen, primären Erkrankung stellt der Mumps dar, der unter den Infektionskrankheiten abgehandelt wird. Die übrigen akuten Speicheldrüsenentzündungen sind symptomatischer Art und Komplikationen von Grundkrankheiten. Meist erkrankt die Parotis (akute Parotitis). Wir begegnen dieser sekundären Parotitis am häufigsten bei schweren Infektionskrankheiten, wobei sie ein Zeichen böser Vorbedeutung ist: bei Typhus abdominalis, Flecktyphus, Scharlach, Dysenterie, Pneumonie usw. Es ist merkwürdig, daß diese Parotitis nach eigenen Erfahrungen in bestimmten Epidemien (während des ersten Weltkrieges z. B. in Turkestan beim Typhus abdominalis) auffallend häufig ist und in anderen wieder relativ selten vorkommt (wie bei der Flecktyphus- und Typhusepidemie in Wien im Jahre 1942). Bei kachektischen Individuen, etwa in den Spätstadien eines Karzinoms oder einer Urämie, ist die Parotitis ein Zeichen des nahen Endes. Die Parotitis kommt offenbar zum Teil hämatogen, zum Teil aszendierend aus einer Stomatitis über den Ductus Stenonianus zustande. Die aufsteigende Infektion ist bei den Parotitiden bei Speichelsteinen im Ausführungsgang immer anzunehmen. Die symptomatische Parotitis tritt meist einseitig, die epidemische Parotitis wenigstens rudimentär immer beiderseitig auf. Die Parotitis kann unter akuten, auch foudroyanten Erscheinungen mit Fieber und starken Schmerzen, sie kann aber auch fast ohne Allgemeinerscheinungen verlaufen und sich nur in einem unangenehmen Spannungszustand äußern. Dies wird mit Rücksicht darauf verständlich, daß es das eine Mal nur zu einem entzündlichen Ödem, das andere Mal zu einer schweren eitrigen Entzündung mit Abszedierung kommt, wie dies bei Typhusepidemien so häufig beobachtet wird. Kiefersperre, Schluckbeschwerden und starke Schmerzen können sich einstellen. Die Speichelsekretion ist meist stark vermindert.

Die abszedierende Parotitis ist zu operieren. Wie weit moderne Antibiotika, zu welchen bei suppurativen Formen frühzeitig gegriffen wird, eine Parotitis kupieren können, muß die Zukunft lehren. Große Abszesse können zu einer Fazialisparese führen, sie können nach außen durchbrechen und so schließlich mit Speichelfisteln enden. Bei jeder Parotitisbehandlung ist eine sorgfältige Mundpflege selbstverständliche Voraussetzung. Im übrigen s. die chirurgischen Lehrbücher.

Schließlich sei darauf hingewiesen, daß die Submandibulardrüsen selten entzündlich erkranken. Auch chronische unspezifische Parotitiden sind sehr selten; sie kommen am ehesten bei Sekretstauungen bei Steinen im Ductus Stenonianus vor.

4. MIKULICZsche Krankheit, der MIKULICZsche Symptomenkomplex.

1892 beschrieb MIKULICZ eine „eigenartige symmetrische Erkrankung der Tränen- und Mundspeicheldrüsen, bei der es zu einer symmetrischen, schmerzlosen, chronischen Vergrößerung dieser Drüsen mit derber Konsistenz kommt". Histologisch fand er eine starke Anhäufung von Rundzellen, offenbar von Lymphozyten, die das Interstitium der Drüsen dicht durchsetzten.

Wie im Kapitel Blutkrankheiten näher ausgeführt ist, wurde später nur mehr von einem MIKULICZschen Symptomenkomplex gesprochen, der entweder durch ein Lymphogranulom, eine Tuberkulose, eine Lues, eine lymphatische Leukämie usw. mit besonderer Lokalisation in den genannten Speichel- und Tränendrüsen bedingt ist, also nur eine zufällige Nebenerscheinung einer Grundkrankheit darstellt. In den letzten Jahren sind aber immer wieder Fälle beschrieben worden, in welchen eine idiopathische Krankheit vorzuliegen schien, so daß MIKULICZ mit der nach ihm benannten Krankheit wieder zu Ehren zu kommen scheint. Hinsichtlich der Details sei auf den Abschnitt Blutkrankheiten in diesem Band verwiesen.

5. Tuberkulose, Lues und Aktinomykose der Speicheldrüsen.

Diese Infekte kommen nur in der Parotis vor und sind auch hier außerordentlich selten. Die Tuberkulose kann zum kalten Abszeß, zur tuberkulösen Fistel führen. Bei Verdacht auf eine Lues wird nur die erfolgreiche Therapie einen eindeutigen diagnostischen Ausschlag geben. Die Aktinomykose hat meist sekundär von der Umgebung übergegriffen, als primäre Form ist sie durch ein Aufsteigen der Infektion über den Speichelgang hervorgerufen.

6. Speichelsteine.

Die Speichelsteine, die aus Kalziumkarbonat und -phosphat bestehen, sind an sich selten. Sie finden sich häufiger im Ausführungsgang der Submandibularis als in dem der Parotis. Sie können auch im Drüsengewebe selbst liegen und rufen hier entweder keine Erscheinungen hervor, oder sie führen zur sekundären Infektion mit Abszedierung. Ein langdauernder Verschluß des Ausführungsganges der Speicheldrüsen führt zur relativen Trockenheit des Mundes, zur chronischen Speichelstauung in der Drüse mit sekundärer fibröser Induration derselben. Ein anhaltender Verschluß ist aber sehr selten. Meist kommt es nur zu einer relativen Stenose, wobei Speichel neben dem Stein noch abfließt. Häufiger kommt es während der Mahlzeiten mit der erhöhten Speichelsekretion, sehr selten spontan, zum plötzlichen völligen Verschluß und zur akuten Stauung, wobei die Speicheldrüse rasch anschwillt und noch während oder nach der Mahlzeit — es ereignet sich dies hauptsächlich in der Parotis bzw. im Parotisgang — die Größe einer Mumpsparotis erreicht. Die Anschwellung vollzieht sich meist ohne Schmerzen, nur mit dem Gefühl einer Spannung, manchmal auch unter dem Bilde einer schmerzhaften Speichelkolik. Die Abhängigkeit des Auftretens der Schwellung oder wenigstens ihrer Zunahme von der Nahrungsaufnahme führt meist ohne weiteres zur Diagnose. Oft kann man im Ausführungsgang, am leichtesten wieder im Ductus Stenonianus, den Stein palpieren. Dieser kann auch röntgenologisch dargestellt werden. Kleinere Speichelsteine gehen oft spontan ab, größere müssen mit der Sonde mobilisiert, eventuell auch operiert werden.

7. Tumoren der Speicheldrüsen.

Unter den benignen Tumoren sind Mischgeschwülste der Parotis am häufigsten. Es kommen auch Fibrome, Lipome, Lipofibrome, Adenome usw. vor. Kystome sind entweder embryonaler Natur oder sie sind Retentionszysten. Am bekanntesten ist die sogenannte Ranula, ein kleines, zystisches Gebilde unter der Zunge, welches durch Verschluß eines kleinen Anteiles der Submaxillardrüse zustande kommt.

Maligne Tumore sind selten, Karzinome sind häufiger als Sarkome, sie gehören der Chirurgie zu.

II. Erkrankungen des Pharynx.

A. Akute Anginen.

Unter Angina versteht man im allgemeinen eine akute entzündliche Erkrankung der Tonsillen und ihrer Umgebung; die Verengerung des Pharynxeinganges durch die beiderseitigen Schwellungen drückt sich in der Bezeichnung Angina (Enge) aus. Es ist kein Zweifel, daß bei den Anginen in erster Linie der lymphatische Apparat des WALDEYERschen Schlundringes entzündlich erkrankt, wohl auch kein Zweifel, daß der Schlundring den Wächter vor oralen und Inhalationsinfekten darstellt und daß die Tonsillen bzw. der gesamte Schlundring immer oder wenigstens meistens die Eingangspforte für die Anginaerreger sind. Bestimmte Verlaufsarten der Anginen, vor allem auch das Allgemeinbild der Krankheit, lassen berechtigte Zweifel an der althergebrachten Auffassung aufkommen, daß die so erkrankte Tonsille immer eine Lokalerkrankung wäre, daß die Angina also mit Recht immer nur als „Tonsillitis" bezeichnet werden dürfe. Die Wiener Schule hat vor mehr als 20 Jahren durch FEIN den Begriff der Anginose aufgestellt, der die Angina als eine Allgemeininfektion gewertet wissen und in der lokalen Affektion der Tonsillen nur ein Partialsymptom einer Allgemeinkrankheit erblicken wollte. Es scheint, daß diese Annahme für gewisse Anginen viel für sich hat. Das endemische Auftreten an Instituten, die sicher mehrfach beobachtete direkte Übertragung von Mensch zu Mensch, die zu Beginn der Krankheit schon vorherrschenden, auch schweren Allgemeinerscheinungen mit hohem Fieber, Prostration usw. noch ohne stärkere Veränderungen am Pharynxeingang, das Zurücktreten der Tonsillenerscheinungen gegenüber dem allgemeinen Infektionsbild in manchen Fällen sind Argumente, die für die Allgemeinkrankheit zu sprechen scheinen. Hier mögen auch die Tonsillitiden bei anderen Allgemeininfekten, wie Scharlach, Lues II, Drüsenfieber, „Monozytenangina" usw., erwähnt sein, bei welchen die Tonsillenerkrankung sogar sicher nur Ausdruck der Allgemeininfektion bzw. der Allgemeinkrankheit ist. Zweifellos gibt es auch eine lokale akute Tonsillitis; hierfür spricht schon die Existenz der sicher als Lokalerkrankung aufzufassenden chronischen Tonsillitis oder die akute Mandelentzündung bei Entzündungen in der Umgebung, z. B. bei Periostitiden.

Das Auftreten einer Angina ist an die Infektion mit verschiedenen Erregern (Viruskrankheit (?) oder Streptokokken- oder fusospirilläre Erkrankung usw.) gebunden, sicher spielt in ihrer Ätiologie und Pathogenese aber auch eine besondere Disposition des Individuums mit. Es gibt Kinder, welche schon bei der geringsten Verkühlung, einem leichten Schnupfen usw., an einer Angina erkranken, auch unter Erwachsenen kann man besonders Disponierte antreffen.

Eine Angina kann also bald mehr unter den bekannten lokalen Symptomen, bald mehr unter den Allgemeinerscheinungen oder unter beiden zugleich auftreten. Die Lokalbeschwerden bestehen hauptsächlich in Schluckbeschwerden, wobei der Schmerz sich als Stechen während des Schluckaktes bis in das Ohr hinziehen kann, in Kratzen oder in Dauerschmerzen im Hals, in der näselnden Sprache — auch Sprechen kann die Schmerzen verstärken — und in Salivationsstörungen aller Art, Trockenheit im Mund oder verstärkter Salivation, die Allgemeinsymptome bestehen in Fieber, Kopfschmerzen, Müdigkeit, Abgeschlagenheit und in Kreuz- und Gliederschmerzen.

Wir unterscheiden nach dem verschiedenen Verlauf verschiedene Anginaformen.

Eine *Angina catarrhalis (simplex)* ist abzugrenzen kaum nötig, es handelt sich um eine leichte Angina, eine leichte Tonsillitis ohne Beläge, nur mit Rötung und Schwellung der Tonsillen. Eine scharfe Abgrenzung gegen die Angina lacunaris ist nicht möglich, es finden sich alle Übergänge.

Unter *Angina lacunaris oder follicularis* verstehen wir jene Form, bei welcher die geschwollenen und geröteten Tonsillen die charakteristischen Beläge tragen, entweder punktförmige, stecknadelkopfgroße, weißgelbliche Pfröpfe (Angina follicularis) oder flächenförmige weißliche Auflagerungen, welche Lakunen und Krypten in unregelmäßiger Form bedecken (Angina lacunaris). Man hat früher die Angina lacunaris von der Angina follicularis prinzipiell abgetrennt. Heute werden die Ausdrücke synonym gebraucht.

Gerade die Angina lacunaris (follicularis) ist es, bei welcher die Allgemeinerscheinungen schwere sind und oft im Vordergrund des Bildes stehen, bei welcher in den ersten Tagen sehr hohes Fieber bestehen und dieses unter Umständen sogar von einem Schüttelfrost eingeleitet werden kann. Nicht selten werden bei Kindern starke Kopfschmerzen, Meningismus und delirante Zustände beobachtet. Eine Kiefersperre kann auftreten. Die Abgrenzung gegen eine toxische Diphtherie kann um so schwieriger sein, als die Beläge der Tonsillen zu Membranen zusammenfließen können. Freilich sind in anderen Fällen die Lokalsymptome, die Schluckbeschwerden, die Rötung und Schwellung der Tonsillen mit starken Belägen prävalent und es können sich die Allgemeinerscheinungen in leichten Temperaturen erschöpfen. Wie bei allen Tonsillitiden erkranken auch hier die regionären submandibularen Lymphdrüsen meist mit.

Differentialdiagnostisch sei auch auf die einfachen Mandelpfröpfe hingewiesen, die manchmal, zumal wenn sie in größerer Zahl vorhanden sind, eine Angina vortäuschen; die Ähnlichkeit des Bildes wird noch größer, wenn in ihrer Umgebung eine entzündliche Reaktion mit Schwellung und Rötung des Tonsillargewebes auftritt. Diese Mandelpfröpfe, welche aus Detritus aus der zerklüfteten Tonsille bestehen, sind nicht selten Anlaß zu einem starken fötiden Foetor ex ore; manchmal werden sie durch Räuspern nach außen entfernt. Liegt bei einer follikulären Angina der geringste Verdacht auf eine Diphtherie vor, so ist sie durch einen Abstrich auszuschließen.

Die Dauer der Erkrankung schwankt zwischen zwei bis vier, seltener auch zehn Tagen. Besondere Erwähnung verdienen jene Fälle, bei welchen die Angina abgeheilt scheint, Temperaturen und Schluckbeschwerden aber anhalten und bei der Untersuchung eine deutliche Schwellung und Empfindlichkeit der regionären submandibularen Drüsen nachgewiesen wird; diese Drüsenentzündung kann auch persistieren, wenn die lokale Tonsillenerkrankung längst abgeklungen ist, sie hält unter hohen Temperaturen manchmal längere Zeit an.

Die Therapie der Angina lacunaris besteht in entsprechender Mundpflege, Gurgeln, Mundspülungen, heißen Umschlägen, Dunstumschlag und Thermophor und in Schwitzprozeduren. In schwereren Fällen wird man frühzeitig Antibiotika, Sulfonamide und Penicillin versuchen, über die diesbezüglichen Aussichten ist unseres Wissens Sicheres noch nicht bekannt.

Eine besondere Verlaufsform ist der Übergang in einen *Tonsillarabszeß*, der sich freilich nicht nur aus einer Angina lacunaris, sondern aus jeder Tonsillitis, auch aus einer lokalisierten Entzündung in der Umgebung eines Mandelpfropfes entwickeln kann.

Geht der Abszeß aus einer Angina lacunaris hervor, so hält die Temperatur an, die Schluckbeschwerden nehmen zu, die Enge des Pharynxeinganges wird hochgradiger und man sieht schließlich früher oder später die durch den Abszeß bedingte Vorwölbung, meist am vorderen Gaumenbogen; der Abszeß kann in der Tonsille selbst oder in ihrer Umgebung sitzen. Die Eiterung kann sich auch phlegmonös ausbreiten und so die hintere Rachenwand erreichen. Die Uvula ist bei den schweren Entzündungen meist ödematös verändert und verzogen. Eine spontane Entleerung des Abszesses ist häufig, wegen der Gefahren aber, welche derartige Eiterungen im Mandelbereiche nach sich ziehen, ist es dringendst geboten, eine chirurgische Therapie einzuleiten bzw. den Kranken dem Oto-Laryngologen zu übergeben, sobald Eiter vermutet wird. Die drohenden Gefahren sind mehrfacher Art: phlegmonöse Ausbreitung des Abszesses in die weitere Umgebung, Senkungsabszeß in der Richtung des Halses, vor allem aber septische Thrombophlebitiden mit allen ihren Konsequenzen. Auch in Fällen, in welchen man für eine Thrombophlebitis lokal Anhaltspunkte nicht finden kann, in welchen vor allem der Hauptstamm der Vena jugularis noch nicht entzündlich verändert ist, kann es durch Streuung zu zahlreichen kleinen septischen Embolien bzw. septischen Lungeninfarkten kommen. In zwei Fällen eigener Erfahrung war die Angina bereits völlig abgeheilt, als sich diese Erscheinungen einstellten. In einem Falle konnte auch der zugezogene Laryngologe weder an den Tonsillen und deren Umgebung noch an den Jugularvenen einen krankhaften Befund erheben; die Kranken fieberten septisch und gingen nach wenigen Tagen zugrunde. Der Obduzent fand die Lunge mit kleinen, septischen, vereiternden Infarkten übersät, welche aus einer kleinen Vene des Peritonsillarbereiches stammten.

Wenn geringste Zeichen einer Thrombophlebitis auftreten, wenn auch nur eine tiefe Druckempfindlichkeit längs der Karotis festzustellen ist, ist der Laryngologe beizuziehen, der bei Bestätigung der Verdachtsdiagnose die Vena jugularis ligiert, um septischen Embolien vorzubeugen.

Diese Anginen mit derartigen Komplikationen werden vielfach als *septische Anginen* als selbständige Krankheiten abgegrenzt; die Erreger sollen Streptokokken, Pneumokokken oder Anaerobier sein. Sicher gibt es Übergänge klassischer follikulärer Anginen in diese septische Form, womit das Vorkommen primär septischer Formen allerdings nicht geleugnet werden soll.

Unter PLAUT-VINCENT*scher Angina* versteht man eine auch klinisch meist gut abgrenzbare Angina, in deren Abstrichen man zahlreiche Formen des Bacillus fusiformis und von Mundhöhlenspirochäten findet. Beide Elemente sind in einem GIEMSA-Präparat leicht nachzuweisen, sie beherrschen das Bild. Die fusiformen Bazillen sind an beiden Enden zugespitzt, eine Färbung mit verdünnter Karbol-Fuchsin-Lösung oder eine kurze Methylenblaufärbung läßt die Diagnose der fusiformen Bazillen leicht bestätigen; bei GIEMSA-Färbung findet man auf lichtblauem Grunde, welcher dem Protoplasma der Bazillen entspricht, deutlich rotgefärbte (Chromatin-)Körnchen. Die entsprechenden Strukturen sind auch bei Einfachfärbungen leicht zu erkennen. Man kann Spirillen und Spirochäten und auch fusiforme Bazillen fast in jedem Mundhöhlenabstrich oder bei jeder Angina finden. Ihr Vorherrschen im mikroskopischen Bilde entscheidet bei der PLAUTschen Angina die Diagnose. Wie weit die genannten Keime als Erreger der Krankheit zu gelten haben, bleibt dahingestellt. Klinisch ist es recht charakteristisch, daß die Beläge, die bald mehr trocken-porzellanartig, bald mehr grauweiß-eitrig-schleimig sind, oft auf eine Tonsille beschränkt bleiben oder von einer Tonsille auf die Umgebung, etwa auf den weichen Gaumen übergreifen; nach Abstreifen der Beläge bleibt ein oberflächlicher Substanzverlust zurück. Die Beläge können sich an beliebiger Stelle der Mundhöhle finden, man spricht in diesen Fällen von einer *Stomatitis* PLAUT-VINCENT. Der Allgemeinzustand der Kranken ist im allgemeinen ein guter, der Verlauf der Krankheit ein leichter, wenn sie sich auch über längere Zeit hinziehen kann. Es gibt schwerere Fälle mit hohem Fieber, welches wochenlang anhalten kann. Meist spricht die PLAUTsche Angina auf eine lokale Salvarsanbehandlung (Bepinseln mit einer Salvarsanlösung oder Bestäuben mit Salvarsanpulver) gut an.

Die *Monozytenangina*, die *Angina des Drüsenfiebers* und die *nekrotisierende Angina der Knochenmarkinsuffizienzen* sind im Kapitel Blutkrankheiten nachzulesen.

B. Chronische Tonsillitis.

Die chronische Tonsillitis interessiert den Internisten nur vom Standpunkte des Fokalherdes, im übrigen gehört sie zur Oto-Laryngologie. Die Beurteilung, ob eine chronische Tonsillitis vorliegt, ob die Tonsille einen Fokalherd darstellt, ist oft im Einzelfall außerordentlich schwierig zu entscheiden und ist meist Sache des Eindruckes. Der Laryngologe, der mit instrumenteller und mit Spiegeluntersuchung besseren Einblick hat und der auch an sich über die größere Erfahrung verfügt, hat zu entscheiden. Jedenfalls dürfen große und zerklüftete Tonsillen nicht auf alle Fälle als eine chronische Tonsillitis angesprochen werden. Wird bei der instrumentellen Untersuchung aus der Tonsille Eiter ausgepreßt, so ist eine chronische Tonsillitis wahrscheinlich, auch hier sind aber Irrtümer insofern möglich, als Mandelpfröpfe mit einem Zelldetritus in der Krypte eine eitrige Tonsillitis vortäuschen können.

Von der chronischen Tonsillitis ist die einfache Hyperplasie der Tonsillen bzw. des WALDEYERschen Schlundringes streng abzugrenzen. Diese spielt bei Kindern eine Rolle, sie kann das Auftreten einer Angina fördern. Ob eine Tonsillenausschälung in derartigen Fällen nötig ist, bleibt dem Urteil des Pädiaters und des Laryngologen vorbehalten.

C. Akute und chronische Pharyngitis. (Der Rachenkatarrh.)

Der Rachenkatarrh ist vor allem Domäne der Rhinologie; es gilt dies insbesondere für die Rhino-Pharyngitis, welche die Rachentonsille und den Nasenrachenraum betrifft und nur der Spiegeluntersuchung zugänglich ist. Die Mesopharyngitis kann durch einfache Betrachtung mit Hilfe des Mundspatels unmittelbar erfaßt werden.

Die Pharyngitis verläuft akut oder chronisch. Meist ist sie Teilerscheinung einer Grundkrankheit, einer Rhinitis oder einer Angina oder einer der Infektionskrankheiten (vor allem des Scharlachs, der Masern und der Influenza) und aller Krankheiten, welche mit einer akuten Stomatitis einhergehen (s. S. 1), wie Typhus, Pneumonie, Sepsis usw. Auch die Erkrankungen der oberen Luftwege, die Laryngitis, die Tracheitis, die Tracheobronchitis gehen oft mit einer Pharyngitis einher. Eine behinderte Nasenatmung durch irgendwelche Ursachen, ferner Aufenthalt in staubiger Luft, Einwirkung reizender Gase oder auch Intoxikationen, welche zu einer Stomatitis führen, wie Quecksilber- und Wismutvergiftung, können sie auslösen.

Die akute Pharyngitis macht meist stärkere lokale subjektive Erscheinungen als die chronische; diese bestehen in stechenden Schmerzen beim Schlucken, in einem Fremdkörpergefühl, in einem Rauhigkeitsgefühl, im Reizhusten oder im Gefühl, sich räuspern zu müssen, manchmal auch nur in einem Kitzel. Die Pharynxschleimhaut ist gerötet, meist mit zähem Schleim bedeckt, der oft auch der Hauptgrund des Fremdkörpergefühles ist und das Räuspern auslöst. Die selbständige akute Pharyngitis macht kaum Fieber, ebensowenig wie eine Rhinitis, deren Teilerscheinung sie so häufig ist. Vorübergehende leichte Temperaturen können allerdings bestehen. Bei chronischen Rachenkatarrhen sammelt sich nachts nicht selten eine größere Menge von Schleim an, der morgens ausgehustet wird. Die chronische Pharyngitis entwickelt sich unter bestimmten Bedingungen allmählich; viel Sprechen, zumal in trockener, staubiger Luft (Schauspieler, Sänger, Versammlungsredner), Aufenthalt in staubigen Räumen überhaupt, wodurch bestimmte Berufe gefährdet sind (wie Tabak- und Kohlenarbeiter), sind häufige Auslösungsursachen. Die häufigste Ursache der Pharyngitis ist wohl das Rauchen, wobei die Empfindlichkeit der verschiedenen Individuen eine verschiedene ist, so daß der eine bei mäßigem, der andere erst bei starkem Rauchen den Katarrh akquiriert. Gerade in diesen Fällen wird oft morgens grauer Schleim ausgehustet. Eine Pharyngitis ist auch bei Trinkern nicht selten. Bei der Betrachtung des Rachens muß eine besondere Rötung nicht auffallen. Die Schleimhaut ist oft matt, wenig durchfeuchtet, die Schleimhaut zeigt verschiedene Veränderungen der chronischen Entzündungen, bald im Sinne einer Atrophie, bald im Sinne einer granulären oder allgemeinen Hyperplasie.

Akute Pharyngitiden verlangen im allgemeinen keine besondere Behandlung, sie werden, selbständig aufgetreten, meist übergangen; der Verlauf hängt vor allem von der Grundkrankheit ab (s. S. 11). Die Therapie des chronischen Katarrhs besteht vor allem in der Abstellung des einwirkenden Schadens. Der Katarrh heilt dann meist rasch ab, es verschwinden wenigstens die stärkeren Beschwerden. Eine Lokalbehandlung mit Pinselungen kommt vor allem für Schauspieler und Sänger in Frage und ist Sache des Rhino-Laryngologen. Klimakuren können bei chronischen Pharyngitiden Ausgezeichnetes leisten, wobei es sich allerdings hauptsächlich meist darum dreht, daß der Kranke zur Schonung des Pharynx wenig spricht und den auslösenden Schädlichkeiten entzogen wird. Kuraufenthalte in Reichenhall, Ems, Wiesbaden usw. werden hier ebenso empfohlen wie bei der Bronchitis.

D. Retropharyngealabszeß.

Der Retropharyngealabszeß des Erwachsenen ist meist ein kalter Abszeß und geht in der Mehrzahl der Fälle von einer tuberkulösen Halswirbelkaries oder einer tuberkulösen Periostitis an der Vorderseite der Wirbelkörper aus. Bei Lokalisation des Abszesses im Nasenrachenraum kann er nur mit Spiegeluntersuchung entdeckt werden. Meist senken sich aber auch diese kalten Abszesse zwischen der Vorderseite der Wirbelkörper und der hinteren Pharynxwand nach abwärts und werden auch im Mesopharynx als Vorwölbung sichtbar. Durch Palpation wird die Fluktuation nachgewiesen, welche die optisch gestellte Vermutungsdiagnose sicher bestätigt. Die klinische Symptomatik dieser Fälle wird vom tuberkulösen Grundprozeß beherrscht, der Senkungsabszeß kann, zumal wenn er tiefer tritt, mehr oder weniger Schluckbeschwerden auslösen. Meist verursacht er keine Schmerzen. Er kann in den Pharynx durchbrechen, er kann sich weiter gegen den Hals zu senken, er kann nach seinem Durchbruch sekundär infiziert werden und so zu einem septischen Bilde führen. Auch Knochenentzündungen anderer Art können einen Retropharyngealabszeß bedingen, wie z. B. beim Typhus abdominalis. Auch phlegmonöse Anginen (s. S. 9) können unter dem Bilde eines Retropharyngealabszesses verlaufen.

Phlegmonöse Anginen mit einem unter akut entzündlichen septischen Erscheinungen verlaufenden Retropharyngealabszeß gehören in therapeutischer Hinsicht dem Rhinologen zu. Kalte Abszesse verlangen die Behandlung der Grundkrankheit (Fixierung des Halses mit starrer Halskrause, Höhenklima usw.). Trotz Spontanperforation des kalten Abszesses in den Pharynx muß es nicht zur Sekundärinfektion kommen.

Bei Kindern, etwa bis zum fünften Lebensjahr, kommen heiße Retropharyngealabszesse vor, die ihren Ausgang aus den in einem höheren Alter schon atrophischen retropharyngealen Lymphdrüsen nehmen; diese Drüsen waren entweder bei Affektionen des Nasenrachenraumes oder des Gesichtes, der Orbita oder der Mundhöhle regionär miterkrankt. Da diese Abszesse oft hoch liegen, etwa in der Höhe des zweiten oder dritten Halswirbels, sind sie nur durch Pharyngoskopie nachweisbar; sie werden oft übersehen, da sie in dieser Höhe lokale Erscheinungen kaum auslösen und da auch Schluckbeschwerden meist fehlen. Das klinische Bild ist das einer Sepsis, die Prognose ist dubiös, sofern der Abszeß sich nicht in den Pharynx entleert oder doch rechtzeitig erkannt und eröffnet wird. Daß ein derartiger septischer Prozeß in versteckter Lage mit der Möglichkeit sekundärer septischer Thrombophlebitiden schwere Gefahren birgt, verlangt kaum erwähnt zu werden.

E. Tumoren des Pharynx.

Es gibt benigne und maligne Pharynx-Tumoren. Unter den benignen sind vor allem Schleimhautpolypen, auch Fibrome und Zysten zu erwähnen; sie sind Domäne der Rhinologie.

Primäre Sarkome und Karzinome des Pharynx sind selten. Wichtig ist die Kenntnis, daß von den Tonsillen Sarkome, vor allem Lymphosarkome, Retothelsarkome, und auch Plattenepithelkarzinome ausgehen können. Vor der Exulzeration dieser Tonsillentumoren sieht man lediglich eine stark vergrößerte Tonsille. Da Schluckbeschwerden, wie sie entzündlichen Tonsillarerkrankungen zukommen, lange Zeit ausbleiben und das Fehlen einer abnormen Rötung eine Entzündung ausschließt, kann der Tumorverdacht oft schon beim Aspekt der großen Tonsille ausgesprochen werden. Die Diagnose ist nahezu sicher, wenn man bei der Palpation der Tonsille eine abnorme Härte derselben oder etwa ein Übergreifen des Tumors auf die Umgebung nachweisen kann. Frühzeitig treten regionäre Lymphknotenmetastasen auf.

Differentialdiagnostisch sind vor allem lymphatische, selten auch myeloische Leukämien, ferner auch das Lymphogranulom, welches primär die Tonsillen allein befallen kann, und bei Exulzeration die nekrotisierenden Prozesse der Tonsillen bei Knochenmarkinsuffizienzen in Erwägung zu ziehen. Denkt man an diese Möglichkeiten, so werden grobe Fehldiagnosen nicht unterlaufen. Die Abgrenzung des Skleroms, das eine chronische Infiltration mit Übergang in derbes Narbengewebe darstellt und eine spezifische Erkrankung ist, hervorgerufen durch Rhinosklerombazillen, ist Sache des Rhinologen. Die Krankheit kommt in unseren Breiten kaum vor, die hier selten beobachteten Fälle sind fast ausnahmslos aus dem Südosten eingewandert.

III. Erkrankungen des Ösophagus.

Es sollen im folgenden nur diejenigen Erkrankungen des Ösophagus besprochen werden, die klinische Bedeutung haben und die mehr minder selbständige Erkrankungen darstellen. Lageveränderungen des Ösophagus, Varizenbildung durch Kollateralkreislaufentwicklung oder die Dekubitalgeschwüre des Ösophagus werden in den Kapiteln besprochen werden, in welchen die Grundkrankheit abgehandelt wird. Ein großer Teil der Ösophaguserkrankungen gehört wegen der zu ihrer Diagnostik und Therapie nötigen Ösophagoskopie bzw. Bougierung oder Diathermie der Laryngologie zu; die einschlägigen Kapitel sind in den Lehrbüchern der Laryngologie nachzulesen.

A. Entzündungen der Speiseröhre.

Akute und chronische Entzündungen der Speiseröhre mögen häufiger vorkommen, wir begegnen ihnen in der Klinik aber außerordentlich selten, sie machen nur ausnahmsweise Beschwerden, die den Kranken zum Arzt führen. Stärkere mechanische, thermische und chemische Nahrungsmittelreize können leichte, flüchtige, katarrhalische Reizerscheinungen des Ösophagus zur Folge haben, die durch einige Tage hindurch Schluckbeschwerden oder Brennen hinter dem Brustbein auslösen können; auch bei Masern, Scharlach, Typhus sind derartige katarrhalische Ösophagitiden beschrieben. Sehr selten ist die immer wieder zitierte Oesophagitis dissecans superficialis (Oesophagitis exfoliativa), bei welcher die oberste Epithelschicht des Ösophagus als röhrenförmiges Gebilde herausgewürgt werden kann. Diese Exfoliation, die im übrigen eine gute Prognose hat und ebenso wie eine akute Oesophagitis catarrhalis abläuft, kann mit kleinen Blutungen und Temperatursteigerungen einhergehen. Von den übrigen Entzündungen der Speiseröhre interessiert den Kliniker nur die Oesophagitis phlegmonosa, die entweder die Speiseröhre in toto, diffus oder aber an umschriebener Stelle befallen kann. Zumeist geht sie von verschluckten Fremdkörpern (Gräten) aus, sie kann aber auch bei entsprechend virulenter Superinfektion aus einer leichten katarrhalischen Entzündung hervorgehen; auch Übergreifen einer Entzündung der Umgebung, einer Lymphadenitis, einer Perichondritis usw. kommt in Frage. Es handelt sich um ein septisches, mit mehr oder weniger schweren mediastinitischen Zuständen einhergehendes Krankheitsbild, zumeist mit schlechtester Prognose; die Kranken gehen meist in wenigen Tagen zugrunde. Nur bei umschriebener eitriger Entzündung mit Abszeßbildung und glücklicher Perforation und Entleerung des Abszesses in die Speiseröhre kann Heilung eintreten.

Chronische Ösophagitiden, gelegentliche Begleiterscheinung chronischer Gastritiden, spielen eine durchaus untergeordnete Rolle, sie verursachen auch keineswegs stärkere Beschwerden. Man kann sie bei Trinkern, ferner auch bei Arbeitern mit Staubinhalation (Porzellanarbeitern) beobachten.

Eine praktisch wichtige Form der Ösophagusentzündung ist die *Soor-ösophagitis*. Wenn ein Schwerkranker mit einer Soorstomatitis über Schluckbeschwerden zu klagen beginnt, wenn er diese nicht in den Schlund, sondern hinter das Sternum, tief in die Brust verlegt, wenn er das Gefühl des Steckenbleibens von Speisen oder starke Schmerzen beim Schlucken hat, so ist die Prognose eines derartigen Soorkranken nach unserer Erfahrung außerordentlich ernst. In der Mehrzahl der Fälle bleibt die Soorösophagitis keine oberflächliche Schleimhautaffektion, die Entzündung ergreift auch die tiefen Partien, schließlich auch das Mediastinum, es entwickelt sich ein Bild ähnlich dem der Oesophagitis phlegmonosa, dem die Kranken meist unter Anstieg der Temperatur, Schüttelfrösten und sonstigen septischen Symptomen rasch erliegen.

Die *Therapie* der Ösophagusentzündung besteht vor allem in Ruhigstellung des Organs, nur Trinkenlassen von warmer Flüssigkeit. Verdünnte Tanninlösungen, Silbernitratlösungen können als adstringierende Maßnahmen versucht werden, ohne daß man sich von ihnen zuviel erhoffen darf. Bei Soor ist der Mundhöhlensoor vorerst frühzeitig und so energisch wie möglich zu behandeln (s. S. 2), bei Auftreten der Soorösophagitis wird man versuchen, der Pilzinfektion in der Speiseröhre durch schluckweise Einnahme von Acidum boricum (5%) Herr zu werden.

Eine Unterscheidung der spezifischen Entzündungen der Speiseröhre (Lues, Tuberkulose, Aktinomykose) gelingt nur mit Ösophagoskopie. Diese Erkrankungen sind Domäne der Laryngologen.

B. Ulcus pepticum oesophagi.

Das Ulcus pepticum oesophagi ist eine außerordentlich seltene Krankheit. Es wird allgemein angenommen, daß das Ösophagusulkus prinzipiell die gleiche Krankheit darstellt wie das Ulcus ventriculi oder duodeni, eine Anschauung, die, abgesehen von der gleichartigen Anatomie und von der Tatsache, daß ein Ulcus ventriculi zum Teil schon im Ösophagus liegen kann und so ein Mittelding zwischen Ulcus ventriculi und oesophagi darstellt, damit eine wesentliche Stütze findet, daß in zahlreichen Fällen neben dem Speiseröhrenulkus auch ein Magen- oder Duodenalulkus vorliegt. Das Speiseröhrenulkus findet sich immer im untersten Drittel des Ösophagus. Ätiologisch kommen die gleichen Hypothesen in Frage wie beim Magen- und Duodenalulkus; viele Autoren legen Wert auf den Nachweis, daß in Fällen eines Ösophagusulkus immer auch Umstände vorliegen, die ein dauerndes oder vorübergehendes Offenstehen der Kardia bedingen, so zwar, daß saurer Magensaft durch längere Zeit auf den untersten Ösophagus einwirken kann. Diese besonderen Umstände sind aber nicht immer sehr überzeugend geschildert (wenn etwa in einem Fall auf sehr häufiges Erbrechen hingewiesen wird, durch welches oft Salzsäure in den Ösophagus gelangt). Eine sichere Beziehung zwischen den Magenschleimhautinseln im Ösophagus und dem Ösophagusulkus wurde auch nicht gefunden.

Die Klinik des Ulcus pepticum oesophagi kann manchmal der Symptomatologie des Magenulkus gleichen. Diese Symptome werden aber kompliziert und scheinbar vielfach auch vollkommen überdeckt durch die lokalen Erscheinungen im Sinne von heftigen Schluckbeschwerden mit starken epigastrischen oder retrosternalen, oft nach hinten, der Schulter zu ausstrahlenden Schmerzen. Die Schluckbeschwerden können dahin führen, daß auch Flüssigkeiten in geringen Mengen nicht mehr geschluckt werden können. Blutungen sind relativ häufig, was durch den relativ großen Gefäßreichtum des untersten Ösophagus und vor allem durch die starke mechanische Inanspruchnahme der untersten Speiseröhrenwand erklärt wird; es kommt Hämatemesis von rotem Blut oder von kaffeesatzartigen Massen vor, je nachdem, ob das Blut vorher in den Magen gelangt oder nicht; es kommt naturgemäß Melaena vor.

Das Ulcus oesophagi hat die gleiche Periodik wie das Ulcus ventriculi, es neigt, vielleicht wieder durch die starke mechanische Reizung, mehr zu Rezidiven als die übrigen Ulzera. Durch die Schluckbeschwerden und die dadurch bedingte verminderte Nahrungsaufnahme kann ein großer Gewichtsverlust eintreten, manche Kranke gehen sogar an Inanition zugrunde. Blutungen und Perforation mit folgender Mediastinitis können auch rasch zum Tode führen. Narben können zu Ösophagusstenosen Anlaß geben.

Die Differentialdiagnose zwischen Ulcus pepticum, tuberkulösen, luetischen, aktinomykotischen oder schließlich karzinomatösen Geschwüren kann außerordentlich schwierig sein. Röntgenuntersuchung, Ösophagoskopie, eventuell Probeexzision werden unter Umständen die Diagnose erlauben, die weitere Beobachtung des Verlaufes wird im allgemeinen erst zu einer vollen Klärung führen.

Die *Therapie* ist im Prinzip die des Ulcus ventriculi. Die Schluckbeschwerden werden in den ersten acht bis zehn Tagen der Behandlung eine völlige Ruhigstellung des Organs, das heißt rektale Ernährung, unterstützt durch Traubenzuckerinfusionen usw., verlangen.

C. Verätzungen und Verbrennungen der Speiseröhre.

Verätzungen der Speiseröhre (Unglücksfall oder Selbstmordabsicht) kommen durch Verschlucken folgender Flüssigkeiten vor:

Schwefelsäure, Salzsäure, Salpetersäure, Chromsäure, Oxalsäure, Lysol, Karbolsäure, Zitronen-, Wein- und Essigsäure, Natron- oder Kalilauge, schließlich Korrosivstoffe (Sublimat, Chlorzink, Kupfervitriol, Argentum nitricum).

Die Schwere der Verätzung hängt von der Menge und Konzentration des Ätzmittels, von etwaigem sofortigem Nachtrinken oder Nichtnachtrinken verdünnender und inaktivierender Flüssigkeit usw. ab. Bei schweren Verätzungen kommt es frühzeitig zur Perforation des Ösophagus oder des Magens mit letalem Ausgang innerhalb von Stunden oder wenigen Tagen.

Im Vordergrund des klinischen Bildes stehen die Dysphagie, der oft hochgradige Schmerz im Ösophagus und der Brechreiz. In leichteren Fällen sistieren die schweren Erscheinungen nach ungefähr drei Tagen. Entwickeln sich starke Narben mit Stenosen, so treten die ersten Beschwerden meist erst nach einigen Wochen auf.

Die Mortalität der Verätzungen ist hoch, bei solchen mit konzentrierten Ätzgiften sterben die Kranken an den unmittelbaren Folgen; später bleiben die Kranken, oft handelt es sich um Kinder, durch die Narbenstrikturen weiter gefährdet.

Therapie. Sehr frühzeitig gerufen, kann der Arzt versuchen, noch vorhandene Ätzmittel zu neutralisieren (Säuren durch Milch, Magnesia; Laugen durch Zitronensaft, Zitronensäure usw.). Im übrigen werden der Schock und der Schmerz bekämpft werden müssen. Unter Umständen ist eine Gastrostomie in den nächsten Tagen nötig. Entgegen der früheren Regel, erst die einige Wochen alten ausgebildeten Stenosen durch Bougierung zu behandeln, ist heute die Frühbehandlung die Methode der Wahl (Näheres über Narbenstrikturen und deren Behandlung in den laryngologischen Lehrbüchern).

D. Ösophagospasmus.

Ösophagospasmen sind Krampfzustände der Ösophagusmuskulatur, die sich an verschiedenen Stellen des Ösophagus lokalisieren können und bald einerseits zu krampfhaften Schmerzzuständen, anderseits, auch schmerzlos, zu Erscheinungen einer Ösophagusstenose, zu Schluckbeschwerden Anlaß geben können. Der Spasmus kann überall lokalisiert sein, meist ist er entweder im obersten oder untersten Abschnitt (Kardiospasmus s. S. 48) zu beobachten.

Die Ursachen der Ösophagospasmen sind zum Teil allein in einer allgemeinen spasmophilen Bereitschaft, meist Vegetativ-Nervöser zu finden, freilich können organische Nervenkrankheiten, Epilepsie, Tetanus, Lyssa, Meningitis usw. oder gewisse Vergiftungen, wie mit Strychnin, Nikotin usw. auslösend wirken. Häufig ist die reflektorische Auslösung bei Magenkranken, beim Ulkus z. B., oder bei Erkrankungen entfernter Organe, wie bei Prostatikern. Es gibt auch Ösophagospasmen auf Grund einer Angstneurose, wie in der Umgebung eines Lyssa- oder eines Ösophaguskarzinomkranken mit Schluckbeschwerden. Auch das Verschlucken eines zu großen trockenen Bissens (trockenes Brot, zumal bei raschem Essen) kann ihn auslösen. Ösophagospasmen beim PLUMMER-VINSON-Syndrom und bei M. Biermer (s. Blutkrankheiten).

Es gibt leichte und schwere Formen. Der schwere Anfall tritt, z. B. beim Schlucken eines großen Bissens, aus heiterem Himmel auf. Der Kranke hat das Gefühl, daß der Bissen entweder hoch oben im Ösophaguseingang oder hinter dem Sternum, bald höher, bald tiefer stecken bleibt, und er empfindet gleichzeitig einen heftigen krampfartigen Schmerz. Er versucht, das scheinbare Hindernis durch Nachtrinken, Luftschlucken, Zusammenpressen des Thorax mit beiden Händen zu überwinden; oft sistiert der Anfall bald, manchmal kann er aber auch viele Stunden anhalten. Es kommt hierbei meist zu Dyspnoe und zu Zyanose. — Mehrere kürzere Anfälle können sich bald hintereinander wiederholen. Die Anfälle können auch leichterer Natur sein, sie bestehen schließlich nur in dem Gefühl des „Steckenbleibens eines Bissens" für kurze Zeit. Durch langsames Weiteressen wird der Spasmus in diesen Fällen meist bald überwunden. Altbekannt ist, daß bei Ösophagospasmen gerade flüssige Speisen oft leichter steckenbleiben als feste (während bei organischer Stenose immer der feste Bissen eher steckenbleibt) und daß kalte Nahrung den Spasmus eher auslöst als warme. Länger anhaltender Ösophagospasmen können schließlich zu Dilatation der oberen Speiseröhrenanteile führen, wie dies ausführlich bei der idiopathischen Ösophagusdilatation beschrieben ist, bei der ein Kardiospasmus auslösende Ursache sein kann. Mit der Sonde stößt man bei Ösophagospasmen in entsprechender Höhe auf ein Hindernis, welches aber, mit Vorsicht vordringend, überwunden werden kann (zum Unterschied von einer organischen Stenose), der Röntgenologe stellt die Diagnose einer spastischen Stenose auf Grund der scharfen Konturen der Ösophagusenge sicher und leicht.

Diagnostisch wird man im Zweifelsfall, ob eine organische Stenose oder ein Ösophagospasmus vorliegt, die Ösophagoskopie heranzuziehen versuchen; bei Besprechung des Ösophaguskarzinoms wird aber dargelegt, daß diese Methode versagen kann; der Röntgenologe gibt meist ein sicheres Urteil ab. Hinsichtlich der Differentialdiagnose überhaupt sei kurz einerseits auf reflektorische Spasmen hingewiesen, bei welchen die Grundkrankheit aufgedeckt werden müßte, anderseits auf die Zustände, die ein ähnliches Schmerzsyndrom auszulösen vermögen, wie etwa eine Angina pectoris.

Die Therapie besteht in Vermeidung der auslösenden Faktoren, in einer allgemeinen Beruhigung, im Essen kleiner Bissen usw. und in lokaler Wärme. Man kann versuchen, mit Atropin und Papaverin und anderen Antispasticis zu helfen, oft hat man keinen Erfolg. Schwere, anhaltende Spasmen werden mit systematischer Bougierung mit der Sonde oder, nach unserer Erfahrung mit recht gutem Erfolg, mit der Ösophagus-Diathermiesonde behandelt.

E. Speiseröhrenerweiterungen.

Wir unterscheiden: 1. die umschriebenen hernienartigen Ausstülpungen, die Divertikel; 2. die umschriebenen angeborenen Erweiterungen, meist im untersten Ösophagusabschnitt; 3. die sekundären Erweiterungen bei organischen Stenosen der Speiseröhre (Karzinom, Striktur nach Verätzung); 4. die idiopathische (diffuse) Ösophagusdilatation.

1. Ösophagusdivertikel.

Unter Divertikel versteht man hernienartige Ausstülpungen der Ösophaguswand, welche in der Regel von allen Speiseröhrenschichten gebildet werden. Bei entsprechender Größenzunahme des Divertikels wird der muskuläre Überzug freilich stellenweise gelockert, er kann schließlich auch in weiterer Ausdehnung fehlen. Durch chronisch entzündliche narbige Vorgänge kann der Divertikelsack stellenweise nur aus derbem Bindegewebe bestehen. In großen Divertikeln mit Stagnation und Zersetzung der Speisen kommt es regelmäßig zu schwerer Entzündung der auskleidenden Schleimhaut.

Man unterscheidet drei Formen der Ösophagusdivertikel:

1. Das ZENKERsche Divertikel, welches sich an der Hinterwand des untersten Pharynx, an dessen Übergang in den Ösophagus entwickelt. Es spielt unter den an sich relativ selten klinisch in Erscheinung tretenden Divertikeln eine größere Rolle. Es wird auch als pharyngoösophageales Divertikel oder Grenzdivertikel bezeichnet.

2. Das *Ösophagusdivertikel im engeren Sinne des Wortes*, welches in die klinisch bedeutungsvolleren und meist größeren *Pulsionsdivertikel* und die klinisch meist bedeutungslosen *Traktionsdivertikel* unterschieden wird. Eine scharfe Grenze zwischen durch Druck von innen (Pulsion) oder Zug von außen (Traktion) entstandenen Divertikeln ist wohl nicht möglich, es kann sich ein kleines primäres

Traktionsdivertikel, welches sich durch Narbenzug nach einer abgelaufenen mediastinalen Lymphadenitis entwickelt hatte, durch Pulsion zu einem großen, klinisch in Erscheinung tretenden Divertikel umwandeln. Auch das ZENKERsche Divertikel ist ein Pulsionsdivertikel auf dem Boden einer primären Wandschwäche.

a) ZENKERsches Divertikel (pharyngo-ösophageales Divertikel, Grenzdivertikel). Die Längsmuskulatur des Ösophagus ist in seinem obersten Anteil, knapp vor seinem Übergang in den Pharynx, geschwächt, sie kann in einem etwa 3 cm langen Bezirk sogar fast völlig fehlen. Der Constrictor pharyngis inferior, mit seinen untersten Muskelbündeln dazu berufen, diese an sich schwache Stelle durch Überdeckung mit mehr horizontal verlaufenden Fasern zu fixieren, läßt seine von vorn kommenden Muskelbündel vielfach in atypischer Weise so ausweichen, daß sich an die muskelschwache Stelle des Ösophagus noch eine ebensolche des Pharynx anschließt. Im untersten Pharynx und obersten Ösophagus findet sich also an einer typischen Stelle der Hinterwand ein muskelarmes oder muskelfreies Gebiet. Dies ist der Ausgangspunkt der ZENKERschen Divertikel. Wohl nehmen die sich hier vorwölbenden Pulsionsdivertikel Muskelfasern des Pharynx und Ösophagus mit, die eben beschriebene Genese aus dem muskelschwachen Ausgangspunkt macht es aber begreiflich, daß diese Divertikel vielfach außen nur stellenweise und in dünner Lage von Muskeln bedeckt sind. Diese Divertikel liegen also an der Hinterwand des Ösophagus und senken sich, wenn sie größer werden, entweder zwischen Ösophagus und Wirbelsäule oder nach Abgleiten von dieser längs der Wirbelsäule nach unten. Sie können einerseits bis tief in das hintere Mediastinum oder seitlich bis an den Boden des seitlichen Halsdreieckes, bis an die Pleurakuppe reichen. Ihre Größe schwankt zwischen Haselnuß- und Mannskopfgröße. Ihre Form kann sehr verschieden sein, bald mehr länglich, bald mehr flaschenförmig, bald unregelmäßig; sie können mit breitem oder mit schmalem Gang mit dem Ösophagus bzw. Pharynx in Verbindung stehen. Die Divertikelöffnung liegt also am obersten Ösophagusmund, dessen Lippe bildet den Divertikeleingang. Der Ösophagusmund kann begreiflicherweise durch das Divertikel stark verzogen und dadurch bald verbreitert, bald verengt, bald nur seitlich verzogen sein. Auch hängt die Beeinflussung des Ösophagus und seines obersten Abschnittes überhaupt vielfach vom Grade der Füllung des Divertikels und von seiner speziellen Lage zum Ösophagus ab. Füllung des Divertikels kann den Ösophagusmund ebenso freiziehen und damit die bestehenden Schluckbeschwerden zum Verschwinden bringen, sie kann aber ebensogut erst Anlaß zur Druck- und Zugbeeinträchtigung des Ösophagus werden.

Da die ZENKERschen Divertikel meist erst im vorgerückten Alter klinisch in Erscheinung treten, sprechen manche Autoren von erworbenen Zuständen. Es ist aber zumindest kein Zweifel, daß sie anlagemäßig vorbedingt sind. Hierfür spricht auch die starke Bevorzugung des männlichen Geschlechts (75% Männer). Für die von den meisten Autoren vertretene Annahme, daß diese Divertikel — auf anlagemäßiger Grundlage — erworben sind, spricht unter anderem die Tatsache, daß Traumen, die zur Zerreißung von Muskelfasern geführt haben (verschluckte Fremdkörper), oder auch Entzündungen (Diphtherie) gelegentlich als wahrscheinliche Ursache aufgedeckt werden können.

Klinische Symptomatologie. Die im Vordergrund stehenden Zeichen sind die dysphagischen Beschwerden. Eine genaue Anamnese kann wohl schon meist durch Jahre hindurch leichte Beschwerden eruieren, wie Kratzen im Hals nach den Mahlzeiten, Gefühl von Steckenbleiben, Gefühl von „Verkutzen", Fremdkörpergefühl nach den Mahlzeiten, verbunden mit Übelkeitsgefühl (so daß lange Zeit an Magenbeschwerden gedacht wird), Druckgefühl im Hals während und nach der Mahlzeit usw. Die schließlich voll entwickelte Dysphagie kann sehr verschiedener Art sein: Der Kranke kann schon nach wenigen Bissen ein Fremdkörpergefühl im Hals, ein Gefühl des Steckenbleibens im Schlund usw. haben, welches ihn hindert, weiterzuessen. Er regurgitiert schließlich den Bissen, oder aber er vermag durch entsprechende Bewegungen des Kopfes, Räuspern, Druck mit der Hand auf die seitlichen Halspartien den Bissen vor den Ösophagusmund zu schieben und richtig zu verschlucken. Ist der Weg einmal gebahnt, kann unter Umständen das weitere Verzehren der Mahlzeit keine Schwierigkeiten machen. In anderen Fällen scheint der erste Bissen glatt zu passieren, erst nach einiger Zeit, wenn der große Divertikelsack sich gefüllt hat, beginnen die Beschwerden, sei es, daß der Ösophagusmund durch den prall gefüllten Divertikelsack verzogen, sei es, daß der oberste Ösophagus durch diesen komprimiert wird. Wieder muß der Kranke versuchen, mit verschiedenen Tricks sein Divertikel zu entleeren. Die Beschwerden können bald einen so schweren Grad haben, daß jeder Bissen zur Qual wird. Die Nahrungsaufnahme leidet und die Kranken können schließlich an Inanition zugrundegehen. Ein wesentlicher Teil der Beschwerden kann auch durch die Zersetzung der stagnierenden Speisen bedingt sein; schwerer Foetor ex ore, verbunden mit völliger Inappetenz, plagt den Kranken, auch seine Umgebung. Durch entsprechende Flüssigkeitsaufnahme und dadurch erfolgende Waschung des Divertikels kann dem Zustand etwas gesteuert werden. Doch während Kranke mit diffuser Dilatation des Ösophagus sich meist durch viele Jahre einen Schluckmechanismus zurechtlegen, welcher schließlich doch eine ausreichende Nahrungsaufnahme ermöglicht, so ist dies bei diesen Kranken sehr selten der Fall. Große Divertikelsäcke können auch von außen, bald neben der Trachea, bald in der Supraklavikulargrube getastet werden, dies ist aber selten. Als klinisches Bild werden schließlich gurgelnde, borborygmenartige Geräusche im Hals beschrieben, die bei Anwesenheit von Luft und flüssiger Nahrung ebenso wie im Darm zustande kommen.

Das Divertikel kann durch Raumverdrängung alle benachbarten Organe in Mitleidenschaft ziehen, die Kompression der Trachea führt zu Dyspnoe, die der Zervikalnerven zu Neuralgien, die des Nervus laryngeus zu Sprachstörungen usw. Entzündungen der Divertikelwand können phlegmonöse Entzündungen im Hals oder im Mediastinum auslösen, die meist ein rasches Ende herbeiführen. Etwa 15% der Kranken sterben an interkurrenten Krankheiten, der Rest an Inanition.

Die Diagnose ist bei voll ausgebildeter Symptomatologie leicht, im Anfangsstadium wird die Röntgenuntersuchung an ihr keinen Zweifel lassen. Ösophagoskopie und Sondenuntersuchung können zur Aufklärung beitragen.

Die Therapie kann nur im operativen Eingriff bestehen. Der Laryngologe kann durch Reinspülung des Sackes vorübergehend symptomatisch Erleichterung bringen. Die Aussichten der Operation sind ausgezeichnet.

b) Ösophagus-Pulsions-Divertikel. Es wurde eingangs darauf hingewiesen, daß eine scharfe Trennung von Pulsions- und Traktionsdivertikeln nicht möglich ist und daß die Pulsionsdivertikel oft aus kleinen Traktionsdivertikeln hervorgehen. Mit der Bezeichnung Ösophagus-Pulsions-Divertikel sollen nur jene größeren, vorwiegend durch Pulsion zustande gekommenen Divertikel verstanden sein, welche durch ihre Größe und ihre Beschwerden klinisch in Erscheinung treten. Man kann epiphrenale, in der Nähe des Zwerchfells gelegene, und epibronchiale, in der Bifurkationshöhe gelegene Divertikel unterscheiden. Auch hier findet sich eine Bevorzugung des männlichen Geschlechts. Auch diese Divertikel treten meist erst über dem 40. Lebensjahr in Erscheinung.

Die klinische Symptomatik besteht in recht verschiedenartigen Beschwerden, welche, höher oder tiefer retrosternal gelegen, sich von der Nahrungsaufnahme abhängig erweisen. Oft wird schon nach dem ersten Bissen ein Gefühl von Steckenbleiben oder ein retrosternaler, manchmal auch hoher epigastraler Schmerz empfunden, der bei großen Divertikeln auch mit Atemnot einhergehen kann. Bei anderen Patienten bestehen während des Essens keine Beschwerden, erst Stunden nach dem Essen kommt es zu einem Regurgitieren von Speisen, die nicht wie Erbrochenes riechen oder schmecken; dieses Regurgitieren kann Ruminationscharakter haben. Bei anderen Kranken besteht nach dem Essen längere Zeit ein Üblichkeitsgefühl, welches schließlich zum Erbrechen führt, wobei der Divertikelsack entleert wird. Die Diagnose kann vor allem röntgenologisch oder auch selten ösophagoskopisch gestellt werden. Wenn auch größere Erfahrung noch nicht vorliegt, wird bei dem heutigen Stand der Thoraxchirurgie bei der Behandlung wohl vor allem die Operation als Methode der Wahl bezeichnet werden. Kommt eine Operation aus äußeren Gründen nicht in Frage, so kann versucht werden, die Beschwerden durch entsprechende Ernährung zu mildern oder etwaige Entzündungen der Wand und die Zersetzung stagnierender Speisen durch Sondenbehandlung, mit Spülungen zu beeinflussen.

c) **Traktionsdivertikel der Speiseröhre.** Diese kleinen, meist nur erbsen- oder bohnengroßen Divertikel sind klinisch als solche bedeutungslos. Sie werden einen röntgenologischen Zufallsbefund darstellen. Sie können in seltenen Fällen durch Entzündung, Übergreifen der Entzündung auf die Umgebung, eitrige Mediastinitis in all ihren Formen Ausgangspunkt schwerster Krankheit werden.

2. Umschriebene angeborene Erweiterungen.

Es handelt sich um eine Mißbildung im Sinne einer abnormen Erweiterung des untersten Ösophagusabschnittes über dem oder auch nur unterhalb des Diaphragmas. Da der Ösophagus über der physiologischen Enge am Durchtritt durch das Zwerchfell schon an sich relativ breiter ist, gibt es alle Übergänge dieser physiologischen zur pathologischen Erweiterung. Eine scharfe Grenze ist nicht zu ziehen. Es gibt Erweiterungen mit einem Fassungsvermögen bis zu einem halben Liter. Der Zustand kann lange Zeit symptomlos getragen werden, er kann durch Zufall entdeckt werden. In anderen Fällen bestehen seit Kindheit leichtere oder stärkere Beschwerden im Sinne von Druck hinter und unter dem Sternum, Schluckbeschwerden, Regurgitation anfangs normaler, später auch zersetzter Speisen, die Beschwerden können auch plötzlich nach einem nervösen oder körperlichen Trauma, nach Schlucken eines besonders großen Bissens usw. in Erscheinung treten. Die Schmerzen können einen Angina pectoris-ähnlichen Charakter haben. Zersetzung stagnierender Speisen kann zu Entzündungen in dem erweiterten Sack, zu Entzündungen der Umgebung mit allen ihren Folgen führen. Kardiospasmus kann durch Abflußhemmung den Zustand verschlechtern, er kann den Eintritt der Beschwerden erst auslösen. Die Diagnose wird röntgenologisch mit Sicherheit gestellt. Die Behandlung besteht in Spülungen.

Es gibt alle Übergänge zwischen dieser zirkumskripten angeborenen Ösophagusdilatation und der diffusen (s. unten). Es gibt Autoren, die behaupten, daß diese immer aus jener hervorgeht.

3. Sekundäre Ösophagusdilatation bei Ösophagusstenose.

Oberhalb von stenosierenden Prozessen irgendwelcher Art (Karzinom, Narbenstriktur) erweitert sich der Ösophagus. Der Grad der Dilatation ist meist kein hoher; bei den entsprechenden Krankheiten wird auf diese Form der Erweiterungen zurückgekommen werden.

4. Idiopathische diffuse Dilatation des Ösophagus.

Unter idiopathischer diffuser Ösophagusdilatation versteht man sehr seltene Fälle primärer Erweiterung des ganzen Ösophagus, für die die Ätiologie nicht geklärt, bei der auch nicht entschieden ist, ob sie angeboren oder erworben ist.

Die Anatomie und Röntgenuntersuchung zeigen einen mächtig dilatierten Ösophagus, der bald in der Mitte, bald nahe dem Zwerchfell sein größtes Kaliber haben kann. In leerem Zustand ein mächtiger schlaffer Sack, zeigt er sich gefüllt entweder als Spindel mit dem größten Durchmesser in den mittleren Thoraxabschnitten und sich nach unten und oben verjüngend, oder als flaschenförmiges Gebilde, dessen Boden dem Zwerchfell aufsitzt. Der subdiaphragmale Ösophagusabschnitt ist von der Erweiterung nicht betroffen. Es gibt alle Grade der Erweiterung, der größte Durchmesser kann 30 cm und darüber, das Fassungsvermögen mehrere Liter betragen. Ein Abflußhindernis besteht nicht, wenn man davon absieht, daß man röntgenologisch zuweilen einen Kardiospasmus beobachtet, der sich allerdings meist bald wieder löst und eine normale Passage freigibt. Der Ösophagus ist nicht nur erweitert, sondern auch langgedehnt, er zieht daher oft geschlängelt nach abwärts. Die Ösophaguswand ist stellenweise hypertrophisch, dazwischen sind Muskelabschnitte aber auch atrophisch.

Die Ätiologie des seltenen Zustandes ist nicht geklärt. Folgende Möglichkeiten werden diskutiert: 1. *Kongenitale Mißbildung.* Manche Autoren nehmen an, daß sie sich aus der angeborenen umschriebenen Dilatation (s. oben) entwickelt. Die Tatsache, daß scheinbar doch sichere Fälle beschrieben sind, in welchen der Zustand erworben wurde, spricht gegen diese Annahme. Ein sicherer Beweis ist aber schwer zu führen, wenn man bedenkt, daß das Auftreten der ersten Beschwerden in vorgerücktem Alter eine späte Entwicklung nicht beweist. Nicht selten treten schwerste Erscheinungen plötzlich bei Kranken auf, bei welchen die Dilatation bereits eine höchstgradige ist. 2. *Sekundäre Dilatation bei primärem Kardiospasmus.* Diese Erklärung hat wenig Wahrscheinlichkeit für sich, da bei der idiopathischen Dilatation meist nur flüchtige Spasmen bestehen, die Krankengeschichten auch gegen diese Annahme sprechen. Immerhin wird von manchen Autoren, speziell in der amerikanischen Literatur, der primäre Ösophagospasmus nahe der Kardia oder auch an dieser so sehr in den Vordergrund gestellt, daß die Krankheit mit „Ösophagokardiospasmus" bezeichnet wird. 3. *Primäre Atonie.* Für diese Annahme sprechen vor allem jene Fälle, in welchen der Ösophagus eine Hypertrophie vermissen läßt. 4. *Primäre Speiseröhrenentzündung,* wogegen das häufige Fehlen einer Entzündung anzuführen ist. 5. *Eine primäre Innervationsstörung,* wobei durch eine Affektion des Vagus sowohl Dilatation des Ösophagus als auch zeitweiliger Kardiospasmus zustande kommen soll. Für diese Theorie, die im Mittelpunkt der Diskussion steht, läßt sich eine Reihe von Argumenten beibringen, es soll auf sie nicht näher eingegangen werden.

Klinische Symptomatologie. Die Affektion ist bei Männern annähernd doppelt so häufig wie bei Frauen. Die ersten Beschwerden treten zumeist zwischen dem 10. und 40. Lebensjahr auf. Es sind also zumeist jüngere Männer, die von der Krankheit befallen werden.

Stellen sich die Erscheinungen langsam ein, so klagen die Kranken über allmählich zunehmende Beschwerden mit dem Gefühl von Steckenbleiben der Bissen hinter dem Sternum, wobei die Schluckbeschwerden zumeist die Charakteristika der Schluckbeschwerden bei organischen Passagehindernissen im Ösophagus haben: flüssige und breiige Speisen passieren leichter, feste bleiben stecken, und zwar um so eher, je größer sie sind. Es kommt nicht nur auf

die Größe der Bissen, sondern auch auf die Konsistenz an. Ein Kranker erzählte
und demonstrierte mir, daß harter, noch relativ grob gekauter Zwieback
wohl noch passieren könne, daß aber Nockerln oder Erdäpfelnudeln stecken-
blieben. Wenn der harte Zwieback auf „Korngröße" zerkaut ist, die der Stenose
entspricht, wird diese überwunden. Die kohärente Masse der Nudeln läßt sich
aber trotz ihrer relativen Weichheit durch die Stenose nicht hindurchpressen.
Typisch ist ferner, daß die Schluckbeschwerden von der Temperatur der
Bissen und Getränke unabhängig sind (während Spasmen durch kalte Flüssigkeiten ausgelöst werden und diese daher steckenbleiben). Wenn bei einem
Kranken mit diffuser Dilatation ein großer Bissen steckengeblieben ist, so kann
es ihm durch Nachtrinken von Wasser gelingen,
die Stenose doch zu überwinden, oder aber er
muß den Bissen wieder herauswürgen. Gelingt
ihm dies nicht und ißt oder trinkt er auf den
steckengebliebenen Bissen weiter, so werden die
den Ösophagus allmählich auffüllenden Speise-
massen im Beginne der Krankheit schließlich
meist doch regurgitiert. Hat sich der Ösophagus
aber an eine derartige Auffüllung bereits mehr
minder gewöhnt, so kann die Regurgitation
ausbleiben, der Ösophagus füllt sich prall und
es kommt, falls eine höhergradige Dilatation
bereits besteht, zu scheinbar bedrohlichen Zuständen von starken Retrosternalschmerzen,
schwerem Oppressionsgefühl bzw. zu Sensationen, „als ob der Brustkorb gesprengt
würde", zu schwerer Atemnot, starkem Hustenreiz, zu einem Zustand, der aber schließlich doch
mit Herauswürgen der Speisen beendet wird.
Das Erbrochene bzw. die regurgitierten Massen
bestehen aus nahezu unveränderten Nahrungsmitteln, jedenfalls haben sie nicht den Geruch
des Erbrochenen; Magensaft, Salzsäure ist
ihnen nicht beigemengt; die Menge der wieder

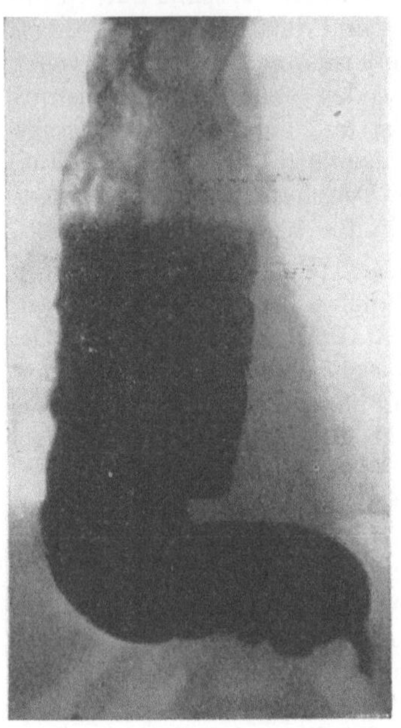

Abb. 1. Ösophagusdilatation mit Kardiospasmus.

gegebenen Speisen kann über einen Liter betragen. Wenn die Kranken aufstehen und herumgehen, so beruhigt dies meist den Zustand,
manche Kranken vermögen damit auch das Passieren steckengebliebener
Nahrungsmittel zu erzwingen.

Dieser Zustand kann jahrelang unverändert ertragen werden. Die Kranken
wissen ihre Mahlzeiten entsprechend einzurichten, feste Nahrung nur in entsprechend kleinen Bissen zu sich zu nehmen, nach jedem festen Bissen Wasser
nachzutrinken und erlernen, jeder auf seine Weise, besondere Tricks, wie
sie sich schließlich doch halbwegs ernähren können. Es gibt Zeiten der Verschlechterung, Zeiten der Besserung; durch längere Stagnation der Speisen kann
es zu Zersetzung derselben, dadurch zu Ösophagitiden, zu verstärktem Kardia-
krampf kommen. Durch besonders vorsichtige Lebensweise, Aufnahme nur
von Flüssigkeiten, kann der Kranke über diese Zeit hinwegkommen. In derartigen Phasen der Verschlimmerung magern die Kranken oft beträchtlich ab.
Derartige Entzündungserscheinungen bringen naturgemäß schwere Gefahren,
die Ösophagitis kann auf die Nachbarschaft übergreifen, eine Mediastinitis kann
in kurzer Zeit septisch zum Tode führen. Die Entwicklung eines Karzinoms

auf dem Boden der diffusen Dilatation mit chronischer Entzündung der Schleimhaut ist keine große Seltenheit.

Die Diagnose wird mit dem Röntgenverfahren (Abb. 1) leicht und sicher gestellt. Bei Sondenuntersuchung stößt die Sonde meist in einer Distanz von 40 bis 42 cm (= normale Zahnreihe—Kardia-Distanz) auf einen elastischen Widerstand, den Kardiospasmus. Dieser kann mit einem dicken Schlauch meist leicht, mit einer dünnen Sonde hingegen meist nicht überwunden werden. Die Ösophagoskopie kann vornehmlich über den Zustand der Speiseröhrenschleimhaut Auskunft geben.

Die *Prognose* ist mit Rücksicht auf die immer gegebenen, schon erwähnten Komplikationsmöglichkeiten unsicher. Mit zunehmender Dilatation und Zunahme der Beschwerden kann die Ernährung auch immer mehr leiden, auf diese Weise kann Gefahr drohen. Sehr vorsichtige Lebensweise, zeitweise regelmäßige Spülungen und Reinhaltung des Ösophagus schützen bis zu einem gewissen Grade vor den Komplikationen. Manche Kranke erreichen auch ein hohes Alter.

Therapie. Solange der Kranke durch eigene „Tricks" einen erträglichen Zustand zu erhalten imstande ist, hat der Arzt nichts zu tun. Erst wenn sich Dekompensationserscheinungen schwerer Art, entzündliche Reizerscheinungen im Ösophagus oder gar Mediastinitis einstellen, wird man mit vorübergehendem Fastenlassen, mit systematischer Spülbehandlung, eventuell mit Antibioticis eingreifen müssen. Diese Sondenbehandlung, verbunden mit Sondenernährung, muß oft wochenlang fortgesetzt werden, ehe man den Kranken wieder sich selbst überlassen kann.

Gleichzeitige hochgradige Kardiospasmen sind mit den üblichen Methoden (Bougierungen, Diathermie mit Ösophaguselektrode, Fieberkur usw.) zu behandeln. Diese Therapie fällt in das Fach des Laryngologen.

F. Tumoren des Ösophagus.

1. Speiseröhrenkrebs.

Der Speiseröhrenkrebs ist hierzulande eine seltene Erkrankung. Nach modernen Statistiken erscheint er allerdings in der Häufigkeitsskala der Karzinome an zweiter Stelle, es scheint, daß regionäre Unterschiede eine Rolle spielen. Er ist in den meisten Fällen ein primärer, und zwar zumeist ein primärer Plattenepithelkrebs, seltener ein sekundärer Krebs, der von Magen, Pharynx oder Schilddrüse ausgeht und durch sein aggressives Wachstum auf die Ösophaguswand übergreift. Der primäre Krebs beginnt zumeist als eine umschriebene beetartige Erhöhung und verbreitet sich zumeist bald zirkulär über das Lumen der Speiseröhre; er ergreift dann nicht selten rasch einen größeren Anteil des Ösophagus in einer Ausdehnung von 3 bis 10 cm. In seltenen Fällen kommt es zu einer lymphogenen Ausbreitung des Karzinoms über das ganze Organ, welches seiner ganzen Länge nach in ein starres Rohr verwandelt sein kann. Der Ösophaguskrebs kann skirrhös oder blumenkohlartig sein, er beginnt frühzeitig zu zerfallen und Geschwüre zu bilden. Die Ösophaguswand, die Submukosa und Muskularis und das umgebende mediastinale Bindegewebe werden bald infiltriert, das Lumen wird zumeist frühzeitig eingeengt. Der blumenkohlartige Krebs kann besonders früh stenosieren, durch Zerfall kann das Lumen allerdings vorübergehend wieder durchgängig werden. Die Ösophagusstenose löst eine Hypertrophie des oralen Anteiles der Speiseröhre aus, höhergradige Stenosen führen schließlich auch zur starken Dilatation dieser Gegend. Durch Übergreifen auf die Nachbarschaft kommt es zur krebsigen Infiltration des

Mediastinums, aber auch der hier gelegenen Organe und Nerven, zum Übergreifen auf die Lunge, Einbruch in die Bronchien, Übergreifen auf die großen Gefäße, eventuell zur Arrosion der Aorta, der Arteria pulmonalis, der Karotis oder der Subklavia mit tödlicher Blutung. Der Einbruch in diese Organe erfolgt nicht immer durch das maligne Geschwulstwachstum, sondern auch auf dem Wege der Entzündung, Eiterung und Abszeßbildung; die Entzündungserreger dringen durch den zerfallenden Tumor, der einen guten Nährboden für Bakterien abgibt, in die Umgebung des Karzinoms ein und bedingen die genannten, oft deletären Folgen. Die Perforation in den Bronchus führt zur mehr oder weniger breiten Kommunikation des Ösophagus mit dem Bronchialbaum. Metastasen werden vor allem in die Leber, ferner auch in die Lunge, die Nieren die Knochen und in das Gehirn gesetzt. Der Ösophaguskrebs hat seine Lieblingslokalisation in der Höhe der Tracheabifurkation und im unteren Drittel des Organs.

Klinik. Die Mehrzahl der Speiseröhrenkrebse begegnet man bei Patienten im Alter von 50 bis 60 Jahren, Ausnahmen kommen wie bei jedem Krebs nach beiden Richtungen vor. Männer werden bei weitem häufiger betroffen.

Die ersten Beschwerden sind, abgesehen von etwaigen Allgemeinerscheinungen, wie Müdigkeit, Mattigkeit, eventuell Blässe, in der Regel *Schluckbeschwerden.* Sie setzen langsam, gelegentlich auch plötzlich bei einem größeren Bissen, selten einem großen Schluck ein. Die Schluckbeschwerden äußern sich anfangs nur bei größeren festen Bissen, die Stenosierung des Ösophaguslumens zeigt sich meist insofern progredient, als bald nur mehr kleine feste Bissen, später nur breiige und schließlich nur flüssige Speisen, unter Umständen schließlich auch diese nicht mehr passieren. Ein Unterschied zwischen kalten und warmen oder heißen Speisen besteht, im Gegensatz zu spastischen Stenosen, nicht. Die Schluckbeschwerden bestehen in dem Gefühl des meist schmerzhaften Steckenbleibens des Bissens, bald höher oben, bald weiter unten; zumeist lokalisiert der Kranke die Stenose höher, als sie tatsächlich ist. Je nach dem Sitz der Stenose ergeben sich gewisse Unterschiede: beim hochsitzenden Ösophaguskarzinom wird der Bissen sofort nach dem Schluckversuch aus dem obersten Ösophagusanteil unverändert regurgitiert, der Schluckversuch löst häufig laryngeale Beschwerden, Dyspnoe, Hustenanfälle, Larynxschmerzen, wenn Larynx oder Larynxnerven vom Tumor ergriffen werden, eventuell auch Heiserkeit aus. Hochsitzende Karzinome sollen auch daran erkannt werden, daß beim Herausstrecken der Zunge Schmerzen empfunden werden und daß beim Versuch des Untersuchers, die Zunge herauszuziehen, ein abnormer Widerstand bemerkt wird. Beim tiefsitzenden Karzinom erfolgt die Speisenregurgitation meist plötzlich, oft nachdem sich der über der Stenose dilatierte Ösophagus durch mehrmaliges Schlucken stärker gefüllt hat. Beim exulzerierten tiefsitzenden Karzinom können die Speisen etwas verändert wiederkommen, es können ihnen Blut und Schleim, gelegentlich auch Tumorgewebspartikel beigemengt sein. Nach starker und besonders rascher Füllung des dilatierten Ösophagus kann das Genossene plötzlich, oft unter starkem Hustenreiz, wieder zum Vorschein gebracht werden.

Die physikalische Untersuchung ergibt in der Regel einen negativen Befund. Bei starker Ösophagusdilatation kann man auf beiden Seiten der Wirbelsäule eine paravertebrale Dämpfung nachweisen (LUGER), die den oben erwähnten mediastinalen, entzündlichen und krebsigen Veränderungen in der Umgebung des Tumors und insbesondere auch druckatelektatischen Lungenpartien im Bereiche der kranialen Ösophagusdilatation entspricht.

Bei der Untersuchung mit dem Magenschlauch oder mit einer Schlundsonde (cave bei geringstem Verdacht auf Aortenaneurysma mit Speiseröhrenkompression!) kann man bei kleinem, nicht stenosierendem Tumor gelegentlich auch einen negativen Befund erheben, zumeist aber ergibt sich an der Stelle des Karzinoms entweder ein Widerstand, der mehr oder weniger leicht überwunden wird, oder eine Stenose, in der die Sonde steckenbleibt. Beim Herausziehen kann man Blut, Schleim oder auch Karzinomgewebspartikelchen an der Sonde nachweisen. Meist geht die Sondierbarkeit den Schluckbeschwerden parallel.

Die Röntgenuntersuchung wird in Frühfällen, auch wenn schon deutliche Schluckbeschwerden vorhanden sind, nicht selten versagen. Bei sich entwickelnder Stenose wird die Diagnose allerdings meist leicht gestellt werden. Oberhalb der Stenose erkennt man die Dilatation. Das Röntgenverfahren ergibt naturgemäß verschiedene Bilder, je nachdem, welchen Sitz und welche Ausdehnung das Karzinom hat und welcher Art es ist. Zumeist ist die Speiseröhre auf eine längere Strecke im Lumen stark eingeengt, starr, läßt hier eine Peristaltik nicht erkennen, die Konturen der Stenose sind meist unregelmäßig oder sogar höckerig (Abb. 2). Der Röntgenologe irrt meist hinsichtlich der Ausdehnung des Tumors, dieser reicht meist höher, als angenommen wird; in schweren Fällen passiert auch flüssiger Kontrastbrei nicht mehr, es kommt zum Stopp. Der Bariumschatten wird in diesen Fällen eine unregelmäßige untere Begrenzung haben, gelegentlich aber sind die Konturen auch glatt, ähnlich wie bei einer gutartigen Stenose.

Die Ösophagoskopie wird in Frühfällen entscheiden können, die für den Patienten meist recht unangenehme Methodik ist in Fällen mit den typischen Zeichen aber gewiß überflüssig. In fraglichen Fällen (s. Differentialdiagnose) wird man sich der Methode bedienen.

Als Komplikationen kennt man Blutungen durch Arrosion verschiedener Gefäße, auch tödliche Blutungen aus den großen mediastinalen Arterien (s. oben), ferner Kompression benachbarter Organe, Übergreifen auf diese oder Einbruch in diese, schließlich Entzündungen des Me-

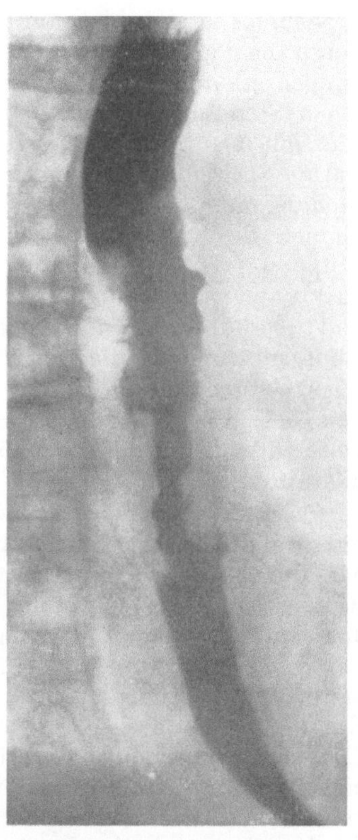

Abb. 2. Ösophaguskarzinom.

diastinums, periösophageale Abszesse, Gangrän und schließlich direkte oder indirekte über einen mediastinalen Abszeß erfolgte Einbrüche in den Tracheobronchialbaum. Die einmal so entstandene Kommunikation zwischen Ösophagus und Trachea und Bronchien wird manchmal auch gut vertragen, meist aber kommt es hierbei nach Speisenaufnahme zu starkem Hustenreiz, zu Dyspnoe und Zyanose; im Sputum können nun Speisenreste gefunden werden. Das Röntgenbild zeigt, wie der Bariumbrei den Bronchialbaum auffüllt. Das klinische Bild wird bei den genannten Komplikationen oft von diesen beherrscht und führt rasch zum Tode. Beim hochsitzenden Karzinom kann eine Rekurrensparese auftreten; das Ergriffensein des Grenzstranges kann zum HORNERschen Symptomenkomplex führen.

Die Prognose ist dem Wesen des Prozesses entsprechend infaust. Die Dauer der Krankheit dürfte bis zu zwei Jahren betragen können. Wenn aber Stenoseerscheinungen einmal entwickelt sind und sich zur Tumorkachexie noch das Hungern gesellt, geht der Kranke meist längstens innerhalb eines halben Jahres zugrunde. Komplikationen können dem meist qualvollen Leben rasch ein Ende setzen.

Differentialdiagnose. Wenn man von der Kompression des Ösophagus absieht, bei welcher wohl jeder den Mediastinalraum beengende Prozeß, bei der großen Ausweichmöglichkeit der Speiseröhre in der Regel aber doch nur das große Aortenaneurysma in Frage kommt, sind differentialdiagnostisch vor allem eine spastische Stenose und eine Narbenstenose abzugrenzen.

Schluckbeschwerden auf Grund von Ösophagospasmen werden meist schon durch die Periodik des Auftretens, ihre Flüchtigkeit, den Wechsel der Erscheinungen erkannt. Im übrigen unterscheidet sich die spastische von der organischen Stenose meist schon dadurch, daß bei jener Beschwerden oft eher auf Flüssigkeitsaufnahme als auf feste Bissen und zumeist mehr auf kalte als auf warme Speisen auftreten. Der Röntgenologe wird, zumal bei mehrfacher Untersuchung und dem Nachweis einer flüchtigen Erscheinung, leicht entscheiden können; die glatten Konturen des unteren Randes des Bariumschattens bei einem Stopp werden im Sinne des Spasmus sprechen (Ausnahmen s. oben). Narbenstrikturen nach Verätzungen und Verbrennungen, selten Stenosen auf luetischer und tuberkulöser Grundlage werden aus der Anamnese, dem Allgemeinbild und dem Röntgenbefund zu diagnostizieren sein. Schluckbeschwerden beim Ösophagusdivertikel werden auf Grund dessen charakteristischer Symptomatik (s. S. 17) und des Röntgenbefundes leicht richtig gedeutet werden. Hinsichtlich der Differentialdiagnose gegenüber der diffusen (spindelförmigen) Ösophagusdilatation s. oben.

Therapie. Nur eine frühzeitige Operation kann das Leben des Kranken retten, die ausreichend frühe Diagnose ist aber selten und die Ösophaguschirurgie hat durch die vielen Komplikationsmöglichkeiten im allgemeinen schlechte Aussichten. Ösophagostomie im Hals bei sehr hochsitzendem Karzinom oder das Anlegen einer Fütterungsmagenfistel sind Palliativmaßnahmen, die das Leben meist nur um weniges verlängern. Radiumtherapie bringt, wenn überhaupt, nur vorübergehende Erfolge. Bei für die Sonde noch passierbaren Karzinomen kann die Sondenernährung den Kräfteverfall längere Zeit aufhalten; die Sondierung muß mit größter Vorsicht durchgeführt werden! Schmerzen müssen symptomatisch bekämpft werden. Eine rektale Ernährung allein, bei vollständiger Behinderung der oralen Nahrungsaufnahme, kann das Verhungern des Kranken und seine Kachexie kaum beeinflussen. Bei früh gestellter Diagnose feiert die moderne Thoraxchirurgie Triumphe.

2. Andere bösartige und gutartige Tumoren des Ösophagus.

Es gibt sehr seltene Sarkome des Ösophagus. Ihre Diagnose wäre nur nach Probeexzision bei Ösophagoskopie und histologischer Untersuchung möglich. Therapeutisch käme nur die moderne Thoraxchirurgie in Frage.

Es gibt sehr selten auch gutartige Tumoren: Papillome, Fibrome, Myome, Leio- und Rhabdomyome, Fibromyome, Lipome und Kystome. Erreichen sie eine beträchtliche Größe, so können sie sich zu „Mediastinaltumoren" entwickeln und auch Schluckbeschwerden auslösen. Meist aber kann die Speiseröhre mit ihrem Lumen entsprechend ausweichen; gefährlich werden allerdings gelegentlich gestielte Papillome, die bei hohem Sitz den Kehlkopf plötzlich verlegen und Erstickungsanfälle auslösen können. Auch dieses Ereignis ist seltenste Ausnahme; der Prädilektionssitz der Papillome am oberen Ende der Speiseröhre unmittelbar unter dem Ringknorpel schafft immerhin eine gewisse Disposition zu diesem gefährlichen Geschehen.

G. Fremdkörper des Ösophagus.

Das Verschlucken von Fremdkörpern ist relativ häufig. Bei Kindern handelt es sich häufig um Münzen, Steine, Glasperlen usw., bei Erwachsenen am häufigsten um künstliche Gebisse (während einer Ohnmacht und der Narkose). Die meisten Fremdkörper bleiben in der oberen Thoraxapertur oder an der physiologischen Aortenenge des Ösophagus stecken.

Die klinische Symptomatik ergibt sich aus der Tatsache an sich, aus der Höhe des Sitzes, aus der Größe und Form des Fremdkörpers. Wird die Ösophaguswand durch den Fremdkörper (Gräten, Knochensplitter usw.) verletzt, so kann es zur Entzündung des Mittelfellraumes, oft zur suppurativen Mediastinitis mit all ihren Folgen oder auch zu anderen Schäden an den mediastinalen Organen (Aortaarrosion usw.) kommen.

Sehr ungewöhnlich ist ein selbst beobachteter Fall, bei dem ein etwa 8 cm langer, sehr spitzer, schmaler Glassplitter bei einem Bombeneinschlag und einer Verschüttung, die sofort zu Bewußtlosigkeit führte, per vias naturales bis etwa zur Mitte des Ösophagus und hier dessen Wand perforierend nach hinten durch das Mediastinum und eine Zwischenwirbelscheibe bis an die Leptomeninx eindrang. Der Glassplitter ragte noch ungefähr bis zu seiner Hälfte frei in den Ösophagus. Das Merkwürdigste war, daß die Patientin nach Erholung von ihren Bombenschäden monatelang subjektiv völlig gesund war, von Anbeginn an auch über Schluckbeschwerden nicht klagte und erst nach Monaten an einer Meningitis mit unklaren mediastinalen Erscheinungen erkrankte. Die Autopsie deckte den einzig dastehenden Sachverhalt auf.

Fremdkörper des Ösophagus sind nur hinsichtlich Verdachtsdiagnose Sache des Internisten; die Kranken sind dem Röntgenologen, Laryngologen bzw. Chirurgen zuzuweisen.

IV. Erkrankungen des Magens.

Allgemeiner Teil.

A. Bau des Magens und seine anatomische Unterteilung.
(Innervation der Magenmuskulatur.)

Vor der Röntgenära war nur der Leichenmagen bekannt, die Vorstellungen über Form, Lage und Größe des Magens beim Lebenden mußten daher sehr unsichere oder irrige sein, denn der Leichenmagen ist atonisch und durch Gase übermäßig aufgetrieben.

Wir unterscheiden am Magen die folgenden Abschnitte: den Fornix (Fundus), den über der Kardia, der Einmündungsstelle des Ösophagus gelegenen Abschnitt, das Korpus und das Antrum, welches wieder in den Sinus und das Antrum pylori zerfällt (s. Abb. 3).

Die Magenwand besteht aus drei Schichten, der Serosa, der Muskelschicht und der Schleimhaut.

Die Muskelwand besteht aus dreierlei Muskelzügen: die äußere Längsschicht, die ihr folgende Ringschicht und schließlich die innerste Schrägschicht. Die

Längsmuskelschicht stellt die Verlängerung der Ösophaguslängsmuskelfasern dar, sie ist unmittelbar unter der Kardia an der kleinen Magenkurvatur am stärksten ausgebildet, fächert sich aber seitwärts auf, so daß sie in der Gegend des Magenwinkels bereits völlig fehlt. Im Antrum pylori finden sich wieder Längsfasern, und zwar in dicken zusammenhängenden Lagen, welche mit der ihnen anliegenden, im pylorischen Magenteil besonders kräftigen Ringmuskelschicht den bekannten zylindrisch geformten präpylorischen muskelstärksten Magenanteil zustande kommen lassen. Die im ganzen Magen einheitliche Ringmuskelschicht nimmt gegen den Pylorus allmählich an Dicke zu, der Pylorus ist also nicht durch einen speziellen, in sich abgeschlossenen Ringmuskel gebildet, es gibt also keinen Sphinkter pylori im engeren Sinne des Wortes. Im übrigen hat nicht nur die Ringschicht, sondern auch die dicke Längsmuskelschicht im Pylorusbereich Sphinkterfunktionen. Die Schrägmuskelschicht umfaßt die Ösophagusmündung hufeisenförmig, zieht hauptsächlich longitudinal längs der kleinen Kurvatur nach abwärts, um sich im Magenwinkel zu verlieren; die Schrägfasern weichen später schräg ab und vereinigen sich mit der Ringschicht, die in den linken Magenanteilen daher viel kräftiger ist, entlang der kleinen Kurvatur fehlt ja diese Verstärkung der Ringschicht durch die Schrägschicht. Die Schrägfasern fehlen also am Fornix und im Pylorusteil; sie sind übrigens vielleicht für die Bildung des sogenannten Sulcus salivalis längs der kleinen Kurvatur verantwortlich, der durch Kontraktionen des Magens entsteht, dessen Ringmuskelschicht in diesem Bereich am schwächsten ist; Flüssigkeiten sollen durch diesen Canalis salivalis unmittelbar, auch bei vollem Magen, zum Pylorus fließen (s. S. 31).

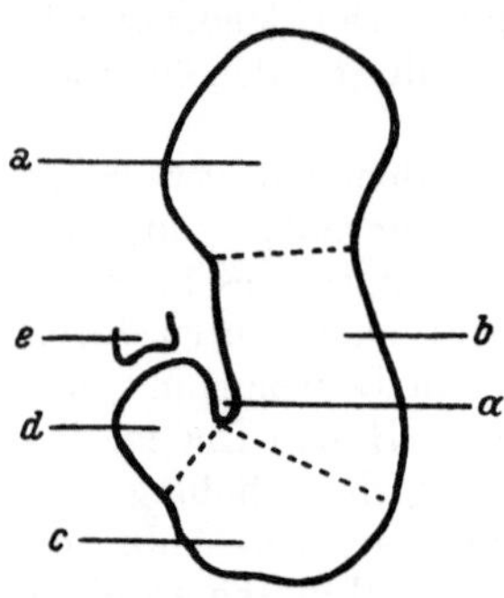

Abb. 3. Skizze zur Magennomenklatur. *a* Fornix (Fundus), *b* Corpus, *c* Sinus, *d* Antrum pyloricum, *e* Bulbus duodeni, *α* Magenwinkel.

Die Magenschleimhaut liegt in Falten. Entsprechend den starken Volumschwankungen des Korpus liegen sie in diesem viel dichter, sie werden um so weniger zahlreich, je mehr man sich dem Pylorus nähert. Besondere Bedeutung dürfte den Längsfalten zukommen, die der kleinen Kurvatur entlang ziehen und die WALDEYERsche Magenstraße bilden; diese Längsfalten verlieren sich meist schon im Bereich des Sinus. In den übrigen Magenabschnitten verlaufen die Falten parallel zur Magenachse und weichen nach der großen Kurvatur zu auseinander, die Schleimhaut ist überdies durch Furchen gefeldert, wodurch die Areae gastricae zustande kommen, die wieder die Grundlage für den unter pathologischen Bedingungen auftretenden Status mamillaris abgeben. Die Areae gastricae schließlich lösen sich bei Lupenvergrößerung in Magengrübchen, Foveolae gastricae, die Einmündungsstellen der Schleimhautdrüsen, auf. Man unterscheidet bekanntlich Fundus- und Pylorusdrüsen. Sie haben verschiedenen Aufbau und verschiedene Lokalisation im Magen. Die Fundusdrüsen (Glandulae gastricae propriae) haben Haupt-, Beleg- und Nebenzellen, von welchen die Belegzellen die Salzsäure, die Hauptzellen das Pepsin sezernieren, sie finden sich im Fundus und Corpus ventriculi, wobei die Belegzellen im Fundus, die Hauptzellen im Korpusanteil besonders stark hervortreten. Die Pylorusdrüsen werden aus Nebenzellen aufgebaut, die ein alkalisches schleimiges Sekret produzieren, sie finden sich bereits im Sinus und ausschließlich im Pylorusanteil des Magens. Der Magensaft wird also vorwiegend in den oberen Magenabschnitten produziert; dem Pylorusanteil untersteht vor allem die Magenmotorik.

Innervation der Magenmuskulatur. Das nervöse Zentrum für die Magenbewegungen liegt im Magen selbst in Gestalt des autonomen Gangliennetzes, des *Plexus myentericus*, zwischen den beiden äußeren Muskelschichten. Kardia und Pylorus sind durch besondere autonome Ganglienzellen versorgt und daher funktionell teilweise selbständig. Alle diese weitgehend automatischen nervösen Apparate stehen durch den *Vagus* und den *Splanchnikus* mit dem Zentralnervensystem in Verbindung und werden teils auf diesem Wege, teils auf viszero-viszeralen Bahnen in ihrer Funktion den jeweiligen Erfordernissen entsprechend koordiniert. Sowohl im Vagus als im Splanchnikus laufen anregende und hemmende Fasern für den Magen, die Kardia und den Pylorus.

B. Normale Form und Peristaltik des Magens.
(Magentonus, Pylorusinsuffizienz, Pylorospasmus.)

Der Fundus liegt dem Zwerchfell innig an. Diese hermetische Anlagerung, ebenso wie die ösophageale Aufhängung des Magens bedeutet seine obere Fixierung; unten liegt der Magen dem Darm wie einem Kissen auf, welches von der vorderen Bauchwand gehalten wird. Bei Nachlassen des Tonus der vorderen Bauchwand (nach Geburten usw.) erfährt der Magen, da er oben fixiert bleiben muß, zwangläufig eine Längsausdehnung. Im Stehen kann man röntgenologisch sehen, daß der Pylorus von der Leber im allgemeinen nicht gedeckt wird. Der Hauptteil des Magens liegt links von der Medianlinie. Die „Rechtsdistanz", welche die rechts von dieser gelegenen Abschnitte beinhaltet, wechselt und ist vor allem vom Füllungszustand und dem Tonus des Magens bestimmt. Ver-

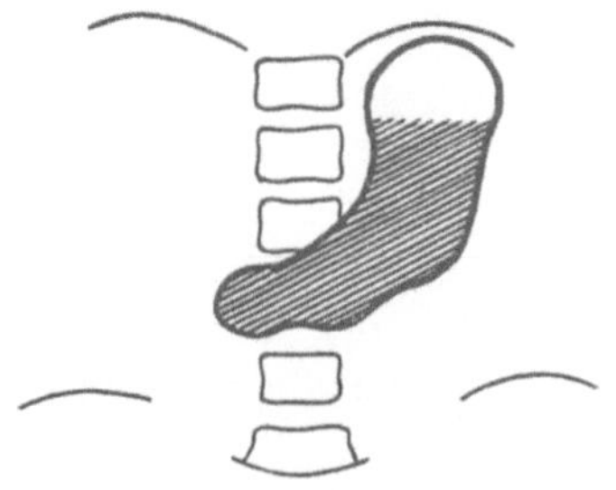

Abb. 4. Stierhornmagen.

mehrte „Rechtsdistanz" findet sich bei Verziehung des Pylorus bei schrumpfenden Vorgängen im Bereich der Porta hepatis, ferner bei Magendehnung bei Pylorusstenose und bei Magenerweiterung bei Gastroparese. Der Fundus liegt dem Rücken näher als der Pylorus, in Rückenlage ist der Fundus daher der tiefste Punkt des Magens, die Luftblase geht hierbei an die Vorderwand, der Mageninhalt fließt in den Fundus ab; die Entleerung des Magens erfolgt ausschließlich durch die Motorik. Im Stehen wird die Entleerung durch die Schwere des Mageninhaltes unterstützt.

Die Magenform ist vom Tonus, dieser von psychischen und nervösen Einflüssen und konstitutionellen Momenten abhängig. Die Magenform wird ferner von der Gasfüllung, von dem Tonus der Bauchwand und schließlich von der Körperlage beeinflußt. Röntgenologisch wird im allgemeinen im Stehen nach Füllung mit 500 ccm der (bald dünnflüssigeren, bald dickflüssigeren) Bariummahlzeit (RIEDER-Mahlzeit) untersucht. Je nach der Körpergestalt des Individuums findet man verschiedene Bilder. Wir unterscheiden vor allem einen Stierhorntypus, einen (Angel-) Hakenmagen und einen Langmagen.

Der *Stierhorntypus* (Abb. 4), zuerst von HOLZKNECHT und JONAS beschrieben, findet sich hauptsächlich bei Pyknikern und bei Adipösen. Der Pylorus liegt am tiefsten Punkt, eine Hubhöhe vom tiefsten Punkt zum Pylorus fehlt. Er ist relativ selten. Der *Angelhaken- oder Syphontypus* (Abb. 5) wird am häufigsten beobachtet; der Hauptteil des Magens liegt hierbei links von der Wirbelsäule und parallel zu dieser, in der Höhe des Nabels dreht sich der Magen nach rechts und nach oben zu dem 6 bis 8 cm über dem tiefsten Punkt des Magens gelegenen Pylorus. Der *Langmagen* (Abb. 6) ist eine Sonderform des Angelhakenmagens, er ist gekennzeichnet durch eine schmale, lange Schlauchform und einen im Stehen sehr tiefen Pylorus, dabei zeigt er dennoch eine ausgeprägte Hakenbildung und eine große Hubhöhe; er liegt fast zur Gänze links von der Wirbelsäule; er findet sich ausschließlich bei großen, grazilen Frauen. Je nach der Form des Magens variiert auch die Form der „Magenblase" im Fundus. Die beiden seitlichen Konturen des Magens sollen annähernd parallel verlaufen, bei hypertonem Magen, am häufigsten bei der Stierhornform, laufen die Konturen hingegen nach oben auseinander, bei hypotonem nach unten auseinander; im Korpusgebiet können sich die beiden seitlichen Konturen hierbei nahezu berühren, ehe sie nach unten weit auseinanderlaufen; zumindest besteht eine tiefe, taillenartige Einschnürung. Man darf sich nicht vorstellen, daß diese Magenformtypen für jedes Individuum eine

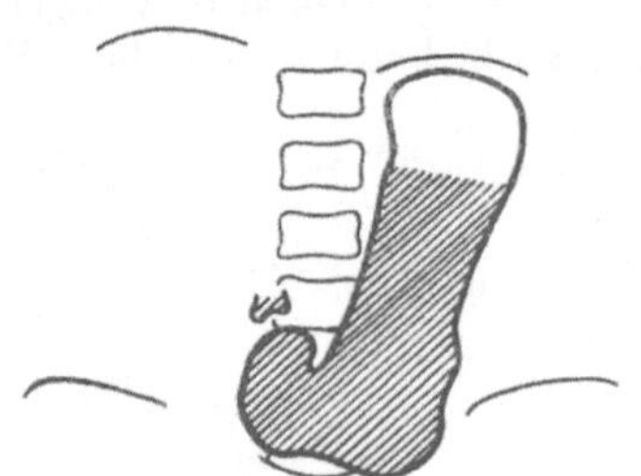

Abb. 5. Angelhakenmagen.

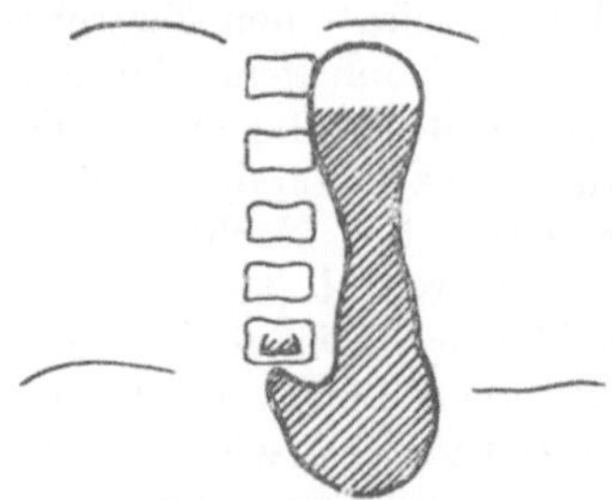

Abb. 6. Langmagen.

unveränderliche Größe darstellen, die Form des Magens ist von zahlreichen Faktoren abhängig, vom Mageninhalt, vom Magenwandtonus und vor allem vom Nervensystem. Es ist bekannt, daß bei tabischen Krisen, bei Hirnanämie, während einer Ohnmacht ein normal geformter und gespannter Magen plötzlich breit und schlaff werden kann; bei Hysterie, bei Tetanie, bei Gallenkoliken wurden plötzlich hochgradige Veränderungen der Magenform gefunden, auch rein psychische Affektionen können ausschlaggebend sein. So kommt es, daß der Magen auch unter Hypnose seine Gestalt verändern kann.

Die Magenkonturen sind in der Regel glatt. Eine Zähnelung der großen Kurvatur kann durch normale, kleine, quere Schleimhautfalten bedingt sein. Diese „Zähnelung" des Magenkonturs kann, wenn sie sehr stark ausgesprochen ist, auch Ausdruck einer Perigastritis oder einer Gastritis oder auch indirekt eines Ulkus sein (s. S. 86); Zähnelung durch Tumorbildung ist leicht zu unterscheiden (s. S. 125). Die beschriebenen Normalformen des Magens entsprechen Mägen im Stehen. Änderungen der Körperlage, speziell Liegen, verändern Lage und Gestalt naturgemäß wesentlich.

Die *Magenblase* hat, wie schon erwähnt, verschiedene Gestalt, je nach dem Magentypus, der vorliegt. Beim gedrungenen Stierhornmagen bildet die Magenblase eine flache Kalotte, beim Angelhakenmagen wird die Kalotte größer und gewinnt langsam auch, nach unten zu enger werdend, Birnengestalt, eine Änderung, die im Langmagen noch deutlicher ist und beim atonischen Magen schließlich in Trichterform übergeht.

Die Entfaltung des Magens bei seiner Füllung erfolgt bei verschiedenem Magenwandtonus in verschiedener Weise. Die Magenblase nimmt den halbfesten Bissen (Bariumbrei) vorerst „gastlich" auf. Als Reflex auf den Schluckakt öffnet sich die

Kardia, der Bissen gelangt ohne weiteres in die Magenblase und senkt sich auf deren tiefsten Punkt. Hier verharrt er eine kurze Zeit, bis der „Anfangswiderstand" überwunden ist; er nimmt dann mit Öffnung der bis dahin aneinander liegenden Magenwände Trichtergestalt an, die Trichterspitze schiebt sich nach unten fort und etwa beim dritten nachkommenden Bissen hat der Anfangsteil des Bissens den unteren Magenpol erreicht. Erst wenn diese Längsentfaltung des Magens geschehen ist, nimmt die Breitenentfaltung langsam zu. Diese langsame Entfaltung des Magens ist im Stierhorntypus am besten zu verfolgen; das Füllungsbild beim Langmagen ähnelt schon dem des hypo- oder atonischen Magens, bei dem die Bissen widerstandslos von der Kardia ohne Anfangswiderstand wie in einen Sack hineinfallen. Bei hochgradiger Atonie scheint sich der Magen schließlich nicht von oben nach unten, sondern von unten nach oben zu füllen, die rasch an den tiefsten Punkt des Magens fallenden Bissen türmen sich hier auf (s. S. 51).

Die Frage, wie Flüssigkeiten den Magen passieren, ist in allen Details noch nicht völlig klargestellt. Manche Autoren nehmen an, daß bei mit Brei bereits gefülltem Magen Flüssigkeiten längs der kleinen Magenkurvatur, in der Magenrinne, die durch die Längsfalten gebildet wird (s. S. 28), zum Pylorus gelangen, ohne mit den übrigen Speisen in unmittelbare Berührung zu kommen. Andere Beobachter lassen allerdings eine derartige bevorzugte Stellung der Magenrinne nicht gelten und sind der Ansicht, daß die Flüssigkeit den gesamten Mageninhalt längs der Magenwände umspült. Einerlei, welcher Modus des Flüssigkeitsdurchganges nun eingehalten wird, jedenfalls kann auch bei gefülltem Magen Flüssigkeit den Magen passieren, ohne Speisebrei mitzureißen. Man kann auch von einem Absaugen der Flüssigkeit aus dem Magen sprechen, womit der wesentliche Punkt des Mechanismus der Magenverdauung berührt ist: Wenn durch den Magensaft Speisebrei chymifiziert wird, so werden diese chymifizierten Außenschichten des Mageninhaltes zum Pylorus abgesaugt. Die Verdauung des Mageninhaltes von außen nach innen ist durch die bereits chymifizierten Mageninhaltsanteile nicht gestört.

Die normale Magenperistaltik ist im Fundus nicht zu sehen, im Korpusteil beobachtet man, und zwar zuerst auf der Seite der großen Kurvatur, nur geringgradige, später allseitige, tiefere, schließlich im Gebiet des Angulus und des Antrum pylori ringförmige Einziehungen, die Pylorus zu vorwärtsziehen. Solange der Pylorus geschlossen bleibt, wird der Mageninhalt durch diese Peristaltik mit dem Magensaft durchgemischt (Mischbewegungen). Die tiefen Wellen folgen sich ungefähr in Intervallen von 15 Sekunden.

Während dieser Mischbewegungen bleibt der Pylorus normalerweise vorerst praktisch verschlossen, wenigstens passiert Brei nicht, wenn der Pylorus sich auch bei jeder ankommenden Peristaltikwelle ein wenig öffnet. Nach einiger Zeit aber befördert die Antrumperistaltik Speisebrei durch den sich periodisch öffnenden Pylorus in das Duodenum, wobei vorerst der Bulbus duodeni gefüllt wird. Das Antrum preßt den Mageninhalt mit großer Kraft in den Anfangsteil des Duodenums, die Füllung erfolgt im allgemeinen so rasch, daß die Füllung vom beobachtenden Auge meist nicht im Detail verfolgt werden kann. Mischt sich dem Speisebrei bei Hypersekretion eine große Menge von Magensaft bei, so wird die Darstellung der Füllung noch weniger deutlich. Bei günstigen Verhältnissen sieht man für kurze Zeit den Anfangsteil des Duodenums in Form einer Zwiebel (Bulbus) gefüllt. Öffnen und Schließen des Pylorus, das sogenannte Pförtnerspiel, wurden seinerzeit auf den auf chemischem Wege ablaufenden Reflex zurückgeführt: Ansäuerung des Duodenums durch den eintretenden Chymus bedingt Pylorusschluß. Mit diesem Säurereflex wurde seinerzeit das Offenstehen des Pylorus bei Anazidität des Magensaftes erklärt, die Sturzentleerung des Achylikers wäre durch das Ausbleiben des Säurereflexes bedingt. Nach neuen Anschauungen scheint diese alte Lehrmeinung nicht mehr aufrecht zu erhalten zu sein, es scheint, daß prinzipiell zu jeder Peristaltikwelle des Magens auch eine Pförtneröffnung gehört (weshalb es ja auch vorkommt, daß sich der Magen bei Superazidität doch sehr rasch entleert!). Die Frage des Pförtnerspieles und seiner Ursache ist noch im Fluß.

Krampfhaft anhaltender Pylorusverschluß, ein *Pylorospasmus* ist beim Erwachsenen selten, er findet sich im allgemeinen nur bei Ulzerationen am Pylorus oder in dessen nächster Umgebung.

Pylorusinsuffizienz, ein mangelhafter Schluß des Pförtners, kann anatomisch bedingt sein, z. B. durch einen Skirrhus, oder sie kann auch funktioneller Natur sein. Auf das Offenstehen des Pylorus bei Anazidität des Magensaftes wurde oben ebenso hingewiesen wie auf die Tatsache, daß dieses Verhalten keine Regel darstellt und daß der zugrunde liegende Mechanismus nicht als geklärt gelten kann. Pylorusinsuffizienz stellt sich ferner regelmäßig bei Duodenalstenosen ein, und zwar um so sicherer, je entfernter die Stenose vom Pförtner gelegen ist. Der Anfangsteil des Duodenums ist in diesen Fällen stark überdehnt. Die Gastroplegie, die Lähmung der gesamten Magenmuskulatur, geht naturgemäß auch mit Pylorusinsuffizienz einher. Eine spastische Pylorusinsuffizienz kann dadurch zustande kommen, daß durch die Kontraktion der Längsmuskulatur des Antrums dieses mit dem Pylorus in ein starres Rohr umgewandelt wird. *Pylorospasmus*, in der ersten Röntgenära häufig, viel zu häufig diagnostiziert, kann heute nicht mehr als selbständige Krankheit gelten. Pylorospasmus, der klinische Bedeutung hat, ist selten. Wenn der Röntgenologe heute einen Pylorospasmus findet und vielleicht geneigt ist, Magenbeschwerden auf ihn zu beziehen, so kann sich der Pylorus am nächsten Tag doch ohne weiteres öffnen. Viertel- bis halbstündiger Verschluß des Pylorus nach Einnahme des Bariumbreies ist ohne Bedeutung. Im übrigen wird die Entleerung durch den dünnen schmalen Kanal, den der Pylorus doch freigibt, auch leicht übersehen. Ein Pylorospasmus schwerer Art mit starken krampfartigen Schmerzen ist im allgemeinen nur bei Geschwüren im Pylorus beobachtet worden; er kann hier subjektiv eine schwere Komplikation der Krankheit darstellen. Fremdkörper im Magen, die Pylorospasmus auslösen, gehören der Chirurgie zu; Morphium kann Pylorospasmus auslösen oder ihn verstärken; Atropin und Papaverin können gegen den Spasmus therapeutisch versucht werden, ihre Wirkung ist aber auch keineswegs sicher. Zu Entleerungsverzögerungen kommt es beim Pylorospasmus des Erwachsen kaum, da der Krampf schließlich doch nachläßt. Der Pylorospasmus der Kinder hat eine andere Bedeutung. Hierüber ist in den Lehrbüchern der Pädiatrie nachzulesen.

C. Austreibungszeit und Erbrechen.

a) Die *Verweildauer* der Speisen im Magen ist von der Zusammensetzung der Nahrung, der Reaktion des Mageninhaltes sowie von psychischen Faktoren abhängig. Wasser wird sehr schnell vom Magen in den Darm befördert, ohne sich mit dem Mageninhalt zu vermischen, oft sogar ohne saure Reaktion anzunehmen, während Zucker- und Salzlösungen ebenso wie die meisten Getränke etwas langsamer zur Entleerung gelangen. Speisen, die mit Appetit aufgenommen wurden, werden annähernd normal auch dann aus dem Magen entleert, wenn keine Salzsäure vorhanden ist; diese „psychische Motilität" beeinflußt die Entleerung des Magens wesentlich.

Auch der leere Magen zeigt Kontraktionen; sie treten in Gruppen auf und diese wechseln mit Perioden verhältnismäßiger Ruhe ab. Diese Zusammenziehungen sollen am Zustandekommen des Hungergefühls beteiligt sein.

b) Das *Erbrechen* ist eine komplizierte Reflexbewegung. Die Speiseröhre wird dabei durch eine Einatmungsbewegung bei geschlossener Stimmritze stark erweitert. Die Kardia ist zunächst geschlossen, sie wird jedoch unmittelbar vor der Entleerung des Mageninhaltes geöffnet, wodurch der Mageninhalt in die Speiseröhre hineingesaugt wird. Unterstützt wird diese Austreibung des Mageninhaltes sowohl durch Zusammenziehungen der Magenmuskulatur, die auch im Sinne einer Antiperistaltik erfolgen können, wie durch eine Anspannung der Bauchdecken und des Zwerchfelles. Nachdem der Mageninhalt in die Speiseröhre getrieben worden ist, erfolgt schließlich die Herausbeförderung unter ruckartiger Ausatmung bei geschlossener Stimmritze. Bei anhaltendem Erbrechen kommt es zum Eintritt von Galle in den Magen, die sich den erbrochenen Massen beimischt.

Das nervöse Zentrum für die Brechbewegungen liegt im sensiblen Vaguskern der Medulla oblongata und steht in engen funktionellen Beziehungen zum Atemzentrum.

Das Erbrechen kann angeregt werden durch chemische oder mechanische Reizung der zentripetal leitenden Schleimhautnerven des Gaumens, Rachens, der Zungenwurzel und des Magens, aber auch durch Reizzustände des Uterus (Schwangerschaft), des Darmes, der Gallenwege, des Harnapparates sowie durch unmittelbare Reizung des Brechzentrums. Die zentrifugale Bahn vom Brechzentrum aus verläuft sowohl durch den Vagus als durch den Sympathikus; bei Unterbrechung einer Bahn wird das Erbrechen erschwert, bleibt aber noch möglich.

D. Verlagerungen und Formveränderungen des Magens.
(Sanduhrmagen, Kaskadenmagen.)

Verlagerungen und Formveränderungen des Magens durch Druck oder selbst auch durch Zug werden im allgemeinen beschwerdefrei vertragen. Das Bestehen derartiger Form- oder Lageveränderungen wird aus den Umständen erschlossen oder es kann im Röntgenbild nachgewiesen werden. Der Magen ist gegen Bedrängungen von Seite benachbarter vergrößerter Organe, Tumoren aller Art, Hypernephrome, Splenomegalien, großer Lebern usw. auffallend tolerant. Gelegentlich kann es allerdings zu den Zeichen der „Mikrogastrie" kommen, größere Mahlzeiten werden des Raummangels wegen nicht mehr vertragen, meist spielen aber bei diesen Beschwerden noch andere Momente eine Rolle (Stauungskatarrh des Magens bei großer Stauungsleber, Pfortaderstauung bei großen Zirrhoselebern oder Zirrhosen mit großen Milzen usw.). In der Schwangerschaft wird der Magen in seiner Lage schwerstens in Mitleidenschaft gezogen und doch ist die Hochschwangere meist völlig beschwerdefrei. Eher können adhäsive Prozesse im Magen Beschwerden auslösen, doch sollen Adhäsionen als Ursache von Magenbeschwerden nur in seltensten Fällen und bei höherem Grade der Adhäsionsbildung in Rechnung gestellt werden. Es sind insbesondere solche des Pylorusteiles an die Leberpforte bei chronischer Cholezystitis und Pericholezystitis, die hier uncharakteristische gastritische Beschwerden auslösen. Eine besondere Rolle spielen die perihepatitisch-periduodenitischen Verwachsungen, welche schrumpfend zur „schneckenförmigen Einrollung" der kleinen Kurvatur am unteren Magenende Anlaß geben (s. S. 86). Adhäsionen zur Gallenblase führen zur sogenannten „vermehrten Rechtsdistanz", das heißt der Magen reicht weiter über die Medianlinie nach rechts als normal. Wir begegnen der vermehrten Rechtsdistanz auch bei der Magendilatation (s. S. 29). Doch

auch höhergradige Verlagerungen werden in der Mehrzahl nur während ihrer
Entstehung Beschwerden machen, wie auch KATSCH hervorhebt, chronisch
geworden, werden auch sie meist beschwerdefrei vertragen. Über die Ptose des
Magens s. S. 48. Die Folgen der Verlagerung des Magens bei Relaxatio diaphragmatica, Hernia diaphragmatica sind auf S. 34—38, die partielle Verlagerung
bei Hiatushernie auf S. 37 nachzulesen.

Unter *Sanduhrmagen* versteht man einen meist auf spastischer, selten auf
anatomischer Basis durch eine Enge zweigeteilten Magen. Seit der Röntgenära
wissen wir, daß spastische Sanduhrmägen temporär wenigstens relativ häufig
sind; sie finden sich sowohl bei Gesunden mit nervösen Magenspasmen, wie
auch speziell beim Ulkus, welches Anlaß zum Spasmus geben kann (s. S. 86).
Auch bei Koliken irgendwelcher Art (Nieren-, Gallenkoliken usw.) kann ein reflektorisch ausgelöster Spasmus auftreten, der ein verschieden breites Gebiet der
Magenmitte einnehmen kann. Die anatomisch bedingten Sanduhrmägen sind meist
auf ein vernarbendes Ulkus (Abb. 7), sehr selten auf einen Skirrhus des Magens

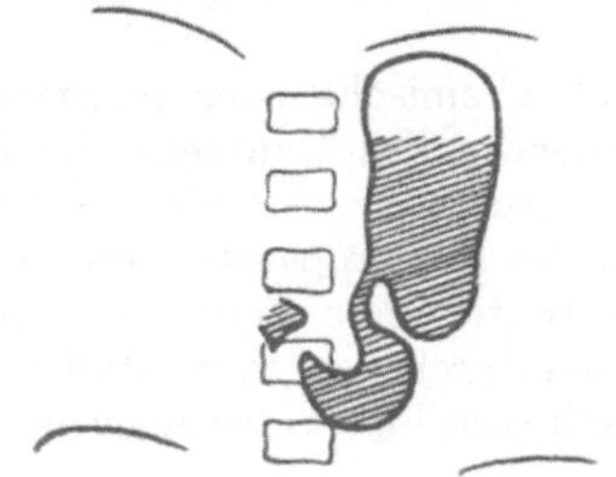

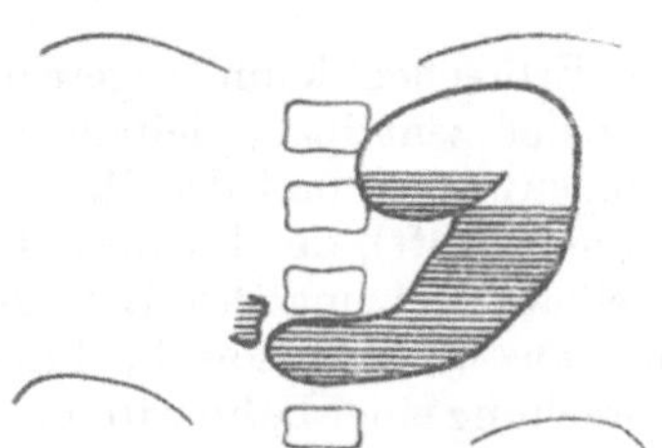

Abb. 7, Sanduhrmagen nach Ulkusnarbe. Abb. 8. Kaskadenmagen.

zu beziehen. Bis auf seltene Ausnahmen, in welchen der kleine obere Magenabschnitt nur die Aufnahme geringer Nahrungsmengen auf einmal erlaubt, spielt der
Sanduhrmagen eine klinisch belanglose Rolle. Die Erklärung, ob ein spastischer,
ob ein organischer Sanduhrmagen vorliegt, ist Sache des Röntgenologen. Mehrfache Beobachtung vor dem Schirm, eventuell nach vorheriger Verabreichung
von Antispasticis, erlaubt meist ohne weiteres die Diagnose. Es ist klar, daß
durch extragastrale Tumoren, durch ein stark geblähtes Kolon eine Sanduhrform ebenfalls zustande kommen kann.

Unter *Kaskadenmagen* (Abb. 8) versteht man eine Zweiteilung des Magens in
der Form, daß der Magen im Fundusanteil eine Napfform bildet, die mit dem
Speisebrei erst gefüllt sein muß, auf daß dieser kaskadenartig über den Rand des
Napfes in den unteren Magenanteil einfließe, der normale Form hat. Die Kaskade
kann entweder durch organische Veränderungen an der Magenenge, durch ein
narbiges Ulkus, eventuell auch durch Tumoren, durch Adhäsionen an den Außen-
wänden, durch raumbeengende Prozesse, die den Magen von außen komprimieren, durch eine Hernia diaphragmatica usw. bedingt sein, oder es handelt
sich in seltenen Fällen auch um eine kongenitale Anlage. Der Kaskadenmagen
spielt klinisch jedenfalls keine Rolle.

E. Verlagerung des Magens bei Hernia und Relaxatio
diaphragmatica.

Unter *Hernien des Zwerchfells* verstehen wir krankhafte Veränderungen,
bei denen durch eine angeborene oder erworbene Defektbildung Bauchorgane
in den Thorax vorgestülpt werden. Je nachdem, ob dieser Defekt ein kompletter

ist oder aber nur die Muskelwand des Diaphragmas betrifft, während die serösen Häute unbeschädigt sind, besteht eine direkte Kommunikation zwischen dem Thorax- und dem Abdominalraum oder die vorgelagerten Organe sind von einem Serosa-Bruchsack umhüllt. Im ersten Fall spricht man anatomisch von einer „falschen", im anderen von einer „echten" Zwerchfellhernie; klinisch ist eine solche Unterscheidung kaum möglich und auch praktisch bedeutungslos.

Als Ursache der häufigeren erworbenen Hernien kommen in Betracht: penetrierende oder stumpfe Verletzungen, Abnahme des Fettgewebes oder Erschlaffung der Zwerchfellmuskulatur im höheren Alter mit nachfolgender Dehiszenzbildung an den physiologisch schwachen Stellen des Diaphragmas (Foramen Morgagni, Foramen Bochdaleki) unter Einwirkung des abdominellen Druckes, Überdehnung präformierter Löcher (Foramen oesophageum, Foramen aorticum, Foramen N. sympathici), in seltenen Fällen auch Defektbildungen durch Krebsmassen und andere Geschwülste sowie durch Empyeme und Abszesse. Die angeborenen Hernien entwickeln sich auf der Basis kleinerer oder größerer Defekte des Zwerchfelles, die wahrscheinlich zur selben Gruppe von Hemmungsmißbildungen zu rechnen sind wie die Palatoschisis oder die Hypospadie.

Je nach der Art der vorliegenden Situation unterscheidet man deshalb:

I. Falsche Hernien des Zwerchfells.

1. Durchgreifende angeborene Defekte bzw. Hernia diaphragmatica spuria congenita.

2. Erworbene Kontinuitätstrennungen durch Traumen:

a) Hernia diaphragmatica spuria acquisita acuta;

b) Hernia diaphragmatica spuria acquisita chronica.

II. Echte Zwerchfellhernien.

1. Angeborene Defekte bloß des muskulären oder sehnigen Anteiles des Zwerchfelles bei Ausbildung und Erhaltung des peritonealen und pleuralen Überzuges (Hernia diaphragmatica vera congenita).

2. Hernia diaphragmatica vera acquisita typica:

a) Hernia diaphragmatica parasternalis;

b) Hernia diaphragmatica paraoesophagea;

c) Hernia diaphragmatica foraminis Bochdaleki;

d) Hernia diaphragmatica foraminis N. sympathici.

3. Hernia diaphragmatica vera acquisita (traumatica) atypica.

Bruchinhalt kann jedes in der Bauchhöhle befindliche Organ bilden. Die Verlagerung der Organe erfolgt gewöhnlich vom Abdomen in den Thorax, in seltenen Ausnahmefällen kann aber auch ein Teil der Lunge in den Bauchraum verlagert sein. Die Vorwölbung der Bauchorgane erfolgt fast immer in die Pleurahöhle, doch sind auch Fälle mit Hernien in das Mediastinum oder in das Perikard bekanntgeworden. Hernien der Zwerchfellperipherie können sich auch durch einen Interkostalraum nach außen vorwölben und dann als Tumor präsentieren. Nach Häufigkeit des Vorkommens geordnet ist als Bruchinhalt zu nennen: Magen, Kolon (besonders das Transversum), Dünndarm, Netz, Leber, Milz, Pankreas und Nieren. Die Art der bestehenden anatomischen Situation bestimmt die *Beschwerden der Kranken* und damit die *klinische Symptomatologie:* plötzlich auftretende, anhaltende oder auch wechselnde Schmerzen in der Brust mit oder ohne Beziehung zur Nahrungsaufnahme; Beklemmungsgefühl, oft vom Typus der Angina pectoris; Schluckstörungen und Motilitätsstörungen des Magens; Ulkusbeschwerden; Ileus. Es ist jedoch hervorzuheben, daß Zwerchfellhernien auch lange Zeit gar keine Beschwerden zu verursachen brauchen und gelegentlich nur zufällig bei einer Röntgenuntersuchung gefunden werden.

Bei der physikalischen Untersuchung kann das Herz bei linksseitigen Hernien nach rechts verlagert sein, wobei an Stellen, an welchen normalerweise Lungenschall vernehmbar ist, ein auffallend sonor und hohl klingender tympanitischer Klopfschall feststellbar ist und das Atmungsgeräusch fehlt. Wo es wahrnehmbar ist, hat es meist den Charakter des Kompressionsatmens. Relativ oft erscheint die Thoraxhälfte, in der sich der Zwerchfellbruch befindet, erweitert, wodurch die Interkostalräume mehr oder weniger verstrichen sind oder sich (bei wandständigen Hernien) inspiratorisch vorwölben. Infolge der zumeist linksseitigen Lokalisation der Zwerchfellhernien ist die linke Thoraxhälfte auch die von der Formveränderung häufiger betroffene, wobei sich — besonders bei jugendlichen Individuen — sogar skoliotische Verkrümmungen entwickeln können. Feste Regeln hinsichtlich der klinischen Symptomatologie der Zwerchfellhernien sind infolge der großen anatomischen Variabilität dieses Leidens jedoch nicht aufzustellen.

Die Hauptgefahr der Zwerchfellhernien liegt in der *Inkarzeration*. Diese Komplikation ist häufig und nach den vorliegenden Statistiken stirbt die Hälfte der Hernienkranken an akuter Einklemmung. Ein solches Ereignis kann trotz relativer Weite der Bruchpforte durch Dislokalisation des Magens oder Stieldrehung und Achsentorsion des Darmes zustande kommen und stürmische Erscheinungen hervorrufen. Steigerung der Peristaltik, Volumzunahme der prolabierten Organe, Drucksteigerungen im Abdomen (Partus, schwere Defäkation) sowie auch äußere Einwirkungen auf den Leib (Sturz, Stoß oder Fall) mit nachfolgender umfangreicher Dislozierung der Eingeweide sind als auslösende Ursachen zu nennen. Eine Zwerchfellinkarzeration kann sich nach einigen Stunden von selbst zurückbilden, doch kann es auch zum Aussetzen der stürmischen Erscheinungen ohne Reposition des Bruches kommen; es setzen dann meist nach kurzer Zeit neuerlich heftige Erscheinungen ein, die den Tod des Kranken herbeiführen können. Dieser erfolgt entweder sehr rasch nach der Inkarzeration im Schock oder an einer im weiteren Verlaufe sich entwickelnden Peritonitis.

Die *Diagnose* der Zwerchfellhernien stützt sich in erster Linie auf den röntgenologischen Nachweis. Diese Untersuchungsmethode ist nicht nur die zuverlässigste, sondern auch die für den Patienten schonendste. Sieht man bei der Röntgendurchleuchtung über dem Diaphragma ein Organ im Thorax, das im Bauche zu liegen hat, dann ist die Diagnose gesichert. Da die Größe der Bruchpforte und damit der Umfang des Prolapses der Bauchorgane jedoch sehr verschieden sein können, gelingt dieser Nachweis nicht immer ohne Schwierigkeiten. Es liegt dann an der Erfahrung und Geschicklichkeit des Röntgenologen, an Hand anderer Zeichen die entsprechende Diagnose zu stellen. Eine Möglichkeit des Nachweises, die allerdings nur bei positivem Ausfall verwertbar ist, liegt auch in der Erzeugung eines Pneumothorax bei falscher und Luftfüllung des Bruchsackes bei echter Hernie durch ein künstliches Pneumoperitoneum. Gegenüber der Röntgenuntersuchung hat der klinische Befund nur eine ergänzende Bedeutung.

Differentialdiagnostisch ist die Zwerchfellhernie in erster Linie von der *Eventratio (Relaxatio) diaphragmatica* (s. S. 37) zu unterscheiden. Hierbei handelt es sich um eine hochgradige Atrophie des Zwerchfelles, wodurch dieses überdehnt und nach oben gedrängt ist und infolge von Hochlagerung von Baucheingeweiden eine Zwerchfellhernie vorgetäuscht werden kann. Eine entsprechende Abgrenzung ist wohl nur röntgenologisch möglich, wenngleich diese oft größten Schwierigkeiten begegnet. Anderseits gelingt die Unterscheidung gegenüber einem Pneumothorax, Pyopneumothorax oder subphrenischem Abszeß unter

Berücksichtigung des klinischen Befundes in der Regel leicht. Die in der Literatur zur Trennung angeführten Merkmale haben deshalb nur mehr historisches Interesse.

Hat man bei einem Patienten die Diagnose Zwerchfellhernie gestellt, dann soll man ihn darüber aufklären, damit er — falls in seinem späteren Leben einmal eine Inkarzeration erfolgen sollte — dem zu Rate gezogenen Chirurgen davon Mitteilung machen kann. Die operative Einstellung und auch der Erfolg der Operation sind unter diesen Bedingungen andere, als wenn sich der Operateur nach Eröffnung der Bauchhöhle erst orientieren muß.

Einer besonderen Erwähnung bedürfen noch die sogenannten *Hiatushernien*. Durch die physiologische Lücke des Hiatus oesophageus kann der kardiale Teil des Magens, der unter normalen Bedingungen unter dem Zwerchfell liegt, gegen das Mediastinum vordringen. Als Ursache hierfür kann entweder ein kongenital zu kurzer Ösophagus oder eine Erweiterung des Hiatus durch Schwund des periösophagealen Fett- und Bindegewebes verantwortlich gemacht werden. Unter beiderlei Bedingungen kann es zu einer Art Hernierung und zu Beschwerden nach der Art des epiphrenalen Symptomenkomplexes kommen: Unbehagen nach der Mahlzeit, Druckgefühl im Epigastrium, Beklemmung und Schmerz vom Typus der Angina pectoris (s. Bd. I, S. 206). Ebensooft besteht ein solcher Zustand jedoch auch ohne jedwede subjektive Erscheinungen.

Hinsichtlich der *Prognose* sind Form, Größe, Lokalisation und Entstehungsweise der Hernie als entscheidende Faktoren zu nennen. Die Hernia sternalis ist die prognostisch relativ günstigste, die Hernia paraoesophagea bietet hinsichtlich Inkarzeration und eventuell Gangrän der eingeklemmten Teile größere Gefahren. Bei Kindern mit Zwerchfellhernie, bei denen sich frühzeitig Ösophagushindernisse geltend machen, ist die Prognose meist schlecht. Vollständige oder teilweise Defektbildung der Zwerchfellanlage kann sowohl symptomlos als auch mit schwersten subjektiven Erscheinungen verlaufen, weshalb eine allgemeine Prognose kaum gestellt werden kann. Mit der Möglichkeit des Eintretens einer Inkarzeration muß immer gerechnet werden. Die prognostische Beurteilung traumatischer Zwerchfellhernien hängt wesentlich von der Schwere anderweitiger traumatischer Organschädigungen ab. Starke Blutungen aus dem eingerissenen Zwerchfell sind in der Regel nicht zu befürchten, da die vorgefallenen Eingeweide die blutenden Gefäße gewissermaßen tamponieren, hingegen sind üble Zufälle bei der Verheilung der Zwerchfellwunde selbst immer zu gewärtigen.

Die konservative *Behandlung* von Zwerchfellhernien wird sich darauf zu beschränken haben, durch eine entsprechende Prophylaxe dem Eintreten einer Inkarzeration nach Möglichkeit entgegenzuwirken. So sind voluminöse Mahlzeiten, große Flüssigkeitszufuhr, Brechmittel und Umstände, die zu Erbrechen Anlaß geben können, zu vermeiden, für leichten Stuhlgang dauernd Sorge zu tragen und vor Geburten zu warnen. Nicht inkarzerierte Hernien sind ohne zwingenden Grund nicht zu operieren, denn der operative Eingriff ist schwer. Dagegen ist eine frühzeitig erkannte Zwerchfellverletzung womöglich durch exakte Naht zu verschließen. Bei Inkarzeration muß chirurgisch vorgegangen werden.

Unter *Relaxatio diaphragmatica* verstehen wir, wie erwähnt, den Hochstand des paretischen oder gelähmten Zwerchfells auf der linken Seite, mit gleichzeitiger Hochstellung von Magen und anderen Baucheingeweiden in die linke Brustseite.

Als Ursache der Zwerchfellähmung kommen verschiedene Momente in Betracht: Phrenikusparese, Zwerchfellatrophie, Teilsymptom einer primär progressiven Muskelatrophie, angeborene Zwerchfellatrophie, Mißbildung. Abnorme Kleinheit der Lungen, abnorme Kleinheit des linken Leberlappens usw.

wurden als mutmaßliche Ursachen angenommen. Die bei Lungentuberkulose
heute oft geübte Phrenikusdurchschneidung führt selten zu ausgiebigem Zwerchfellhochstand, da Lungen- und Pleuraveränderungen dies verhindern. Bei gering-
gradigem Zwerchfellhochstand kann die diagnostische Entscheidung schwer
sein, ob nicht eine starke Magen- oder Kolonblähung das Primäre ist. Klinische
Symptome können völlig fehlen. Die Hoch- und Seitwärtsverdrängung des
Herzens kann zum ROEMHELDschen gastrokardialen Symptomenkomplex
(s. Bd. I) mit Extrasystolen, Beklemmungen, Atemnot, anginösen Beschwerden,
Herzklopfen usw. führen. Bei hochgradiger Relaxation kann es zu einer Knickung
der Speiseröhre und damit manchmal zu einer paradoxen Dysphagie kommen:
kleine Bissen passieren die Enge nicht, große passieren.

Die Diagnose wird im allgemeinen röntgenologisch gestellt. Perkutorisch
findet man eine weit in den Thorax hinaufreichende Tympanie, auskultatorisch
mit Magen- oder Darmgeräuschen, manchmal eine Verlagerung des Herzens
nach rechts; bei entsprechender Füllung des Magens kann ein Hydropneumo-
thorax vorgetäuscht werden. Die Differentialdiagnose zwischen Relaxatio
diaphragmatica und großer Diaphragmahernie kann auch röntgenologisch
schwierig sein.

F. Magensekretion.

Die Aufgabe des Magens ist es, die genossenen Speisen durch eine Vor-
verdauung für die Dünndarmverdauung vorzubereiten. Es geschieht dies einerseits durch eine Zerkleinerung, die Chymifikation, die zum Teil mechanisch,
zum Teil durch Lösung des Bindegewebes und der pflanzlichen Interzellularsubstanzen durch die Salzsäure chemisch vor sich geht, anderseits fermentativ,
wobei Salzsäure, Pepsin und Labferment zur Aktion kommen. Fette werden
im Magen nicht verändert, Kohlehydrate unterliegen der Nachwirkung der
Speicheldiastase, Eiweiß der Pepsin-Salzsäure-Verdauung. Große Bedeutung
hat die Magensalzsäure schließlich noch für die Vernichtung von Bakterien,
sie schützt den Dünndarm vor bakterieller Invasion.

Wie schon erwähnt, wird die Salzsäure von den Belegzellen, das Pepsin
von den Hauptzellen der Fundusdrüsen produziert, die Antrumschleimhaut
produziert ein alkalisch-schleimiges Sekret. Die Mischung der Sekrete der verschiedenen Drüsen ergibt den reinen Magensaft. Auf daß der Magen seinen
chemischen Funktionen nachkomme, muß er im Magensaft eine entsprechende
Menge von Fermenten und eine entsprechende Salzsäurekonzentration gewährleisten, er muß eine entsprechende Azidität haben.

Da die Magenfermente im allgemeinen in einer immer ausreichenden Menge
produziert werden und ihr Ausfall im Dünndarm auch immer leicht kompensiert
wird, konzentrierte sich das Interesse am Magensaft seit jeher auf die Magensalzsäure. Während man sich nun seinerzeit mehr oder weniger vorstellte, daß
die Azidität des Magensaftes eine Funktion der Fähigkeit der Magenschleimhaut
sei, Salzsäure in höherer oder geringerer Konzentration oder wenigstens in größerer
oder geringerer Menge zu produzieren, sind wir uns heute im klaren, daß der
Magensaft und ebenso auch seine Azidität, wie wir sie in einem gegebenen Augenblick nach einer Mahlzeit antreffen, ein Produkt einer großen Zahl von Faktoren
darstellt. Die Höhe der Azidität ist ebenso von der Salzsäurekonzentration
abhängig, mit welcher der reine Magensaft produziert wird, wie von der Menge
der genossenen Nahrung, der Menge des aus dem Duodenum regurgitierenden
Saftes und vor allem der Motilität des Magens, der Geschwindigkeit, mit welcher
Ingesta bzw. Ingesta mit Magensaft bereits den Magen verlassen haben. Es

ist klar, daß nach vollständiger Entleerung des Magens von Ingestis und Anhalten einer einmal in Gang gesetzten Magensekretion ein Magensaft resultieren muß, der maximal sauer ist; unmittelbar nach Einnahme der Mahlzeit ist das Nüchternsekret des Magens durch die Mahlzeit stark verdünnt und dadurch nahezu anazid. Wir unterscheiden bekanntlich im Magen freie und gebundene Salzsäure, das ist eine solche, welche an Eiweiß und dessen Abbauprodukte (Albumosen, Peptone) fixiert ist. Es ist klar, daß die freie Salzsäure in um so geringerer Menge im Magensaft wird gefunden werden müssen, je reichlicher die Mahlzeit an Eiweißkörpern war. Die Höhe der freien Salzsäure wird auch vom regurgitierenden Duodenalsaft, von etwaigem Blut und Eiter aus entzündlichen, geschwürigen oder neoplastischen Magenprozessen, schließlich vom mitverschluckten Speichel und vom Schleimgehalt des Magensaftes beeinflußt. Die Azidität, sowohl die freie als die gebundene Salzsäure, ist also von einer großen Zahl von Faktoren abhängig, die berücksichtigt werden müssen, will man aus im Magensaft gefundenen Werten weitere Schlüsse ziehen.

Über die *Technik der Magenausheberung und der Magensaftuntersuchung* mit der dicken Schlundsonde, die KUSSMAUL im Jahre 1865 als erster zum Zwecke einer Magenentleerung in die klassische Medizin eingeführt hat — er verwendete noch eine steife, erst EWALD 1874 die heute gebrauchte elastische Sonde —, ist, ebenso wie über die Duodenalsondenuntersuchung, in den Lehrbüchern der Laboratoriumsmethoden nachzulesen. Man untersucht nüchtern und nach einem Probefrühstück.

1. Inhalt des nüchternen Magens.

Der nüchterne Magen enthält an seinem tiefsten Punkt in der Regel eine geringe Menge von flüssigem Inhalt, der mit dem Gastroskop als sogenannter Schleimsee beobachtet werden kann. Der Nüchterninhalt kann mit der dicken Sonde oft nicht ausgepreßt werden, Absaugen mit der Duodenalsonde gelingt leichter. Es handelt sich bei diesem Nüchternsaft, dem auch Mundspeichel beigemengt sein kann, nicht um ein Magenschleimhautsekret durch Sondenreiz. Der Nüchterninhalt kann durch rückfließenden Duodenalinhalt gallig gefärbt sein. Die Azidität ist gering, eine Gesamtazidität von 70 wird selten erreicht. Meist findet sich freie Salzsäure (Kongopapier wird gebläut). Beim Stehen im Spitzglas sedimentiert sich ein Bodensatz, der aus Zelldetritus, Leukozyten und Epithelresten besteht. Eine Mikroretention, das heißt das Vorhandensein von geringen Nahrungsresten, Stärkekörnern, Zelluloseresten, Muskelschollen usw. kann Ausdruck einer organischen Wandveränderung sein (s. S. 134), kann aber in geringem Ausmaß auch im Normalmagen gefunden werden. Die Menge des Nüchterninhaltes ist im allgemeinen gering, übersteigt nicht 40 ccm. Größere Saftmengen bei normalen Mägen können nur durch einen Sekretionsreiz erklärt werden, wenn ein Kranker auf die Ausheberung lange wartet, Zigaretten raucht, hungrig an das Frühstück denkt usw., wenn der Magen durch psychische Reize zur Absonderung eines Appetitsaftes angeregt wird. Man wird eine abnorme Reizbarkeit des Magens im Sinne einer Supersekretion annehmen können, wenn abnorm große Mengen, 40 bis 100 ccm und mehr, gefunden werden. Ein größerer Schleimgehalt des Nüchternsaftes muß nicht Zeichen einer Schleimhautentzündung sein, wie seinerzeit angenommen wurde.

Höhere Nüchterninhaltsmengen können Ausdruck einer verzögerten Magenentleerung sein. In diesen Fällen enthält der Nüchterninhalt aber eine größere Menge von Speiserückständen (Stagnation bei Pylorusstenose, Atonie, Gastroplegie). In dem stagnierenden Mageninhalt kommt es zum Teil durch Autolyse, zum Teil durch Bakterieneinwirkung zu abnormen chemischen Zersetzungen, unter anderem auch zur Milchsäurebildung. Hinsichtlich der Milchsäure im Nüchterninhalt und ihrer Bedeutung für die Karzinomdiagnose s. S. 43. Mikroskopisch findet man in diesen Fällen neben Speiseresten eine bakterielle Mischflora, unter diesen die BOAS-OPPLERschen Milchsäurebazillen, ferner Spirochäten, Sarzine und Hefen.

2. Magensaft nach Probemahlzeiten.

Um im Einzelfall einen Einblick in die Sekretionsverhältnisse des Magens zu bekommen, ist es nötig, den Magen zur Sekretion anzuregen. Es ist Sache der Übereinkunft und Sache der Erfahrung, auf welchen Sekretionsreiz man sich für die vergleichenden Betrachtungen einigt. Es ist ferner klar, daß die Technik der Untersuchung verschiedenartige Resultate ergeben muß: reizt man den Magen mit einem bestimmten Probeessen, so wird man nach dem früher Gesagten zu verschiedenen Zeitpunkten nach Setzen dieses Reizes verschiedene Aziditätsverhältnisse im Mageninhalt antreffen (s. S. 44). Da schließlich die vom Magen produzierte Salzsäure sich mit Eiweißkörpern sofort bindet, wird man im allgemeinen übersichtliche Sekretionsverhältnisse vor sich haben, wenn man eiweißarme oder -freie Reizmahlzeiten verabreicht. Derartige Mahlzeiten sind das Semmelfrühstück nach EWALD-BOAS [400 bis 500 ccm Tee (oder Wasser) mit 35 g Semmel (Weißbrot oder Zwieback)] oder der Alkoholprobetrunk nach EHRMANN (300 ccm 5%igen Alkohol) resp. der Coffeinprobetrunk (0·2 Coffein pur. auf 300 ccm Wasser). Das Semmelfrühstück nach EWALD-BOAS wird nach 45 Minuten mit dem dicken Magenschlauch (mit großen, zwei bis drei seitlichen Fenstern, die auch die Passage größerer Semmelbrocken erlauben) entnommen, der Alkoholprobetrunk im allgemeinen mit der dünnen Duodenalsonde (Verweilsondenmethode) in 10-Minuten-Intervallen gewonnen. Während man mit dem Semmelfrühstück also nur einen Querschnitt durch die Aziditätsverhältnisse des Magens nach 45 Minuten beobachtet, verfolgt man mit der Alkohol-Verweilsondentechnik die Aziditätsverhältnisse kurvenmäßig über einen längeren Zeitraum, indem man jede gewonnene Einzelportion selbständig analysiert. Man kann nicht behaupten, daß die eine oder die andere Methode wesentliche Vorteile hat, und es ist Sache der Praxis, sich auf diese oder jene Methode festzulegen. Beide Methoden können unter Umständen einen zu schwachen Reiz darstellen, es kann in seltenen Fällen geschehen, daß bei beiden chemisch anazide Mageninhalte festgestellt werden, obwohl eine Sub- oder Anazidität nicht vorliegt; ein stärkerer Reiz in Form einer RIEGELschen Probemahlzeit kann normale Salzsäurewerte ergeben. Die Probemahlzeit nach RIEGEL besteht aus einem Teller Rindsuppe, 200 g Beefsteak und 50 g Kartoffelbrei; man hebert mit der dicken Magensonde nach 4 Stunden aus. Der Sekretionsreiz ist hier größer, die Reizdauer ist länger. Im allgemeinen aber genügen der Klinik die beiden erstgenannten Methoden, zumal wenn man bei scheinbarer Anazidität den Fall auf eine histaminrefraktäre Anazidität nachuntersucht (s. S. 47).

a) Untersuchung des Magens nach EWALD-BOASschem Probefrühstück.

Zum EWALD-BOASschen *Probefrühstück* ist noch zu sagen, daß unter Umständen bei rascher Magenentleerung nach 45 Minuten ein Sekret nicht mehr gewonnen werden kann und man die Aushebung an einem folgenden Tag bereits nach 30 Minuten wiederholen muß. Schließlich muß betont werden, daß an verschiedenen Tagen auch verschiedene Sekretmengen und Aziditätswerte gewonnen werden können, daß von einer Konstanz in dieser Hinsicht nicht die Rede sein kann; die jeweiligen Abweichungen sind aber nicht derart, daß sie die Sekretionsverhältnisse prinzipiell anders beurteilen ließen. An dem mit dem Semmelfrühstück gewonnenen Mageninhalt ist das Folgende zu beachten:

α) Menge.

Die normale Menge beträgt 80 bis 120 ccm. Übung in der Technik der Aushebung entscheidet zum Teil über den Erfolg. Wird kein Sekret gewonnen, so handelt es sich zumeist um eine Verlegung der Sondenfenster mit Semmelbrocken. Eine Nachspülung mit Wasser entscheidet. Nahezu leere Mägen findet man bei rascher Motilität der Anaziden, bei offenstehendem starrem Pylorus bei Skirrhus, verständlicherweise auch bei Magenresektion oder Gastroenterostomie. Große Mengen weisen entweder auf Stauung oder auf Hypersekretion hin (s. Schichtung).

β) Geruch.

Normalerweise schwach säuerlich, gewinnt der Geruch bei Anazidität den der Semmel, bei Pylorusstenose bedingen Gärung, Fäulnis und Fettzersetzung einen unangenehmen, scharfen, ranzigen, fauligen oder Schwefelwasserstoffgeruch. [Mageninhaltretentionen werden vor allem im Nüchternsaft festgestellt (s. S. 39)].

γ) Farbe, Aussehen und Schichtung.

Meist semmelfarben, gewinnt der Magensaft bei Gallerückfluß eine gelbgrüne Gallenfarbe. Gallerückfluß ist beim Semmelfrühstück viel seltener als bei Alkoholprobetrunk. Hinsichtlich der kaffeesatzartigen Farbe bei Blutbeimengung s. S. 90. Die Semmel soll normalerweise gleichmäßig chymifiziert, das heißt gleichmäßig fein zerteilt sein. Die Zerteilung der Semmel erfolgt durch die Einwirkung der Salzsäure auf das Klebergerüst des Brotes. Grobe Semmelbrocken finden sich im allgemeinen bei stark untersäuertem Magen. Nach ein- bis zweistündigem Stehen des Magensaftes im Spitzglas setzen sich die feinkrümeligen Semmelreste am Boden an und werden von mehr oder weniger Flüssigkeit überschichtet. Wenn auch dem Schichtungsverhältnis (Verhältnis von Bodensatz zu darüber stehender Flüssigkeit) keine besondere Bedeutung beigemessen werden kann und dieses individuell verschieden ist, so kann doch gesagt werden, daß das Verhältnis meist 1 : 1 ist, daß große Mengen überstehender Flüssigkeit für Hypersekretion, große Mengen Bodensatz für verlangsamte Magenentleerung sprechen.

δ) Die Azidität.

Man stellt mit Kongopapier fest, ob *freie Salzsäure* vorhanden ist (Bläuung des roten Kongopapiers). Man kann die freie Salzsäure, den an Eiweißkörper nicht gebundenen Anteil der Gesamtazidität, auch durch Titrieren mit n/10 Natronlauge nach Zusatz von einigen Tropfen Dimethylamidoazobenzol bestimmen; bezüglich Fehlerquellen dieser Methode, insbesondere Anwesenheit größerer Eiweißmengen im Mageninhalt s. S. 42. Normalerweise liegt der Wert der freien Salzsäure etwas unterhalb des Wertes der Gesamtazidität. Die *Gesamtazidität* wird durch Titrieren von (meist 10 ccm) Magensaft mit n/10 Natronlauge durch Zusatz von zwei Tropfen Phenolphthaleinlösung bestimmt. Man bezeichnet das Zehnfache der Zahl, welche die verbrauchten Kubikzentimeter Lauge bei Titration von 10 ccm Magensaft angibt, als „Gesamtazidität". Hätte man zur Neutralisation von 10 ccm Saft 4,2 ccm n/10 Lauge verbraucht, so beträgt die Gesamtazidität 42. Diese Zahl entspricht also lediglich einer Übereinkunft. Diese *Gesamtazidität* ist mit *Gesamtsalzsäure* im Grunde genommen nicht identisch. Denn mit der beschriebenen Methode werden sämtliche saueren Valenzen des Mageninhaltes erfaßt (freie Salzsäure, an Eiweiß, Albumosen und Peptone gebundene Salzsäure, ferner sauere Salze, vor allem Phosphate und eventuell auch organische Säuren, die entweder in den Magen eingeführt oder durch Zersetzen des Mageninhaltes in diesem entstanden sind). Bei Fehlen organischer Säuren, die sich nur bei Gärung im stagnierenden Mageninhalt in nennenswerter Menge bilden, entspricht diese Gesamtazidität allerdings nahezu der Gesamtsalzsäure, da die Menge der saueren Salze verschwindend klein ist. Wenn sich im Mageninhalt abnormes Eiweiß nicht befindet — wenn dem Magensaft weder Blut noch Eiter noch größere Schleimmassen beigemengt sind —, so kann die Gesamtazidität annähernd als Wert der Gesamtsalzsäure betrachtet werden. Dies gilt beim Alkoholprobetrunk (s. S. 40) in noch höherem Maße, weil hierbei nicht die geringste Eiweißmenge eingeführt wurde; beim Semmelfrühstück ist sie allerdings so klein, daß sie vernachlässigt werden kann.

Bei Titration der freien Salzsäure mit Dimethylamidoazobenzol als Indikator bestimmt man im Gegensatz zur Gesamtazidität, die die Summe sämtlicher saueren Valenzen darstellt (s. oben), den potentiellen Wert: während der Titration werden nämlich Wasserstoffionen der gebundenen Säure freigemacht, die Dissoziation der Azidalbuminate und salzsaueren Peptone wird durch die Abdämpfung der freien Salzsäure progressiv stärker: solange der Mageninhalt wenig Eiweiß enthält, also kein Blut, keinen Eiter, wenig Schleim, wenn die Probemahlzeit wie beim Semmelfrühstück oder beim Alkoholprobetrunk fast oder ganz eiweißfrei ist, wird dieser Titrationsfehler kaum etwas ausmachen und der erhaltene Wert der freien Salzsäure wird auch als Gradmesser der aktuellen Azidität gelten können. Die aktuelle Azidität, das heißt die Wasserstoffionenkonzentration, ist freilich das für den biologischen Magenverdauungsprozeß einzig Maßgebliche. Nicht auf die Gesamtmenge der Salzsäure im Magen kommt es an, sondern auf die aktuelle Azidität, welche Voraussetzung einer normalen Magenverdauung, Pepsinwirkung usw. ist. Da der Grad der aktuellen Azidität mit Titrationsmethoden, wie eben gesagt, nicht bestimmt werden kann, so glaubt man, diesen wichtigen Wert durch andere Methoden erfassen zu müssen. Die Titration der freien Salzsäure wurde daher durch Bestimmung der „Wasserstoffzahl [H·]" bzw. des p_H ersetzt. Dies geschieht mit der Gaskettenmethode oder mit entsprechend ausgearbeiteten Indikatorenmethoden, hinsichtlich deren Details auf die Lehrbücher der Laboratoriumsmethoden verwiesen sei. Hier sei nur festgestellt, daß die Praxis auf diese Methoden verzichten kann, ja, daß die alten, wenn auch weniger genauen Methoden den Anforderungen mehr entsprechen, schon aus dem Grund, weil die p_H-Werte des Mageninhaltes, im Durchschnitt bei 1,7 gelegen, nur in sehr engen Grenzen zwischen 1,2 und 2,9 sich bewegen und sich die für den Kliniker großen Unterschiede zwischen anaziden und hyperaziden Werten hier zahlenmäßig kaum ausdrücken. Wenn also, wie früher erwähnt, die Gesamtsalzsäure oder Gesamtazidität für den biologischen Verdauungsprozeß irrelevant ist und es ausschließlich auf die aktuelle Azidität bzw. die freie Salzsäure ankommt, so besagt wohl ein normaler Wert an Gesamtsalzsäure denn doch auch, daß von Beginn der Magenverdauung an dauernd normale oder große Mengen Salzsäure produziert wurden, die gewonnenen Zahlen haben also praktisch klinische Bedeutung.

Freie Salzsäure und Gesamtsalzsäure stehen in enger Abhängigkeit, solange eine große Menge von Eiweiß im Mageninhalt nicht vorhanden ist. Blut, Eiter, große Schleimmengen werden die Werte für die freie Salzsäure herabsetzen und eine Diskrepanz zwischen freier Salzsäure und Gesamtsalzsäure hervorrufen.

Niedere freie Salzsäurewerte bei hoher Gesamtazidität lassen also unter entsprechenden Bedingungen auf Eiweiß im Mageninhalt schließen (Auseinanderweichen der beiden Kurven bei Verweilsondenmethode).

Die Normalwerte für freie Salzsäure betragen 30 bis 40, für die Gesamtazidität 40 bis 60. Die Menge der an Eiweißkörper gebundenen Salzsäure (gebundene Salzsäure) wird im allgemeinen als sogenanntes „*Salzsäuredefizit*" bestimmt. Diese Bestimmung hat nur bei vollkommenem Mangel an freier Salzsäure Bedeutung. Das Salzsäuredefizit wird so errechnet, daß man zu 10 ccm (kongonegativen) Magensaftes ein bis zwei Tropfen Dimethylamidoazobenzol zugibt und mit n/10 Salzsäure bis zum bleibenden Auftreten freier Salzsäure titriert, wobei alle noch nicht an Salzsäure gebundenen Eiweißkörper an diese gebunden werden. Die Zahl der erhaltenen Kubikzentimeter Salzsäure wird auch hier auf 100 ccm Magensaft umgerechnet.

ε) Organische Säuren.

Die sauren Phosphate des Magens spielen diagnostisch keine Rolle, ihr Nachweis ist klinisch wertlos. Die organischen Säuren finden sich im normalen Magen in so verschwindend geringer Menge, daß sie ohne Bedeutung sind. Unter pathologischen Bedingungen kommt ihnen diagnostischer Wert zu. An organischen Säuren kommen im Magen vor:

1. *Die flüchtigen Fettsäuren* (Buttersäure und Essigsäure). Sie entstehen bei der normalen Kolehydratgärung, finden sich also bei stagnierendem Mageninhalt. Ihr Nachweis wird so geführt, daß etwa 10 ccm Mageninhalt in einer Eprouvette erwärmt werden, an deren offenes Ende ein Streifen nassen blauen Lackmuspapiers gehalten wird. Die flüchtigen Säuren röten das Papier. Die Methode ist sehr unsicher, wenig verläßlich, der Nachweis dieser Säuren spielt klinisch eine sehr geringe Rolle.

2. *Die Milchsäure.* Die Ansicht über die Entstehung der Milchsäure im Mageninhalt hat sich in den letzten Jahren geändert, die Frage ist noch im Fluß. Seit Boas und Oppler 1895 die „langen" Milchsäurebazillen als Erreger der Milchsäuregärung im Magen beschrieben haben, galt bis vor kurzem folgendes:

Milchsäure tritt in mehrerlei Formen auf, als Gärungsmilchsäure und als Fleischmilchsäure. Letztere ist ein normaler Bestandteil des Muskels, der Leber, Milz, des Pankreas und ist diagnostisch bedeutungslos. Nur nach Probemahlzeiten mit Fleisch käme sie in geringsten Mengen in Frage.

Die Gärungsmilchsäure entsteht durch Vergärung des Milch-, Rohr- und Traubenzuckers, sie findet sich in sehr geringen Mengen in allen Gebäcksarten, sie spielt bei ihrer geringen Menge keine Rolle. Von praktischer Bedeutung hingegen ist jene Gärungsmilchsäure, welche im Magen aus der Spaltung des Zuckers hervorgeht. Sie verdankt ihre Entstehung der Einwirkung der „langen" Boas-Opplerschen Bazillen. Im sauren Mageninhalt können diese nicht wachsen, ihre Tätigkeit ist an zwei Bedingungen geknüpft: 1. Stagnation des Mageninhaltes, 2. Fehlen freier Salzsäure. Da diese beiden Bedingungen am häufigsten beim Magenkarzinom anzutreffen sind, ist der positive Milchsäurenachweis eine Stütze der Diagnose Magenkarzinom. In kleinen Mengen kann Milchsäure allerdings auch bei einfacher Magenachylie gefunden werden. Bei freier Salzsäure ist Gärungsmilchsäure nicht nachweisbar. Der qualitative Nachweis der Milchsäure reicht für klinische Zwecke aus, zum Nachweis bedient man sich der Uffelmannschen Milchsäurereaktion, ihre Beurteilung verlangt viel Erfahrung. Die Reaktion wird mit Nüchternmageninhalt angestellt. Zu 10 ccm Aqu. dest. gibt man zwei Tropfen einer 10%igen Eisenchloridlösung, so daß die Flüssigkeit gerade einen gelben Stich hat, hierauf läßt man ein bis zwei Tropfen filtrierten

Magensaftes in die Flüssigkeit einfallen und beobachtet im durchfallenden Licht bei Anwesenheit von Milchsäure eine „zeisiggelbe" Färbung. Der gleichzeitige Nachweis der langen Bazillen war bisher dem Kliniker immer wichtig.

Seit neueren Arbeiten müssen Zweifel aufkommen, ob die Milchsäurebazillen tatsächlich die ihnen zugeschriebene Bedeutung besitzen. Es wird heute von maßgebenden Autoren die Ansicht vertreten, daß die Entstehung der Milchsäure im karzinomatösen Magen auf die Wirkung eines von Karzinomzellen gebildeten Fermentes zurückzuführen ist, welches Traubenzucker in Milchsäure abbaut. Die Frage ist, wie gesagt, im Fluß und soll hier nicht weiter erörtert werden.

ζ) Schleimgehalt.

Über die geringe Bedeutung des Schleimgehaltes für die Diagnose der Gastritis s. S. 70.

η) Sedimentbefund.

Der mikroskopische Sedimentbefund kommt nur in Betracht, wenn ein Nüchternsekret nicht erzielt wurde.

b) Die fraktionierte Ausheberung, die Verweilsondenmethode.

Man erhält mit dieser Methode Aziditätskurven, welche das Spiegelbild des Ablaufes des komplizierten Mechanismus im Magen darstellen, der vor allem von der Magensaftsekretion und der Magenmotilität bzw. dem Tempo seiner Entleerung abhängt (s. oben). Duodenaler Rückfluß, kenntlich an der galligen Färbung bestimmter Proben, oder abnorme Eiweißbeimengungen durch Blutungen oder Krebssaftbeimischung beeinflussen die Kurve unter Umständen in gleicher Weise.

Während die Magensaftuntersuchung nach Semmelprobefrühstück den Ablauf der Magenverdauung in einem bestimmten Zeitpunkt erfaßt, übersieht man hier ablaufmäßig den Vorgang. Ganz verschiedenartige Kurven können nach 45 Minuten die gleichen Aziditätsverhältnisse ergeben, die Kurven schneiden sich an einem Punkt, der durch die 45-Minuten-Ausheberung eines Semmelfrühstücks gegeben wäre. Fälle, in welchen bereits nach 30 Minuten hohe Aziditätswerte bestanden haben, können nach 45 Minuten bereits wieder abgefallen sein, umgekehrt erreicht manche Kurve später als nach 45 Minuten ihren Gipfel. Bei Semmelfrühstückuntersuchung scheinbar sich ergebende subazide Werte korrigieren sich daher in der Kurve schließlich noch zu Normalwerten. Die Kurven können steil oder träg, hoch oder niedrig und schließlich lang oder kurz sein.

Es ergibt sich die Frage, ob diese scheinbar unvergleichlich genauere Erfassung der Aziditätsverhältnisse während der Magenverdauung gegenüber der Semmelfrühstücksmethode besondere Vorteile bringt. Es wird dies von manchen Autoren behauptet; uns scheint der Vorteil nicht wesentlich, da der Verschiedenartigkeit der Kurven im allgemeinen keine pathognomonische Bedeutung zukommt. Eine Ausnahme macht vielleicht die sogenannte Kletterkurve beim Ulcus duodeni, eine lange Hochkurve, die scharfe Zacken bildet, die in ihrem Verlauf mehrmals rasch absinkt, um gleich wieder steil anzusteigen. Eine sichere Erklärung für das Zustandekommen dieser Kurve ist bisher nicht erbracht worden.

Auch die kurvenmäßige Bestimmung der Pepsinwerte, Chlorwerte und Magensaftmengen spielt klinisch keine wesentliche Rolle.

G. Superazidität, Subazidität, Hyperchlorhydrie, Hypersekretion.

Von Superazidität sprechen wir bei Titrationswerten der Gesamtazidität des Magensaftes nach Probefrühstück oder -trunk über 70. Voraussetzung ist hierbei, daß organische Säuren fehlen; der Magensaft muß also kongopositiv sein. Die Feststellung einer Superazidität besagt, daß während der Magenverdauung von der Schleimhaut abnorm viel Salzsäure produziert wurde. Nach dieser üblichen Definition des Begriffes Superazidität hätte diese also mit der aktuellen Azidität, mit der Ätzkraft der Magensäure, nichts zu tun. (Es gibt Autoren, die dem Begriff Superazidität eine hohe Wasserstoffionenkonzentration, bzw. eine große Menge freie Säure unterlegen wollen.) Im allgemeinen geht Superazidität mit hohen Werten für freie Salzsäure einher, bei Anlage einer Aziditätskurve mit der Verweilsondenmethode laufen beide Kurven parallel nahe aneinander. Freilich kann bei dauerndem Duodenalrückfluß eine hohe Gesamtazidität mit sehr niederen Werten von freier Salzsäure einhergehen.

Superazidität begegnen wir beim Ulcus duodeni und dem Ulcus parapyloricum, auch das Ulcus ventriculi mit höherem Sitz kann erhöhte Säurewerte aufweisen; Übersäuerung wird ferner relativ häufig bei akuten Cholezystopathien (Subazidität hingegen bei chronischen), bei chronischer Appendizitis und schließlich bei der sogenannten Gastritis acida (s. S. 70) gefunden. Zu betonen ist, daß hohe Säurewerte auch bei völlig normalen Individuen, frei von allen Magenbeschwerden, gefunden werden können, daß es sich also auch um ein rein konstitutionelles Zeichen handeln kann. Große Säuremengen sammeln sich im Magen an, wenn einerseits viel stark sauerer Magensaft (s. Hyperchlorhydrie) in kurzer Zeit sezerniert wird, wenn der Speisebrei relativ rasch den Magen verläßt und eine Nachsekretion anhält oder wenn der Magen sich schlecht entleert und der Mageninhalt lange Zeit einen starken Sekretionsreiz abgibt. Es ist schließlich kein Zweifel, daß bestimmte Nahrungsmittel einen starken (Gewürze, Nikotin usw.), andere einen schwachen Reiz darstellen. Demgegenüber werden große verschluckte Speichelmengen, ein starker Duodenalrückfluß die Azidität vermindern. Die Abflußgeschwindigkeit des Mageninhaltes kann in verschiedener Weise auf die Azidität einwirken: Langsamer Abfluß erhält den Mageninhalt verdünnt und bedingt Subazidität; wenn der Magen sich rasch entleert und noch ein Reizsekret gebildet wird, wird in gleichlanger Zeit nach der Nahrungsaufnahme auch Hyperazidität bestehen können.

Superazidität ist also ein Symptom, welchem wir bei verschiedenen Zuständen begegnen, es kann ausschließlich mit Titration des Magensaftes erkannt werden. Superazidität ist keine Krankheit. Superazidität geht häufig, aber nicht immer mit Beschwerden einher, für welche die Klinik BERGMANN die Bezeichnung „Azidismus" geprägt hat. Hierzu ist aber zu betonen, daß die gleichen Azidismusbeschwerden auch ohne Hyperazidität beobachtet werden können.

Hyperazidität besagt also nichts über die Konzentration der Salzsäure im Magensaft, sie besagt auch nicht, daß ein abnorm stark sauerer Magensaft von der Magenschleimhaut sezerniert wird. Ob die Schleimhaut des Magens überhaupt imstande ist, einen krankhaft stark sauren Magensaft zu produzieren, ist eine Frage, die nicht entschieden ist. Sie wird von der Mehrzahl der Autoren verneint, von wenigen, allerdings auch von dem ausgezeichneten Kenner der Materie, KATSCH, bejaht. Die Produktion eines abnorm konzentrierten Magensaftes verdiente die Bezeichnung *Hyperchlorhydrie*. Ob sie existiert, hat mehr theoretisches denn praktisches Interesse; denn wenn der Säuregehalt des reinen Magensaftes auch noch so hoch steigt, so ist die Azidität des Mageninhaltes ja von all den weiteren Faktoren abhängig, die oben aufgezählt sind. Wenn man reinen Magensaft gewinnt, indem man den Magen unter gewissen Kautelen (Methode nach KATSCH) einige Zeit nach einem Alkoholprobetrunk vollständig leerhebert und das Nachsekret untersucht, variiert der Säuregehalt nach KATSCH außerordentlich, auch wenn man alle Fehlerquellen berücksichtigt, woraus eine verschieden hohe Azidität des reinen Magensekrets zu erschließen wäre. Freilich haben andere Autoren gefunden, daß der Magen eine über das höchste normale Maß gehende Säuremenge deshalb nicht produzieren kann, weil die mögliche Chloranreicherung der Magenzellen schon unter normalen Verhältnissen die Höchstgrenze erreicht hat. Nach diesen Autoren gäbe es also keine Hyperchlorhydrie im Sinne der Sekretion eines an Salzsäure übermäßig konzentrierten Sekrets. Etwas anderes ist es, wenn KATSCH — und diese Meinung wurde von vielen Autoren übernommen — unter Hyperchlorhydrie einen Zustand versteht, bei welchem die Salzsäure sezernierenden Drüsen auf relativ geringe Reize schon rasch und stark mit der normalen maximalen Säuresekretion reagieren, wenn also auf geringe Reize in kurzer Zeit viel Salzsäure sezerniert wird („erhöhte Reizbarkeit zur Konzentrierung der Magensäure", KATSCH). Es resultiert ein superazider Mageninhalt. Klinisch lassen sich Superazidität und Hyperchlorhydrie nicht ohne weiteres auseinanderhalten. Hyperchlorhydrie ist auch keine klinische Diagnose. Sicher ist sie die häufigste Ursache der Superazidität. Ihre Ursachen müssen zum Teil in einer zur Sekretion reizenden Kost, in abnormen Säurelockern, wie Nikotin, und schließlich in einer anderen Reaktionsbereitschaft gesucht werden, wie sie offenbar beim Ulkus, insbesondere beim parapylorischen und duodenalen Ulkus, vorkommen. Ein abnormer Reizzustand des vegetativen Systems, meist konstitutioneller Art, spielt sicher eine große Rolle.

Hypersekretion bedeutet Mehrsekretion von Magensekret, meist ist dieses stark sauer, es muß es aber nicht sein. Die Frage, inwieweit Hypersekretion als primärer pathologischer Vorgang eine Krankheit darstellt, wird verschieden beantwortet. Es gibt Autoren, welche in der Hypersekretion immer nur ein Symptom eines Krankheitszustandes sehen. Wir können uns aus praktischen und didaktischen Gründen dieser Auffassung nicht anschließen. Wenn wir auch zugeben wollen, daß in der Mehrzahl der Fälle der Hypersekretion ein Ulkus, eine Pylorusstenose leichten Grades, eine Mageninhaltretention oder, in ganz seltenen Fällen, bestimmte nervöse Grundkrankheiten zugrunde liegen, so imponiert das Hypersekretionserbrechen doch einerseits in vielen Fällen als selbständige Krankheit; wir haben Fälle gesehen, in welchen unseres Erachtens eine reine Hypersekretion ohne anatomische Grundkrankheit vorlag. Wir wollen die Hypersekretion, bei welcher das Hypersekretionserbrechen das dominierende und imponierende Symptom ist, daher im speziellen Teil als besondere Krankheit besprechen und werden dort auf die verschiedenen Formen derselben eingehen.

Subazidität ist eine Verminderung des Salzsäuregehaltes des Mageninhaltes. Wenn bei der Hyperazidität Zweifel aufkommen mußten, ob sie auf eine erhöhte Konzentration des Magensaftes an Salzsäure zurückzuführen ist, so ist bei der Subazidität die Meinung einhellig, daß ihr eine verminderte Konzentration des Magensaftes an Salzsäure zugrunde liegen kann. Nicht aber muß! Denn Subazidität kann nach allem, was wir früher angeführt haben, auch auf einer Retention von Mageninhalt, auf einer Entleerungsverzögerung und dadurch stärkeren Verdünnung des Magensekrets, auf duodenalem Rückfluß und auf Speichelsekretion beruhen. Auch kann eine verminderte Sekretmenge mit normal konzentriertem Magensaft den Mageninhalt nicht entsprechend ansäuern (Subsekretion). Man wird Subazidität durch duodenalen Rückfluß an der Gallebeimengung zum Mageninhalt erkennen, man wird Speichelfluß durch Ausspuckenlassen des Speichels verhindern und so eine subazide Kurve in eine normazide verwandeln können und wird schließlich bei verzögerter Entleerung und normal konzentriertem Saft bei längerem Verfolgen der Kurve mit der Verweilsondenmethode eine spät-azide Kurve mit terminal normalem Säurewert erhalten. Wichtig ist die Kenntnis, daß normale Mägen aus uns nicht immer faßbaren Gründen, oft bei fehlendem Appetitreiz oder bei einem Probefrühstück, welches für diese Patienten einen zu geringen Reiz darstellt, eine Subazidität oder sogar Anazidität zeigen, die bei einem kräftigen Reiz, etwa einer Probemahlzeit, normaler Azidität Platz macht.

Bei Fehlen von Salzsäure spricht man von *Anazidität*, gemeinhin meist auch von *Achylie*. Wenn diese Begriffe auch nicht identisch sind, so werden sie heute mehr minder synonym gebraucht. Achylie heißt Fehlen von Salzsäure und Pepsin. Pepsin fehlt fast nie völlig. Wenn Salzsäure aber nicht vorhanden ist, so ist das Pepsin inaktiv, so daß praktisch eine Pepsinwirkung nicht zustande kommt. Die synonyme Bezeichnung von Anazidität und Achylie hat daher ihre Berechtigung. Der sichere Beweis, daß die Magenschleimhaut zur Sekretion eines salzsäurehaltigen Magensaftes nicht befähigt ist, wird mit Probemahlzeiten aber auch nicht geliefert. Um dies nachzuweisen, injiziert man dem Kranken, der bei einer Verweilsondenmethode eine anazide Kurve geboten hatte, nüchtern $^1/_2$ mg Histamin und beobachtet neuerlich die Kurve, Nicht selten wird nun eine Azidität, sogar beträchtlichen Grades, festgestellt. Fehlt auch jetzt Salzsäure, so sprechen wir von einer histaminrefraktären Achylie, als sicherem Beweis, daß die Magenschleimhaut Säure nicht zu produzieren imstande ist (z. B. bei Morbus Biermer).

H. Schleimbeimengungen zum Mageninhalt.

Die *Schleimbeimengung zum Mageninhalt* hat untergeordnete Bedeutung. Der normale Magensaft enthält nur wenig Schleim. Verschluckten Speichelschleim erkennt man daran, daß er an der Oberfläche der Flüssigkeit schwimmt, während der Magenschleim mit dem Mageninhalt durchgemengt ist. Größere Schleimmengen können bei der chronischen Gastritis gefunden werden (s. S. 69).

I. Gastrospasmen.

Magenspasmen, Gastrospasmen, Krampfzustände der Magenwand können psychoneurotisch, reflektorisch auf dem Wege des viszero-viszeralen Reflexes, toxisch und schließlich durch organische Magenkrankheiten ausgelöst werden.

Schreck, Angst können zu einem starken flüchtigen oder länger anhaltenden krampfhaften Magenschmerz führen, bei nahezu allen anatomischen Veränderungen der Bauchorgane kann reflektorisch ein Magenkrampf auftreten, am besten ist uns dies bei Erkrankungen der Gallenwege bekannt. Ein epigastrischer Krampfschmerz einer Cholelithiasis ist nicht selten ein Gastrospasmus, zumal bei mehr linksseitigem Sitz kann er von einem Pankreas-Linksschmerz schwer abzugrenzen sein. Auch bei Obstipation, bei akuter Appendizitis, Adnexitis usw. kann ein Gastrospasmus auftreten (viszero-viszeraler Reflex). Unter den toxischen Substanzen ist vor allem das Morphium (und andere Alkaloide) als Gastrospasmen auslösend gut bekannt; zumal bei der ersten Injektion eines Alkaloids kommt es fast regelmäßig zu einem Spasmus, manchmal mit starkem Schmerz, welcher allerdings meist flüchtig ist und nach längstens

$^1/_2$ Stunde vergeht, oft viel früher. Es sind auch Fälle bekannt, in welchen bei Süchtigen ein Dauerspasmus mit schweren Schmerzen bestand. Haben wir früher die Cholelithiasis erwähnt, bei der der scheinbare Gallenkrampfschmerz ein Gastrospasmus sein kann, so müssen wir hier noch die organischen Krankheiten des Magens anführen, die ihren Schmerz, zum Teil wenigstens, Gastrospasmen verdanken: beim Ulkus scheint krampfartiger Schmerz zum Teil wenigstens auf diesen zu beruhen.

Seit HOLZKNECHT und LUGER teilt man die Gastrospasmen in regionäre und totale ein, wobei zu bemerken ist, daß uns erst die Röntgenologie in das Problem der Gastrospasmen genauere Einsicht gewährt hat und uns vor allem gezeigt hat, daß Gastrospasmen mit und ohne Beschwerden, mit und ohne subjektive Sensationen einhergehen können. Der bekannte regionäre, lokale Spasmus an einer Stelle der Magenwand, die dem Ulkus gerade gegenüber liegt, macht meist keinerlei Beschwerden, nicht einmal die Sensation eines schmerzlichen Zusammenziehens, auch ein schwerer Pylorospasmus muß keinerlei Krampfbeschwerden machen, er macht sie sogar in der Regel nicht. Der Kardiospasmus verhält sich klinisch wie ein tiefer Ösophagospasmus (s. S. 16 u. 21).

Spasmen müssen keineswegs öfters auftreten, ein Gastrospasmus kann auch ein einmaliges Geschehen darstellen oder die Spasmenbereitschaft des Magens muß keineswegs eine fortdauernde Krankheit darstellen, wie fast jeder aus Erfahrung weiß, der auf eine übermäßige Nahrungsaufnahme oder auf eine bestimmte, nicht bekömmliche Kost einen flüchtigen Magenkrampf bekam. Freilich müßten bei derartigen, vereinzelt auftretenden „Magenkrampfschmerzen" nach diesen Diätfehlern differentialdiagnostisch zwei weitere Möglichkeiten in Erwägung gezogen werden: 1. ein Gastrospasmus bei einer nicht erkannten und sonst nicht in Erscheinung tretenden Cholezystopathie und 2. eine Überdehnung des Magens, nicht ein Spasmus! Die Röntgenologie hat uns gelehrt, daß der „Magenkrampf" der tabischen Krise des Magens wohl auf einem Gastrospasmus beruhen kann, daß bei dieser aber bei gleichartigen Schmerzen auch eine Atonie des Magens festgestellt werden kann. Im übrigen scheint es, daß die Schmerzen der tabischen gastrischen Krisen mit dem Magen oft überhaupt nichts zu tun haben, daß es sich um neuralgische Schmerzen handelt, die etwa den lanzinierenden Schmerzen an den Extremitäten zu analogisieren wären.

Therapeutisch versuche man Atropin und Papaverin und andere Antispasmatika. Es muß aber betont werden, daß von einer regelmäßigen Beeinflußbarkeit nicht die Rede sein kann, daß manche Gastrospasmen nur auf bestimmte kleine oder große Dosen, andere überhaupt nicht reagieren, daß also die Erfahrung im einzelnen Fall entscheidet.

Spezieller Teil.

A. Gastroptose, Magenatonie, akute Gastroplegie.

1. Gastroptose.

Unter Gastroptose, die nicht selten mit Magenatonie (s. S. 50) vergesellschaftet ist, versteht man einen Langmagen, der mit dem kaudalsten Punkt im Stehen abnorm tief liegt. Eine bessere Definition des Zustandes ist kaum zu geben, das heißt, es kann das „abnorm tief" nicht näher präzisiert werden. Während bei einer Nephroptose oder bei Tiefstand anderer Organe im Rahmen einer Enteroptose das verlagerte Organ in toto nach abwärts gesunken ist, so kann dies beim Magen nicht der Fall sein, da dieser am Zwerchfell immer fixiert bleiben muß. Daraus folgt, daß der ptotische Magen ein Langmagen (s. S. 30) sein muß. Es ist verständlich, daß es alle Übergänge vom Langmagen zum ptotischen Magen gibt. Nicht nur der kaudale Magenpol steht tief, meist sinkt auch die kleine Kurvatur und der Pylorus nach abwärts. Wenn sich manche Röntgenologen schematisch an die Regel halten und jeden Magen, dessen unterster Pol zwei Querfinger unter dem Nabel liegt, als ptotischen Magen bezeichnen, wie dies so oft geschieht, so besagt ein derartiger Befund für den Kliniker nichts. Abgesehen davon, daß sich der unterste Pol des Magens je nach der mehr oder weniger vornüber geneigten oder gestreckten Haltung des Kranken in eine verschiedenen Höhe projiziert, und abgesehen davon, daß es hoch- und tiefliegende Nabel gibt, wird eine Gastroptose erst dann richtig beurteilt sein, wenn man den Gesamthabitus des Kranken berücksichtigt. Sicher wird Gastroptose viel zu häufig diagnostiziert, vielleicht deshalb, weil HOLZKNECHT bei seiner ursprünglichen Beschreibung der Magenformen auf Grund seiner damaligen Statistik eine mäßige Gastroptose als häufigste Magenform bezeichnete und hierbei offenbar zum größten Teil normale Langmägen vor sich hatte. Bei höheren Graden von Gastroptose scheint der untere Pol in das kleine Becken hineinzureichen oder den oberen Schambeinästen aufzusitzen.

Um die Pathogenese der Gastroptose ging lange der Streit der Meinungen. Sicher scheinen verschiedene Faktoren mit im Spiel zu sein. Die Korsett-Theorie wird heute wohl allgemein abgelehnt. Große Bedeutung hat zweifellos der Zustand der Bauchdecken. Wenn die vordere Bauchwand nach mehreren Geburten ihre Straffheit verloren hat, wenn durch eine mangelhafte Retraktion der Bauchdecken nach Verkleinerung des Bauchinhaltes (Geburt, Ablassen eines Aszites, Operation einer Bauchzyste) der Bauchraum für die verbleibenden Eingeweide zu groß wird, so müssen die Eingeweide nach unten sinken. Sie verbleiben nur dann in ihrer Lage, wenn durch entsprechende Kontraktion der Bauchdecken der Bauchinnendruck normal gehalten, die Baucheingeweide „zusammengehalten" werden. Ging aber diese „peristolische Funktion" der Bauchwand verloren, so kommt es zur Enteroptose und mit dieser auch zu einer Senkung der unteren Magenabschnitte; diese folgen dem sich senkenden Darmkissen. Da der Magen oben fixiert bleibt, muß er ein abnorm langer Magen werden, dessen kaudaler Pol abnorm tief steht. Der Hängebauch ist oft der wichtigste Faktor dieser Gastroptose. Sind schon das Wiedererstarken oder Schlaffbleiben einmal überdehnter Bauchdecken im Konstitutionellen verankert, so ist der stärkere oder geringere Grad der Gastroptose, der Längsdehnung des Magens, unter den angegebenen Umständen doch auch konstitutionell mitbedingt. Wie sehr dies der Fall ist, zeigen jene Fälle, in welchen die Bauchdecken junger und asthenischer Männer straff sind und dennoch eine konstitutionelle Gastroptose besteht. Der Aufhängeapparat dürfte an dem Tiefertreten des Magens kaum oder nur sehr wenig beteiligt sein, eine Ligamentdehnung ist wohl nachweisbar, sie dürfte aber sekundärer Natur sein. Sicher führt auch eine starke Abmagerung zur Gastroptose, wenn die peristolische Funktion des Bauches einen Ausgleich nicht schaffen kann. Ob in diesen Fällen die Änderung des Bauchinhaltvolumens allein oder eine gleichzeitige Atonie in der „intraabdominellen Statik" für die Dehnung des Magens bedeutungsvoll ist, ist schwer zu entscheiden, wahrscheinlich spielen beide Momente eine Rolle. Die ptotische Längszunahme des Magens geht also auf eine Suche des Magens nach einer neuen Unterlage zurück, es ist sehr die Frage, ob diese Suche als passiver Vorgang des Magens anzusehen ist oder ob man in der Längsdehnung nicht einen Akt der Anpassungserscheinung erblicken muß.

In der großen Mehrzahl der Fälle ist diese eben beschriebene Gastroptose ohne gleichzeitige Atonie keine Krankheit. Die Magenfunktion bleibt in motorischer und sekretorischer Hinsicht in der Regel erhalten. Die große Mehrzahl der Fälle hat keinerlei Beschwerden. Jede Ptose als Krankheit zu bezeichnen oder bestehende Beschwerden ohne weiteres auf einen vom Röntgenologen festgestellten Tiefstand des unteren Magenpols zu beziehen, ist unrichtig. Die Mehrzahl der Kranken, die mit der röntgenologisch erstellten Diagnose Gastroptose von Arzt zu Arzt gehen, sind nicht krank von ihrer Ptose, sondern sind Neurosen!

Freilich kann eine Ptose auch Beschwerden machen. Ein typisches Bild ist nicht zu zeichnen. Oft sind die Beschwerden durchaus uncharakteristisch: Magendrücken nach geringer Mahlzeit, insbesondere im Stehen, Übelkeit, Brechreiz, Aufstoßen usw. Nicht selten hörte ich die Angabe, daß die Kranken ihre Beschwerden seit einem Sturz, einem Sprung aus größerer Höhe, nach Heben einer schwereren Last usw. vermerkt haben, wobei initial ein heftiger Riß in der Magengegend verspürt wurde (auch KATSCH hat einen Fall gesehen). Diagnostisch wichtig ist die Angabe, daß Liegen Erleichterung schafft, ebenso wie das Hochheben des vorfallenden Unterbauches oder das Tragen einer Leibbinde. Zumeist sind es Frauen, die mehrfache Graviditäten hinter sich haben und die in den ersten Tagen des Wochenbettes schon wieder schwere Arbeiten verrichteten. Kranke, die um ihren Zustand nicht wissen, fühlen sich oft sofort erleichtert, wenn der Arzt den Unterbauch mit der flachen Hand hochhebt. Ein Plätschergeräusch im Magen ist bei der häufig gleichzeitig bestehenden Atonie oft nachweisbar, es muß aber keineswegs nachweisbar sein. Der Röntgenologe wird die Diagnose bestätigen.

Dem Bild der Ptose mischen sich sehr häufig auch Neurosezeichen bei, insbesondere, wenn es sich um eine Ptose bei einem asthenischen Individuum vom STILLschen Typus mit gleichzeitiger vegetativer Dystonie handelt. Eine Grenze zwischen somatischen und nervösen Beschwerden ist hier kaum mehr zu ziehen.

Sehr häufig hat die Röntgendiagnose „Gastroptose" einen nervösen Komplex ausgelöst, der durch immer wieder neue Behandlungen und Behandlungsmethoden, zumal in der Praxis aurea, weitergezüchtet wird. Nur schonungslose Aufklärung kann hier helfen.

Die Therapie der Gastroptose muß vor allem eine Stärkung der vorderen Bauchwand zum Ziele haben, wenn deren Schwäche im Einzelfall pathogenetisch Bedeutung zu haben scheint. Dies geschieht durch entsprechende Muskelübungen, die in ihrem Grad dem Individuum angepaßt sein müssen. „MÜLLER"-Übungen, insbesondere Übungen, in welchen die Bauchdecken gestärkt werden (Aufrichten des Oberkörpers aus horizontaler Rückenlage usw.), sind zu empfehlen. Es sollen häufige und kleinere Mahlzeiten eingenommen werden. Schließlich kommt das Tragen einer entsprechenden Leibbinde in Frage, die vom Bandagisten angepaßt wird. In den Fällen — und dies ist die Mehrzahl —, in welchen sich bei dem Kranken auf Grund eines Röntgenbefundes neurotische Beschwerden entwickelt haben (s. oben), ist der Kranke nur psychisch zu behandeln.

2. Magenatonie.

Unter Magenatonie versteht man, wie der Name schon sagt, einen pathologischen Tonusverlust des Magens. Dies hat zur Folge, daß die peristolische Funktion des Magens defekt wird, daß der Mageninhalt nicht mehr entsprechend umfaßt werden kann, daß der Magen ferner in der Regel zum Langmagen wird, wodurch Beziehungen zur Ptose hergestellt sind. Dennoch ist nicht jede Magenatonie eine Gastroptose. Nach infektiös-toxischen Zuständen, nach schwerer Sepsis, schwerem Typhus oder auch auf rein nervösem Wege kann ein Tonusverlust des Magens zustande kommen (s. auch Magenatonie nach Vagotomie S. 109). Eine scharfe Trennung zwischen Atonie und atonischer Gastroptose wird oft nicht zu ziehen sein; das Wesentliche bleibt in diesen Fällen aber die Atonie. Röntgenologisch dokumentiert sich der atonische Magen dadurch, daß der Speisebrei unmittelbar auf den Magengrund in den breiten, überdehnten Sinusanteil fällt, während das Korpus längsgedehnt ist und seine Wände, dank des zu schwachen Tonus, aneinanderrücken; der Magen zeigt am Korpus eine Enge, die Magenwände können sich sogar völlig aneinanderlegen und der Fundusanteil weicht wieder birnenförmig auseinander. Entleerungsverzögerungen kommen in der Regel nicht vor.

Die Klinik der Atonie ist uncharakteristisch, Magendruck, Übelkeitsgefühl, Gefühl, als hätte der Magen ein „Loch", Brennen im Magen sind die häufigsten Klagen. Ruhe, insbesondere Rückenlage, vermindern die Beschwerden oder heben sie sogar auf.

Die *Diagnose* der Magenatonie kann aus den allgemeinen Umständen möglich sein (nach Typhus z. B., bei hochgradiger Ptose usw.), sie kann bis zu einem gewissen Grad bei einer Magenspülung erschlossen werden, wenn das Spülwasser ohne Widerstand in den Magen absackt; Plätschern des Magens bei der Palpation mit gleichzeitiger Feststellung eines abnorm tiefen Magenpoles und schließlich und vor allem die Röntgenuntersuchung werden entscheiden.

Die *Therapie* muß vor allem auf eine allgemeine Ertüchtigung, allgemeine Erholung, Tonisierung des Allgemeinzustandes abzielen. Eine Diät und kleine Mahlzeiten werden zu empfehlen sein. Medikamente (Strychnin usw.) sind meist ohne Wirkung.

3. Akute Gastroplegie.

Unter akuter Gastroplegie versteht man ein akutes, in wenigen Stunden oder Tagen auftretendes völliges Versagen des Magens; es kommt zur Parese der Muskulatur und gleichzeitig zu einer Produktion von massenhaft, bis zu 10 l, Magensaft, der zum Teil aus Magensekret, zum Teil aber offenbar aus einer exsudativen Flüssigkeit besteht. Der Zustand wird in der Praxis oft verkannt. Er führt in einer großen Zahl von Fällen in wenigen Tagen oder Stunden zum Tod. Die Schockwirkung durch den gelähmten Magen, die starke Exsikkation durch den Wasserverlust führen rasch zu einem Verfall, dem der Kranke erliegt.

Die akute Gastroplegie schließt sich zumeist an abdominelle (häufig Gallen- und Magenoperationen), selten auch an extraabdominelle Operationen, zumal in Narkose, an. Man hat daher die Narkose oder die ihr vorangehenden Morphium- injektionen mit ihr in Zusammenhang gebracht, Chirurgen begegnen dem Zustand auch am häufigsten. Da Gastroplegien nach Morphiuminjektionen allein aber nie bekannt geworden sind, dürfte der Mechanismus mehr ein nervöser sein. Hierfür sprechen vor allem jene Fälle, in welchen Gastroplegien nach oder im Verlaufe einer Poliomyelitis beobachtet wurden. In einem eigenen Fall trat die Gastroparese ungefähr neun Monate nach einer mit Restlähmungen ausge- heilten Poliomyelitis bei einem 17jährigen Mädchen auf. Auch starkes Über- laden des Magens, insbesondere bei atonischen Mägen, soll auslösend wirken, sicher aber spielen in diesen Fällen auch eine primäre Anlage, eine konsti- tutionelle Schwäche in der Mageninnervation eine große Rolle. Einen Fall sah ich nach der Medikation von Digitalis als Vorbereitung zu einer Gallenblasen- operation bei einer alten Dame; sie war digitalisüberempfindlich, begann zu erbrechen und endete in einer derartigen Gastroparese.

Leichtere Fälle werden wohl im allgemeinen übersehen, der geübte Chirurg wird während der Nachbehandlung auch entsprechende Maßregeln treffen, um einen schwereren Grad zu verhüten. In schweren Fällen entwickelt sich das Krankheitsbild, wie erwähnt, in wenigen Stunden oder Tagen. Der Kranke ist bei schlechtestem Allgemeinbefinden, schwer geschockt mit fliegendem Puls, mit allen Zeichen der Exsikkose und der dadurch bedingten Gewichtsabnahme. Das Epigastrium ist stark vorgewölbt und man erkennt durch Palpation leicht, daß ein stark gedehnter und aufgeblähter und mit wäßriger Flüssigkeit gefüllter Magen vorliegt, der keinerlei Peristaltik zeigt (zum Unterschied einer Duodenalstenose, s. S. 136). Der Kranke wird von dauernder Übelkeit, von Brechreiz und Erbrechen gepeinigt, wobei er meist große Mengen von reinem Magensaft zu Tage befördert. Die hierbei entleerte Menge grenzt an das Unglaubliche, immer wieder werden vier bis fünf oder mehr Liter erbrochen, insgesamt bis zu 40 l im Tag. Kann der Kranke durch die Magenparese, vielleicht auch durch einen Ventilverschluß an der Kardia nicht erbrechen, so ist der Zustand noch qualvoller. Erbrechen schafft vorübergehend Erleichterung, ebenso wie eine Magenspülung. Starker Durst durch Entziehung des Gewebswassers plagt den Kranken; Wadenkrämpfe wie bei Cholera können beobachtet werden. In unklaren Fällen führt man den Magenschlauch ein und entleert die großen Flüssigkeitsmassen. Bei prolongiertem Verlauf kann sich Hypochlorämie einstellen (s. Bd. III).

Die Prognose ist außerordentlich ernst. Während die chirurgischen Fälle nach Operation, rechtzeitig erkannt, nach den verschiedenen Statistiken eine Mortalität zwischen 50 und 75% ergeben — mehrere Operateure haben mir übrigens gesagt, daß sie noch keinen Fall durchgebracht hätten! —, so ist die Prognose der internen Fälle, bei welchen die Gastroplegie nicht im Anschluß an eine Operation auftrat, meiner Erfahrung nach sehr ungünstig.

Die Therapie besteht vor allem in völligem Fasten. Flüssigkeit (eventuell mit Dextrose) muß durch eine Dauertropfinfusion, der entsprechende Kreislaufmittel beigegeben sind, oder auch durch Tropfeinlauf zugeführt werden. Eine große Rolle in der Behandlung spielen die Magenspülungen, die den Magen entlasten und der Überdehnung Einhalt tun. Zwei- bis drei- bis viermal muß der Magen mit der Sonde entleert werden. Man kann auch eine Verweilsonde einlegen, die den Vorteil hat, den tiefsten Magenpunkt zu erreichen. Wichtig ist ferner die Lagerungstherapie: Rechtslage, SCHNITZLERsche Bauch- oder Knieellenbogenlage, Beckenhochlagerung in Rückenlage werden versucht werden müssen, um dem Sekret soweit möglich dauernden Abfluß zu verschaffen. Eine Operation ist kontraindiziert. Medikamentös sind Morphium und Atropin unbedingt zu vermeiden. Scheinbar ausgezeichnete Erfolge sah ich mit Hypophysenhinterlappenextrakten, vor allem mit Tonephin. Freilich ist auch hier der Erfolg oft ein temporärer. Das oben erwähnte Mädchen fühlte sich nach einer intravenösen Tonephininjektion wie neugeboren, alle Erscheinungen schwanden für zwei Tage, dann traten die Erscheinungen wieder auf, neuerliche Tonephingaben halfen nicht und die Kranke verschied nach kaum 24 Stunden.

B. Aerophagie (Luftschlucken).

Unter Aerophagie oder Luftschlucken verstand man — und versteht man zum Teil heute noch — das krankhafte Aufblähen des Magens durch Verschlucken von Luft und die daraus sich ergebenden Beschwerden. Schon in der alten Literatur finden wir Hinweise, daß der Mechanismus der Aerophagie in bestimmten Fällen tatsächlich auf einem Verschlucken von zuviel Luft, sei es beim Essen oder Trinken, sei es bei einem Leer- oder Speichelschlucken, in anderen Fällen aber auf einem eigentümlichen unwillkürlichen Ansaugmechanismus beruht; ich habe einen einschlägigen Fall eingehend analysiert. Die Aerophagie ist eine Neurose, die entweder selbständig oder als Begleiterscheinung eines abdominellen Grundleidens auftritt.

Der Mechanismus der Aerophagie. Jeder Mensch schluckt beim Essen, Trinken oder „Leerschlucken" eine gewisse Menge Luft, die zum Substrat der in jedem Magen röntgenologisch sichtbaren Magenblase wird. Bei manchen Individuen mit krankhafter Aerophagie dürfte tatsächlich nur ein zu häufiges Leerschlucken vorliegen, welches sich bei Magenindisposition, leichter Übelkeit oder bei den verschiedenen Magenkrankheiten, Ulkus oder auch Karzinom, oder bei chronischen Cholezystopathien usw. einstellt oder welches Folge einer stärkeren Sialorrhoe oder schließlich rein nervöser Natur ist; die abnormale Luftansammlung ist in diesen Fällen eine im Exzeß entstandene abnorm große Magenblase. Es würde sich hier um die Aerophagie im althergebrachten Sinne handeln.

Mit dieser Erklärung des Luftschluckens sind aber in vielen anderen Fällen eine Reihe von Tatsachen nicht in Einklang zu bringen. Eigene Beobachtungen und Beobachtungen Anderer zeigen bei vielen dieser Kranken in überzeugender Weise, daß sie nicht abnorm oft schlucken, sie haben auch keinen abnormalen Speichelfluß; die von den Franzosen beschuldigte Sialorrhoe kann nur in seltenen Fällen zu abnorm zahlreichen Schluckakten mit Verschlucken großer Luftmengen führen.

Mit der landläufigen Theorie sind vor allem jene Fälle nicht erklärt, in welchen die Luftaufblähung des Magens schon nach zwei bis drei Löffeln Suppe oder erst 2 bis 4 Stunden nach dem Essen auftritt, wo Rauchen oder Lautsprechen bei einem Vortrag zu einem immer stärkeren Aufpumpen des Magens führt, obwohl nicht leergeschluckt wird. In allen diesen Fällen ist die Luftansammlung im Magen nicht durch bewußte oder unbewußte Schluckakte hervorgerufen und gerade in diesen Fällen tritt die Magenaufblähung besonders rasch auf. Hier liegt, wie ich seinerzeit in einem besonders instruktiven Falle auch röntgenologisch zeigen konnte, ein Ansaugmechanismus vor, der folgendermaßen abläuft:

Durch unbewußte — oder wie in meinem Falle auch bewußte — Anspannung der Muskulatur des Mundhöhlenbodens und ein dadurch gegebenes Vorziehen des Larynx wird der oberste Ösophagusabschnitt eröffnet; in diesen tritt Luft ein. Diese Luft wird von der unbewußten Ösophagusperistaltik erfaßt und in den Magen „verschluckt". Wenn dieser Mechanismus angelaufen ist, kann durch weiteres Offenhalten des obersten Ösophagusabschnittes Luft in kurzer Zeit in großer Menge in den Magen befördert werden, da peristaltische Welle auf Welle im Ösophagus abläuft. Es handelt sich also um einen primären Ansaugmechanismus, der durch die Ösophagusperistaltik zum raschen Abströmen von Luft in den Magen führt. Wenn bei studentischen Trinkgelagen manche Trinker es vermögen, in nach hinten übergeneigter Stellung oder einer leichten Vorneigung mit gleichzeitig weit vorgestrecktem Kinn, also offenbar auch mit vorgezogenem Larynx (!), Bier ohne Schluckakt „hinter die Binde" zu gießen, so liegt ein gleicher Schluckmechanismus vor und dies zeigt gleichzeitig, daß sich eine Ösophaguspassage auch großer Flüssigkeitsmengen in kurzer Zeit ohne Schluckakt abspielen kann. Die Aufdeckung dieses Mechanismus erst erklärt eine Reihe von klinischen Tatsachen, die bei der seinerzeitigen Annahme, daß Aerophagie einen normalen Schluckakt zur Voraussetzung habe, unverständlich waren.

Klinische Symptomatologie. Wie schon eingangs erwähnt, begegnen wir der Aerophagie bei abdominellen Erkrankungen verschiedenster Art. Sehr häufig stellt sie sich während der Ulkusbeschwerdeperioden ein, wobei das Ulkus symptomatisch nicht selten von der Aerophagie überdeckt wird. In jedem Fall von Aerophagie hat man sich zumindest anamnestisch zu überzeugen, daß eine Grundkrankheit nicht vorliegt. In einem großen Teil der Fälle handelt es sich aber um selbständige magengesunde Neurosen; es sind zumeist vasolabile, vegetativ stigmatisierte Individuen, oft Astheniker und Neurastheniker, die von der Aerophagie betroffen werden.

Die Hauptbeschwerde geht in der Regel auf einen mit Luft übermäßig aufgetriebenen Magen zurück. Wie später noch ausgeführt werden soll, schildert der Kranke bei gewissen Gelegenheiten — unmittelbar nach dem Essen, nach einigen wenigen Löffeln Suppe, nach größeren Mahlzeiten oder auch erst 2 bis 4 Stunden nach den Mahlzeiten usw. (s. oben) — ein starkes Blähungsgefühl im Bauch. Viele Kranke suchen den Arzt wegen „Blähungsbeschwerden" auf und vermeinen, zumal wenn es sich um Obstipierte handelt, daß sie unter einem abnormen Darmmeteorismus litten. Aber schon die Angabe, daß sich die Blähung meist zu gewissen Stunden sehr rasch entwickelt, läßt an Aerophagie denken und diese wird nahezu sicher, wenn der Kranke auf die Frage, wo er die Blähung empfinde, auf den Oberbauch, das Epigastrium weist. Die häufige Angabe, daß der Abgang von Flatus Erleichterung schaffe, was den Kranken bestärkt hatte, daß ein abnormer Darmmeteorismus vorliege, spricht nicht gegen Aerophagie, da die intraabdominelle Druckverminderung durch Flatus auch zu einer Spannungsverminderung im Epigastrium führt. Der Kranke hat oft nicht nur die Empfindung einer Blähung im Oberbauch, er gibt manchmal mit Sicherheit an, daß „sein Magen zum Platzen gespannt" sei. Zumeist wird auch angegeben, daß sich das Epigastrium gleichzeitig mit dem Spannungsgefühl vorwölbt und daß der Kranke bei flachem Liegen die Vorwölbung des Epigastriums unmittelbar beobachten kann; während sein Oberbauch normalerweise eingesunken ist, wölbt er sich nun stark über den Rippenbogen vor. Bei manchen Kranken hat es mit dem Spannungsgefühl sein Bewenden, bei anderen aber exazerbiert dieses Gefühl zu einem starken, schließlich sogar schwersten Spannungsschmerz. Die Mehrzahl der Kranken gibt an, daß der geblähte Magen „nach oben drängt"; daß sie bei Eintritt dieser Spannung schlecht Luft bekommt, kurzatmig wird, eine Tatsache, die durch den Zwerchfellhochstand ohne weiteres verständlich ist. Ein gastrokardialer Symptomenkomplex (s. Bd. I) mit allen seinen Zeichen kann sich einstellen.

Sehr viele Kranke geben spontan an, bei Auftreten der Spannung das Bedürfnis zu haben, aufzustoßen. Andere geben an, daß sie während des Zustandes immer und immer wieder aufstoßen müssen. Diese Ruktus wiederholen sich alle Minuten und manchmal noch öfters, sie sind sehr oft von ungewöhnlich lauten Rülpsgeräuschen begleitet, die die Kranken für diese Zeit gesellschaftsunfähig machen. Hierbei wird als merkwürdig angegeben, daß dieses häufige Aufstoßen in der Regel eine Erleichterung nicht bringt, ja daß der Zustand sich um so mehr verschlechtert, je häufiger die Ruktus erfolgen. Die Frage, ob er nicht doch auch ein „befreiendes" Aufstoßen kenne bzw. ob er zwischen befreiendem und nicht befreiendem Aufstoßen unterscheiden könne, bejaht der Kranke in der Regel lebhaft, wobei er angibt, daß das befreiende Aufstoßen, bei dem er das Entweichen großer Luftmengen deutlich wahrnimmt, den „Anfall" bzw. den Zustand beendet. Oft genügt ein derartiger befreiender Ruktus, manchmal erfolgen in kurzen Intervallen einige wenige und alle eben noch qualvollen Zustände sind restlos verschwunden. Dieses häufige laute Aufstoßen ist für Aerophagie sehr charakteristisch. Es wurde mit Recht seit jeher dahin erklärt, daß es sich hierbei wohl um den Versuch eines normalen Aufstoßens handle, daß der Kranke aber hierbei die Magenluft nur in den untersten Ösophagus eintreten läßt, um sie dann mit Nachschlucken weiterer Luft wieder in den Magen zurückzubefördern; es handelt sich also nicht um Eruktationen, sondern um Inruktationen (KATSCH). Dieses Aufstoßen ist nicht selten das Symptom, dessentwegen der Arzt aufgesucht wird; wenn auch nicht quälend, kann es in Gesellschaft zumindest unangenehm sein.

Wenn der Magen mit Luft stark aufgebläht ist, muß der Kranke eine bestimmte Haltung einnehmen. In bequemer, vornübergebeugter Haltung wird der große luftgefüllte Magen durch den Rippenbogen zusammengequetscht und Spannung und Beschwerden nehmen zu. Der Kranke kann daher in einem tiefen Polstersessel nicht mehr sitzen, er muß eine möglichst gerade, gestreckte Haltung einnehmen, sei es, daß er auf einem harten Stuhl kerzengerade sitzt, wobei es ihm eine Erleichterung bedeutet, wenn er die Ellbogen auf eine Lehne stützen kann, um so das Gewicht des Oberkörpers abzuschwächen, sei es, daß er aufsteht; es gibt Kranke, die sich in Gesellschaft daher prinzipiell in weiche Polstermöbel nicht setzen. Viele Kranke schildern in typischer Weise, daß sie sich bei starken Schmerzen dadurch Erleichterung verschaffen, daß sie sich mit gestreckten Beinen auf die Sesselkante setzen, den Kopf an die Sessellehne lehnen und sich so in möglichst gerade gestreckte Haltung bringen. Gürtel und Leibriemen werden zu Beginn der Spannung schon gelockert; viele dieser Kranken tragen ausschließlich Hosenträger und vermeiden ängstlich auch nur einigermaßen enger anliegende Kleidungsstücke. Die für den Kranken angenehmste Lage ist die flache Horizontallage, in welcher die vordere Bauchwand entspannt nachgibt und der Gegendruck gegen den Magen soweit als möglich entfällt.

Sehr typisch ist schließlich noch die Angabe, daß der Zustand durch Trinken von Bier oder Sodawasser oder auch Einnehmen von Speisesoda rasch behoben werden kann! Die Erklärung ist damit gegeben, daß hierbei Kohlensäure in großer Menge im Magen frei wird, daß der Magendruck plötzlich noch mehr, und zwar im Übermaß zunimmt und der Kranke nun richtig, das heißt befreiend aufstoßen muß. Andere Kranke bringen sich die Erleichterung dadurch, daß sie nach Einführen des Fingers in den Schlund Brechreiz und Würgebewegungen auslösen, die auch zum Entweichen von Luft führen können.

Bei manchen Kranken bleibt die Blähung nicht auf den Oberbauch beschränkt; bald nachdem das „geblähte Gefühl im Magen" gekommen ist, bläht sich langsam auch der ganze Bauch, wobei die Beschwerden, Spannungsdruck oder Spannungsschmerz aber niemals auch nur annähernd die epigastralen erreichen können. Es handelt sich in diesen Fällen um ein Entweichen der Luft in den Dünndarm, um eine *Pneumatosis intestini*, die unter Umständen mehr minder selbständig in Erscheinung treten kann, wenn geringste Luftansammlungen im Magen, ehe sie dort noch Beschwerden ausgelöst haben, in den Darm übergehen.

Das Luftschlucken stellt sich bald unmittelbar nach dem Essen, und zwar entweder erst nach einer größeren Mahlzeit oder aber auch schon nach einigen Löffeln Suppe oder nach einer Tasse Tee ein; diese Fälle sind es, in welchen der Aspirationsmechanismus vorliegen muß, wie er oben besprochen wurde. Zweifellos gibt es auch Individuen, die durch Speichelschlucken oder durch Leerschlucken Aerophage sind, man kann beim Erheben der Anamnese nicht selten beobachten, wie nach fast jedem Satz geschluckt wird. Hierbei ist allerdings zu betonen: Wenn das „Leer- oder Speichelschlucken" einen ätiologischen Faktor abgeben kann, diese Kranken daher auch angehalten werden sollen, dieses Schlucken zu unterdrücken, so muß betont werden, daß der Kranke durch willkürliches „Luftschlucken", durch Leerschlucken die Luftansammlung im Magen im allgemeinen nicht demonstrieren kann. Einleitend wurde auf Fälle hingewiesen, in welchen sich der aerophage Luftaspirationsmechanismus nur am Nachmittag, etwa 4 Stunden nach dem Essen, offenbar zu bestimmter Zeit der Verdauung einstellt. Ich kannte ein Mädchen, welches eine Pneumatosis intestini hatte und das täglich um 5 Uhr einen Bauchumfang und eine Bauchkonfiguration hatte, die an eine Acht-Monat-Gravidität hätten denken lassen können. Nach 2 bis 3 Stunden war der Bauch wieder eingefallen und völlig normal. Auch in schlimmsten Perioden der Aerophagie erwachen die Patienten frühmorgens immer mit völlig eingefallenem Bauch. Schließlich wurde bereits erwähnt, daß bei manchen Patienten das Rauchen (zumal mit „Inhalieren") oder das laute Sprechen die Aerophagie auslösen, auch hier liegt der beschriebene Aspirationsmechanismus vor. Die Mehrzahl der Aerophagen sind Schnellesser, zumindest scheint es, daß die Kranken, welche im ursprünglichen Sinne des Wortes aerophagieren, oft durch Schnellessen und Schnellschlucken auch fehlerhaft schlucken und damit größere Luftmengen mit jedem Bissen in den Magen nehmen. Ein weiteres Moment, welches Aerophagie fördert, ist Erregung. Es gibt zumal junge Kranke, welche bei einem Nachmittagstee regelmäßig Luft schlucken, wobei auch das Sprechen während des Essens und Trinkens für einen fehlerhaften Schluckmechanismus mitverantwortlich sein dürfte. Bei Mahlzeiten, die diese Kranken allein in Ruhe einnehmen, kommt es nicht zu Aerophagie.

Die Dauer der jeweiligen Attacke schwankt zwischen einer Viertelstunde und Stunden. Hat der Kranke Gelegenheit, sich niederzulegen, so verschwinden die Beschwerden zumeist innerhalb einer halben bis einer Stunde, wenn es ihm nicht gelingt, durch ein befreiendes Aufstoßen den Anfall rascher zu beenden.

Es gibt Kranke, die zeitlebens an Aerophagie leiden, solche, bei welchen die Neurose so festgefahren ist, daß sie, wie einer meiner Patienten, der jeden Nachmittag ungefähr zur gleichen Stunde seine starken Beschwerden hat, dazu Zuflucht nehmen müssen, sich täglich den Duodenalschlauch einzuführen, was ebenso wie ein befreiendes Aufstoßen alle Erscheinungen sofort beseitigt. Bei anderen Kranken kommen die Aerophagiebeschwerden periodisch, bei anderen schließlich tritt Aerophagie nur in Form des seltenen Anfalles auf. Es gibt Kranke, die im Laufe vieler Jahre nur drei oder vier Anfälle überstanden haben. Die Differentialdiagnose ist in diesen Fällen, in welchen vor allem Gallekoliken in Frage kommen, oft sehr schwierig.

Die *objektive Krankenuntersuchung* ergibt meist einen negativen Befund, die Diagnose stützt sich im allgemeinen allein auf die Anamnese. Sieht man den Kranken im Anfall, so beobachtet man das vorgetriebene Epigastrium, den Zwerchfellhochstand, die starke Magendilatation; die Leber kann in Kantenstellung, der linke Leberrand weit nach rechts verschoben sein, die Milzdämpfung ist im Rahmen der überlauten Tympanie oft nicht zu finden. Die von den Franzosen behauptete Sialorrhoe der Aerophagen ist meist ebensowenig festzustellen, wie die von ihnen beschriebene „rote und feuchte Zunge". Im beschwerdefreien Intervall ist die Magenblase von normaler Größe, der Perkussionsbefund im TRAUBEschen Raum weicht also von der Norm nicht ab. Auch während der Beschwerden des „aufgetriebenen Magens" muß eine stärkere Vergrößerung der Magenblase perkutorisch oder röntgenologisch nicht gefunden werden; auch eine abnorme Spannung einer relativ kleinen Luftblase kann die gleichen subjektiven Erscheinungen auslösen.

Therapie. Liegt eine Grundkrankheit vor, so ist sie zu behandeln. Wie bei jeder Neurose ist der Kranke vor allem über seinen Zustand aufzuklären. Die damit gegebene Beruhigung kann allein schon besten Erfolg haben. Schnellesser sollen zu langsamem Essen angehalten werden, der Kranke muß sich zu seinen Mahlzeiten Zeit nehmen. Er soll, wenn möglich, nicht in fremder Gesellschaft essen, die ihn zwingt, während des Essens zu sprechen. Der Kranke hat sich auf Leerschlucken zu beobachten. Nur wenige Patienten erlernen es, richtig, das heißt befreiend aufzustoßen. Der Anfall kann durch Trinken von Sodawasser oder auch Einnahme von Speisesoda (s. oben) kupiert werden. Wichtig ist die Allgemeinbehandlung der Neurose. Meist schafft bei überarbeiteten Menschen ein Ausspannen raschen Wandel; zahlreiche Kranke, während ihrer gehetzten Beschäftigung täglich von Aerophagie geplagt, sind, im Urlaubsort angekommen, schon beschwerdefrei.

C. Rumination.

Unter Rumination versteht man das Hochkommen von durch die Magenverdauung noch nicht oder kaum verdauten, daher noch normal schmeckenden Speisen unmittelbar nach der Mahlzeit. Wie mehrfache Röntgenuntersuchungen gezeigt haben, spielen sich im Magen ähnliche, allerdings rudimentäre spastische Vorgänge ab wie beim Erbrechen. Die Rumination ist aber von Übelkeitsgefühl nicht begleitet. Das Ruminieren geht oft unter Lustgefühlen einher, dies ist auch der Grund, warum es, meist aus der Kindheit in das höhere Alter übernommen, nicht unterdrückt wird. Die hochgehenden Speisen werden entweder neuerlich gekaut und wieder verschluckt oder aber ausgespuckt. Meist kommen konsistentere Nahrungsbestandteile zurück. Rumination kommt meist nur bei stark gefülltem Magen, nach größeren Mahlzeiten vor, bei wenig gefülltem Magen ist sie viel seltener. Der Arzt wird wegen Rumination nur selten aufgesucht. Die Mehrzahl der Ruminanten, welche gegen das Hochkommen der Speisen einen Ekel hatten, verloren dasselbe unter bewußtem Unterdrücken des Reflexes, als sie erwachsen wurden. Bei Säuglingen ist Rumination häufig. Bei ruminierenden Kindern suche man nach dem Vorbild; nicht selten scheint es eine Imitationsneurose zu sein. Rumination ist von Regurgitieren der Speisen bei Ösophagusstenose oder diffuser Ösophagusdilatation streng zu unterscheiden; eine Ähnlichkeit ist damit gegeben, daß mit Magensaft nicht oder kaum vermischte Speisen hochkommen. Klinisch ist Rumination bedeutungslos.

D. Hypersekretionserbrechen (Magensaftfluß). (REICHMANNsche Krankheit.)

Entgegen der Autorität von v. BERGMANN und KATSCH möchten wir an der Existenz eines selbständigen Krankheitsbildes, welches lediglich in schwerer Hypersekretion besteht, die zu literweisem Erbrechen führt, festhalten.

Wollen wir der Geschichte der Hypersekretion in dieser Form gerecht werden, müssen wir allerdings feststellen, daß seinerzeit zwischen chronischem Magensaftfluß (REICHMANNscher Krankheit) und periodischem Magensaftfluß unterschieden wurde. Und v. BERGMANN hat unserer Überzeugung nach mit der Behauptung recht, daß REICHMANN offenbar ein pylorisches Syndrom mit Hypersekretion bei einem parapylorischen Ulkus beschrieben hat. Die in seiner Krankengeschichte angegebenen Schmerzen lassen daran kaum einen Zweifel. Wenn v. BERGMANN aber die Existenz der von REICHMANN geschilderten Zustände als selbständige Erscheinung, auch ohne Ulkus, leugnet und annimmt, daß jeder Fall einer derartigen chronischen „Gastrosukorrhoe", wie der Zustand auch genannt wurde, ein Ulkus mit pylorischem Syndrom ist, so möchten wir ihm nicht recht geben. Wir sahen einige Fälle, in welchen Anhaltspunkte für ein Ulkus nicht gegeben waren, die Kranken hatten weder eine Ulkusanamnese, noch bei mehrfacher Untersuchung ein auf Ulkus verdächtiges Röntgenbild, sie waren allerdings nicht gastroskopiert worden, was uns aber nicht wesentlich scheint. Der klassischeste Fall, den wir erlebten, betraf ein 17jähriges Mädchen (bei dem ein Ulkus des Alters wegen an sich schon ungewöhnlich, wenn auch sicher möglich wäre), welches wochenlang täglich morgens halb- bis literweise klaren, sauren Magensaft, oft untermischt mit regurgitierter Galle erbrach, welches wohl auch über Schmerzen klagte, die aber ein Ulkus in keiner Weise annehmen ließen. Mehrfach wiederholte Röntgenuntersuchungen ließen, wenigstens mit dieser Methode, ein Ulkus ebenfalls ausschließen. Zum Teil scheint es sich um Gastrospasmen, zum Teil und vorwiegend um jene Schmerzen der Bauchwandmuskulatur und ihrer Ansätze am Rippenbogen gehandelt zu haben, die Kranke haben, die viel erbrechen. Das Mädchen war zum Skelett abgemagert. Alle bisherige Therapie, vor allem auch Magenspülungen allein, hatten nicht gefruchtet. In diesem wie in anderen Fällen sistierte das Erbrechen in unserer Behandlung nach einer Magenspülung, nach welcher wir den Magen mit $^1/_2$ bis 1 l warmem und so dickem Grießbrei auffüllten, daß er eben den Magenschlauch passierte. In einem Fall war das Erbrechen schlagartig behoben, in anderen Fällen wurde der Grießbrei sofort wieder erbrochen, nach ein- oder zweimaliger sofortiger Nachspülung des Magens und neuerlicher Belastung aber hörten die Beschwerden auf. Derartige Fälle als REICHMANNsche Krankheit zu benennen, ist vielleicht geschichtlich nicht richtig, weil es sich nicht um monatelang dauernde chronische Fälle handelte, ihre Heilung und Abkürzung des Verlaufes mit der starken Magenbelastung, das heißt die vorzeitige Heilung, aber können schließlich eine prinzipielle Abgrenzung gegenüber den von REICHMANN beschriebenen langdauernden Fällen nicht mehr zulassen. Das Mädchen, von dem die Rede war, hatte später nie mehr wieder gleiche Beschwerden, sie hatte auch nie Ulkusbeschwerden. Wir halten demnach an einem Hypersekretionserbrechen selbständiger Art fest, geben freilich zu, daß Gleiches auch beim Ulkus, beim pylorischen Syndrom v. BERGMANNs vorkommt. Es muß gegenüber v. BERGMANN wohl auch folgendes betont werden: Wenn es beim Ulkus ein Hypersekretionserbrechen gibt, welches immer ein sekundäres Hinzukommen eines funktionellen Zustandes zur Ulkuskrankheit bedeutet, so dürfte wohl auch ein selbständiges funktionelles Hypersekretionserbrechen im Sinne der REICHMANNschen Krankheit vorkommen.

Differentialdiagnostisch sind diese Fälle von tabischen Krisen, dem pylorischen Syndrom BERGMANNs bei Ulkus, von Migräne mit offenbar zerebralem Hypersekretionserbrechen und vielleicht auch nicht so selten vom Hypersekretionserbrechen bei QUINCKEschem Ödem abzugrenzen. Die Unterscheidung der gastrischen Krisen kann deshalb schwierig sein, weil diese Krisen Initialsymptom der Tabes sein können; meist werden das Alter der Kranken, ein Argyll-Robertson, fehlende Patellar- und Achillessehnenreflexe und ein entsprechender Liquor- und vielleicht auch ein Serumbefund die Diagnose erlauben. Im übrigen ist auch das klinische Bild insofern ein anderes, als tabisch-gastrische Krisen meist nur Tage, selten sogar nur Stunden anhalten, auch ist dem Magensaft reichlich Schleim beigemischt ebenso wie den Analabgängen bei Rektumkrisen. KATSCH betont übrigens als diagnostisches Merkmal, daß Magenausheberung und Magenspülung bei tabischen Krisen auch vorübergehend nicht helfen, während diese in unseren Fällen von „REICHMANNscher Krankheit" doch geholfen haben. Das symptomatische Hypersekretionserbrechen im Rahmen eines pylorischen Syndroms wird auf Grund der Anamnese und des Röntgenbefundes erkannt werden; freilich gibt es alle Übergänge zwischen einem leichten vermehrten Magensaftfluß bei Ulkus und einer derartigen symptomatischen „REICHMANNschen Krankheit" als Komplikation eines Ulkus. Wieweit die oben beschriebenen

Fälle REICHMANNscher Krankheit hysterische Grundlage haben, ist schwer zu entscheiden, jedenfalls imponierten unsere Fälle nicht als Hysterie. Hysterie zeigt im übrigen häufig Erbrechen nach jeder Nahrungsaufnahme, ohne viel Magensaft; diesen Fällen liegt meist eine Ekelneurose zugrunde.

E. Azidismus.
(BERGMANN-KATSCH.)

Der Begriff „Azidismus" ist aus der Not, bzw. aus unserer Unkenntnis geboren, wenigstens insoweit, als wir in vielen Fällen nicht wissen, woher die „Aziditätsbeschwerden", „Säurebeschwerden" mancher Patienten stammen. Wohl wissen wir, daß gewisse Magenkrankheiten und Sekretionsstörungen, daß Hyperazidität und Supersekretion sie auszulösen imstande sind, es gibt aber Fälle mit Hypersekretion und Hyperazidität ohne alle Beschwerden, solche mit gelegentlichen Beschwerden nach Diätfehlern und schließlich Fälle, die die gleichartigen Azidismusbeschwerden bei normaler, ja sogar bei subnormaler Säuresekretion im Magensaft haben. „Azidismus" bedeutet also nur einen Beschwerdekomplex, einen Begriff, ohne den die Klinik aber nicht recht auskommt. Wohl kann man in diesem oder jenem Fall die hyperazide Gastritis, das Ulkus, die Hypersekretion usw. als Ursachen nachweisen, oft aber versagt alle Diagnostik. Bemerkenswert ist, daß sogar Achyliker, meiner Erfahrung nach Fälle von perniziöser Anämie zum Beispiel, mit sicher histaminrefraktärer Achylie Azidismusbeschwerden haben können. Sicher handelt es sich also bei den Säurebeschwerden nicht oder nicht nur um eine Ätzwirkung, sei es im Magen oder im Ösophagus oder Pharynx, sondern um sensible Reizerscheinungen, die dem Patienten das Säuregefühl mit seinen Beschwerden heraufbeschwören. Anderseits spielen in der großen Mehrzahl der Fälle offenbar doch die abnormen Sekretionsverhältnisse des Magens die ätiologische Hauptrolle. Große Säuremengen im Magen, wahrscheinlich auch viel freie Salzsäure sind vor allem maßgebend.

Die Beschwerden der Kranken sind objektiv insofern schwer zu schildern, als das Sodbrennen, das Brennen im Magen Gefühle sind, die nur der wirklich kennt, der sie gehabt hat. Wer aber hat nicht schon einmal Sodbrennen gehabt, nach bestimmten Mahlzeiten, nach Süßigkeiten der eine, nach Nüssen der andere. Die relative Häufigkeit von Sodbrennen oder Azidismus nach Kohlehydraten wird mit dem geringen Säurebindungsvermögen der Kohlehydrate erklärt. Diese flüchtigen, gelegentlichen Azidismusbeschwerden haben alle Übergänge zu jenen Kranken, die — meist allerdings nur periodisch, ähnlich einem Ulkus! — nach jeder Mahlzeit, früher oder später, im unmittelbaren Anschluß oder erst nach 2 bis 3 Stunden ihre schweren azidistischen Beschwerden (KATSCH nennt es „azidistischen Anfall") bekommen. Schwerer Druck im Magen gleichzeitig mit dem Gefühl der Hitze, des Brennens im Magen, wird von starkem Sodbrennen begleitet, welches nicht nur in der Speiseröhre, sondern auch im Pharynx, schließlich auch im Mund gespürt wird. Meist kommt ein starkes Blähungsgefühl (Aerophagie?) hinzu, der Zustand kann so arg werden, daß der Kranke seine Arbeit unterbrechen muß. Nach einem kleinen Imbiß (mancher Kranke bevorzugt Fleisch, andere Keks oder andere Kohlehydrate) lindern sich die Beschwerden, um häufig allerdings bald wiederzukommen. Eine große Rolle scheint ein nervöses Moment zu spielen, hastiges Essen mit unmittelbar anschließender nervöser Arbeit bringt die Beschwerden eher zu Tage, Ruhe nach dem Essen, ein kleiner Spaziergang oder ein Urlaub können unter Umständen die Beschwerden überraschend schnell zum Verschwinden bringen, auch wenn eine besondere

„Diät“ nicht eingehalten wird. Die Dinge liegen hierbei ähnlich wie beim Ulkus
oder der Enteritis, bei welcher die nervöse Komponente stark im Vordergrund
stehen kann. Tabakmißbrauch kann Mitursache sein, er wird meines Erachtens
aber zumeist überschätzt. Auf Obstipation ist zu achten, weil sie nicht so selten
die Aziditätsbeschwerden auslöst; Heilung der Obstipation beseitigt in diesen
Fällen manchmal auch den Azidismus.

Die Therapie wird verschiedene Wege gehen, je nachdem, ob dem Azidismus
ein Ulkus, eine Hypersekretion oder gar eine Achylie zugrunde liegt. Dennoch
scheint mir das maßgebendste Moment in der Behandlung einerseits Ruhe und
regelmäßigste Lebensweise mit regelmäßigen Mahlzeiten zu sein. Auf die glänzenden Erfolge eines Urlaubes mit leichter Körperertüchtigung und Zurückdrängung
der nervösen Erscheinungen haben wir schon hingewiesen. Im übrigen kommt
die Mehrzahl der Kranken zum Arzt, nachdem sie mit ihrem Leiden jahrelange
therapeutische Erfahrungen gesammelt haben, sie wissen, ob Nahrungskarenz
oder Aufnahme von etwas Nahrung, oder ob dieses oder jenes „Magenpulver“
hilft. In Fällen mit sporadischem Azidismus wird man den Kranken auch nur
unter Hinweis auf die Harmlosigkeit seiner Beschwerden bei seiner Therapie
belassen können, in schweren Fällen wird der oben angedeutete Regimewechsel
Platz greifen müssen. Die Grundkrankheit ist zu behandeln. Soviel gegen die
Alkalitherapie auch geschrieben und gesagt wurde, Patienten mit Azidismus
wissen es besser und lindern sich ihre Beschwerden mit verschiedenen alkalischen
Pulvern, auch mit Natr. bicarbon., auch wenn dieses, wie bekannt, eine Hypersekretion in Gang bringen kann. Das jeweilig beste Alkali muß versuchsweise
bestimmt werden. Ich empfehle in schweren Fällen Magnesiumperhydroltabletten
oder Bismuth. subnitricum (welches allerdings von nicht wenigen Patienten
nicht gut vertragen wird) oder auch eine Mischung von Calc. carb., Mag. usta,
Natr. bic. $\overline{aa}$ partes oder auch Soda allein!

F. Achylia gastrica.

Wie schon im allgemeinen Teil der Magenkrankheiten gesagt wurde, bedeutet
Achylie des Magens als Magensaftmangel das Versiegen der Salzsäure- und der
Pepsinsekretion, Anazidität hingegen Versiegen der Salzsäuresekretion allein.
Dennoch werden beide Worte synonym gebraucht, und zwar deshalb mit Recht,
weil eine Anazidität das Pepsin zur Unwirksamkeit verurteilt, praktisch beide
Zustände daher auf dasselbe hinauslaufen. Es wurde auch auf den Begriff der
histaminrefraktären Achylie hingewiesen, ebenso auf die Tatsache, daß eine
mit einem Probefrühstück nachgewiesene Anazidität noch nicht unbedingt ein
Versiegen der Säuresekretion bedeutet, da auf einen stärkeren Reiz, etwa eine
Probemahlzeit oder auf eine Histamininjektion noch relativ hohe Salzsäurewerte
erhalten werden können. Schließlich wurde betont, daß hochgradige Sub-
aziditäten, in welchen Salzsäure nur in sehr geringer Menge produziert werden
kann, fließend in Achylia gastrica übergehen und daß die Unterschiede zwischen
beiden Zuständen sich theoretisch und auch praktisch verwischen.

Achylie des Magensaftes kommt bei verschiedensten Zuständen vor, wie
noch erläutert werden soll, Achylie ist nur ein Symptom, welches bei verschiedenen
Zuständen vorkommt; es tritt auch selbständig als reine Sekretionsanomalie
in Erscheinung, ohne daß der Magen oder sonstige Organe irgendeine Veränderung
zeigten. Dennoch fassen wir die Achylia gastrica als Krankheitseinheit, als
einen morbus sui generis auf; maßgebend ist hierfür die Tatsache, daß sie —
einerlei, ob sie primär selbständig oder sekundär auftritt — einen bestimmten
klinischen Symptomenkomplex und eine bestimmte Sekretionsanomalie dar-

stellt, die sich in der Klinik der Magenkrankheiten selbständige Bürgerrechte erworben haben.

Ätiologie. In seltenen Fällen tritt die Achylia gastrica *als selbständige nervöse Sekretionshemmung* auf. Es sind im allgemeinen psychisch-nervös bedingte Störungen, meist bei Jugendlichen oder bei Kindern, die meist frühzeitig in Erscheinung treten, ähnlich wie auch im Fieber die Salzsäuresekretion versiegen kann. Manche Autoren, wie KNUT FABER, leugnen zumindest die Existenz längerdauernder Achylien dieser Art, andere, wie KATSCH, glauben aber, daß sie, etwa als Ekelneurosen, auch jahrelang bestehen können. Umstritten ist die *konstitutionelle Achylie,* sie ist sicher sehr selten, dürfte aber vorkommen. Manche Autoren wollen jede Achylie als Ausdruck einer chronischen Gastritis aufgefaßt wissen. Tatsächlich besteht ja in der großen Mehrzahl der chronischen Fälle eine *chronische Gastritis;* KNUT FABER hat sogar den Standpunkt vertreten, daß jede Achylie eine chronische Entzündung der Magenschleimhaut mit schließlicher Atrophie und Anadenie derselben zur Grundlage habe. Seine Anschauung, daß der Achylia gastrica in der Regel eine schleimhautatrophierende Gastritis zugrunde liegt, ist heute fast allgemein akzeptiert. Merkwürdig ist hierbei, daß diese chronische Achylie, bzw. diese atrophierende chronische Gastritis bei sehr heterogenen Zuständen zustande kommt; bisher ist eine sichere Erklärung dieser Fernwirkung der verschiedenen Organerkrankungen auf den Magen nicht gefunden worden. Die Grundkrankheiten, bei welchen sich die Achylia gastrica einstellt, sind in erster Linie folgende: Morbus Biermer, chronische Cholezystopathie, Magenkarzinom und die (überstandene) Ruhr.

Beim Morbus Biermer hat man seinerzeit angenommen, daß das gleiche Toxin, welches die Anämie bedingt, auch die chronische Gastritis auslöst. Heute scheinen die Akten darüber geschlossen, daß die primäre Magenerkrankung einerseits zur Achylie, anderseits zum Versiegen des intrinsic factor führt (s. Blutkrankheiten).

Die Häufigkeit der Achylie bei chronischer Cholezystopathie ist heute anerkannt; akute Cholezystopathie führt hingegen oft zur Hyperazidität. Wie Gallenkrankheiten und Magensekretionsstörungen bzw. Gastritis zusammengehören, ist nicht geklärt, bald wird eine konkomittierende primäre Gastritis, bald eine primäre reflektorische Sekretionsstörung des Magens angenommen, die erst sekundär zur Gastritis Anlaß gibt. Ebenso unklar sind die Beziehungen der Anazidität des Magenkarzinoms zur begleitenden Gastritis; jedenfalls sind ungefähr die Hälfte der Magenkrebskranken Achyliker, die andere Hälfte umfaßt allerdings wenige Subazide, vorwiegend Normazide und auch vereinzelte Hyperazide! Da auch bei magenfernen Karzinomen Achylie gefunden werden kann, erscheint die landläufige Anschauung, nach welcher die Karzinombegleitgastritis die Achylie auslöst, nicht völlig befriedigend. Die Häufigkeit der Achylie nach durchgemachter Ruhr ist deshalb von klinisch praktischer Bedeutung, da die häufige Nachkrankheit derselben, die Enteritis, bzw. die Dünndarmfunktionsschwäche, gastrogen bedingt sein kann (gastrogene Durchfälle, s. Enteritis S. 168).

Magenachylie ist ferner Begleitkrankheit bei chronischer Nephritis, beim Diabetes, bei schwerer Tuberkulose, bei Magenresektionen und bei chronischer Alkoholintoxikation mit Alkoholgastritis.

Klinische Symptomatologie. Die Symptomatik der Achylia gastrica entspricht der einer chronischen Gastritis, wobei durch das Ausbleiben der Magenverdauung bestimmte Zustände, vor allem die gastrogenen Durchfälle, das Bild komplizieren können. Der Appetit der Kranken ist meist herabgesetzt, der Ernährungszustand meist reduziert, meist aber bleibt schwere Abmagerung aus.

Es können überhaupt oder auf lange Zeit auch alle klinischen Symptome fehlen. Man begegnet nicht selten Fällen von Morbus Biermer, bei welchen offenbar schon lange Achylie besteht, die über keine abdominellen Klagen Beschwerde führen. In anderen Fällen äußert sich die Gastritis durch Magendruck, auch Magenschmerzen, Üblichkeitsgefühl, auch „Azidismus" (s. oben), leichte Blähungszustände, die alle Übergänge zu leichter oder auch schwerer Aerophagie zeigen (s. S. 52).

Relativ häufig klagen die Kranken über unangenehme lebhafte Bewegungen des Darmes in der Nabelgegend oder über Schmerzen krampfhaften Charakters daselbst unmittelbar nach einer Mahlzeit, Beschwerden, die auf die rasche Magenentleerung und auf eine Reizung des Dünndarmes zu beziehen sind. Diese Beschwerden können bald von enteritischen Durchfällen gefolgt sein (s. Enteritis, S. 166). Seltener sind die sogenannten „Dünndarmschockerscheinungen" mit Schwindel, Frösteln, Schweißausbruch, Übelkeit, Herzklopfen, wie sie auch nach Magenresektionen (s. S. 107) beobachtet werden und in diesen Fällen ebenfalls auf die rasche Sturzentleerung des Mageninhaltes in den Dünndarm zu beziehen sind.

Auch wenn Durchfälle ausbleiben, beobachtet man im Stuhl, wenigstens mikroskopisch, nicht selten eine mangelhafte Nahrungsausnutzung. Die Erklärung hierfür ist dadurch gegeben, daß durch die Achylie die normale Magenverdauung ausfällt. Die Magenvorverdauung der Nahrung besteht normalerweise in einem Abbau des Fleisches in Peptone, in einer Lyse des gekochten und vor allem auch des rohen Bindegewebes, wodurch erst die Chymifikation des Fleisches ermöglicht wird, in einer Lyse der pflanzlichen Interzellularsubstanzen, wobei die Pflanzenzellen voneinander gelöst, die vegetabilische Nahrung chymifiziert wird, und schließlich in einer Vernichtung aller mit den Nahrungsmitteln in den Magen eingebrachten Keime und dadurch in einer Verhinderung einer Infektion bzw. bakteriellen Besiedlung des Dünndarmes. In der großen Mehrzahl der Fälle wird der Ausfall dieser Magenfunktionen durch untere Darmabschnitte kompensiert, wobei wahrscheinlich dem Pankreas größte Bedeutung zukommt. Gelingt die Kompensation nicht oder kompliziert sich gar die Magenachylie mit einer Pankreasachylie, wie dies vorkommt, so kompliziert sich die Achylie mit Dünndarmerscheinungen im Sinne einer Enteritis mit oder ohne Durchfälle (s. S. 167) oder mit gastrogenen Diarrhoen verschiedener Art (s. S. 168).

Die mangelhafte Magenverdauung bzw. die Sekretionsstörung werden durch einen Ausheberungsbefund bewiesen.

Nach einem EWALD-BOAS-Probefrühstück, welches man wegen der raschen Magenentleerung etwas früher ausheben muß als gewöhnlich, stellt man ein Fehlen der normalen Chymifikation fest. Wegen Verlegung des Schlauches durch die unverdauten Semmelteile gelingt die Gewinnung des Mageninhaltes oft nicht ohneweiters. Das Ausgeheberte besteht aus nicht chymifizierten Semmelbrocken und nur wenig Flüssigkeit. Das Ausgeheberte ist geruchlos, bzw. es läßt den normalen Magensaftgeruch vermissen. Die Gesamtazidität, mit Phenolphthalein titriert, liegt bei 10, freie Salzsäure fehlt. Im fraktionierten Alkoholprobefrühstück zeigt sich eine sehr flache, fast horizontale HCl-Kurve, die höhere Werte nicht erreicht; es ist oft schwer, ausreichend Saft zur Titration zu erhalten. Erhält man bei starken Saftreizen, wie nach einer Probemahlzeit mit Fleisch oder nach Histamin, doch höhere Säurewerte, so ist die Prognose des Falles günstig zu werten, man kann hoffen, durch Behandlung der Gastritis wieder eine mäßige Säuresekretion zu erzielen.

Der Röntgenbefund des Magens kann bei Achylie normal sein, auch die Entleerungszeit muß nicht verkürzt sein. Man sieht in diesen Fällen normale Verhältnisse und normale Peristaltik. Zumeist allerdings ist diese beschleunigt, die Entleerungszeit zumeist verkürzt; nach 1 bis 2 Stunden ist der Magen nach einer Barium-Mahlzeit leer. Die Magenentleerung vollzieht sich in großen raschen Schüben („Sturzentleerung").

Diagnose. Nach allem früher Gesagten wird in jedem Falle eine Achylie, deren Diagnose bei klinischer Wahrscheinlichkeit durch die Magenaushebung immer leicht gesichert werden kann, nach den früher aufgezählten ätiologischen Richtungen untersucht werden müssen. Dann wird man auch die Frühdiagnose eines Karzinoms oder einen Morbus Biermer nicht übersehen. Liegen duodenale Beschwerden im Sinne eines Ulcus duodeni und gleichzeitig Magenachylie vor, so denke man vor allem an eine chronische Cholezystopathie mit duodenalen Beschwerden (Pericholezystitis, Periduodenitis, viszero-viszeraler Reflex BERGMANN). Achylie kommt auch bei Ulkus vor. Ein röntgenologisch sichergestelltes Ulkus mit Achylie läßt auch an die sehr seltene Magenlues denken (s. S. 139).

Die *Prognose* der Achylie ist im allgemeinen eine gute. Nicht nur, daß sie nicht lebensverkürzend ist, trotz Fortbestandes der Achylie können wenigstens periodisch alle Beschwerden verschwinden; wie früher schon betont wurde, haben manche Fälle niemals Beschwerden.

Therapie. Die ätiologischen Faktoren sind zu berücksichtigen, im übrigen wird nach den Regeln der Behandlung der Gastritis anacida vorgegangen werden (s. S. 71). Schließlich wird eine Salzsäure-Substitutionstherapie versucht. Man kann HCl magistraliter verschreiben: Rp. Acid. hydrochloric. dilut. S. 20 gtt. auf ein Weinglas Wasser; Rp. Acid. hydrochloric. dilut., Pepsin. german. $\overline{aa}$ 20,0, Aq. fontis ad 150,0, einen Eßlöffel auf ein halbes Weinglas Wasser; oder das alte LEOsche Rezept: Rp. Acid. hydrochlorici non diluti, Aq. dest. $\overline{aa}$ 20,0, Pepsin. sicci ad 150,0, S. 1 Eßlöffel des Pulvers auf ein Glas Wasser. Mit diesen Verordnungen erzielt man, wie Ansäuerungsversuche meines Schülers SCHREIBER nach Probefrühstück zeigten, meist keine freie HCl oder minimale Mengen und äußerst niedere Werte für gebundene HCl. Wenn mit dieser Therapie seit altersher dennoch gewisse klinische Erfolge erzielt wurden, so ist es also nicht die HCl-Substitution, die wirksam ist, es werden nicht näher faßbare „osmotische Milieuänderungen im Duodenum" als Wirkungsmechanismus ventiliert.

Für die Substitutionstherapie sind die modernen Präparate Acidolpepsin und die Glutaminsäureverbindungen (Glutacid, Paractol und Muripsin) unvergleichlich wirkungsvoller. Mit diesen Mitteln erhält man in den oben angedeuteten Aushebungsversuchen Werte für freie HCl von 10 bis 17 und für Gesamtsalzsäure solche von 35 bis 42. Zu den kleinen Mahlzeiten läßt man ein bis zwei, zu den großen zwei bis vier Tabletten in Wasser gelöst nehmen.

G. Gastritis.

Es mag ketzerisch klingen und es mag sogar unangebracht sein, es in einem Lehrbuch zu behaupten, soll ein solches doch die allgemein anerkannte Lehre widerspiegeln: dennoch möchte ich der Überzeugung Ausdruck geben, daß sowohl die akute wie die chronische Gastritis viel zu häufig diagnostiziert wird und daß die Gastritis eine seltene Krankheit darstellt. Ich sehe in meiner Ordination nur vereinzelte Fälle, selten liegt ein Fall chronischer Gastritis auf meiner Klinik; Begleitgastritiden bei Ulkus oder Karzinom usw. sollen vorerst nicht berücksichtigt werden. Dies steht durchaus im Gegensatz zur allgemeinen

Praxis, wo angeblich zahlreiche Gastritiden beobachtet werden. Meines Erachtens aber ist die sogenannte „akute Gastritis", wie sie der Praktiker diagnostiziert — von Ausnahmen abgesehen —, in der Mehrzahl der Fälle eine Alteration des Magens auf verschiedenartige ungewöhnliche Belastungen, oft einfach eine Alteration auf eine Mehrbelastung oder durch eine Intoxikation mit toxischen zentralen, zerebralen Magensymptomen. Und hinter der sogenannten „chronischen Gastritis" verbergen sich meiner Erfahrung nach zumeist junge oder auch schon länger bestehende Ulzera mit unsicherem Röntgenbefund oder ein Azidismus, eine Hypersekretion bzw. eine Hyperazidität. Zweifellos gibt es eine akute und chronische, anatomisch wohl definierte Gastritis, zweifellos finden wir beim Ulkus zumeist eine Begleitgastritis, sie tritt aber in den Hintergrund, ihre Beschwerden verschwinden meist, wenn das Ulkus heilt. Es ist uns übrigens gerade von der Ulkus-Gastritis aus persönlichen Gesprächen mit ORATOR, der damals die Histologie des resezierten Ulkusmagens studierte, bekannt, wie schwierig es ist, eine chronische Gastritis leichter Art auch histologisch sicher zu erkennen. Ob die leichte Infiltration der Schleimhaut oder der Submukosa schon Gastritis bedeutet oder ob sie einen Normalbefund darstellt, ist oft nicht zu sagen, so eng sind die Zusammenhänge.

Damit soll nicht gesagt sein, daß wir die Existenz der akuten und chronischen Gastritis leugnen, wie sollte es denn auch sein, daß gerade der Magen seine Entzündung nicht haben sollte? Die Fälle sind nur unserer Überzeugung nach selten, jedenfalls viel seltener, als allgemein geglaubt wird. Wenn nach einer übermäßigen Mahlzeit, nach einer zu starken Belastung des Magens Übelkeit, Erbrechen und der „verdorbene" Magen auftreten, so ist es von vornherein ganz unwahrscheinlich, daß diese Überbelastung zu einer Magenschleimhautentzündung geführt hätte; wenn eine Nikotinvergiftung zu gastrischen Beschwerden führt, ist es zumindest viel wahrscheinlicher, daß nicht das verschluckte Nikotin, sondern die allgemeine Intoxikation auf nervösem Wege ein zentrales Erbrechen auslöst, daß also wieder der Magen nicht im Sinne einer akuten Gastritis erkrankt ist, wie dies meist angenommen wird. Es gibt klinische Ambulanzen, in welchen fast jeder Magenfall unter der Diagnose einer chronischen Gastritis aufscheint, es gibt Kliniken, wie die meine, in welchen die Diagnose chronische Gastritis sehr selten gestellt wird. Wir wollen ganz davon absehen, daß chronische Cholezystitiden, Enteritiden, Pankreatitiden, auch seltene Appendizitiden, larviert verlaufend zum Bild einer chronischen Gastritis führen können, wir haben oben darauf hingewiesen, daß hinter der großen Mehrzahl der chronischen Gastritiden atypische Ulzera stecken. Hierbei soll jetzt schon betont werden, daß wir der Ansicht von STEPP nicht beipflichten können, daß die chronische Gastritis unter dem Bild eines Ulkus verlaufen kann; die klassische Symptomatik, wie sie beim Ulkus beschrieben wurde, hat unserer Überzeugung und Erfahrung nach immer ein Ulkus zur Grundlage. STEPPS Anschauung findet ihren Vorläufer in dem noch von meinen Lehrern vertretenen Standpunkt, daß die hyperazide Gastritis oder die Hyperazidität allein Ulkussymptome machen kann, eine Anschauung, mit der zumindest für die Superazidität die moderne Röntgenologie gründlich aufgeräumt hat (s. S. 85).

Vor etwa 30 Jahren schien es, daß durch die Röntgenologie, vor etwa 15 Jahren, daß durch die moderne Gastroskopie das Problem der akuten und chronischen Gastritis endlich gelöst werden könnte. Insbesondere die Betrachtung des Reliefbildes des Magens im Röntgenbild mit seinen Veränderungen der Falten, die scheinbar in vivo mögliche Diagnose eines Etat mamelonné usw., schienen nun einen verläßlichen Wegweiser für die Diagnose abzugeben. Daß man aber röntgenologisch — von Ausnahmefällen abgesehen — die Diagnose der chronischen Gastritis doch nicht stellen kann, daß zumindest die große Mehrzahl der Röntgenologen auf Grund eines veränderten Faltenreliefs, vor allem des Nachweises „verdickter Magenfalten" eine chronische Gastritis fälschlicherweise annehmen, muß jeder in der Praxis stehende Arzt daran erkennen, daß er von Röntgenologen kaum je einen normalen Magenbefund erhält; „gastritische Veränderungen" werden fast immer gefunden, dies auch in Fällen, in welchen der Magen klinisch keine „gastritischen" Symptome dargeboten hatte und alle Anhaltspunkte für eine Magenerkrankung fehlen. Das Relief des Magens hängt zum großen Teil vom Funktionszustand der Muscularis mucosae ab, durch deren gelegentliche besondere Kontraktionszustände röntgenologisch sogar ein Etat mamelonné zustande kommen kann; unserer Überzeugung nach kann auch ein psychischer Affekt mit entsprechender Kontraktion der Magenschleimhaut mit ihrem empfindlichen Nervenapparat zum Röntgenbild einer „Gastritis" führen.

Und wenn in den letzten 15 Jahren manche Autoren behaupten, die Diagnose einer Gastritis, sei sie akut oder chronisch, könne nur durch das Gastroskop gestellt werden, welches neben Schwellungen der Schleimhaut, entzündliche hyperämische Zonen oder diffuse Rötungen, abnorme Verfärbungen und Schleimauflagerungen unmittelbar erkennen läßt, so glaube ich mit wenig, aber doch ausreichender Erfahrung mit gastroskopischen Befunden sagen zu dürfen, daß auch diese Befunde — wieder die Ausnahmen zugegeben — keineswegs beweisend sind. Die durch abnorme Kontraktionszustände der Muscularis mucosae verdickte Schleimhaut sieht nicht anders aus als eine durch Entzündung aufgelockerte und verdickte; verdickte Schleimhautfalten und nur einfache Hyperämie besagen noch lange nichts. Erinnern wir uns, welche verschiedenen Grade von Hyperämie ein normaler Pharynx haben kann, daß auch beim Gesunden manchmal nur die vorderen Gaumenfalten, manchmal die hinteren auffallend gerötet sind. Gleiches kann unserer Überzeugung nach das Gastroskop an der Schleimhaut des Magens aufdecken, ohne daß deshalb Gastritis angenommen werden dürfte. Eine einfache Überbelastung des Magens kann unserer Überzeugung nach ebenso zur Hyperämie der Schleimhaut führen. Es will uns überhaupt scheinen, daß Mundhöhle, Ösophagus und Magen zu Entzündungen weniger neigen — wir sprechen nicht vom Ulcus ventriculi —, daß diese drei Organe hinsichtlich ihrer Resistenz gegen exogene und endogene Schäden eine gewisse Einheit bilden. Und so wenig eine belegte Zunge, ein schlechter Mundgeschmack, ein „pappiges" Gefühl im Magen schon Stomatitis bedeuten, so wenig bedeuten auch alle Erscheinungen der Magenindisposition bereits eine Gastritis. Und so wenig eine starke Salivation und Durchfeuchtung der Mundschleimhaut eine Stomatitis, so wenig Schleimproduktion im Dickdarm katarrhalische Entzündung bedeuten — s. Colica mucosa ohne Kolitis oder die Schleimproduktion im Mastdarm, die häufig nach einem einfachen Einlauf gesehen werden kann —, so wenig darf die Gastroskopie aus einer Durchfeuchtung, Schleimhautauflockerung oder Schleimauflagerung unmittelbar auf eine Gastritis schließen. Freilich gibt es Entzündungen der Magenschleimhaut oder der Magenwände, akute, vom einfachen Katarrh bis zur Magenphlegmone, chronische, von der hypertrophischen Gastritis bis zur chronischentzündlichen mit völliger Atrophie der Schleimhaut wie bei einem Morbus Biermer, diese sind aber, im Verhältnis zu den in der Praxis gestellten Diagnosen, als selbständige Krankheit zumindest unseres Erachtens außerordentlich selten.

Diese allgemeinen Bemerkungen schienen uns notwendig, ehe wir im speziellen auf die akute und chronische Gastritis eingehen.

1. Akute Gastritis.

Daß ein Überessen oder eine akute Nikotinvergiftung bei den ersten Rauchversuchen oder auch einmal bei übermäßigem Genuß bei einem Gewöhnten oder ebenso eine akute Alkoholintoxikation eine akute Gastritis nicht bedingen, daß die in diesen Fällen gestellte Diagnose wenigstens zumeist eine Verlegenheitsdiagnose ist, sofern man die Zusammenhänge nicht näher durchblickt, geht aus unserer Einleitung hervor. Warum sollte eine einmalige übermäßige Belastung, die zum begreiflichen Erbrechen oder zur Nausea, zum „akut verdorbenen Magen" führt, eine Entzündung der Magenschleimhaut auslösen? Warum sollte die Aufnahme „unbekömmlicher Zusammenstellungen von Nahrungsmitteln" (etwa geröstete Leber und darauf Schlagobers in größeren Mengen), die auch das Bild der „akuten Gastritis" auslösen, zu einer Schleimhautentzündung Anlaß geben? In diesen Fällen handelt es sich um eine gesunde Reaktion eines gesunden Magens auf eine zu große Belastung oder um eine Reaktion des Magens auf Grund einer Intoxikation, sei diese nun lokal oder zentral ausgelöst, nicht aber um eine akute Gastritis. Alle Idiosynkrasien, die zum Erbrechen führen, etwa das Nichtvertragen von Austern, Milch, reinen Eiergerichten usw., können doch nicht als akute Gastritis bezeichnet werden; wenn man schon eine anatomische Grundlage suchen will, muß sie in einer allergischen Reaktion irgendwelcher Art, vielleicht allerdings auch entzündlicher Art, vielleicht aber nur im Sinne eines allergischen Ödems gesucht werden. Auch der einmalige Alkoholabusus, der den Kranken elend, blaß, geschockt und akut „magenkrank" erscheinen läßt, kann höchstens zum geringsten Teil auf eine akuteste, flüchtigste entzündliche Reaktion der Schleimhaut des Magens bezogen werden, vor allem liegt hier eine zentrale Vergiftung mit zerebralem Erbrechen vor. Daß diese Üblichkeiten und das Erbrechen bald nachlassen, wenn der Kranke seinen Magen durch Erbrechen entleert und weitere Alkoholmengen nicht mehr aufnimmt, das Zerebrum also nicht mehr der zunehmenden Intoxikation unterliegt, ist nur zu begreiflich. Was von den nicht bekömmlichen Zusammensetzungen der Speisen gilt, wobei auch alle zu fetten Speisen inbegriffen sind, gilt zum Teil auch von sogenannten verdorbenen Speisen: entweder handelt es sich um toxische Substanzen, die eine allgemeine Vergiftung auslösen, wie beim Botulismus, oder um einen Abwehrreflex des Organismus, der zur Herausbeförderung des Genossenen führt; eine Gastritis hier anzunehmen, haben wir noch lange nicht das Recht. In diesen Fällen mit Magenerscheinungen nach „verdorbenen Speisen" macht man übrigens oft die Beobachtung, daß andere Familienmitglieder von der verdorbenen Speise viel mehr zu sich genommen haben und nicht erkrankt sind, daß es also sogenannte „schwache Mägen" gibt, die schneller reagieren als andere, wobei zugegeben sein mag, daß diese empfindlichen Mägen manchmal chronische Gastritiden sind, die der Mehrbelastung nicht gewachsen sind und erst nach Diätfehlern akute Symptome machen; dies scheint aber doch eher selten. Daß Überessen und auch die Aufnahme sicher verdorbener Speisen nicht zur Gastritis, sondern nur zum Erbrechen, zu einem Entleerungsreflex führen können, wird übrigens jeder Hundebesitzer wissen: wenn der hungrige Hund eine große Mahlzeit sehr rasch verschlingt, so kann es vorkommen, daß er die Mahlzeit sofort wieder erbricht; in diesen 5 bis 20 Minuten hat sich eine Gastritis sicher nicht entwickelt. Gibt man dem Hund nun nach kurzer Pause sein Fressen in kleinen Portionen, so frißt er wieder mit großer Lust, er ist wieder völlig gesund und er bleibt es auch trotz Aufnahme der sehr reichlichen zweiten Mahlzeit. Frißt ein Hund auf der Straße gefundenes faulendes Fleisch — was er übrigens sehr selten tut, die Mehrzahl der Hunde wissen genau, was sie vertragen, was nicht; auch Überessen kommt seltener vor als beim Menschen —, so erbricht er es meist gleich wieder und wird nicht für längere Zeit krank; er erkrankt nicht an einer akuten Gastritis, die mehrere Tage dauert. Auch beim Hund gibt es „schwache Mägen"; der eine verträgt alles, der andere ist überempfindlich. Wie wenig das akute klinische Bild der „akuten Gastritis" mit einer Magenentzündung zu tun hat, erhellt wohl am besten aus dem Umstand, daß auch akute Aufregungen das gleiche klinische Bild hervorrufen können.

Daß ein Paratyphus eine Gastroenterokolitis mit Entzündung von Magen- und Darmschleimhaut zeigen kann, daß die Klinik dieser Fälle, zumal am ersten und zweiten Tag, oft unter dem Bild einer akuten Gastritis verläuft, ist nur zu gut bekannt. Wenn umgekehrt bei fast allen Infektionskrankheiten akute gastritische Erscheinungen auftreten können, so hat dies unserer Überzeugung nach zumeist in den ersten Tagen mit einer akuten Gastritis, bei längerem Verlauf, während welchem auch zumeist eine Hypazidität festgestellt werden kann, mit einer chronischen Gastritis aber nichts zu tun. Die allgemeine Intoxikation hat hier den Magen unmittelbar oder mittelbar in Mitleidenschaft gezogen. Wenn nach Medikamenten, Salizylsäure, Antipyrin oder nach Sulfonamiden, zumal bei der Stoßtherapie unter hohen Dosen, akute „gastritische" Erscheinungen auftreten, darf man wohl nicht glauben, daß eine anatomische akute Gastritis vorliegt. Schwere Verätzungen (s. Vergiftungen) machen akute Nekrosen, leichte führen zu oberflächlichen nekrotisierenden Veränderungen mit sekundären Entzündungen oft schwerer Art, die nun als akute Gastritis im wahren Sinne des Wortes bezeichnet werden können; eine Urämie kann durch lokale Giftausscheidung auch zu einem subakuten Katarrh des Magens Anlaß geben. Es gibt also akute Gastritiden, das häufig gesehene klinische Bild der „akuten Gastritis" entspricht aber meist nicht einer entzündlichen Veränderung der Schleimhaut und weder die Röntgenologie noch die Gastroskopie hat uns in dieser Hinsicht viel weiter gebracht. Sie haben uns zweifellos viel Neues gelehrt, es wird aus dem Gesehenen aber noch gesiebt werden müssen, um zu einer Korrektur der meist verbreiteten Ansicht über die Gastritis zu gelangen.

Klinische Symptomatologie. Die Symptomatik der akuten Gastritis kennt jeder in ihren Initialsymptomen aus seiner Kindheit vom „verdorbenen Magen" her. Sie sind charakterisiert durch Üblichkeitsgefühl, das sich bis zum Erbrechen steigern kann, mehrfaches Erbrechen, längerdauernde Nausea, Appetitlosigkeit und meist auch Ekel vor Speisen, Müdigkeit, Abgeschlagenheit, manchmal eine gewisse Benommenheit, schließlich durch Schwindel (wobei sich zentraltoxische Erscheinungen zu manifestieren scheinen). Während der „verdorbene", nicht gastritische Magen bereits nach wenigen Stunden wieder überwunden sein kann, der etwa noch Kranke mit starkem Krankheitsgefühl bald wieder kleine Mahlzeiten zu sich nehmen kann, nach 24 Stunden längstens wieder gesund ist, wird eine akute Gastritis im anatomischen Sinne verschieden lang anhalten. Bei der typhösen gastroenteritischen Form stehen allerdings die allgemeinen und die Darmerscheinungen alsbald im Vordergrund; gerade der Magen beruhigt sich hier meist rasch. Belegte Zunge, Foetor ex ore, schlechter Geschmack oder „pappiges" Gefühl im Mund begleiten wenigstens die ersten Erscheinungen fast immer. Vielfach klagt der Kranke auch über Durst. In leichteren Fällen verlangen die Erwachsenen nach einem starken Schnaps, welcher vorübergehend ebenso hilft wie ein Gläschen Kognak bei dem „verdorbenen Magen". Das Erbrochene enthält erst die genossenen Speisen, später kann es zu Erbrechen von Magensaft kommen, unter Umständen mit Galle (regurgitierende Galle aus dem Duodenum). Im Epigastrium klagt der Kranke über ein Druckgefühl im Magen, nach Erbrechen oft über Bauchmuskelschmerzen, seltener über Krampfschmerzen, oder schwerere Gastrospasmen, die initial vorhanden sein können. Objektiv erhebt man bis auf eine leichte Druckschmerzhaftigkeit im Epigastrium einen negativen Befund. — Echte Gastritiden können mit Temperatursteigerungen einhergehen. Diese Formen können durch mehrere Tage anhalten und dann langsam verklingen.

Es gibt wenige verläßliche Untersuchungsreihen über die Sekretionsverhältnisse des Magens bei akuter Gastritis; soweit untersucht wurde, wurden aber durchwegs wechselnde Befunde, bald Hyper-, bald Hypazidität, bald Hyper-, bald Hyposekretion gefunden, wechselnde Verhältnisse, die sicher auch beim einfachen „verdorbenen Magen" anzutreffen sind.

Bei längerdauernden akuten gastritischen Zuständen mit anhaltendem Fieber werden vor allem alle einschlägigen Infektionskrankheiten, Paratyphus, Typhus usw., in Erwägung gezogen werden müssen.

Therapie. Die Therapie der akuten Gastritis besteht in Nahrungskarenz, Bettruhe, Dunstumschlägen auf den Magen, Löschen des Durstes mit nicht gezuckertem leichtem Tee und einer allmählichen Kosterweiterung, die dem Verlauf angepaßt ist.

Die *Gastritis phlegmonosa* ist außerordentlich selten, seltener noch als eine Dünndarmphlegmone. Bei ihrer Seltenheit ist die Diagnose kaum je möglich, sie wird vom Chirurgen während der Operation oder erst vom Anatomen gestellt. Das klinische Bild muß dem einer akuten Peritonitis entsprechen, die von einem schwer septisch erkrankten Organ des Oberbauches ausgeht; eine Abgrenzung gegen eine Ulkusperforation, eine eitrige Cholezystitis mit lokalisierter oder diffuser akuter Peritonitis ist nicht möglich.

Die *Ätzgastritis*, die schließlich zum Teil der chronischen Gastritis zugehört, wird im Rahmen der Vergiftungen besprochen werden.

2. Chronische Gastritis.

Über die unserer Überzeugung nach zu häufig gestellte Diagnose auch einer chronischen Gastritis wurde einleitend bereits gesprochen. Neuro-reflektorische Reizerscheinungen des Magens bei Cholezystopathien, Appendizitiden, Adnextumoren, ferner Azidismus, Hyperazidität und Hypersekretion, oder auch rein psychisch ausgelöste Reizerscheinungen („es verschlägt mir den Appetit"), also funktionelle Zustände am Magen, sind häufig Grundlage der fälschlich gestellten Diagnose einer „chronischen Gastritis". Nochmals sei hervorgehoben, daß das klinische Krankheitsbild einer chronischen Gastritis und eines Ulkus im allgemeinen durchaus verschieden ist, daß sich hinter dem Bild der „chronischen Gastritis" ein Ulkus in der Regel nicht versteckt, obwohl gerade das Ulkus, wie wir hören werden, fast regelmäßig mit einer anatomischen Ulkus-Gastritis einhergeht.

Hinsichtlich der *Ätiologie* kann über die „Hauptursache" einer wahren chronischen Gastritis folgendes gesagt werden: Sicher gibt es chronische Gastritiden, welche schließlich auch alle charakteristischen und oft schweren anatomischen Veränderungen zeigen, für die eine Ursache nicht gefunden werden kann. Es waren meist Individuen mit „schwachen Mägen", die langsam in das mehr oder weniger schwere Bild einer chronischen Gastritis übergingen. Lange Zeit eingehaltene, unbekömmliche, schlecht gekochte, überhaupt schlecht zubereitete Kost, wie wir es bei Kriegsgefangenen sahen, ferner auch mangelhaftes Kauen (schlechtes Gebiß), zu hastiges Essen mit mangelhafter Zerkleinerung und mangelhafter Speichelwirkung können bei „schwachen Mägen" sicher auch zur chronischen Gastritis Anlaß geben. In allen diesen Fällen sind die Zusammenhänge allerdings kaum je eindeutig, man sieht nur manchmal nach entsprechender Sanierung des Gebisses, eventuell nach der Versorgung mit einer Zahnprothese, meist langsam, einen Rückgang der Erscheinungen.

Alle ätiologischen Faktoren, welche bei der akuten Gastritis als solche anerkannt wurden (s. oben), können bei längerer Einwirkung sicher auch zur chronischen Gastritis führen. Im übrigen gibt es eine Reihe von Intoxikationen und Zuständen, bei welchen uns die chronische Gastritis wohl bekannt ist.

Der chronische Alkoholismus führt zu einer chronischen Gastritis, wobei die zentralen und nervösen Symptome von den gastritischen oft schwer zu unterscheiden sind. Auch chronischer Nikotinabusus mag gelegentlich gleiche Folgen haben, doch scheint dies unserer Erfahrung nach selten, es wurde dies vor allem in der letzten Zeit stark überschätzt. Auch der dauernde Genuß starker Gewürze, zu heißer oder zu kalter Speisen kann als Ursache beschuldigt werden. Dem Kliniker sind ferner die chronischen Gastritiden bei venöser Stauung des Magens, bei Dekompensation oder bei Leberzirrhosen geläufig; bei den letzteren mögen die Zusammenhänge ähnlich liegen wie bei den chronischen Cholezystopathien, bei welchen bald nur funktionelle Zustände im Sinne von Hyp- oder Hyperazidität, bald auch Gastritiden vorzukommen scheinen. Allgemein bekannt ist schließlich die Ulkus- und die Karzinom-Gastritis, wird doch beim Ulkus die Gastritis von manchen Autoren als das Primäre aufgefaßt. Bei den Karzinomen mögen die Dinge ähnlich liegen wie bei einer Pylorusstenose; ebenso wie bei dieser der stagnierende, sich zersetzende Mageninhalt einen chronischen Reiz auf die Magenschleimhaut ausübt, ebenso scheint insbesondere das zerfallende Karzinom toxisch auf die Magenschleimhaut einzuwirken.

Die Anatomen unterscheiden neben lokalisierten, an beliebigen Stellen oder etwa nur im pylorischen Anteil nachweisbaren, und neben diffusen Gastritiden hypertrophische und atrophische Gastritiden (diese z. B. beim Morbus Biermer), ferner eine Gastritis verrucosa, granulosa, catarrhalis, erosiva usw. mit mehr oder weniger starker Schleimabsonderung, Unterscheidungen, welche unserer Überzeugung nach für den Kliniker ebensowenig zum Einteilungsprinzip werden können wie die verschiedenen einschlägigen anatomischen Einteilungen bei der Kolitis.

Die klinische Symptomatologie ist am einfachsten umschrieben mit für andere Magenkrankheiten, vor allem für das Ulkus „nicht charakteristischen" Magenerscheinungen — wie Appetitlosigkeit, fader Geschmack im Mund, Aufstoßen, Druck im Magen, Empfindlichkeit gegen eine größere Mahlzeit oder gegen „schwerere Speisen", wobei die Art der „schwereren Speisen" im einzelnen Fall sehr different sein kann, ferner Üblichkeitsgefühl, gelegentliches Erbrechen (zumal nach Diätfehlern) —, Erscheinungen, die sich oft mit den subjektiven Symptomen des Azidismus, der Hyp- oder Anazidität oder der Aerophagie kombinieren und sich über Wochen, Monate oder Jahre, oft ohne Intervalle hinziehen können. Gastrospasmen kommen vor, sind aber selten, klassische Ulkusschmerzen mit ihrer großen und kleinen Periodik gehören aber nicht zum Bild.

Die Krankheit ist chronisch, sie kann trotz Diät in stärkerer oder schwächerer Form anhalten. Hierbei kann es zur Abmagerung kommen, meist aber fehlt sie in stärkerem Ausmaß, sofern der Kranke nicht aus Angst vor der Nahrungsaufnahme diese auf immer kleinere Mengen beschränkt. Unter Diätmaßnahmen können die Erscheinungen aber wesentlich gebessert werden oder auch zurückgehen, sie können auch spontan auf längere Zeit, auf Monate oder Jahre verschwinden, um aber wiederzukommen; man mag in diesem Fall eine chronische Gastritis annehmen, die nur bei bestimmter Gelegenheit manifestiert wird.

Daß eine chronische Gastritis keine Beschwerden zu machen braucht, wissen wir aus reicher klinischer Erfahrung: wie viele Ulzera z. B., die unter entsprechender Therapie in wenigen Tagen ihre Ulkusbeschwerden verlieren, fühlen sich völlig magengesund, obzwar die chronische Gastritis unverändert fortbesteht, sogar der unbehandelte Ulkuskranke hat in den schmerzfreien Stunden des Tages das Gefühl, als ob er „Nägel essen könnte", ißt mit Appetit, oft auch nicht zweckentsprechende Nahrung (wie in Kriegszeiten) und klagt nicht über die chronischen Beschwerden der chronischen Gastritis. Zur Symptomatik des Morbus Biermer gehören zwar auch gastritische Beschwerden, wie oft aber findet man Kranke, die völlig frei von Magenbeschwerden sind, obwohl in diesen Fällen eine chronische Gastritis mit schwer atrophischer Schleimhaut die Regel ist. Wieder weist dies darauf hin, in wie wenig charakteristischer Weise sich eine chronische Gastritis manifestiert; die schwersten Veränderungen führen oft kaum oder zu keinen Beschwerden, leichte Katarrhe unter Umständen zu schweren.

Eine besondere Besprechung verlangen die Ergebnisse der Laboratoriumsmethoden: die Mageninhaltsuntersuchung, die Gastroskopie und der Röntgenbefund.

Die Mageninhaltsveränderungen betreffen im wesentlichen die Säurewerte; vermehrter Magenschleim wird bei chronischer Gastritis selten gefunden, wie Schleim überhaupt kaum je als Ausdruck einer Gastritis gewertet werden kann. Auch eine Hypersekretion ist ungewöhnlich. Die Säurewerte können alle Abstufungen von Hyperazidität über Normazidität bis zur Hyp- und Anazidität, schließlich bis zur histaminrefraktären Achylie zeigen. Beweisend sind diese Befunde nicht, wie wir an anderer Stelle bereits gesagt haben. Freilich wird eine histaminrefraktäre Achylie beim Morbus Biermer die chronische atrophierende Gastritis beweisen, die Diagnose des Morbus Biermer beinhaltet aber schon mehr minder diese Gastritis. Die Untersuchung des Mageninhaltes mit einmaliger Ausheberung, aber auch mit fraktionierter Alkoholausheberung führt uns der Diagnose im allgemeinen nicht viel näher.

Hinsichtlich der Gastroskopie gilt Ähnliches wie das bei der akuten Gastritis Gesagte. Die Befunde sind unserer Überzeugung nach überschätzt, wenn auch zuzugeben ist, daß eine atrophische und hypertrophische Gastritis mit Sicherheit erkannt werden können. Berücksichtigt man aber, daß ein Etat mamelonné, der sogar vom Anatomen makroskopisch für eine besondere Form der Entzündung gehalten werden kann, von manchen Autoren, die sich histologisch mit dem Problem beschäftigt haben, nur als Funktionszustand der Muscularis mucosae bzw. der Schleimhaut erkannt wurde (Stoerk), wobei allerdings in den Etat mamelonné-freien Bezirken eine Gastritis angenommen und die umschriebene höckrige Hyperplasie als kompensatorisches Geschehen aufgefaßt wird, so wird man auch diese Befunde mit einer gewissen Vorsicht aufnehmen. Freilich wird die glatte, dünne Schleimhaut einer atrophischen Gastritis oder eine erosive Gastritis mit Sicherheit erkannt werden; man soll aber auch Erosionen hierbei nicht überschätzen, wissen wir doch, daß diese, ebenso wie ein akutes Ulkus, außerordentlich rasch ausheilen können und scheinbar einen wesentlichen Befund nicht ausmachen müssen. Erosionen sind übrigens der akuten Gastritis mehr eigen als der chronischen. Wir können demnach der modernen Auffassung nicht huldigen, daß eine chronische Gastritis nur mit dem Gastroskop festgestellt werden kann. Erstens kann man die Diagnose auch ohne Gastroskopie stellen, zweitens führt diese nicht selten auch zu Fehldiagnosen.

Auch über die Bedeutung der Röntgenuntersuchung wurde oben schon berichtet. Sie wird besonderen Wert haben, wenn es gilt, ein uncharakteristisches

Ulkus von einer Gastritis zu unterscheiden. Für sich allein soll sie nie zur Grundlage einer Diagnose gemacht werden, nur im Rahmen des gesamten klinischen Befundes wird sie wertvoll. Trotz immer besserer Untersuchungstechnik, die immer mehr Feinheiten darstellt, bleibt die Methode als solche allein unzuverlässig.

Die *Diagnose* ist also eine klinische, sie stützt sich auf eine genaue Anamnese, den Ausschluß einer der übrigen organischen und funktionellen Erkrankungen des Magens; wohl kann der Säurebefund, der Röntgenbefund und die Gastroskopie die Diagnose erhärten, allein ausschlaggebend aber sind sie selten: Freilich kann bei einer Verdachtsdiagnose ein Röntgenbefund, der ein klinisch atypisches Ulkus ausschließt, wertvollste Stütze der Diagnose werden.

Die *Prognose* einer chronischen Gastritis ist immer unsicher. Sie kann wochen- oder monatelang, sie kann jahrelang oder zeitlebens anhalten. Bei einer völligen Atrophie der Schleimhaut kann letzteres nicht wundernehmen. Unter entsprechender Therapie können aber doch meist lange beschwerdefreie oder wenigstens erträgliche Intervalle geschaffen werden.

Die *Therapie.* Bei Grundkrankheiten ist eine entsprechende Behandlung durchzuführen, bei anamnestisch erhobenen oder vermuteten Schädlichkeiten (rasches Essen, zu heiße Speisen, Alkoholmißbrauch usw., s. Ätiologie) sind diese auszuschalten.

Bei der chronischen Gastritis im engeren Sinne des Wortes, ohne nachweisbare Ätiologie, spielt unserer Überzeugung nach ebenso wie beim Ulkus die Beruhigungsbehandlung eine große Rolle. Eiliges, gehetztes Leben, unregelmäßige Mahlzeiten müssen einem ruhigen, geregelten Leben Platz machen, weshalb auch Urlaub, Sanatoriumsaufenthalt, schließlich auch Krankenhausaufenthalt oft ausgezeichneten Erfolg haben.

Allgemeine Regeln für eine Diät, die immer wichtig ist, lassen sich nicht aufstellen. Man muß unserer Überzeugung nach im einzelnen Fall auf die individuellen Eigenheiten des Kranken eingehen, muß seine bisherigen Erfahrungen berücksichtigen; man sei aber nicht zu ängstlich und lasse sich durch Beschwerden bei einer bestimmten Kost nicht gleich abhalten, diese Kostform doch eine Zeitlang zu versuchen. Im großen und ganzen kann gesagt werden, daß eine „leichte Kost", etwa eine Schondiät im Sinne der Ulkusdiät, hier immer versucht werden kann. Überempfindlichkeit gegen Milch, Eier und irgendwelche andere Speisen müssen berücksichtigt werden. Bei anaziden oder hyperaziden Gastritiden kommt einerseits der Versuch mit Säurelockern, Fleischbrühe, Fleisch, anderseits mit Nichtsäurelockern in Frage. Auch in dieser Beziehung gilt das bei der Ulkustherapie Gesagte (s. S. 98). Röstprodukte, schwarzer Kaffee, Alkohol, zumal Weißwein, werden im allgemeinen nicht vertragen. Hyp- und Anazidität werden mit HCl-Medikation behandelt werden, wobei allein Acidolpepsin- oder Glutacidtabletten (s. S. 63) ausreichende Säureverhältnisse im Magensaft schaffen; die magistraliter verschriebene HCl bringt meist keinen Erfolg. Bei Hyperazidität wird ohne Sorge zu kleinen Dosen von Alkalien gegriffen werden dürfen, ebenso wie beim Ulkus (s. S. 104); große Dosen sollen vermieden werden. Der Stuhl ist entsprechend zu regeln, gastrogene Diarrhoen (s. S. 168) entsprechend zu behandeln. Magenspülungen lehnen wir ab. Kuren in Badeorten sind überflüssig, in leichteren Fällen werden die alkalischen Säuerlinge (Karlsbad) oder auch Kochsalzwässer (Wiesbaden) Erfolg haben, wobei allerdings der Kuraufenthalt mit der nervösen Entspannung und der geregelten Lebensweise und die in diesen guten Kurorten wenigstens seinerzeit gewährleisteten ausgezeichneten Diätmöglichkeiten einen wesentlichen Anteil am Kurerfolg haben werden.

H. Ulcus ventriculi und duodeni.
a) Pathologische Anatomie.

Man kann zwischen *Erosion*, *Ulcus simplex* (s. rotundum) Cruveilhier (akutes peptisches Geschwür) und *Ulcus callosum* (chronisches Geschwür) unterscheiden.

Unter *Erosion* versteht man oberflächliche Substanzverluste der Magenschleimhaut, sie können in einer Blutung oder einer lokalen Anämie ihre Grundlage haben, man kann daher zwischen hämorrhagischen und ischämischen Erosionen unterscheiden. Erosionen können in kurzer Zeit ohne Hinterlassen einer Narbe ausheilen, im Gegensatz zu tiefergreifenden Substanzverlusten, die eine strahlige Narbe zurücklassen. Kann eine derartige Erosion auch Beschwerden im Sinne eines Ulkus auslösen, so ist die Erosion vom Ulkus aber doch streng zu trennen. Wenn die Entstehung eines Ulkus aus einer Erosion (durch den peptischen Magensaft) nicht von der Hand gewiesen werden kann, so muß doch betont werden, daß hämorrhagische Erosionen bei verschiedensten Krankheiten oft in der Vielzahl auftreten und nicht zum Ulkus führen. Die Erosion kann unter bestimmten Bedingungen vermutet werden, sie ist in der Regel der Diagnose aber nicht zugänglich (s. S. 97).

Beim *Ulcus simplex* greift der Substanzverlust auch auf die tieferen Schichten über, zumindest auf die Submukosa, er kann aber die gesamte Schichtdicke des Magens ergreifen und daher unmittelbar zur Perforation führen. Hauser, der beste Kenner der Anatomie des Ulkus, bezeichnet dieses Ulcus simplex als Infarktgeschwür, hervorgegangen aus einer Zirkulationsstörung oder einer ausgedehnteren Gewebsblutung mit sekundärer umschriebener Magenwandnekrose. Rokitansky beschrieb dieses Ulkus „als wäre ein rundes Stück der Magenwand mittels eines Locheisens herausgeschlagen". Die Anlage des Ulkus ist eine gleichmäßig konzentrische, trichterförmige, wobei die Achse des Trichters aber, entgegen der Aschoffschen Ansicht, verschiedenste Richtungen haben kann. Das Duodenalgeschwür verhält sich analog, es ist meist nur kleiner. Nach Hauser liegt diese Geschwürsform zahlreichen Ulkusfällen zugrunde, welche bei interner Behandlung in wenigen Wochen ausheilen. Es sind dies also keine chronischen, sondern akute Ulzera, auch wenn sich die Ulkuskrankheit durch periodenweises Aneinanderreihen zahlreicher derartiger frischer Ulzera über Jahre hin erstrecken kann und so chronisch ist.

Beim *chronischen Geschwür* kommt es zu reparativen, später bindegewebig vernarbenden Granulationen in der Wand des Geschwürs. Dieses schwielige Gewebe, welches bis auf den Ulkusgrund, bis auf den Peritonealüberzug des Magens bzw. Duodenums und bei weiterer Penetration auch darüber hinausreichen kann (s. unten), charakterisiert dieses Geschwür als chronisch. Der Geschwürsrand ist kallös verdickt (Ulcus callosum). Die regionären Lymphdrüsen sind oft vergrößert.

Das *penetrierende Geschwür* ist eine Sonderform des Ulcus callosum, es geht meist langsam aus dem nicht penetrierenden kallösen Ulkus hervor. Durch den ulzerativen Prozeß, speziell auch die peptische Verdauung des Magensaftes, werden langsam fortschreitend die Magenwand und ebenso auch das bereits gebildete derbe Bindegewebe des Ulcus callosum zerstört. Es kommt nicht zur Perforation, weil der Grund des Geschwürs sich immer wieder mit Bindegewebe ausfüllt, der Geschwürsgrund liegt aber bereits außerhalb des Magens, bald in bindegewebigen mesenterialen Verwachsungen, bald (bei Lage des Geschwürs in der Magenvorderwand) mit dieser verbacken an der Unterfläche der Leber. Das Ulkus kann in das Pankreas, in das Mesocolon transversum usw.

penetrieren. Mehrere nebeneinanderliegende Geschwüre können zusammenfließen, sie bilden dann große Substanzverluste. Durch narbige Schrumpfung
der kleinen Kurvatur kann der eingerollte Pylorus der Kardia genähert werden
(s. S. 86), Narben können zur Sanduhrform des Magens führen (s. S. 34).

Das Ulcus simplex heilt mit einer strahligen Narbe, das kallöse Geschwür
heilt nur schwer aus, kleinere kallöse Geschwüre können aber mit entsprechenden
Narbenschrumpfungen auch zur vollen Ausheilung kommen. Oralwärts von
Duodenalgeschwüren kommt es zu Pulsionsdivertikeln (s. S. 87). Starke narbige
Schrumpfung des Geschwürs führt am Pylorus und am Duodenum zur Stenose
(Magenausgangsstenose).

Entgegen einer alten Anschauung dürfte die Häufigkeit der Duodenalulzera
gleich groß sein wie die der Magenulzera.

Die Ulzera des Magens sind meist im Bereiche der kleinen Kurvatur und
hier zumeist in Pylorusnähe oder am Pylorus selbst lokalisiert. Der häufigste
Sitz eines Duodenalgeschwürs ist die Hinterwand; Vorderwandulzera sind selten.

Das Ösophagusgeschwür ist außerordentlich selten, es liegt meist im untersten
Abschnitt der Speiseröhre, meist unmittelbar an der Kardia.

Das postoperative Jejunalgeschwür unterscheidet sich nicht von Magen-
oder Duodenalgeschwüren. Es liegt meist im Anastomosenring des abführenden
Schenkels der in den Magenstumpf eingenähten Jejunumschlinge.

b) Ätiologie und Pathogenese des Ulkus.

Ätiologie und Pathogenese des Ulkus sind nicht bekannt; wir bewegen uns
diesbezüglich im Hypothetischen. Zweifellos hat v. BERGMANN recht, wenn er
sagt, daß eine Theorie der Ulkusentstehung nicht nur die erste peptische Läsion,
sondern auch ihr Chronischwerden und ihre Lokalisation an den bekannten
Prädilektionsstellen erklären müsse, sie könne schließlich an den hereditären
Verhältnissen nicht vorbeigehen.

Allgemein wird angenommen, daß der saure Magensaft mit seiner Verdauungskraft in der Pathogenese des Ulkus Bedeutung hat. Wenn auch die alte Lehre
der regelmäßig vorhandenen Hyperazidität des Magensaftes bei Ulkus nicht
aufrechtzuerhalten ist, beim Ulcus ventriculi normale Säurewerte sogar die
Regel sind und beim Ulcus duodeni Hyperazidität nur ein sehr häufiges Vorkommnis ist, so muß bei der Entstehung des frischen Ulkus die peptische Verdauungskraft des Magensaftes doch eine Rolle spielen und sie ist für die Chronizität
des Ulkus sicher mitverantwortlich. Es gibt zwar anazide Ulzera, sie sind unter
anderem bei M. Biermer beschrieben, die Fälle sind aber so selten, daß sie die
Bedeutung des sauren Magensaftes nicht in Frage stellen; man wird annehmen
müssen, daß diese Mägen zur Zeit der Entstehung des Ulkus doch sauer waren.

Bei der ersten Entstehung eines Ulkus wird man eine Ernährungsstörung
als Ursache annehmen müssen. In den Fällen von akutem Ulkus und akutem
Ulkus mit Perforation erkennt man im allgemeinen, daß das Ulkus einer Nekrose
im Rahmen einer hämorrhagischen Infarzierung entspricht, und wir dürfen
annehmen, daß eine Zirkulationsstörung zur mehr oder weniger starken Infarzierung der Magen- oder Duodenalwand geführt hat und daß das nekrotische
Gewebe der peptischen Verdauung des Magensaftes zum Opfer gefallen ist.
Über die Art dieser Ernährungs- bzw. Zirkulationsstörung wissen wir allerdings
nichts Bestimmtes. Die alte Annahme von Embolien ist wohl fallengelassen,
hingegen kommen vielleicht endarteriitische Veränderungen, vor allem aber
Thrombosen, Gefäßkompression durch Magenwandspasmen und schließlich in
erster Linie Gefäßspasmen in Frage. Man versteht damit ohne weiteres, daß
Ulzera gelegentlich bei einer Periarteriitis nodosa, bei Arteriosklerosen und

schließlich bei vegetativ stigmatisierten Individuen mit Gefäßlabilität und
Neigung zu Gefäßspasmen gefunden werden. Daß Nervenreizungen allein zum
Ulkus führen können, ist mit zahlreichen Tierexperimenten verschiedener Art
gezeigt worden; HAUSER erklärt: „Den experimentellen Beweis halte ich für
erbracht, daß es möglich ist, durch Eingriffe am Nervensystem Ulzera zu erzeugen mit einer gleichen Prädilektionsstelle wie das menschliche Ulkus, oft
nur in der Einzahl auftretend, mit chronischem Verlauf und den anatomisch-
histologischen Eigenschaften des beim Menschen auftretenden Geschwürs."
Die v. BERGMANNsche Theorie, nach welcher die Störungen im vegetativen
Nervensystem — v. BERGMANN dachte vor allem an Spasmen der Magenmuskulatur — für die Entstehung des Ulkus wie für sein Chronischwerden
verantwortlich zu machen seien, hat zahlreiche Anhänger gefunden. Der zweite
Teil der v. BERGMANNschen Theorie erwog die Frage, warum bestimmte Indivi-
duen zu diesen Spasmen und damit zum Ulkus neigen, womit die Frage der
Konstitution in den Vordergrund gerückt war. Wir haben darauf hingewiesen,
daß ein großer Teil der Ulkusträger zu den vegetativ Stigmatisierten mit jener
Disharmonie im vegetativen Nervensystem gehören, welche sowohl für die
Periodizität, das Kommen und Gehen des Ulkus, für die Beeinflußbarkeit durch
Frühjahr und Herbst, für die Rezidive, als auch für das Ulcus pepticum jejuni
nach Entfernung oder Ausschaltung des Magen-Duodenalulkus durch Magen-
resektion als Erklärung herangezogen werden kann. Sicher ist, daß bei der
Entstehung der Geschwüre auch mechanische Momente eine Rolle spielen.
Wenn die mechanische Theorie ASCHOFFS mit seiner Erklärung der Lokalisation
der Geschwüre in der am meisten mechanisch beanspruchten „Magenstraße"
(s. S. 28) allein nicht ausreicht, so werden mechanische Momente gerade für
die Lokalisation der Geschwüre doch anerkannt. KONJETZNY hat die chronische
Gastritis als wichtiges ätiologisches Moment in den Vordergrund gerückt; heute
wird allerdings im allgemeinen angenommen, daß die Ulkusgastritis meist Folge
des Ulkus ist und daß sie nur für die Chronizität, nicht aber für die primäre
Genese des Ulkus ursächlich herangezogen werden kann.

c) Klinische Symptomatologie.

α) Der Kranke.

Es scheint dem Kliniker kein Zweifel, daß das Ulkus in einer vegetativ-
nervösen Konstitution seine Miturursache hat. In der großen Mehrzahl der Fälle
wenigstens begegnen wir dem Ulkus bei Individuen, die alle Zeichen der vegetativen Dystonie in sich vereinigen und eine abnormale Labilität oder auch Reizzustände im Vagus- und Sympathikusgebiet aufzeigen. Wenn auch Statistiken
dagegen sprechen und zweifellos auch nicht vegetativ stigmatisierte Pykniker z. B.
ein Ulkus tragen können, so scheint uns, daß der vegetativ-stigmatisierte Astheniker, bei dem sich oft auch eine psychische Labilität findet, am meisten zum
Ulkus disponiert. Es sind Individuen, die meist kalte Hände, kalte Füße haben,
die leicht erröten, leicht erblassen, zu Zeiten bei entsprechender Gelegenheit
im Sinne eines orthostatischen Kollapses auch ohnmächtig werden, zu Herzklopfen, Schwitzen oder auch zu Durchfällen neigen. Wenn auch ein Pykniker
mit guter Ernährung, mit ruhigem rundderbem Gesicht ohne Zeichen nervöser
Erregung eine Ulkusanamnese klassischer Art vorbringen kann, so sind es doch
zumeist nervöse Astheniker mit den Zeichen der vegetativen Labilität, welchen
wir als Ulkusträgern begegnen und die wir oft schon am „Ulkusgesicht" beim
Eintreten in die Sprechstunde zu erkennen glauben: Meist magere Gesichter
mit trotz ihrer Jugend tief eingezogenen Nasolabial- und Stirnfalten, scharfe

Gesichter, deren Labilität durch die nervöse Unruhe, vielleicht ihre leicht glänzenden Augen noch unterstrichen wird; man glaubt dem Kranken sein nervöses, gehetzt-eiliges Leben vom Gesicht ablesen zu können. Der Kranke bietet meist das Bild der konstitutionellen Neurasthenie und oft klagt er über entsprechende Beschwerden, Kopfschmerzen, Schwindel, depressive Stimmungen, Reizbarkeit usw. Das soll nicht heißen, daß nicht auch Fettleibige oder, wie erwähnt, Pykniker oder schließlich auch konstitutionell Normale ein Ulkus bekommen können.

Das konstitutionelle Moment in der Pathogenese findet sich auch in der Heredität ausgedrückt, über die beim Ulkus nicht mehr gestritten werden kann. Jeder Praktiker kennt zahlreiche Fälle, in welchen einer oder der andere der Eltern und Geschwister an Ulkus litt, es gibt Familien, in welchen sämtliche Kinder mit Ulkus in Behandlung standen. Nach SPIEGEL und BERTA ASCHNER aus der Schule J. BAUER muß angenommen werden, daß der Magen der Ulkuskranken eine primäre Organminderwertigkeit aufweisen muß, die allerdings ebensowohl zum Ulkus wie zum Karzinom oder zur „nervös-konstitutionellen" Magendyspepsie Anlaß geben kann. Der Ulkuskranke wird also mit seiner Ulkusbereitschaft geboren, was wir ja auch daran erkennen, daß einem Ulcus ventriculi nicht selten ein Ulcus duodeni folgt oder daß nach Operation ein Ulcus pepticum jejuni auftritt!

Das Ulcus ventriculi findet sich häufiger bei Frauen, das Ulcus duodeni häufiger bei Männern. Das Ulcus duodeni macht im allgemeinen mehr Beschwerden als das des Magens. Das Ulkus ist eine Krankheit noch junger Individuen, unter 20 Jahren noch selten, ist es aber bald später sehr häufig und viele Krankengeschichten ziehen sich vom 25. Lebensjahr bis in das hohe Alter, freilich zumeist mit oft jahrelangen Intervallen. Das Ulkus kann aber in jedem Alter auftreten. Uns scheint es, daß in der Nachkriegszeit Ulzera bei älteren Individuen auffallend häufig zur Beobachtung kamen.

β) Die Anamnese mit den subjektiven Beschwerden — der wichtigste Baustein der Diagnose.

Als vor 20 bis 30 Jahren, zur Zeit der „Krise in der Medizin", die Tendenz dahin ging, sich in der Diagnostik interner Krankheiten von der unsicheren Subjektivität der Klagen des Kranken freizumachen und die Diagnose durch Chemie, Physik und andere Zweige der „exakten" Naturwissenschaften zu objektivieren, wurde hinsichtlich der Diagnose des Ulkus auch LEUBES Satz geprägt, daß mit langem Ausfragen Zeit für präzise Diagnostik verlorengehe. Ist die Krise in der Medizin heute wohl allgemein mit der Ansicht überwunden, daß den exakten Wissenschaften in bestimmten Fragen wohl eine entscheidende Stellung, in der Regel aber nicht die Hauptrolle zukommt, so gilt heute nach fast einmütiger Ansicht für die Diagnostik des Ulcus ventriculi und duodeni als sicher, daß die Anamnese mit den subjektiven Beschwerden des Kranken der wichtigste diagnostische Behelf ist, und man wäre fast geneigt, die alte Ansicht dahin umzukehren, daß der objektive Befund nichts, die subjektive Beschwerde alles bedeutet. v. BERGMANN hat zweifellos recht, wenn er sagt, daß in der Vernachlässigung der subjektiven Klagen zugunsten des „objektiven" Befundes der Grund zu jenen diagnostischen Irrtümern lag, die bis vor zehn Jahren geradezu die Regel waren, — und die sich unserer Erfahrung nach auch heute nur noch allzu häufig ereignen; durch Überwertung der objektiven Befunde diagnostizierte und diagnostiziert man statt des Ulkus Kardialgien, Pylorospasmen, Hyperazidität, übersah das Ulkus bei Hypersekretion und Aerophagie und erfand sogar schließlich eine Reihe von heute längst vergessenen Krankheiten (Taormina ventriculi, Pyrosis usw. usw.).

Jedenfalls gibt es zahlreiche Fälle, in welchen der erfahrene Arzt auf Grund der Beschwerden allein ohne alle diagnostischen Hilfsmittel die sichere Diagnose eines Ulkus zu stellen in der Lage ist, auch Fälle, in welchen er trotz völlig negativer Laboratoriumsbefunde an der gestellten Ulkusdiagnose nicht irre wird — mit Recht, wie der spätere Verlauf und spätere positive Röntgenbefund ihm auch beweisen werden. Freilich verlangt die Diagnostik aus der Anamnese neben einer genauen Kenntnis der so wechselvollen und verschiedenartigen Beschwerden des Kranken ein genauestes, oft mühevolles Eingehen auf die Beschwerden.

Die subjektiven Klagen beim Ulcus duodeni und Ulcus ventriculi unterscheiden sich mit Sicherheit nicht, einleitend haben wir ja auch darauf hingewiesen, daß das Ulkus sich bald im Magen, bald im Duodenum oder am Pylorus lokalisiert, die Krankheit aber die gleiche bleibt. Feststeht, daß dem Ulcus duodeni und zumeist auch dem juxtapylorischen Ulkus, einerlei ob es im Pylorus oder knapp diesseits oder jenseits desselben gelegen ist, in der großen Mehrzahl der Fälle ein klassischer Beschwerdenkomplex zukommt. Wir sprachen an der Klinik meines Lehrers v. Ortner von „duodenalen Beschwerden", von welchen wir wußten, daß sie zumeist von einem Ulcus duodeni oder auch einem juxtapylorischen Magenulkus, seltener von einem höher sitzenden Ulkus der kleinen Magenkurvatur, aber gelegentlich auch von einem Duodenalkatarrh, einer Erosion im Duodenum, einem Duodenaldivertikel oder einer Periduodenitis bei Pericholezystitis ausgelöst werden. v. Bergmann mit seiner Schule sprach im gleichen Sinne von einem „pylorischen Syndrom", um auszudrücken, daß die dem Pylorus nahen Ulzera es zumeist sind, welche den Beschwerdenkomplex auslösen, und er wies darauf hin, daß in seltenen Fällen eine Reihe anderer abdomineller Erkrankungen das Syndrom auszulösen vermag (s. S. 97). Das Ulcus ventriculi muß sich, wie gesagt, in seiner Symptomatik vom Ulcus duodeni, bzw. den duodenalen Beschwerden nicht unterscheiden, man erkennt es oft daran, daß der duodenale Beschwerdenkomplex Atypien aufweist; bestimmte Züge sind ihm eigen, die, wie wir sehen werden, die Wahrscheinlichkeitsdiagnose doch oft erlauben.

Fragt man den Ulkuskranken nach seinen Beschwerden, so wird man, auch beim intelligenten Patienten trotz Vorliegens einer klassischen Krankengeschichte, die für die Diagnose wichtigen Einzelheiten oft nicht ohne weiteres erfahren. Die, wie wir gleich auseinandersetzen werden, diagnostisch so wertvolle *„große Periodik"* und die *„Tagesperiodik"* sind auch Kranken mit jahrelangen Ulkusbeschwerden oft nicht bewußt geworden; dies wird verständlich, wenn wir unter anderem hören werden, daß Nahrungsaufnahme bei dem gleichen Kranken Beschwerden ebenso auslösen, wie bestehende Beschwerden auch rasch beseitigen kann, daß sowohl Schmerzen nach Nahrungsaufnahme wie Nüchternschmerz den Symptomenkomplex charakterisieren, daß Schmerzen zu den verschiedensten Tageszeiten und in verschiedenen Perioden des Ulkus wieder zu verschiedenen Tagesstunden auftreten können, daß ein Diätfehler eine große Beschwerdenperiode auslösen, daß diese aber auch ohne allen Grund, sogar bei Einhalten strengster vorgeschriebener Kost auftreten kann, daß vom Kranken aus gesehen eine Regel also in keiner Hinsicht bestehen muß — trotz für den Eingeweihten typischer Symptomatik, die die Diagnose auf Grund der Anamnese allein mit Sicherheit gestattet.

γ) Die große Periodik der Ulkuskrankheit.

Die Beschwerden des Ulkuskranken treten in kürzeren oder längeren beschwerdefreien Intervallen in zumeist längeren Perioden auf. Die Beschwerdenperioden dauern bald nur zwei bis vier Wochen, bald aber auch mehrere Monate,

die Intervalle nur einige Wochen oder auch ein halbes Jahr oder bis zu mehreren
Jahren. Meist folgen sich einmal wieder aufgetretene Beschwerden in mehreren
Perioden, wobei das Frühjahr und der Herbst prädisponierend sind. Es gibt
Kranke, die Jahre hindurch mit Einbruch der kühleren und kalten Herbstzeit
und wieder bei den ersten Frühjahrsstürmen für einige Wochen, andere, die
nur im Herbst, andere, die nur im Frühjahr ihre Beschwerden akquirieren; doch
gibt es Ausnahmen von der Regel, in welchen die Jahreszeit keine Rolle spielt,
oder die Beschwerden auch im Winter und im Sommer auftreten. Es scheint,
daß grobe Diätfehler, ein Alkoholexzeß, eine übermäßig schwere große Mahlzeit
eine Beschwerdenperiode auslösen können, zumeist aber sind diätetische Auslösungsursachen nicht zu erfragen, sie dürften auch nur selten und als eine unmittelbar auslösende Ursache bei eben einsetzenden Beschwerden ursächlich
in Frage kommen. Daß bestimmte Speisen die Beschwerden auslösen, wird
kaum je angegeben. Nicht selten wird bei der begreiflichen Suche nach dem
Diätfehler vom Kranken, sicher fälschlich, dieses oder jenes Gericht beschuldigt,
welches vor kürzerer oder längerer Zeit genossen wurde. Kein Zweifel aber ist
es, daß Zeiten nervöser Spannung, gehetzten Lebens und geistige Überarbeitung
disponierend sind. Für die Diagnose ist es außerordentlich wertvoll, wenn wir
anamnestisch erfahren, daß auch vor einem halben Jahr, vor einem, zwei oder
auch vor vielen Jahren Schmerzperioden bestanden. In einer ersten Ulkusperiode ist die Diagnose auf Grund der Anamnese immer schwierig und zumeist
auch deshalb unsicher, weil der beweisende Röntgenbefund meist nicht erbracht
werden kann. Weil aber die Kranken einerseits in einer ersten Periode oft nicht
zum Arzt gehen, weil es anderseits naturgemäß viel mehr Ulkuskranke gibt,
die schon früher Beschwerden gehabt haben, erhebt man zumeist ohne Mühe
die charakteristische Anamnese über vorangegangene Beschwerdenperioden,
über die „große Periodik“, die überdies noch durch folgende Merkmale gekennzeichnet ist: die Periode ist meist langdauernd oder längerdauernd, sie währt
wenigstens 14 Tage bis zu mehreren Monaten; es gibt Ausnahmen mit wenigen
Tagen Dauer, wobei allerdings zumeist beschwerdefreie Zwischentage eine
kurze „Periode“ vortäuschen; die Periode ist ferner hinsichtlich der Intensität
der Beschwerden meist gleichförmig oder oft auch langsam stetig zunehmend,
und sie ist kontinuierlich, die Beschwerden treten zumeist *täglich* (allerdings
nur zu bestimmten Stunden, s. S. 79) auf. Wir begegnen beim Ulkus also
nicht einem initialen starken Schmerzanfall, wie etwa bei einer Cholezystitis, an
den sich, langsam ausklingend, durch einige Tage oder Wochen abklingende
Beschwerden anschließen — an die „große“ Periodik könnte auch hier gedacht
werden, da sich Galleanfälle mit anschließenden mehrtägigen oder auch längerdauernden Beschwerden bekanntlich oft in kürzeren oder längeren Intervallen
wiederholen können —, die Ulkusbeschwerden beginnen eines Tages und halten
nun ohne oder nur mit geringen Schwankungen in ihrer Intensität durch die
ganze Periodik, oft täglich kommend, an. Von dem täglich (und zur gleichen
Stunde) kommenden Schmerz überzeugt man sich, indem man den Kranken
frägt, ob er in der Ulkusbeschwerdenperiode z. B. mittags schon voraussagen
könne, daß er um 4 Uhr Schmerzen haben werde. Wenn es auch Fälle gibt,
in welchen der Kranke über ein Schwanken der Beschwerden berichtet, wenn
er nach drei bis vier Beschwerdetagen wieder, wie erwähnt, ein bis zwei beschwerdefreie Tage angibt, so trifft dies doch meist nur für leichtere Fälle zu,
die Regel ist, daß der Ulkuskranke bei einmal eingetretener Beschwerdenperiodik
täglich unter seinen Beschwerden leidet, bis nach Ablauf der Periode, meist
unvermittelt, die Beschwerden aufhören. Wenn von den Franzosen von Ulcères
à crises tabiformes, von v. BERGMANN, einem der besten Kenner der Ulkus-

krankheit, von Ulkuskrisen gesprochen wird, so bezieht sich diese Beschreibung lediglich auf das plötzlich unvermittelte Einsetzen einer Beschwerdenperiode und die nicht selten große Intensität der Magenbeschwerden; die ganze Periode stellt hier einen krisenhaften Anfall dar, anders als bei einem Galleanfall, der mit aller Vehemenz einsetzt, um dann langsam auszuklingen. Der Ulkuskranke fühlt sich im Intervall ganz gesund, er beteuert, daß er nach Aufhören seiner Beschwerden wieder alles essen, daß er dann wieder „Kieselsteine essen" könne, auch wieder zum Unterschied vom Gallekranken, der nach einem Galleanfall mit Recht längere Zeit einen Anfall fürchtet, empfindlich gegen Diätfehler bleibt und auch ängstlich seine Diät einhält.

Bei Verdacht auf Ulkus wird man dem Kranken also folgende Fragen vorzulegen haben: „Haben Sie schon in früherer Zeit, vielleicht auch schon vor zehn oder auch zwanzig Jahren, durch längere Zeit ähnliche Beschwerden gehabt? Halten die Beschwerden Wochen und Monate in ungefähr gleicher Intensität an? Bestand zu Beginn der Beschwerdenperiode ein besonders starker (Galle-) „Anfall"? Haben Sie, wenn die Beschwerdenperiode einmal eingesetzt hat, täglich Ihre Beschwerden? Sind Sie im beschwerdefreien Intervall völlig magengesund?" Die letzte Frage wird wohl nicht immer bejaht, es gibt Ulkuskranke, die auch in der beschwerdefreien Zeit ständig einen „heiklen" Magen haben; ein genaueres Ausfragen zeigt hier allerdings nicht selten, daß es sich um ängstliche Patienten handelt, die nach einigen Beschwerdenperioden durch Jahre hindurch eine Ulkusdiät eingehalten haben, und daß die ängstliche Besorgnis den „nervös heiklen" Magen im Gefolge hatte. In Kriegs- und Nachkriegszeiten begegnet man nicht selten bis dahin diätetisch streng gehaltenen Ulkuskranken, die sich bei grober Kost nun sehr gut fühlen. Es kann die Begleitgastritis des Ulkus auch tatsächlich chronische Magenbeschwerden bedingen.

δ) Die Tagesperiodik des Ulkus.

Ebenso klassisch wie die große Periodik sind die Tageszeiten, in welchen die Schmerzen beim Ulkus auftreten. Die klassische Klinik unterscheidet im allgemeinen zwischen einem Frühschmerz, Spätschmerz und Nüchternschmerz. Wir halten aber das Ausfragen des Kranken nach diesen verschiedenen Schmerzarten für verwirrend; will man den Nüchternschmerz eruieren, so wird man nach einem morgendlichen Nüchternschmerz fragen und hierbei fast regelmäßig eine verneinende Antwort hören; der gleiche Kranke hat wohl seinen Nüchternschmerz, aber nachts, wenn der Magen gerade leer geworden ist. Um beim Erheben der Anamnese diesen Schwierigkeiten aus dem Wege zu gehen, empfehlen wir den von uns im allgemeinen eingeschlagenen Weg, wobei wir nicht einfach die Frage stellen lassen, „Wann haben Sie Beschwerden?", der auch nicht die Frage kennt, „Haben Sie Schmerzen bald nach oder erst 2 bis 3 Stunden nach dem Essen?", oder „Haben Sie Schmerzen, wenn Sie nüchtern sind?", da die Mehrzahl der Kranken wegen des Auftretens der Beschwerden zu den verschiedensten Tageszeiten, bald nach einer kleinen Mahlzeit, bald erst nach einer größeren, bald unmittelbar nach dieser, bald erst 1 bis 2 bis 4 Stunden nach dieser, bald auch oder nur nachts, eine Regel überhaupt nicht mehr wahrzunehmen vermögen; wir halten es vielmehr für vorteilhaft, den Kranken mit der Anamnese durch den ganzen Tag zu führen und unter gleichzeitiger Berücksichtigung der Lebensweise, der Tageseinteilung, vor allem der Tagesstunden der Nahrungsaufnahme nach Schmerzen zu den verschiedenen, und zwar mehr oder weniger klassischen Tagesstunden auszufragen, aus welchen sich die Tagesperiodik zusammensetzt. Auf Fragen, ob der Schmerz zu bestimmten Stunden kommt, gibt auch der intelligente Kranke oft die Antwort, es gäbe keine Regel, der Schmerz träte zu allen Tagesstunden auf, er ist oft auch vorerst nicht zu bewegen, auf eine Detailanamnese hinsichtlich dieser Tagesperiodik einzugehen, überzeugt, daß er in jahrelanger Erfahrung mit seinem Magenleiden eine Regel in keiner Hinsicht erkannt hatte. In diesen Fällen, die dem Ausholen Schwierigkeiten bereiten, ist es vorteilhaft, den Kranken mit der Frage zu verblüffen: „Wenn Sie auch keinerlei Regel im Auftreten Ihrer Schmerzen beobachtet zu haben glauben, sagen Sie: Haben Sie je schon beim Aufwachen morgens im Bett Schmerzen gehabt?" Hier wird der Kranke stutzen, er kommt darauf, daß es zumindest doch eine Regel gibt, wird nun nachdenken und wird sich, zumal mit gleichen Trickhilfen, durch seine schmerzreichen Tage führen lassen. Freilich gibt es Kranke, oft solche, die schon in Behandlung waren, die eine so charakteristisch detaillierte Schilderung ihrer Schmerzen geben, daß ein Ausfragen überflüssig ist und bei welchen die Angaben durch Stichfragen nur kontrolliert werden müssen. Andere Kranke geben wieder diese oder jene charakteristische Eigenheit ihrer Beschwerden an, die uns das Ulkus mit großer Wahrscheinlichkeit annehmen lassen, sie schildern z. B., daß sie periodisch regelmäßig nachts um $^1/_2$2 Uhr früh durch epigastrische Schmerzen aufgeweckt werden, eine Angabe, die allein die Ulkusdiagnose schon sehr nahelegt, wie wir sehen werden. Zumeist aber müssen wir durch richtige Fragestellung die Tagesperiodik ergründen, wobei das systematische Durchgehen durch die 24 Stunden des Tages sich uns sehr bewährt hat. Nachdem die Frage, ob er beim Aufwachen morgens je Schmerzen hatte, verneint wurde, ist die nächste Frage: „Haben Sie noch vor dem Frühstück Schmerzen?" Sie wird in der Regel verneint; auf die seltene Ausnahme, in welcher, entgegen der Regel, fast den ganzen Tag über die Schmerzen anhalten, kommen wir später zurück. Auf die Frage: „Haben Sie nach dem Frühstück Schmerzen?", wird oft mit Ja geantwortet Die wichtige genauere Feststellung, wie lange nach der Nahrungsaufnahme die Schmerzen auftreten, erreicht man oft schon mit der Frage, ob die Schmerzen unmittelbar nach dem Frühstück oder erst einige Zeit später, etwa 1 bis 2 Stunden später, kommen. Oft kann der Kranke diese Frage aber mit Sicherheit nicht beantworten, man erfährt die richtige Antwort erst auf dem Umweg über seine Tageseinteilung nach dem Frühstück. Wir fragen, ob er gleich nach dem Frühstück außer Haus geht, fragen ferner, ob die Schmerzen schon auf dem Weg zu seiner Arbeitsstätte oder erst dort nach kürzerer oder längerer Arbeitszeit auftreten, wir erfragen so Anhaltspunkte, die uns das Zeitintervall zwischen Frühstück und Schmerzbeginn mit großer Sicherheit bestimmen lassen. Am Weg zur Arbeit hat der Kranke in der Regel noch keine Schmerzen, sie kommen erst nach einer gewissen Arbeitszeit. Man kann mit Vorteil auch die folgende Frage stellen: „Haben Sie Ihren Vormittagsschmerz meist am frühen oder doch meist erst am späteren Vormittag?" Die Regel ist, daß der späte Vormittag als Schmerzzeit angegeben wird. Die Intensität dieser Vormittagsschmerzen ist meist geringer als die der Nachmittagsschmerzen, wenigstens wird in der Regel die Frage: „Haben Sie stärkere Schmerzen am Vormittag oder am Nachmittag?", mit „am Nachmittag" beantwortet. Daß manche Patienten vormittags überhaupt keine Schmerzen haben, ist bereits hervorgehoben. Bei manchen Kranken dauern die Vormittagsschmerzen bis Mittag an; ist dies der Fall, so hören die Schmerzen prompt nach Nahrungsaufnahme auf; denn nahezu ausnahmslos gilt die Regel, daß dem Essen eine beschwerdefreie Periode folgt. Wohl sagen manche Kranke, daß sie „nach dem Mittagessen die stärksten Schmerzen (oder Schmerzen überhaupt) haben"; geht man der Sache aber genauer anamnestisch nach, so eruiert man immer, daß dem Essen ein ein- bis eineinhalb- bis zwei- bis dreistündiges beschwerdefreies Intervall folgt, nach dem die

Schmerzen erst auftreten. Je nach der Stunde des Mittagessens haben die
Kranken ihren Schmerz um 3 Uhr oder 4 Uhr oder 5 Uhr und diese Zeit
ist es auch, zu welcher das Ulkus in der Regel den stärksten Schmerz des
Tages zeigt. Unbeeinflußt hält dieser Schmerz meist 2 Stunden an, um dann
langsam abzuebben, bei manchen Kranken hält der Schmerz bis zum Nachtmahl
an, die meisten Kranken kupieren den Schmerz durch eine kleine Mahlzeit,
wie wir noch hören werden. Auch das Nachtmahl wird „gut vertragen", nach
dem Nachtmahl treten Schmerzen vor dem Schlafengehen in der Regel nicht
mehr auf, zumindest sofern der Kranke bald zu Bett geht. In den klassischen
Fällen wird der Kranke aber nachts, und zwar fast ausnahmslos zwischen
12 und 2 Uhr, meist um 1 bis $^{1}/_{2}2$ Uhr früh, von starken Schmerzen geweckt;
dieser Nachtschmerz ist außerordentlich charakteristisch, insbesondere
dann, wenn der Kranke Nacht für Nacht zur gleichen Stunde aus dem Schlaf
geweckt wird. Auch hier hilft die Einnahme einer kleinen Mahlzeit oft schlagartig; manche Kranke plagen sich mit ihrem Schmerz auch 1 bis 2 Stunden,
bis sie wieder einschlafen, um früh schmerzfrei aufzuwachen.

Diese Tagesperiodik wird erst dann charakteristisch, wenn sie sich in der
großen Periodik dokumentiert, das heißt wenn der Kranke berichtet, daß sein
Nachmittagsschmerz oder sein Nachtschmerz oder beide periodisch jeden Tag
und jede Nacht kommen. Es gibt keine andere Krankheit, die täglich gerade
in der Nacht um 1 Uhr Schmerzen auslöst. Ein Galleanfall kann zu jeder
Nachtstunde auftreten, tägliche nächtliche Galleanfälle mit dem Einsetzen
zur gleichen Stunde gibt es nicht. Das geschilderte Bild der Tagesperiodik
kann sich insofern ändern, als dieser oder jener der angegebenen Schmerzen
bei manchen Kranken nicht beobachtet wird; wir erwähnten früher, daß manche
Kranke vormittags nie Schmerzen haben, wir fügen hinzu, daß es Kranke gibt,
die nur Nachtschmerz oder die nur Vormittagsschmerz haben. Immer ist der
regelmäßige, täglich zur gleichen Stunde auftretende Schmerz das Charakteristische.

Der Charakter der Schmerzen kann verschieden sein: oft wird einfach ein
Druck im Epigastrium angegeben, meist allerdings ein schmerzhafter Druck
oder überhaupt nur ein dumpfer Schmerz, der auch nach links und rechts unter
die Rippen oder unter dem Sternum nach oben bis in die Präkordialgegend
ausstrahlen kann. Oft wird angegeben, daß der Schmerz „durch und durch"
senkrecht bis in den Rücken reicht. Die Kranken vermögen sehr deutlich den
Druckschmerz von Krampfschmerzen zu unterscheiden. Kann auch der Vor-
mittags- oder Nachmittagsschmerz schon krampfartig sein, so ist dies für den
Nachtschmerz nahezu die Regel.

Ebenso charakteristisch wie die Schmerzen sind auch die Intervalle: sie
sind völlig beschwerdefrei, der Kranke fühlt sich in den schmerzfreien Stunden
vollständig gesund, auch vor allem magengesund, er hat Appetit und glaubt,
alles essen zu können.

Das klinische Bild des Ulkus ist ferner dadurch gekennzeichnet, daß der
Kranke meist weiß, daß er seine Schmerzen einerseits durch Niederlegen, anderseits durch Nahrungsaufnahme oder auch durch Einnahme eines alkalischen
„Magenpulvers" lindern oder auch zum Schwinden bringen kann. Meist wird
der späte Vormittagsschmerz, nicht so sicher der Nachmittagsschmerz, meist
prompt auch der Nachtschmerz durch Einnahme einer kleinen Mahlzeit, einer
Schale Milch, einer Tasse heißen Tees mit einem Keks oder mit Zwieback zum
Schwinden gebracht. Niederlegen hilft dem Kranken meist in kurzer Zeit;
der Schmerz sistiert oft schon nach 10 Minuten, meist nach einer halben Stunde
Liegens. Oft hört man, daß der Kranke sich abends einen nächtlichen Imbiß

vorbereitet, der ihm hilft, den Schmerz beim nächtlichen Erwachen rasch zu kupieren. Die Anamnese kann freilich den guten Erfolg einer Nahrungsaufnahme zur Schmerzlinderung dann nicht ergeben, wenn der Kranke aus Angst, bei Magenschmerzen zu essen, es bisher immer verabsäumt hat, im Schmerz etwas zu sich zu nehmen, wie dies nicht selten vorkommt. Ebenso wie Ruhe die Schmerzen lindert, kann ihn Bewegung stärker zum Vorschein kommen lassen oder auslösen.

ε) Andere anamnestische Angaben.

Andere Magensymptome, wie Aufstoßen, saueres Aufstoßen, Luftaufstoßen, Sodbrennen gehören nicht zum Symptomenkomplex der duodenalen Beschwerden, sie können freilich vorkommen, da, wie wir hören werden, das Ulkus oft mit Hyperazidität, Azidismus, bzw. mit einer Gastritis acida oder auch mit einer Aerophagie einhergeht. Früher stattgehabte Komplikationen des Ulkus, wie Hämatemesis oder Meläna, seinerzeitige Symptomenkomplexe, die an eine gedeckte Perforation erinnerten (s. S. 93), werden die Diagnose naturgemäß entsprechend erhärten. Erbrechen gehört nicht zum Symptomenbild. Manche Kranke erbrechen aber sehr häufig auf der Höhe der Schmerzen. Kompliziert sich die Ulkuskrankheit mit Hypersekretionserbrechen, so ändert dies freilich ebenso wie der Übergang in eine Pylorusstenose das Bild (s. S. 128).

Wichtig ist noch die anamnestische Angabe, daß zur Zeit von Magenbeschwerden entweder eine mehr oder weniger starke Obstipation besteht, zumindest wird der Kranke mit nur wenigen Ausnahmen angeben können, daß der Stuhl während der Beschwerdenperiode wohl normal, aber doch härter ist als gewöhnlich.

Der Kranke berichtet meist nicht über Abmagerung, auch bei monatelanger Dauer der Beschwerden. Manche Kranke allerdings essen schließlich aus Angst vor Schmerzen immer weniger und weniger und können hierbei beträchtlich abmagern. Der Gewichtsverlust ist aber nicht Symptom des Ulkus.

Der Appetit bleibt in der Regel erhalten, wenn nicht eine stärkere gastritische Komponente vorliegt.

Beim Erheben der Anamnese erfaßt man überdies auch die hereditären Verhältnisse, bzw. das so häufige familiäre Vorkommen des Ulkus, man erfaßt alle jene Symptome, welche unter dem Kapitel „Der Kranke" beschrieben wurden. Wir hören in der Anamnese von seiner vegetativen Labilität, Neigung zu Schwitzen, zu Herzklopfen, zu nervösen Durchfällen, von kalten Händen, kalten Füßen, von psychischer Nervosität, unter Umständen von schlechtem Schlaf; das konstitutionelle Moment des vegetativ stigmatisierten Asthenikers wird durch die Anamnese meist leicht aufgedeckt und bestärkt die Diagnose.

Im allgemeinen ist die Angabe nicht typisch, daß bestimmte Speisen nicht vertragen würden. Wohl aber geben manche Kranke an, daß sie bei Wiederauftreten von Beschwerden durch eine vorwiegende Milchdiät oder eine sogenannte „leichte Kost" überhaupt die Beschwerden im Zaum halten könnten (s. Therapie). Der Diätfehler spielt während einer Beschwerdenperiode in der Regel eine sehr untergeordnete Rolle. Die Schmerzen stellen sich zu typischer Stunde regelmäßig ein, einerlei, was der Patient gegessen hat.

Haben wir im vorstehenden eine klassische Ulkusanamnese geschildert, der wir bei entsprechendem Ausfragen sehr oft begegnen, so muß schließlich darauf hingewiesen werden, daß uncharakteristische Verlaufsformen beim Ulkus nichts Ungewöhnliches darstellen. Es gibt Fälle, in welchen das Haupt-

symptom Schmerz sogar völlig fehlen, in welchen der Ulkusverdacht aus der
Anamnese nur auf Grund der großen Periodik uncharakteristischer Magenbeschwerden, wie Sodbrennen, Aufstoßen, leichtes Magendrücken usw., ausgesprochen werden und in welchen bis auf diese Periodizität kein unmittelbares
Ulkussymptom erhoben werden kann. Und doch handelt es sich in diesen Fällen
auch um ein aktives Ulkus, welches der Röntgenologe nicht selten auch findet.
Daß der Schmerz bald nur geringe Grade, bald höchste Grade haben kann,
daß wir das eine Mal kaum von nennenswerten Schmerzen, das nächste Mal
von Schmerzkrisen sprechen müssen, haben wir oben schon erwähnt, ebenso
wie wir das Auftreten der Schmerzen nur nachts oder nur vormittags oder
auch nur nachmittags hervorhoben. Daß Ulzera symptomlos verlaufen können,
zeigen uns jene Fälle, welche aus heiterem Himmel zur schweren Blutung oder
auch zur Perforation führen, oder jene Autopsiebefunde alter Individuen, bei
welchen eine oder mehrere Ulkusnarben gefunden werden, ohne daß die genaue
Anamnese je über irgendwelche Magenbeschwerden berichtet hätte. Auf jene
Fälle, in welchen die Komplikationen des Ulkus, wie Hypersekretionserbrechen,
Aerophagie, „Azidismus“, Sodbrennen usw., allein klinisch in Erscheinung
treten und die Ulkussymptomatologie selbst völlig zurücktritt, kommen wir
später noch zu sprechen.

Die Anamnese erlaubt im allgemeinen eine sichere Unterscheidung hinsichtlich der Lokalisation des Ulkus, bzw. eine Differenzierung zwischen Ulcus duodeni
und Ulcus ventriculi nicht. Wie eingangs hervorgehoben, klagen Träger eines
Ulkus im Duodenum oder in der pylorischen Region, manchmal auch solche
mit einem an der kleinen Kurvatur sitzenden Ulkus über die geschilderten
„duodenalen“ Beschwerden. Man darf dann eher an das Ulcus ventriculi denken,
wenn ein „Frühschmerz“, ein Magenschmerz unmittelbar oder wenigstens
$^1/_2$ bis 1 Stunde nach dem Essen auftritt oder auch wenn die „duodenalen Beschwerden“ sehr uncharakteristisch geschildert werden. Hoch an der Kardia
sitzende Ulzera lösen oft schon während der ersten Bissen Schmerzen aus, der
Kranke gibt an, schon beim ersten Schluck und während des Schluckens hochsitzende Schmerzen hinter dem unteren Sternum zu empfinden.

ζ) Die Frage der Ursachen der Periodizität, des Früh-, Spät- und Hungerschmerzes.

Die Ursachen der oft langen Latenz und der dann doch regelmäßig wieder-
kommenden Beschwerdenperioden muß in vegetativen Umstimmungen (GOLD-
SCHEIDER) gesucht werden. Haben wir früher hervorgehoben, daß der Ulkuskranke ein vegetativ labiles Individuum ist, daß sein vegetatives Gleichgewicht
leicht gestört ist, so verstehen wir auch die seit langem bekannte Tatsache,
daß Ulkusperioden sich so häufig im Frühjahr und im Herbst einstellen. Daß
die „Umstimmung“ in der Pathogenese des Ulkus viel bedeutet, mag auch daran
zu erkennen sein, daß eine stärkere Blutung oder ein Fieberstoß (Proteintherapie
HOLLERS) unter Umständen die Beschwerden schlagartig beseitigen können.
Die Abhängigkeit der Ulkusbeschwerden oder des Ulkusrezidives vom „Nervösen“ erhellt auch aus der einfachen und häufigen Beobachtung, daß Kranke
nach psychischen Aufregungen zum Ulkusrezidiv neigen und daß nicht nur
körperliche, sondern auch psychische Ruhe einen maßgeblichen therapeutischen
Faktor darstellen (s. Therapie).

Viele Kliniker unterscheiden prinzipiell zwischen Früh-, Spät- und Hungerschmerz. Sie empfehlen, das Krankheitsbild anamnestisch in der Richtung
zu analysieren, ob der Schmerz unmittelbar nach dem Essen, $^1/_2$ bis 2 Stunden
nach dem Essen oder ob er nüchtern auftritt. Wenn es auch richtig zu sein scheint,
daß manche Ulzera (insbesondere hochsitzende Ulzera des Magens) unmittelbar

nach dem Essen Schmerzen haben (Frühschmerz), daß Schmerzen vielfach auf der Höhe der Magenverdauung, also zirka 2 Stunden nach dem Essen (Spätschmerz) oder schließlich nach Nüchternwerden des Magens (Nüchternschmerz) auftreten, so ist ein derartiges anamnestisches Auseinanderhalten der verschiedenen Schmerzen schwierig. Die Schmerzen nach dem Mittagessen treten z. B. um 4 bis $^1/_2$5 Uhr, auch wenn der Kranke um 12 Uhr zu Mittag gegessen hatte, auf, der Nachtschmerz stellt sich um 1 Uhr nachts ein, einerlei, ob der Kranke um $^1/_2$7 bis 7 Uhr oder erst um 9 Uhr oder sogar um 11 Uhr sein Nachtmahl eingenommen hatte. Die sichere Unterscheidung von Schmerzen bei nüchternem oder noch verdauendem Magen, eines Spät- und Nüchternschmerzes ist also oft nicht möglich.

Die Erklärung für den Frühschmerz kann wohl an der Tatsache nicht vorbeigehen, daß er nicht selten bereits während des Essens, ja nach dem ersten Schluck auftritt; da es meist hochsitzende Ulzera sind, die ihn zeigen, wird man annehmen dürfen, daß der Schmerz eine direkte Beziehung zum Ulkus hat, daß eine Reizung des Ulkus den Schmerz auslöst, zumal der Schmerz in diesen Fällen hoch oben in das Epigastrium oder hinter das Sternum an umschriebene Stelle verlegt wird. Dies soll nicht besagen, daß der Frühschmerz immer das unmittelbar schmerzende Ulkus bedeutet, es mag sein, daß von dem durch die Nahrungsaufnahme gereizten Ulkus reflektorisch Magenmuskelkrämpfe zustande kommen. Leichter fällt der Versuch einer Erklärung des Spätschmerzes, da er zur Zeit auftritt, in welcher die Säurewerte während der Magenverdauung die höchsten Werte erreicht haben. Freilich muß man sich von der Vorstellung freimachen, daß das Ulkus durch die ätzende Säure schmerzhaft würde. Es dürfte sich darum handeln, daß auf dem Höhepunkt der Verdauung motorische Reizerscheinungen in der Magengegend auftreten, die sich einerseits durch spastische Kontraktionen oder auch durch Überdehnung bestimmter Magenanteile schmerzhaft auswirken. v. BERGMANN sagt: „Es ist nicht unglücklich, den Spätschmerz, KATSCH und WESTPHAL folgend, als ‚Magenentleerungsreiz‘ zu bezeichnen, wenn auch nicht immer der Magen noch mit Speisenentleerung, wohl aber fast stets mit Sekretentleerung zu tun hat. Aber man vergesse nicht, daß bei Achylia gastrica nicht ganz selten ein Magenentleerungsschmerz vorkommt, der alle Zeichen jenes Spätschmerzes bei Ulkus trägt und auf Salzsäure in nicht zu kleinen Mengen oft prompt zum Verschwinden zu bringen ist.“

Eine derartige Auslegung eines der besten Kenner des Problems zeigt, wie sehr alle Erklärungsversuche der Schmerzphänomene beim Ulkus problematisch sind. Wenn die unmittelbare Ulkusempfindlichkeit gewiß nicht für die charakteristischen Schmerzphänomene herangezogen werden kann, so muß doch auch hier darauf hingewiesen werden, daß das Ulkus schmerzempfindlich sein kann, wie wir vom Druckschmerz und von der Untersuchung vor dem Röntgenschirm wissen, wo oft eine exzessivste Druckempfindlichkeit des Ulkus gezeigt werden kann.

Keiner der Ulkusschmerzen reagiert so prompt im Sinne der Linderung oder des Sistierens auf Nahrungsaufnahme wie der Nachtschmerz. Bei diesem handelt es sich sicher in der Mehrzahl der Fälle um einen Hungerschmerz, allerdings um einen Nüchternschmerz nach eben abgeschlossener Magenverdauung, bei der wahrscheinlich noch eine Nachsekretion vorliegt. Der nüchterne Magen des Morgens löst Schmerzen nicht aus. Es ist also nicht der nüchterne, sondern der eben nüchtern gewordene Magen, der Schmerzen auslöst. Ob die Nahrungsaufnahme beim Nachtschmerz den Schmerz endgültig oder, wie dies nicht selten vorkommt, nur vorübergehend beseitigt, dürfte davon abhängen, ob die Nahrungsaufnahme zur ausreichenden Verdünnung des vorhandenen sauren Magensekrets und vor allem zur endgültigen Entleerung desselben führt. Wieder ist also die Azidität des Magensekrets ausschlaggebend, sie ist es aber nicht allein, um die es sich handelt; der Schmerz, der meist krampfartig geschildert wird, dürfte Leerkontraktionen des Magens bei einem spastischen Pylorus entsprechen, während das saure Magensekret den Reiz für dieses krankhafte Muskelspiel abgibt. Ebenso wie der Spätschmerz, ist also auch dieser Hungerschmerz keineswegs geklärt, unsere Überlegungen bewegen sich zumeist im Hypothetischen. Für die Erklärung der Nachtschmerzen kann man auch nicht näher faßbare Umstimmungen im vegetativen Nervensystem, die zweifellos Tag und Nacht wellenförmig ablaufen, verantwortlich machen: es bleibt jedenfalls merkwürdig, daß manche Kranke ihre Schmerzen immer pünktlich um 1 Uhr nachts bekommen, einerlei, ob sie nun um 7 Uhr oder 9 Uhr oder gar 11 Uhr genachtmahlt haben. Es scheint also in diesen Fällen weniger auf den Zeitpunkt des Nüchternwerdens als auf die Stunde als solche anzukommen.

η) Der objektive Untersuchungsbefund.

Der objektive Untersuchungsbefund umfaßt im allgemeinen die Untersuchung des Kranken auf hyperästhetische und klopfempfindliche Zonen, Druckpunkte und abnorme Rektusspannung, er umfaßt ferner den Röntgenbefund, das Ergebnis der Magensaftuntersuchung und der Stuhluntersuchung auf okkultes Blut. Wir möchten hierzu betonen, daß wir uns, vom Röntgenbefund abgesehen, der manchmal wertvollste Auskunft gibt, von allen übrigen Untersuchungsmethoden kaum eine wertvolle Hilfe für die Diagnose erwarten.

1. Hyperästhetische Zonen, Rektusspannung, Klopfempfindlichkeit, Druckpunkte. Die Überempfindlichkeit der Haut in einem umschriebenen Bezirk des Epigastriums, bald mehr rechts, bald mehr links von der Mittellinie, bald diese überschneidend — eine Empfindlichkeit im Sinne einer HEADschen Zone —, ist beim Ulkus unseres Erachtens ein so seltenes und ein so unzuverlässiges Symptom, daß wir ihm keinerlei Bedeutung zumessen. Etwas verläßlicher, aber immer noch reichlich unzuverlässig ist eine überempfindliche Klopfzone, mit dem Hammer oder mit dem perkutierenden Finger erhoben; auch sie ist als Symptom kaum verwertbar. Eine etwas erhöhte Rektusspannung der einen Seite, wobei völlige Symmetrie der Rippenbögen und damit der Ansätze der Rekti Voraussetzung ist, kann bei entsprechender Anamnese als unsicheres Verdachtszeichen gelten, es wird deutlicher, wenn eine frische Perigastritis diese Défense hervorruft. Selbst die bekannten Druckpunkte erscheinen uns sehr unzuverlässige Zeichen, so sehr sie in jedem Lehrbuch auch hervorgehoben werden. Ein tiefer Druck im Epigastrium ist immer bis zu einem gewissen Grade schmerzhaft, Bedeutung könnte also immer nur ein scharf umschriebener Druckpunkt gewinnen; er soll beim Ulcus ventriculi häufiger links, beim Ulcus duodeni häufiger rechts von der Mittellinie liegen. Wenn man aber sieht, daß uns der Röntgenologe zwar nicht selten zeigen kann, daß das Ulkus umschrieben druckempfindlich ist und unser gefundener Druckpunkt tatsächlich dem Ulkus entspricht, daß er uns aber ebenso oft, wenn nicht öfter, vor dem Schirm demonstrieren kann, daß unser Druckpunkt weit außerhalb von Magen und Duodenum liegt, so wird man auch hier dem Symptom nur sehr relativen Wert zubilligen. Das gleiche gilt für die Druckpunkte am Rücken: nach BOAS soll das Ulcus ventriculi paravertebral links von der Wirbelsäule in der Höhe des elften und zwölften Processus spinosus, das Ulcus duodeni rechts von der Wirbelsäule in der Höhe des zwölften Processus spinosus einen Druckpunkt zeigen. Diese BOASschen Druckpunkte sind unserer Erfahrung nach kaum je nachweisbar. Bei einer beginnenden gedeckten Perforation mit den Zeichen der umschriebenen peritonitischen Reizung gewinnt der palpatorische Untersuchungsbefund naturgemäß sehr an Bedeutung.

Die Palpation kann bei Sitz des Ulkus am Pylorus manchmal einen Ulkustumor ergeben, der kugel- oder walzenförmig und von glatter Oberfläche ist, meist über Nußgröße hat, etwas druckempfindlich ist und anatomisch dem Ulkus, der Perigastritis und dem spastischen Pylorussphinkter entspricht.

2. *Der Röntgenbefund.* Einleitend sei hervorgehoben, daß bei sicherem Ulkus ein völlig negativer Röntgenbefund erhoben werden kann, daß wir also bei entsprechender klassischer Anamnese auch bei negativem Röntgenbefund an der Diagnose festhalten. Wir erleben es häufig, daß Ulkuskranke durch ein bis zwei Jahre immer wieder einen negativen Röntgenbefund bringen und daß wir, unbeirrt an der Diagnose festhaltend, schließlich doch meist die Befriedigung haben, einen eindeutigen Röntgenbefund zu erhalten. Es muß aber hervorgehoben werden, daß die Röntgenuntersuchung des Ulkus im allgemeinen eine außerordentlich wertvolle Bestätigung der klinischen Diagnose bringt, daß ihr in zweifelhaften Fällen sehr oft entscheidende Bedeutung zukommt und daß sie heute so ausgebaut ist, daß sie in der Mehrzahl der Fälle die Diagnose sichert. Das Ulcus ventriculi gibt häufiger negative Befunde als das Ulcus duodeni.

Es soll im folgenden nicht eine ausführliche Schilderung der Röntgenbefunde des Ulcus ventriculi und duodeni gegeben werden, die Röntgenologie des Ulkus soll nur so weit besprochen werden, daß der

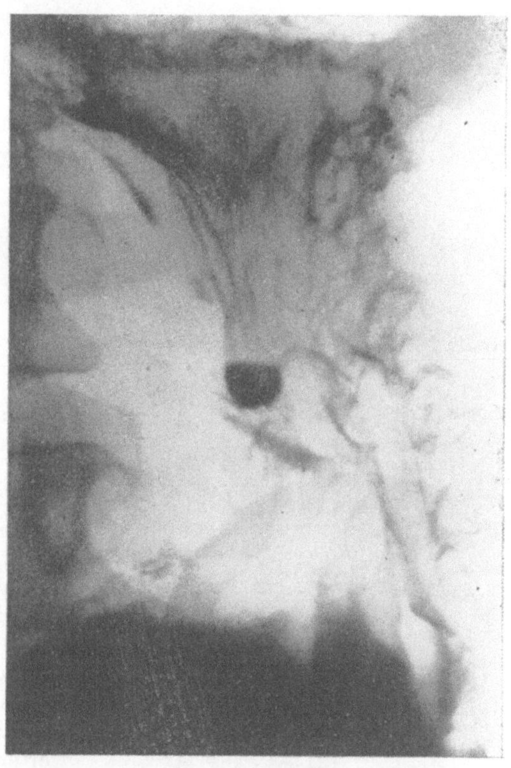

Abb. 9. Ulcus ventriculi an der kleinen Kurvatur. Die Schleimhautfalten in der Umgebung verbreitert und unregelmäßig verlaufend.

Praktiker die vom Röntgenologen erhaltenen Befunde richtig werten und in die klinische Diagnose richtig einbauen kann.

Befunde beim Ulcus ventriculi. a) Direkte Zeichen. *Der Nischenbefund* (s. Abb. 9). Die Röntgennische stellt den Ausguß des Ulkuskraters dar. Die Nische sitzt zumeist an der kleinen Kurvatur, sie hat meist Linsen- bis Bohnengröße, kann aber gut pflaumengroß und darüber werden (penetrierendes Ulkus). Die Nische kann der Beobachtung entgehen, zumal wenn sie in der Magenhinterwand gelegen ist. Reliefbilder der Magenschleimhaut können sie in einem konstanten Bariumdepot mit mehr oder weniger großer Sicherheit vermuten lassen. *Die Magenulkusnarbe* (Abb. 10). Sie wird im strahlenförmigen Zusammenlaufen der Magenschleimhautfalten im Reliefbild der Magenschleimhaut erkannt. *Verkürzung der kleinen Kurvatur und Einrollung der Pars pylorica.* Die Narbenschrumpfung führt zur Verkürzung der kleinen Kurvatur, die Schrumpfung der Minorseite der Pars pylorica auch zur sogenannten „Einrollung der kleinen

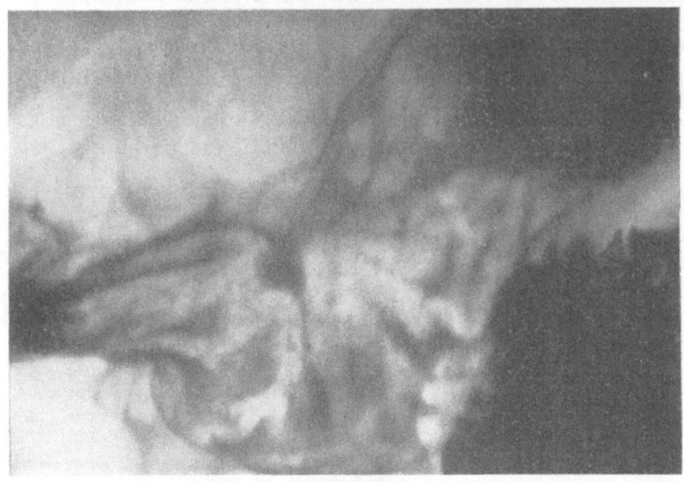

Abb. 10. Restnische nach Ulcus ventriculi mit strahlig verlaufenden Schleimhautfalten nahe der kleinen Kurvatur im Bereiche des Angulus.

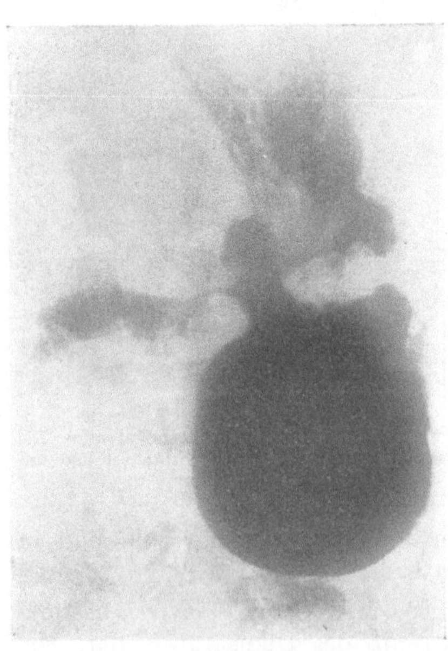

Abb. 11. Schneckenförmige Einrollung der kleinen Kurvatur.

Kurvatur", wobei der Pylorus bzw. der Anfangsteil des Duodenums an der kleinen Kurvatur hochgezogen wird (Abb. 11).

b) Indirekte Zeichen. Sie sind ausnahmslos sehr unverläßlich, der Röntgenologe legt auf sie immer weniger und weniger Wert: *Hypersekretion*, im Röntgenbild daran zu erkennen, daß sich über dem dichten Schatten des Bariumbreis eine weniger schattendichte Sekretschicht findet. *Lokale stehende Magenspasmen*, die im Bereiche des Ulkus angenommen werden. *Pylorospasmus* und Entleerungsverzögerung des Magens. *Klaffender Pylorus.* Bei parapylorischem Ulkus kann man schließlich (zumal gegenüber einer Nische der Minorseite) eine *spastische Einziehung an der gegenüberliegenden Majorseite* beobachten. Die „Zähnelung der großen Kurvatur" gegenüber dem Minorseiten-Ulkus wurde früher zweifellos als Ulkuszeichen stark überschätzt. *Sanduhrmagen und Kaskadenmagen*, s. S. 34, und schließlich das *Stillstehen des Magensegments* (Fehlen der Peristaltik), in dem das Ulkus liegt.

Befunde bei Ulcus duodeni. Nischenbefund. Seinerzeit sehr selten beobachtet, wird die Nische im Duodenum heute häufiger gefunden als im Magen. Die Nische sitzt meist nahe dem Pylorus. Sitzt sie an der Minorseite, so ist sie ohne weiteres bei Auffüllung des Bulbus zu finden, sitzt sie an der Hinterwand, so kann das Reliefbild einen stationären Schatten meist deutlich festhalten. Entsprechend der Dünnwandigkeit des Duodenums versteht man, daß jeder zur Narbe führende Prozeß sich frühzeitig wird in *Deformierungen*

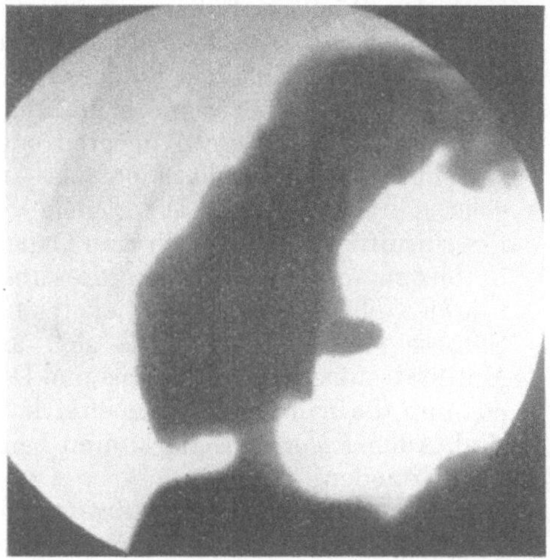

Abb. 12. Ulcus duodeni mit Nische und Retraktion des medialen Rezeß.

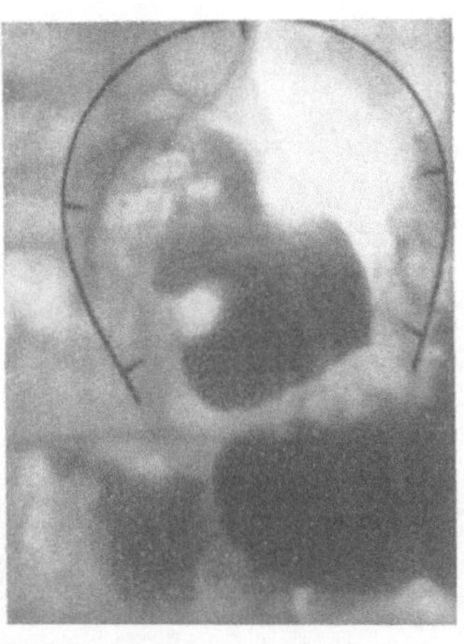

Abb. 13. Deformation des Bulbus duodeni mit Einziehung an der großen Kurvaturseite (Spasmus oder Narbe).

auswirken müssen. So kommt es, daß die Nische oft schon an einem narbig verkürzten Minorrand des Duodenums festgestellt wird, daß dieser Minorrand sich abzuflachen beginnt und schließlich seine ursprüngliche Konvexität mit Konkavität vertauscht. Der Bulbus, an der Majorseite noch normal gewölbt, ist auf der Minorseite nun schwer deformiert (Abb. 12), er wird stark asymmetrisch. Diese *Asymmetrie des Bulbus* kann mit fortschreitender narbiger Schrumpfung, zumal bei Vorliegen mehrerer Ulzera, zu einer schweren *Deformierung des Bulbus* führen (Abb. 13), wobei dieser an seine ursprüngliche Zwiebel- (Kartenherz-) Form überhaupt nicht mehr erinnert. Er kann schließlich *kleeblattförmig* (Abb. 14), sichelförmig oder irgendwie difform erscheinen. Er bekommt in seiner Form noch ein besonderes Gepräge, wenn sich infolge der narbigen Schrumpfung einer oder beider Seiten hinter der schrumpfenden und dadurch etwas stenosierenden Narbe ein *Pulsionsdivertikel (Ulkustasche)* entwickelt. Der juxtapylorische Duodenalbezirk beginnt sich vor der Narbe des

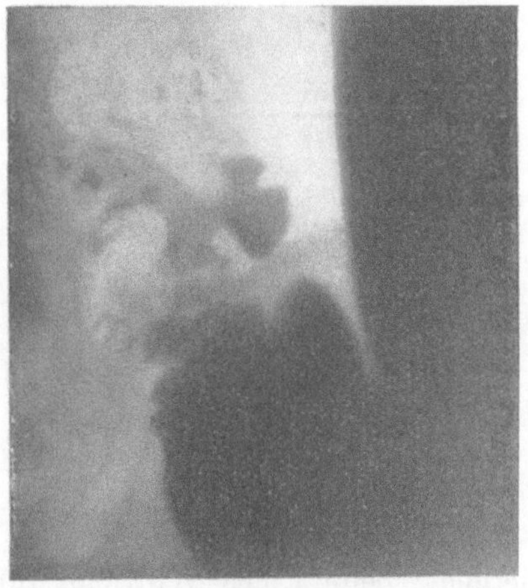

Abb. 14. Kleeblattförmige Deformation des Bulbus duodeni.

Ulkus zu überdehnen, wodurch merkwürdig große Taschenbildungen unmittelbar hinter dem Pylorus zustande kommen (Abb. 15). Die Narbe kann schließlich zu *röhrenförmiger Deformierung* oder endlich zur *Duodenalstenose* führen.

Diagnostisch viel wertvoller als beim Magenulkus sind beim Duodenalulkus auch die indirekten Zeichen, unter welchen vor allem die *„duodenale Motilität“*, die *„flüchtige Füllung des Duodenums“* oder der *„Dauerbulbus“*, die sich zeitlich einander folgen können, zu erwähnen sind. Die flüchtige Füllung ergibt sich bei einer *Insuffizienz des Pylorus*, wobei der Bariumbrei aus dem Pylorus rasch heraustritt und ebenso rasch das Duodenum passiert, so daß Konturen oder gar ein Schleimhautrelief nicht zur Ansicht gebracht werden. Die gleiche Pylorusinsuffizienz kann auch zum Dauerbulbus, zur maximalen Füllung desselben führen, ohne daß eine tiefsitzende Stenose vorläge. Es handelt sich um Motilitätsstörungen im Pylorus und Duodenum, die in ihrem Wesen noch strittig sind. Auch *Pylorospasmus* kommt beim Ulcus duodeni vor.

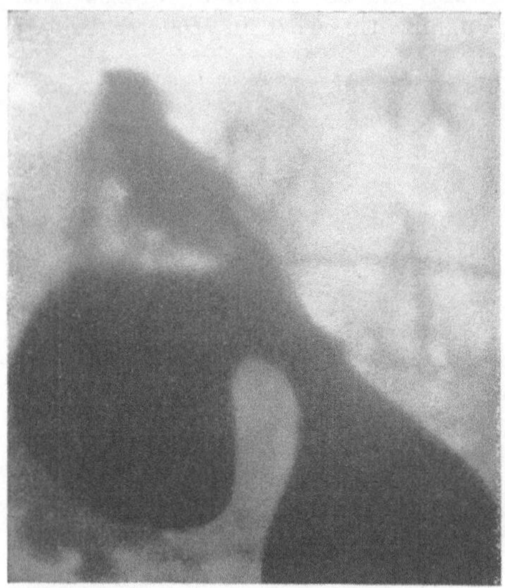

Abb. 15. Bulbus duodeni mit kompletter Retraktion des medialen Rezeß und pseudodivertikelartiger Ausweitung des lateralen Rezeß.

3. Untersuchung des Magensaftes. Die Magensaftverhältnisse können in zweifacher Hinsicht pathologisch sein: 1. im Sinne der Hyperazidität, 2. im Sinne der Hypersekretion. Hinsichtlich der Säureverhältnisse muß betont werden, daß die immer noch weitverbreitete Ansicht, daß das Ulkus regelmäßig mit einer Hyperazidität einhergehe, daß die Azidität des Mageninhaltes entscheidende diagnostische Bedeutung habe, durchaus irrig ist. Richtig ist nur, daß das Ulcus duodeni oft mit hohen Magensäurewerten ein-

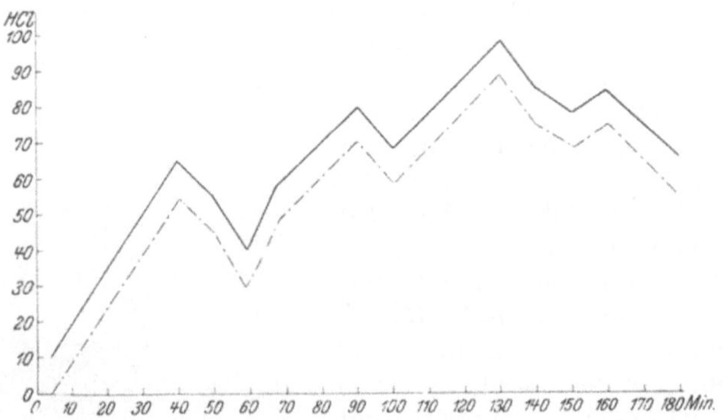

Abb. 16. Klettertyp der Magensaftsekretion bei Ulcus duodeni.

hergeht; beim Ulcus ventriculi findet man etwa in einem Viertel der Fälle erhöhte Werte, in den übrigen normale oder subnormale oder sogar auch Anazidität! Beim Ulcus duodeni findet man, wie gesagt, oft Hyperazidität, die hyperaziden und normaziden Fälle halten sich aber zahlenmäßig nahezu die Waage, Anazidität allerdings kommt kaum je vor. Wenn der Magensaft nach einem Semmel- oder Alkoholfrühstück Eiweiß nicht enthält, wenn das Ulkus nicht gerade stärker blutet, liegen die Werte für die Gesamtazidität und für freie Salzsäure nahe beieinander. Die v. BERGMANNsche Schule hat mit der Verweilsondenmethode gezeigt, daß speziell beim Ulcus duodeni relativ häufig der sogenannte „Klettertyp" der Azidität beobachtet wird, wobei eine Säurekurve erhalten wird, die durch immer wieder auftretende Senkungen im Verlaufe der ansteigenden Kurve charakterisiert ist. Eine sichere Erklärung für dieses Phänomen ist nicht gefunden (intermittierender Rückfluß von Duodenalsaft?) (Abb. 16).

Hypersekretion (s. S. 45) ist speziell auch beim Ulcus duodeni bzw. dem parapylorischen Ulkus häufig (s. Hypersekretionserbrechen, S. 57).

Auf Grund der obigen Feststellung, daß die Hyperazidität beim Ulcus ventriculi sogar selten, beim Ulcus duodeni in nur etwas mehr als der Hälfte der Fälle zur Beobachtung kommt, ergibt sich, daß die Azidität wesentlichen diagnostischen Wert nicht haben kann. Untersucht man nicht mit der Verweilsondenmethode, so muß die früher erwähnte abnorme Magenmotilität die 45 Minuten nach einem Semmelfrühstück (nach Ausheberung mit dicker Sonde) kontrollierten Säurewerte in nicht absehbarer Weise beeinflussen: Bei offenem Pylorus und rascher Magenentleerung wird eine Nachsekretion bzw. die Untersuchung des reinen Magensaftes hohe Säurewerte, bei Pylorospasmus mit Entleerungsverzögerung die Verdünnung des Mageninhaltes mit dem retinierten Probefrühstück niedere Werte ergeben müssen. Die Magenausheberung wird in fraglichen Fällen also gewisse diagnostische Anhaltspunkte gewähren, ihr Wert ist aber früher zweifellos stark überschätzt worden und wird heute noch in der Praxis meiner Erfahrung nach immer noch zu hoch gewertet. Ich lasse bei Ulkusverdacht aus diagnostischen Gründen kaum je aushebern.

4. Untersuchung des Stuhles auf okkulte Blutung. Unter okkulter Blutung versteht man so kleine Blutbeimengungen zum Stuhl, daß sie die Farbe des Stuhles, zum Unterschied zur Meläna, makroskopisch nicht verändern. Der Blutnachweis im Stuhl wurde von BOAS speziell zur Diagnose des Ulkus angegeben und BOAS vertrat noch 1920 den Standpunkt, daß die Ulkusdiagnose ohne Nachweis von okkultem Blut im Stuhl kaum erlaubt sei. Der hohen Einschätzung dieser Methode kann man aus mehrerlei Gründen nicht beipflichten. Die Untersuchung auf okkulte Blutung hat nach unserer Überzeugung diagnostisch einen sehr beschränkten Wert. Abgesehen von den großen Fehlerquellen der Methode (s. S. 122), gibt es zahllose aktive Ulzera, in welchen eine okkulte Blutung nicht nachgewiesen werden kann. Gewiß wird der sichere Nachweis einer okkulten Blutung, zumal mit unempfindlicheren Proben (s. S. 124), bei Ulkusverdacht diagnostisch eine große Bedeutung haben, seit dem Ausbau der Röntgenuntersuchung für den Ulkusnachweis kann man auf sie zumeist verzichten. Ihr positiver Ausfall wird übrigens immer nur mit Berücksichtigung aller möglichen Fehlerquellen und im Rahmen der Gesamtklinik des Falles verwertet werden dürfen.

d) Komplikationen des Ulkus.

Zu den Komplikationen rechnen wir die Pylorusstenose, die Blutung, die Perforation, ferner die Aerophagie und das Hypersekretionserbrechen.

Während die erstgenannten Zustände unmittelbare Folgen der Geschwürs- und Narbenbildung sind, sind Aerophagie und Hypersekretionserbrechen eine zweite komplizierende Krankheit. Beide werden als Komplikationen deshalb geschildert, weil sie beim Ulkus häufig auftreten und weil sie das Krankheitsbild desselben ganz wesentlich beeinflussen bzw. verschleiern können. Sehr viele Kranke mit Ulkus und Aerophagie klagen hauptsächlich über letztere, aus ihrer Anamnese geht die Ulkussymptomatik oft nicht mehr klar hervor.

Nur die Kenntnis, daß viele Aerophage Ulkusträger sind, wird eine entsprechend gerichtete und ausführliche Anamnese veranlassen, die dann doch eindeutig zur Diagnose führt.

α) Ulkusblutung.

Es ist hier nur von der großen Blutung als Komplikation des Ulkus die Rede, die okkulten Blutungen wurden früher behandelt. Eine scharfe Grenze zwischen den graduell verschiedenen Blutungen ist wohl nicht zu ziehen, zumal auch chronische okkulte Blutungen zu einer beträchtlichen Anämie Anlaß geben können, die Anämie also nicht das Entscheidende ist. Ausschlaggebend für das klinische Bild und auch für die Lebensgefahr des Zustandes ist der akute Blutverlust. Der Verlust einer gleichgroßen Menge Blutes zieht sehr verschiedene Folgen nach sich, je nachdem, ob dieser Blutverlust rasch oder langsam erfolgt (s. Blutungsanämien). Unter großer Blutung ist hier die akute starke Blutung durch Arrosion eines Gefäßes verstanden; sie führt entweder nur zur Meläna, zu den pechschwarzen Teerstühlen oder zu diesen und zur Hämatemesis. Die Schwarzfärbung des Melänastuhles beruht auf der Umwandlung des Hämoglobins in salzsaures Hämatin; dieses bildet sich entweder im Magen unter der Einwirkung der Salzsäure oder auch im Darm unter der Einwirkung der Darmflora. Eine Meläna bedeutet immer eine stärkere Blutung, diese muß aber nicht den schweren Grad haben, der zur nennenswerten Anämie führt; ist die Blutung nur kurzdauernd und nicht zu schwer, so können ein bis zwei schwarze Stühle auftreten, ohne daß sich die Kranken sonst des Ereignisses bewußt werden. In vielen Fällen allerdings gehen die subjektiven Erscheinungen der Anämie, Gähnen, Kopfdruck, Atemnot, Müdigkeit, Schwindel oder auch schließlich Ohnmacht oder tiefe Bewußtlosigkeit mit leichterem oder schwerem Kollaps dem Auftreten der Meläna ein bis zwei Tage voran. Sehr schwere Blutungen allerdings führen meist zu einer raschen Darmpassage und wenige Stunden nach dem Auftreten der Anämie- bzw. Kollapszeichen folgt ein meist breiig-flüssiger, schwarzer (s. S. 91) und zum Teil auch noch dunkelroter Stuhl, da das Hämoglobin bei der raschen Darmpassage noch nicht vollständig in Hämatin übergeführt wurde. Es gilt dies insbesondere für Blutungen aus dem Ulcus duodeni. Das Ulcus ventriculi führt bei starker Blutung meist sofort zum kaffeesatzartigen Erbrechen; dieses beweist die Blutung aus dem Magen aber nicht, da es bei einer Blutung aus dem Ulcus duodeni auch zum Rückfließen des Duodenalinhaltes in den Magen und damit zur Hämatemesis kommen kann. Bei foudroyanter Blutung kann auch das Erbrochene noch rotes, sogar hellrotes Blut zeigen. Es versteht sich, daß eine Magenblutung nicht zum Bluterbrechen führen muß, auch große Blutmengen im Magen können allein durch den Darm abgehen. Die Blutung kann im Verlauf einer Ulkuskrankheit nur einmal auftreten oder sie kann sich — und dann zumeist mehrmals — wiederholen; es scheint, daß die Blutung in den letzteren Fällen immer aus den gleichen Gefäßen stammt. Die schweren Blutungen erfolgen in der Regel aus Arterien — es kommen in Betracht die Arteriae gastricae, die Arteria gastroduodenalis mit ihren Pankreasästen, selten auch die Arteria lienalis, hepatica oder coeliaca. Venöse Blutungen sind selten, da das penetrierende Ulkus die Vene meist vorher zur Thrombose und Obliteration bringt. Am häufigsten ereignen sich Blutungen aus Ulzera der Hinterwand des Duodenums, daher aus der Arteria pancreaticoduodenalis, gastroduodenalis und der Arteria gastrica dextra. Wenn eine schwere Blutung sistiert, so sistiert sie meist vollkommen und man erhält im Stuhl sehr bald auch mit den chemischen Methoden bei der Untersuchung auf okkulte Blutung ein negatives Ergebnis.

Die große Ulkusblutung kann, wie erwähnt, trotz Meläna und Hämatemesis ein für den Kranken relativ harmloses Ereignis darstellen. Mancher Patient berichtet, daß er schon mehrmals den klassischen pechschwarzen, schmierigen, glänzenden Stuhl beobachtet habe, ohne im Allgemeinbefinden wesentlich gestört gewesen zu sein und ohne daß er sich daher über die Tragweite des Ereignisses bewußt war. Ulkusblutungen können aber naturgemäß auch bedrohlich werden und können schließlich zum Verblutungstode führen. Steht man vor einem Kranken, der bereits einige Tage blutete, dessen Blässe zunimmt, bei dem der Blutbefund das Fortschreiten der Anämie deutlich zeigt, bei dem schließlich eine Zahl von etwa 2 000 000 Blutkörperchen gezählt wird und der schon beim Heben des Kopfes oder beim Versuch, sich aufzurichten, schwindlig wird und der tachykard ist, so wird die Sorge um den Kranken bald zur Operation raten lassen. Die Mehrzahl der Chirurgen steht auch auf dem Standpunkt, daß bei schwerer Blutung die Indikation zur sofortigen Operation gegeben sei. Hierfür spricht vielleicht auch, daß alle Styptika versagen und wir zur Stillung der Blutung nichts beitragen können. So bedrohlich das Bild nun auch sein mag, so sehr auch zugegeben werden muß, daß derartige Patienten unter Umständen plötzlich im Kollaps verbluten können, so muß doch betont werden, daß der Verblutungstod beim blutenden Ulkus sehr selten ist, daß der Erfahrene und Besonnene in der aufgezeigten Situation daher die Ruhe nicht verlieren und von dem in der schweren Anämie trotz vorangegangener Bluttransfusionen sehr gefährlichen Eingriff vorerst abraten sollte. Er wird versuchen, durch Beruhigung des Kranken und vor allem auch der Umgebung und durch mehrfache kleine Transfusionen der Situation Herr zu werden, bzw. das Stehen der Blutung abzuwarten, welches sich in der großen Mehrzahl der Fälle auch tatsächlich einstellt. Ist der entsprechende Grad von Anämie erreicht, so sistiert die Blutung meist; die Anämie wirkt ebenso auch wie die periphere Kreislaufschwäche blutstillend, weshalb man mit großen Blutübertragungen und allzu reichlichen Kreislaufmitteln zurückhaltend sein soll. Freilich wird man in dem Dilemma, zuzuwarten oder zu operieren, manchmal zu lange warten und wird Kranke an Verblutung oder verspäteter Operation verlieren. Der Verblutungstod aus einem Ulkus ist aber sehr selten — interne Statistiken nehmen meist 1% Mortalität an —, so daß das Zuwarten ein geringeres Risiko bedeutet als die Operation mit ihrer Mortalität, die gerade beim blutenden Ulkus viel höher liegt (4 bis 6%). Wenn eingewendet wird, daß derartige Fälle später ja doch operiert werden müssen, weil die Blutungen zumeist wiederkommen, so muß dem entgegengehalten werden, daß die späteren Blutungen immer wieder aus dem gleichen Gefäß erfolgen und meist nicht schwerer sind als die erste, die überstanden wurde, daß die Operationsmortalität den Kranken sofort hinwegrafft und daß schon aus diesem Grunde ein etwaiger Verblutungstod nach ein oder mehreren Jahren mit dem Operationstod nicht verglichen werden kann. Die Mehrzahl der Internisten sind also bei Ulkusblutungen mit der Operation zurückhaltend. Hält die Blutung länger an und können Transfusionen dem Kranken nicht über die Spanne Zeit bis zum Sistieren der Blutung hinüberhelfen, so kann man immer noch einen — jetzt bei dem ausgebluteten Patienten allerdings riskanteren — Versuch der Operation machen (s. Therapie).

Zur Diagnose der stattgehabten Blutung, die sich viel häufiger auf den Teerstuhl als auf Bluterbrechen stützt, muß noch folgendes hervorgehoben werden: Hört man anamnestisch von schwarzen Stühlen, so muß die Anamnese dahin ergänzt werden, daß die Stühle nicht nur schwarz, sondern auch schmierig und auffallend glänzend gewesen seien. Diese Eigenschaft des Melänastuhles ist so auffallend, daß der Kranke sie auf Befragen auch meist angeben kann. Die Stühle sind breiig oder auch geformt. Zum chemischen Blutnachweis bediene man sich einer sehr unempfindlichen Probe (Guajakmethode nach WEBER, s. S. 123). Wird angegeben, daß der Stuhl sehr hart war, so handelt es sich oft nicht um einen Blut-, sondern um einen Obstipationsstuhl, der manchmal sehr dunkel, aber dunkelbraun ist und der, wie der Laie sagt, „wie verbrannt" aussieht. Verwechslungen von Teer-Melänastühlen mit Stühlen, die aus anderen Gründen schwarz sind, sind nicht selten. Stuhlschwarzfärbung kommt auch bei Tierkohlemedikation (schwarzer und nicht glänzender, matter Stuhl), nach Eisengaben (nicht glänzender und grünlichschwarzer Stuhl) oder nach färbenden Nahrungsmitteln, wie Schokolade, Kakao, Kaffee, Heidelbeeren, Brombeeren, Holler und auch Rotwein, vor. Einen durch Nahrungsmittel bedingten Melänastuhl sieht man naturgemäß nach Essen von Blutwurst.

Es ist eine alte klinische Erfahrung, daß die Ulkusbeschwerden nach einer Blutung sistieren, schon während der Blutung hören vor allem die Schmerzen des Ulkus auf.

Die Diagnose der Ulkusblutung ist leicht, wenn der Arzt den Kranken als Ulkusträger kennt oder wenn eine entsprechende Ulkusanamnese vorgebracht wird. Nicht selten ist aber die große Ulkusblutung erstes manifestes Ulkus-Zeichen, sei es, daß ein akutes Ulkus vorliegt (s. S. 73), sei es, daß ein chronisches kallöses Ulkus bis dahin subjektiv symptomlos verlaufen war. Freilich wird die Differentialdiagnose bei einer Hämatemesis und Meläna alle Blutungsmöglichkeiten im Auge behalten müssen, in der ganz großen Mehrzahl der Fälle handelt es sich aber bei der großen Blutung entweder um eine Zirrhose mit Varizenblutungen oder um eine Ulkusblutung. Fehlen also Anhaltspunkte für eine Zirrhose, so denke man vor allem an die Blutung aus einem Ulkus, auch wenn andere Erscheinungen desselben bisher nicht aufgetreten waren. Eine große Blutung kommt beim Karzinom wohl vor, sie ist aber ungewöhnlich, die okkulte Blutung ist hier die Regel, Blutungen aus varikösen Magen-Ösophagusvenen bei der Milzvenenthrombose werden mit Hinblick auf den großen Milztumor vermutet werden dürfen, eine isolierte Organblutung aus Magen-Darm bei hämorrhagischer Diathese irgendwelcher Art ist sehr selten; Magenblutungen bei Tabes, bei Gastroplegie (s. S. 73), ebenso wie bei septischen Prozessen werden aus dem Allgemeinbild erkannt werden können. Bei alten Leuten wird man bei Fehlen aller Anhaltspunkte an eine arteriosklerotische Blutung denken, man sei aber mit dieser Diagnose sehr vorsichtig, da sich, wenigstens unserer Erfahrung nach, in diesen Fällen später doch meist ein Ulkus zeigt (welches allerdings aus der Blutungsstelle sekundär entstanden sein könnte). Kann man eine Zirrhose ausschließen, wird man also bei schwerer Blutung mit der Diagnose Ulkusblutung in der großen Mehrzahl der Fälle auch dann Recht behalten, wenn Ulkuszeichen im Krankheitsbild völlig fehlen. Die Diagnose von Blutungen anderer Ätiologie ist zumeist falsch! Hinsichtlich des Blutbefundes bei akuter Blutung s. Blutungsanämien.

β) Ulkusperforation.

Wenn ein Ulkus die Magenwand penetriert, so erreicht die Entzündung in einem gegebenen Zeitpunkt das Peritoneum, erzeugt hier eine lokale fibrinöse Entzündung, die Fibrinauflagerungen organisieren sich und es kommt zu Verwachsungen mit der Umgebung. Das Ulkus wächst in diese Bindegewebsmasse oder das angelötete Organ, der Geschwürsgrund liegt schließlich, wohlabgedichtet durch die entzündliche bzw. bindegewebige Reaktion, im Bereich der freien Bauchhöhle. Die Stadien der akuten entzündlichen Reizung des Peritoneums können unter dem Bilde der akuten Perigastritis oder Periduodenitis, bzw. unter dem Bild der lokalisierten peritonealen Reizung in Erscheinung treten. Der Kranke klagt über stechende, manchmal von der Atmung abhängige Schmerzen, er kann unter Brechreiz leiden, Erschütterungen lösen Schmerzen aus, objektiv stellt man eine umschriebene Défense fest. Meist sind diese Reizerscheinungen nach wenigen Tagen überwunden, es ist zu entsprechenden Verklebungen gekommen, die akute peritoneale Reizung klingt ab. Diese prompte entzündliche oder bindegewebige Reaktion, Abwehr und Abdichtung kennzeichnen das penetrierende Ulkus. Fehlen sie, so kommt es zur akuten Perforation des frischen Ulkus oder auch bei mangelhafter Abdichtung zur Perforation eines chronischen, penetrierenden Ulkus in die freie Bauchhöhle und damit zur akuten diffusen Peritonitis. Nicht selten penetriert das Ulkus auch in der Form, daß wohl keine völlige reaktive Abdichtung des Geschwürsgrundes gegen die Bauchhöhle bzw. daß eine Perforation in einen umschriebenen peritonealen Bezirk erfolgt, der durch Adhäsionen gegen die weitere Umgebung abgekapselt ist. Es entwickelt sich eine lokale Peritonitis. Man spricht von *gedeckter Perforation*. Diese stellt entweder eine rasch wieder abklingende kurze Phase eines penetrierenden Ulkus dar und das klinische Bild entspricht einer akuten Perigastritis oder Periduodenitis bei einem Ulkus, wenn die entzündlichen Erscheinungen rasch zurückgehen, oder sie kann aber auch zur mehr oder weniger ausgedehnten, umschriebenen, eitrigen Peritonitis mit Abszedierung führen. Die gedeckte Perforation kann also eine flüchtige Phase des penetrierenden kallösen Ulkus, sie kann in schweren Fällen von einer Perforation in die freie Bauchhöhle kaum zu trennen sein.

Am häufigsten perforieren Ulzera der Vorderwand der kleinen Kurvatur und des Duodenums. Insbesondere für das Duodenum gilt der Satz, daß Hinterwandulzera relativ häufig zur Blutung, Vorderwandulzera relativ häufig zur Perforation führen. Zwischen Magen- und Duodenalulzera ergeben sich hinsichtlich Perforationsgefahr ebensowenig Unterschiede wie zwischen Ulzera bei Frauen und Männern.

Ulkusperforationen sind selten, man wird sie vorerst bei allen therapeutischen Erwägungen (interne Behandlung oder Operation) nicht in Betracht ziehen; die Wahrscheinlichkeit der Perforation dürfte bei 5% der Fälle liegen.

Das klinische Bild der akuten Perforation ist gekennzeichnet durch heftigsten, vernichtenden epigastrischen Schmerz, der, oft aus vollem Wohlbefinden heraus, den Kranken plötzlich niederwirft und der oft in die linke Schulter ausstrahlt; die Perforation ist ein dramatisches Ereignis. Der heftigste Schmerz paart sich vor allem mit den Zeichen des schweren Schocks: der Kranke verfällt, er zeigt die Facies hippokratica, der Puls schnellt in die Höhe und wird oft sofort fadenförmig, kalter Schweiß bedeckt das blasse, oft angsterfüllte Antlitz. Meist besteht vorerst Untertemperatur. In der Regel löst leisestes Berühren des Epigastriums heftigsten Schmerz aus. Der Kranke kann im Schock innerhalb 24 bis 48 Stunden zugrunde gehen. Übersteht er den Schock und Kollaps, so entwickeln sich nach ein bis zwei Tagen die Erscheinungen der diffusen akuten Peritonitis, der Bauch wird diffus gebläht, die Bauchdecken sind bretthart gespannt, es kommt zum paralytischen Ileus, zur diffusen Druckempfindlichkeit des ganzen Bauches und der Kranke erliegt in kurzer Zeit der diffusen Peritonitis. Nicht immer sind die Erscheinungen so foudroyant, eine akute Perforation in die freie Bauchhöhle muß nicht zum Schock führen, die Schmerzen können nur mäßigen Grad haben, eine Défense der Bauchdecken kann fast oder auch völlig fehlen, ein starker, aber unbestimmter Schmerz im Epigastrium, vielleicht mit leichter Kollapsneigung, kann das klinische Bild ausmachen; die Geringfügigkeit der klinischen Erscheinungen steht in schwerstem Kontrast zu der Schwere des pathologischen Vorganges. Wenn dem Arzt in diesen Fällen von einem bestehenden Ulkus nichts bekannt ist, kann die Diagnose außerordentlich schwierig sein, es kann höchstens der Verdacht auf eine akute Perforation ausgesprochen werden. Die akute Perforation des Ulkus ereignet sich nicht selten bei Individuen, die vorher nie an Ulkusbeschwerden gelitten hatten. Es hat dies offenbar seinen Grund darin, daß das chronische kallöse Ulkus relativ selten in die freie Bauchhöhle perforiert, daß hingegen das akute Ulkus, welches aus einer akuten Nekrose durch umschriebene hämorrhagische Infarzierung der Magen- oder Duodenalwand hervorgeht, schon wenige Stunden nach seinem Entstehen mangels der Möglichkeit der Bildung irgendwelcher peritonitischer Adhäsionen und bindegewebiger Abdichtungen frei perforiert. Die Perforation des Ulkus bei Kranken, die vorher keine Ulkussymptome boten, ist häufiger als die bei Ulkuskranken mit schon lange dauernden Beschwerden. Der objektive Befund im Anschluß an eine Perforation kann sich in einer leichten Défense und diffusen Druckempfindlichkeit des Epigastriums erschöpfen, meist aber werden die schweren Zeichen der akuten Peritonitis gefunden. Als sicherster Beweis für die stattgehabte Perforation kann der Nachweis von Gas im freien Bauchraum gelten: in Rückenlage verschwindet die Leberdämpfung über dem linken und auch dem linken Anteil des rechten Leberlappens. Ist der Perkussionsbefund nicht eindeutig, so kann der Röntgenologe die Luft im Bauchraum nachweisen (am besten im Stehen als Luftspalt zwischen Zwerchfell und Leber). Besteht auch nur der geringste Verdacht auf eine Ulkusperforation, so gebe man, um das Bild nicht zu verwischen und dadurch kostbare Zeit zur Operation zu vergeuden, kein Morphium! Die Mortalität bei Kranken, die in den ersten 6 Stunden operiert werden, liegt bei 10%, nach 12 Stunden geht bereits ungefähr die Hälfte der Kranken zugrunde!

Differentialdiagnostisch sind wohl alle akuten Peritonitiden in Erwägung zu ziehen. Das foudroyante Auftreten aus scheinbar voller Gesundheit (oder bei Ulkuskrankheit) wird allerdings, zumal bei der Lokalisation im Epigastrium, auf die richtige Fährte lenken. Magenkarzinomperforation, Gallenblasenperforation, Perforation eines Typhus abdominalis-Geschwürs usw., die ebenso akute Erscheinungen machen, werden aus dem Gesamtbild ausgeschlossen werden können. Große differentialdiagnostische Schwierigkeiten können die akute Pankreatitis bzw. eine Pankreaskolik, Pankreasnekrose, Pankreasapoplexie und nicht selten auch ein Koronarinfarkt mit vorwiegend epigastraler Lokalisation der Schmerzen bereiten. Eine gleiche Akuität der Erscheinungen zeigen auch die Embolie oder Thrombose der Mesenterialgefäße. Auch eine Nierenkolik mit reflektorisch-peritonitischem Bilde kann differentialdiagnostische Schwierigkeiten bereiten.

Die gedeckte Perforation bzw. die umschriebene Peritonitis nach Perforation kann zu den verschiedenartigsten peritonitischen Bildern führen (subphrenische Abszesse verschiedener Lokalisation usw.). Die gedeckte Perforation kann zu einem entzündlichen Ulkustumor führen, der von einem Karzinom oft schwer zu unterscheiden ist.

Bei Verdacht auf Perforation darf eine Röntgenuntersuchung des Magens mit Kontrastbrei nicht durchgeführt werden. Man sieht nicht selten Perforationen während der Untersuchung vor dem Röntgenschirm.

Hinsichtlich der weiteren Komplikationen des Ulkus: der *Pylorus- und Duodenalstenose*, der *Aerophagie*, des *Hypersekretionserbrechens*, der *Gastritis* und des *Azidismus* s. die entsprechenden Kapitel.

γ) *Ulkuskarzinom.*

Jeder Kliniker kennt seltene Fälle, in welchen bei einem Magenkarzinom eine langjährige Ulkusanamnese erhoben werden kann, in welchen die kurze Krankengeschichte des Karzinoms die langjährige des Ulcus ventriculi beendet und in welchen schließlich operativ oder autoptisch auch tatsächlich ein von einem Ulkus ausgehendes Karzinom nachgewiesen werden kann. Diese Fälle sind aber außerordentlich selten und es gibt Kliniker mit großer Erfahrung, die bei einem ihrer Ulkuskranken eine maligne Degeneration nie gesehen haben. Es ist kein Zweifel, daß die Häufigkeit der malignen Degeneration des Ulkus von manchen Autoren überschätzt wurde. Wenn z. B. Stoerk in einem hohen Prozentsatz von resezierten Ulzera am Geschwürsrand Nester von Karzinomzellen gesehen haben will und wenn auch zugegeben werden muß, daß das histologische Bild dieser Zellgruppen sicher dem Bild eines Karzinoms entsprach, so kann es sich nach den klinischen Erfahrungen hier doch nicht um ein Karzinom, sondern nur um versprengte Epithelzellwucherungen handeln, die wohl morphologisch einem Karzinom entsprechen, ein solches aber nicht sind. Handelte es sich hier um ein Karzinom, müßten wir bei der Häufigkeit des Ulkus seine Umwandlung in ein Karzinom fast täglich beobachten. Die karzinomatöse Entartung des Ulkus dürfte höchstens in 3% aller Fälle vorkommen. Hierbei ergibt sich sogar die Frage, ob es sich nicht um einen unabhängig vom Ulkus entwickelten Krebs handelt. Im Duodenum ist das Ulkuskarzinom eine große Seltenheit. Interessant ist, daß beim Ulkuskarzinom meist freie Salzsäure nachgewiesen werden kann. Die Diagnose eines Ulkuskarzinoms soll nur gestellt werden, wenn mehr minder sichere Anhaltspunkte für einen malignen Prozeß vorliegen; bei nur geringen Verdachtsgründen wird es sich in der großen Mehrzahl der Fälle um eine Fehldiagnose handeln.

e) Verlauf und Prognose.

Wie aus der Schilderung der Anamnese der Ulkuskrankheit hervorgeht (s. S. 76), handelt es sich bei dem Ulkus um eine chronische, in Schüben, in der „großen Periodik" auftretende Krankheit. Die Diagnose des Ulkus stützt sich schon auf den anamnestischen Nachweis dieser großen Periodik, in der ersten Beschwerdenperiode ist ein Ulkus diagnostisch meist unsicher, worüber noch ausführlicher zu sprechen sein wird (s. S. 97). Abgrenzungen gegen eine Duodenitis oder eine oberflächliche Erosion sind hier kaum möglich. Die Perioden folgen sich bald in kurzen, bald in langen, bald in sehr langen, auch dezennienlangen Intervallen, die Beschwerdenperiode kann kurz oder lang sein, schließlich gibt es Fälle, welche über Jahre hindurch fortlaufend Beschwerden haben, allerdings meist mit Besserungen und Verschlechterungen. Die Komplikationen Blutung, Perforation oder Pylorusstenose sind so seltene Ereignisse, daß man a priori damit nicht rechnet, treten sie auf, so unterbrechen sie, zumal die Blutung und die Perforation, jäh das Krankheitsbild. Nach Blutungen sistieren die Beschwerden meist auf längere Zeit. Nicht selten sind auch Blutung und Perforation erste Erscheinungen der Krankheit, wie wir bereits ausführlich dargelegt haben.

Diätfehler werden von den Kranken oft als Ursache eines Rezidivs beschuldigt; es mag sein, daß manchmal ein grober Diätfehler tatsächlich schuldtragend ist. Allzu große Bedeutung soll man aber diesem nicht beilegen. Das Ulkus rezidiviert, oft im Frühjahr und Herbst, ohne allen Anlaß, auch bei dauernder Einhaltung der entsprechenden schonenden Kost. Merkwürdig ist die oft vermerkte Tatsache, daß Ulkuskranke während der Kriegsjahre mit

ihren Entbehrungen und der Kriegskost von Ulkusrezidiven verschont blieben
und daß mit Besserung der Ernährungsverhältnisse und bei geringen körperlichen Anstrengungen das erste Rezidiv wiederkam. Soll eine Erklärung versucht werden, so kann sie nur in der Umstimmung durch die neue Kost und die
Abmagerung durch Kalorienarmut gesucht werden. Im übrigen gilt diese
Besserung der Ulkuskrankheit durch Kriegskost nicht generell, sondern nur
für bestimmte Einzelfälle.

Umstritten ist die Frage, ob dieser chronische Verlauf, das Wiederauftreten
der Beschwerden, immer wieder auf das gleiche Ulkus oder auf immer neu sich
bildende Ulzera zu beziehen ist, bzw. ob, anatomisch gesehen, die Ulkusperiode
einem akuten Ulkus im Sinne einer frischen Nekrose oder einem aufflackernden
alten chronisch-kallösen Ulkus entspricht. Wir verdanken vor allem v. BERG-
MANN die Feststellung, daß in nicht wenigen Fällen das Kommen und Gehen
des Ulkus, das Kommen und Wiederverschwinden der Beschwerden auf das
rasche Auftreten und das wieder rasche Ausheilen eines akuten Ulkus zurückzuführen sein dürften, wobei allerdings angenommen werden müßte, daß dieses
akute Ulkus immer wieder im Bereich der alten Narbe zustande käme, da man,
in der Regel wenigstens, zahlreiche Ulkusnarben, welche früheren Perioden
entsprechen, nicht findet. Umgekehrt gibt es zweifellos, wie v. BERGMANN
hervorhebt, chronisch-kallöse Ulzera, bei welchen das gleiche Ulkus periodische
Beschwerden auslöst. Er will demnach zwischen einem (akuten) Ulcus simplex
und einem chronischen Ulcus callosum unterscheiden und glaubt mit Hilfe der
Anamnese und vor allem des Röntgenbefundes diese Unterscheidung in einer
großen Zahl von Fällen treffen zu können. Daß ein Ulkus, auch röntgenologisch
mit Nische dargestellt, völlig ausheilen kann, darüber ist heute kein Zweifel.
Für die Fälle, in welchen in jedem Frühjahr und Herbst, zugleich mit der vegetativen Umstimmung des Kranken Beschwerden auftreten, müßte man jedenfalls
ein chronisches Ulkus annehmen, welches bald beschwerdefrei ist, bald Beschwerden auslöst. Daß ein Ulkus, anatomisch rezent, selbst ständig blutend,
keine Beschwerden machen muß, ist sicher. Eine scharfe Grenze zwischen Ulcus
simplex und Ulcus chronicum im besprochenen Sinn ist nicht möglich.

Die Prognose des Ulkus ist hinsichtlich lebensbedrohender Erscheinungen
gut, denn Perforation, Blutung und Pylorusstenose sind selten, eine maligne
Degeneration ist überhaupt nicht in Rechnung zu setzen. Hinsichtlich endgültiger
Ausheilung freilich ist die Prognose ungünstig. Stellt man die Diagnose, gelingt
es, mit internen Maßnahmen des Ulkus Herr zu werden, wird man den Kranken
darauf vorbereiten, daß er früher oder später doch wieder Beschwerden zu erwarten hat. In vielen Fällen bleiben die Beschwerden schließlich endgültig
aus, im höheren Alter, oberhalb der Fünfzig, erleben wir oft schließlich endgültige
Beschwerdefreiheit. Und wenn schon Beschwerdefreiheit nicht auftritt, so sind
die Beschwerdenperioden im Alter zumindest oft geringer.

Bedeutet das Ulkus für manche Kranke nur einen gelegentlichen, periodisch
über wenige Wochen auftretenden, leichten Magendruck, so muß es bei anderen
als subjektiv schweres, wenn auch ungefährliches Leiden bezeichnet werden
und bei wieder anderen ist es, abgesehen von auch dauernd anhaltenden Beschwerden ohne Intervalle mit wesentlichen Besserungen, eine schwere Krankheit, die durch Blutung und maligne Degeneration schließlich tödlich enden
oder im Rahmen einer Pylorusstenose zu schwerem Siechtum führen kann.
Daß sich gerade beim Ulkusträger schwere Neurosen entwickeln können, die
das Krankheitsbild arg verschlechtern, ist klar, wenn man die Konstitution
berücksichtigt, auf der das Ulkus entsteht. Ulkus und Ulkus sind also vom
Standpunkt der Schwere der Krankheit sehr verschieden zu beurteilen. Aus

dem bisherigen Verlauf läßt sich bis zu einem gewissen Grad die Prognose ableiten, da die Schwere und der Charakter der Ulkusbeschwerden bei vielen Ulkuskranken zeitlebens die gleichen bleiben; freilich gibt es Ausnahmen von der Regel.

f) Differentialdiagnose.

Treten Ulkusbeschwerden zum erstenmal auf und erhebt der Röntgenologe einen negativen Befund oder findet er nur Zeichen einer Reizung des Duodenums, so ist eine Unterscheidung zwischen einem Ulkus und einer Erosion oder einer Duodenitis nicht möglich. Unserer Erfahrung nach erlebt man es in der ersten Beschwerdenperiode, nicht selten auch in den ersten zwei bis drei Jahren, daß das Röntgenverfahren einen klaren Befund nicht ergibt. Treten in solchen Fällen die Beschwerden aber in typischer Form immer wieder periodisch auf, so halte man an der Diagnose Ulkus fest, sie wird später röntgenologisch auch bestätigt werden. Ohne auf die Beziehung Erosion—Ulkus einzugehen, ohne den Standpunkt zu vertreten, daß die Erosion bereits ein Ulkulus sei, aus dem sich ein Ulkus entwickelt, so muß betont werden, daß eine Differentialdiagnose zwischen Erosion und Ulkus nicht möglich ist. Die chronische Gastritis ist seinerzeit zweifellos viel zu häufig diagnostiziert worden, als man nämlich annahm, daß eine Gastritis acida die Symptomatik des Ulcus ventriculi voll imitieren könne; dies war wohl unrichtig, der chronischen Gastritis fehlt die große Periodik, auch die Tagesperiodik in ihrer reinen Form kommt hier nicht vor; es handelte sich in diesen Fällen einer angeblichen superaziden Gastritis wohl immer um Ulzera. In der großen Mehrzahl der Fälle ist die Ulkusanamnese so typisch oder auch noch in atypischen Fällen so eindeutig, daß die Diagnose auch ohne Hilfsmethoden in der Regel mit Sicherheit möglich ist.

Sicher kann eine Appendizitis, eine Nephrolithiasis, eine Pankreatitis in der Symptomatik eine gewisse Ähnlichkeit mit einem Ulkus aufweisen, ein genaues Eingehen in die Anamnese wird diese Krankheiten aber in der Regel leicht ausschließen lassen. Nur bei oberflächlicher Beurteilung gerade bestehender Schmerzen ohne Rücksicht auf vorangegangene Beschwerden können Verwechslungen mit Ulkusbeschwerden vorkommen. Abdominelle Erkrankungen anderer Art können also Ulkusbeschwerden nicht bedingen. Eine Ausnahme macht die chronische Cholezystopathie, die, und zwar nicht so selten, mit klassischen duodenalen Beschwerden einhergehen kann, sei es, daß eine Pericholezystitis zu chronischen Adhäsionen, zu einer Periduodenitis oder Perigastritis geführt hat, sei es, daß mit dem viszero-viszeralen Reflex (v. BERGMANN) duodenale Reizerscheinungen auftreten, die unter dem Symptomenbild des Ulcus duodeni verlaufen. Sicher ist, daß es bei Cholezystopathien mit und ohne cholezystoduodenale Vernarbungen, mit und ohne chronische Adhäsion, Periduodenitis bzw. Perigastritis zur charakteristischen Ulkussymptomatik kommen kann. Die Vorgeschichte mit früheren Gallekoliken, Cholezystitiden, Cholangitiden wird im Sinne der „duodenalen Beschwerden bei chronischer Cholezystopathie" sprechen, beweisend ist sie aber nicht, da Ulkus und Cholezystopathie nicht selten beim gleichen Patienten vorkommen. Für die Differentialdiagnose Ulkus oder Cholezystopathie wird die Röntgenuntersuchung von Magen und Gallenblase größte Bedeutung haben. Das tuberkulöse und syphilitische Ulkus wird nur aus der Gesamtlage des Falles, eventuell aus dem Verlauf und dem Behandlungsergebnis vermutet werden dürfen. Auf die Differentialdiagnose der Ulkusblutung und der Ulkusperforation wurde im früheren Kapitel eingegangen.

Die Behauptung, daß die epigastrische Hernie Ulkussymptome machen könne, ist unrichtig. Bestehen Ulkussymptome und Ulkusverlauf, so ist ein Ulkus anzunehmen. Die Angabe, daß epigastrische Hernien sich häufig mit Ulkus vergesellschaften, ist ebenso unrichtig; die scheinbar relativ häufige Koinzidenz von epigastrischer Hernie und Ulkus ist wohl nur damit zu erklären, daß diese kleinen, sonst meist übersehenen Hernien im Rahmen der Ulkuskrankheit mehr beachtet und auch häufiger gefunden werden.

Die Magenachylie schließlich kann einen ähnlichen Beschwerdenkomplex auslösen, wie es die duodenalen Beschwerden sind, dies ist aber selten, hinsichtlich der Einzelheiten s. S. 60.

g) Therapie.

Für die Behandlung des Ulkus wurden etwa in den letzten 70 Jahren immer wieder neue Verfahren angegeben und in den letzten 20 Jahren verging kaum ein Jahr, in dem nicht eine neue erfolgversprechende Therapie propagiert wurde, in den letzten Jahren überstürzten sich die diesbezüglichen Mitteilungen. Dies allein zeigt schon, daß wir offenbar eine sichere Therapie des Ulkus nicht besitzen, und wir müssen auch einleitend betonen: Es gibt keine Methode, welche die Ulkuskrankheit endgültig heilt. Wir kennen nur interne Maßnahmen — auf die operative Behandlung kommen wir später zurück —, welche die akute Ulkusperiode kupieren und den Kranken in das beschwerdefreie oder wenigstens relativ beschwerdefreie Intervall hinüberführen können. Wer eine interne Ulkusbehandlung verordnet, hat daher — schon um seines Prestiges willen — die Pflicht, dem Patienten reinen Wein einzuschenken und ihn über die Grenze unserer therapeutischen Möglichkeiten aufzuklären.

Überblickt man die in den letzten Dezennien angegebenen Methoden, so kann man sich eines Lächelns nicht erwehren. Denn es handelt sich vielfach um konträre Maßnahmen oder um Therapien, von welchen man von vornherein sagen müßte, daß sie die Krankheit nur verschlechtern, weil sie z. B. den Säurewert des Magens erhöhen, weil es sich um Säurelocker in der Kost handelt oder um medikamentöse Maßnahmen, die den Säurewert und die Sekretion des Magens erhöhen. Die verschiedenen Behandlungen wurden vielfach auf Grund theoretischer Überlegungen inauguriert; jeder, der eine neue Ulkustherapie vertrat, leitete auf Grund neuer Anschauungen in ätiologischer Hinsicht einen neuen Weg ein, wobei allerdings vielfach nur ein Moment berücksichtigt wurde oder Verhältnisse im Tierversuch auf den Menschen übertragen wurden, was beim Ulkus scheinbar noch weniger erlaubt ist als bei anderen Zuständen.

Im großen und ganzen hat sich nur ein Prinzip in der Behandlung seit diesen 70 Jahren oder länger durchgesetzt, das diätetische, die Schonbehandlung in dieser oder jener Hinsicht, wobei auch diese Maßnahmen allerdings wieder sehr stark differierten und vielfach Prinzipien erkennen ließen, die auf Grund theoretischer Überlegungen abzulehnen gewesen wären. Wenn etwa PETZOLD in seinem bekannten und lange anerkannten Diätschema schon in den ersten Tagen große Mengen von Fleischbrühe und eine „Fleischsolution" verordnet, so werden hierbei stärkste Säurelocker gegeben, die offenbar unseren heutigen Vorstellungen über die Ulkusätiologie widersprechen. Es gibt unter den vielen Diätformen, welche verschrieben wurden, allerdings keine, gegen welche ein derartiger Einwand in irgendeiner Form nicht erhoben werden könnte — ob es sich nun um die alte LEUBEsche oder gar die LENHARTZsche Kostform handelt, welch letztere unter anderem mit rohem Hackfleisch und Schinken beginnt, oder ob es sich um die Diätform von ZWEIG, EINHORN oder SIPPY handelt.

Das Merkwürdige ist, daß offenbar alle diese Diätformen doch auch Erfolge gehabt haben, daß theoretisch vorerst schwerst angefeindete Diäten sich doch für eine Zeit, auch für lange Zeit durchgesetzt haben, daß wir diese Diätformen auch heute noch in den meisten Zusammenstellungen wiederfinden. Das vielleicht noch Merkwürdigere bleibt, daß auch alle übrigen modernen Methoden, die in den verschiedensten Maßnahmen bestanden oder bestehen — wie etwa Karlsbader Mühlbrunnkuren, Targesin-Rollkur, Pantocain-Roll- oder -Trinkkur, Injektionsbehandlung mit Histidinpräparaten, Larostidin, Gerulcin, Hormonbehandlungen, Progynon-, Menformon-, Perlatan- usw. Injektionen, Fiebertherapien oder parenterale Eiweißtherapie überhaupt, Insulintherapien, Vitamintherapien (es gibt fast keines der Vitamine, welches nicht als erfolgversprechend angegeben wurde), Alkalitherapien, Behandlungen mit Spasmolyticis, Sedativen, Magenspülungen, Magenberieselungen mit Zucker (oder als einfache Waschung), mit transduodenaler Ernährung, ganz modern mit Enterogastrone (einem aus der Dünndarmmukosa gewonnenen Präparat) oder mit Urogastrone (einem aus dem Urin gewonnenen Stoff!) usw. —, daß alle diese Methoden ihre Vertreter und, man muß es zugeben, auch ihre Erfolge hatten. Wer sich für die Methoden genauer interessiert, ihren relativen Wert und Unwert erfahren will, findet sie in bester Zusammenstellung im neuen Buche BOLLERS über die Behandlung des Magen- und Zwölffingerdarmgeschwürs, wobei er allerdings nicht erwarten darf, eindeutige Vorschriften für die Behandlung seiner Ulkuskranken zu finden; das Buch enthält aber so viele kleine und kleinste Hinweise, die in diesem oder jenem Fall gewiß ihren Vorteil haben, daß sein Nachlesen empfohlen sei. Über die von EDLÉN angegebene Gynergenbehandlung, die überraschend schnell gute Erfolge haben soll (zweimal täglich $^1/_4$ bis $^1/_2$ bis 1 Tablette 15 Minuten vor den Hauptmahlzeiten), kann vorläufig ebenso nichts gesagt werden wie über die BOLLERsche Ulkustherapie mit mit dem Magensaft Gesunder vorverdautem Fleisch(!), da wir eigene Erfahrungen mit diesen Methoden nicht haben.

Die so merkwürdige Tatsache, daß so differente Kuren Erfolg gebracht haben, ist freilich für den, der auch nur etwas größere Erfahrung hat, keine Merkwürdigkeit, wenn man sich vor Augen hält, daß die große Mehrzahl dieser Methoden in Krankenhäusern, an in die Anstalt aufgenommenen Personen ausprobiert wurden, daß diese Kranken zumindest eine Krankenhausvollkost bekamen, die immer noch eine relative Schonkost darstellt, und daß sich die Kranken überhaupt „behandelt" wußten.

Wenn wir uns an das über die Ätiologie des Ulkus Gesagte erinnern, daß es sich einerseits zumeist um vegetativ-stigmatisierte Nervöse handelt und daß anderseits alles, was die Nervosität steigert, das gehetzte, eilige Leben usw., die Beschwerden verschlimmert oder erst zum Vorschein bringt, so wird man verstehen, daß eine Krankenhausaufnahme an sich schon einen wesentlichen therapeutischen Faktor darstellt, auch wenn der Kranke weder unter einer besonderen Diät gehalten, noch ihm eine strenge Bettliegekur verordnet wird. Mögen die ersten Tage des Krankenhausaufenthaltes auch noch mit einer gewissen nervösen Erregung verbunden sein, bis die ersten Untersuchungen beendet und der Kontakt mit den Mitkranken, dem Pflegepersonal und den Ärzten hergestellt ist, so überkommt den Kranken in der großen Mehrzahl der Fälle eine gewisse psychische Ruhe, die auch zwangsläufig mit einer gewissen körperlichen Ruhe im Krankenzimmer oder im Garten der Anstalt verbunden ist. Die Mehrzahl der Kranken liegen in den Krankenhäusern doch auch einen großen Teil des Tages auf dem Bett, so daß jeder Krankenhausaufenthalt automatisch mit einer relativen Liegekur verbunden ist (s. S. 100). Und wenn mit ambulanten Injektions- oder anderen Methoden Erfolge erzielt werden, so ist schon die Tatsache, daß der Kranke sich „behandelt" weiß, wenigstens zumeist ein psychischer Heilfaktor, der nicht unterschätzt werden darf und der unserer Meinung nach das Rätsel der Erfolge der differentesten Behandlungsmethoden löst.

Und hier sind wir an einem ersten Punkte, der unserer Überzeugung nach, und wohl auch nach Überzeugung der meisten Kliniker in den letzten Dezennien, von wesentlicher Bedeutung ist. *Psychische und körperliche Ruhe*, je nach der Lage des Falles in strengerer oder weniger strenger Form, sind unseres Erachtens erste Voraussetzung eines Erfolges. Legt man einen Ulkuskranken in eine Anstalt, verordnet man ihm Bettruhe, zieht ihn somit aus seinem bis dahin mehr oder weniger aufregenden Milieu, aus seinem Geschäftsleben, aus seiner zumal beim Großstädter gehetzten Eile, verordnet man ihm damit auch automatisch eine geregelte Lebensweise mit den in Anstalten üblichen fünf täglichen Mahlzeiten, so verliert ein großer Teil der Kranken nach wenigen Tagen seine Beschwerden und er könnte — je nach der Lage des Falles — nach zwei bis vier Wochen ohne alle sonstige Behandlung in ein längeres beschwerdefreies Intervall entlassen werden. Privatanstalten, in welchen der kranke Advokat sich seine Sekretärin kommen läßt, das Telephon neben dem Bett steht und der normale Geschäftsbetrieb weitergeht, haben nicht gleich gute oder sogar keine Erfolge. Man sieht also, daß die allgemeine Beruhigung des Kranken, und zwar in körperlicher wie vor allem auch in psychischer Hinsicht ein wesentliches therapeutisches Moment ist, weshalb wir nach unserer alten NOTHNAGEL-NEUSSER-ORTNERschen Schule seit jeher auf dieses Moment größtes Gewicht legen. Und ist es nicht erstaunlich, wie Ulkuskranke so häufig auf ihrem Urlaub alsbald beschwerdefrei werden und sogar die Kost der Holzfäller teilen können, ohne Beschwerden zu haben? Dies sind wohl Extreme, aber sicher ist: psychische Ruhe stellt einen wesentlichen Faktor in der Behandlung des Ulkuskranken dar. Ich kenne keine Statistik über die Verteilung der Ulkuskranken zwischen Stadt- und Landbewohnern, habe aber den Eindruck, daß das Ulkus am Lande seltener ist, daß es dort zumindest seltener Rezidiven hat. Psychische Ruhe ist freilich ein relativer Faktor: ich kenne vielbeschäftigte Ärzte und Rechtsanwälte, welche spontan oder auf Befragen angeben, daß ihnen schwere Beschäftigung und aufregende Zeiten sehr schaden; aber bei dem einen genügt das Sistieren einer besonders nervenaufpeitschenden Periode seines Berufes, bei dem anderen hingegen muß der Beruf eine Zeitlang unterbrochen werden, auf daß Beschwerdefreiheit eintrete. Daraus ergibt sich auch, daß jeder Fall schon in dieser Hinsicht individuell zu behandeln ist und daß es daher auch nicht nötig ist, gleich jeden Kranken in eine Anstalt zu geben und ihm jede Berufsausübung zu verbieten, daß man den Kranken zumindest aus einer genauen Anamnese gründlich kennen muß, um ihn richtig zu beraten. Neben der psychischen Ruhe ist zweifellos auch eine körperliche Ruhe von Bedeutung, es geht dies vielleicht schon daraus hervor, daß fast jeder Kranke, wie wir früher schon ausführten, angibt, daß seine Schmerzen durch kurzes, längstens halbstündiges Liegen prompt verschwinden! Auch körperliche Ruhe ist individuell zu dosieren, bei schweren Fällen muß man zu absoluter Bettruhe greifen, welche auf zehn bis zwanzig Tage — selten länger — zu bemessen ist; in leichten Fällen wird der Kranke seinem Beruf nachgehen können, er wird sich nur in dieser oder jener Hinsicht schonen, Regeln lassen sich hierbei nicht aufstellen.

Es hieße alle Autorität und große Erfahrung schon unserer ältesten Kliniker mißachten, wollte man an einem zweiten therapeutischen Faktor vorübergehen, einem Behandlungsfaktor, der sich in der ganzen Ulkustherapie als wichtigster hindurchzieht, die *Diätotherapie*. Wir haben früher darauf hingewiesen, daß sehr verschiedenartige Diätschemen angegeben wurden, die sich zum Teil widersprechen, zum Teil aller theoretischen Überlegung Hohn sprechen, dennoch hatten die verschiedenen Kostformen, wie wir früher erwähnten, ihre Erfolge. Dies wieder erklärt sich aus mehreren Umständen: 1. aus der Tatsache, daß die Mehrzahl dieser Diäten wenigstens anfangs eine über den Tag verteilte, oft im 1 oder 2 Stunden-Intervall gegebene Kost darstellen, 2. daß zumindest eine regelmäßige Einnahme der Mahlzeiten gewährleistet ist und 3. daß zumeist Schonkosten im weitesten Sinne des Wortes verordnet wurden. Nichts hat uns in unserer alten Überzeugung, daß zumindest in den ersten Wochen die Behandlung mit häufigen kleinen Mahlzeiten einen wesentlichen Bestandteil der Kur darstellt, wieder so sehr bekräftigt, wie die Erfahrungen im Krieg und in der Nachkriegszeit. Zu Zeiten, in welchen es unmöglich war, bestimmte Nahrungsmittel oder Zubereitungsformen zu verordnen, hatte die einfache Verordnung, das eben Erhältliche — und seien es Kartoffeln oder ein grobes Gemüse und Schwarzbrot — in häufigen, über den Tag verteilten Portionen zu sich zu nehmen, Erfolg. Am besten bewährte sich eine Zweistundendiät, an der wir bei strengen Ulkuskuren, wie wir hören werden, auch heute festhalten und welche ja auch unsere alten Lehrer bereits propagierten. Und wenn die Beschwerden acht bis zehn Tage oder länger — wieder je nach dem Fall individuell — verschwunden bleiben, muß sich der Kranke an eine regelmäßige Kosteinnahme in mindestens fünf Mahlzeiten, täglich mit zwei Hauptmahlzeiten, durch lange Zeit halten, wie denn überhaupt stundenlanges Hungern allein ein Moment zu sein scheint, welches Rezidiven auslösen kann. Auch der einfachste Arbeiter kann sich in einer Thermosflasche eine Einbrennsuppe oder einen Tee — und sei es ein Tausendguldenkrauttee — mit Keks, mit abgelegenem Weißbrot oder auch mit etwas Schwarzbrot über den Tag mitnehmen und damit seine langen Diätintervalle unterbrechen.

Freilich sind wir der sicheren Überzeugung, daß die Verteilung der Kost nicht alles ist, daß dieser Faktor allerdings allein helfen oder bessern kann, daß aber den Nahrungsmitteln selbst und ihrer Zubereitung große Bedeutung zukommt, wie ja auch aus allen früheren Kostformen hervorgeht, die sich zweifellos in dieser oder jener Form bewährt haben. Soll man diese Kost im einzelnen nun determinieren, steht man freilich vor einer unlösbaren Aufgabe, wenn man die einzelnen Nahrungsmittel auf ihre mögliche Gefahrenquelle und ihre möglichen Vorzüge wissenschaftlich untersucht. Wir müssen zugeben, daß unsere Kenntnisse in dieser Hinsicht trotz großer diesbezüglicher Literatur noch sehr mangelhaft sind und daß wir uns an unsere klinischen Erfahrungen halten müssen, wobei allerdings gleich ein weiteres Moment in diätetischer Hinsicht betont sei: es gibt unseres Erachtens keine allgemeingültige Kostform, auch hier muß individuell unterschieden werden, wobei freilich für die große Mehrzahl der Patienten eine Schonkost ausreicht, die wir im nachfolgenden kurz schildern werden. Wenn wir der Überzeugung Ausdruck geben, daß bei den meisten Kranken einleitende Milchtage mit wenig Zwieback Ausgezeichnetes leisten, daß die Mehrzahl der Kranken unter Milchdiät nach wenigen Tagen völlig beschwerdefrei werden — zumal wenn man ihnen Bettruhe verordnet —, so wissen wir, daß Milch von anderen nicht vertragen wird und daß zumeist strenge Milchkuren nicht für alle Fälle unbedingt notwendig sind. Wenn wir im allgemeinen Fleisch bei strengen Kuren erst in der sechsten Woche verordnen, so gibt es Kranke, welche gerade mit Fleischkost rasch beschwerdefrei werden; es scheint, daß die säurebindende Kraft des Eiweißes hier in therapeutischer Hinsicht über die durch das Fleisch bedingte Säurenachsekretion obsiegt. Ich kannte einen sehr kritischen Arzt, der nach jahrelangen Milch-Kohlehydrat-Fett-Schonkosten in einer Beschwerdenperiode auf eine Fleischkost überging und darauf glänzend reagierte. Die individuelle Empfindlichkeit der Kranken geht so weit, daß manche dieses oder jenes Fett (Pflanzenfett, Butter oder Schmalz) oder dieses oder jenes scheinbar „leichte" Gemüse (wie Karotten oder passierten

Spinat) besser oder aber auch nicht vertragen, woraus die Forderung abzuleiten ist, dem Kranken nicht ein strenges Regime zu befehlen, sondern seine eigene Erfahrung wesentlich mit zu berücksichtigen. Freilich ist ein solches Verfahren in der Praxis nicht so einfach und nur in diätetischen Sanatorien wird man durch tägliche Kostzusammenstellungen und Versuche auf eine optimale Kost kommen, wobei wieder der so häufig gemachte Fehler vermieden werden muß, daß ein stärkeres Auftreten von Beschwerden nach diesem oder jenem Nahrungsmittel gleich mit Sicherheit auf dieses bezogen wird. So kommen ja manche Kranke dahin, schließlich alles für gefährlich zu halten und eine Hungerdiät aus nur diesem oder jenem Nahrungsmittel einzuhalten, welches angeblich noch nicht geschadet hat.

Es gibt also kein Diätschema, welches allgemeine Gültigkeit hätte. Wenn wir dennoch im folgenden ein derartiges Schema angeben, welches wir unseren Kranken empfehlen, so geschieht es, weil wir mit dieser Diät, gegen die vielleicht auch nach dieser oder jener Richtung Bedenken erhoben werden könnten, in einer vieljährigen Erfahrung unserer Schule beste Erfolge erzielt haben, zumindest selten Kranken begegneten, welche mit dieser Diät schlecht fuhren. Daß im Rahmen dieser Kost individuell vorgegangen werden muß, daß die Erfahrungen des einzelnen, allerdings mit einer gewissen kritischen Kontrolle des Arztes, berücksichtigt werden sollen, haben wir oben entsprechend dargelegt. Hierbei ist schließlich noch folgendes zu sagen: Die Strenge der diätetischen Maßnahmen richtet sich nach dem einzelnen Fall. Schwere Ulzera mit starken Beschwerden und schon mehrmaligen Beschwerdeperioden werden mit strengsten Diätmaßnahmen behandelt, in leichten Fällen kann man sich mit leichten Kostformen begnügen. Wir unterscheiden aber nicht scharf zwischen bestimmten Diätschemen verschiedener Strenge, es kann in dem später angegebenen Schema ebenso mit der ersten Woche-Diät oder aber, je nach der Lage des Falles, mit der dritten oder vierten Woche-Diät begonnen werden. Die Diät muß sich ja, zumal in Notzeiten, auch nach den äußeren Umständen richten, nach der Möglichkeit der Beschaffung wie nach der Möglichkeit der Zubereitung bzw. des Einhaltens der Kost.

Neben Ruhe und Diät verordnen wir schließlich unseren Patienten für die ersten Wochen — je nach der Erfahrung im Einzelfall auch für später — kleine Alkalidosen, ein Therapiefaktor, der uns von geringerer Wichtigkeit scheint, mit dem wir aber glauben, auch oft gute Erfahrungen gemacht zu haben. Über die Alkalitherapie ist viel geschrieben, über sie in den letzten Jahren viel gelästert worden. Man muß aber unterscheiden zwischen Kranken, denen das Alkali täglich in größten Dosen, wie etwa bei der Original-SIPPY-Kur, gegeben wird, und solchen, die wie unsere Patienten nur kleine Mengen erhalten, die bestimmt nicht zu einer „Alkalivergiftung" führen und welche erfahrungsgemäß schon jedem Kranken mit Sodbrennen Hilfe bringen können.

Unsere Therapie kann also folgendermaßen umrissen werden, wobei wir vorerst die „strenge Ulkuskur" darlegen, um anschließend noch kurz jene Modifikationen und Erleichterungen zu erörtern, die in der obigen Darstellung prinzipiell bereits enthalten sind:

I. *Bettruhe* durch zehn bis zwanzig Tage — oder bei nicht raschem Verschwinden aller Beschwerden auch länger. Nach der zirka zweiwöchigen Bettruhe wird, in schweren Fällen wenigstens, noch für zwei Wochen eine relative Ruhe (zeitliches Schlafengehen, viel auf dem Sofa liegen usw.) empfohlen. Diese Bettruhekur soll auch eine psychische Ruhekur sein. Ist diese zu Hause nicht zu erreichen, so gehört der Kranke in eine Anstalt. Die besten Resultate, die rascheste Beschwerdefreiheit erzielt man immer außerhalb des häuslichen

Milieus in der Anstalt. Die große Mehrzahl der Ulzera, auch mit schweren Beschwerden, verlieren in wenigen Tagen, meist längstens nach einer Woche, alle Beschwerden. Auf ein individuelles Eingehen ist, wie schon betont, großer Wert zu legen — Sorgen um Verdienstentgang, Sorge um die unversorgten kleinen Kinder usw. müssen berücksichtigt, es muß in irgendeiner Form ein Ausweg gefunden werden. Wir empfehlen auch, nach den vier Wochen der Ruhe in den nächsten drei bis vier Wochen schweren Sport nicht auszuüben; speziell Sportarten, in welchen starke Lordosestellungen eingenommen werden — wie Servieren beim Tennis — scheinen uns wegen mechanischer Reizung des Ulkus kontraindiziert.

II. *Diät. 1. Woche:* Zweistündlich ein Glas Milch. Im Tag etwa 12 bis 15 Stück Karlsbader Zwieback oder entsprechende Mengen gebähter Semmeln oder Keks, etwas Butter, zwei bis drei Eier täglich, als weiche Eier oder in der Milch verquirlt.

2. Woche: Das gleiche. Je eine Milch kann ersetzt werden durch eine Schleimsuppe oder einen dünnen Milchgrießbrei oder eine Zucker-Milch-Ei-Creme.

3. und 4. Woche: Weiteres Einhalten einer zweistündlichen Nahrungsaufnahme. Langsamer (!) Ausbau der Kost mit folgenden Nahrungsmitteln:

Alle Suppen, auch Rindsuppe allerdings nur mit dicker Einlage (Grieß, Reis usw.), alle falschen Suppen, passierte Gemüsesuppen. Gedünsteter Reis, Nudeln, Makkaroni, Hörnchen bzw. alle Teigwaren, Nockerln, Kartoffelpüree.

Passierte Gemüse (meist werden am besten passierte Karotten vertragen), Spinat (s. S. 102), Kochsalat.

Leichte Mehlspeisen: Alle Milchspeisen, Biskuitmehlspeisen, alle Puddings, alle Aufläufe (Reis-, Grieß-, Sago-, Nudelauflauf), Semmelkoch, Schmarren, Kaiserschmarren, Grießschmarren.

Apfelpüree oder gedünstete Äpfel.

Weicher Käse, erst abgelegene, später frische Semmeln. Fruchtsäfte zu den Mahlzeiten.

5. Woche: Die gleiche Kost in fünf Mahlzeiten, mit zwei Hauptmahlzeiten mittags und abends.

6. Woche: Fleischzulage: Im allgemeinen wird weißes und schwarzes Fleisch und gedünstetes, gekochtes oder gebratenes Fleisch gleich gut vertragen. Rindfleisch dürfte wegen der starken Eiweißkoagulation und der Härte der einzelnen Fasern aber ungünstiger sein. Bratensaft als Säurelocker ist in größeren Mengen zu vermeiden.

Es sei nochmals betont, daß es sich hier um ein Schema handelt und daß auch bei Einhalten dieser strengen Kur Abweichungen in dieser oder jener Hinsicht, Erweiterungen in dieser und jener Hinsicht möglich sein werden. Jede Hausfrau wird nach Durchsehen dieser Kostordnung wissen, was sie geben kann. Auch werden sich in verschiedenen Ländern je nach der Art der dortigen Kost und ihrer Zubereitung Verschiedenheiten ergeben. Auf alle Fälle handelt es sich um eine Schonkost, welche anfangs über den Tag verteilt zu sich genommen wird.

Von allen Berechnungen nach Eiweiß-, Fett- und Kohlehydratmengen, wie sie in den verschiedenen Kostformen mitberücksichtigt sind, sehen wir prinzipiell ab, bei Einhalten dieser strengen Kur wird der Kranke anfangs unter den Milchtagen etwas abmagern und wird bei zweistündlicher Kost in der dritten und vierten Woche schon automatisch auf das ihm entsprechende Maß kommen. Sicher ist vor Ausschreitungen der Menge nach abzuraten.

Wir haben früher gesagt, daß manche Kranke Milch nicht vertragen. Unverträglichkeit und Ekel vor Milch sind zu unterscheiden. Ein leichter Widerstand gegen Milch im Sinne von Ekel läßt sich zumeist leicht überwinden, zumal bei Zugabe etwa von Kakao und Schokolade in geringer Menge, vielfach besteht bei Kranken nach eigener Erfahrung eine vorgefaßte Meinung hinsichtlich der Unverträglichkeit von Milch. Oft lohnt den Versuch ein rasches Verschwinden aller Widerstände gegen die Milch.

Von den Ausnahmen, in welchen von vornherein Fleisch gegeben werden kann, war oben schon die Rede, ebenso davon, daß die Erfahrungen des einzelnen hinsichtlich dieser oder jener Speise, wohl mit Kritik, berücksichtigt werden müssen. Bei Kranken, welche Milch nicht vertragen und bei welchen man dennoch eine strenge Kur durchführen will, kann man statt Milch einige Suppentage mit Zulage von zwei bis drei Eiern und Zwieback durchführen, wobei Schleimsuppen zu bevorzugen sind, wobei aber eine Einbrennsuppe trotz des „gebrannten Fettes" nicht schadet.

„Gebranntes Fett" gehört unserer Erfahrung nach zu den verbotenen Speisen: das gilt für den ausgezogenen Apfelstrudel (der mürbe ist als leichte Teigware mit gedünsteten Äpfeln erlaubt), ebenso wie für geröstete Brösel oder Paniertes. Fragt man sich, was sonst noch verboten ist, so sind es „Diätfehler", die auch der Gesunde kennt, wobei es sich meist um „nicht bekömmliche" Mischungen verschiedener Speisen handelt (Schlagobers nach fettem Gulasch z. B.). Dennoch kann man noch ein klares Verbot aussprechen: Verboten ist frisches Obst, auch Kompotte, außer gedünsteten Äpfeln, rohe Gemüse (Salate, Paradeisäpfel, Krautsalat, Radieschen, Rettich), scharfe Gewürze, Senf, Pfeffer (!), auch Paprika (wobei allerdings zwischen sehr milder, nur färbender und scharfer Form unterschieden werden muß).

Wurde Milch nicht vertragen, so beginnt man mit der dritten und vierten Woche-Diät, wobei wieder die Hausfrau leicht zwischen den leichteren und schwereren Speisen und Speisenkombinationen unterscheiden wird. Handelt es sich um einen Patienten, bei dem im Beruf nur eine leichte Kur durchführbar ist, kann mit der Milchdiät allein schon wegen der Kalorienarmut das Auslangen nicht gefunden werden; hier wird man zur dritten bis vierten Woche-Diät greifen, wird aber Wert darauf legen, daß der Kranke die Intervalle zwischen den Mahlzeiten durch eine Tasse Suppe aus der mitgetragenen Thermosflasche oder in ähnlicher Weise ausfüllt.

Man kann übrigens jedem Kranken, zumal wenn man ihn nur einmal konsiliariter sieht und das Ulkus mit Sicherheit feststellt, die strenge Vorschrift mit allen obigen Details mit auf den Weg geben und ihm raten, sich bei größeren Beschwerden an strenge, bei leichterer Periodik an weniger strenge Maßnahmen zu halten, die er selbst bestimmen wird. Das Wesentliche, was der Kranke erfassen muß, ist das Prinzip der psychischen und körperlichen Ruhe, der häufigen Mahlzeiten und schließlich wohl auch der Diät überhaupt. Ich kenne zahlreiche Kranke, welche einmal eine strenge Kur mitgemacht haben und welche sich seither mit bestem Erfolg selbst behandeln. Am günstigsten scheinen jene zu fahren, welche bei Wiederauftreten der ersten Beschwerden einer neuen Beschwerdenperiode eine kurze Kur machen, indem sie drei bis vier Tage unter zweistündlicher Milchkost liegen und in der Folge mindestens ihre fünf Mahlzeiten mit entsprechender Diät einhalten. Leichte Fälle halten sich so im Gleichgewicht und verhindern schwere Beschwerdeperioden.

III. *Alkalitherapie.* Das Wesentliche wurde früher kurz gesagt. Wir sind Gegner großer Alkalimengen, schätzen kleine „messerspitzenweise" Dosen aber außerordentlich. Wir empfehlen die alten Rezepte:

I. Rp.

<pre>
        Mag. ust........................ 20,0
        Natr. bicarb. 30,0
</pre>
M. f. p. S. Pulver I (abführend) messerspitzenweise.

II. Rp.

<pre>
        Calc. carb.
        Natr. bicarb. .... aa 25,0
</pre>
M. f. p. S. Pulver II (stopfend) messerspitzenweise.

Bei einer strengen Kur nimmt der Kranke nach jeder Mahlzeit, auch schon nach jeder Milch eine Messerspitze, und zwar bei normalen Stuhlverhältnissen abwechselnd Pulver I und Pulver II, bei Verstopfung vorwiegend oder immer Pulver I. Er regelt mit diesen beiden Pulvern den Stuhlgang. Hierbei ist freilich noch zu sagen, daß ein Großteil der Ulkuskranken in der Beschwerdenperiode, zumal bei Bettruhe und Schonkost, obstipiert ist. Einläufe und leichte Abführmittel bzw. das abführende Magenpulver I müssen dem abhelfen.

Fragt man sich, ob von allen modernen Behandlungsmethoden nicht doch diese oder jene mitversucht werden sollte, so möchten wir antworten, daß eine Notwendigkeit hierzu meist nicht besteht. Bei manchen Kranken mag aus psychischen Gründen eine gewisse Polypragmasie mit Maß angezeigt sein. Auch müssen wir folgendes zugeben: Nach vieljähriger und vielfacher Erfahrung haben wir den Eindruck — mehr möchten wir nicht sagen —, daß unter Larostidininjektionen die Beschwerden vielleicht etwas rascher verschwinden. Es ist selbstverständlich, daß ein Verschwinden der Beschwerden nicht Heilung bedeutet, daß die Kuren in dieser oder jener Form zu Ende geführt werden müssen. Ebensowenig wie der Kranke in den schmerzfreien Intervallen eines Tages während einer schweren großen Periodik gesund ist, ebensowenig ist das Ulkus nach einigen Tagen der Behandlung bei Beschwerdefreiheit ausgeheilt. Man darf annehmen, daß ein Ulkus zur Heilung, beim kallösen Ulkus zur Inaktivität etwa vier bis sechs Wochen benötigt. Hier möchten wir auch dem Eindruck Raum geben, daß uns das Robuden an meiner Klinik in der letzten Zeit bei Behandlung von Ulkuskranken geholfen zu haben scheint, zumal wir das Mittel nur bei ambulanten Kranken verwendeten. Von der Schwierigkeit der Beurteilung derartiger Mittel war oben die Rede.

Viele Kliniker empfehlen schließlich bei starken Schmerzen Antispasmodika (Belladonna, Atropin, Papaverin, Atropaverin). Manche mischen dem Alkalipulver regelmäßig Belladonna bei. Wir fürchten Überdosierungen, geben diese Mittel aber im Augenblick, in welchem sie indiziert sind, zumeist in Form einer viertel, einer halben oder einer ganzen Atropaverintablette. Günstig wirkt meist milde Wärme (Thermophor, Dunstwickel), bei starken Schmerzen auch Belladonna-Papaverin-Suppositorien.

Nikotin lassen wir während der Ulkus-Kur auf ein Drittel des normalen Verbrauches einschränken. Wir raten gänzlich davon ab, wenn aus der Anamnese ein Zusammenhang der Beschwerden mit dem Rauchen hervorgeht.

Die Behandlung der Ulkusblutung. Das Wesentliche wurde bei Beschreibung der Blutung und ihrer Gefahren gesagt und betont, daß durch entsprechend kritisches Zuwarten die Blutung meist von selbst steht. Man gibt bei Blutungen im allgemeinen Mittel, welche die Blutgerinnung erhöhen. Wir hatten nie den Eindruck, daß mit diesen Mitteln tatsächlich etwas erreicht wird. Aus psychischen Gründen, zur Beruhigung der Umgebung des Kranken, wird man aber öfters zu diesen Mitteln greifen (Kalzium, C-Vitamin-Injektionen, Sangostop, Stryphnon, Gelatine usw.). Bei schwerer Blutung macht man kleine Bluttransfusionen; große sind zu vermeiden, da die Anämie als solche das stärkste Blutstillungsmittel ist! Zu Beginn der Blutung wird man die Nahrungsmittelzufuhr auf

24 Stunden einstellen, wird am folgenden Tag nur schluckweise kalten gezuckerten Tee oder kalte Milch geben, wird bei großem Durst etwa eine Kochsalzinfusion machen oder dem Kranken ein bis zwei Tage eine Zucker-Dauertropf-Infusion intravenös oder auch das weniger wirksame Tropfklysma verabreichen. Aufgeregte Patienten erhalten auch Sedativa.

Die in der Literatur beschriebenen, in den letzten Jahren vielfach diskutierten MEULENGRACHTschen Kuren, bei welchen starke Blutungen mit starken Belastungsdiäten behandelt werden, lehnen wir ab. Über den Zeitpunkt der Zuziehung des Chirurgen, über die große Verantwortung, die jeder Arzt trägt, der ein blutendes Ulkus behandelt, haben wir oben berichtet. Wenn aber auch wegen zu später Operation dieser oder jener Fall verlorengeht, glauben wir aus ärztlich-ethischen Motiven nicht einfach jeden Fall dem Chirurgen überantworten zu können und damit alle Verantwortung abschütteln zu dürfen. Es ist dies vielleicht der einfachere, für den Arzt risikolosere Weg; so lange aber die Operationsmortalität höher steht als die Verblutungsmortalität, wird der verantwortungsbewußte Arzt die Verantwortung zu tragen wissen. Es ist klar, daß wiederholte schwere Blutungen eine Indikation zur Operation darstellen, wobei es freilich viel günstiger ist, wenn möglich, im Intervall zu operieren, in dem sich der Kranke von der Blutung erholt hat.

Hypersekretionserbrechen, Aerophagie, Azidismus sind hinsichtlich Therapie in den entsprechenden Kapiteln besprochen.

Die Indikation zur Operation. Noch stehen sich die internen und chirurgischen Statistiken in schier unvereinbarem Widerspruch gegenüber. Jeder glaubt, die besseren Resultate zu haben. Wir glauben, vom internen Standpunkt aus folgendes sagen zu müssen:

Die Indikation zur Operation ist naturgemäß bei Komplikationen gegeben, die einen Eingriff dringlich erscheinen lassen: einmalige, nicht sistierende Blutung (s. S. 91), wiederholte starke Blutungen, Perforation, auch gedeckte Perforation mit stärkerer, umschriebener Peritonitis. Hinsichtlich Pylorusstenose s. S. 135. Auch ein Verdacht auf die seltene maligne Degeneration wird zur Operation raten lassen.

Wann ist aber das chronische, in Intervallen rezidivierende Ulkus zu operieren? Hier kann nur individuell entschieden werden und die Entscheidung liegt unseres Erachtens oft weniger beim Arzt, sie liegt zum großen Teil beim Patienten. Der Arzt wird nur auf Grund des Verlaufes den sicheren Eindruck gewinnen können, daß ein halbwegs beschwerdefreies Leben mit etwas längeren Intervallen nicht möglich ist, daß vermutlich immer wieder schwere Ulkusperioden auftreten werden, und er wird unter Hinblick darauf und unter gleichzeitiger Aufklärung des Patienten über die Aussichten der internen Behandlung einerseits und der Operation andererseits zu dieser raten. Lägen die Verhältnisse so, daß die Operation nur die unmittelbare Operationsmortalität zu berücksichtigen hätte, daß andere Risken mit ihr nicht eingegangen würden, dann würden wir jeden Fall dem Chirurgen übergeben. Die Operationsmortalität schwankt: auf chirurgischen Kliniken, wo der Operateur täglich einen Magen reseziert, oder gar, wie dies in amerikanischen Kliniken der Fall ist, ein Stab von ausgezeichneten Chirurgen täglich fast nur Ulzera operiert, ist die Operationsmortalität nicht hoch, sie kann im negativen Sinne mit einem Lotteriehaupttreffer verglichen werden; sie dürfte in diesen ausgezeichneten Anstalten ebenso wie in unseren Kliniken und großen chirurgischen Abteilungen um 1 bis 2% schwanken. Dies ist eine Operationsmortalität, wie sie wohl jeder größere Eingriff haben muß. Und über dieses Risiko würde man sich ohne weiteres hinwegsetzen, wäre es das einzige. Das viel größere Risiko aber ist, daß

der Operierte trotz des eingegangenen Operationsrisikos nicht beschwerdefrei bleibt. Die Zahl der Fälle, welche nach der Operation noch Beschwerden
haben, kann auf Grund noch so vieler bereits vorliegender Statistiken mit
annähernder Sicherheit nicht angegeben werden, denn chirurgische und interne
Statistiken differieren hier weitgehend. Nachbeschwerden sind durch verschiedene Umstände möglich; daß es überhaupt Nachbeschwerden gibt, kann
nicht wundernehmen, viel eher die Tatsache, daß nach dem schweren Eingriff einer Magenresektion nach BILLROTH II, wie sie heute allgemein durchgeführt wird, Beschwerdefreiheit überhaupt möglich ist. Man bedenke, daß
der Kranke nach der Operation praktisch keinen Magen hat, daß die Nahrung
unmittelbar in den Dünndarm fällt, daß der Dünndarm in durchaus unphysiolo-
gischer Weise beansprucht wird, daß Galle und Pankreassaft über den Magenstumpf geleitet werden, daß die Magenverdauung fehlt, daß die Bakterizidie,
welche den Dünndarm vor bakterieller Invasion schützt, ausgeschaltet ist,
daß rohes Bindegewebe und die pflanzlichen Interzellularsubstanzen nicht mehr
gelöst werden können, daß ein Teil der eingenommenen Nahrung, unter Umständen sogar vorwiegend, vorerst in den zuführenden Schenkel der Anastomose
der Gastroenterostomie fällt, daß also auch dann, wenn die Operation bestens
ausgeführt ist und als bestens gelungen bezeichnet werden muß, unphysiologische
Verhältnisse geschaffen sind, welche die Grundlage neuer Beschwerden geben
können. Hierzu kommt, daß eine fehlerhafte Anlage der Anastomose, ein schlecht
liegender abführender Schenkel oder aber eine Enge im Anfangsteil des abführenden Schenkels Beschwerden machen müssen, welche unbedingt zur neuerlichen und jetzt gefährlicheren Operation zwingen. Ein Teil, und unserer Überzeugung nach ein großer Teil der Operierten hat nach der Operation auch tatsächlich Beschwerden; wir Internisten sehen diese Fälle häufiger als die Chirurgen,
da der Kranke kaum mehr zum Chirurgen zurückkehrt, wenn die Operation
nicht zum Erfolg geführt hat. Freilich ist zuzugeben, daß die Nachbeschwerden
nach der Operation oft geringer sein können als die vor der Operation, so daß
der Eingriff doch als Erfolg gebucht werden muß. Einige der häufigsten Beschwerden sind Enteritiden, Dyspepsien, sekundäre Kolitiden, die, auf diesem
Wege einmal entstanden, auch wenig Aussicht haben, geheilt zu werden. Wie
denn überhaupt Beschwerden, die einmal nach der Operation auftreten, meist
Dauerbeschwerden sind, die sich also von den Beschwerden vor der Operation
dadurch unterscheiden, daß beschwerdefreie Intervalle nicht mehr vorkommen.
Nicht selten klagen Kranke nach der Operation über den sogenannten *Dünn-
darmschock*, einen Symptomenkomplex, der offenbar auf einer nervösen Reizung
des plötzlich stark und ungewöhnlich belasteten. Dünndarmes beruht und in
Schweißausbruch, Blässe, Schwindel, Tachykardie, eventuell sogar Ohnmacht,
meist bei gleichzeitiger lebhafter Darmbewegung in der Nabelgegend bald nach
dem Essen besteht. Die Operation ist also, abgesehen von der Operationsmortalität, ein Risiko, über das der Kranke aufgeklärt sein muß, soll er nicht das Ver-
trauen zum Arzt verlieren. Wann also raten wir unter Hinblick auf diese
Komplikationen doch zum Eingriff?

Wir raten zum Eingriff, wenn wir den Eindruck haben, daß die interne Therapie
erfolglos blieb, wenn mehrere langdauernde strenge Kuren immer wieder von
Beschwerdenperioden gefolgt waren und wenn die Beschwerden einen Grad haben,
der ein halbwegs normales Leben nicht mehr erlaubt, bzw. wenn langdauernde
Perioden sich in kurzen Zeiträumen folgen. Da aber auch ein scheinbar hartnäckiges
Ulkus nach längerer Zeit zum jahrelangen beschwerdefreien Intervall führen
kann, widerraten wir in den ersten Jahren der Ulkuskrankheit im allgemeinen
der Operation. Freilich gibt es Ausnahmen, die schon durch das soziale Moment

und vor allem auch durch das Temperament des Kranken diktiert werden. Kranke, die es sich leisten können, immer wieder Liegekuren durchzuführen, welche bei Beginn jeder Beschwerdenperiode wenigstens einige Tage liegen und dauernd Diät halten können, werden sich der Operation nicht mit solcher Dringlichkeit unterziehen wie Berufstätige, die aus äußeren Gründen (etwaiger Verlust der Stellung, Verlust des Einkommens bei zahlreicher Familie usw.) zur Operation drängen werden. Wenn irgend möglich, warten wir aber einige Jahre, ehe wir die Aussichtslosigkeit der internen Therapie mit Recht zugeben können, wobei sich freilich auch hier wieder Ausnahmen von der Regel ergeben: es gibt derartig hartnäckige Ulzera mit so starken Beschwerden, die auf vier Wochen Bettruhe, strengste Diät usw. in keiner Weise reagieren, daß wir manchmal auch frühzeitiger zum Eingriff raten. Wie schon erwähnt, kann der Kranke früher oder später die Operation wünschen, bzw. er geht zum Chirurgen und läßt sich operieren — das soziale Moment oder aber das auch eben erwähnte Temperament des Kranken werden diese Entscheidung bringen. Es ist schließlich nicht jedermanns Sache, immer wieder auf Ulkusbeschwerden zu warten, der eine findet sich mit leichten Ulkusbeschwerden ab, der andere leidet auch unter diesen ganz außerordentlich, der eine hält sich monatelang an Diäten, ohne dadurch psychisch irgendwie verändert zu werden, der andere wird reizbar und verlangt schließlich die Operation, von der er sich die Beschwerdefreiheit erhofft. Der Arzt wird also bei hartnäckigen Fällen, in welchen auf Grund des Verlaufes und der bisherigen Behandlungsergebnisse ein längerer Dauererfolg nicht zu erwarten ist, zur Operation raten, in leichten Fällen, in welchen der temperamentvolle Patient von seinem Arzt seine Zustimmung zur Operation holt, wird man diesem nochmals die Aussichten der internen und die Aussichten der chirurgischen Therapie vor Augen halten und der Kranke wird entscheiden. Verläßliche Statistiken über durch die Operation beschwerdefrei gewordene Ulkuskranke gibt es nicht, wie wir früher erwähnt haben; wir schätzen die Zahl der klinisch durch die Operation Geheilten auf 50%. Die andere Hälfte hat Beschwerden, sie können allerdings geringer sein als vor der Operation, eine leichte Enteritis wird gegenüber schweren Ulkusschmerzen kaum Bedeutung haben, weshalb wir uns naturgemäß um so eher zur Billigung der Operation entschließen, je schwerer wir auf Grund der genauen Anamnese und einer längeren Beobachtung des Kranken die Beschwerden einschätzen, in der Hoffnung, daß, wenn überhaupt, nur leichtere Beschwerden folgen, als sie es vor der Operation waren. Auch sagt BOLLER sehr treffend: „Je stärker die Schmerzen sind, unter denen der Kranke leidet, um so höher wird er die Veränderung derselben (nach der Operation) einschätzen; sind die Beschwerden aber nicht so arg, so muß sich unweigerlich eine Ernüchterung einstellen, wenn die kleinen Nöte des operierten Magens auftreten." Daß schließlich äußere Umstände, wie Möglichkeit der Operation auf einer großen Klinik oder Operation in einem kleinen Krankenhaus, in dem der Chirurg in allen Sätteln gerecht, gleichzeitig auch Geburtshelfer und Gynäkologe sein muß und auch Ulzera nur selten operiert, wobei dann die Operationsmortalität 8% erreichen kann, beim Entschluß zur Operation maßgeblich mitsprechen werden, ist selbstverständlich.

Wir möchten schließlich unserer Ansicht Ausdruck geben, daß das sogenannte penetrierende Ulkus, das das Duodenum schwer vernarbende Ulkus (etwa Kleeblattform des Bulbus duodeni im Röntgenbild), keineswegs unbedingte Indikationen zur Operation darstellen; auch derartige Ulzera können durch interne Kuren, wie uns vielfache Erfahrung gezeigt hat, lange beschwerdefreie Intervalle haben oder auch ausheilen. Wenn wir hier dem Röntgenbild keine entscheidende Bedeutung für oder gegen die Operation zubilligen, so möchten wir überhaupt nachtragen, daß uns das häufige Röntgenisieren der Ulkuskranken, welches auch viele namhafte Kliniker zur ständigen Beobachtung des Geschwürsgeschehens empfehlen, kaum einen Wert zu haben scheint; das Ausschlaggebende bleiben immer die Beschwerden, sei das Röntgenbild scheinbar ein schwereres oder ein leichteres.

Wenn wir den Prozentsatz der durch Operation Geheilten mit 50% schätzen, so schätzen ihn andere viel geringer. BOLLER, der zweifellos größte Erfahrung besitzt, schätzt ihn auf 30%. Er meint allerdings, daß der Prozentsatz der durch den Internisten geheilten Fälle nur 10% sei. Dies scheint uns etwas unterschätzt, wenn man nicht nur Fälle berücksichtigt, die unter eigener Aufsicht eben eine Kur gemacht haben, sondern Fälle, die längere Zeit in Beobachtung standen. Im übrigen kommt es auf die Heilung ja gar nicht an, es handelt sich darum, wie der Kranke besser fährt, mit periodischen, sogar auch stärkeren Ulkusbeschwerden mit beschwerdefreien Intervallen oder mit dauernden, wenn auch leichteren Nachbeschwerden, nach der Operation.

Man sieht, man kann nicht Anhänger oder Gegner der Operation sein, man kann im Einzelfalle nur alle Umstände erwägen und dem Kranken schließlich auf Grund einer genauen Anamnese, die einen längeren Überblick gewährt, oder auf Grund einer längeren Beobachtung und Berücksichtigung aller Nebenumstände, wie soziale Verhältnisse, Operationsfreudigkeit des Kranken usw., nach bestem Wissen und Gewissen raten.

Ein neueres Operationsverfahren, welches vielleicht die Magenresektion verdrängen wird und von dem wir hoffen können, daß es bessere Resultate geben wird als unsere heutigen chirurgischen Verfahren, ist die *Vagotomie.* Auf die Einzelheiten soll nicht eingegangen, ein Urteil über dieses Verfahren kann heute noch nicht abgegeben werden. Die Ansichten über die Erfolge mit diesem Eingriff stehen sich zum Teil noch diametral gegenüber. Das nächste Jahrzehnt wird hier Klarheit bringen. Sicher kann die Vagotomie zu einer schweren, sogar lebensbedrohlichen Magenatonie führen; diese und ähnliche nicht vorauszusehende Folgen dieses Operationsverfahrens sind in der Häufigkeit ihres Auftretens noch nicht genügend bekannt, woraus sich allein schon die Unsicherheit zeigt, mit welcher wir der Methode gegenüberstehen.

I. Ulcus pepticum jejuni.

Das Ulcus pepticum jejuni ist eine Operationsfolge. Es entsteht in der Gastroenterostomieschlinge, es liegt zumeist in der unmittelbarsten Nähe des Magens, im Anastomiering des abführenden Anastomosenschenkels, also an der Stelle, wo der konzentrierte Mageninhalt sturzartig in den Dünndarm fällt. Für seine Genese, ebenso übrigens wie für die Erklärung des Ursprungs aller peptischen Geschwüre ist die Feststellung interessant, daß das Ulcus pepticum sich nach einfachen Gastroenterostomien oder insbesondere nach Pylorusausschaltung und gleichzeitiger Gastroenterostomie nach v. EISELSBERG sehr häufig entwickelte, daß es nach den heute fast ausschließlich geübten ausgedehnten Magenresektionen aber viel seltener vorkommt. Es ist das Verdienst FINSTERERS, v. HABERERS und SCHURS, die Zweidrittelresektion des Magens zur Verhinderung des Auftretens eines Ulcus pepticum inauguriert zu haben. Man sieht wohl auch hierbei gelegentlich das Ulcus jejuni, es ist aber vergleichsweise viel seltener. Mit der Zweidrittelresektion des Magens wird jener Magenanteil entfernt, von dem die reflexogene Magensalzsäureproduktion im Fundus ausgeht. Nach der Zweidrittelresektion verliert der Magen also die Fähigkeit, Salzsäure, wenigstens in nennenswerter Menge, zu produzieren. Gerade das Ulcus pepticum, seine häufigere

Entstehung nach Operationen, die die Salzsäuresekretion erhalten, und die relativ guten Erfolge der Zweidrittelresektion nach FINSTERER zeigen also die große Bedeutung der peptischen Komponente in der Entstehung des Ulcus. Daß das Ulcus pepticum jejuni einem Ulcus ventriculi oder duodeni prinzipiell gleichzusetzen ist, darüber ist schließlich kein Zweifel. So wichtig die peptische Verdauung in der Genese aller Ulzera ist, so muß auch hier betont werden, daß das konstitutionelle Moment, die Disposition zum Ulkus, auch beim Ulcus jejuni klar zum Ausdruck kommt. Gastroenterostomien nach Magenkarzinom, auch bei erhaltenem Säurewert, führen fast nie zum Ulcus jejuni. Der Träger eines Ulcus pepticum jejuni nach Zweidrittelresektion wegen Ulkus bekommt hingegen nach neuerlicher Operation, neuerlicher Reduktion des Magens und damit bei Fehlen einer peptischen Möglichkeit oft doch wieder sein neues Ulcus pepticum in der neuen Gastroenterostomie. Und es gibt nicht selten Fälle, die nach neuerlich wiederholter Operation ihr Ulcus pepticum immer wieder bekommen. MANDL sprach von „chronischem unheilbarem Ulkus"! FINSTERER korrigierte den Satz allerdings und sprach von „chronischem, schwer heilbarem Ulkus".

Die Symptome des Ulcus pepticum jejuni unterscheiden sich nicht wesentlich von den Symptomen des Ulcus ventriculi oder duodeni. Die Beschwerden sind weniger typisch, häufig allerdings auch intensiver, weniger leicht mit internen Maßnahmen beeinflußbar, sie sind oft lang anhaltend und neigen nicht zum beschwerdefreien Intervall. Man kann nicht selten einen deutlichen Druckpunkt feststellen. Der Röntgenologe hat oft Mühe, das Ulkus darzustellen, er kann hier aber ebenso Nische, Faltenkonvergenz und Druckpunkt wie beim Ulcus ventriculi nachweisen. Die modernste Ulkustherapie der Vagusdurchschneidung wird in hartnäckigen Fällen sicher versucht werden. Das Ulcus pepticum jejuni kann auch mit den internen Methoden der Ulkusbehandlung wieder geheilt werden; die therapeutischen Aussichten sind aber gering und oft kommt ein Ulcus pepticum jejuni nach der entsprechend den obigen Ausführungen nicht sehr aussichtsreichen Operation wieder.

Die Differentialdiagnose des Ulcus pepticum jejuni, welches klinisch nicht unter einem klassischen Symptomenkomplex verläuft und welches röntgenologisch, wie nicht selten, nicht darstellbar ist, kann schwierig sein, weil die übrigen Magenresektionsfolgen, die wir auf S. 107 dargelegt haben, ähnliche Beschwerden auslösen können. Es kommen hier weniger die mechanischen Folgen an der Anastomosenstelle in Frage (ein Anastomosenschenkel füllt sich übermäßig und klemmt den anderen ab, Narbenbildung und Enge der Anastomose, Verschwellen der Anastomose mit Stenose usw.) als vielmehr die Folgen der durch die Operation gesetzten unphysiologischen Verhältnisse in Betracht, die in einem großen Prozentsatz der Operationen deren guten Erfolg in Frage stellen: Stumpfgastritis, retrograde Füllung des zuführenden Anastomosenschenkels, Sturzentleerung des Magens in die abführende Schlinge mit Überdehnung derselben und mit sekundärer Enteritis usw. Die insbesondere bei mehrfach Operierten immer sich einstellende Neurose kann die differentialdiagnostischen Schwierigkeiten noch wesentlich erhöhen. Oft kann nur eine langdauernde Beobachtung und eine mehrfache Röntgenkontrolle zu einem endgültigen Urteil führen.

K. Magenkarzinom.
Einleitung.

Das Magenkarzinom ist das häufigste Karzinom überhaupt. Das Magenkarzinom ist nicht nur durch seine Häufigkeit, sondern auch durch seine besondere Bösartigkeit eine der größten Krankheitsplagen der Menschheit. Das Karzinom

des Magens ist auch der verhängnisvollste maligne Tumor, weil es einer der heim-
tückischesten unter ihnen ist; durch seine meist fast symptomlose Erscheinungsweise und seine dennoch rasche Progredienz wird es zumeist nicht rechtzeitig
manifest, die Therapie, die Magenresektion, kommt in der großen Mehrzahl der
Fälle zu spät; es zeigen sich bei scheinbar geglückten Radikaloperationen bald
darauf doch Metastasen oder das Magenkarzinom ist schon inoperabel, wenn es
entdeckt wird. Die Angaben über die Häufigkeit des Magenkarzinoms unter allen
Karzinomen überhaupt schwanken, die Mehrzahl der Statistiken ergibt aber, daß
es 40% aller Krebse ausmacht. Kein Alter ist vom Magenkarzinom verschont,
selbst bei Säuglingen wurde es als Rarität gesehen, meist tritt es in der Seneszenz
auf oder im höheren Alter. Wenn in den letzten Dezennien Stimmen laut wurden,
das Magenkarzinom sei häufiger und auch bösartiger geworden, so kamen neue
Überprüfer dieser Angaben zu einem gegenteiligen Ergebnis. Es werden, im Vergleich zu früher, in der letzten Zeit auch nicht jüngere Altersklassen betroffen,
wie behauptet wurde.

Da Magenkarzinome in der Regel mit rascher Progredienz verlaufen und
frühzeitig Metastasen setzen, wäre die Frühdiagnose das Um und Auf einer
künftig hoffentlich besseren Prognose. Wenn die Röntgenmethode, vor zirka
35 Jahren in die Magendiagnostik eingeführt, hinsichtlich der Frühdiagnose wohl
einen Schritt vorwärts bedeutete, so war der Schritt insofern kein so gewaltiger,
als seinerzeit bei gegebenem Verdacht auf ein Magenkarzinom die Probatoria die
Methode der Wahl war und ein negativer Röntgenbefund nur die Probatoria erspart hätte. Nur der Nichtkarzinomkranke hat von der Röntgenmethode also
den großen Vorteil.

Klinisch verdächtige Fälle mit positivem Röntgenbefund kommen statt zur
probatorischen heute zur zweckbewußten Laparotomie. Freilich wird die Röntgenuntersuchung gelegentlich bei unklaren Magenbeschwerden, bei welchen etwa der
Arzt wegen des guten Allgemeinbefindens keinen Tumorverdacht ausgesprochen
hatte, die Frühdiagnose des Magenkarzinoms erstellen, der Fortschritt für die Frühdiagnose des Magenkarzinoms durch das Röntgenverfahren soll also keineswegs
geleugnet werden, der Fortschritt bezieht sich aber auf einen relativ kleinen Kreis
von Patienten. Auch versagt das Röntgenverfahren in frühen Fällen nicht selten.
Der Frühdiagnose sind wir also durch das Röntgenverfahren wohl näher, trotz
aller Verfeinerungen der Technik aber nicht nahe genug gekommen und alle anderen
Laboratoriumsmethoden, dazu bestimmt, das Magenkarzinom rechtzeitig zu erfassen oder einen malignen Tumor ohne Rücksicht auf seine Lokalisation frühzeitig
zu erkennen, haben sich vom klinisch praktischen Standpunkt aus, im Einzelfall
angewandt, als nahezu wertlos erwiesen. Fast nicht mehr übersehbar sind die
verschiedenen „Karzinomreaktionen", die zum Teil auf dem Prinzip der Antigen-
Antikörperreaktionen, zum Teil auf dem Nachweis charakteristischer Stoff-
wechselprodukte im Serum Karzinomkranker beruhen. Manche dieser Reaktionen gaben auch in einem relativ hohen Prozentsatz bei Vorliegen eines malignen
Tumors positive Ausschläge, keine der Methoden ist aber wenigstens nach der
positiven oder nach der negativen Seite verläßlich, alle sind differentialdiagnostisch
unbrauchbar; so großes Interesse ihnen theoretisch zukommt, im Einzelfall
werden sie zur Diagnose nicht herangezogen. Einzig die reinen Labilitätsreak-
tionen im Serum, vor allem die Senkungsreaktion, haben einen gewissen orien-
tierenden Wert, aber auch sie lassen gerade im Anfangsstadium des Tumors, ehe
es zu einer größeren Ausdehnung oder vor allem zu Metastasenbildung gekommen
ist, im Stich. Wenn v. BERGMANN im Jahre 1926 bei Besprechung des Magenkarzinoms sagte, daß „große Massen in Bewegung sind" — gemeint sind die
vielen neuen Wege, die zur Frühdiagnose und damit zum Sieg über das Karzinom

führen sollen —, und daß es ermutigend sei, dies auszusprechen, und es sei „fruchtbarer als stille Resignation", so wird ihm jeder verantwortungsbewußte Arzt auch heute, 20 Jahre später, folgen müssen, wenn auch in der Erkenntnis, daß diese „Massen in Bewegung" einen Fortschritt für die praktische Medizin am Krankenbett nicht gebracht haben, und er wird mit neuem Mut, die stille Resignation bekämpfend, neue Wege suchen müssen. Die bisher eingeschlagenen Wege in allen ihren Modifikationen führen offenbar nicht zum Ziel. Und noch winkt kein kleinstes Zeichen, welches den neuen rechten Weg anzeigen und zu Hoffnungen berechtigen würde. Wir stehen, wenn wir von der Röntgenmethodik absehen, die bei der Frühdiagnose des Magenkarzinoms auch keine entscheidende Wendung brachte, heute dort, wo auch unsere Vorfahren der Jahrhundertwende standen. Und dieses Einbekenntnis soll nicht Resignation, sondern nur Ruf zu neuer Arbeit, zur Suche nach neuen Wegen bedeuten.

a) Ätiologie.

In der Ätiologie des Magenkarzinoms spielt zweifellos ein hereditärer Faktor eine Rolle. Nach J. BAUER müssen bei der Entwicklung eines Magenkarzinoms eine neoplastische Erbanlage und eine konstitutionelle Organminderwertigkeit des Magens zusammentreffen, welch letztere sich aus Familienstammbäumen erschließen läßt und sich oft auch lediglich in einer Achylie oder einem Ulkus usw. manifestieren kann. Erbanlage zum Karzinom bedingt also noch keine Lokalisation des Tumors im Magen, dieser muß überdies eine primäre Minderwertigkeit aufweisen. Die Häufigkeit des Magenkarzinoms bei Eltern und Kindern oder bei mehreren Geschwistern ist allerdings immer noch so gering, daß das Kind eines karzinomkranken Elternteiles gewiß noch nicht als karzinomgefährdet wird gelten können; auch bei gleichzeitig bestehendem Ulkus oder einer Anazidität wird diese Gefährdung noch nicht ausgesprochen werden dürfen; kommen aber irgendwelche klinische Verdachtsmomente hinzu, so wird der Erbfaktor auch diagnostisch mitgewertet werden müssen. Fehlen einer Karzinomanamnese unter den Geschwistern und, soweit überprüfbar, bei allen Vorfahren, schließt ein Magenkarzinom naturgemäß nicht aus.

Inwieweit außerdem besondere konditionelle Bedingungen das Entstehen eines Magenkarzinoms begünstigen oder überhaupt erst möglich machen, darüber können nur Vermutungen geäußert werden. Der Magen ist zweifellos zahllosen „Irritationen" im Sinne der Irritationstheorie der Geschwulstentstehung ausgesetzt, thermische, diätetische, traumatische Reizungen erfährt der Magen wohl in verschiedenem Ausmaße bei jedem Menschen, es muß dauernd zu Epithelschäden und damit regenerativen Epithelneubildungen kommen. Findet man neben dem Krebs die Magenschleimhaut im Sinne einer chronischen Gastritis oder einer Polypose, einer polypösen Hypertrophie verändert, so muß mit der Möglichkeit gerechnet werden, daß das Karzinom auf diesem Boden entstanden ist, wenn auch ein Beweis nicht erbracht ist; das Zusammentreffen kann auch nur Zufall bedeuten. Das sehr seltene, aber sicher vorkommende Ulkus-Karzinom (s. S. 95) ist ja gleichartig zu werten. In gleichem Sinne hat vor allem KONJETZNY von einer chronischen Gastritis gesprochen, die dem Karzinom vorausgeht und auf deren Boden das Karzinom sich entwickelt. Die klinischen Erfahrungen sprechen allerdings wenigstens insoweit nicht für eine derartige Beziehung, als Magenkarzinome in der Regel nicht bei Kranken beobachtet werden, die jahrelang vorher an einer chronischen Gastritis gelitten hatten. Zusammenfassend dürfen wir wohl sagen, daß das Problem der Magenkarzinomätiologie noch ebenso ungeklärt ist wie das der Entstehung der malignen Tumoren überhaupt. Sicher dürfen die erwähnten Irritationen des Magens durch Speise und Trank verschiedener Art als bedeutungsvoll veranschlagt werden. Schließlich sind aber Mundhöhle, Speiseröhre und Magen für die Aufnahme derselben gebaut, es handelt sich weniger um Irritationen als um dauernde physiologische Reize, die diese Organe bei der Nahrungszufuhr treffen.

b) Pathologische Anatomie.

Wenn man vom seltenen Ulkuskarzinom absieht, kann man vier verschiedene Formen des Magenkarzinoms unterscheiden: 1. die polypöse Form, 2. die Fungusform, 3. den Gallert- oder Kolloidkrebs und 4. den Skirrhus (Faserkrebs). Die polypöse und fungöse Form haben eine nahe Verwandtschaft, der Gallertkrebs und der Skirrhus haben in vieler Hinsicht weitgehende Ähnlichkeit.

Der polypöse Krebs bildet, wie sein Name sagt, eine umschriebene Polypenwucherung, die sich von gutartigen Polypen vor allem dadurch unterscheidet, daß ihre Basis durch Krebsgewebe mit den tiefen umgebenden Schichten unmittelbar verbunden ist; er kann, wenn er kein Passagehindernis bildet und solange er an der Oberfläche nicht ulzeriert und nicht blutet, lange Zeit keine Beschwerden machen. Auch die fungöse Form stellt eine primäre umschriebene Veränderung der Schleimhautoberfläche dar, wobei es nur durch frühzeitige Exulzeration zu den bekannten napfförmigen krebsigen Exkavationen kommt, deren Grund mit zerfallendem Krebsgewebe erfüllt ist (schüsselförmiges Karzinom mit einer gewissen Ähnlichkeit mit einem großen Ulkus). Der polypöse Krebs ist histologisch ein Adenokarzinom, der fungöse entweder auch ein Adenokarzinom oder ein medullares Karzinom. Beide Karzinomformen breiten sich auf dem Blut- und Lymphweg aus, sie können zum Einbruch in den Ductus thoracicus und zu Drüsenmetastasen führen; es kann frühzeitig zu Metastasen in allen Organen kommen.

Der Gallertkrebs und der Skirrhus sind diffus die Magenwand infiltrierende Karzinomformen. Während die früher genannten Karzinome an umschriebener Stelle der Schleimhaut entstehen und wenigstens primär in das Mageninnere vorwachsen, liegen diese Karzinome, gleichmäßig infiltrierend, über bestimmten Magenanteilen oder sogar über dem ganzen Magen in der Magenwand, treiben diese auf und verdicken sie, ohne wenigstens zunächst die Oberfläche zu erreichen. Die Magenwand erscheint in mehreren umschriebenen Magenanteilen oder in seiner ganzen Ausdehnung diffus infiltriert, die Magenwände starr. Der Gallertkrebs ist durch die Bildung eigentümlicher gallert-schleimartiger Massen gekennzeichnet. Der Gallertkrebs kann sich auch bei einer polypös-fungösen Form finden, er betrifft aber später oder auch von vornherein ausschließlich größere Teile der Magenwand, hauptsächlich die pylorische Region. Der Gallertkrebs ist selten. Beim Skirrhus besteht das Tumorgewebe zum größten Teil aus derbem Bindegewebe, in dem nur Krebsnester eingestreut sind; hier ist ausschließlich die Magenwand — manchmal auch diese nur an umschriebener Stelle, besonders wieder die pylorische Gegend, manchmal diffus das ganze Organ — befallen, wobei Submukosa und Muskelschichten von dickem, gläsernem, sehnig-glänzendem derbem Gewebe durchsetzt scheinen. Der Magen ist geschrumpft. Auch hier können Metastasierungen auf Blut- und Lymphweg überallhin erfolgen. Sowohl beim Gallertkrebs wie beim Skirrhus ist aber die direkte Ausbreitung über das Peritoneum ein häufiger Vorgang. Das ganze Peritoneum ist beim Gallertkrebs alsbald von den größeren und kleineren gallertigen Knoten, beim Skirrhus von einer starren, grauen, höckerigen Masse mit Schrumpfungsneigung bedeckt. Der häufigste Sitz des Karzinoms ist die Gegend des Antrums des Magens, speziell dessen kleine Kurvaturseite.

Wenn jedes Magenkarzinom auf dem Blut- und Lymphwege überallhin Metastasen setzen kann, so unterscheiden sich doch die beiden besprochenen

Gruppen der Karzinome hinsichtlich ihrer Ausbreitung bis zu einem gewissen Grade. Die diffusen Krebsformen siedeln sich — nach Befallensein der regionären Lymphdrüsen und der unmittelbar dem Magen benachbarten Anteile des großen und kleinen Netzes — diffus im Peritoneum an, die umschriebenen Krebse, die polypös-fungösen Formen, machen vorerst etwa noch lokale Metastasen in die Magenschleimhaut selbst mit Bildung breiter umschriebener Knoten, dann aber verbreiten sie sich auf dem Blut- und Lymphwege metastatisch über den ganzen Körper. Die regionären Lymphdrüsen des Magens, die Drüsen ad portam hepatis, die paravertebralen und mesenterialen Lymphdrüsen zeigen alsbald Metastasierung, schließlich folgen die hämatogenen Metastasen, meist vorerst in der Leber und schließlich in allen Organen. Immer wieder wird als frühzeitige Metastase, entstanden über den Ductus thoracicus, jene beschrieben, die sich in einer hinter dem linken Sternoklavikulargelenk gelegene Lymphdrüse entwickelt. Da diese Drüse der Palpation zugänglich ist, soll sie eine Frühdiagnose ermöglichen (,,VIRCHOW-Metastase", ,,VIRCHOW-Drüse"). Eigener Erfahrung nach waren von uns als VIRCHOW-Metastase angesprochene Drüsenvergrößerungen nie krebsiger Natur, es handelte sich autoptisch immer um alte tuberkulöse Lymphdrüsen! Hat das Karzinom das Peritoneum erreicht, so ,,tropft das Karzinom in die Bauchhöhle ab" (HUECK), das heißt, es finden sich Peritonealmetastasen in den abhängigen Partien, vor allem im Douglas (DOUGLAS-Metastase). Gleiche Entstehung soll die frühzeitige, oft beiderseitige Ovarialmetastase haben (,,KRUKENBERG-Tumoren"). Offenbar vom Peritoneum aus erfolgt auch die Bildung der Nabelmetastase, der diagnostisch größte Bedeutung zukommt (s. S. 120). Unter SCHNITZLER-Metastasen versteht man eine gerade beim Magenkarzinom vorkommende metastatische Infiltration der Rektalwand im Bereich des DOUGLASschen Raumes. Merkwürdig ist, daß ,,Impfmetastasen" durch Einnisten von Krebszellen in die Schleimhaut des Verdauungskanales zu den größten Seltenheiten gehören.

c) Klinische Symptomatologie.

Die subjektiven Beschwerden. Die Anamnese legt in manchen Fällen die Wahrscheinlichkeitsdiagnose unmittelbar auf die Hand, sie versagt in anderen Fällen mangels aller subjektiven Erscheinungen durch lange Zeit. Wenn ein bis dahin völlig gesunder Mann von etwa 60 Jahren seit etwa sechs bis acht Wochen an irgendwelchen uncharakteristischen Magenbeschwerden leidet, wenn die Beschwerden insbesondere nach jeder Mahlzeit sich verstärken, wenn sie mit Appetitmangel einhergehen und der Kranke überdies auch noch relativ rasch abgemagert ist, so wird vor allem an das Magenkarzinom gedacht werden müssen. Die Wahrscheinlichkeitsdiagnose ist sehr unsicher, wenn der Betreffende schon seit vielen Jahren chronische Magenbeschwerden im Sinne einer anaziden Gastritis oder einer chronischen Gastritis überhaupt hatte und wenn die Beschwerden sich unter gleichzeitiger Abmagerung, vielleicht auch geringer Änderung ihres Charakters in den letzten Wochen verstärkt haben, da in diesen Fällen ebenso an eine Verschlimmerung der Gastritis wird gedacht werden können. Die Frage, ob häufiger bis dahin Magengesunde oder vorher schon chronisch Magenkranke an Magenkarzinom erkranken, wird verschieden beantwortet; jene, welche die Entwicklung des Karzinoms auf die chronische achylische Gastritis (KONJETZNY) beziehen wollen, tun dies mit Rücksicht auf ihren Eindruck, daß die alte Regel, wonach der Magenkarzinomkranke früher meist so magengesund gewesen sei, daß er ,,Steine hätte essen können", unrichtig ist. Unbeeinflußt von Theorien scheint unserer Erfahrung die Zahl der Fälle mit langer Vorgeschichte doch klein und die Mehrzahl der Fälle dem Typus mit früher ,,kerngesunden" Mägen zu entsprechen, die „alles vertrugen“ und nun auf jede Nahrung, einerlei welche, manchmal besonders auf Fleischgenuß, Beschwerden bekommen. Wenn der Kranke zum Arzt kommt, bestanden die Beschwerden meist nur wenige Monate oder Wochen. Wir können zweierlei Arten von Beschwerden herausheben, die den Patienten zum Arzt führen: einerseits sind es Zeichen allgemeiner Natur, wie Abmagerung, Müdigkeit, Abgeschlagenheit, Appetitunlust, meist körperliche Schwäche, schlechter Schlaf oder das Gefühl „krank zu sein“, anderseits sind es lokale Beschwerden epigastraler bzw. gastraler Natur, die früher erwähnten „uncharakteristischen Magenbeschwerden“; freilich kommt eine Kombination beider auch oft vor. Die Beschwerden können insofern als „uncharakteristisch“ bezeichnet werden, als sie bei den verschiedenen Patienten ihrem Charakter nach sehr verschieden sein können und als sie meist irgendeine Gesetzmäßigkeit, wie man sie beim Ulkus in der Anamnese herausarbeiten kann, vermissen lassen. Unter den lokalen Magenbeschwerden wird zumeist ein unangenehmer „*Druck*“ angegeben. Er ist im Epigastrium lokalisiert, nimmt nach der Nahrungsaufnahme zu, kommt gelegentlich erst nach dieser oder sogar erst nach Einnahme einer größeren Mahlzeit, ist von der Art der Nahrung meist unabhängig, kann aber auch bei nüchternem Magen vorhanden sein. Wohl kann er durch Liegen vermindert, durch Herumgehen verstärkt werden, eine deutliche Abhängigkeit diesbezüglich ist aber selten zu erheben. Dieses Druckgefühl wird von vielen Patienten auch nur als „Völle“gefühl, oft verbunden mit rasch eintretendem Sättigungsgefühl, bezeichnet, welches sich schon bei geringer Nahrungsaufnahme einstellen kann. Dieses Druckgefühl kann auch einen *schmerzenden Charakter* haben und so gibt es alle Übergänge zu jenen Kranken, die nicht über Druck, sondern über epigastrale Schmerzen klagen. Nie oder selten sind diese Schmerzen schwerer Art. Über Schmerz dürfte in ungefähr der Hälfte der Fälle geklagt werden. Bei stärkerem Schmerz wird dieser wohl durch Nahrungsaufnahme meist noch verstärkt, der Kranke hat daher Angst vor dem Essen. Erbrechen oder auch nur Aufstoßen bringt, offenbar durch Verminderung des Magendrucks, Milderung der Schmerzen. Hochgradige Schmerzen, die neuritischen Charakter annehmen, sind dem Magenkarzinom als solchem fremd, treten sie auf, so handelt es sich zumeist um ein Übergreifen des Tumors oder von Metastasen auf ein Gebiet des Plexus coeliacus. Zum Unterschied von Ulkuskranken bringt Nahrungsaufnahme jedenfalls in der Regel keine Erleichterung. Verschlimmert das Essen den Schmerz oder tritt er im Gefolge von Nahrungsaufnahme auf, so liegt nicht, wie beim Ulkus, zwischen Nahrungsaufnahme und Zeit des Schmerzeintrittes ein zeitliches Intervall, sondern es folgt der Schmerz der Nahrungsaufnahme alsbald. Zu den lokalen Symptomen, die relativ häufig sind, gehört ferner das „Aufstoßen“, dem Verschiedenes zugrunde liegt, wobei die Anamnese differentialdiagnostische Bedeutung haben kann: das Tumorwachstum im Magen kann ebenso wie jede anatomische Magenerkrankung zu einer Aerophagie Anlaß geben, wir hören von manchen Kranken zumal im Initialstadium des Krebses gelegentlich eine klassische Aerophagieanamnese (s. S. 52). Aufstoßen kann aber ebenso erstes Zeichen einer rudimentären Pylorusstenose oder schließlich Zeichen des gereizten Magens sein. Das Aufstoßen kann daher auch differenten Charakter haben: bald also ist es der sich oft wiederholende *Luftaufstoßversuch* der Aerophagie bei stark aufgeblähtem Epigastrium, bei dem Luft aus dem Magen nicht herausbefördert, dieser im Gegenteil sogar noch aufgepumpt wird (s. S. 54), bald ist es doch das befreiende Luftaufstoßen größerer verschluckter Luftmengen; diese sind geschmack- und geruchlos. In anderen Fällen wird nach jeder Mahlzeit Luft oder auch Mageninhalt mit Geruch und Geschmack der eben genossenen Speisen heraufbefördert und schließlich kommt bei Stagnation und Zersetzung der

Speisen oder bei Exulzeration des Tumors ein Aufstoßen von stinkender Magenluft oder ebensolchem Mageninhalt, ein Aufstoßen nach faulen Eiern, Schwefelwasserstoff vor, welches durch den unangenehmen bitter-saueren Geschmack gekennzeichnet ist. Manche Kranke klagen auch über eine Art Sodbrennen (s. S. 59) trotz Sub- und Anazidität. In mehr als der Hälfte der Fälle kommt es zu *Erbrechen*, oft erscheinen hierbei nur die eben genossenen, noch mehr minder unverdauten Speisen wieder; bei der Pylorusstenose (s. S. 128) hat das Erbrechen den Charakter des Stagnationserbrechens. Zu den Lokalsymptomen können schließlich noch *Schluckbeschwerden* gehören, wenn das Karzinom auf die Kardia übergreift oder von dieser ausgeht.

Unter den allgemeinen Symptomen ist die *Abmagerung* wohl das wichtigste und häufigste. Sie ist meist mit Appetitlosigkeit gepaart, muß es aber nicht sein. Es gibt Patienten, die abmagern, obwohl sie über eine anscheinend noch ausreichende Nahrungsaufnahme berichten. Gerade diese Abmagerung ist aber verdächtig. Die *Appetitstörungen* bedeuten nicht immer Appetitlosigkeit, es ist nicht selten auch ein Widerwille gegen bestimmte Speisen, nicht selten insbesondere gegen Fleisch, der sich bis zu Ekel steigern kann. Abnormer Durst kann sich bei frühzeitig beginnender Pylorusstenose einstellen. Die früher erwähnten Zeichen von Müdigkeit sind häufig mehr körperlicher als psychischer Natur; es können aber eine geistige Konzentrationsschwäche und eine Unlust zur Arbeit auch initiales Symptom sein. Als allgemeines Schwächezeichen müssen noch seltene Nachtschweiße erwähnt werden, welche sich meist in den frühen Morgenstunden einstellen.

Wenn so eine Reihe von allgemeinen und lokalen Symptomen den Arzt auf das Vorliegen einer schweren konsumierenden Krankheit und mit mehr oder weniger deutlichen Hinweisen auf die Lokalisation im Magen aufmerksam machen kann, so muß aber betont werden, daß anatomisch schon fortgeschrittene Karzinome, zumal im Korpus gelegene, auch lange Zeit völlig symptomlos verlaufen können. Es gibt Kranke, welche an sich im Epigastrium den Tumor als deutliche Vorwölbung gesehen oder auch palpiert haben und deshalb zum Arzt kommen, bei welchen aber auch eine minutiöse Anamnese hinsichtlich der oben angeführten Symptome oder Beschwerden ein völlig negatives Ergebnis liefert. Auch eine Abmagerung kann völlig fehlen, die Kranken können trotz schweren anatomischen Lokalbefundes allgemein somatisch einen völlig normalen Eindruck machen. Fehlen einer Abmagerung in der Anamnese wird den Arzt also nicht beruhigen und einen Tumor ausschließen lassen. Diagnostische Irrtümer ergeben sich nicht selten dann, wenn der Kranke mit Inappetenz und leichter Abmagerung nur einen entfernten Tumorverdacht erweckt und der Arzt den Kranken in zwei Wochen wieder zu sich bestellt, während welcher der Kranke angehalten wird, sein Gewicht mit der Waage zu kontrollieren und sich reichlicher zu ernähren; wenn der Kranke — und dies kommt auch bei Karzinom vor — in dieser Zeit im Gewicht stationär bleibt oder sogar zunimmt, kann die Frühdiagnose des Karzinoms durch weiteres Zuwarten endgültig versäumt sein.

Der objektive Befund. Der objektive Befund läßt am Kranken schon meist frühzeitig Zeichen einer *Kachexie* nicht vermissen. Kein anderer maligner Tumor bietet so frühzeitig und so deutlich den Eindruck der Kachexie wie das Magenkarzinom. Selbst wenn der Kranke noch nicht über wesentliche Allgemeinsymptome klagt, so wird der Arzt dem Kranken das Karzinom beim Eintritt in das Ordinationszimmer schon am Gesicht ablesen — wenn er ausreichende Erfahrung hat. Kachektischer Eindruck ist schwer zu beschreiben.

Der Gesichtsausdruck des Kachektischen ist leidend, müde. Müde Augen, die gleichzeitig die Unabänderlichkeit der tödlichen Krankheit zu wissen scheinen, das Fehlen früherer Lebhaftigkeit in der Mimik und auch in allen Körperbewegungen, leisere und manchmal auch langsamere Sprache können allein den charakteristischen Eindruck hervorbringen. Sicher ist ein Hauptmerkmal der kachektischen Haut auch ihre Abmagerung, ihre Abhebbarkeit in Falten, ihre Trockenheit und ihre Abschilferung an den obersten Schichten, ihr welker und schlaffer Eindruck beruht aber ebenso auf dem verminderten Turgor. Das „zum Skelett abgemagerte Individuum" zeigt diese Abmagerung besonders deutlich im Gesichtsskelett, bei dem frühzeitig schon Nase und Backenknochen und Schläfen stark vorspringen und in dem die halonierten Augen sehr tief liegen. Die Blässe der Anämie tut ein übriges, um diesem Gesicht des Karzinomkranken den Stempel aufzudrücken. Nicht immer sind übrigens Karzinomkranke „abgemagert", sie können auch auffällig „gedunsen" sein. R. SCHMIDT unterscheidet unter den Kachektischen einen mumifizierenden und einen hydropisch-anämischen Typus. Zeigt der erstere die aufgezählten Zeichen der Fettverarmung und Austrocknung, so zeigt der andere eine Gedunsenheit, die bis zu allgemeinen Ödemen gehen kann. Kachektische Knöchel- oder Unterschenkelödeme sind häufig, aber auch eine allgemeine Hydropsieneigung, speziell mit gedunsenem Gesicht — wahrscheinlich ähnlich wie Hungerödeme durch einen Kapillarschaden hervorgerufen—, sind nichts Seltenes. In manchen Fällen überwiegt der Eindruck der Anämie, die hochgradige Blässe. Unter den Veränderungen des Teguments fallen gelegentlich eine Brüchigkeit der Nägel und der Haare, manchmal auch ungewöhnliche Hautpigmentierungen auf, die aber nichts mit Nebennierenpigmentierungen zu tun haben. SCHRIDDE beschrieb sogenannte „Karzinomhaare"; sie sollen hauptsächlich in der Schläfengegend lokalisiert, schwarz (auch bei lichter Haarfarbe) und von der Dicke und Konsistenz der Barthaare sein. Die Literatur lehnt SCHRIDDES Beobachtung als diagnostischen Behelf mit Recht ab, wenngleich man gelegentlich seine Beobachtungen beim Karzinom bestätigen kann. Wir selbst glauben relativ häufig zur Zeit der Karzinomentwicklung eine Änderung der Haarfarbe, insbesondere bei Frauen, in dem Sinne beobachtet zu haben, daß diese Haare gleichzeitig eine merkwürdig strohgelbe Farbe annehmen, insbesondere in ihren distalen Anteilen. Man findet diese Gelbfärbung häufiger bei primär licht gefärbten Haaren (Blond oder Rotblond), die Farbe ist ähnlich der der „Nikotinfinger". Eine differentialdiagnostische Bedeutung kommt diesen Haaren aber auch nicht zu, es gibt zu viele Ausnahmen von der Regel. Manche kachektische Karzinomkranke haben schließlich verstärkte Schweißbildung, der Schweiß- oder Körpergeruch bekommt einen eigentümlichen Charakter. (Der Chirurg HOCHENEGG glaubte, Karzinomkranke „riechen" zu können, allerdings nur Rektumkarzinom!)

Magenkarzinomkranke können Temperaturerhöhungen haben. Subfebrilität ist nichts Ungewöhnliches, auch höheres Fieber kommt vor. Das Karzinomfieber ist nicht etwa auf Exulzeration und bakterielle Invasion zu beziehen, alle Tumoren können durch Zerfall und Resorption zerfallenden und damit körperfremden Eiweißes zu Fieber Anlaß geben.

Die Inspektion. Unter besonders günstigen Umständen kann die Inspektion den Magentumor bereits erkennen lassen. Voraussetzung ist allerdings, daß er unmittelbar hinter der vorderen Bauchwand liegt, daß er entsprechende Größe und Konsistenz hat und der Magenvorderwand zugehört. Diese sichtbaren Magenkarzinome sind respiratorisch verschieblich, sie steigen synchron mit dem Zwerchfell, an dem sie ja durch den Magen fixiert sind, inspiratorisch nach abwärts, exspiratorisch nach aufwärts. Im allgemeinen werden nur Tumoren der vorderen Magenwand, auch solche der großen und kleinen Kurvatur sichtbar sein können; der Kranke muß entsprechend abgemagert sein. Das Magenkarzinom kann bei

der Inspektion ferner durch sichtbare Zeichen der Pylorusstenose und der Magendilatation erkannt werden (sichtbare Magensteifungen usw., was auf S. 132 nachzulesen ist).

Die Palpation. Entgegen einer vielfach herrschenden Meinung der Praktiker
ist zu betonen, daß Magentumoren, auch solche großer Ausdehnung, oft nicht
palpiert werden können. Abgesehen davon, daß sehr weiche und auch sehr kleine
Tumoren keine entsprechende Resistenz darstellen und abgesehen davon, daß
Tumoren der Hinterwand auch bei leerem Magen oft nicht palpiert werden
können, sind viele Magenkarzinome oft hoch oben im Hypochondrium gelegen,
durch den Rippenbogen oder durch die Leber, an deren unterer Fläche sie
fixiert sein können, verdeckt und dadurch der Palpation nicht zugänglich.

Hat man bei einem ersten Palpationsversuch ferner den Eindruck, eine ver-
dächtige Resistenz zu palpieren, so überzeuge man sich vorerst, daß eine Verwechslung mit einer solchen der vorderen Bauchwand ausgeschlossen ist. Bei
Vorliegen alter Laparotomienarben im Epigastrium, sei es nach Gallenblasen-,
Magen- oder Hernienoperationen, oder auch bei Vorliegen einer epigastrischen
Hernie oder auch nur einer Rektusdiastase sei man sehr vorsichtig, ehe man eine
palpierte Resistenz als intraperitonealen Tumor oder als Magenkarzinom anspricht.
Sofern das Gefüge der vorderen Bauchwand von der Norm, wie wir sie zu finden
gewohnt sind, abweicht, ergeben sich durch abnorme Faszienzüge, Verziehungen
der Linea alba und der Inscriptiones tendineae der Rekti oder durch abnorme
Spannungen bestimmter Muskelanteile bzw. überhaupt bestimmter umschriebener
Partien der vorderen Bauchwand abnorme Verhärtungen, die bei der Palpation
irrtümlich den Eindruck eines intraperitonealen Tumors erwecken. Wenn man
also bei flüchtiger Palpation eine epigastrische Resistenz zu finden geglaubt hat,
so läßt man den Kranken — dies mache man sich zur Regel — vorerst Kopf oder
Schultern heben und überzeugt sich bei diesem Anspannen der Bauchwand, daß
wenigstens eine gröbere Störung im normalen Schichtaufbau der vorderen Bauchwand nicht vorliegt. Stellt man eine stärkere Rektusdiastase oder eine Hernie
fest oder liegen alte Operationsnarben oder ein anderer abnormer Befund vor,
so sei man in seinem Urteil über eine etwaige Resistenz besonders zurückhaltend.
Bei schwerer Rektusdiastase ist es unserer Erfahrung nach kaum mehr möglich,
einen intraperitonealen Tumor, etwa ein Magenkarzinom, mit Sicherheit palpatorisch festzustellen. Im übrigen sei schließlich noch betont, daß auch bei normaler vorderer Bauchwand gerade im Bereiche des linken Rippenbogens die
Unterscheidung zwischen einem intraperitonealen (Magen-) Tumor und einer
muskulären Resistenz der Bauchwand (oberster Rektusabschnitt) außerordentlich schwierig sein kann und daß diese manchmal wiederholtes, mehrtägiges
Nachpalpieren erfordert!

Hinsichtlich der Palpation der Magentumoren sei noch folgendes hervorgehoben: man palpiere möglichst oberflächlich. Man ist oft überrascht, wie sehr
oberflächlich ein palpables Magenkarzinom liegt, drückt man mit der Palpation
zu tief, wird man den Tumor in diesen Fällen übersehen. Bei der Suche nach
einem palpablen Magenkarzinom achte man besonders auf die Gegend unter dem
linken Rippenbogen in der Nähe des Processus xiphoideus und die Gegend unter
diesem selbst. Man versuche ferner insbesondere durch Linkslage Magenpartien
zu erreichen, die der Palpation in Rückenlage nicht zugänglich sind, versuche
übrigens auch in Rechtslage sowohl unter dem rechten wie auch unter dem
linken Rippenbogen die Gegend abzutasten; bestimmte Lagen lassen gelegentlich
einen sonst nicht auffindbaren Tumor entdecken.

Ist eine Resistenz festgestellt, so soll der Nachweis geführt werden, daß sie
respiratorisch verschieblich ist und in Inspirationsstellung während der Ex-

spiration nicht fixiert werden kann. Die Theorie besagt nämlich, daß der Magen-tumor, der mit dem Diaphragma durch den Magen unmittelbar in Verbindung steht, diesem bei der Inspiration nach abwärts folgen muß, daß er aber in In-spirationsstellung während des exspiratorischen Zurückgehens des Diaphragmas nicht zurückgehalten, nicht fixiert werden kann, weil die innige Verbindung des Tumors mit dem Zwechfell dies verhindert. Der Colon transversum-Tumor (oder irgendein Mesenterialtumor) soll demgegenüber bei der Exspiration in seiner Inspirationsstellung fixierbar sein, da der intakte Magen und das Ligamentum gastrocolicum das exspiratorische Zurückweichen des Diaphragmas ohne gleich-zeitiges Mitziehen des Tumors gestatten. Wenn diese Regel auch für viele Magen-tumoren gilt und der Kranke zum Nachweis, daß tatsächlich ein Magentumor vorliegt, in dieser Art untersucht werden soll, so gibt es zahlreiche Ausnahmen von dieser Regel. Magentumoren sind ferner nach abwärts im allgemeinen nicht verschieblich (wenn man von der Abwärtsverschiebung während der Inspiration absieht), sie können hingegen gelegentlich seitlich gut verschieblich sein; dies zeigt sich besonders in Links- und Rechtslage, in welcher der Tumor seine Lage oft sehr deutlich verändert und oft auch scheinbar verschwindet. Bei Lage-änderung ändert sich oft auch die Größe und Form des Tumors, weil hierbei ver-schiedene Anteile des Tumors zum Vorschein kommen. Am besten palpabel sind Tumoren der vorderen Magenwand, ferner Tumoren der großen Kurvatur, schwerer palpabel schon die der kleinen Kurvatur; es sind bei leerem Magen aber auch größere Magenhinterwandtumoren palpabel. Entleert sich der Magen spontan nicht vollständig (beginnende Stenose), so soll der Magen vor der Pal-pation reingespült werden; nach Mahlzeiten sind die Tumoren häufig nicht nach-weisbar. Durch Magenfüllung rücken Tumoren der großen Kurvatur meist nach abwärts, solche der vorderen Magenwand können an Ausdehnung gewinnen, sie werden aber im allgemeinen weniger deutlich nachweisbar; Tumoren der kleinen Kurvatur und der Hinterwand verschwinden nach der Nahrungsaufnahme im allgemeinen völlig. Man kann bestimmte Magentumoren durch Luftaufblähung (Einnehmen von SEIDLITZ-Pulver) gelegentlich besser zur Darstellung bringen, die Methode ist aber so unverläßlich und führt meist gerade zum Verschwinden der Resistenzen, daß wir sie nur in seltenen Ausnahmefällen üben; diese Methode wurde vor der Röntgenära zumal zur Unterscheidung von Vorder- und Hinter-wandtumoren des Magens bzw. zur Lokalisation des Tumors im Magen viel benützt.

Man soll schließlich positive Palpationsbefunde, wenn möglich, mehrmals nachkontrollieren. Erst wenn sich der Palpationseindruck mehrmals bestätigt, gewinnt der meist so schwierig zu beurteilende Palpationsbefund Sicherheit. Eine oft ausgezeichnete Methode, Spannungen der vorderen Bauchwand auszuschalten und den Tumor dadurch der Palpation zugänglich zu machen, ist die Unter-suchung im heißen Bad. Die Methode sollte im Zweifelsfalle versucht werden.

Form und Oberfläche der gefundenen Resistenz können naturgemäß sehr ver-schieden sein, in der großen Mehrzahl der Fälle greift sich ein Magenkarzinom sehr hart an und hebt sich ja gerade dadurch von den übrigen Eingeweiden deut-lich ab. Die Größe des Tumors wechselt außerordentlich. Pylorustumoren machen sehr häufig den Eindruck einer oblongen und glatten Walze, nach Magen-füllung verschiebt sich der Tumor nach unten und nach rechts. Man erlebt nicht selten, daß eine derartige pylorische Walze in den folgenden Tagen einen kleineren Eindruck macht, daß statt einer Walze ein unregelmäßig gestalteter kleinerer Tumor zum Vorschein kommt; dies ist dann der Fall, wenn die „große Walze" ursprünglich durch einen Tumor, aber gleichzeitig auch durch den kontrahierten Pylorus und das kontrahierte Antrum gebildet war. Auffallend große höckerige

Tumoren werden dann gefunden, wenn der Magentumor unmittelbar auf das große Netz übergreift und dieses infiltriert. Metastasierung in das große Netz führt zur Einrollung desselben und zur Bildung eines quer über den Oberbauch verlaufenden harten höckerigen Tumors, der vom primären Magentumor meist nicht mehr abzutrennen ist. Die palpablen Magentumoren sind oft etwas druckempfindlich.

Bei der differentiellen Palpation zwischen Magentumor und Milz werden einerseits die Gestalt des Tumors, ein etwaiger scharfer unterer und medialer Rand, anderseits aber vor allem die Stellung des Tumors zum TRAUBEschen Raum Aufklärung geben.

Die abdominelle Palpation des Abdomens bei Verdacht auf Magenkarzinom ist erst abgeschlossen, wenn auch auf Metastasen untersucht ist. Die Leberoberfläche vor allem ist, in verschiedenen Lagen(!) auf knotige Unebenheiten zu untersuchen, es ist rektal und vaginal zu kontrollieren; eine Nabelmetastase soll, und wenn sie noch so klein ist, nicht übersehen werden; ihr Nachweis ist oft leicht, nicht selten ist dem Kranken selbst die Formveränderung und umschriebene Verhärtung des Nabels aufgefallen. Manchmal ist die Unterscheidung einer Nabelmetastase von einem nur abnorm konfigurierten Nabel mit härteren Hautfaltenbildungen sehr schwierig oder kaum möglich.

Die *Mageninhaltsuntersuchung.* Hinsichtlich der Verhältnisse bei der malignen Pylorusstenose, der groben Nahrungsmittelretention usw. s. S. 134.

Der *Nüchtern*magensaft, der mit dem dicken Magenschlauch oder mit der Duodenalsonde gewonnen werden kann, zeigt die folgenden Besonderheiten:

1. Der Magensaft ist trüb und kann geringfügige Nahrungsmittelreste makroskopisch erkennen lassen; es ergeben sich hier alle Übergänge zu den Verhältnissen bei der Pylorusstenose. Bei Fehlen makroskopischer Reste kann man im Sediment häufig eine Mikroretention erkennen; kleine Speisepartikel bleiben insbesondere im exulzerierten Karzinom liegen. Diese Mikroretention ist aber für maligne Tumoren nicht unbedingt beweisend. Der in allen Lehrbüchern immer wieder betonte Befund, daß mit dem Schlauch gelegentlich auch Gewebspartikel gewonnen werden können, die mit einem Schlag die mikroskopische Diagnose erlauben, ist offenbar nur sehr selten zu erheben. Uns ist er niemals geglückt.

2. Man kann sowohl chemisch als auch mikroskopisch im Magensaft des Karzinomkranken oft Blut nachweisen. Auch diesem Nachweis kommt aber eine entscheidende Bedeutung nicht zu, zumal geringe Blutbeimengungen auch durch kleine Blutungen beim Würgen oder beim Einführen des Schlauches oder durch beide Umstände zustande kommen können. Die katalytischen Nachweismethoden für Blut im Stuhl sind aus diesem Grunde auch unzuverlässig. Die Untersuchung des Magensaftes auf Blut mit chemischen Methoden ist demnach auch zwecklos. Kaffeesatzähnlicher Magensaft bedeutet eine stärkere Blutung und wird unter entsprechenden Verhältnissen im Sinne eines Tumors gewertet werden können.

3. In nicht stagnierendem Mageninhalt hat der Nachweis der BOAS-OPPLER-Milchsäurebazillen und der Nachweis von Magensaftspirochäten für das Karzinom diagnostische Bedeutung. Die BOAS-OPPLER-Bazillen bzw. der Nachweis von zahlreichen groben, vielfach winkelig zueinander liegenden Gram-positiven Bazillen sind für das Magenkarzinom charakteristisch. Wenn zahlreiche derartige Bazillen vorhanden sind, ist eine spezielle Züchtung und Identifizierung auf Differentialnährböden nicht nötig; es genügt zu ihrem Nachweis ein Gram-gefärbtes Ausstrichpräparat des Magensaftsediments. In diesem oder, noch besser, in einem nach GIEMSA gefärbten Ausstrich findet man beim Karzinom ferner häufig massenhaft Spirochäten; auch dieser Befund ist, wenn zahlreiche Spirochäten vorhanden sind, für das exulzerierte Karzinom charakteristisch. Es handelt sich

um Mundhöhlenspirochäten, die sich im exulzerierten Tumor massenhaft vermehren. Schnitte durch Magenkarzinome mit entsprechenden Färbungen zeigen die Spirochäten im Bereich der Exulzeration und auch noch fernab in den Saftspalten des intakten Karzinomgewebes. Der BOAS-OPPLER-Bazillenbefund geht mit dem chemischen Milchsäurebefund parallel (s. S. 43) (LAUDA, LUGER, SILBERSTERN).

Der Magensaft nach Probefrühstück nach EWALD-BOAS wird zweckmäßig mit dem dicken Schlauch gewonnen. In der großen Mehrzahl der Fälle zeigt sich, daß die Semmelstücke wegen der bestehenden Anazidität nicht entsprechend chymifiziert sind. Kaffeesatzartige Beimengungen zeigen einen blutenden Tumor an.

Der Magensaft ist im allgemeinen *anazid*, man stellt meist ein großes Salzsäuredefizit fest (s. S. 43), freie Salzsäure ist nicht nachweisbar, gebundene Säure in nur geringer Menge. Die Säure kann bei Magenkarzinom völlig fehlen, die Achylie kann sich auch als histaminrefraktär erweisen. Es gibt ferner nicht wenige Fälle, in welchen nach einem BOAS-EWALD-Frühstück nur geringe Mengen gebundener Säure nachgewiesen, nach einem Belastungsmittagessen aber noch hohe Säurezahlen gefunden werden. Die Ursache der Anazidität oder Subazidität des Magenkarzinoms ist noch nicht geklärt. Es ist sicher, daß sich die verminderte oder fehlende Sekretion erst während der Entstehung des Karzinoms einstellt und daß sich das Karzinom nicht etwa auf dem Boden der anaziden Gastritis entwickelt.

Für das Magenkarzinom ist ferner der Nachweis von *Milchsäure* im Nüchtern-Magensaft charakteristisch, sie findet sich nur bei Fehlen von freier Salzsäure. Ob diese Milchsäure nur durch die Milchsäurebakterien durch Kohlehydratgärung zustande kommt oder ihrer Beziehung zum Karzinom selbst entstammt, ist die Frage. Nach WARBURG entwickelt sich unter anaeroben Bedingungen in den Tumorzellen ein Stoffwechsel, der ein Freiwerden von Milchsäure aus Dextrose im Gewebe hervorruft; die Karzinomzellen sollten die Fähigkeit der anoxybiotischen Spaltung von Dextrose in Milchsäure haben.

Fehlen von Milchsäure spricht nicht gegen ein Magenkarzinom. Im übrigen kann man gelegentlich in Nichtkarzinomfällen mit fehlender freier Salzsäure und mit Nahrungsmittelstagnation auch das Entstehen von Milchsäure beobachten. Beim Milchsäurenachweis ist Sorge zu tragen, daß der Kranke am Vortag nicht Fleisch bzw. Fleischmilchsäure zu sich genommen hat! Im Magensaft des Magenkarzinoms können sich, allerdings wahrscheinlich immer nur bei Stagnation des Mageninhaltes, auch andere organische Säuren, Essigsäure, Buttersäure, Propionsäure, Kohlensäure entwickeln. Mit dem Magenschlauch kann man sich schließlich auch über die motorische Suffizienz oder Insuffizienz des Magens orientieren; man verabfolgt dem Kranken abends ein Belastungsabendessen (eventuell mit Beigabe von Korinthen, getrockneten Pflaumen usw.) und hebert am nächsten Morgen aus. Der makroskopische Nachweis von Speiseresten beweist eine motorische Insuffizienz. Das Röntgenverfahren ist diesen Methoden freilich weit überlegen (s. S. 125).

Die Stuhluntersuchung auf okkulte Blutung. Wohl bei keiner Krankheit hat die Untersuchung des Stuhles auf okkultes Blut so große Bedeutung wie beim Magen- und Darmkarzinom. Das Magenkarzinom führt in der Regel nicht zu akuten foudroyanten Blutungen, nicht zu schwerem Bluterbrechen oder zu kürzer oder länger dauernder Meläna, es blutet aber in der Regel in kleinem Ausmaße konstant. Wenn mit dem Ausbau der Röntgenmethodik die Stuhluntersuchung hinsichtlich ihres diagnostischen Wertes gewiß eingebüßt hat, so hat sie in zweifelhaften Fällen, und zwar gerade beim Magen- oder Darmkarzinom, doch diagnostische Bedeutung. Wenn ein Kranker auf Grund seiner allgemeinen

Symptome, Abmagerung, Müdigkeit usw., karzinomverdächtig ist, wird der
Nachweis der anhaltenden okkulten Blutung im Stuhl das Magen- oder Darmkarzinom mit größter Wahrscheinlichkeit anzeigen, freilich nur unter der Voraussetzung, daß alle Fehlerquellen der Methode berücksichtigt sind und die Methodik
selbst richtig gewertet wird. Es geschehen hier in der Praxis viele Fehler!

Der Nachweis okkulten Blutes im Stuhl. Unter okkulten Blutungen versteht
man in der Klinik solche Blutungen, die aus pathologisch veränderten Magen- oder
Darmwänden stammen (Ulkus, Karzinom, Infarkt, Purpura, Tuberkulose usw.)
und die so geringgradig sind, daß sie die Eigenfarbe des Stuhles nicht beeinflussen
(s. hingegen Meläna, S. 90).

Fehlerquellen der Methoden:

Die Blutbeimengung stammt nicht aus dem Magen-Darmtrakt. Der Kranke
ist vor Vornahme der Stuhluntersuchung daher auf etwaige Blutbeimengungen zum
Stuhl zu untersuchen, die nicht aus Magen oder Darm stammen; Zahnfleischblutungen,
auch etwa solche, die nur bei der Zahnreinigung auftreten, Exulzerationen im Bereiche
der Mundhöhle, hämorrhagisches Nasensekret oder Sputum, Möglichkeit einer
Blutung aus dem Ösophagus kommen ebenso in Betracht wie Blutbeimengungen
aus Analfissuren, Hämorrhoidalblutungen, Menstruationsblutungen, hämorrhagischer
Harn und schließlich die bluthaltigen Nahrungsmittel (rohe oder halbrohe Fleisch-
speisen, Blutwürste, Räucherwaren usw.). Der Stuhl ist daher auch makroskopisch
auf außen anhaftendes Blut zu untersuchen; es gelingt nötigenfalls im allgemeinen
unschwer, aus den Innenpartien der Kotsäule hämorrhoidalblutfreie Teile zur Untersuchung zu gewinnen. Es empfiehlt sich im allgemeinen, während einer Menstruations-
blutung auf okkulte Blutung nicht zu untersuchen. An der Oberfläche anhaftendes
Blut kann auch durch Wasserstoffsuperoxyd zerstört werden. Der Kranke ist ferner
durch drei Tage hämoglobinfrei zu ernähren, wobei die hämoglobinfreie Nahrung
durch Einnehmenlassen von einem Pulver à 0,3 g Karmin färberisch abgegrenzt
werden kann; es wird erst der Stuhl nach dem roten Karminstuhl auf Blut untersucht. Um eine okkulte Blutung sicher auszuschließen, wird meist verlangt, daß
drei einander folgende Stühle untersucht werden. Negative Untersuchungsresultate
mit entsprechend empfindlichen Proben (s. unten) sind naturgemäß auch dann verwertbar, wenn der Kranke in der besprochenen Form nicht vorbereitet war. Untersucht man den Stuhl ohne vorherige entsprechende Vorbereitung mit fleischfreier
Kost, so soll der Stuhl mikroskopisch auf Fleischfasern untersucht werden; ihr Nachweis wird eine positive Probe nicht verwerten lassen (obzwar vereinzelt Fleischfasern meist ohne Belang sind).

Die Untersuchung auf Blut im Stuhl erfolgt im allgemeinen mit den katalytischen
Methoden. Da diese lediglich Katalase nachweisen, sind sie für Blut nicht spezifisch
und daher nicht beweisend. Spezifisch sind nur die spektroskopischen Methoden,
die aber wegen ihrer doch komplizierten Technik dem klinischen Laboratorium
vorbehalten bleiben.

Das Prinzip der katalytischen Methoden liegt darin, daß gewisse leicht oxydable
Substanzen bei Gegenwart gewisser Stoffe, der Katalysatoren, von leicht reduzier-
baren, Sauerstoff leicht abgebenden Substanzen, den Sauerstoffträgern, Sauerstoff
unter Bildung einer höher oxydierten Verbindung aufnehmen und hierbei einen
charakteristischen Farbenumschlag zeigen. Der Katalysator tritt in die Reaktion
also nicht ein, er spielt nur eine vermittelnde Rolle. Leicht oxydable Substanzen
der genannten Art sind Guajak, Benzidin, Aloin, Phenolphthalein und andere,
derartige Sauerstoffträger sind oxydiertes (an der Luft abgelagertes) Terpentinöl
und Wasserstoffsuperoxyd, derartige Katalysatoren sind Eisen, daher auch Hämoglobin, bzw. Blut und andere. Beim Blutnachweis mit einer dieser katalytischen
Methoden bleibt das Hämoglobin also unverändert, es ermöglicht als Katalysator
nur den Übertritt von Sauerstoff vom Sauerstoffträger auf die empfindliche, bei
Oxydation Farbwechsel gebende Substanz.

Durch ihre Unspezifität ergeben sich für alle katalytischen Methoden dadurch
Fehlerquellen, daß andere im Stuhl auch vorkommende Katalasen zur positiven
Reaktion Anlaß geben können. Diese im Stuhl vorhandenen Nichtblutkatalasen
sind vor allem die *Nahrungsmittelkatalasen* (Nahrungsoxydasen). Mehl, Kartoffel,
Bohnen, Erbsen, rote Rüben, Spinat, grüne Salate, Obst geben im Rohzustand auch
mit unempfindlichen Methoden eine positive Reaktion. Durch Kochen gehen diese
Nahrungskatalasen zwar größtenteils zugrunde; immerhin gibt Brot oft sogar noch
eine deutliche Reaktion. Im Verdauungskanal werden diese Katalasen aber fast
völlig zerstört; geringste Mengen können aber passieren und der positive Ausfall

sehr empfindlicher Proben im Stuhl kann durch Nahrungsmittelkatalasen bedingt sein. Jedenfalls soll die Drei-Tage-Vorbereitungskost ausschließlich aus gut erhitzten, gekochten oder gebackenen Speisen bestehen. Will man auch spektroskopisch untersuchen, so empfiehlt es sich, chlorophyllhaltige Nahrungsmittel zu vermeiden, da Chlorophyll in die entsprechenden Extrakte übergeht und durch seine Absorptionsstreifen die Untersuchung sehr erschwert. GRUNDMANN empfiehlt die folgende Probekost: morgens 0,5 l Tee oder Milch, 10 g Butter, 100 g Weißbrot; zweites Frühstück: 0,25 l Milch, 1 Ei; mittags: Milchsuppe, Milchreis mit Zucker, Kartoffelpüree; nachmittags: 0,25 l Milch, Zwieback oder Weißbrot; abends: Milchsuppe, 100 g Schwarzbrot, 10 g Butter, 1 Ei.

Im Stuhl können sich ferner *Katalasen tierischer Zellen und Sekrete* finden. Leukozyten, Speichel, Schleim, auch Gase enthalten geringe Mengen von Katalysatoren. Aber nur Stühle, die viel Schleim oder etwa Eiter enthalten, werden durch die Zellkatalasen positiv reagieren; verschluckte Sputumzellen hingegen verlieren während der Darmpassage ihre katalytische Kraft. Bei Eiter im Stuhl (Kolitis) kommt übrigens eine Untersuchung auf okkulte Blutung kaum in Betracht (die Stühle reagieren durch die Beimengung roter Blutkörperchen fast immer positiv).

Schließlich sind medikamentös verabfolgte katalytische Substanzen zu berücksichtigen: Eisen, Wismut, Jodkali, Argentum nitricum usw. Es empfiehlt sich, während der Untersuchung auf okkulte Blutung Medikamente nicht zu geben oder diese vorerst auf ihre katalytischen Fähigkeiten zu untersuchen.

Es müssen schließlich noch die folgenden Vorsichtsmaßregeln hervorgehoben werden: Spuren von Blut, welche den Untersuchungsgeräten (Reibschale, Pistill, Eprouvetten) von früheren Untersuchungen noch anhaften, ebenso Spuren von Kupferoxydul nach Anstellung einer TROMMER-Probe bedingen positive Reaktionen und geben so zu Irrtümern Anlaß. Geräte und Reagenzien sind daher vor Anstellen der Probe auf Freisein von Katalasen zu prüfen. In nicht sehr ordentlich geführten Laboratorien geben fast alle alten Eprouvetten eine positive Reaktion! Benzidin oder Guajak soll nie mit der — vielleicht verunreinigten — Eprouvette aus dem Stammgefäß entnommen werden, da sonst unter Umständen künftig alle Reaktionen positiv ausfallen! Der Stuhl darf schließlich nicht länger als höchstens zwei Tage an der Luft stehen, da er sonst seine katalytische Fähigkeit verliert.

Aus Gründen, die noch zu besprechen sein werden, empfiehlt sich die Anstellung der folgenden drei katalytischen Proben:

1. *Die WEBERsche Guajakprobe im Essigsäure-Äther-Extrakt.* Eine Stuhlprobe wird mit Eisessig in der Reibschale verrieben; es wird Äther zugesetzt und durch weiteres Verreiben extrahiert. Nach kurzem Stehen setzt sich der Äther schnell ab und kann in ein Reagenzröhrchen abgegossen werden. Wenn sich der Äther nicht absetzt und ein sulziges Essig-Äther-Stuhlgemisch bestehen bleibt, erfolgt das Absetzen des Äthers meist auf Zusatz einiger Tropfen 90%igen Alkohols, eventuell auch von etwas Wasser (die Hälfte des so gewonnenen Stuhlextraktes wird für die Benzidinprobe unter 3 [s. unten] verwendet). Zu einigen Kubikzentimetern des Essigsäure-Äther-Extraktes werden nun 10 ccm frisch bereiteter, konzentrierter alkoholischer Guajakharzlösung und 20 Tropfen abgestandenen Terpentinöles oder auch zwei Tropfen 10% Wasserstoffsuperoxyd zugesetzt. Ein Farbenumschlag auf ein tiefes Blau zeigt die positive Reaktion an.

2. *Die GREGERSENsche Methode am Objektträger.* Es werden folgende Reagenzien fertig gehalten:

a) Benzidin-Bariumsuperoxyd-Pulver folgender Zusammensetzung:

Rp. Benzidin 0,025
Bariumsuperoxyd 0,1
M. f. p. (in Wachspapier).

b) 50% Essigsäure.

Zur Ausführung der Reaktion wird ein derartiges Pulver in genau 5 ccm der 50% Essigsäure in der Kälte gelöst, wobei eine halbprozentige Benzidinlösung resultiert. Die Abschwächung der Benzidin- und Essigsäurekonzentration und damit die Verringerung der Empfindlichkeit der Benzidinprobe sind von Bedeutung!

Nun wird auf einem gut gereinigten Objektträger etwas Stuhl in dünner Schicht ausgestrichen und es werden zwei bis vier Tropfen der Benzidinsuperoxydlösung aufgetropft. Bei Gegenwart von Blut weist der Stuhlausstrich eine grünblaue bis tiefblaue Farbe auf. Aus der Schnelligkeit, mit der der Farbwechsel auftritt, kann ein quantitatives Urteil über den Blutgehalt gefällt werden.

3. *Methode mit in Eisessig konzentriert gelöstem Benzidin im Essigsäure-Äther-Extrakt.* Zu einigen Kubikzentimetern des unter 1 hergestellten Essigsäure-Äther-

Extraktes werden einige Tropfen frischer, in Eisessig *konzentriert* bereiteter Benzidinlösung und schließlich einige Tropfen 2% Wasserstoffsuperoxyds oder auch ein
Tropfen Perhydrol zugesetzt. Die positive Reaktion zeigt sich in sofortigem Farbenumschlag in Tiefblau. Bei schwach positiver Reaktion langsames Auftreten einer
grünblauen Farbe.

Die in der Literatur angegebenen zahlreichen katalytischen Methoden unterscheiden sich prinzipiell untereinander durch eine verschiedene Empfindlichkeit.
Die Auswahl gerade der drei genannten Methoden und ihre Empfehlung gründen
sich auch auf diese verschiedene Empfindlichkeit, wodurch jede der Proben eine
bestimmte Bedeutung bekommt.

Die WEBER-Probe in der obigen Ausführung zeigt maximal eine Blutkonzentration
im Stuhl von 2 bis 1% an. Sie ist also außerordentlich unempfindlich und es müssen
schon recht große Blutmengen dem Stuhl beigemengt sein, auf daß der Stuhl positiv
reagiere (10%ige Beimengung kann bereits Meläna, einen makroskopisch schwarzen
Stuhl ergeben). Diese außerordentlich geringe Empfindlichkeit der Probe macht
die an sich unspezifische katalytische Probe bei positivem Ausfall zu einer spezifischen,
da sich im Stuhl andere katalytische Substanzen in ausreichender Menge nie finden,
um eine positive WEBER-Reaktion zu erzielen. Der negative Ausfall ist hingegen
nicht zu verwerten, da Karzinom und Ulkus z. B. sehr häufig in geringem Grad
bluten und der Stuhl eine für eine positive WEBER-Probe ausreichende Blutkonzentration nicht aufweist.

Die unter 3 geschilderte Benzidinprobe, angestellt im Essigsäure-Äther-Extrakt
und mit konzentrierter Benzidinlösung in Eisessig, hat eine außerordentlich hohe
Empfindlichkeit, es werden Blutkonzentrationen im Stuhl von 0,02 und darunter
angezeigt. Die Empfindlichkeit ist so groß, daß auch andere spurenweise vorhandene
Nichtblutkatalasen im Stuhl einen positiven Ausfall der Probe bedingen können.
Der positive Ausfall der Probe ist daher nicht zu verwerten, der negative hingegen
schließt Blut mit Sicherheit aus.

Die GREGERSENsche Methode schließlich ist im Objektträgerausstrich angestellt und
durch Verdünnung der Benzidinlösung und Verwendung 50%iger Essigsäure so abge-
schwächt, daß sie eine Blutkonzentration von nur ungefähr 0,2% Blut im Stuhl anzeigt,
und dies ist jene geringste Blutmenge im Stuhl, auf die es erfahrungsgemäß bei klinisch
blutenden ulzerativen Prozessen im Magen-Darmtrakt ankommt. Diese Probe wird
daher bei klinisch blutenden Prozessen in der großen Mehrzahl der Fälle positiv,
bei nichtblutenden negativ ausfallen, sie wird in der Mehrzahl der Fälle ein richtiges,
niemals aber ein sicher beweisendes Resultat ergeben. Diese Methode ist, zumal
mit Rücksicht auf ihre einfache Ausführung am Objektträgerausstrich, dem Praktiker
als orientierende Probe am meisten zu empfehlen, zumal wenn er sich auf die Ausführung nur einer Probe beschränken will.

Je nach ihrer Empfindlichkeit kommt den verschiedenen Proben also eine besondere
Bedeutung zu; für eine richtige Beurteilung des Reaktionsausfalles ist die Kenntnis
der Leistungsfähigkeit der verschiedenen Proben unbedingte Voraussetzung. Der
von einem Untersuchungslaboratorium abgegebene Befund ,,okkulte Blutung positiv
(negativ)" besagt also nichts, wenn nicht gleichzeitig die Methode angegeben ist,
mit der der Befund erhoben wurde.

Der positive Ausfall der spektroskopischen Proben beweist die Anwesenheit von
Blut mit Sicherheit. Hinsichtlich dieser Methoden sei auf die Fachlehrbücher über
klinische Laboratoriumsmethoden verwiesen. Die Methode nach SNAPPER ist wohl
die beste, die wir besitzen.

Hämoglobin wird im Darm zum Teil, manchmal auch vollständig zu eiweißfreien
Abkömmlingen abgebaut; in diesem Falle müssen alle bisher besprochenen Methoden
zum Blutnachweis im Stuhl versagen. Gerade beim Magenkarzinom wird nicht
selten alles Hämoglobin vollständig abgebaut, so daß negative Blutproben im Stuhl
erhalten werden. Da das Hämoglobin aber zum größten Teil in Hämatoporphyrin
abgebaut wird, kann die bestehende Blutung durch den Hämatoporphyrinnachweis
im Stuhl nachgewiesen werden. SNAPPER gab auch hierfür eine spektroskopische
Methode an, über deren Technik in Laboratoriumshandbüchern nachzulesen ist.

Der Blutbefund. Das Magenkarzinom führt regelmäßig, meist frühzeitig zu
einer Anämie, oft ist diese das Symptom, welches den Kranken zum Arzt führt.
In der großen Mehrzahl der Fälle handelt es sich um eine symptomatische hypochrome Anämie, sie kann asiderotischen Charakter haben, wobei allerdings
auch klassische große Eisendosen meist keinen therapeutischen Erfolg haben,
in ganz seltenen Fällen entwickelt sich eine hyperchrome megalozytäre

Anämie, die entweder auf Leber nicht anspricht (s. S. 417), oder — dies ist allerdings sehr selten — auf Leber anspricht und sich so als echte perniziöse Anämie manifestiert (s. S. 440). Die häufige symptomatische hypochrome Anämie ist zum Teil als Blutungsanämie, zum Teil als toxischer Knochenmarkschaden aufzufassen. Der Blutbefund bietet im übrigen nichts Charakteristisches. Über die Beziehungen des Morbus Biermer zum Magenkarzinom s. S. 423.

Unter den Serumlabilitätsreaktionen gebührt ausschließlich der Blutsenkungsreaktion diagnostische Beachtung. Die Senkung ist in der Regel schon frühzeitig, auch vor Beginn der Metastasierung beschleunigt. Ein normaler Senkungswert darf aber das Karzinom nicht ausschließen lassen.

Der Röntgenbefund. Für die Diagnose des Magenkarzinoms kommt dem Röntgenbefund größte Bedeutung zu. Durch exakte Darstellung der Schleimhaut, Beobachtung des Ablaufes der Bewegungsvorgänge und schließlich des Vollfüllungsbildes ist es möglich, bereits sehr kleine Tumoren röntgenologisch zu erfassen. Die röntgenologisch wahrnehmbaren Veränderungen richten sich nach dem pathologisch-anatomischen Substrat. Solange der Tumor nur infiltrierend innerhalb der Wandschichten des Magens sich ausbreitet, findet sich nur ein Abbruch der Schleimhautfalten oder ein umschriebener Faltenschwund. Bei tangentialer Betrachtung sieht man eine kleine Stufenbildung in der Wandung. In diesem Bereich fehlt die Peristaltik, während sie an der gegenüberliegenden Magenseite völlig ungestört abläuft. Oft ist diese Motilitätsstörung das erste wahrnehmbare Zeichen. Sobald es zu eigentlicher Tumorbildung kommt, sieht man einen Füllungsdefekt, der in Form und Größe dem Tumor entspricht und dessen wiederholte Nachweisbarkeit auf mehreren Aufnahmen oder in aufeinanderfolgenden Untersuchungen Täuschungen ausschließen läßt.

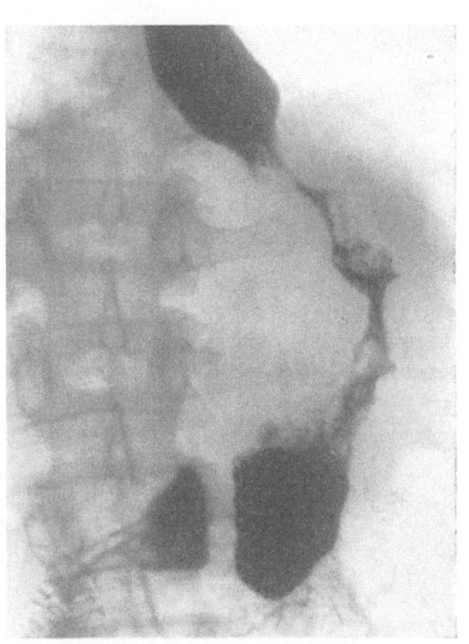

Abb. 17. Der Magen zu einem unregelmäßigen Kanal ohne Peristaltik verwandelt (Magen-Ca).

Bei den polypösen Tumorformen findet sich eine meist runde oder etwas unregelmäßig begrenzte Aussparung, die bei eventuellem Zerfall eine unregelmäßig begrenzte Nische aufweisen kann. Bei den schüsselförmigen Tumoren finden sich unregelmäßig begrenzte, wulstige und wallartige Ränder und manchmal auch eine Nischenbildung. Sofern die Tumoren nur flächenhaft infiltrativ wachsen, wie die Medullarkarzinome, sieht man lediglich eine Starrheit der Schleimhautfalten und ein Fehlen der Peristaltik. Kommt es zu gleichzeitiger Schrumpfung wie beim Skirrhus, dann kommt es zur Umwandlung des Magens zu einem unregelmäßig begrenzten Kanal ohne jegliche Peristaltik (Abb. 17). Bei gleichzeitiger Infiltration des Pylorus steht dieser offen, so daß das Kontrastmittel sofort in den Darm übertritt. Die einzelnen Tumorformen finden sich in den einzelnen Magenanteilen verschieden häufig. So sieht man die polypösen Tumoren besonders im Bereich des Fundus und Korpus (Abb. 18), die schüsselförmigen Tumoren im Korpus (Abb. 19) und besonders im Antrum (Abb. 20), welches meist zirkulär infiltriert wird, so daß nur ein schmaler starrer Kanal, ein Karzinomzapfen oder Tunnel freibleibt.

Diese Tumoren können zu einer Stenosierung führen, die dann zu vermehrter Peristaltik und bei längerem Bestehen zu Ausweitung des prästenotischen Magenanteiles Anlaß gibt.

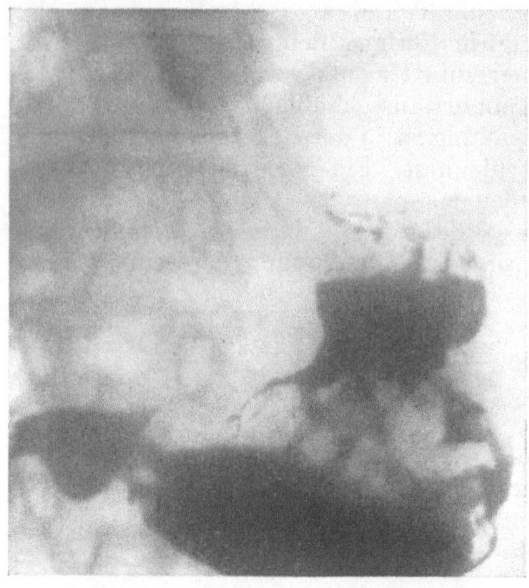

Abb. 18. Polypöses Karzinom des Corpusanteiles des Magens.

Die Gastroskopie. Durch die Einführung eines entsprechenden, mit einer Optik versehenen Instrumentes nach SCHINDLER durch den Ösophagus in den Magen gelingt es, die Magenwand unmittelbar zu betrachten. Erst durch die Einführung des modernen flexiblen Instrumentes mit verfeinerter Optik hat diese Gastroskopie Bedeutung erlangen können, die seinerzeitigen starren Instrumente brachten bei ihrer Anwendung Gefahren und überdies sehr mangelhafte Resultate. Auch das flexible Instrument gehört ausschließlich in die Hand des Geübten. Im Rahmen eines Lehrbuches kann auf Einzelheiten nicht eingegangen werden; es sei im besonderen auf das auf S. 70 über die gastroskopische Gastritis Gesagte verwiesen.

d) Verlauf.

Die Verlaufsdauer eines Magenkarzinoms beträgt meist nur ein bis zwei Jahre. Es gibt auch einen längeren Verlauf, es sind seltene Fälle mit fünfjährigem Verlauf bekannt, es handelt sich hierbei um bindegewebsreiche skirrhöse Formen. Da das Magenkarzinom zunächst meist symptomlos oder nahezu symptomlos verläuft, ist die Verlaufsdauer des einmal erkannten Karzinoms meist kürzer als ein bis zwei Jahre. Zeigt sich bereits eine eindeutige Kachexie, so kann man kaum mehr mit einer einjährigen Dauer rechnen. Nach einer Latenzperiode, in welcher schwerere Krankheitserscheinungen noch nicht bestehen und der Tumor sich eben entwickelt, kommt es frühzeitig zu dem eingangs erwähnten Bild, dem

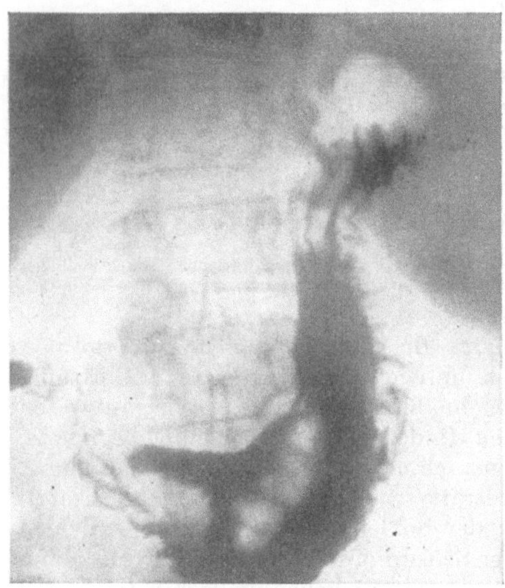

Abb. 19. Polypöses Karzinom des Fundusanteiles des Magens.

Kachexie, Abmagerung und Anämie alsbald des Gepräge geben. Wird nicht rechtzeitig operiert, so nimmt die Krankheit ihren progressiven und durch verschiedene Komplikationsmöglichkeiten so sehr verschiedenen Verlauf. Fälle, in welchen eine hochgradige Anämie vorzeitig das Bild beherrscht, oder Fälle, in welchen die lokalen Magenbeschwerden, eine Pylorusstenose im Vordergrund der Erscheinungen stehen, oder schließlich Fälle, die durch ihre Metastasen erst subjektiv krankmachend werden (wobei der kleine Magentumor dem Kranken keine Beschwerden macht und der Arzt größte Mühe hat, ihn zu finden), ergeben naturgemäß ganz verschiedene Krankheitszustände. Allgemein sind die in der übergroßen Mehrzahl der Fälle zu beobachtende relativ rasche Progredienz und der rapide Verfall des Kranken. Hinsichtlich der Metastasen sei an die Drüsenmetastasen, Leber-, Netz-, Ovarial-, DOUGLAS-, SCHNITZLER-, Nabelmetastasen erinnert (s. S. 120); der Durchbruch durch die vordere Bauchwand kommt vor, ist aber sehr selten. Man vergesse bei Vorliegen eines Magenkarzinoms die rektale Palpation nicht, der Nachweis von Metastasen erspart dem Kranken die zwecklose Operation. Besonders erwähnt seien die Knochenmetastasen (s. Bd. III); wenn ein sichergestelltes oder ein operiertes Magenkarzinom über heftige, anhaltende, zumal in jeder Körperlage gleichbleibende, auch auf antineuritische Therapie nicht ansprechende Schmerzen klagt, soll der erste Gedanke Knochenmetastasen sein. Auch ein negativer Knochenröntgenbefund schließt die Metastase nicht aus, das Skelett kann durch Tumormassen durchsetzt sein, es können bereits Spontanfrakturen auftreten und der Röntgenbefund ist noch negativ. Hinsichtlich der Unterscheidung der osteoplastischen und osteoklastischen Karzinommetastasen s. Bd. III. Ausgedehnte Lebermetastasierungen sind häufig. Sie gehen meist ohne Ikterus einher, können aber bei Verlegung einer großen Anzahl

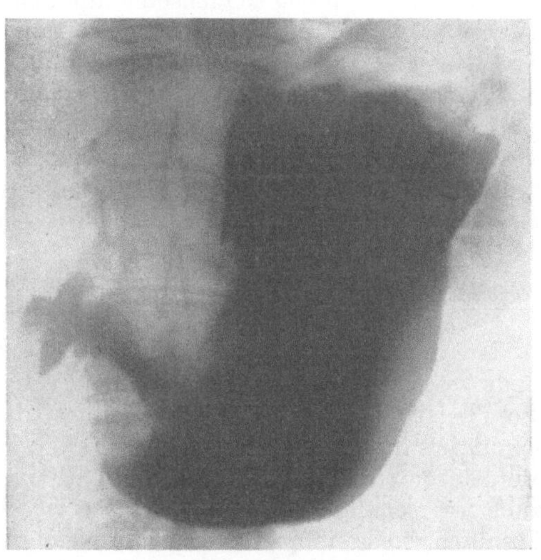

Abb. 20. Antrum-Karzinom.

größerer Gallenäste auch zu einem solchen führen. Lungenmetastasen, vereinzelte Knoten oder eine diffuse Infiltrierung ähnlich einer Miliartuberkulose, die auch unter dem Bilde derselben mit schwerer Dyspnoe einhergehen kann, sind selten. Schwere Magenblutungen kommen vor, sind aber die große Ausnahme, das Magenkarzinom blutet andauernd, aber in geringem Ausmaße. Zusammenfassend kann gesagt werden, daß das Magenkarzinom in kurzer Zeit unter schwerster Kachexie zum Tode führt, daß die Krankheit je nach der Bildung und Lokalisation von Metastasen bald durch schwerste Schmerzzustände verschiedenster Art eine kaum ertragbare Qual ist, bald abgesehen von der zunehmenden Kachexie nahezu symptomlos verläuft. Es möge nicht vergessen werden, daß das Magenkarzinom neben der okkulten Blutung auch einmal schwer bluten und zu Melaena führen kann.

e) Differentialdiagnose.

Aus der Symptomatologie ergibt sich die Differentialdiagnose von selbst; es sei auf sie nicht näher eingegangen. Nochmals sei betont, daß bei rasch fortschreitender Abmagerung, bei Kachexie unbekannter Ursache, bei entsprechenden Anämien, auch bei Fehlen aller Magensymptome an das Karzinom des Magens gedacht werden muß. Ist ein Tumor im Epigastrium palpabel, so werden die differentielle Palpation (s. S. 118) und vor allem die Röntgenuntersuchung unschwer zur Diagnose führen. Größte Schwierigkeiten kann die Abgrenzung gegenüber einem Ulkus machen, zumal wenn auch die Röntgenuntersuchung die Frage großes kallöses Ulkus oder umschriebenes exulzerierendes Magenkarzinom oder Ulkuskarzinom offen läßt. Kurze Dauer der Krankheit, frühzeitige Anämie und Kachexie, Subazidität oder Achylie, BOAS-OPPLER-Bazillen bzw. Milchsäure im Magensaft, starke Senkungsbeschleunigung, eine okkulte Blutung werden, zumal bei entsprechendem Alter und vorangehender negativer Magenanamnese, für das Magenkarzinom sprechen. Es gibt aber Grenzfälle, in welchen eine sichere Entscheidung nicht möglich ist und diese erst nach der Probatoria, schließlich unter Umständen erst durch die histologische Untersuchung des resezierten Magens getroffen werden kann.

Auf die polypösen Magenschleimhautwucherungen, die beim Morbus Biermer vorkommen und ein Karzinom vortäuschen können, wird ausführlich auf S. 421 eingegangen. Die Unterscheidung, ob ein Morbus Biermer sich mit einem Karzinom kompliziert oder ob ein Magenkarzinom mit perniziös-anämischem Blutbild (s. S. 124) einhergeht, ist im allgemeinen ohne besondere Bedeutung, sie ist im übrigen bei entsprechendem Verlauf meist nicht schwer. Eine Lues des Magens (s. S. 139) wird nur in den seltensten Fällen in Frage kommen; das Risiko einer nicht rechtzeitigen Operation bei einem Luetiker wird im allgemeinen die Probatoria veranlassen.

f) Therapie.

Nur die Radikaloperation kann den Magenkrebskranken vor dem sicheren Tode retten. Voraussetzung ist die Frühoperation bzw. die Frühdiagnose. Da diese relativ selten früh genug gelingt, da, wie oben erwähnt, der Kranke oft schon im inoperablen Zustand zum erstenmal den Arzt aufsucht, da ferner Metastasen sich beim Magenkarzinom frühzeitig entwickeln, sind die Aussichten auch bei scheinbar früher Diagnose relativ schlecht. Auch bei ausgedehnten Tumoren, sogar in manchen Fällen bei solchen, bei welchen der Röntgenologe sich für eine Inoperabilität ausspricht, lasse man aber doch eine Probelaparatomie durchführen, welche erst entscheidet, ob die Magenresektion möglich ist oder nicht. Voraussetzung ist freilich, daß Metastasen nicht gefunden wurden und daß der allgemeine Befund des Kranken noch ein befriedigender ist. Röntgenologisch scheinbar inoperable Tumoren sind manchmal noch relativ leicht zu resezieren. Beim inoperablen Karzinom wird symptomatisch behandelt. Die Anazidität kann mit Salzsäuremedikation, die Anorexie mit Appetittropfen oder entsprechenden Medizinalweinen behandelt werden. Bei höhergradiger Anämie kann man Leberextraktinjektionen versuchen, sie haben manchmal einen überraschend günstigen allgemein roborierenden Effekt. Amerikanische Chirurgen operieren gelegentlich den Magen und resezieren gleichzeitig Leberanteile mit den Metastasen.

L. Pylorusstenosen.

Die Pylorus- oder Magenausgangsstenosen sind zum weitaus größten Teil durch ein schrumpfend-narbiges Ulkus der Pylorusgegend oder durch ein Pyloruskarzinom bedingt. Man spricht dementsprechend von einer benignen (Ulkus-) Stenose und einer malignen Stenose. Bei den benignen Stenosen kann sowohl ein pylorisches oder parapylorisches Ulcus ventriculi oder auch ein juxtapylorisches Ulcus duodeni vorliegen. Eine Unterscheidung dieser verschiedenen Geschwüre im Stadium ihrer Schrumpfung ist weder klinisch noch röntgenologisch, oft sogar auch anatomisch nicht möglich. Die durch das juxtapylorische Ulkus bedingte Stenose ist von einer Duodenalstenose im engeren Sinne des Wortes streng zu trennen (s. S. 136).

Es gibt noch eine Reihe anderer Ursachen, welche zu Pylorusstenosen führen: das seltene tuberkulöse oder luetische Magenulkus (s. S. 139), gutartige polypöse Magenschleimhautwucherungen im Pylorusgebiet oder gestielte Polypen, die hoch oben sitzen, aber dank ihres langen Stieles den Pylorus verlegen können; narbig-schrumpfende extragastrale Prozesse im Pylorusgebiet, wie tuberkulöse Lymphdrüsen, Pericholezystitiden und Periduodenitiden können analoge Folgen haben. Auch im Verlauf einer Tuberculosis peritonei oder einer Carcinosis peritonei kann durch zufällige Lokalisation eines schrumpfenden oder raumbeengenden Prozesses eine Pylorusstenose zustande kommen. Wenn eine stärker schrumpfende Komponente nicht vorliegt, wird der einfache raumbeengende extragastrale Prozeß aber kaum je Stenosenerscheinungen bedingen, da der Pylorus ausweicht. Den Magenausgang infiltrierende Pankreaskopfkarzinome können sich gleich einem Pyloruskarzinom verhalten. Pyloruskarzinome führen nicht immer zur Pylorusstenose, der Skirrhus kann Antrum und Pylorus auch in ein starres Rohr verwandeln, welches dauernd offensteht. Beim Erwachsenen dürften spastische Pylorusstenosen nicht vorkommen, wie dies behauptet wurde; hinsichtlich der spastischen Pylorusstenose der Kinder muß in den pädiatrischen Lehrbüchern nachgelesen werden. Wenn Pylorospasmus allein nach unserer Überzeugung also nicht zur Ausgangsverengerung führt, so spielt ein Pylorospasmus beim Zustandekommen insbesondere einer benignen Stenose aber oft eine wesentliche Rolle. Die so häufigen akuten Verschlechterungen von Ulkusstenosen oder ihr plötzliches In-Erscheinung-Treten ist auf einen aufgepfropften Spasmus zu beziehen, der durch entsprechende Behandlung auch wieder zum Verschwinden gebracht werden kann. Ein Spasmus hat auch in den seltenen Fällen Bedeutung, in welchen ein größerer Fremdkörper den Pylorus schwer oder nicht passiert, in welchen ein reflektorischer Spasmus um den Fremdkörper sich einstellt und dieser die Stenose erst definitiv macht; so beschreibt KATSCH einen Fall, in dem ein Kohlstrunk auf diese Weise zum Verschluß führte. Die früher sehr verbreitete, heute nur mehr von wenigen Autoren akzeptierte Anschauung, daß eine Gastroptose durch Knickung des Pylorus zur Stenose führen könnte, möchten wir auch in dem Sinne ablehnen, daß eine Ptose als ätiologischer Teilfaktor eine aus anderen Ursachen beginnende Stenose manifest werden läßt.

Die Kompensation und Dekompensation der Pylorusstenosen. Es ist eine allgemeine Regel, daß ein Passagehindernis im Verdauungskanal nach leichter kompensatorischer Dilatation des oberhalb der Stenose gelegenen Abschnittes des Verdauungsschlauches zu einer Muskelhypertrophie dieses Abschnittes führt. Wir sehen Gleiches bei der kompensatorischen Dilatation und Hypertrophie bestimmter Herzabschnitte oder bei Kompensation eines sich entwickelnden Herzfehlers. Diese kompensatorische Dilatation ist im Falle der Pylorusstenose am Magen noch weniger faßbar, als sie es am Herzen ist, die Muskelhypertrophie, dank welcher das Hindernis nun überwunden, kompensiert wird, ist dagegen sehr deutlich. Eine Pylorusstenose wird alsbald ein Passagehindernis nicht mehr darstellen, da sie durch den muskelhypertrophischen Magen kompensiert wird. War vorübergehend eine Entleerungsverzögerung des Magens aufgetreten, so wird diese bei gleichzeitigem Einsetzen einer lebhaften und stärkeren Peristaltik bald beseitigt sein; es kann sogar zu einer Überkompensation und damit zu einer Entleerungsbeschleunigung kommen. Nimmt die Stenose aber zu, so wird das Hindernis trotz maximaler Hypertrophie in einem gegebenen Zeitpunkt nicht mehr überwunden werden, es stellt sich eine Entleerungsverzögerung ein, die schließlich so hochgradig wird, daß der Magen auch am nächsten Morgen noch nicht entleert ist. Es kommt zur Stagnation des Mageninhaltes und durch eine Erschöpfung, vielleicht auch durch eine toxische Schädigung von dem sich zersetzenden Mageninhalt aus schließlich zu einer Erschlaffung und Dilatation des Magens. Diese Erschlaffung und Dilatation können hohe Grade erreichen, der dilatierte Magen kann bis zu 5 l Fassungsraum beinhalten. Wenn die vorher kompensierte Pylorusstenose zu dekompensieren beginnt, versucht der Magen das Hindernis mit einer verstärkten, wenn auch geänderten Peristaltik zu überwinden, es kommt zu den auch den chronischen Ileus charakterisierenden *Steifungen*, bei welchen sich der Magen (bzw. der Darm) um seinen Inhalt peristolisch tonisch kontrahiert und bei welchen eine langsame, kräftige, tiefgreifende, abnorme Peristaltik versucht, des Hindernisses doch noch Herr zu werden. Diese Steifungen stellen sich insbesondere dann ein, wenn der Magen stark gefüllt ist. Sie laufen zuweilen in rascher Folge hintereinander ab, oft stundenlang, um schließlich, sei es durch Erschöpfung der Muskulatur, sei es nach Herauspressen eines großen Teiles des Mageninhaltes in das Duodenum zu sistieren. Bei weiter zunehmender Stenose und sich verstärkender Dekompensation können die Steifungen schließlich wieder ganz verschwinden, der Magen wird zu einem mächtigen atonischen Sack. Der Mageninhalt setzt sich zum Teil aus den sich zersetzenden Speiserückständen, zum Teil aus Magensaft zusammen, der in einer oft mächtigen Hypersekretion produziert wird. Das Krankheitsbild kann sich daher mit den Erscheinungen der Hypersekretion bzw. einem Hypersekretionserbrechen (siehe S. 57) komplizieren. Die Zersetzung des Mageninhaltes kann verschiedener Art sein: Bei primär stark saurem Mageninhalt, wie er bei der benignen Stenose bei Ulkus die Regel ist, kommt es zu saurer Gärung; das Erbrochene oder Ausgeheberte riecht sauer gärend oder auch nach Schwefelwasserstoff; bei primär an- oder subazidem Magensaft, wie vornehmlich bei der malignen Stenose, ist der Mageninhalt fade-faulig oder stechend-ranzig riechend und er enthält viel Milchsäure. Bei starkem Erbrechen kommt es zu Exsikkose und zur Hypochlorämie (s. Bd. III), da Wasser und Salz verlorengehen. Der Ernährungszustand muß alsbald außerordentlich leiden.

Perioden von kompensierter und dekompensierter Stenose können spontan wechseln. Es kann die spastische Komponente der benignen Stenose zurücktreten, es kann der Kranke durch instinktive diätetische Anpassung, durch vornehmliche Flüssigkeits- und Breikost das Hindernis leichter überwinden lassen, es können Erschöpfungszustände der Magenwand mit Perioden kräftiger Aktion wechseln und es kann sich schließlich die organische Enge des Pylorus anatomisch wieder sogar auch weiten: Bei der malignen Stenose kann es durch Tumorzerfall zu besserer Passage kommen, bei einem Ulcus ad pylorum kann Abschwellen der Schleimhaut in der Umgebung des Ulkus bessere Durchtrittsbedingungen gestatten. Eine scharfe Grenze zwischen kompensierter und dekompensierter Stenose ist nicht zu ziehen. Wenn die Stenose zu dekompensieren beginnt und die Austreibungszeit sich über die Norm verlängert, wird klinisch doch erst dann von einer Dekompensation gesprochen werden, wenn die geschilderten klinischen Zeichen der Dekompensation (Steifungen usw.) auftreten.

a) Klinische Symptomatologie.

Es sollen im folgenden vorerst nur jene klinischen Zeichen beschrieben werden, welche auf die Stenose als solche zu beziehen sind, wobei auf die Natur der Stenose und die dadurch gegebenen Erscheinungen nicht eingegangen werden soll. Hierüber wird bei Beschreibung der Differentialdiagnose der Pylorusstenose die Rede sein.

Das erste kompensierte Stadium einer Pylorusstenose wird in der Praxis im allgemeinen nicht erkannt werden. Solange eine Mageninhaltsretention mit allen ihren Zeichen nicht vorliegt, äußert sich dieses erste Kompensationsstadium ja lediglich durch eine für den Untersucher nicht faßbare Muskelhypertrophie der Magenwand und um eine etwas lebhaftere Peristaltik. Die Magenentleerungszeit ist, wie früher erklärt, normal oder sogar verkürzt. Man wird allerdings unter Umständen doch die Vermutungsdiagnose stellen können, wenn man die vom Patienten subjektiv empfundene lebhafte Peristaltik richtig deutet und wenn das Bestehen eines alten Ulkus, welches bis dahin ähnliche Sensationen nicht gemacht hatte, den Gedanken der beginnenden Stenosierung nahelegt. Die Kranken geben an, nach der Mahlzeit längere Zeit eine merkwürdige „Unruhe" im Magen zu verspüren, die meist auch von Aufstoßen, Sodbrennen und anderen azidistischen Beschwerden begleitet sein kann. An objektiven Zeichen wird nur der Röntgenologe eine auffallend lebhafte, kräftige, vertiefte Peristaltik feststellen können, auch kann er in der ersten Zeit nach der Breiaufnahme gelegentlich eine „duodenale Motilität" feststellen, der später eine verlangsamte Peristaltik und eine verlangsamte Entleerung des Mahlzeitrestes folgen. Wenn die Kompensation nicht mehr eine ideale ist, wenn sich schließlich noch 6 oder 8 Stunden nach Einnahme der Halblitermahlzeit Bariumreste im Magen finden, ist die Stenose sichergestellt. Geht die Stenosierung weiter, so werden nun bald auch die klinischen Zeichen der dekompensierten Pylorusstenose in Erscheinung treten.

Die klinische Dekompensation der Pylorusstenose dokumentiert sich in *Magensteifungen, Retentionserbrechen, Hypersekretionserbrechen, ferner in Magendilatation, Durst, Exsikkose, Hypochlorämie und schließlich in rapider Abmagerung.*

Nachdem sich die „peristaltische Unruhe des Magens", die der Kranke in den letzten Wochen oder Monaten bereits wahrgenommen hatte, in der letzten Zeit verstärkte, diese nach einer größeren Mahlzeit vor allem auch länger andauert, beobachtet der Kranke nun die Steifungen, welche für ihn eine neue, zeitlebens früher nie verspürte Sensation darstellen und welche von den Kranken im allgemeinen so klassisch beschrieben werden, daß die Anamnese ihre Erfassung meist ohne weiteres erlaubt. Der Patient schildert, daß in der Magengrube „etwas hart wird" und daß er über der Magengegend, und zwar von links oben nach rechts unten ziehende, deutlich merkwürdige Bewegungen wahrnimmt, die von einem Druck-, sehr oft auch von einem mehr oder weniger starken krampfhaften Schmerzgefühl begleitet sind. Er kann diese Bewegungen, die oft damit verglichen werden, „wie wenn sich eine Hand in der Magengrube aufstellen und an der vorderen Bauchwand vorbeistreifen würde", mit der im Epigastrium aufgelegten Handfläche selbst greifen und in flacher Horizontallage sehr häufig auch sehen. Die Steifungen können von Üblichkeitsgefühl begleitet sein, es kann während dieser Steifungen auch zu Erbrechen kommen. Diese Steifungen stellen sich zumeist unmittelbar nach dem Essen ein, sie können stundenlang anhalten, anfangs schieben sich seltene, später immer häufigere und längere Pausen ein, sie sind anfangs kräftiger, sie werden mit Zunahme und Längerwerden der Pausen allmählich schwächer. Der Kranke gibt oft auch an, daß er das Gefühl habe, daß eine derartige Steifung mit einem „Spritzgeräusch" ende, welches einem Durchspritzen von Mageninhalt durch die vermutete Enge entspricht. Nicht immer ist die Beschreibung so klassisch, wie eben beschrieben, manche Kranke wissen nur von einer Art Bewegungsphänomen zu berichten, das sie nicht näher beschreiben können, in der Regel läßt aber die Anamnese keinen Zweifel, woran man ist.

Die Magensteifungen müssen nicht von Übelkeit begleitet sein, Üblichkeitsgefühl aber kann sich bis zum Erbrechen steigern, viele Patienten beenden die unangenehmen Magensensationen durch absichtlich herbeigeführtes Erbrechen.

Art und Zusammensetzung des Erbrochenen sind ein weiteres Hauptcharakteristikum des Zustandes; sie beweisen die Mageninhaltsretention. Das etwaige Erbrechen ist nämlich ein „*Retentionserbrechen*". Abgesehen von der Art der Zersetzung, bald fad-faulig, bald stechend-sauer-ranzig, enthält das Erbrochene Speisen, die der Kranke lange Zeit vorher zu sich genommen hatte. Es sind vor allem Früchte, Kirschen, Orangenscheiben, Korinthen, Preiselbeeren, bestimmte Gemüsereste, welche dem Kranken im Erbrochenen auffallen und von denen er bestimmt angeben kann, daß er sie etwa 24 Stunden oder sogar Tage vor dem Erbrechen zu sich genommen hatte. Ein großer Teil des Mageninhaltes ist immer auch Magensaft; in manchen Fällen kommt es zu langdauernden Brechzuständen, bei welchen schließlich immer weniger Speisen und immer mehr reiner Magensaft zutage befördert wird, Fälle, in welchen sich die Pylorusstenose mit Hypersekretionserbrechen (s. S. 57) kompliziert. Eine weitere Angabe, die man von diesen Kranken oft hört, ist die, daß sie beim Umdrehen im Bett ein lebhaftes Glucksen bzw. Plätschern wahrnehmen, wie wenn eine große Flüssigkeitsmenge nach links oder nach rechts abfließen würde. Der große, überdehnte, mit viel Flüssigkeit gefüllte Magen ist die Ursache dieser häufigen Erscheinung. Anamnestisch geben die Kranken ferner an, daß sich zunehmende Appetitlosigkeit eingestellt habe, daß sie ein nicht stillbarer Durst sehr quäle, daß sie in der letzten Zeit rapid abgemagert seien, sich allgemein schwach und müde fühlten und in kurzer Zeit arbeitsunfähig geworden seien. Dort, wo Steifungen wohl täglich vorhanden sind, der Magen sich aber im Laufe der Nacht doch mehr minder entleert, kann das Allgemeinbefinden durch lange Zeit relativ gut bleiben. Es gibt sogar Kranke, bei welchen die Stenose bei einem gewissen Grade derselben stationär geworden und bei welchen das Befinden bis auf die Steifungen nach den Hauptmahlzeiten monatelang kaum gestört ist.

Die *objektive Untersuchung* der Kranken kann die Steifungen in der Regel leicht bestätigen. Meist treten sie durch den Kältereiz des Ausziehens schon in Erscheinung; wenn spontane Steifungen nicht zu beobachten sind, sind sie durch mechanischen oder Kältereiz meist leicht auslösbar, sei es, daß man die vordere Bauchwand in der Magengegend beklopft, sei es, daß man sie durch Verdunsten von Äther oder Alkohol abkühlt. Die Magengegend ist nicht selten vorgewölbt, zumal wenn der Kranke, wie so häufig, auch Aerophage ist, der Magen also nicht nur mit retinierten Nahrungsresten und dem Magensaft, sondern auch mit Luft gefüllt ist. Bei ruhender Peristaltik hat man den Eindruck, als „schwappe" der Magen, ein Eindruck, der bei kurzem Beklopfen und Erzeugen von Plätschergeräuschen noch verstärkt wird. Durch eine leichte Stoßpalpation, die Plätschern erzeugt, vermag man meist auch ohne Mühe die Grenzen des stark dilatierten Magens zu erkennen, man hat meist ein sicheres Gefühl dafür, ob das Plätschern durch direktes Beklopfen des plätschernden Mageninhaltes oder durch Stoßen des Bauches an einer Stelle außerhalb des Magens zustande kommt. Man kann im übrigen auch bei den dünnen abgemagerten Bauchdecken dieser Kranken nicht selten den Magenrand deshalb palpieren, weil die Magenwände trotz ihrer Dilatation durch die Muskelhypertrophie relativ dick sind. Durch Plätscher-Stoßpalpation und durch Palpation des Magenrandes erkennt man also die Vergrößerung des Magens, die manchmal enorm ist. Der Magen reicht nach unten bis nahe zur Symphyse. Im Stehen hebt sich, zumal bei schlaffen Bauchdecken, der untere, mit Mageninhalt gefüllte, die Bauchwand vorwölbende Magenanteil oft noch besser ab. Gelegentlich hat man den Eindruck, in der Pylorusgegend eine verschiebliche Resistenz zu palpieren, die entweder dem spastisch kontrahierten und vernarbten Pylorus oder einem „Ulkustumor des Pylorus" (s. S. 85) oder einem Pyloruskarzinom entspricht.

Die Kranken sind bald hochgradig abgemagert, durch den starken Wasserverlust haben sie den normalen Hautturgor verloren, die Haut ist in Falten abhebbar und glättet sich, einmal abgehoben, nur langsam wieder. Die Zunge ist trocken. Der Kranke ist müde, mit einem leidenden Gesichtszug, oft vom Typus des abgemagerten „Ulkusgesichtes" (s. S. 74). Infolge des Hungerzustandes riecht die Exspirationsluft nicht selten nach Azeton (Hungerazetonämie), sie kann überdies aber auch Mageninhaltsgeruch haben.

Im Blutbefund erhebt man gelegentlich eine erhöhte Zahl von roten Blutkörperchen, eine symptomatische Polyzythämie durch Eindickung des Blutes. Der Kochsalzgehalt des Blutes ist herabgesetzt (Hypochlorämie), damit geht zumeist ein erhöhter Reststickstoff einher. Die Harnmenge ist stark vermindert.

Die Diagnose der Pylorusstenose wird schließlich am Krankenbett noch mit der Aushebung des Nüchternmageninhaltes bestätigt, da diese die Nahrungsmittelretention, die hochgradige Entleerungsverzögerung des Magens beweist. Auf diesbezügliche Details soll aber weiter unten bei Besprechung der Differentialdiagnose zwischen benignen und malignen Stenosen eingegangen werden.

Der Röntgenbefund. Man kann den Magen nüchtern röntgenisieren lassen und wird hierbei die für die Diagnose Pylorusstenose wesentlichen Zeichen finden. Zur sicheren Unterscheidung maligner und benigner Stenosen empfiehlt es sich allerdings, den Magen vor der Untersuchung zu waschen und von Speiseresten soweit als möglich zu befreien.

Schon bei der Leer-Durchleuchtung fällt meist eine auffallend breite Magenblase auf. Die ersten Bariumbreischlucke setzen sich langsam durch eine Flüssigkeitsschicht durchfallend in der Sinusgegend auf den Boden des Magens. Der Magen ist, auch nach Spülung, im allgemeinen nicht leer. Bei Nachtrinkenlassen von Kontrastflüssigkeit füllt sich langsam der unterste Magenabschnitt, wobei schon auffällt, daß er abnorm tief liegt, oft der Symphyse aufzusitzen scheint und daß er vor allem abnorm breit ist, nach Einnahme der ersten Bariumportion ist kaum die ganze Bodenkalotte des Magens erfüllt. Es bedarf zweier oder dreier Portionen, um ihn halbwegs aufzufüllen. Hierbei fällt auf, daß von einem ab- und einem aufsteigenden Schenkel des Magens nicht gesprochen werden kann. Der Magen ist in einen breiten Sack verwandelt, der obere Bariumspiegel zieht quer fast durch das ganze Abdomen; es fällt auch auf, daß von einer taillenartigen Einschnürung des Magens wie bei einer Atonie trotz der mächtigen Dilatation nicht die Rede ist. Über dem Barium steht immer eine größere Flüssigkeitsschicht von Magensaft. Der Pylorus ist weit nach rechts gedrängt („vermehrte Rechtsdistanz"), die pars descendens duodeni liegt in der Regel links vom Pylorus und wird also vom Magen überdeckt. Die Magenperistaltik ist verstärkt; allerdings wechseln Perioden von sehr lebhafter und tiefgreifender Stenosenperistaltik mit Perioden der Ruhe bzw. der Erschöpfung. Die Entleerungszeit ist auf acht, zwölf Stunden oder länger verlängert. Die Pylorusgegend ist meist schwer darzustellen; zur Unterscheidung von maligner und benigner Stenose wird man durch Nachuntersuchung in verschiedensten Lagen, durch Reliefbilder usw. sein Bestes tun, um Anhaltspunkte zur Differentialdiagnose zu gewinnen.

Die Unterscheidung der benignen und malignen Stenose. Die Differentialdiagnose erstreckt sich bei einer Pylorusstenose auf alle unter dem Abschnitt Ätiologie (s. S. 128) aufgezählten Ursachen derselben. Bei der außerordentlich großen Seltenheit anderer Ursachen läuft die Differentialdiagnose aber in der Regel auf die Frage hinaus: benigne (Ulkus) Stenose oder maligne (Pyloruskarzinom) Stenose? Andere zur Stenose führende Ursachen werden aus der Gesamtklinik des Falles erschlossen werden können oder sie werden bei der Operation erkannt werden.

In vielen Fällen wird die Vorgeschichte die Unterscheidung maligne oder benigne Stenose mit größter Wahrscheinlichkeit erlauben. Wenn ein Kranker über eine klassische, sich über Jahre hinziehende Ulkusanamnese berichtet, wenn aus dieser hervorgeht, daß in den letzten Jahren oder Monaten allmählich zunehmend oder intermittierend Zeichen einer kompensierten Stenose (s. S. 129) und sich schließlich in letzter Zeit langsam die Zeichen der dekompensierten Stenose einstellten, wird über die Benignität kaum ein Zweifel bestehen. Zweifel werden völlig zurücktreten, wenn Stenosenerscheinungen schweren Grades periodisch gekommen und wieder verschwunden waren, wenn durch Einhalten einer flüssigbreiigen Kost Steifungen und Retentionserbrechen auf lange Zeit verschwunden blieben. Gewiß kann auch bei einem Pyloruskarzinom durch Tumorzerfall eine bestehende Stenose vorübergehend wieder durchgängig werden, dies ist aber die Ausnahme und ereignet sich nicht öfter als einmal. Ein häufiger Wechsel, ein oftmaliges Verschwinden und Wiederauftreten der Stenose schließt einen Tumor sicher aus. Ein langdauerndes Bestehen der Stenosenerscheinungen, ein relativ gutes Allgemeinbefinden, eine fehlende Anämie und fehlende Senkungsbeschleunigung werden oft mit Sicherheit das Karzinom ausschließen lassen. Im Sinne einer gutartigen Stenose spricht schließlich auch, wenn es durch kurzdauernde Therapie, durch systematische Magenwaschungen gelingt, die Stenose rasch zur Kompensation zu bringen und wenn der Kranke sich unter dieser Behandlung rasch erholt, wenn er beschwerdefrei bleibt und wenn er an Gewicht zunimmt.

Wir haben einleitend schon hervorgehoben, daß bei der benignen Stenose zumeist auch eine pylorospastische Komponente besteht, und wir werden bei der Therapie darauf zurückzukommen haben, daß durch Entlastung des Magens, durch regelmäßige Waschungen offenbar ein Reiz für den Spasmus wegfällt und die Stenose sich nun auf die organisch-narbige Grundlage allein beschränkt; ist die organische Komponente der Stenose, wie häufig, nicht hochgradig, so kann alsbald eine Kompensation der Stenose und damit eine rasche Erholung des Kranken erzielt werden, die den malignen Tumor ausschließt. Da der Erfolg der Magenspülung sich meist schon nach einigen Tagen einstellt, rechnet man bei einem Versuch mit dieser Therapie höchstens mit einer Verzögerung der bei einem malignen Prozeß doch notwendigen Operation von zirka zehn Tagen, die man deshalb in Kauf nehmen kann, da die Operationsaussichten unserer Überzeugung nach bei durch diese Behandlung erholtem, wieder normal tonisiertem und nicht mehr übermäßig dilatiertem Magen und bei gebessertem Allgemeinbefinden weitaus günstiger sind. Der Versuch, die spastische Stenosenkomponente durch Antispasmodika zu beseitigen, soll unterlassen werden, die medikamentöse Beeinflussung eines Pylorospasmus ist eine so unsichere, daß Rückschlüsse aus derartigen Versuchen kaum erlaubt sind.

Neben Anamnese, Verlauf und Dauer der Stenose sind schließlich die Magensaftbefunde für die Unterscheidung von benigner und maligner Stenose von größter Bedeutung.

Die Mageninhaltsuntersuchung. Bei Pylorusstenosen kommt nur eine Nüchternausheberung mit dickem Schlauch in Betracht. Auch dieser verlegt sich nicht selten mit groben Nahrungsresten, er muß oft mit kleinen Flüssigkeitsmengen nach- und reingespült werden, um retinierten Mageninhalt zu erhalten.

Je nach dem Grad der Stenose werden nüchtern noch größere oder nur mehr kleinere Mengen Mageninhalt gewonnen. Charakteristisch ist immer der Befund von reichlich groben Nahrungsresten. Bei Stehen im Spitzglas erfolgt oft eine Dreischichtung: oberste Schicht schleimig, schaumig, gashaltig; Mittelschicht wässerig trübe; unterste Schicht grobes Nahrungsrestesediment.

Bei der Untersuchung des Nüchternsekretes ergeben sich meist recht sichere Unterscheidungsmerkmale zwischen benigner Stenose mit saurem und maligner Stenose mit achylischem Magensaft.

Der Mageninhalt bei benigner Stenose hat einen sauer-gärenden oder Schwefelwasserstoffgeruch, er hat normale Salzsäurewerte oder hohe Gesamtazidität, oft auch hohe Werte für freie Salzsäure. Mikroskopisch findet man neben Nahrungsresten verschiedenster Art zahlreiche Hefezellen, zahlreiche Sarzine vom großen Typus, im GRAM- und GIEMSA-Präparat des Ausstriches eine uncharakteristische Flora.

Der Mageninhalt des achylischen oder stark subaziden Magensaftes bei maligner Stenose hat fad-faulen oder stechend-ranzigen Geruch; freie Salzsäure fehlt, die Gesamtazidität ist meist nieder; ist sie doch hoch, so ist dies durch organische Säuren bedingt. Die Milchsäureprobe ist positiv. Mikroskopisch finden sich neben Nahrungsresten verschiedener Art zahlreiche Sarzine vom kleinen Typus, zahlreiche lange, plumpe Stäbchen im Sinne von BOAS-OPPLER-Bazillen, schließlich gelegentlich auch Spirochäten verschiedener Morphologie. Im GRAM-Präparat erkennt man, daß die großen, dicken, langen Bazillen, Milchsäurebazillen entsprechend, Gram-positiv sind.

Durch Ansiedlung magenfremder Keime in den stagnierenden Resten kommt es, einerlei welcher Genese die Stenose ist, zur Gärung der Kohlehydrate, Fäulnis des Eiweißes und zu sonstigen abnormen Zersetzungen mit Bildung von zum Teil brennbaren Gasen (Ruktus können beim Zigarettenanzünden brennen!) (Kohlensäure, Sumpfgas, Wasserstoff, Schwefelwasserstoff).

Es muß schließlich betont werden, daß die Säureverhältnisse im Mageninhalt eine sichere Unterscheidung von benigner und maligner Stenose nicht erlauben: Wenn ein junger Pförtnerkrebs frühzeitig zur Pylorusstenose führt, hat der Magen seine Säurebildung noch nicht verloren — man hat eine maligne Stenose mit saurem Mageninhalt vor sich; andererseits gibt es Ulcera ventriculi und daher auch benigne Pförtnerstenosen mit subazidem oder sogar anazidem Magensaft!

Da auch die Mehrzahl der gutartigen Stenosen früher oder später zur Operation kommt, wird man um so mehr bei geringstem Verdacht auf Malignität die baldige Operation vorschlagen. Die nicht seltene Unmöglichkeit einer sicheren Unterscheidung von maligner und benigner Stenose ist daher im allgemeinen nicht folgenschwer.

Komplikationen der Pylorusstenose. Als solche können gelten: Polyglobulie, Aerophagie, Hypersekretionserbrechen mit Hypochlorämie und Reststickstoffsteigerung und schließlich Tetanie. Es sei auf die entsprechenden Kapitel verwiesen.

b) Therapie.

Die Therapie der höhergradigen benignen Pylorusstenose ist ebenso wie die der malignen Stenose immer Sache des Chirurgen. Vor dem chirurgischen Eingriff soll aber bei der benignen Pylorusstenose durch ein vernarbendes parapylorisches Ulkus unserer Überzeugung nach doch eine kurzdauernde Behandlung mit Magenspülungen und mit einer entsprechenden Diät durchgeführt werden, da sich diese Kranken durch ein dauerndes Verhindern einer stärkeren Retention mit Zersetzung des Mageninhalts oft auffallend rasch erholen, da ferner der vorerst stark dilatierte Magen hierbei wieder einen normalen Kontraktionszustand erwirbt und sogar oft wieder in der Lage ist, das Hindernis am Pylorus bis zu einem gewissen Grade zu überwinden, wodurch Nahrung auf normalem Wege in den Dünndarm und damit zur Verdauung gelangt. Das Operieren am nieder tonisierten Magen birgt zweifellos auch geringere Gefahren in sich als die Operation am überdehnten Magen.

Wir führen die Vorbereitung zur Behandlung folgendermaßen durch: Der Kranke wird frühmorgens mit dem dicken Magenschlauch so lange gespült, bis das Spülwasser rein oder nahezu rein zurückkommt; hierbei kann man manchmal schon nach kurzer Spülung den Eindruck haben, daß reines Spülwasser zurückgegeben wird und der Magen reingespült ist, nach Änderung der Lage der Sonde und neuerlichem Spülen kommt aber doch wieder stagnierender Mageninhalt. Nach der schließlichen Reinspülung erhält der Kranke eine flüssige oder dünnbreiige Kost, von der erwartet werden kann, daß sie auch durch eine höhergradige Stenose langsam, wenn auch nur zum Teil, passiert. Abends vor dem Nachtmahl wird neuerlich reingespült. Die Nahrung gelangt so immer in einen nahezu von früheren Speiseresten leeren Magen, der Magen ist nicht mehr dauernd belastet, er erholt sich. Nach einigen Tagen kann man sehr häufig beobachten, daß die Abendspülung überflüssig geworden ist, da der Magen vor dem Nachtmahl leer ist; man beschränkt die Spülung nun auf den Morgen allein.

Unter dieser Behandlung kann man gelegentlich in kurzer Zeit ein Verschwinden der Pylorusstenoseerscheinungen beobachten, auch eine Röntgenkontrolle zeigt nur mehr eine relative Enge und eine etwas verlangsamte Entleerung, aber der Befund kontrastiert außerordentlich gegenüber dem ersten, in dem eine komplette Stenose vorzuliegen schien. In diesen Fällen ist anzunehmen, daß ursprünglich nicht nur eine organisch narbig bedingte Stenose vorlag, sondern daß die Pylorusstenose zum großen Teil spastischer Natur war; es scheint, daß durch den Reiz der einmal stagnierenden Speisereste ein sekundärer Pyloruskrampf erst die hochgradige Stenose ausmacht. Die Entlastung des Magens durch die systematischen Spülungen führt zum Aufhören des Spasmus und damit zum Rückgang der schweren Stenose. In derartigen Fällen kann sich sogar, wie eigene Erfahrungen gezeigt haben, während dieser Vorbereitung zur Operation zeigen, daß eine Operation überhaupt nicht notwendig ist. Meist ist allerdings doch eine geringgradige Stenose vorhanden, die nach Aussetzen der beschriebenen Behandlung in steigendem Ausmaß wieder zur Stagnation des Mageninhalts führt, weshalb die Operation angezeigt bleibt. Jedenfalls kann man bei alten oder myokardgeschädigten Individuen oder solchen, bei welchen irgendeine Kontraindikation gegen den großen Eingriff der Magenoperation vorliegt, mit diesen Spülungen die Operation vermeiden und insofern Erfolg haben, als die Patienten täglich, oder bei geringgradiger Stenose nur zwei- bis dreimal wöchentlich, oder auch nur gelegentlich gespült werden müssen. Ich kannte einen Patienten, der nach einer Spülperiode wochenlang von Beschwerden frei war; auch er kam schließlich zur Operation, die immer die Methode der Wahl bleiben wird, wenn eine nicht kompensierte, auch geringergradige organische Pylorusstenose vorliegt.

M. Tiefe Duodenalstenose.

Der benignen Pylorusstenose außerordentlich ähnlich, von dieser oft kaum unterscheidbar, ist die tiefe Duodenalstenose. Wir haben früher hervorgehoben, daß Stenosen im Anfangsteil des Duodenums durch ein narbig-schrumpfendes Ulkus von der im vorigen Kapitel besprochenen Pylorusstenose nicht oder kaum zu unterscheiden sind. Bei der tiefen Duodenalstenose liegen prinzipiell andere Verhältnisse vor. Diese Stenosenform ist außerordentlich selten.

Bei der tiefen Duodenalstenose handelt es sich um eine Stenosierung der pars horizontalis duodeni an der Stelle, wo diese von der Mesenterialwurzel gekreuzt wird. Die Stenosenstelle liegt also etwas rechts von der Umschlagstelle der pars horizontalis zur pars ascendens duodeni (s. Abb. 21).

Da in der Radix mesenterii an dieser Stelle die Arteria mesenterialis superior verläuft, spricht man auch von einem „arteriomesenterialen Verschluß". Der Ursachen für diesen gibt es viele. Alle schrumpfenden und auch raumbeengenden Prozesse im Peritoneum oder in Mesenterialdrüsen (Tuberkulose, Karzinom, Lymphogranulom usw.) werden zur Stenose führen können, zumal dann, wenn, wie dies vielfach angenommen wird, eine konstitutionelle Anomalie im Sinne eines sehr kurzen Mesenteriums den Verschluß latent macht. Es ist kein Zweifel, daß der Zug von miteinander verbackenen Dünndarmschlingen und insbesondere die aufrechte Körperhaltung die Stenosierung fördern können. Bauchlage wird der Stenose entgegenwirken (Lagerungstherapie SCHNITZLERs!). Entsprechend den verschiedenen Entstehungsursachen kann die Stenose das eine Mal akut anfallsartig auftreten und sich in verschieden langen Intervallen wiederholen, das andere Mal als chronische Krankheit in Erscheinung treten.

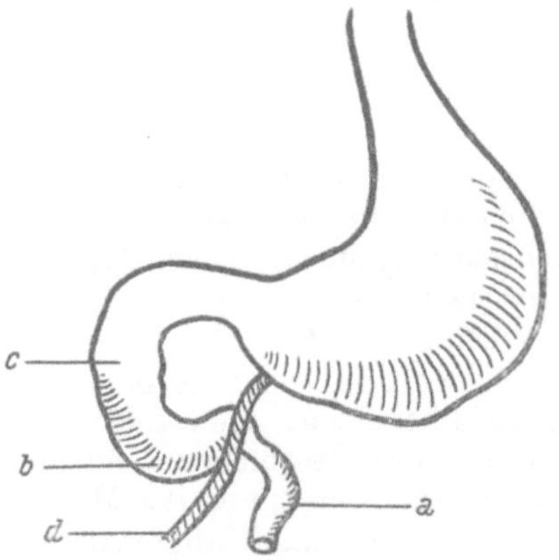

Hochgradige Magenerweiterungen bei Pylorusstenose oder eine akute Magenlähmung mit starker Erweiterung des Magens drängen den Dünndarm nach unten und können so zur tiefen Duodenalstenose bei Gastrektasie führen. Diese seltene Komplikation des primär großen Magens gibt grob anatomisch gesehen ein gleiches Bild wie eine primäre tiefe Duodenalstenose mit sekundärer Dilatation des Duodenums und des Magens. Sie ist aber so selten, daß sie im allgemeinen nicht in Erwägung gezogen wird.

Anamnestisch erhebt man bei tiefer Duodenalstenose zumeist schon frühere flüchtige Anfälle, die sich entweder üppigen

Abb. 21. Der arterio-mesenteriale Duodenalverschluß. (Aus GARRE-KÜTTNER-LEXER, Handbuch der praktischen Chirurgie, III/528.) a stenosierte Pars horizontalis duodeni (kaum gefüllt), b überdehnte Pars horizontalis duodeni, c Pars descendens duodeni, d Mesenterialwurzel (Arteria mesenterica superior).

Mahlzeiten anschlossen oder nach langdauernder sitzender Körperhaltung aufgetreten waren, die in Schmerzen, Übelkeit, Erbrechen, oft im Sinne von Retentionserbrechen bestanden und meist schlagartig wieder verschwanden.

Im akuten Anfall hat man das Bild der Pylorusstenose vor sich, mit mächtig ektatischem Magen, Magensteifungen, mit Retentionserbrechen, welches dadurch auffällig ist, daß dem Erbrochenen immer Galle beigemengt ist. Sieht man Magensteifungen, so kann auch als ungewöhnlich vermerkt werden, daß Steifungen an verschiedenen Stellen, etwa in Bauchmitte, gelegentlich von rechts nach links, und nicht wie bei der Pylorusstenose von links oben nach rechts unten verlaufen (Duodenalsteifungen). Da bei Pylorusstenosen auch eine Antiperistaltik vorkommt, ist dieser Befund, auch bei sicherer Beobachtung, allerdings nicht beweisend. In anderen Fällen entwickelt sich dieses Zustandsbild langsam.

Eindeutige Klärung bringt nur die Röntgenuntersuchung, welche neben der Magenerweiterung auch eine mächtige Erweiterung des Duodenums bis nahe zur Umschlagstelle der pars horizontalis inferior zur pars ascendens aufzeigt. Das erweiterte Duodenum zeigt lebhafte Peristaltik, gelegentlich auch Antiperistaltik.

Eine starke Eiweißausscheidung im Anfallsharn soll auf eine gleichzeitige Stauung der Vena renalis sinistra zu beziehen sein. Das Symptom ist aber keineswegs regelmäßig vorhanden.

Therapie: SCHNITZLERS Bauchlagerung kann bei akutem Verschluß durch Fortfall des Zuges am Mesenterium rasche Besserung oder klinische Heilung herbeiführen. FINSTERER empfiehlt überdies eine gleichzeitige Beckenhochlagerung. Im übrigen beschränkt sich die interne Behandlung auf Magenwaschungen, Kochsalzinfusionen und Kreislaufmittel. Der beste chirurgische Eingriff bei chronischer Stenose scheint die Duodenojejunostomie zu sein.

N. Seltene organische Erkrankungen des Magens.
1. Magensarkom, Leiomyosarkom des Magens, benigne Magentumoren.

Etwa 1 bis 2% der malignen Tumoren des Magens sind Sarkome, die von einer beliebigen Schicht des Magens ihren Ausgang nehmen können. Ihr Verlauf ist meist sehr foudroyant, die benachbarten Lymphdrüsen werden metastatisch ergriffen. Eine Unterscheidung zwischen einem echten Sarkom und einem primären Lymphosarkom mit Ausgangspunkt im Magen oder Übergreifen auf denselben ist nicht möglich. Aleukämische Lymphadenosen mit aggressivem Wachstum (Leukosarkomatose Sternberg s. Blutkrankheiten), das zuerst am Magen in Erscheinung tritt, gehören zu den größten Raritäten; sie beanspruchen kein Interesse. Die Diagnose einer Mitbeteiligung des lymphatischen Gewebes des Magens bei einem metastasierenden oder generalisierten Lymphosarkom wird im Rahmen des Gesamtbildes im allgemeinen besondere Schwierigkeiten nicht bereiten. Die isoliert von der Magenschleimhaut ausgehenden Sarkome sind gegen ein Karzinom kaum abgrenzbar.

Relativ leicht scheint unserer Erfahrung die Diagnose eines Leiomyoms oder eines Leiomyosarkoms, zu welchem das erstere früher oder später degeneriert. Gerade mit der sarkomatösen Entartung und dem dadurch gegebenen rascheren Wachstum und durch den Umstand, daß die Leiomyosarkome meist exogastrischer Natur sind, das heißt von den Magenaußenschichten ausgehen, entwickelt sich ein sehr charakteristisches klinisches Syndrom. Schon der Palpationsbefund ist recht charakteristisch und erlaubt dem Erfahrenen die Wahrscheinlichkeitsdiagnose: Es findet sich ein ungewöhnlich großer, harter, meist glatter oder flachbuckeliger, epigastrischer Tumor, der in seiner respiratorischen Verschieblichkeit und passiven Beweglichkeit erkennen läßt, daß er am Magen fixiert ist, bzw. vom Magen ausgeht. Diese Beweglichkeit des Tumors entspricht durchaus jener eines Magenkarzinoms (s. S. 118), die Exkursionen sind nur wegen der Größe des Tumors viel geringer. Die exogastrische Natur dieser Tumoren bedingt ferner zwei wertvolle Röntgenzeichen: Die Peristaltik des Magens ist nur an mehr minder umschriebener Stelle, am Ausgangspunkt des Tumors, beeinträchtigt und der Magen ist durch den Tumor einerseits verdrängt und anderseits eingedellt. Erweichung des Tumors und Durchbruch in den Magen kommt vor. Die Unterscheidung eines Leiomyoms und Leiomyosarkoms ergibt sich aus dem Allgemeinbefinden, dem langsameren oder rascheren Wachstum und der etwaigen Metastasierung. Die großen Tumoren, welche allein der Diagnose zugänglich sind, sind meist schon Sarkome.

Zu den gutartigen Tumoren gehören die von der Schleimhaut ausgehenden Polypen und die von der Magenwand ausgehenden Fibrome, Leiomyome, Leiomyofibrome und Fibrolipome. Sie können sich submukös, intramural oder subserös entwickeln.

Vereinzelte Magenpolypen oder ein einzelner Polyp werden meist symptomlos verlaufen, sie können klinisch plötzlich durch Blutungen in Erscheinung treten. Auf die Möglichkeit einer Pylorusstenose insbesondere durch gestielte Polypen wurde auf S. 129 hingewiesen. Die Polyposis ventriculi verläuft im allgemeinen unter dem Bilde einer chronischen Gastritis. Die Gefahr der malignen Degeneration gutartiger Schleimhautgeschwülste wird immer im Auge behalten werden müssen.

2. Spezifische Entzündungen des Magens.

Die Magensyphilis. Es scheint kein Zweifel, daß in allen Stadien der Lues, beginnend mit dem Sekundärstadium, eine luetische Gastritis auftreten kann. Im Sekundärstadium entspricht sie dem Exanthem der Haut bzw. dem Enanthem der anderen Schleimhäute und beruht also auf einer spezifisch luetischen Entzündung in Form zahlreicher kleiner Infiltrate. Wenn NEUBAUER bei 200 Soldaten in der Sekundärperiode der Lues in 62% der Fälle eine Sub- oder Anazidität fand, so kann Subazidität als Zeichen dieser Frühgastritis aufgefaßt werden. Wesentliche Bedeutung hat diese Gastritis aber sicher nicht, sie geht scheinbar zumeist unter antiluetischer Behandlung in Heilung aus. Daß spätere luetische Gefäßveränderungen eine chronische Gastritis werden unterhalten können, steht auch außer Zweifel, die sichere Diagnose einer derartigen chronischen Gastritis bleibt aber dem Anatomen vorbehalten.

Die tertiäre Lues kann durch Gummen, diffuse luetische Infiltration und eine dadurch gegebene diffus fibröse Hyperplasie, welche den ganzen Magen oder nur bestimmte Anteile, das Antrum oder den Pylorusanteil, erfaßt oder später durch narbige Schrumpfung dieser Magenanteile zur Magenschrumpfung in toto oder zur Pylorusstenose führen, demnach verschiedenste klinische Bilder hervorrufen. Diese werden in ihrer Klinik im großen ganzen bekannte Zustandsbilder imitieren, sie werden das Bild der benignen Pylorusstenose bei einfacher Narbenschrumpfung des Pylorus, das Bild der malignen Stenose bei gummöser tumorartiger Infiltration am Pylorus, das Bild des Ulkus bei Zerfall eines isolierten Magenwandgummas vortäuschen und die Differentialdiagnose wird die größten Schwierigkeiten machen können. Demgegenüber wird sich der Untersucher immer vor Augen halten müssen, daß alle diese Erkrankungen wohl beschrieben, aber außerordentlich selten sind, daß eine sichere Diagnose nicht möglich ist, daß es sich mit größter Wahrscheinlichkeit also um eine benigne oder maligne Pylorusstenose, um ein vernarbtes Ulcus rotundum, um ein Magenkarzinom oder um ein einfaches penetrierendes Ulkus bei einem Luetiker mit positiver Serumreaktion handeln dürfte, und er wird — unter gleichzeitiger Behandlung der Lues — auf Grund dieser Überlegung seine therapeutischen Konsequenzen ziehen. Im Sinne eines luetischen Ulkus mag als wichtigstes Argument eine An- oder Subazidität gelten, da alle luetischen Magenerkrankungen mit An- oder Subazidität einhergehen (HAUSMANN). Wenn sich ein Ulcus ventriculi seu duodeni auf dem Boden einer luetischen Endarteriitis entwickelt, so wird der Fall klinisch als gewöhnliches Ulcus ventriculi imponieren, nur histologisch wird, wie in einem Fall eigener Beobachtung, die richtige Diagnose gestellt werden können. Aus dem Erfolg der Therapie Rückschlüsse auf die Natur des Ulkus zu ziehen, ist bei der Neigung zur Spontanremission des Ulcus rotundum gewiß nie erlaubt. Bei geringstem Verdacht auf Magenkarzinom wird immer operiert werden müssen; durch antiluetische Therapieversuche darf nicht kostbare Zeit verlorengehen. Der luetische Schrumpfmagen, hervorgerufen aus einer diffusen spezifischen Infiltration, wird klinisch als Magenskirrhus imponieren. Eine Linitis plastica ist klinisch nicht abzugrenzen (s. Peritoneum). Spirochäten im Magensaft dürfen bei auch noch so überzeugender Pallida-Morphologie nicht als Beweis einer luetischen Magenaffektion gelten, da die saprophytischen Magenspirochäten, die beim exulzerierten Magenkarzinom in großer Zahl gefunden werden können, in ihrer Morphologie den Pallida-Spirochäten durchaus gleichen können.

Die Magentuberkulose. Die Magentuberkulose ist trotz der häufigen Anwesenheit von massenhaft Tuberkelbazillen im Magensaft durch verschlucktes Sputum eine größte Seltenheit. Tuberkulose kann ein Magengeschwür oder auch eine Pylorusstenose oder ein Magenkarzinom weitgehend imitieren. Meist verursacht die Magentuberkulose uncharakteristische Ulzerationen, ohne eine besondere Lieblingslokalisation im Magen.

Die Magenaktinomykose. Der Strahlenpilz kann, wahrscheinlich durch kleine Erosionen, unmittelbar in die Magenschleimhaut eindringen, in der Magenwand die chronisch spezifische Entzündung hervorrufen, es können alle Schichten durchdrungen, das Peritoneum infiltriert, die vordere Bauchwand erreicht werden und schließlich kann bei äußerer Fistelbildung die Diagnose gelegentlich auch durch den Nachweis der Pilzdrusen gestellt werden. Fistelgänge können sich überallhin ausbreiten, im Fall HITZENBERGERs entleerte sich Magensaft und Speisebrei aus einer Fistel in der vorderen Axillarlinie in Zwerchfellhöhe. Die moderne Penicillintherapie gibt für diese früher infausten Fälle gute Aussichten.

Das Lymphogranulom des Magens. Jeder Kliniker mit größerer Erfahrung hat gelegentlich einen Fall gesehen, in welchem das lymphatische Gewebe des Magens vom Granulom mitbetroffen war. Die Diagnose ist auf Grund des Röntgenbefundes und des Gesamtbildes des Falles meist nicht schwierig.

O. Magen- und Duodenaldivertikel.

Unter Divertikel versteht man Ausbuchtungen der Wand des Magen-Darmkanals, die entweder alle drei Schichten oder nur die Mukosa und Submukosa betreffen, wobei diese sich durch eine Lücke der Muskularschicht vorwölben. Divertikel finden sich im ganzen Magen-Darmtrakt, am häufigsten sind sie im Dickdarm, ferner im Duodenum. Man hat versucht, die Divertikel hinsichtlich ihrer Genese in angeborene und erworbene, in Traktions- und Pulsionsformen zu unterscheiden, im Einzelfalle läßt sich eine derartige scharfe Unterscheidung aber meist nicht treffen. Sicher ist, daß Divertikel bei Säuglingen so gut wie gar nicht vorkommen, daß sie sich mit zunehmendem Alter häufen; auch bei diesen im Alter erworbenen Divertikeln kommt man aber bei einem Erklärungsversuch ohne eine primäre anlagemäßige Bereitschaft zum Divertikel nicht aus. Als nur erworben müssen bestimmte Formen von Traktionsdivertikeln bezeichnet werden, bei welchen etwa narbig-schrumpfende Entzündungsprozesse in der Umgebung der Darmwand, mit dieser durch Adhäsionen verbunden, zu einem Zug an der Wand Anlaß geben (schrumpfende tuberkulöse Drüsen). Divertikel liegen zumeist an der Gekröseseite des Darmes. Die häufigsten Divertikel sind jene, welche sich durch Vorwölbung der Mukosa und Submukosa an jener Stelle der Muskularis entwickeln, wo Gefäße durch diese hindurchtreten und so ein punctum minoris resistentiae schaffen. Eine Prädilektionsstelle für Divertikel ist auch die Umgebung der Papilla Vateri, in der neben Gefäßen auch der Ductus choledochus und der Ductus pancreaticus durch die Muskelwand hindurchtreten. Jedes einmal entstandene Divertikel unterliegt dauernd der „Pulsion"; die Peristaltik muß im Divertikelbereich entweder fehlen oder sie ist bei überdehnten Muskelschichten sehr schwach, Darminhalt bleibt daher lange im Divertikel liegen und hat Tendenz, das Divertikel durch Pulsion zu vergrößern, woraus wieder zu ersehen ist, daß die Entstehungsbedingungen für Divertikel nicht einheitlich, mehrere Ursachen meist gleichzeitig gegeben sind.

Durch Zersetzung des Divertikelinhaltes, sekundäre Wandentzündung, Übergreifen derselben auf die Umgebung, Abszeßbildung usw. können sich die verschiedenen Krankheitsbilder ergeben, die durch ihre spezielle Lokalisation noch ihr besonderes Gepräge erhalten müssen. Die Klinik dieser Divertikel kann also außerordentlich vielfältig sein; in der großen Mehrzahl der Fälle allerdings werden Divertikel symptomlos getragen. Daß der Ductus choledochus oder pancreaticus durch ein Divertikel oder dessen Erkrankung in Mitleidenschaft gezogen wird, kommt vor, ist aber außerordentlich selten. Ohne entsprechenden Röntgenbefund wird die Diagnose nicht gestellt werden können.

Vom Standpunkt der klinischen Symptomatologie verdient die Tatsache besonderes Interesse, daß sowohl Magen- wie Duodenaldivertikel die Symptomatik des Ulcus ventriculi seu duodeni voll imitieren können. Fälle aus eigener Beobachtung zeigten die gleiche große Periodizität, die gleiche Tagesperiodik, die gleiche Art der Schmerzen, die gleiche Beeinflußbarkeit durch Nahrungsaufnahme oder Liegen, mit einem Worte, die Ulkussymptomatik. Es erhellt hier wieder, daß der Symptomenkomplex der „duodenalen Beschwerden" der gleiche bleiben kann, ob es sich nun um ein Ulcus parapyloricum, eine Duodenitis, eine Pericholezystitis oder etwa ein Divertikel des Duodenums handelt; die chronische Alteration des Duodenums löst den klassischen Symptomenkomplex aus. Zu betonen ist, daß diese duodenalen Beschwerden bei Divertikel auf die üblichen Ulkuskuren ebenso ansprechen wie ein Ulkus selbst. Nach dem Gesagten ist es aber klar, daß verschiedenartigste klinische Bilder bei Divertikel zustande kommen können. Es sind u. a. Fälle beschrieben, die das Bild einer akuten oder chronischen Pankreatitis mit typischen Pankreasschmerzen und Fettausnutzungsstörungen boten, in welchen das Divertikel im Bereiche der Papilla Vateri zur Abflußhemmung des Pankreassekretes im Ductus pancreaticus und zur Entzündung seiner Wand und damit in dieser oder jener Form zur Pankreatitis Anlaß gab, oder Fälle mit akutem peritonitischem Bild, in welchen die Divertikulitis, die Entzündung der Divertikelwand das Peritoneum erreichte und schon akut affizierte. Hinsichtlich der Nomenklatur „Divertikulitis", „Divertikulose" s. S. 188.

Die *Therapie* wird vor allem durch Diätmaßnahmen, auch durch Lagerungsbehandlung versuchen, Retention von Magen- oder Duodenalinhalt soweit wie möglich zu verhindern. Wie oben gesagt, sprechen Fälle mit Ulkusbeschwerden auf die übliche Ulkustherapie meist gut an. In seltenen Fällen wird man chirurgische Hilfe in Anspruch nehmen.

P. Psychoneurosen des Magens.

In diesem Kapitel sollen die rein funktionellen Zustände des Magens im Sinne von Hyper-, Hyposekretion, Hyper-, Hyp- oder Anazidität usw. ebensowenig abgehandelt werden wie die funktionellen Zustände dieser Art bei organischen Erkrankungen, wie etwa bei einem Ulkus. Es sollen hier ausschließlich Psychoneurosen behandelt werden, welche subjektive Magenbeschwerden auslösen, wobei wir in den einschlägigen Kapiteln darauf hingewiesen haben, daß die Psychoneurosen auch zu funktionellen Störungen am Magen führen, ja ätiologische Partialkomponente einer organischen Magenkrankheit sein können.

Die reinen Psychoneurosen sind zum großen Teil Vorstellungsneurosen, vor allem bestimmte Angstneurosen, zum Teil Ausdrucksneurosen im Sinne von Ekelneurosen und schließlich zum Teil reflektorische Neurosen (wenn ein Schreck etwa zum Erbrechen oder eine dauernde psychische Erregung irgendwelcher Art gleichzeitig zu Magenstörungen führen). Wohl jede Krankheit wird bekanntlich psychoneurotisch in stärkerem oder geringerem Grade überlagert, denn der eine wird mit seiner Krankheit leichter, der andere schwerer „fertig". Es ist eine merkwürdige Tatsache, daß sich Psychoneurosen vorwiegend auf das Herz (s. Bd. I) und den Magen beziehen.

Unter den Vorstellungsneurosen wurde die Angstneurose hervorgehoben; es sind Individuen, welche etwa wegen hereditärer Verhältnisse oder weil sie einen Magenkrebskranken elend zugrunde gehen sahen, Angst vor Magenkrebs haben, oder es sind auch Leute mit Azidismus oder anderen gastritischen oder auch anderen abdominellen Zuständen mit leichten Magenbeschwerden, welche Angst vor ihrer „schweren Magenkrankheit" bekommen. Bei der Ausdrucksneurose steht eine psychische Alteration bzw. eine den Kranken erregende Vorstellung im Mittelpunkt, der Magen wird nur sekundär in Mitleidenschaft gezogen: Ekel-neurosen, die schon erwähnt wurden. Es gibt Kranke, welche völlig magen-gesund sind, aber das Essen erbrechen, wenn ihnen nur der Gedanke kommt, das Genossene könne von den „schmutzigen Fingern" des Fleischers oder des Kochs berührt worden sein, andere wieder, bei welchen der Magen in einer bestimmten psychischen Erregungsphase mit Inappetenz, Aufstoßen, Übelkeit und schließ-lich Erbrechen reagiert. Die Erinnerung an einen Koitus mit einem nicht ge-liebten Partner, die Erinnerung an entsetzenerregende Bilder des Krieges usw. können zum Erbrechen führen. Angst vor dem Vater, Angst vor dem Richter usw. können, begründet oder unbegründet, Magenneurosen mit allen ihren funktio-nellen Erscheinungen auslösen. Der Magen ist scheinbar ein durch eine psychi-sche Erregung besonders leicht reizbares Organ, ein Schreck, eine Freude oder andere emotionelle Momente können zu Übelkeit und zu Erbrechen führen.

Auf Einzelheiten kann hier nicht eingegangen werden. Jedenfalls werden bei Verdacht auf eine Psychoneurose des Magens die vorsichtig erhobene Anamnese und ein abtastendes Ausfragen des Privat- und Berufslebens die Sachlage ebenso klären können, wie wir es bei den Psychoneurosen des Herzens dargelegt haben. Der Praktiker und der Internist sollen aber in solchen Anamnesen nicht zu tief schürfen, sie haben weder Erfahrung noch auch meist Zeit genug, dies in ent-sprechender Weise zu tun. Meist hilft die einfache Aufklärung und Versicherung, daß eine Psychoneurose vorliegt, wobei die Ursachen derselben nur angedeutet werden sollen; hilft die ein- oder mehrmalige vorsichtige Aufklärung nicht, so gehört der Kranke schließlich in die Behandlung des Psychiaters. Mutatis mutandis wäre hier das bei den nervösen Diarrhöen ausführlicher Gesagte zu wiederholen.

Es ist selbstverständlich, daß man sich vor Stellung der Diagnose einer Psychoneurose unter Umständen mit allen klinischen Hilfsmitteln wird ver-gewissern müssen, daß eine organische oder auch funktionelle Erkrankung des Magens nicht vorliegt. Unter Umständen werden Internist und Psychiater sich zu gemeinsamer Behandlung verbinden müssen.

Die Mißdeutung eines Falles, bei dem eine organische Magenerkrankung oder eine Erkrankung des Magens mit funktionellen Störungen (Gastrospasmen, Hyperazidität, Hypersekretion, Hypersekretionserbrechen) vorliegt, als reine Neurose, wird sich um so leichter ereignen, als Erkrankungen des Magens sich häufig mit Psychoneurosen komplizieren. Bei den aufgezählten Funktions-störungen des Magens ist die Psychoneurose nicht selten sogar der ätiologische Faktor oder alleinige Ursache. Die Schwierigkeiten, die zu überwinden sind, sind um so größer, als die Mehrzahl der Magenerkrankungen unter einem annähernd gleichen Bilde mit Aufstoßen, Magendruck, Übelkeit oder Brechreiz einhergehen. Klassische Bilder, die die Diagnose durch ihre charakteristische Symptomatik erlauben, wie etwa das des Ulkus, gibt es demgegenüber wenige. Wird dieses uncharakteristische Bild nun durch eine Psychoneurose überlagert, so kann die Grundkrankheit leicht übersehen werden. Dies gilt ebenso für eine Hyperazidität, einen Azidismus, ein Hypersekretionserbrechen wie für das Magenkarzinom. Auch dieses ist oft vorerst nicht eindeutig charakterisiert, eine frühzeitig vorgenommene Röntgenuntersuchung kann sogar ein negatives Ergebnis haben und der Patient wird allzu leicht als Psychoneurose abgetan, so lange, bis es zu spät ist. Auch bei scheinbar sicheren Psychoneurosen wird man die Magenbeschwerden also genau analysieren und eventuell entsprechende Laboratoriumsuntersuchungen, Röntgen usw. durchführen lassen müssen. Oft empfiehlt sich eine kurze Klinikaufnahme, die auch bei negativem Ergebnis die Neurose bessern kann.

V. Erkrankungen des Darmes.

A. Durchfallskrankheiten.

1. Einteilung der Durchfallskrankheiten.

Unter Durchfall versteht man die Entleerung eines in seiner Konsistenz herabgesetzten, nicht mehr normal geformten, breiigen, flüssigen oder schleimigen Stuhles; zumeist wird der Stuhl hierbei auch gehäuft abgesetzt. Diese Definition gilt unter der Voraussetzung, daß unter „Stuhl" jede Masse verstanden wird, welche aus dem Darm entleert wird. Wenn eine Proktitis frühmorgens einen normal konsistenten, geformten Stuhl entleert, wenn dann im Laufe des Tages zahlreiche „Spritzer" blutig-eitrigen Schleimes ohne Fäkalmassen folgen, so könnte ohne die gemachte Voraussetzung gesagt werden, der Kranke habe einen normalen Stuhl und im Laufe des Tages Abgänge der Exsudatmassen der entzündeten Schleimhaut, der Kranke hätte also einen normalen morgendlichen „Stuhl" und hätte „keinen Durchfall". Dysenteriekranke mit 20 bis 30 und mehr „Stühlen" im Tag entleeren meist schon am zweiten Tag keine Fäkalmassen, sondern nur Scheimhautexsudat. Es gibt auch Durchfälle mit nur einer breiigen oder meist flüssigen täglichen Entleerung. Die häufige Entleerung eines geformten Stuhles ohne pathologische Beimengungen aller Art ist hingegen kein Durchfall, es ist dies eine fraktionierte Entleerung eines normalen Stuhles in mehreren Portionen. Es gibt übrigens auch Individuen, die zeitlebens einmal oder sogar auch mehrmals täglich einen weichen, nicht geformten Stuhl entleeren, die sich völlig wohl befinden und vor dem Stuhlgang auch keinen abnormen Stuhldrang empfinden; die Nahrungsausnutzung ist gut, sie vertragen jede Kost. Auch bei diesen Individuen kann von einer Durchfalls-„Krankheit" nicht gesprochen werden. Sie sind gesund und stellen eine Variante des Normalen dar, bei der der Darminhalt bei sonst normaler Verdauung nicht normal eingedickt wird. Es ist schließlich zu beachten, daß auch eine Obstipation mit einem Durchfall einhergehen kann; dies ist der Fall, wenn der Obstipationsstuhl in den untersten Darmabschnitten zu einer Reizung der Schleimhaut führt und es zu häufigen Entleerungen von Exsudat oder auch von durch Sekret aufgelösten Stuhlmassen aus diesem Darmabschnitt kommt.

Bei normaler Verdauung werden die Nahrungsmittel nach der Magenverdauung im Dünndarm nahezu restlos verdaut und resorbiert, schon der unterste Dünndarm und der Dickdarm enthalten nur geringe verdauliche Nahrungsreste (s. SCHMIDTsche Probekost S. 156). Der in das Coecum gelangte Dünndarminhalt, der also fast nur mehr unverdauliche Schlacken beherbergt, wird im Dickdarm eingedickt. Bei der Mehrzahl der Normalen wird dieser eingedickte Darminhalt,

der sich schließlich im Mastdarm sammelt, im 24-Stunden-Rhythmus in Form
der normal breiten, haustrierten Kotsäule entleert.

Die Ursachen für die Konsistenzänderung des Stuhles im Sinne eines Durch-
falles sind im Einzelnen noch wenig geklärt und sicher mannigfaltig: eine
mangelhafte Wasserresorption im Dünndarm, eine mangelhafte Eindickung im
Dickdarm und eine abnorme Transsudation und Exsudation in den Darm sind
wohl zumeist die ausschlaggebenden Momente. Daneben spielt oft auch die
Vermischung des Darminhaltes mit exsudativem Material der entzündeten
Schleimhaut, Blut, Schleim und Eiter, eine große Rolle. Bei einer Dickdarmentzündung ohne Mitaffektion des Dünndarmes — ohne reflektorisch beschleunigte
Peristaltik in diesem — muß die Nahrungsausnutzung normal sein, bei einer
Lokalisation der Entzündung in den untersten Darmabschnitten (s. Proktitis)
ist es verständlich, daß die Nahrungsausnutzung und Darminhaltseindickung
im Dünn- und Dickdarm normal vonstatten gehen, daß auch täglich ein oder
zwei normal geformte Stühle entleert werden, die entweder mit entzündlichem
Schleim oder auch mit Blut oder Eiter bedeckt sein können, oder daß neben
diesen Stühlen das im Dickdarm sich ansammelnde Exsudat- material gehäuft
ausgeschieden wird. Auch eine zu geringe Verweildauer des Darminhaltes im
Dünn- und Dickdarm kann ebenso wie eine abnorme Zusammensetzung des Darminhaltes durch Zersetzung desselben (Gärungs-, Fäulnis-, Seifendyspepsie)
zum Durchfall Anlaß geben.

Wenn auch der Durchfall immer Symptom einer Grundkrankheit ist, so
erweist es sich didaktisch doch vorteilhaft, zwischen symptomatischen Durchfällen bestimmter wohlumschriebener Grundkrankheiten und Durchfallskrankheiten im engeren Sinne des Wortes zu unterscheiden. Die letzteren sind es,
welche uns in diesem Kapitel besonders interessieren, die ersteren sind in den
einschlägigen Kapiteln ausführlicher behandelt.

Symptomatischen Durchfällen begegnen wir bei bestimmten Infektionskrank-
heiten, bei welchen der Darm im Vordergrund der Erscheinung steht, wie Cholera,
Typhus, Paratyphus, bazilläre Dysenterien, protozoäre Durchfallskrankheiten
(Amöbendysenterie, Balantidium Coli-Colitis, Lamblienenteritis usw.), ferner bei
Mitbeteiligung des Darmes bei verschiedenen Krankheiten, wie Leukämie,
Lymphogranulom und Tuberkulose — auf die isolierte Darmtuberkulose wird
unten eingegangen werden —, bei Darmamyloid, bei M. Addison, M. Basedow,
bei der Urämie, bei der Bleivergiftung, im Rahmen der Serumkrankheit oder
anderer allergisch-anaphylaktischer Zustände, bei der Pankreasinsuffizienz, bei
der chronischen Pankreatitis oder bei Verlegung des Ductus pancreaticus durch
Gallen- bzw. Pankreassteine oder durch Tumoren, auch bei der Polyposis des
Dickdarmes oder schließlich beim Dickdarmkarzinom. Eine scharfe Trennung
zwischen symptomatischer und essentieller Durchfallskrankheit läßt sich natur-
gemäß nicht durchführen, wie aus der gegebenen Definition der symptomatischen
Durchfälle schon hervorgeht; wenn eine Achylie des Magens zu einer „gastrogenen"
Diarrhoe Anlaß gibt, so handelt es sich wohl auch um einen symptomatischen
Durchfall, dennoch tritt hier der Durchfall bei Zurücktreten der Symptome der
Grundkrankheit der Achylia gastrica, so sehr prädominant in Erscheinung, daß
die Krankheit den Eindruck einer Durchfallskrankheit im engeren Sinne macht.
Soweit symptomatische Durchfälle als selbständige Durchfallskrankheiten imponieren, werden sie im folgenden besprochen werden. Die Abgrenzung symptomatischer Durchfälle ist auch aus diagnostischen Gründen von Bedeutung: bei
der Mehrzahl der symptomatischen Durchfälle dreht es sich nicht um eine Differentialdiagnose der Durchfallskrankheit, als vielmehr um eine Differentialdiagnose
der Grundkrankheit, wie Darmkarzinom, Cholera, Typhus usw., die nicht durch

die Beachtung des Symptomes Durchfall, sondern die Beachtung der übrigen Symptomatik getroffen wird, welche die Grundkrankheit charakterisiert.

Bei den *Durchfallskrankheiten im engeren Sinne des Wortes* sind vor allem zwei Gruppen zu unterscheiden: die *unspezifisch entzündlichen* und die *dyspeptischen* Durchfälle. Über die selbständige Stellung und Pathogenese der letzteren herrscht noch keine Einigkeit, sicher ist, daß die sogenannte Gärungs-, Fäulnis- und Seifendyspepsie klinisch als selbständige und besondere Durchfallskrankheiten imponieren können. Ihre Erkennung und Unterscheidung ist deshalb so wichtig, weil ihre therapeutischen Prinzipien ganz andere sind als die aller anderen Formen von Durchfällen. Sie werden als selbständige Durchfallsformen besprochen werden, auch wenn sie oft oder unserer Überzeugung nach vielleicht sogar immer nur eine Komplikation bzw. eine sekundäre Erscheinung einer bestehenden Durchfallskrankheit darstellen (s. Enteritis).

Die *unspezifischen entzündlichen Durchfallskrankheiten* beruhen auf Entzündungen der Schleimhaut des Dünn- oder des Dickdarmes bzw. eines Teiles derselben. Wir sprechen von Enteritis, Kolitis, Proktosigmoiditis, Proktitis. Diese Abgrenzungen der unspezifischen von den spezifischen Darmentzündungen sind freilich im Grunde genommen willkürliche, denn auch eine einfache katarrhalische Kolitis ist, in der Mehrzahl der Fälle wenigstens, bakteriell bedingt und der Keim, der sie hervorruft, ist ebenso spezifisch wie etwa ein Paratyphusbazillus, der eine Gastroenterokolitis verursacht. Es ist ein Übereinkommen, Dysenterie-, Paratyphusbazillen oder Protozoen im Gegensatz zu den banalen Erregern als spezifisch zu bezeichnen. Unserer Überzeugung nach können derartige unspezifische Keime eine Entzündung auch der normalen Darmschleimhaut hervorrufen, in vielen Fällen aber scheint es, daß gewisse Schleimhautschäden anderer Art den Boden für die sekundäre, bakteriell bedingte Entzündung vorbereiten müssen. So können schon „reizende Kostformen" zu entzündlichen leukozytären Reaktionen der Darmschleimhaut führen; Abführmittel, toxische Abbaustoffe der Verdauung, wie Fettsäuren, Milchsäure, aromatische Stoffe können in gleicher Weise schaden. Fälle dieser Art, in welchen also kaum faßbare, während der Verdauung entstehende toxische Substanzen Gewebsschäden auslösen, welche die sekundär bakterielle Entzündung erst ermöglichen, führen unmittelbar hinüber zu jenen, in welchen dyspeptische Darminhaltsveränderungen, wie Gärung oder Fäulnis des Darminhaltes, den primären Entzündungsreiz für die Schleimhaut abgeben. Primär nicht bakterielle Ursachen, welche bei den unspezifischen Kolitiden den Boden für die Bakterieninvasion vorbereiten, gibt es in großer Anzahl. Bei Quecksilbermedikation kann es zu schweren hämorrhagischen Kolitiden kommen, wie man sie in der Novasurolära, in der Zeit des ersten Quecksilberdiuretikums, oft gesehen hat, Arsen und Wismut können ähnliche schwere toxische Schäden, besonders im Dickdarm, im Gefolge haben, bei der urämischen, den meisten anatomisch-diphtherisch-dysenterischen Kolitiden ist es die Ausschwemmung von für die Schleimhaut toxischen Stoffen, welche den primären Schaden darstellt. Auch Zirkulationsstörungen aller Art können die Schleimhautentzündung einleiten: Die Stauungskatarrhe bei Dekompensationen, bei Leberzirrhose, bei Pfortaderzirkulationsstörungen überhaupt, auch in der Umgebung ausgedehnter Adhäsionen, die umschriebenen sekundären Darmschleimhautentzündungen bei Embolie oder Thrombose der Mesenterialgefäße sind allgemein bekannt, auch bei der sekundären Kolitis der chronischen Obstipation dürften Zirkulationsstörungen in der überdehnten Darmwand eine wesentliche Rolle spielen und die Verhältnisse liegen bei den oft ulzerösen Dickdarmentzündungen vor Stenosen ähnlich. Schwerste Dickdarmentzündungen, oft ulzeröser Art, wurden bei Thrombopenien mit multiplen Schleimhautblutungen beschrieben, bei welchen die hämorrhagische Infarzierung der Schleimhaut zur Einbruchstelle unspezifischer Keime wurde, von welcher der schwere, manchmal unaufhaltsame Entzündungsverlauf seinen Anfang nahm, ebenso schwere Bilder sieht man gelegentlich bei Knochenmarksinsuffizienzen (Agranulozytose usw.). Daß allergisch-anaphylaktische Zustandsänderungen des Darmes, eine seröse Durchtränkung der Schleimhaut, daß eine Myxoneurose den Boden für eine Entzündung abgeben können, ist selbstverständlich. Unspezifische Kolitiden können sich schließlich auch auf dem Boden von abgelaufenen spezifischen entwickeln: nach einer bazillären oder tropischen Ruhr, nach einer Balantidium-Kolitis kann eine unspezifische Dickdarmentzündung jahrelang anhalten; die ursprünglichen Erreger, Bazillen oder Protozoen, sind durch die Behandlung vernichtet oder ausgestorben, auf dem Boden der Darmschleimhautschädigung haben sich aber unspezifische Erreger angesiedelt, die die Entzündung weiter unterhalten. Die „unspezifischen chronischen Dickdarmentzündungen" sind also wohl immer unspezifisch-bakteriell bedingt, entweder primär bakteriell oder sekundär bakteriell, wobei Schleimhautläsionen anderer Art den Boden für die Ansiedlung der Keime abgeben. Zu diesen unspezifischen Keimen gehören das Bacterium coli, paracoli, der Streptococcus longus, brevis, lacticus, ferner Diplokokken verschiedener Art, Pneumokokken, Enterokokken, Viridanskeime usw. Einen bestimmten Keim, der die Entzündung primär oder sekundär unterhält, im Einzelfalle als Erreger anzusprechen, ist außerordentlich schwierig, wenn nicht unmöglich. Züchtet man einen bestimmten Keim regelmäßig, prävaliert er in jedem Ausstrich des Stuhles, so wird er freilich mit Wahrscheinlichkeit als Erreger gelten können. Derartige Züchtungen haben übrigens klinisch keine Bedeutung, da spezifische Behandlungen nicht in Frage kommen.

Das klinische Bild der unspezifischen Darmentzündungen ist außerordentlich mannigfaltig. Vergleicht man eine leichte katarrhalische Proktitis mit einer diffusen, das ganze Kolon betreffenden Colitis ulcerosa gravis, so hat man Extreme vor sich, zwischen welchen wieder Übergangsformen in jeder Beziehung zu finden sind. Nach welchen Prinzipien also können wir die verschiedenen Darmentzündungen einteilen? Sie sind im folgenden aufgezählt, es sei hierbei aber schon betont, daß bei aller Variabilität des Bildes bestimmte klinische Typen doch immer wiederkehren, die wohlumschriebene Krankheitsbilder darstellen.

Prinzipiell teilen wir die Darmentzündungen ein: 1. nach akuten und chronischen Fällen, 2. nach ihrer Lokalisation im Dünndarm oder im Dickdarm, bzw. in bestimmten Anteilen derselben, 3. nach der Art und Schwere des anatomischen Prozesses und schließlich 4. nach dem Verlauf und der Schwere des Falles überhaupt, wobei das prognostische Moment zum Wort kommt.

Die Einteilung nach akuten und chronischen Formen ist keine scharfe, oft entscheidet der klinische Eindruck; wenn wir von den akuten Entzündungen des Enddarmes absehen, können übrigens akute Entzündungen des Dünn- und Dickdarmes oft nur sehr schwer unterschieden werden. Die Einteilung nach der Lokalisation im Darm macht im übrigen, zumal theoretisch keine Schwierigkeiten: wir unterscheiden eine Entzündung des Dünndarmes bzw. bestimmter Anteile desselben (Enteritis, Jejunitis, Ileitis), eine Entzündung des Dickdarmes oder seiner Anteile (Kolitis, Proktosigmoiditis, Sigmoiditis oder Proktitis). Die Entzündung kann sich freilich in jedem Abschnitt des Dickdarmes festsetzen, wir müssen also auch eine isolierte Typhlitis, eine Aszendens-, eine Transversum- und eine Deszendenskolitis und schließlich sogar Unterteilungen derselben unterscheiden; praktisch macht diese weitere Unterteilung aber sehr große Schwierigkeiten, ein klinisch einheitliches Bild stellen diese Untergruppen nicht dar. Zur Einteilung nach anatomischen Gesichtspunkten, je nach der Art und Schwere der Läsion der Schleimhaut, muß gesagt werden, daß die Einteilungen der Anatomen den Kliniker nur wenig interessieren können, wenn sie Details berücksichtigen, welche für die Klinik nicht faßbar und auch nicht von Bedeutung sind, da sie weder den Verlauf noch die Prognose oder die Therapie beeinflussen. Ob eine Colitis chronica simplex mit oder ohne oberflächliche oder tiefe zystische Veränderungen der Schleimhaut vorliegt (eine Colitis chronica simplex oder eine Colitis chronica cystica superficialis oder profunda der Anatomen), ob eine akute Kolitis mit oder ohne Schwellung der Follikel oder mit deren Vereiterung einhergeht (Colitis acuta simplex oder Colitis acuta follicularis oder follicularis apostematosa der Anatomen), es ändert sich meist nichts, oder zumindest nichts Charakteristisches am klinischen Bild.

Der Kliniker muß sich aber immer eine Vorstellung der Entzündung in grob anatomischer Hinsicht machen und mit Rücksicht auf diese lautet seine Einteilung, die zum Teil auch in der Nomenklatur der verschiedenen Krankheitsbilder zum Ausdruck kommt, folgendermaßen: 1. Katarrhalische Entzündung, 2. diphtherische (membranös-verschorfende, dysenterisch-diphtherische) Entzündung, 3. ulzeröse Entzündung und 4. infiltrative Entzündung. Bei den verschiedenen Krankheitszuständen, bei welchen diese verschiedenen anatomischen Formen der Entzündung von Bedeutung sind, wird auf einige Details eingegangen werden. Wir können hier auf eine genaue Beschreibung dieser verschiedenen anatomischen Formen verzichten. Betont sei folgendes: Während es sich bei der katarrhalischen, diphtherischen und ulzerösen Darmentzündung um einen primären Darmschleimhautprozeß handelt, liegt bei der infiltrativen Form eine Darmwandentzündung vor; man begegnet dieser Form selten im Dünndarm (Ileitis terminalis, Jejunitis hyperplastica, Dünndarmphlegmone [s. S. 188]), am häufigsten an der Appendix (Appendizitis) und schließlich nicht so selten auch in einem bestimmten Kolonabschnitt, und zwar im Sigma (Sigmoiditis infiltrativa in der akuten und chronischen Form). Wie bedeutungsvoll schließlich der Verlauf, die Hartnäckigkeit gegen die Behandlung und die unter Umständen so sehr infauste Prognose für die klinische Beurteilung sind, wird bei Besprechung der Colitis ulcerosa gravis zum Ausdruck kommen; die schlechte oder relativ schlechte Prognose wird hier, oft unabhängig vom momentanen Zustandsbild, zum Charakteristikum.

Was die Enteritis, also den Dünndarm-Katarrh, anlangt, so wird in den folgenden Kapiteln noch ausführlicher dargelegt, daß es fraglos anatomisch Dünndarmschleimhautentzündungen verschiedener Art gibt. Es ist aber unseres Erachtens ebenso keine Frage, daß sich der Begriff der chronisch-katarrhalischen Enteritis in den letzten Jahren insofern gewandelt hat, als viele Autoren wenigstens in bestimmten einschlägigen Fällen nicht eine Dünndarmschleimhautentzündung, sondern eine funktionelle Dünndarmschwäche annehmen. Während der Dickdarm durch die Stuhluntersuchung, Rekto- und Sigmoidoskopie und auch durch Röntgenuntersuchung einer Beurteilung relativ gut zugänglich ist, entzieht sich der Dünndarm einer ähnlichen genauen Beurteilung, zumindest ist diese viel schwieriger. Der anatomische Begriff „Enteritis" ist unseres Erachtens, wie wir noch ausführen werden, wenigstens für bestimmte chronische Fälle, ins Wanken gekommen, wobei aber an der Existenz und Selbständigkeit des klinischen Bildes der Krankheit nicht zu zweifeln ist. Es scheint uns übrigens, daß diese „Enteritis" für die Pathogenese der verschiedenen Dyspepsien von großer Bedeutung ist, worauf wir auch in den entsprechenden Kapiteln zurückkommen. Sicher können sich Darmentzündungen, wenn sie den Dünndarm mitbetreffen, mit Dyspepsie kombinieren, so daß eine Enterokolitis einerseits die Zeichen der Enteritis und Kolitis, anderseits aber auch alle Erscheinungen dieser oder jener Dyspepsieform aufweisen kann.

Die Dyspepsien und die unspezifischen Darmentzündungen sind die wichtigsten Vertreter der Durchfallskrankheiten im engeren Sinn des Wortes. Wir müssen ihnen noch anaphylaktisch-allergische und nervöse Formen zuordnen (allergisch-anaphylaktische Durchfälle, Myxoneurose, nervöse Diarrhoen), welche sich mit den übrigen Durchfallskrankheiten kombinieren können oder Komplikationen derselben darstellen.

Diese kurze Übersicht zeigt, daß die entzündlichen Darmkrankheiten durch verschiedenste Faktoren bestimmt werden, daß sie daher verschiedenste klinische Bilder ergeben müssen, daß ferner die Dyspepsien bald selbständig, bald im Gefolge einer entzündlichen Darmaffektion auftreten und daß allergisch-anaphylaktische und nervöse Komponenten der Krankheit sogar das Gepräge geben können. Fast könnte es scheinen, daß bei der Variabilität der ätiologischen, anatomischen und klinischen Komponenten, welche den Einzelfall ausmachen, bestimmte, wohlumrissene Krankheitsbilder überhaupt nicht aufgestellt werden können. Dennoch haben auch diese kurzen Bemerkungen schon gezeigt, daß offenbar bestimmte akute oder chronische Entzündungsformen eines bestimmten anatomischen Typus in bestimmten Darmanteilen, Fälle mit guter und Fälle mit schlechter Prognose, ferner bestimmte Dyspepsieformen und andere unspezifische (allergische oder nervöse) Durchfallskrankheiten unterschieden werden können, auch wenn es Fälle gibt, die seltene Sonderformen darstellen und einem bestimmten geläufigen Typus nicht zugeordnet werden können. Auf Grund klinischer Erfahrung und mit Rücksicht auf die gegebenen Einteilungsprinzipien kann man die folgenden Durchfallskrankheiten (im engeren Sinne des Wortes) als selbständige Krankheitsbilder aufstellen:

A. Die Darmdyspepsien.

B. Die entzündlichen Darmerkrankungen.
    I. Die Enteritis; Anhang: Jejunaldiarrhoe.
    II. Die Sprue.
    III. Die diffuse (akute und chronische) katarrhalische Kolitis (die Enterokolitis).
    IV. Die Colitis ulcerosa.
    V. Die diphtherische Kolitis bei Urämie, Quecksilbervergiftung und bei hämorrhagischer Diathese.
    VI. Die interstitiellen Darm(wand)entzündungen.
        a) Die akute und chronische infiltrative Sigmoiditis.
        b) Die Ileitis terminalis; die Dünndarmphlegmone.
        c) Die Appendizitis.
    VII. Die nervösen Darmerkrankungen.
        a) Die Myxoneurosen.
        b) Die allergischen Durchfallskrankheiten.
        c) Die nervösen Diarrhoen.
        d) Die endokrin bedingten Durchfallskrankheiten.

Die interstitiellen Darmwandentzündungen können, müssen Durchfälle aber nicht auslösen. Zu den Darmwandentzündungen gehört auch die Appendizitis, die nicht zu den Durchfallerkrankungen gerechnet werden kann. Gleiches gilt für die nervösen Darmerkrankungen, zu welchen auch die Obstipation zählt. Wegen der Überschneidung der Begriffe werden daher die interstitiellen Darmentzündungen und die nervösen Darmerkrankungen in gesonderten Kapiteln abgehandelt werden.

Vor Eingehen auf die spezielle Pathologie und Erörterung der einzelnen Krankheiten sei eine kurze Übersicht über den Befund von Nahrungsresten im Stuhl gegeben, der sowohl in diagnostischer wie in therapeutischer Hinsicht größte Bedeutung hat.

2. Klinische Bewertung von Nahrungsresten in den Fäzes.

Die vom Normalindividuum in normaler Menge genossenen verdaulichen Nahrungsmittel werden durch den Verdauungsmechanismus des Magen-Darmkanales in der Regel fast restlos abgebaut und resorbiert. Die Hauptverdauung spielt sich hierbei in den obersten zwei Dritteln des Dünndarmes, eine Nachverdauung auch im übrigen Dünn- und im Dickdarm ab. Nahrungsreste werden daher in den Fäzes solcher Individuen so gut wie nicht gefunden. Unter gewissen Bedingungen, auf die im folgenden näher eingegangen werden soll, können sie aber, je nach dem Grade der eingetretenen Störung, in kleinerer oder selbst in großer Menge angetroffen werden.

Unter den im Stuhl wieder erscheinenden Nahrungsmitteln sind einerseits solche zu unterscheiden, welche unverdauliche Schlacken darstellen, anderseits solche, die, obzwar an sich verdaulich, wegen Funktionsstörung des abbauenden oder resorbierenden Apparates unverbraucht ausgeschieden werden. Zur ersten Gruppe gehören Knochensplitter, kleine Knorpelstücke, Sehnen, altes derbes Bindegewebe, viel und insbesondere rohe Zellulose enthaltende Substanzen, wie Salate, zumal wenn sich die Zellulose zur Rohfaser umwandelt (u. a. Stroh, Holz, Fruchtkerne, wie Kirschen, Pflaumen, Johannis-, Stachelbeerenkörner usw.), ferner Hornsubstanzen, Schuppen, Federn, wie sie gelegentlich bei schlecht geputztem Geflügel genossen werden, die Haut von Tieren und Vögeln (Schinkenschwarte, Gänsehaut usw.); in einem Teil dieser Substanzen können verdauliche Nahrungsbestandteile in solcher Art eingeschlossen sein, daß der Verdauungssaft an sie nicht heran kann, so daß mit diesen unverdaulichen Schlacken an sich verwertbares Nährmaterial verlorengeht.

Zur zweiten Gruppe gehören die an sich verdaulichen Stoffe. Ihr Wiedererscheinen im Stuhl kann verschiedene Ursache haben. Zunächst kann nämlich die *Zubereitung der Speisen* eine *mangelhafte* sein. Dieses verdauungsstörende Moment erscheint zum Teil schon bei der Aufzählung der an sich unverdaulichen Nahrungsschlacken der ersten Gruppe angedeutet. Es soll hierzu noch folgendes bemerkt werden. Viel bindegewebehaltiges, nicht abgelegenes und nicht genügend lang gekochtes Fleisch kann zum Teil den Verdauungsfermenten deshalb unzugänglich bleiben, weil frisches oder nicht genügend abgelegenes oder nicht hinreichend gekochtes Bindegewebe auch im Magen nicht oder nur sehr wenig angegriffen wird, die einzelnen Muskelfasern durch dasselbe aneinandergehalten und dadurch vor den verdauenden Fermenten geschützt werden. Die Zellulosebestandteile der pflanzlichen Nahrungsmittel werden normalerweise durch entsprechendes Kochen aufgeweicht, aufgerissen oder aufgesprengt und dann durch die Magensalzsäure weiter gelockert; bei mangelhaft durchgekochten Gemüsen (Kartoffeln, Kohlrüben, Bohnen usw.) kann die Zellulosehülle trotz normaler Magensaftsekretion intakt bleiben, so daß auch hier die eingeschlossenen verdaulichen Nahrungsanteile dem Abbauchemismus nicht oder wenigstens schwer zugänglich sind. Aber auch gut aufgeschlossene, an sich verdauliche Nahrungsmittel können durch fehlerhafte Zubereitung unverdaulich werden, wie schwarzgebratene oder gar zum Teil verkohlte Fleischgerichte. Das Räucherverfahren ist nach ADOLF SCHMIDT für die Verdaulichkeit des Fleisches desgleichen von ungünstigem Einfluß, roher, auch feingehackter Schinken kann zum Teil unausgenutzt bleiben; der Grad der geringeren Verdaulichkeit ist hier aber sicher nur ein sehr mäßiger. Zur mangelhaften Zubereitung gehört auch die mangelhafte Zerkleinerung der Nahrungsmittel. Gleiche Bedeutung kommt unzureichendem Kauen zu. Nahrungsmittel, die im Übermaß zugeführt werden, können ebenfalls im Stuhl zum Teil unverdaut wiedererscheinen.

Aber selbst bei Zufuhr von gut zubereiteten, also gut verdaulichen, entsprechend zerkleinerten, gut gekauten Nahrungsmitteln in normalen Mengen können geringere und größere Reste in den Entleerungen wiedererscheinen, weil die Nahrungsausnutzung auch bei bestverdaulichen Substanzen nicht immer eine komplette sein muß und weil bei mangelhafter oder fehlerhafter Funktion des Magen-Darmkanales der insuffiziente Verdauungsmechanismus die Nahrung nicht entsprechend verarbeitet.

Unter Nahrungsausnutzung im engeren Sinne des Wortes versteht man das Verhältnis des Nährwertes der genossenen zu den Werten der im Kot wiedererscheinenden Nährstoffe. Der Ausnutzungsgrad eines Nahrungsmittels wird im allgemeinen so bestimmt, daß ein Individuum ausschließlich mit einem Nahrungsmittel ernährt wird und nach drei- bis viertägigem Einhalten der gleichförmigen Kost der Nährwert von Ein- und Ausfuhr und damit der perzentuelle Ausnutzungsgrad bestimmt werden. Man kann auch so verfahren, daß man in einer in ihrer Zusammensetzung und Ausnutzung bekannten Grundkost eine Zulage des zu prüfenden Nährmittels gibt und vor, während und nach der Zulage, die meist drei Tage gereicht wird, Aus- und Einfuhr berechnet. Die in derartigen Versuchen gefundenen Zahlen sind aus den Nahrungsausnutzungstabellen zu ersehen, wie sie zuerst von RUBNER aufgestellt worden sind. Da diesen Bestimmungen aber mehr theoretisches als praktisches Interesse zukommt, sei diesbezüglich auf die einschlägige Literatur verwiesen. Wenn wir die Ausnutzungsgrade der einzelnen Nährstoffe durchgehen, so ergibt sich folgendes: Die *Kohlehydrate* zeigen im allgemeinen eine sehr gute Ausnutzung. Stärke bzw. Stärkemehl oder Gerichte aus reinem Mehl oder geschältem Reis und die Zuckerarten werden vom normalen Darm fast restlos resorbiert. Mangelhaftes Kochen von stärkehaltigen Nahrungsmitteln kann aber bedeutende Ausnutzungsverluste bedingen, wobei zu berücksichtigen ist, daß die verschiedenen Stärkearten im rohen Zustande ganz verschiedene Verdaulichkeit besitzen. So wird z. B. rohe Kartoffelstärke viel weniger ausgenützt als Weizen- oder Reisstärke usw. Größere Verluste treten ferner dann auf, wenn die Kohlehydrate mit viel Zellulose gereicht werden. Was die Zellulose an sich anlangt, so wissen wir aus den grundlegenden Arbeiten von LOHRISCH, daß sie im menschlichen Magen-Darmkanal durchschnittlich mit 57,9% ausgenützt wird, daß sich ihr Ausnützungsgrad je nach dem Alter, dem Ursprung und der härteren oder zarteren Beschaffenheit des zellulosehaltigen Nährmaterials wesentlich verändern und daß sie unter Umständen sogar vollständig verarbeitet werden kann. Auch die Eiweißkörper ergeben, in gut zubereitetem Zustande verabreicht, nur geringen Verlust, nach RUBNER 5 bis 7% (Eiweiß von Fleisch, Eiern, feinen Brotsorten usw.). Bei der Ausnutzung der Fette sind mehrere Momente zu berücksichtigen. Fette werden auch im Hungerzustande, und zwar in nicht unbeträchtlicher Menge, ausgeschieden. Der Hungerstuhl enthält bei einer Gesamtmenge von 3 g Trockensubstanz immer noch 1 g Fett (abgeschilferte verfettete Epithelzellen). Der Fettverlust im Kot steigt aber jäh an, wenn die obere Grenze des normalen Fettgehaltes der Nahrung, etwa 200 g Butter entsprechend, überschritten wird. Während sich ferner Butter, Schmalz, Käse, Oliven- oder Sesamöl, Lebertran und auch Margarine hinsichtlich ihrer guten Verdaulichkeit kaum unterscheiden, sind Fette mit hohem Schmelzpunkt schlecht oder überhaupt nicht resorbierbar (Hammeltalg und Hammeltalgfettsäuren, Walrat u. a.). Lanolin und Paraffin, die zwar ätherlösliche Substanzen, aber keine Fette sind, werden trotz niederem Schmelzpunkt nicht resorbiert. Ebenso wie für die übrigen Nahrungsmittel, gilt aber auch für Fette, daß die Zubereitung der Speisen auf die Verdaulichkeit von größtem Einfluß ist; so werden grobe Speckstücke schlecht ausgenützt. Bei gleichzeitigem Genuß von Alkohol und Fetten können größere

Fettmengen zwar leichter genossen und vertragen werden (bessere „Bekömmlichkeit"), ohne daß aber die Fettausnutzung unter dem Einflusse des Alkohols eine bessere wäre. Auch bei Insuffizienz des Verdauungsmechanismus erscheinen unverdaute Nahrungsmittel im Stuhl, wie früher hervorgehoben. Die hervorragende klinische Bedeutung der Untersuchung der Fäzes auf unverdaute Nahrungsreste ist zum großen Teil eben darauf zurückzuführen; dem Erfahrenen genügen meist der makroskopische Aspekt des Stühles oder ein Nativpräparat, um ein ausreichendes Urteil zu gewinnen.

Die Ursache für die Insuffizienz des Verdauungsmechanismus kann mehrfacher Art sein. Bei allzu *rascher Darmpassage*, z. B. bei schwerer akuter Enterokolitis, können die Nahrungsmittel trotz guter Verdaulichkeit derselben an sich, trotz Anwesenheit einer entsprechenden Menge von Verdauungsfermenten und trotz noch relativ guter Resorptionsbedingungen fast unverändert im Kot wiedererscheinen, ein Zustand, der schon bei den alten Ärzten unter dem Namen *Lienterie* bekannt war. Gesteigerte Dünndarmperistaltik allein muß aber weder Durchfall noch wesentliche Ausnutzungsverluste bedingen. Die Nachverdauung im Dickdarm kann, zumal bei langsamer Passage (Dünndarmkatarrh ohne Dickdarmkatarrh mit Obstipation), zu einer noch annähernd normalen Ausnutzung führen, erst wenn bei übermäßig schneller Passage durch den Dünndarm gärungs- und fäulnisfähiges Material in den Dickdarm gelangt, kann Beschleunigung der Dickdarmperistaltik auftreten, welche dann zur Lienterie führt, sofern die Beschleunigung der Dick- und Dünndarmperistaltik entsprechende Grade erreicht. In Obstipationsstühlen ist die Ausnutzung dagegen bekanntlich eine viel vollkommenere. Es gilt dies insbesondere für die Zellulose („Eupepsie" der Obstipierten, welche sicher fälschlich von manchen Autoren als Ursache der Obstipation in Betracht gezogen wurde) (s. S. 208).

Als weitere und häufigste Ursache der unvollständigen oder selbst ausbleibenden Verdauung der Nährstoffe kommt das *Fehlen oder die Insuffizienz der verschiedenen Verdauungsfermente* in Betracht, wobei diese entweder von den entsprechenden Drüsen in mangelhafter Weise gebildet werden oder ihr Zufluß in den Darm auf irgendeine Weise verhindert oder endlich ihre Wirkung durch andere pathologische Vorgänge gehemmt wird. Es kann sich hierbei um den Ausfall nur des einen oder anderen Sekretes oder um den Ausfall der Sekrete mehrerer, von unter Umständen in Korrelation zueinander stehenden Drüsen handeln. So regt die Magensalzsäure die Pankreassekretion dadurch an, daß sie das in der Schleimhaut des Duodenums und oberen Jejunums vorhandene Prosekretin in Freiheit setzt, welches als Sekretin in das Blut aufgenommen den Sekretionsreiz für das Pankreas abgibt. Mangelhafte Verdauung von Nahrungsbestandteilen auf Grund des Ausfallens eines Fermentes führt oft zu Reizzuständen und dadurch wieder zu mangelhafter fermentativer Wirkung in den tieferen Darmabschnitten, alles Umstände, welche dazu führen, daß im Stuhlbild im allgemeinen nur selten Verhältnisse vorgefunden werden, welche dem Ausfall eines einzigen fermentativen Prozesses entsprechen. Die folgenden Fermente sind zu berücksichtigen:

Mit dem *Mundspeichel* wird der Nahrung diastatisches Ferment beigemengt; die Menge desselben tritt aber hinter der der Pankreasdiastase so sehr zurück, daß die Nahrungsausnutzung durch ihr Fehlen kaum berührt wird. Die Vorbereitung der Nahrung in der Mundhöhle besteht, abgesehen von der sicher bedeutungsvollen Schlüpfrigmachung durch den Mundspeichel, vor allem in der Zerkleinerung.

Im Magen werden unter der Einwirkung von Pepsin und Salzsäure die Eiweißkörper in Albumosen und Peptone gespalten, rohes Bindegewebe wird, sofern es nicht zu derb ist, angedaut, wodurch die einzelnen Muskelbündel auseinanderfallen und der tryptischen Verdauung zugänglich werden, die pflanzlichen Stützgewebe, und zwar insbesondere die Zwischenlamellen, werden gelockert, so daß die Zellulosehüllen der stärkehaltigen Substanzen für den in dem tieferen Darmabschnitt sich abspielenden Abbau vorbereitet sind; unter Einwirkung der mitverschluckten Speicheldiastase wird die Stärke in geringem Ausmaße weiter abgebaut, wenigstens so lange, als nicht alle Schichten des Speisebreies mit Salzsäure gesättigt sind, da ja diese die Diastasewirkung aufhebt. Die Frage der Magenlipase ist nicht entschieden; jedenfalls kommt diesem Magenferment nur bei der Milchnahrung des Säuglings und selbst hier nur eine untergeordnete Rolle zu. Aus dem Vorstehenden ergibt sich, daß Hypochylie und Achylie des Magensaftes zu einer ungenügenden „Aufschließung" der durch Bindegewebe und Zellulose geschützten und zusammengehaltenen Nährstoffe (Muskelfasern, Fette, die verschiedenen Kohlehydrate) und zu mangelhafter Andauung von Fleisch und Bindegewebe führen können. Es ist bemerkenswert, daß trotzdem selbst bei völligem Versiegen der Fermentsekretion im Magen die Ausnutzbarkeit der Nahrungsmittel nicht leiden muß, daß im Stuhl trotzdem unverdautes Material in unphysiologischen Mengen oft nicht gefunden wird. Die meist gute Ausnutzung der Nahrung trotz Fehlens der Magensafteinwirkung findet in den vielen Fällen von Magenresektion, ferner den Magendünndarmanastomosen mit funktioneller Ausschaltung des Magens mit guter Verdauung ihre Bestätigung. Die Drüsen des Darmes, insbesondere aber des Pankreas, vermögen wenigstens bei nicht übermäßiger Nahrungszufuhr vikariierend die Mehrarbeit zu leisten. Anderseits aber ist es klar, daß Achylie des Magensaftes unter Umständen zu schweren Verdauungsstörungen und damit zu Ausnutzungsverlusten führen muß, wie wir ihnen bei den sogenannten „*gastrogenen Diarrhoen*" begegnen (ADOLF SCHMIDT). Es kann hierbei sowohl zu Fäulnis- wie zu Gärungsdyspepsien oder zu einer gemischten Dyspepsie mit sekundären enterokolitischen Erscheinungen, sowie durch das Fehlen der Bakterizidie der Salzsäure zu bakteriell bedingten Enteritiden und Kolitiden kommen. Hypo- und Achylie des Magens beeinträchtigt ferner die Nahrungsausnutzung auch noch dadurch, daß der „gastroduodenale Reflex" ausbleibt und wenigstens in den Fällen, in welchen eine Pankreassekretionsautomatie nicht oder noch nicht eingesetzt hat, Ausnutzungsverluste durch Pankreasinsuffizienz zu gewärtigen sind. Bei normalem Pankreas scheint der Verlust dieses Säurereflexes im allgemeinen keine ausschlaggebende Rolle zu spielen, wir dürfen eben nicht vergessen, daß die Pankreassekretion nicht nur durch Salzsäure, sondern auch durch Wasser, Fett, Milch, Essig und Zitronensäure, Seifen usw. reflektorisch ausgelöst wird, daß das Pankreas sogar, allerdings nur durch kürzere Zeit, etwa eine Viertelstunde, reflektorisch sezerniert, wenn Speisen in den Mund genommen werden, ähnlich wie die Fundusdrüsen des Magens, nur daß die Sekretion bei diesen Drüsen auch ohne Hinzukommen eines chemischen Reizes weiter anhält.

Im Pankreassekret findet sich ein Ferment, welches sich unter Einwirkung der Enterokinase der Darmschleimhaut in Trypsin umwandelt, dem die Fähigkeit zukommt, im alkalischen Milieu Proteine und Peptone, die im Magen abgespalten wurden, in unmittelbar resorbierbare Polypeptide und einfache Aminosäuren zu zerlegen. Es enthält ferner die durch die Galle aktivierte Lipase, welche Neutralfett in Fettsäuren und Glyzerin zerlegt und damit die Emulgierung des Fettes in kleinste resorbierbare Tröpfchen einleitet, und endlich die Diastase, welche die Kohlehydrate, und zwar rohe und gekochte Stärke und Glykogen bis zur Maltose abbaut. Schließlich vermag der Pankreassaft Kernsubstanzen zu lösen. Insuffizienz der Pankreassekretion führt daher zu mangelhafter Eiweiß- und Fleisch-

und speziell auch Kernverdauung, zu fehlender oder wenigstens mangelhafter Spaltung und Emulgierung des Neutralfettes und zu Ausbleiben des normalen Kohlehydratabbaues. Die Nahrungsausnutzung wird sowohl hinsichtlich der Eiweißkörper und der Fette als auch hinsichtlich der Kohlehydrate Not leiden; im Stuhl werden neben spärlichen Fettsäuren und Fettseifen in großer Menge Neutralfett, ferner eine große Anzahl meist gut erhaltener Muskelfasern, in welchen die Kerne noch deutlich nachweisbar sein können (SCHMIDTsche Kernprobe; siehe Lehrbücher für Laboratoriumsmethoden), und schließlich unverdaute Kohlehydrate und mit diesen reichlich Granulosaflora (s. S. 158) gefunden. Steht, wie zumeist, die Neutralfettausscheidung, zumal bei fettreicher Kost, im Vordergrund der Verdauungsstörung, so können sogenannte „Butterstühle" beobachtet werden, bei welchen flüssiges, geschmolzenes Neutralfett und auch Fettsäuren mit dem Stuhl entleert werden, welches beim Abkühlen erstarrt und dann den Stuhl mit einer mattglänzenden Fettschicht überzieht. Das bei Pankreasinsuffizienz im allgemeinen spärliche Auftreten von Seifen rührt davon her, daß sich die Fettsäuren beim Fehlen des alkalireichen Pankreassaftes nicht in Seifen umwandeln und daß Neutralfett wegen Lipasemangel nicht zerlegt werden kann. Es sind jedoch keineswegs immer, auch bei hochgradiger Erkrankung der Drüse, alle Nahrungsgruppen in ihrer Ausnutzung schwer geschädigt, oft ist nur die Ausnutzung des einen oder anderen Nahrungsmittels eine schlechte. Die Ursache für die mangelhafte Pankreassekretion kann durch verschiedene krankhafte Vorgänge an der Drüse bedingt sein (s. Pankreas). Die schwersten Alterationen der Nahrungsausnutzung treten klinisch bei der chronischen Pankreatitis in Erscheinung, ferner bei Zuständen, bei welchen es im Anschluß an Stein- oder Tumorverschluß des Pankreasganges zu konsekutiver Atrophie oder zu Destruktion der Drüse gekommen ist. Der normale Abbau der zugeführten Nährstoffe leidet in allen diesen Fällen um so mehr, als das wegen Fehlens der Verdauungsfermente nicht oder nicht genügend angedaute Nährmaterial schwere Reizzustände der Dünn- und Dickdarmschleimhaut herbeiführen kann. Der Stein- und Tumorverschluß des Pankreas führt anfänglich meist nicht zu nennenswerten Ausnutzungsverlusten, auch wenn wir von den Fällen absehen, in welchen ein akzessorischer Pankreasgang noch Drüsensekret in den Darm abgibt; erst beim Zugrundegehen des Drüsengewebes selbst stellen sich die schweren Störungen ein.

Mit den Wirkungen des Pankreassaftes ist auch jene der Galle eng verknüpft. Ein Ausfall derselben bedingt gesetzmäßige Störungen im Verdauungsmechanismus und damit charakteristische Ausnutzungsverluste. Der Galle kommt neben einer noch nicht sicher nachgewiesenen proteolytischen Wirkung diastatische Kraft zu; diese tritt jedoch im Verhältnis zu jener des Pankreassaftes so sehr in den Hintergrund, daß ihr eine besondere Bedeutung für die Kohlehydratverdauung gewiß nicht beizumessen ist. Auf die Kohlehydratausnutzung kann sie nicht von Einfluß sein. Die bedeutsame Rolle der Galle besteht vielmehr darin, den Wirkungsmechanismus des Pankreas zu fördern, die Wirkung des Trypsins, der Lipase und Diastase des Pankreas ganz wesentlich zu verstärken. Die Pankreaslipase kann erst unter der Einwirkung der Gallensäuren ihre Tätigkeit voll entfalten. Die Galle ist zur Lösung und zur Resorption der Fettsäuren und Seifen unbedingt erforderlich; sie ermöglicht durch ihre unmittelbare Einwirkung auf die Darmschleimhaut die Fettresorption, sie alkalisiert den aus dem Magen kommenden Chymus und vernichtet so das Pepsin, welches das Trypsin sonst zerstören würde. Bei Gallenmangel erscheinen Fettsäuren und Fettseifen im Kot, die sich unter der Einwirkung der Lipase aus Neutralfett zwar abspalten, die aber wegen des Fehlens der Gallensäuren nicht resorbiert werden. Der Fettgehalt des Darminhaltes erschwert auch den Abbau der übrigen Nahrungsbestandteile oft in nennenswerter

Weise, so daß unverdautes Fleisch und Kohlehydrate unausgenutzt ausgeschieden werden, zwar nur dann, wenn beide in größeren Quantitäten zugefügt wurden. Im Vordergrund steht jedenfalls der Fettverlust. Zum Versiegen der Gallensekretion in den Darm kommt es entweder beim Sistieren der Gallenproduktion bei schweren parenchymatösen Schädigungen der Leber oder aber bei Kompression oder Obturation des Ductus choledochus. Je nach dem Grade der Behinderung des Abflusses oder der Bildung der Galle schwankt der Grad der Ausnutzungsstörung.

Mit dem Darmsaft werden eine Reihe von Verdauungsfermenten, Erepsin, Lipase, Diastase, Nuklease und die Disaccharide abbauenden Fermente Invertin, Maltase und Laktase in den Verdauungstrakt abgegeben. Wie im vorhergehenden schon gesagt wurde, vermag der Darm vikariierend für den Ausfall von Magen- und Pankreasfermenten durch Überproduktion der ihm eigenen Abbaustoffe einzugreifen, es sind aber keine funktionellen Zustände bekannt, bei welchen der Ausfall dieser Fermente die Nahrungsausnutzung irgendwie beeinträchtigen würde. Durch Dysfunktion des Dünndarmes können im allgemeinen Nahrungsverluste nur insofern auftreten, als bei verstärkter Peristaltik (Enteritis, Enterokolitis, Diarrhoen verschiedener Art, wässerige Stühle bei M. Basedow usw.) unverdautes Material in den Dickdarm abgegeben wird und im Kot wiedererscheint. Auf die Bedeutung des Darmes für die Zelluloseverdauung kommen wir später zurück.

Waren unter den bis jetzt aufgezählten Bedingungen die Ausnutzungsverluste durch das Fehlen von Fermenten zu erklären, welche das Nährmaterial in entsprechend resorptionsfähige Abbauprodukte zerlegt hätten, so müssen noch kurz jene Zustände aufgezählt werden, in welchen der Abbauprozeß, die Verdauung des Genossenen im engeren Sinne des Wortes zwar normal abläuft, die Resorption aber gestört ist. Es gilt dies insbesondere für die schlechte Fettresorption beim Verschlußikterus, deren Zustandekommen oben schon erörtert wurde. Auch die Amyloidose des Darmes gehört zweifellos hierher. In beiden Fällen steht eine mangelhafte Fettresorption im Vordergrund; die Fleisch- und Kohlehydratausnutzung kann aber auch — insbesondere beim Darmamyloid — schwer leiden. Es sind ferner noch eine Reihe von Zuständen bekannt, bei welchen eine Resorptionsstörung allein oder wenigstens vorwiegend für die schlechte Ausnutzung angenommen werden muß, ohne daß wir hierbei über den genaueren Mechanismus der Störung Klarheit hätten. Bei der Tabes mesaraica finden sich im Stuhl große Mengen des Nahrungsfettes wieder; die Kohlehydratverdauung ist eine normale, auch die N-Substanzverdauung erleidet im allgemeinen keine Störung. Hierher dürften, wenigstens zum Teil, auch die Fettstühle des M. Basedow, ferner die schlechte Fettresorption bei schlechten Zirkulationsverhältnissen zu rechnen sein. Die Ursache der Fettstühle bei der Sprue ist wohl noch nicht geklärt, dürfte aber wenigstens zum Großteil in schlechten Resorptionsbedingungen für Fett zu suchen sein.

In diesem Zusammenhang muß auch auf die Beeinträchtigung der Resorption nach Dünndarmresektionen hingewiesen werden. Die ursprünglich von einer Reihe von Autoren vertretene Anschauung, daß das Ileum leichter entbehrt werden könne als das Jejunum, ist als unbewiesen zurückzuweisen. Was die Ausnutzung der Kohlehydrate anlangt, so scheint wohl den oberen Dünndarmanteilen eine größere resorptive Kraft zuzukommen; aber trotz ausgedehnter Resektion des Dünndarmes werden die Kohlehydrate sowohl beim Menschen wie beim Tier fast zu 100% ausgenutzt.

Schließlich seien noch kurz einige Bemerkungen über die große Bedeutung des Darmes für den Zelluloseabbau angefügt. Es gilt als gesicherte Tatsache, daß im Magen-Darmkanal kein Ferment existiert, welches die Fähigkeit besäße, Zellulose zu lösen, daß ihre Spaltung vielmehr auf Bakterienwirkung zu beziehen ist. Das unterste Ileum und insbesondere das aufsteigende Kolon stellt nach v. Noorden den Gärkessel dar, in welchem Zellulose, Hemizellulose und Pentosane der Pflanzenkost durch Bakterien gespalten und unter Gasbildung zersetzt werden. Voraussetzung für ihren normalen Abbau ist hierbei eine entsprechende Vorbehandlung, die Lösung der Zwischensubstanzen, der Mittellamelle von Adolf Schmidt; dies geschieht durch hydrolytische Spaltung beim Kochen und durch die Magensalzsäure (s. S. 152). Für die ausschließliche bakterielle Spaltung sind eine Reihe von Autoren auf Grund experimenteller Arbeiten eingetreten. Nur L. Strauss kam seinerzeit zu etwas abweichenden Schlußfolgerungen. Er konnte nämlich in genauen Ausnutzungsversuchen bei Patienten mit Dünndarmausschaltung feststellen, daß die Zelluloseausnutzung nur 21,1 bis 28% betrug, während Normalindividuen 50% abbauten. Dünndarmausschaltung hatte aber Verlust von drei Viertel der eingeführten Zellulose zur Folge. Da die Dickdarmmotilität in den untersuchten Fällen normal war, kann der Befund nach Strauss ohne die Annahme einer Mitbeteiligung des Dünndarmes kaum erklärt werden.

Nachdem wir die einzelnen Faktoren genannt haben, welche das Auftreten unverdauter Nahrungsreste im Stuhle zur Folge haben können, so müssen wir noch kurz darauf hinweisen, daß bei einer Reihe von krankhaften Zuständen mehrere dieser Faktoren gleichzeitig ursächlich herangezogen werden müssen, ohne daß wir oft im gegebenen Falle entscheiden können, welche der Störungen die primäre, welche die sekundäre, akzessorische ist und ob getrennte Ursachen für die verschiedenen Störungen angenommen werden müssen. Als Beispiel sei hier die akute Enteritis, Gastroenteritis und Enterokolitis angeführt, bei welchen sich in den ersten diarrhöischen Entleerungen fast regelmäßig viel unverdaute Speisereste, Fleisch, Gemüse, Zellulose, Fett, Bindegewebe usw. finden. Es steht wohl fest, daß hier die beschleunigte Peristaltik neben der etwa bestehenden Unverdaulichkeit der Speisen an sich für die schlechte Ausnutzung den Hauptfaktor abgibt; ob aber nicht unter Einwirkung des infektiösen, infektiös-toxischen oder toxischen Agens nicht auch eine Alteration der fermentbildenden Drüsen und schließlich auch eine mangelhafte Resorption mit vorliegen, ist zumindest schwer zu entscheiden.

Was die Technik der Untersuchung des Stuhles auf Nahrungsreste anlangt, sei darauf hingewiesen, daß bei gröberen Funktionsstörungen die makroskopische Untersuchung des Stuhles bereits eine gute Orientierung geben wird, welche durch die Besichtigung des mikroskopischen Stuhlbildes vorteilhaft ergänzt werden wird. Bei leichteren, makroskopisch nicht erkennbaren Störungen wird das Mikroskop allein entscheiden. Für die mikroskopische Untersuchung genügen im allgemeinen ein oder mehrere Nativpräparate, ein Lugol-, Essigsäure-, Essigsäure-Sudan- (eventuell nach Saathoff) und ein Nilblausulfatpräparat. Der Geübte gewinnt schon bei flüchtiger Durchsicht dieser Präparate meist ein klares Bild über Art und Menge der im Stuhl wiedererscheinenden Nahrungsmittel. Hinsichtlich der Erkennung der einzelnen Nahrungsbestandteile (angedaute, nicht angedaute Muskelfasern usw.) sei auf die entsprechenden Laboratoriumslehrbücher verwiesen.

In der einleitenden Darstellung der Ursachen, unter welchen Nahrungsbestandteile im Kot wiedererscheinen, wurde betont, daß der Grad der Ausnutzung der Nährstoffe nicht nur vom Zustand des Verdauungsapparates, der Ansprechbarkeit der fermentbildenden Drüsen, der Peristaltik und resorptiven Kraft der Darmschleimhaut abhängig ist, sondern daß auch exogene Faktoren, Menge, Art und Zubereitung der Speisen von entscheidendem Einfluß sind. Man könnte daher vermuten, daß nur nach Ausschaltung der exogenen Faktoren ein Urteil erlaubt ist. Diese Anschauung vertrat auch ADOLF SCHMIDT und er gab ein entsprechendes Urteil erst ab, nachdem der Kranke längere Zeit unter seiner Probekost gehalten war. Vieljährige Erfahrung hat uns aber gezeigt, daß leichtere Störungen bei der relativ gut aufgeschlossenen SCHMIDTschen Probekost nicht erfaßt werden, daß ein Durchfallkranker nach der vorgeschriebenen dreitägigen Probekost oft normal ausgenützte Stühle hat und daß auch die makroskopische und mikroskopische Untersuchung der Stühle bei vom Patienten frei gewählter Kost zumeist ein ausreichendes Urteil erlauben. Diese Art der Untersuchung hat sogar den Vorteil, daß mit Sicherheit erkannt wird, daß die Kost für den Kranken falsch zusammengestellt war, und eine diesbezügliche Korrektur kann nach einmaliger Untersuchung des Spontanstuhles bereits zur Einleitung einer richtigen diätetischen Behandlung führen.

Dennoch gibt es seltene Grenzfälle — je mehr Erfahrung der einzelne besitzt, um so mehr wird er auf die Proben verzichten können —, in welchen die Probekost erst die Art der Ausnutzungsstörung genau erkennen läßt. Für diese Fälle halten wir die SCHMIDTsche Probekost, die folgendermaßen zusammengesetzt ist, für geeignet:

1,5 l Milch, 100 g Zwieback, 2 Eier, 50 g Butter, 125 g Rindfleisch, 190 g Kartoffeln, Schleim aus 80 g Hafergrütze, zirka 2 bis 3 g Kochsalz. Sie entspricht etwa 102 g Eiweiß, 111 g Fett, 191 g Kohlehydraten, das sind 2234 Kalorien.

Diese Kost wird folgendermaßen verteilt:

Morgens: 0,5 l Milch, dazu 50 g Zwieback.

Vormittags: 0,5 l Haferschleim (aus 40 g Hafergrütze, 10 g Butter, 200 g Milch, 300 g Wasser, 1 Ei und etwas Salz bereitet; durchgeseiht).

Mittags: 125 g gehacktes Rindfleisch (Rohgewicht) mit 20 g Butter leicht überbraten, so daß es inwendig noch roh bleibt, 250 g Kartoffelbrei (aus 190 g gemahlenen Kartoffeln, 100 g Milch, 10 g Butter und etwas Salz bereitet).

Nachmittags: Wie morgens.

Abends: Wie vormittags.

Diese Kost kann insofern eine Abänderung erfahren, als Patienten gelegentlich auf die relativ große Milchzufuhr mit Durchfällen reagieren und SCHMIDT und STRASBURGER in solchen Fällen morgens und nachmittags statt des halben Liter Milch die gleiche Menge Kakao empfehlen (aus 20 g Kakaopulver, 10 g Zucker, 100 g Milch und 400 g Wasser bereitet).

Für die ambulante Praxis, wo es ja niemals auf eine genauere quantitativ vergleichende Analyse der Nahrungsmittel und Nahrungsschlacken ankommt, hat SCHMIDT die folgende erweiterte Kostform angegeben:

Morgens: 0,5 l Milch (oder Tee oder Kakao) mit Milch oder Wasser gekocht, dazu eine Semmel mit Butter und ein weiches Ei.

Vormittags: Ein Teller Haferschleimsuppe, mit Milch gekocht, durchgeseiht (Salz oder Zuckerzusatz erlaubt). Eventuell kann auch Mehlsuppe oder Porridge gereicht werden.

Mittags: 125 g gehacktes mageres Rindfleisch, mit Butter leicht überbraten (inwendig roh), dazu eine nicht zu kleine Portion Kartoffelbrei (durchgesiebt).

Nachmittags: Wie morgens, aber kein Ei.

Abends: $^1/_2$ l Milch oder ein Teller Suppe (wie zum zweiten Frühstück), dazu eine Semmel mit Butter und ein bis zwei weiche Eier (oder Rührerei).

Diese Diätformen, welche je nach der Landessitte in verschiedener Weise über den Tag verteilt werden können, werden mindestens drei Tage hindurch gereicht, um einen Stuhl zu erzielen, der mit Bestimmtheit auf die Probenahrung bezogen werden kann. In Fällen von Obstipation wird man vier oder fünf Tage zuwarten müssen. Bei stärkeren Diarrhoen empfiehlt v. NOORDEN, der Probekost einen Hungertag vorauszuschicken, man bekäme auf diese Weise schneller und eindeutiger einen charakteristischen Kotbefund. Wenn dies auch richtig und in schweren Fällen anzuraten ist, kann man durch Hunger- und folgende Probekosttage bei leichteren Fällen nicht selten Normalstühle erleben und ein Urteil über die maßgebende und auch bestehende leichtere Störung nicht abgeben. Am Hungertag werden nach SCHMIDT bei Bettruhe nur Tee und Gemische von heißem Wasser und Kognak verabreicht. Neben dem Probediätstuhl ist sicherheitshalber auch eine Stuhlentleerung, die vor der Verabreichung der Probediät erfolgte, zu untersuchen, da die dyspeptischen Erscheinungen schon am ersten Tag der Probediät, als einer relativ leicht verdaulichen Kost, zurückgehen können. Um den der Probediät entsprechenden Stuhl leicht zu erkennen, ist es vorteilhaft, dem Patienten zu Beginn der Verabreichung der Probekost 0,3 g gepulvertes Karmin in einer Oblate zu geben, welches den Magen-Darmkanal unverändert passiert und die erste Portion des Probediätstuhles durch Rotfärbung markiert. Da diesem ersten Stuhle noch Nahrungsreste früher genossener Mahlzeiten beigemischt sein können, werden erst die nächstfolgenden Stühle zur Untersuchung herangezogen.

Die Beurteilung der Stuhlanalyse erfolgt nun nach folgenden Gesichtspunkten:

Die SCHMIDTsche Probekost ist so zusammengesetzt, daß die gereichten Nahrungsmittel vom gesunden Individuum so weit abgebaut werden, daß sich im Stuhl makroskopisch erkennbare Nahrungsreste nicht mehr finden. Bei mikroskopischer Untersuchung können unter normalen Verhältnissen folgende Bestandteile wiedererscheinen:

Muskelfaserreste. Sie zeigen ohne Ausnahme die Zeichen der Andauung; es handelt sich zumeist um kleine gelbliche Partikel mit abgerundeten Ecken und ohne Querstreifung. Sie sind daher als Muskelreste nicht immer sicher erkennbar, nur die Berücksichtigung des übrigen Stuhlbildes, der Nachweis ebensolcher, gleichfärbiger, insbesondere aber zum Teil noch quergestreifter Partikelchen läßt sie als solche erkennen. Muskelbruchstücke mit wohlerhaltener Querstreifung und mit scharfeckigen Bruchrändern fehlen ebenso wie Bindegewebe. Kerne sind in den Muskelresten nicht nachweisbar.

Pflanzenreste. Es finden sich vereinzelte Kartoffelzellen, spärliche Zellulosereste von Hafer, Brot, eventuell Kakao, Pflanzenhaare des Hafers. Freie oder noch nicht aufgeschlossene Stärke wird nicht gefunden.

Fettsubstanzen. Es finden sich spärliche Schollen von fettsauerem Kalk. Im erhitzten Essigsäurepräparat finden sich sehr spärliche, bei Sudanzusatz sich rot färbende Kügelchen, welche sich beim Abkühlen zu kleinen Fettsäureschollen oder spitzen, unregelmäßig gestalteten Fettsäurenadeln umwandeln können. Ihre Menge ist jedenfalls immer sehr gering; oft sind sie mit Sicherheit überhaupt nicht nachweisbar. Neutralfett fehlt.

Unter pathologischen Bedingungen, bei Verdauungsstörungen hingegen kann die Untersuchung des Stuhles nach SCHMIDTscher Probediät schwere Ausnutzungsverluste aufdecken. Da die Diät, wie eben gezeigt, so zusammengesetzt ist, daß der normale Magen-Darmkanal sie bis auf wenige Schlacken vollständig verarbeitet, kann aus der Menge der wiedergefundenen unverdauten Nahrungs-

reste ein Schluß auf den Grad und aus der Art der wiedergefundenen Stoffe unter
Umständen ein Schluß auf den Sitz der Krankheit gezogen werden. Hinsichtlich
der Details sei wieder auf die Lehrbücher der Laboratoriumsmethoden verwiesen.
Hier sei nur darauf hingewiesen, daß mikroskopische Nativpräparate zur Beurteilung bei entsprechender Erfahrung im allgemeinen ausreichen, daß eine Ergänzung der Untersuchung mit einem Lugolpräparat, durch den nun leicht nachweisbaren Befund freier oder in Zellulosehüllen (Kartoffelzellen) eingeschlosse-
ner Stärke oder durch den Grad der Granulosaflora über die Verdaulichkeit der
Stärke ausreichend orientiert, daß ein erhitztes Essigsäurepräparat eventuell unter
Zusatz von Sudanlösung über die Gesamtfettmenge, ferner ein Nilblausulfatpräparat über das nicht ausgenutzte und vor allem nicht abgebaute Neutralfett
ausreichend orientieren. Unter Granulosaflora versteht man die Summe jener
(verschiedenartigen) Bakterien, Hefen und Pilze, die sich bei Zusatz von Jod
($^{n}/_{10}$ Jod-Lösung oder Lugolsche Lösung) blauschwarz färben; die in den
Mikroorganismen phagozytierte Stärke gibt die Jodreaktion. Einer vergleichenden chemischen Untersuchung zwischen Menge der eingegangenen Nahrung und
Ausscheidung der Nährstoffe kommt nur theoretische Bedeutung zu, kein
erfahrener Kliniker wird sich dieser, im übrigen wenig verläßlichen Methode für
die Klinik am Krankenbett bedienen.

Schließlich sei noch darauf hingewiesen, daß wir leichte Ausnutzungsstörungen,
welche sich mit einer Schmidtschen Probekost kaum erweisen lassen (s. S. 156),
durch entsprechende Zusatz-Belastungen mit diesem oder jenem Nahrungsmittel
(z B. 100 g Fett als Fettfrühstück) bei bereits bestehendem Verdacht in dieser
oder jener Richtung leicht werden erfassen können. Wir haben früher darauf hingewiesen, daß wir von der Anwendung der Schmidtschen Probekost bei entsprechender Erfahrung in der Mehrzahl der Fälle absehen können. Freilich wird
der Anfänger mit der Methode der Probediät viel lernen; später werden ihm
neben dem makroskopischen Aspekt des Stuhles, welcher Fäulnis, Gärung und
schwere Ausnutzungsstörung in dieser oder jener Richtung aufzeigt, die früher
aufgezählten Nativ- und sonstigen Stuhlpräparate ausreichenden Einblick in
die vorhandenen Störungen erlauben.

Schließlich sei noch darauf hingewiesen, daß die einmalige Untersuchung —
wenn die Untersuchung überhaupt notwendig ist — oft nicht ausreicht und daß
erst die Untersuchung mehrerer Stühle zumal nach Verabreichung verschiedener
Kostformen mit verschiedenen Belastungen ein Urteil über die vorhandene
Störung erlauben. Es muß vor allem v. Noorden — nach A. Schmidt dem
Meister auf diesem Gebiet — beigepflichtet werden, daß in der Gewohnheit,
Patienten in häuslicher Praxis auf Probekost zu setzen und sich dann aus dem
Analysenresultat, welches ein medizinisch-diagnostisches Laboratorium liefert,
die funktionelle Diagnose und die sich daraus ableitende Therapie gleichsam
diktieren zu lassen, eine Quelle großer Irrtümer entstehen kann, zumal wenn der
Praktiker, wie dies häufig geschieht, ohne Kenntnis der aufgenommenen Nahrung
bei einem Verdauungskranken den Stuhl einfach ins Laboratorium schickt und
daraus therapeutische Konsequenzen zieht. Ein derartiges Verfahren kann man
nur schärfstens verurteilen.

3. Darmdyspepsien (dyspeptische Diarrhoen).

Als Dyspepsien bezeichnete Nothnagel von der Norm abweichende Vorgänge im Inneren des Verdauungskanals, die durch die Entleerung von mehr oder
weniger zahlreichen unverdauten Nahrungsresten im Stuhl gekennzeichnet sind.
Nothnagel sah das Wesen der Erkrankung in einer unzureichenden Sekretion

und Wirksamkeit der Verdauungsfermente, A. Schmidt und Strasburger unterschieden als erste, fußend auf den Anschauungen Nothnagels, zwischen Gärungs-
und Fäulnisdyspepsie, je nachdem, ob eine Kohlehydratgärung oder eine Eiweiß-
fäulnis vorlag. Tatsächlich gibt es Kranke, bei welchen Zeichen der Darmentzündung fehlen und regelmäßig Stühle beobachtet werden, welche entweder
die typischen Gärungs- oder Fäulniszeichen zeigen, so daß es den Anschein haben
könnte, daß die Gärungs- bzw. Fäulnisdyspepsie eine wohlumschriebene Krankheit darstellt. Trotz aller Bemühungen ist eine endgültige Erklärung der Pathogenese dieser Dyspepsien nicht gefunden worden, zweifellos zum Teil deshalb,
weil man den gleichen Dyspepsien auch in Kombination mit anderen Durchfallskrankheiten (Enteritiden, Enterokolitiden, Pankreatitiden usw.) begegnen kann,
bei welchen die Verdauungsinsuffizienz im Dünndarm auf verschiedene Weise
zustande kommt. Seinerzeit wurden für die Entstehung der Gärungs- und der
Fäulnisdyspepsie verschiedene Ursachen postuliert. Die *Gärungsdyspepsie*, bei
der sich in den Stühlen größere Mengen von Stärke, Zellulose und deren Gärungsprodukte, Gärungssäuren und Kohlensäure finden, sollte durch Mangel an diasta-
tischem Ferment charakterisiert sein; unverdaute Stärke käme dadurch in den
Dickdarm und verfiele insbesondere im Coecum, dem „Gärkessel", durch die hier
immer anwesende Gärungsflora der Gärung, der gärende Darminhalt würde den
Dickdarm reizen, der sich desselben diarrhöisch rasch entleerte. Da A. Schmidt
aber den Diastasemangel nicht nachweisen konnte, stellte er die Hypothese auf,
daß bei diesem Zustand das zelluloseverdauende Ferment im Dünndarm fehle;
da Stärke vielfach (in Kartoffeln, Hülsenfrüchten) in den „Kartoffelzellen" in
Zellulosehüllen eingeschlossen sei, würde die Stärke, in den Hüllen vor der Verdauung geschützt, unverdaut in den Dickdarm befördert und nach Verdauung
der Zellulosehüllen durch Dickdarmbakterien frei werden und nun der Gärung
anheimfallen. Noorden hat demgegenüber nachgewiesen, daß auch im Dünndarm
des Normalen ein zelluloseverdauendes Ferment nicht existiere, und glaubte die
Erklärung der Gärungsdyspepsie in verschiedenen Teilursachen suchen zu müssen
(abnorme Empfindlichkeit des Darmes gegen die normalen Gärungsprodukte,
reflektorisch verkürzte Dünndarmpassage bei rascher Entleerung des Dickdarmes
von seinem gärenden Inhalt, Infektion des Dünndarmes mit besonders virulenten
Gärungskeimen). Demgegenüber sollte bei der *Fäulnisdyspepsie* nach Ansicht
der meisten Autoren eine Magenachylie zumindest eine große Rolle spielen,
manche Autoren sprechen bei der Fäulnisdyspepsie in diesem Sinne von „gastrogener Dyspepsie", eine Bezeichnung, die sogar synonym mit „Fäulnisdyspepsie"
gebraucht wurde. Man argumentierte folgendermaßen: Das Fehlen der Magensalzsäure, die normalerweise den Dünndarm desinfizieren sollte, führe zur Ansiedlung einer Fäulnisflora im Dünndarm, welche die Dyspepsie auslöst; andere
Autoren nehmen an, daß bei einer Achylia gastrica auch die bakterizide Kraft
der Dünndarmschleimhaut versage oder daß sie eine reflektorische Hypochylia
pancreatica mit Abnahme oder Versiegen der wichtigsten Pankreasfermente
nach sich ziehe. Zur Verdauung roher Bindegewebsfasern, wie sie in geselchtem,
nicht gut durchgebratenem oder nicht gut weichgekochtem Fleisch vorkommen, ist übrigens die Einwirkung der Magensalzsäure notwendig, fehlt
sie, so geht das rohe Bindegewebe unverdaut ab (und ist in den Stühlen
auch tatsächlich leicht schon beim einfachen makroskopischen Aspekt aufzufinden); da durch das Nichtlösen oder Nichtverdauen des Bindegewebes
das Fleisch nicht zu einzelnen Muskelfasern zerfällt, könne das Fleisch nicht
entsprechend verdaut werden, es passiere in Stücken den Dünndarm und
würde im untersten Ileum, welches mit Fäulniserregern besiedelt ist, und im
Dickdarm der Fäulnis anheimfallen. Auch eine mangelhafte Trypsinsekretion

wurde, zumal in Fällen mit normaler Salzsäureproduktion, angenommen, ebenso
wie eine beschleunigte Magenentleerung oder eine besonders starke Besiedlung
des Darmes mit Fäulniserregern. PORGES schließlich, der sich mit der Pathogenese
der Darmdyspepsien besonders eingehend beschäftigt hat, nahm bei der Fäulnisdyspepsie eine Typhlitis mit Fäulnis bei gleichzeitig übererregbarer Dickdarmperistaltik an; die Ätiologie der Typhlitis liegt nach ihm in einer Überlastung des
Coecums infolge ungenügender Magenverdauung, in einem übermäßigen Genuß von
Rohkost oder in einer Stagnation im Coecum bei Obstipation. Das fäulnisfähige
Material sollte vor allem von der gesteigerten Sekretion des Coecums geliefert
werden, die Eiweißbestandteile des Chymus sollten in diese Fäulnis miteinbezogen
werden. Bei der Gärungsdyspepsie liegt nach PORGES auch eine Typhlitis, allerdings
leichten Grades, vor, die Dickdarmperistaltik sei besonders erregbar, die Typhlitis
entstehe durch Überlastung des Coecums infolge ungenügender Magenverdauung
oder übermäßigen Genusses von Rohkost. Demgegenüber handelt es sich nach
diesem Autor bei der Seifendyspepsie (s. S. 163) um einen Dünndarmkatarrh,
der durch ungenügende Magenverdauung, namentlich nach Gastroenteroanasto-
mosen, oder durch Überlastung mit Rohkost verursacht sei.

Aus dieser Übersicht der Meinungen sieht man, daß eine einheitlich anerkannte
These noch nicht gefunden ist, daß verschiedenste Ursachen für die Gärungs-
und Fäulnisdyspepsien angenommen wurden, die unseres Erachtens aber allesamt
nicht befriedigen. Es muß vor allem darauf hingewiesen werden, daß Gärungs-
und Fäulnisdyspepsie beim gleichen Fall zu verschiedenen Zeiten, auch in kurzen
Intervallen abwechseln können, daß einem Gärungsstuhl alsbald ein Fäulnisstuhl
folgen kann, daß die von den verschiedenen Autoren angenommene verschiedene
Pathogenese also nicht entscheidend sein kann. Sicher scheint, daß verschiedene
Ursachen sowohl zur Gärung wie zur Fäulnis führen können. Alle Fälle können
offenbar auf eine Verdauungsinsuffizienz des Dünndarmes (und seiner Anhangsdrüsen) zurückgeführt werden, wobei diese Verdauungsinsuffizienz ihre Ursachen
entweder in einem Fehlen der normalen Magenverdauung (Achylie, Magenresektion, Gastroenteroanastomose mit Sturzentleerung) oder in einer unzweck-
mäßigen Kost, welche Kohlehydrate und Eiweiß in schwerer verdaulicher Form
im Übermaß enthält, oder schließlich in einer „Enteritis" mit Dünndarmfunktions-
störung und beschleunigter Peristaltik des Dünndarmes haben kann. Diese
„Enteritis" kann anatomisch tatsächlich einem Dünndarmkatarrh entsprechen,
es können im Dünndarm aber auch Zeichen der Entzündung fehlen, wie bei
Besprechung der Enteritis noch gezeigt werden wird, und diese nicht durch Dünndarmschleimhautentzündung bedingte funktionelle Schwäche des Dünndarmes
allein führt zur Dyspepsie; und es wird je nach dem Vorwiegen einer Stärke- und
Zellulose- oder einer Eiweißnahrung, je nach Vorwiegen dieser oder jener Flora,
bald eine Gärung, bald eine Fäulnis zustande kommen müssen. Unseres Erachtens
liegt den Darmdyspepsien in der großen Mehrzahl der Fälle ein derartiges funktionelles Zustandsbild der „Enteritis" zugrunde, welches später ausführlich behandelt wird. Diese Verdauungsinsuffizienz im Dünndarm kann sich auch in einer
besonderen Fettverdauungs- bzw. Fettresorptionsschwäche manifestieren, wobei
die sogenannte Seifendyspepsie resultiert.

Die seinerzeit als selbständige Krankheit aufgefaßten Darmdyspepsien sind
unseres Erachtens also häufig Symptome verschiedener Grundkrankheiten, welche
mit einer Dünndarmfunktionsschwäche einhergehen (Magenachylie, Magenresektion, Pankreatitis, Dünndarmkatarrh usw.); sie manifestieren sich auch in
diesen Fällen als selbständige Krankheit, wenn nämlich die Grundkrankheit durch
ihre besondere Symptomatik nicht hervortritt. In der großen Mehrzahl der Fälle
liegt den Darmdyspepsien, wie wir glauben, aber jener Zustand zugrunde, welchen

wir als „Enteritis" bezeichnen, bei dem wir einen Dünndarmkatarrh nicht annehmen und das Wesen der Vorgänge und das Primäre im Funktionellen bzw. in einer Funktionsschwäche des Dünndarmes erblicken.

Wenn nach der gegebenen Darstellung eine spezielle Krankheit Gärungs- oder Fäulnisdyspepsie nicht existiert, da beide Formen ineinander übergehen können, beide von fakultativen Momenten abhängen und überdies Folgen einer Grundkrankheit sind, so ist in vielen Fällen die Gärung oder die Fäulnis doch so sehr dominantes Symptom, daß wir immer noch berechtigt sind, von einem Krankheitsbild Gärungsdyspepsie und einem Krankheitsbild Fäulnis- bzw. Seifendyspepsie zu sprechen. Man wird diese Fälle als selbständigen Morbus um so mehr aus didaktischen Gründen herausheben, als die diätetische Behandlung in den verschiedenen Fällen bestimmten verschiedenen Prinzipien folgt.

Die Diagnose der Dyspepsien stützt sich wohl auch auf die Anamnese, vor allem aber auf die unmittelbare Betrachtung und Untersuchung der Stühle. Hierzu sei bemerkt, daß eine einmalige Untersuchung hierbei oft nicht ausreicht, daß, wenn möglich, mehrere Stühle abgewartet werden müssen, ehe sichere Rückschlüsse gezogen werden können.

Klinische Symptomatologie. Wenn den Dyspepsien nicht eine Grundkrankheit zugrunde liegt, die zu zahlreichen Stühlen Anlaß gibt (Enterokolitis z. B.), so beschränkt sich die Zahl der Stühle zumeist auf eine geringe Anzahl. Häufig entleert der Kranke wie bei der „Enteritis" morgens rasch hintereinander oder im Laufe des Vormittags drei bis vier dyspeptische weiche Stühle, welchen Bauchkrämpfe vorangehen können; die Stuhlzahl kann sich aber auch auf einen beschränken, morgens defäziert der Kranke eine meist große Menge eines dyspeptischen Stuhles und ist am übrigen Tag beschwerdefrei. In anderen Fällen freilich verteilen sich die Stühle über den ganzen Tag, die Zahl kann auch sieben bis acht Stühle erreichen; in schweren Fällen kommt es bald nach der Nahrungsaufnahme zum Durchfall, ein Phänomen, welches oft auf die rasche Darmpassage bezogen wird, dem aber gewisse reflektorische Vorgänge zugrunde liegen. Das Bild kompliziert sich häufig mit den Zeichen der Enteritis, mit der Unruhe im Bauch, besonders um den Nabel bald nach der Nahrungsaufnahme, mit Magenbeschwerden im Sinne der Achylie (s. Enteritis). Blähungszustände, Völlegefühl, krampfartige Schmerzen im Bauch kommen in verschiedenem Ausmaß vor. Bemerkenswert ist, daß unkomplizierte Fälle von Dyspepsie trotz des Verlustes einer relativ großen Nahrungsmenge durch dyspeptische Stühle an Gewicht nicht oder kaum abnehmen; das Allgemeinbefinden bleibt meist ein relativ gutes. Die Kranken geben insofern der Dyspepsieart entsprechende Anamnesen, als sie angeben, Kohlehydrate und Zellulosen oder Eiweiß (Fleisch) oder Fett nicht zu vertragen.

Bei der *Gärungsdyspepsie* sollten alle Kohlehydrate und Zellulosen schlecht vertragen werden, tatsächlich aber geben die Kranken meist nur an, daß sie Hülsenfrüchte, Kartoffel, Gemüse, Obst und auch oft Kompott, zumal solches, welches reichliche Rohfasern (Pflanzenreste) enthält, nicht vertragen. Der Grund, daß reine Kohlehydrate, aus weißem Mehl bereitete Speisen, Teigwaren, Reis und auch Zucker in nicht zu großen Mengen sehr gut vertragen werden, ist darin gelegen, daß reine Stärke im obersten Dünndarmabschnitt zu Zucker abgebaut, daß der Zucker rasch resorbiert wird und Kohlehydrate nicht in die unteren Darmabschnitte gelangen, in welchen sich die Gärung hauptsächlich abspielt. Wohl kommt es bei chronischem Verlauf der Dyspepsie auch zu einer aszendierenden Besiedlung des Dünndarmes mit Gärungserregern, wohl kann schließlich jedes Kohlehydrat auch im obersten Dünndarm der Gärung anheimfallen, wodurch es nicht mehr resorptionsfähig ist, diese Fälle sind aber selten, weshalb reine Kohlehydrate bei Gärungsdyspepsie doch meist vertragen werden. Die Unverträglichkeit von Hülsenfrüchten und Kartoffeln, in welchen die Stärke (nach dem Kochen gelöst) in Pflanzenzellen, in Zellulosehüllen („Kartoffelzellen“, s. S. 158) eingeschlossen ist, erklärt sich durch den relativen Schutz der so eingeschlossenen Stärke vor der Fermentverdauung; wohl wissen wir, daß die Fermente in Kartoffelzellen einzudringen vermögen und auch die eingeschlossene Stärke zu Zucker abbauen, die Verdauung bleibt aber doch recht mangelhaft. Die so der Verdauung entgangene, in den Zellulosehüllen eingeschlossene Stärke wird mit beschleunigter Peristaltik, die wieder der pathologische Darminhalt bedingt, rasch in den unteren Dünn- und in den Dickdarm befördert, wo sie nun zusammen mit der Zellulose der Gärung unterliegt. Die Erfahrung hat überdies gezeigt, daß nicht nur der Einschluß der Stärke in Zellulosehüllen, sondern auch die Zumischung von Zellulosen (Gemüsen, Salaten usw.) zu reiner Stärke die Verdauung der Stärke hemmt, so daß zumeist reine Stärke noch gut, Stärke gemengt mit Gemüsen, Zellulosen oder Rohfasern nicht mehr gut verdaut wird und daher zur Gärung kommt. Aus diesen Verhältnissen ergeben sich die unten gegebenen Diätvorschriften.

Die Anamnese erlaubt schon häufig die Diagnose der Gärung. Der Kranke beschreibt *Gärungsstühle*. Der Gärungsstuhl ist zumeist ein breiiger, nicht flüssiger, voluminöser Stuhl. Die Auflockerung des Stuhles bedingt das große Volumen. Die Stühle sind ferner auffallend licht, lichtgelb (ähnlich Säuglingsstuhl), sie sind schon unmittelbar nach der Defäkation von Gasblasen durchsetzt, in schweren Fällen durch Gas schaumig. Bei längerem Stehen bei warmer Zimmertemperatur oder gar im Brutschrank gärt der Stuhl nach und wird hierbei immer voluminöser. Die anamnestische Angabe des Abganges schaumiger Stühle läßt die Diagnose Gärungsdyspepsie mit Sicherheit zu, der Stuhl reagiert mit Lackmus sauer. Charakteristisch ist ferner der penetrante sauere Geruch. Schließlich findet man entsprechend der schlechten Ausnutzung der Kohlehydrate in den Stühlen schon oft mit freiem Auge Nahrungsreste, vor allem Kartoffelstücke, Obstreste und Gemüse, worüber der Kranke meist berichtet. Bei entsprechender Zubereitung und Aufschließung (s. S. 164) der Kost oder bei geringem Grad der Dyspepsie wird die schlechte Kohlehydratausnutzung nur mehr mikroskopisch festgestellt. Es ist klar, daß jede Dyspepsie mit der raschen Dünndarm- und Dickdarmperistaltik die Ausnutzung jedweder Nahrung verschlechtert, daß bei einer Gärungsdyspepsie im Stuhl daher auch vermehrte Muskelfasern oder vermehrtes Fett gefunden werden, die schlechte Kohlehydratausnutzung aber überwiegt bei weitem. Beim makroskopischen Betrachten des Stuhles kann man in reinen Fällen Schleim, Blut oder Eiter nicht finden; wenn die Gärung zu einer sekundären katarrhalischen Kolitis führt, so können Schleim, wenn sie eine hämorrhagisch-eitrige Kolitis begleitet, überdies Blut und Eiter gefunden werden.

Die mikroskopische Stuhluntersuchung des Gärungsstuhles läßt zumeist auf den ersten Blick reichliche Pflanzenreste (Pflanzenhaare, Palisadenzellen, Pflanzenelastika, oft in Bündeln, Spiralgefäße, Pflanzengefäßringe im Verband oder isoliert, die großen „Kartoffelzellen“, auch oft im Verband, Steinzellen, die verschiedenen pflanzlichen Sporen- und pflanzlichen Zellverbände mit ihrer variablen Morphologie) erkennen. In schweren Fällen findet man auch freie Stärkekörner, gelegentlich noch mit ihrer charakteristischen Schichtung. Ist die Ernährung aber frei von Zellulosen, wurde die Stärke nur in gut gekochter, also gelöster Form gegeben, so ist die mikroskopische Ausbeute an pflanzlichen Bestandteilen geringer oder sie kann ganz fehlen. In diesen Fällen kann die Stärke aber regelmäßig im Lugolpräparat an der reichen Granulosaflora (s. S. 158), oft auch an einer diffusen Blau-, Lila-, Rot-Blau-Färbung des mit Lugol beschickten

Nativpräparates erkannt werden. Die Stärke wird durch ihre Reaktion mit Jod zum Teil in den Bakterien oder frei gelöst sichtbar. Entsprechend den obigen Ausführungen findet man bei Gärungsstühlen überdies auch spärliche unverdaute oder nicht genügend angedaute Muskelfasern und auch Fette, und zwar als Säuren und Seifen.

Bei *Fäulnisdyspepsie* stellen das Fleisch, anderes Nahrungseiweiß und schließlich auch das Eiweiß der Verdauungssäfte (Galle, Pankreas-, Dünndarmsekret), bei Darmentzündungen auch das eiweißhaltige Exsudatmaterial der Darmwand, das Substrat der Dyspepsie dar. Während eine Gärung ihr Substrat also nur im Nahrungskohlehydrat hat und die Eliminierung der Stärke sofort zum Sistieren der Gärung führen muß, kann der Darminhalt auch bei eiweißfreier Kost weiter faulen. Jeder kolitische Stuhl neigt von vornherein zur Fäulnis. Die Kranken geben anamnestisch oft eine schlechte Verträglichkeit von Fleisch an. Häufig klagen sie auch über Magenbeschwerden im Sinne einer Achylia gastrica; A. SCHMIDT hatte angenommen, daß die bei Anazidität des Magens bestehende Unverdaulichkeit des rohen Bindegewebes zur Unverdaulichkeit der Muskelfasern und damit zur Fäulnisdyspepsie führe (s. S. 152). Diese findet sich aber auch bei Verabreichung gut gekochten Fleisches, bei dem das Bindegewebe auch ohne Salzsäureeinwirkung verdaut wird, ferner auch bei normaler Salzsäuresekretion im Magen. In diesen Fällen mögen eine stärkere Besiedlung des Dünndarmes mit Fäulniserregern, vor allem aber die „Enteritis" (s. S. 166) mit ihrer raschen Dünndarmpassage und der schlechten Nahrungsausnutzung als Ursachen der Dyspepsie in Frage kommen (s. S. 167). Auch hier schildern die Kranken den Stuhl oft in recht typischer Weise.

Der *Fäulnisstuhl* ist ein breiiger bis flüssig-breiiger Stuhl, bei Fehlen einer Kolitis zeigt er keine Beimengung von Schleim, Blut oder Eiter. Er hat eine dunkle Farbe, gibt einen unangenehmen, im Vergleich zur Gärung vielleicht weniger penetranten Geruch von Fäulnis. Er ist von alkalischer Reaktion. Makroskopisch kann man in ihm Fleischreste erkennen. Er ist nur von spärlichen Gasblasen durchsetzt (Ammoniak), auch nach längerem Stehen schäumt er zum Unterschied vom Gärungsstuhl nicht. Mikroskopisch finden sich zahlreiche Muskelfasern mit den Zeichen schlechter Andauung (zum Teil noch in Muskelbündeln, große, lange, nicht segmentierte Fasern mit scharfen Ecken der Bruchstücke, zahlreiche Schollen mit ganz oder partiell erhaltener Querstreifung); sie fehlen naturgemäß, wenn Fleisch nicht gegessen wurde und nur gelöstes Eiweiß das Fäulnissubstrat darstellt. Auch hier ist gleichzeitig die Ausnutzung der Kohlehydrate und Fette in geringerem Ausmaß mitgestört.

Bei der *Seifendyspepsie* finden sich breiige, auch manchmal geformte weiche Stühle mit Fettglanz, lichter Farbe, oft ähnlich einem Ikterusstuhl. Mikroskopisch erkennt man im Nativpräparat zahlreiche Fettseifen und -säureschollen oder Nadeln, vereinzelt auch Fettsäuretropfen. In einem erhitzten Essigsäurepräparat (s. S. 158) erkennt man, welch große Mengen Fett die Stühle enthalten. Um einen Fall als Seifendyspepsie ansprechen zu dürfen, muß eine Fettdiarrhoe eines Morbus Basedow oder Addison oder eine Pankreasinsuffizienz ausgeschlossen werden. Unserer Überzeugung nach handelt es sich in diesen Fällen immer um eine „Enteritis" (mit oder meist ohne entzündliche Veränderung der Dünndarmschleimhaut) mit schlechter Fettresorption. Auch hier finden wir einerseits durch die rasche Peristaltik des Dünndarmes, anderseits durch die Gegenwart der großen Fettmengen eine mangelhafte Ausnutzung von Fleisch und Kohlehydraten in mäßigerem Ausmaß.

Auffallend ist, daß Dyspepsien auch jahrelanger Dauer an Gewicht oft nicht verlieren, ein genügendes Maß von Erhaltungskost wird doch resorbiert, nur ein

Überschuß geht verloren. In anderen Fällen freilich kommt es zu einer gelegentlich auch beträchtlichen Abmagerung. Diese schweren Fälle zeigen schließlich alle Übergänge zur europäischen Sprue (s. S. 170). Die Dyspepsie kann lange Zeit ohne entzündliche Reizerscheinungen des Darmes einhergehen, früher oder später aber kann es vor allem zu entzündlichen Veränderungen der Dickdarmschleimhaut, zur Kolitis kommen, wobei sich alle Formen derselben von der einfachen katarrhalischen bis zur Colitis ulcerosa entwickeln können.

Die *Diagnose* der Dyspepsie läßt sich meist schon aus einer genauen Anamnese erstellen, wenn der Kranke seine Beschwerden und vor allem seine Stühle in makroskopischer Hinsicht gut beschreibt. Zur Sicherung der Diagnose müssen Stuhluntersuchungen vorgenommen werden, hierbei genügt, zumal in zweifelhaften Fällen, nicht die Untersuchung eines Stuhles, eine längere Beobachtung, unter Umständen sogar unter entsprechender Probekost (s. S. 158) mit einseitiger Belastung kann nötig sein. Eine etwaige Grundkrankheit mit sekundärer Dyspepsie ist immer im Auge zu behalten (Achylia gastrica, Pankreasinsuffizienz, Rektumkarzinom mit Fäulnis des abgesonderten eiweißhaltigen Sekretes usw.). Es muß schließlich betont werden, daß auch andere Ursachen, wie übermäßige einseitige Ernährung und schlechte Zubereitung der Speisen, die Unverdaulichkeit zur Folge haben können, daß man somit nur dann aus dem Stuhlbefund Rückschlüsse auf eine Verdauungsinsuffizienz im Sinne der echten Dyspepsie ziehen darf, wenn diese außerhalb des Kranken gelegenen Faktoren berücksichtigt sind.

Die *Therapie* der Dyspepsie ist eine rein diätetische. Die Diät ergibt sich aus den gemachten Überlegungen über die Pathogenese. Es erweist sich immer als zweckmäßig, die Diätbehandlung mit ein bis zwei Fasttagen einzuleiten.

Die Gärungsdyspepsie verlangt theoretisch, in schweren Fällen aber auch praktisch, die völlige Eliminierung der Kohlehydrate aus der Kost. Man gibt den Kranken, wenigstens eine Zeitlang, Eiweiß-Luftbrot, Butter, geschabten Käse, Fleischsuppen, Eier, Aspik, Topfen, geschabtes zartes Fleisch oder Fisch. Meist sind allerdings derart einschneidende Maßnahmen nicht notwendig, da die gleichzeitige oder sogar bevorzugte Verabreichung von Gerichten aus reinem Zucker und reinem Mehl (Zwieback, Keks, Mehlsuppen), insbesondere aus reinsten Mehlen (Tapioka-, Nestlé-, Maizena-Mehl) und von Chaudeau, nicht schadet, weil diese reinen Kohlehydrate, sogar auch in den schwereren Fällen, in den obersten Dünndarmabschnitten rasch resorbiert werden und in die Gärungszone nicht gelangen. So vorteilhaft es hierbei ist, eine gemischte eiweißhaltige Kost zu geben, da das fäulnisfähige Material die Gärung hemmt, so vertragen diese Patienten auch oft eine reine Kohlehydratdiät aus leichtverdaulichen Kohlehydraten; es können zu den genannten Speisen noch Reis und alle Teigwaren aus weißem Mehl, gebähte Semmeln, auch Mehlspeisen aus reinen Mehlen (Pudding, Biskuit, Aufläufe) hinzugefügt werden. Unbedingt sind aber zu verbieten: Kartoffeln, Hülsenfrüchte (auch in Püreeform), Obst, Kompott und sämtliche Gemüse, auch Schwarzbrot, das heißt alle Zellulosen. Haben sich auf den Entzug aller Kohlehydrate oder der Zellulose normale Stühle eingestellt, so tritt die Gärungsflora in der Regel nach kürzerer oder längerer Zeit zurück und die Diät kann allmählich erweitert werden (kleine Mengen Kartoffelbrei, Karotten usw.). Zucker in konzentrierter Menge, als dicker Syrup oder als Honig wird gelegentlich nicht gut vertragen, da er Wasser anzieht und den Darminhalt verwässert. Milch wird im allgemeinen schlecht vertragen, sie kann versuchsweise in kleinen Mengen gegeben werden, in Mehlspeisen verkochte Milch ist erlaubt. Allgemeingültige Regeln über die Dauer der Behandlung lassen sich nicht geben, fortlaufende Stuhlkontrollen werden die richtige Diät finden lassen.

Bei der Fäulnisdyspepsie ist das Eiweiß aus der Nahrung zu streichen. Ein momentaner Erfolg stellt sich hier nicht ein, weil die eiweißhaltigen Darmsäfte die Fäulnis weiter unterhalten. Jedenfalls bestehe die Kost ausschließlich aus Kohlehydraten (und mäßigen Fettmengen), und zwar aus Zucker oder möglichst aufgeschlossener zellulosefreier Stärke; Zellulose reizt den Darm einerseits mechanisch, behindert anderseits die normale Stärkeverdauung und zwingt die Anhangsdrüsen des Darmes zu stärkerer Sekretion, wodurch Eiweiß in den Darminhalt gelangt. In schweren Fällen kann man auf die NOORDENschen Zuckertage zurückgreifen, an welchen der Kranke nur fünf- bis sechsmal täglich eine Tasse gezuckerten Tee bekommt; wir legen später Kakao, Zwieback und reine Mehlsuppen zu und bauen die Kost mit Teigwaren und schließlich Kartoffeln auf. Wenn die Stühle den Fäulnischarakter verloren haben, werden Eier und schließlich in mehrtägigen Intervallen kleine Fleischmengen (zartes, geschabtes, gut abgelegenes Fleisch) zugelegt. Milch wird trotz ihres Eiweißgehaltes meist gut vertragen, offenbar wegen der leichten Resorbierbarkeit dieses Eiweißes.

Bei der Seifendyspepsie ist eine fettarme Kost zu geben.

Medikamente spielen eine untergeordnete Rolle. In schweren Fällen kann man die Darmperistaltik durch kleine Opiumgaben — es genügen manchmal zwei bis drei Tropfen — verlangsamen. Tannalbin und verwandte Präparate wirken bei verschiedenen Patienten verschieden stark stopfend; eine Obstipation muß vermieden und es muß im Einzelfall die richtige Dosis durch Erfahrung ermittelt werden. Schwere Fälle verlangen Bettruhe. Bei Sub- und Anazidität des Magens ist Salzsäuremedikation (Acidolpepsin, Glutazidtabletten s. S. 63) einzuleiten.

Wenn Fäulnis- und Gärungsdyspepsie abwechseln oder gleichzeitig bestehen, so kann das Prinzip der Diätbehandlung nur in der Verabreichung einer möglichst leicht verdaulichen Kost aus reinsten Nahrungsmitteln, gegeben sein, die keine Schlacken hinterläßt. Nicht selten schlägt auch eine Gärungs- oder Fäulnisdyspepsie bei einseitiger Ernährung in die gegenteilige Dyspepsie um, weshalb eine fortlaufende Kontrolle des Patienten bzw. der Stühle nötig ist.

4. Entzündliche Darmschleimhaut-Erkrankungen.

In diesem Kapitel werden ausschließlich die sogenannten unspezifischen Darmentzündungen im früher besprochenen Sinne behandelt (s. S. 145). Es scheiden demnach die Darmentzündungen beim Typhus, Paratyphus, zumal seiner gastroenteritischen Form, die bazilläre und Amöbenruhr, die Cholera usw. aus; diese Krankheiten werden im Rahmen der Infektionskrankheiten besprochen. Hinsichtlich der Ätiologie und Pathogenese der unspezifischen Darmentzündungen s. S. 145.

Aus klinischen und auch aus didaktischen Gründen sollen die Enteritis und die Kolitis in ihren verschiedenen Formen getrennt abgehandelt werden. Die folgenden Krankheitsbilder, etwa das einer Enteritis, einer diffusen katarrhalischen Kolitis, einer Colitis ulcerosa sind so charakteristisch, daß ihnen eine selbständige Darstellung gebührt. Freilich begegnet man nicht selten Kombinationsbildern; eine Enteritis kann zu einer Kolitis führen, Dünn- und Dickdarmentzündungen können gleichzeitig im Sinne einer Enterokolitis auftreten oder die interstitielle Entzündung kann gleichzeitig den Dünndarm im Sinne der Ileitis terminalis und den Dickdarm im Sinne der Sigmoiditis infiltrativa betreffen. Schließlich sei nochmals hervorgehoben, daß die Schwere des anatomischen Prozesses der Schleimhautentzündung bei den Kolitiden verschiedene Grade haben kann, daß wir aber wegen der Unmöglichkeit, die verschiedenen anatomisch differenten

Bilder klinisch auseinanderzuhalten, nur zwischen einer Colitis catarrhalis und einer Colitis ulcerosa unterscheiden.

Während bei einer Enteritis mit auch sicher vorliegender Entzündung der Dünndarmschleimhaut (s. S. 167) aus dem Stuhl sichere Anhaltspunkte für das Vorliegen einer derartigen Entzündung deshalb meist nicht gewonnen werden können, weil die im Dünndarm beigemischten Absonderungen der entzündeten Dünndarmschleimhaut in charakteristischer Form im Stuhl nicht erscheinen, sind die Kolitiden im Stuhl gerade durch dieses entzündliche Exsudatmaterial gut charakterisiert. Man findet im Stuhl Schleim, der mit Leukozyten durchsetzt ist (entzündlicher Schleim), in schweren Fällen auch Eiter, in hämorrhagischen auch Blut. Schleim als solcher ist für die Entzündung noch nicht beweisend, da bei einfacher nervöser oder auch mechanischer Reizung der Dickdarmschleimhaut Schleim aus den Becherzellen der Schleimhaut abgegeben werden kann (Myxoneurose, Obstipation usw.). Schleim, der von einer entzündeten Schleimhaut stammt, ist durch mehr oder weniger zahlreiche Eiterzellen charakterisiert. Reiner Abgang von Eiter beweist die schwerste Entzündungsform (s. Colitis ulcerosa gravis); freilich gibt es alle Übergänge von entzündlich-schleimigen zu eitrigen Darmentleerungen. Soll der Eiter im Stuhl auf die Entzündung der Schleimhaut bezogen werden, so muß der Nachweis geliefert werden, daß der Eiter nicht durch den Durchbruch eines Abszesses in den Darm gelangte (Perforation eines Douglas-Abszesses usw.). Die Stuhluntersuchung gestattet so Rückschlüsse auf die Art und Schwere der Dickdarmentzündung, sie erlaubt aber auch Rückschlüsse auf die Lokalisation der Entzündung: bei diffusen Kolitiden ist der weiche, breiige oder flüssige Fäkalinhalt des Darmes mit diesen Exsudatmassen (Blut, Schleim, Eiter) untermengt; je tiefer sich die Entzündung lokalisiert (Proktosigmoiditis, Proktitis), um so mehr hat der Darm Gelegenheit, den normal breiigen Coecalinhalt einzudicken, und bei isolierter Affektion des Enddarmes wird schließlich ein normal geformter Stuhl produziert, der während seiner Passage durch den entzündeten Darmanteil sich an seiner Oberfläche mit blutigem oder eitrigem oder blutig-eitrigem Schleim bedeckt. Der Enddarm kann sich freilich auch ohne Abgabe von Stuhlmassen mehrmals täglich seines Exsudates entledigen und es wird dann nur Blut, Schleim oder Eiter abgesetzt (s. Proktitis). Daß zur Beurteilung der erwähnten Einzelheiten das Betrachten nur eines Stuhles nicht genügt, daß oft eine mehrtägige Beobachtung mit fortlaufender Stuhlkontrolle nötig ist, braucht kaum erwähnt zu werden.

a) Enteritis.

Die akute Enteritis soll hier nicht näher interessieren, sie ist in der Regel Teilerscheinung einer akuten Enterokolitis. Es versteht sich, daß die akute Dünndarmschleimhautentzündung mit einer Beschleunigung der Peristaltik und einer generellen schlechten Ausnützung der Nahrungsmittel einhergeht. Hinsichtlich der sogenannten Jejunaldiarrhoe s. S. 170.

Das Problem der chronischen Enteritis scheint in der Frage zu gipfeln, ob diese Enteritis tatsächlich eine Entzündung der Dünndarmschleimhaut darstellt, wie ja der Name besagen würde. Wohl ist es sicher, daß der Dünndarm ebenso wie der Dickdarm entzündlich erkranken und daß man an beiden Darmabschnitten anatomisch gleichartige Entzündungszustände beobachten kann, angefangen von der katarrhalischen über die phlegmonöse oder die akute oder chronische interstitielle bis zur ulzerösen Form. Wir kennen als Parallele der chronischen Sigmoiditis die Ileitis terminalis; wir kennen die schweren ulzerösen Entzündungen im Dünndarm bei der Arsen- und Phosphorvergiftung, bei Verbrennungen, bei Sepsis und bei Urämie; es ist ferner kein Zweifel, daß bei einer paratyphösen

Gastroenteritis oder Enterokolitis eine katarrhalische Entzündung der Dünndarmschleimhaut vorliegt oder daß die Lamblien bei der Lamblien-Enteritis als Erreger einer Entzündung der Dünndarmschleimhaut aufzufassen sind. Es bleibt aber doch durchaus die Frage, ob dem Zustandsbild, welches wir gemeinhin als chronische Enteritis bezeichnen, tatsächlich ein chronischer Katarrh der Dünndarmschleimhaut, eine katarrhalische Entzündung zugrunde liegt, wie die Mehrzahl der Kliniker bedenkenlos annehmen. Auf Grund klinischer Überlegungen kommt man sogar zur festen Überzeugung, daß bei dieser chronischen Enteritis, wenigstens primär, oft sogar auch viele Jahre hindurch eine entzündliche Veränderung der Dünndarmschleimhaut nicht vorliegt und daß diese Krankheit daher ihren Namen Enter*itis* zu Unrecht trägt. Bei der chronischen Enteritis handelt es sich nach unserer Meinung und auch nach der anderer Kliniker um funktionelle Störungen im Dünndarm bei anatomisch intaktem Darmrohr, es kann allerdings sekundär durch den chronischen mechanisch-chemischen Reiz, den der pathologische Darminhalt setzt, früher oder später zu einer Entzündung der Schleimhaut kommen, die das Krankheitsbild übrigens meist nicht wesentlich beeinflußt. Schon primär, im Rahmen der Dünndarmdysfunktion, oder auch erst sekundär, im Rahmen hinzugetretener Entzündungen, besteht eine Beschleunigung der Peristaltik, die ihrerseits wieder zur Verschlechterung der Funktion, der Verdauung, führt. Die sogenannte chronische Enteritis verdankt also unseres Erachtens ihre Entstehung einer primären Funktionsstörung des Dünndarmes mit Verdauungsinsuffizienz bei rascher Dünndarmpassage, welch letztere die krankhaften Vorgänge vielleicht gelegentlich auch beherrscht.

Der Begriff Enteritis stammt von NOTHNAGEL, das Krankheitsbild hat aber erst in den letzten zwei Dezennien in der Literatur und in der Klinik mehr Beachtung gefunden, seitdem PORGES es in klassischer Weise beschrieben hat. Es handelt sich zumeist um Durchfallskranke. Die Stühle lassen Zeichen einer Schleimhautentzündung, Blut, Schleim und Eiter, vermissen. Es sind breiige, oft massige, meist lichtere Stühle, die oft schon makroskopisch unverdaute Nahrungsreste erkennen lassen; mikroskopisch ist die schlechte Nahrungsausnutzung immer nachzuweisen. Je nach Art der Kost, auch je nach Überwiegen dieser oder jener Flora kann es zu sekundärer Gärungs- oder Fäulnisdyspepsie kommen. Häufig beherrscht auch eine mangelhafte Fettausnutzung das mikroskopische Bild, es finden sich dann reichlich Fettseifen und Fettsäuren. Das klinische Bild der chronischen Enteritis kann sich also auf Grund dieser sekundären Störungen in das bekannte Bild der Gärungs-, Fäulnis- oder Fettseifendyspepsie oder das Bild einer Mischform wandeln und wir vertreten den Standpunkt, daß den sogenannten reinen primären Darmdyspepsien meist eine Enteritis bzw. funktionelle Dünndarmstörungen zugrunde liegen, welche die chronische Enteritis ausmachen; eine Gärungsdyspepsie wäre demnach eine chronische „Enteritis" mit sekundärer Gärung (s. S. 161). Die Zahl der Stühle ist bei der Enteritis meist nicht sehr groß, es gibt Kranke, die morgens einen Stuhl entleeren, der in seinen ersten Partien oder auch in toto normal geformt ist, dem dann am Vormittag zwei bis drei breiige Entleerungen nachfolgen; erst nach völliger Entleerung des Darmes von seinem oft sekundär gärenden oder faulenden Inhalt fühlen sich diese Kranken hinsichtlich ihres Allgemeinbefindens wieder wohl. Bei anderen Kranken treten allerdings auch fünf bis sechs oder schließlich mehr Stühle regellos über den Tag verteilt auf. PORGES hat auch Fälle ohne Durchfälle beschrieben, in welchen der Kranke morgens nur einen normal geformten Stuhl entleert, der allerdings mikroskopisch Ausnutzungsstörungen erkennen läßt; trotz mangelhafter Ausnutzung dickt der Dickdarm in diesen Fällen den Darminhalt doch ein und es kommt zum makroskopisch normal geformten Stuhl. Die

subjektiven abdominellen Klagen werden von der Mehrzahl der Kranken in
klassischer Weise angegeben, sie bestehen meist in der unangenehmen Empfindung
einer meist in der Umgebung des Nabels lokalisierten, bald nach der Nahrungsaufnahme auftretenden lebhaften peristaltischen Unruhe, die auch mit leichteren
oder auch schwereren krampfartigen Schmerzen einhergehen kann; diese unangenehmen oder schmerzhaften Sensationen treten auf, wenn die Nahrung den
Dünndarm rasch passiert, wodurch sich ihre zeitliche Abhängigkeit von der
Nahrungsaufnahme erklärt. Völlegefühl und Gurren im Bauch, Druckgefühl,
Meteorimus treten zu gleicher Zeit und insbesondere dann stark in Erscheinung,
wenn der Fall mit Gärung oder auch mit Fäulnis kompliziert ist. Selten
kommt es während der raschen Dünndarmpassage auch zu den Erscheinungen
des „Dünndarmschocks" mit Schweißausbrüchen, Zittern, Schwindel, Brechreiz
und Erbrechen, schließlich sogar mit Ohnmacht. Insbesondere bei entsprechend
aufgeschlossener, leicht verdaulicher Kost hält sich die Abmagerung meist in
mäßigen Grenzen, sie kann sogar völlig fehlen. Auch bei einer nicht entsprechend
gewählten Kost magern die Kranken meist nicht oder nicht stark ab. Psychische
Erregungen, gehetztes Leben, Eile, Nervosität verschlechtern den Zustand meist
deutlich; Kälte, kalte Füße und Durchnässung werden auch meist nicht vertragen.
Enteritiker sind oft vegetativ Labile, die psychische Erregung wirkt sich dadurch
erst recht stark aus.

Oft findet sich eine Anazidität des Magens. In diesen Fällen ist die Enteritis
nicht selten tatsächlich entzündlicher Natur und dadurch genetisch zu erklären,
daß mit der Nahrung eingenommene Keime der Bakterizidie des Magensaftes
entgehen, den Dünndarm besiedeln und so zur Entzündung der Schleimhaut führen.
Es würde sich also hierbei um einen Sonderfall gastrogener Diarrhoen handeln.
Gastrogene Diarrhoen können verschiedene Pathogenese haben, gemeinsam ist
ihnen nur die Ätiologie der Magenanazidität, die überdies auch wieder verschiedene Ursachen haben kann (anazide Gastritis, Magenkarzinom, Magenresektion). Wie in dem gezeigten Beispiel kann also eine Enteritis catarrhalis
entstehen, es kann aber ebensogut durch Entzündungserreger eine Enterokolitis oder Kolitis zustande kommen, es können Gärungs- und Fäulniserreger in
großer Menge den Magen passieren und sich im oberen Dünndarm ansiedeln und
zur Dyspepsie dieser oder jener Art führen, es kann auch die Anazidität schließlich zu einer reflektorischen Unterfunktion des Pankreas und damit zur pan-
kreatogenen Diarrhoe Anlaß geben. Gastrogene Diarrhoen bei Anazidität sind
also speziell zu klassifizieren.

In allerdings seltenen Fällen sieht man schließlich Anämien verschiedenen
Charakters: hypochrome Anämien uncharakteristischer Art, hypochrome asiderotische Anämien mit allen Zeichen der Asiderose, entstanden auf dem Boden
mangelhafter Eisenresorption (s. Blutkrankheiten), schließlich auch Anämien
vom Perniziosatyp, wahrscheinlich entstanden durch mangelhafte Resorption
des Antiperniziosaprinzips. Diese Perniziosafälle können auch mit funikulärer
Myelose einhergehen. Polyneuritiden und Polyarthritiden, zum Teil auf dem
Boden zu einer Störung der Resorption von Vitaminen, können als Komplikation
auftreten. Bei mangelhafter Fettausnutzung und Verlust großer Mengen von
Kalziumseifen im Stuhl kann es zur Hypokalzämie und dadurch zur Tetanie
kommen (s. Bd. III).

In diagnostischer Hinsicht genügt der Hinweis, daß bei gastrogener Enteritis
die Ätiologie der Anazidität geklärt sein muß und daß die Diagnose der Enteritis
den Ausschluß einer Pankreasinsuffizienz voraussetzt, der meist leicht zu führen
ist. PORGES hat diagnostisch vor allem auf die Röntgenuntersuchung Wert gelegt,
in der Meinung, daß die in diesen Fällen regelmäßig nachweisbare Beschleunigung

der Dünndarmperistaltik das sicherste Kriterium der Dünndarmentzündung darstellt. Uns scheint der Nachweis einer mangelhaften Nahrungsausnutzung im
Stuhl für die Diagnose am wichtigsten; die Ausnutzungsstörung ist das dominierende Symptom, welches die schlechte Dünndarmfunktion mit ihrer Ver-
dauungsschwäche unmittelbar aufzeigt.

Unter dem Eindruck der Lehre der entzündlichen Genese der sogenannten
Enteritis haben später einige Autoren geglaubt, die Entzündung des Dünndarmes,
die Enteritis, röntgenologisch nicht nur in der beschleunigten Peristaltik, sondern
auch in Schleimhautreliefbildern mit verbreiterten Schleimhautfalten und mit
Faltenstreckung beweisen zu können. Diese Röntgenbilder sollten die Diagnose
der chronischen Enteritis objektivieren. Sie interessieren deshalb, weil sie —
vorausgesetzt, daß die Deutung der Röntgenbilder richtig ist — den Beweis für
die anatomische Veränderung, für die Entzündung der Schleimhaut im Sinne der
entzündlichen Enteritis liefern würden. Hinsichtlich der Beurteilung dieser Röntgenbefunde ist aber größte Skepsis am Platz. Wenn man schon alle Röntgenbefunde,
welche von kolitischer Reizung, ja selbst von schwerer Kolitis sprechen, diagnostisch nur mit größter Vorsicht verwerten sollte (s. S. 177) — erhält man doch
nach einem Einlauf bei einem gesunden Darm nicht selten Bilder, welche vom
Röntgenologen als schwerste Colitis ulcerosa angesprochen werden —, so darf
man den Befunden am Dünndarm, welcher der Röntgenuntersuchung viel
schwerer zugänglich ist, kaum eine Bedeutung beimessen. Aus Röntgenbildern
läßt sich die entzündliche „enteritische" Genese der Krankheit also unseres Erachtens nicht ableiten, geschweige denn beweisen! Auch ein weiterer Befund,
der immer wieder als für die Diagnose wichtig und übrigens als Beweis für die
entzündliche Genese der Enteritis angeführt wird, ist nicht überzeugend und
nicht verläßlich, die von NOTHNAGEL beschriebenen kleinen Dünndarmschleim-
klümpchen im Stuhl, die aus dem entzündeten Dünndarm stammen und die
manchmal durch noch unverändertes Bilirubin gelb oder grün gefärbt sein sollen;
immer wieder wird dieser „Dünndarmschleim" in „kleinsten Klümpchen oder
Flöckchen" im Gegensatz zum großflockigen Dickdarmschleim beschrieben, er
wird aber kaum je überzeugend nachgewiesen (s. bei „Jejunaldiarrhoe", S. 170).
Oft handelt es sich bei diesen vermeintlichen kleinen Schleimklümpchen um
kleine unverdaute Kartoffelreste, die durch ihren transparent-glasigen Aspekt
dem Ungeübten Schleimklümpchen vortäuschen. Mikroskopisch ist über ihre
Natur kein Zweifel. Weder die Röntgen- noch die Stuhluntersuchung lassen bei
der Enteritis somit sichere Anhaltspunkte für die Existenz einer Entzündung der
Dünndarmschleimhaut gewinnen.

Daß der Enteritis eine rein funktionelle Darmstörung zugrunde liegt, kann
auch daraus erschlossen werden, daß die Obduktion eindeutige Befunde einer
Entzündung oft nicht aufdeckt, daß sich nach bazillären Dysenterien, die doch
vorwiegend oder ausschließlich Dickdarmerkrankungen sind, häufig Enteritiden
anschließen, wie wir insbesondere wieder seit dem letzten Krieg wissen, daß die
Psyche einen sehr starken Einfluß auf den Verlauf der Enteritis hat und gerade
funktionelle Störungen von der Psyche so sehr abhängig sind und daß psychische
Beruhigung und Umwelteinflüsse (Urlaub, Landaufenthalt) oft eine schlagartige
Besserung bewirken. Diese Anschauung der primär funktionellen Natur der so-
genannten chronischen Enteritis führte in der deutschen Literatur schließlich zur
Annahme, daß eine inkretorische Störung vorliege; BOHN spricht von einer „endo-
krin nervös bedingten Enteropathie" und FEYRTER glaubte im „Helle-Zellen-
System" (der Summe der argentophilen Zellen im Epithel der Appendix und des
Dünndarmes) das endokrine System gefunden zu haben, dessen Dysfunktion in
Frage kommt. Jedenfalls distanzieren sich ernste Forscher, unserer Überzeugung

nach mit vollem Recht, immer mehr von dem Standpunkt, daß der Enteritis
eine anatomische Veränderung der Dünndarmschleimhaut im Sinne der Entzündung zugrunde liege.

Die *Therapie* verlangt vor allem psychische Ruhe. Wie schon erwähnt, können
ein Urlaub, ein Landaufenthalt den Zustand schlagartig kupieren. Trotz grober
Kost kann sich der Erfolg einstellen. In schweren Fällen verlangt der Zustand
Bettruhe. Im Vordergrund steht im übrigen die Diätbehandlung, mit der eine
möglichst weitgehende funktionelle Entlastung des Darmes erstrebt wird: man
verordnet eine möglichst aufgeschlossene Kost, insbesondere anfangs in geringer
Menge. In dieser gemischten Kost soll Zellulose vermieden werden. Schwarzer
Kaffee, Alkohol, insbesondere Weißwein, kalte Getränke sind zu verbieten.
Pankreasfermentpräparate haben meist keinen, selten aber doch einen geringen
Effekt. Die Anämien werden nach den üblichen Regeln behandelt, die parenterale
Zufuhr von Eisen, Leberextrakt oder von Vitaminen ist notwendig, wenn eine
entsprechende Resorptionsstörung vorliegt. Manchmal bewähren sich geschabter
Apfel, noch besser ein entsprechendes Spezialpräparat (Aplona, Aroban), welches
vornehmlich die Pektinstoffe der Äpfel enthält; unter dieser Behandlung wird
der dünne Darminhalt konsistenter, ein Moment, welches an sich schon zur
Beruhigung der Peristaltik beiträgt. Calcium carbonicum per os kann versucht
werden. Kleinste Opiumdosen werden zur Beruhigung der Peristaltik und
besseren Nahrungsausnutzung nur ausnahmsweise gegeben werden.

Unter *Jejunaldiarrhoe* versteht man Durchfälle, die vor allem durch die Beimengung großer Mengen von grünlicher Galle (Bilirubin, resp. Biliverdin) charakterisiert sind. Es handelt sich meist um die ersten Durchfälle akuter Diarrhoen.
Durch rasche Passage und rasche reflektorische Entleerung der Gallenblase wird
der Duodenal-Jejunalinhalt nahezu unverändert ausgeschieden. Die Stühle enthalten daher viel Galle und unverdaute Speisereste. Meist enthalten diese Stühle
auch größere Mengen von glasig-transparentem, zellarmem Schleim, der grün,
gallig gefärbt ist. Es scheint kein Zweifel, daß differente Durchfallsarten durch
derartige initiale Durchfallsstühle charakterisiert sein können: Enteritis, Enterokolitis, allergische, inkretorische oder auch nervöse Durchfälle. Auch eine akute
Dyspepsie kann Jejunaldiarrhoecharakter haben. Wesentlich sind eine abnorme
Reizung des obersten Dünndarmes, reflektorische Entleerung der Gallenwege und
rasche Passage durch den Darm.

b) Tropische und europäische Sprue (Aphthae tropicae).

Unter Sprue versteht man eine in Südostasien relativ häufige, in Europa in
den letzten zehn Jahren vereinzelt beobachtete Erkrankung, welche hauptsächlich
durch die Trias Fettdiarrhoen, Anämie und Abmagerung charakterisiert ist.
Wurde die europäische und die tropische Sprue früher für differente Krankheiten
gehalten, so sind sich die meisten Autoren heute über ihre Identität einig; auch
die Coeliakie der Kinder ist die gleiche Krankheit.

Die Ätiologie der Sprue ist mit Sicherheit nicht bekannt, die Anschauungen
gehen noch auseinander. Ein großer Teil der Erscheinungen ist durch eine Dünndarmfunktionsschwäche zu erklären, wobei der Standpunkt vertreten werden
kann, daß die Sprue eine schwerstverlaufende Enteritis oder aber ihr schweres
Endstadium darstellt. Über die Ätiologie dieser Enteritis wissen wir allerdings
nichts, alle Versuche, sie durch Infekte gewisser Keime oder durch Virulent- oder
Pathogenwerden von Darmschmarotzern zu erklären, müssen als fehlgeschlagen
gelten. Die Fettstühle sind als Fettresorptionsstörung zu deuten, die Ursache
dieser Störung liegt aber im Dunkeln. Eine Reihe von Symptomen der Krankheit
kann durch eine Avitaminose erklärt werden, ob diese sekundär durch mangel-

hafte Vitaminresorption im erkrankten Dünndarm zustande kommt oder ob sie primärer Natur ist, ist unentschieden. Pellagra, eine der wenigen mit Sicherheit als Avitaminose erkannten Krankheiten, hat zweifellos weitgehende Ähnlichkeit mit der Sprue, bei jener stehen allerdings Hautveränderungen und nervöse Symptome, bei dieser Fettdiarrhoe, Anämie und Stomatitis im Vordergrund.

Klinische Symptome. Die Krankheit beginnt meist schleichend, erst nach jahrelangen intestinalen Erscheinungen, die einer Enteritis entsprechen, entwickelt sich das schwere Bild. Um diese Zeit kommt es zu einer raschen Abmagerung, zu einer Stomatitis aphthosa oder zu den Erscheinungen einer HUNTERschen Glossitis, zu verschiedenartigen Anämien, oft auch zu den klassischen Erscheinungen einer Asiderose mit der hypochromen Anämie, zu Hautpigmentierungen und den charakteristischen Erscheinungen des Bauches.

Zusammen mit dem Fettschwund entwickelt sich auch eine hochgradige Atrophie der Muskulatur. Mit der Abmagerung stellen sich zumeist (kachektische?, Hunger-?) Ödeme ein. Die atrophische trockene Haut ist gelbgrau oder dunkelgrau pigmentiert. Schleimhautpigmente fehlen. Haarverlust und Nägelbrüchigkeit werden beobachtet.

Das Abdomen ist stark gebläht, auffallend ist seine „schwappende" Beschaffenheit; durch die Atonie des Darmes, hauptsächlich der Dünndarmschlingen, kommt es zu einem Ileus-ähnlichen Bild, bei dünnen Bauchdecken sieht man die geblähten Schlingen orgelpfeifenartig parallel aneinandergelagert. In diesen Schlingen findet sich einerseits Gas, anderseits reichlicher, sehr flüssiger Darminhalt, so daß einerseits das schwappende Charakteristikum des Abdomens zustande kommt, anderseits in Links- oder Rechtslage eine Flankendämpfung wie bei einem Dünndarmileus auftreten kann, da sich die Flüssigkeit in dem Dünndarmrohr bald auf der linken, bald auf der rechten Seite ansammelt und das Gas auf die gegenüberliegende Seite entweicht. Die Stühle sind wässerig oder breiig, lassen entzündliche Elemente, Blut, Schleim oder Eiter, vermissen, sie haben einen Fettglanz, sind grauweiß gefärbt, haben oft einen ranzigen, von Fettsäuren herrührenden Geruch; manche sind auch schaumig, durch Gärung bzw. durch freiwerdende Kohlensäure. In eigenen Fällen waren mikroskopisch neben Muskelfasern und Kohlehydratresten hauptsächlich Fettsäuren und Fettseifen zu finden. Bei reichlichem Gehalt der Nahrung an Fett kann man allerdings gelegentlich — entgegen den Beobachtungen anderer Autoren in unseren Fällen aber nur in geringer Menge — auch Neutralfett nachweisen. Röntgenologisch zeigt der Dünndarm eine Atonie, merkwürdigerweise sehr häufig eine verlangsamte Peristaltik, eine verlangsamte Passage, die im Dickdarm sogar zur Obstipation führen kann. In der Mehrzahl der Fälle kommt es trotz Hypomotilität des Dünndarmes zu mehr oder weniger zahlreichen Stühlen.

Die Kalkarmut des Skeletts, eine sich entwickelnde Osteomalazie, ebenso wie eine Tetanie dürften schon Erscheinungen einer Resorptionsstörung im kranken Dünndarm sein: durch die mangelhafte Fettseifen und -säurenresorption geht viel Fett und mit diesem an Fettseifen gebundener Kalk verloren. Zum Teil dürfte der Kalkverlust auch durch mangelhafte Resorption von Vitamin D bedingt sein. Auch die verschiedenartigen Anämien sollen fast ausnahmslos Folgen einer Resorptionsstörung sein: nicht selten entwickelt sich ein perniziös-anämisches Blutbild, welches dann auch tatsächlich einer perniziösen Anämie entsprechen kann; die mangelhafte Resorption des Antiperniziosaprinzips ist deren Ursache. Auf parenterale — oral wird er nicht resorbiert — Zufuhr von Leberextrakt reagiert die Anämie in diesen Fällen ausgezeichnet, mit ihrem Rückgang kommt es nicht selten zu einer wesentlichen Besserung im gesamten Krankheitszustand. Es gibt gleichartige, morphologisch perniziös-anämische Blutbilder, welche nicht einer Perniziosa entsprechen, die daher auf Leber nicht ansprechen. In anderen Fällen sieht man das Bild der Asiderose mit der hypochromen Anämie, mit den Mundwinkelrhagaden, der Glossitis, dem PLUMMER-VINSON-Syndrom und der Koilonychie der Nägel (s. Blutkrankheiten); hier liegen Eisenresorptionsstörungen vor. Das weiße Blutbild zeigt eine Leukopenie mit relativer Lymphozytose. Die Plättchenzahlen sind normal.

Neben Fett soll auch Zucker schlecht resorbiert werden, bei Belastungsblutzuckerkurven sieht man einen nur geringen Anstieg der Kurve. Eiweißresorptionsstörungen wurden hingegen nicht beobachtet.

Die *Therapie*. Tropische Sprue, die übrigens nie Einheimische betrifft, verlangt Rückkehr in die Heimat, wo die Krankheit bald ausheilen kann. Die Behandlung verlangt einerseits eine entsprechende Diät, anderseits einen Ersatz der durch mangelhafte Resorption fehlenden Stoffe. Die Diät muß aufgeschlossen sein und muß mehr minder den Regeln der Enteritis bzw. Seifendyspepsie (s. S. 164) folgen. Wesentlich bleibt naturgemäß wenigstens für die erste Zeit eine starke Einschränkung der zugeführten Fettmenge. Im allgemeinen wird verlangt, daß die Diät vorzugsweise aus Eiweiß bestehe. Medikamentös ist auf alle Fälle Leber parenteral in großen Dosen zu geben; bei schwerer Anämie werden sich anfangs Bluttansfusionen empfehlen. Eine allgemein roborierende Wirkung kommt der Lebertherapie auf alle Fälle zu, auch wenn die Anämie nicht beeinflußt wird. Bei asiderotischer hypochromer Anämie wird Eisen parenteral (!) verabfolgt (Medikation s. Blutkrankheiten). Die moderne Literatur berichtet über gute Erfolge mit Folsäure. Es ist mit ihr insbesondere die makrozytäre Anämie gut zu beeinflussen, auch in leberresistenten Fällen.

c) Diffuse (akute und chronische) katarrhalische Kolitis (Colitis simplex).

Die *akute* Kolitis, die auf den Dickdarm beschränkte Entzündung der Dickdarmschleimhaut, ist relativ selten, häufig kommt sie in Kombination mit einer Enteritis im Sinne der akuten Enterokolitis vor. Sie kann mit Fieber und Frösteln einsetzen, Fieber kann wohl auch fehlen, wie die Allgemeinerscheinungen überhaupt je nach Art des Infektes und der Schwere der Erkrankung sehr different sein können. Wesentlich zur Diagnose der Kolitis ist der sichere Eindruck, daß der Dickdarm allein befallen ist. Man wird im Stuhl also eine normale Nahrungsausnutzung erwarten. Wenn sich die Dünndarmperistaltik, wie dies vorzukommen scheint, nur reflektorisch beschleunigt und durch die rasche Darmpassage Nahrungsreste im Stuhl in pathologischer Menge auftreten, wird eine sichere Entscheidung, ob eine isolierte Kolitis oder eine Enterokolitis vorliegt, nicht getroffen werden können. Bei schweren Durchfällen, zumal mit reichlichem Wasserverlust, können Kollapszustände, Oligurie und Anurie auftreten.

Handelt es sich um eine diffuse, das ganze Kolon betreffende, akute Kolitis, so entleert der Kranke einen mit entzündlichem Schleim oder auch mit blutigem Schleim untermengten breiigen oder flüssigen Stuhl, in dem die Nahrung gut ausgenutzt erscheint (s. oben). Zwischendurch können auch Absonderungen von Blut und Schleim ohne Fäkalmassen erfolgen; insbesondere bei starkem Befallensein des Enddarmes mit starkem Tenesmus können derartige fäkalfreie Abgänge („Spritzer“) den Kranken stark quälen. Bei isolierter akuter Proktitis kann die Stuhlmasse normal geformt sein, sie ist mit Exsudatmassen der Schleimhaut bedeckt; derartige Stühle werden gelegentlich nur einmal morgens entleert, im übrigen folgen tagsüber noch zahlreiche proktitische entzündliche Entleerungen, die nur aus dem entzündlichen Schleim, eventuell vermengt mit Blut bestehen. Während die Stühle am Beginn stark fäkulent riechen, da die Exsudatmassen zur Fäulnis neigen, werden sie immer mehr geruchlos, je mehr sie nur aus Exsudat bestehen, welches bei der raschen Peristaltik des gereizten Darmes unverändert den Darm verläßt. Das mehrminder Geruchloswerden der Stühle gilt für alle akuten Darmentzündungen, auch für die Dysenterie. Manche Autoren des ersten Weltkrieges glaubten aus dem Verschwinden des Fäkalgeruches und Erscheinen eines faden „Sperma"-Geruches die Dysenterie diagnostizieren zu können, eine sicher irrige Anschauung.

Schwere Fälle einer akuten Kolitis können das gleiche Bild bieten, wie es bei der bazillären Dysenterie beschrieben wird. Die Temperaturen können hoch sein, der Kranke ist appetitlos, die Austrocknung führt zu einem sehr schlechten Allgemeinbefinden, die aufgehobenen Hautfalten bleiben stehen, Mattigkeit, Wadenkrämpfe, Oligurie oder Anurie können sich durch den Wasserverlust einstellen. Diese starken Austrocknungserscheinungen sieht man allerdings zumeist bei einer Enterokolitis. Die Zunge wird trocken, sie kann rissig und borkig belegt sein. Meist klagt der Kranke vor jeder Darmentleerung über kolikartige Krampfschmerzen im Leib; diese haben gelegentlich immer wieder gleiche Lokalisation, häufiger im rechten als im linken Unterbauch, sie können aber auch diffus sein oder in ihrer Lokalisation wechseln. Kollaps mit schlechtem Puls, allgemeine Schwäche, Schwindel, Schweißausbrüche können sich einstellen. Der Dickdarm kann druckempfindlich sein, insbesondere an Stellen, an welchen er stärker entzündlich verändert und an welchen er auf harter Unterlage aufliegt (Sigma); der Dickdarm kann stellenweise auch atonisch sein und bei der Palpation Quatschen und Gurren zeigen.

Im Rahmen jeder derartigen Entzündung können auch bei der einfachen Kolitis akute Komplikationen auftreten, wie das Reitersche Syndrom, welches allerdings zumeist nach paratyphöser Gastroenteritis oder Ruhr zum Ausbruch kommt (s. Infektionskrankheiten), wie auch Polyarthritiden, Neuritiden, Pyelitis, Zystitis usw.

Meist gehen akute unspezifische Kolitiden in wenigen Tagen oder etwa zwei Wochen in Heilung aus. Sie können aber auch in eine chronische Form übergehen. Sie verlangen zumeist keine andere Behandlung als Bettruhe, initiale Fasttage und später gut aufgeschlossene Kost (s. S. 164), Wärme, Thermophor. Hinsichtlich Therapie länger anhaltender Fälle s. S. 181.

Die *chronische Kolitis*. Die chronische Kolitis entwickelt sich häufig aus einer akuten, oft bestand ursprünglich eine spezifische (Paratyphus usw.) oder unspezifische Enterokolitis, sie kann aber auch schleichend beginnen.

Die subjektiven Beschwerden des Kranken, ebenso wie der objektive Befund schwanken je nach der Schwere der Schleimhautaffektion und der Ausdehnung des Prozesses im Dickdarm in weiten Grenzen, gibt es doch fließende Übergänge von der einfachen, leichten, katarrhalischen Form bis zur Colitis gravis ulcerosa. Im allgemeinen sind die Beschwerden jedoch keine schweren, Krämpfe vor den Stuhlentleerungen sind hier seltener oder geringgradiger als bei der akuten Form, schwere Allgemeinerscheinungen, wie Abmagerung, Anämie oder Fieber fehlen in der Regel. Die Stühle, verschieden an Zahl, bald nur zwei bis drei, bald mehr, zeigen die früher besprochenen kolitischen Beimengungen, leukozytenhaltigen Schleim, gelegentlich auch etwas Blut. Die Stühle können Fäulnischarakter haben. Bei der Proctitis catarrhalis wird ein geformter, nur mit Schleim bedeckter Stuhl mehrmals täglich abgesetzt, die stärkere Mitbeteiligung des Enddarmes wird ebenso wie bei der diffusen Kolitis hier zu stärkerem Tenesmus führen; gelegentlich ist der Stuhldrang ein so plötzlicher und heftiger, daß sich der Kranke beschmutzt. Rektoskopisch findet man die katarrhalisch geschwollene, mit Schleim bedeckte Schleimhaut, die da und dort auch etwas bluten kann. Bei einer Komplikation mit einer Enteritis im Sinne einer Enterokolitis können sich alle Zeichen des Dünndarmkatarrhs und dessen Komplikationen (Gurren, Fäulnis, Anämie usw. s. S. 168) hinzugesellen. Differentialdiagnostisch ergeben sich im allgemeinen keine Schwierigkeiten, wenn man nur an die Abgrenzung der spezifischen Erkrankungen (leichte Amöbendysenterie, Balantidium-Kolitis usw.), der Myxoneurose, der nervösen Diarrhoen usw. denkt. In jedem Fall einer länger sich hinziehenden Kolitis, zumal bei einem älteren Individuum, ist es ein Kunstfehler, nicht an ein Kolonkarzinom zu denken und daraufhin zu untersuchen. Die meisten Darmkrebse treten häufig unter dem Bild einer Proktitis in Erscheinung. Rektale Palpation, Rekto-Romanoskopie und Röntgenuntersuchung werden das Karzinom oder auch den gutartigen Polypen, der durch eine sekundäre Entzündung ähnliche Erscheinungen machen kann, meist leicht erkennen lassen. Die Röntgenuntersuchung kann bei einem tiefsitzenden Rektumkarzinom insuffizient sein, weil die Bariumfüllung der Ampulle das Karzinom überdeckt. Das Röntgenverfahren ist für die Diagnose einer katarrhalischen Kolitis kaum brauchbar. Jedenfalls darf das Röntgenverfahren hier nicht überschätzt werden; man erlebt es zu häufig, daß bei unklarem abdominellem klinischem Bild auf Grund von Röntgenbildern eine Colitis catarrhalis diagnostiziert wurde, wo von einer solchen gewiß nicht die Rede ist (Therapie der Kolitiden s. S. 181).

d) Colitis gravis (ulcerosa).

Unter Colitis gravis (ulcerosa) verstehen die Kliniker eine, wie schon der Name sagt, schwerste Kolitisform, die akut oder schleichend einsetzt, die das Allgemeinbefinden meist längere Zeit kaum beeinträchtigt, dieses aber schließlich, bald früher, bald später stark in Mitleidenschaft zieht, zur Abmagerung, Kachexie und Anämie führt, die nicht selten mit Temperaturen, mit septischem Fieber und mit septischen Komplikationen aller Art einhergeht und welche — und hier liegt ein wesentliches Merkmal — jeder Therapie gegenüber außerordentlich hartnäckig oder sogar refraktär sein kann, welche nach scheinbarer klinischer Heilung ohne allen Grund neuerlich rezidiviert und dann einer Behandlung vielfach nicht mehr zugänglich ist, somit meist schlechteste Prognose hat und auch oft zum Tod führt. Dies heißt nicht, daß Ulzerosafälle nicht ausheilen können; im Verlaufe einer Colitis gravis aber erlebt der Erfahrene doch immer ein Periode der Krankheit, in welcher er sich hinsichtlich der Möglichkeit einer vollen Heilung, hinsichtlich der Prognose überhaupt nur sehr vorsichtig und zurückhaltend wird äußern wollen. Die spezielle Lokalisation der Entzündung im Darm, die Zahl und Beschaffenheit der Stühle, das momentane klinische Zustandsbild überhaupt sind für die Diagnose im allgemeinen nicht maßgebend. Für die Charakteristik der Krankheit ist es aber wesentlich, daß der Eindruck vorherrscht, daß das Leiden offenbar nur auf dem Boden einer bestimmten Konstitution entstehen konnte; dafür spricht unter anderem, daß die Krankheit Individuen im mittleren Alter befällt, auch das familiäre Vorkommen kann im gleichen Sinne gedeutet werden. Das konstitutionell-dispositionelle Moment ist für jeden, der derartigen Fällen gegenübersteht, auf der Hand liegend. Es kann — dies drängt sich einem immer wieder auf — nur an dem besonders gearteten Menschen liegen, daß diese anfangs scheinbar relativ leichte Dickdarmentzündung nicht zur Ausheilung kommt; manche Autoren wollen die Besonderheit dieser Menschen in einer bestimmten vegetativen Stigmatisierung, andere in einer besonderen allergisch-anaphylaktischen Reaktionsbereitschaft finden. Alle älteren Statistiken heben das Überwiegen der Frauen hervor, womit auch ein konstitutionelles ätiologisches Moment gegeben wäre. Neuere Statistiken ergaben aber ein gleiches Befallensein von Mann und Frau. Nach eigenen Erfahrungen dürften Frauen oder auch Männer vom femininen Typus doch etwas überwiegen. Für den klinischen Begriff Colitis ulcerosa ist ein bestimmter anatomischer Befund hingegen nicht charakteristisch. Die Fälle sind in ihrer Mehrzahl zwar chronische Kolitiden mit zahlreichen tiefgreifenden torpiden Geschwüren, es gibt aber Fälle gleicher Art, gleichen Verlaufes, gleich schlechter Prognose, mit den gleichen Komplikationen, mit Anämie, Abmagerung und Kachexie, in welchen das ulzerative Moment durchaus zurücktritt. Es ist daher auch richtiger, statt von Colitis ulcerosa von Colitis gravis zu sprechen, wie dies heute zwar nicht in der Praxis, vielfach aber im Schrifttum schon geschieht.

In bakteriologischer Hinsicht nimmt die Colitis gravis im Schrifttum eine Sonderstellung ein, zumal, seit BARGEN aus rektoskopisch vorgenommenen Rektalschleimhautimpfungen regelmäßig einen Diplostreptokokkus züchtete, den er mit Sicherheit als den spezifischen Erreger der Krankheit ansprach. Wir können auf die Details nicht eingehen, möchten nur darauf hinweisen, daß BARGEN durch Überimpfung seines Stammes auf Kaninchen Kolitiden, zum Teil vom Typus der Ulzerosa hervorrief und beim Menschen mit der spezifischen Vakzine angeblich ausgezeichnete Erfolge erzielte. Nachuntersucher haben diesen Befund zum Teil wohl bestätigt, zum Teil aber auch andere, angeblich ebenfalls spezifische Keime gezüchtet, der bekannteste unter diesen ist der Streptococcus saprophyticus von BUTTIAUX, die Mehrzahl der Autoren aber hat die Spezifität des BARGENschen Diplostreptokokkus abgelehnt und vertritt die Meinung, daß verschiedene Streptokokkentypen, zum Teil im Verein mit anderen Bakterien, als Erreger der Colitis gravis in Betracht zu ziehen sind. Wir wollen also festhalten, daß der Versuch, die Krankheit vom bakteriologischen Standpunkt als spezifisch zu erweisen, als mißlungen gelten muß.

Die Colitis gravis ist auch, wie oben ausgeführt wurde, anatomisch keine Einheit. Vom Standpunkt der Klinik ist es schließlich wichtig, daß auch die Pathogenese eine durchaus differente sein kann. Wir sehen Ulzerosafälle, welche sich aus einer unspezifischen Colitis simplex, aus einer im Gefolge einer chronischen Obstipation aufgetretenen sekundären Darmentzündung, aus einer gastrogenen Diarrhoe entwickeln, wir sehen, daß eine leichte Kolitis, die durch eine Dyspepsie ausgelöst war, in das schwere Bild der Colitis gravis umschlägt, wir können schließlich sagen, daß jede Kolitis, offenbar eben bei entsprechender Konstitution, bei entsprechend geringer Widerstandsfähigkeit und geringer Heilungstendenz in eine Colitis gravis übergehen kann. Auf die Fälle von Colitis ulcerosa, welche auf eine primäre spezifische Infektion des Darmes, auf eine Amöbeninfektion oder eine bazilläre Dysenterie zurückgehen und bei welchen die spezifische Infektion erloschen ist, die unspezifische Entzündung durch unspezifische Darmbakterien aber weiter unterhalten wird, sei mit Nachdruck hingewiesen. Amerikanische Autoren vertreten neuerdings den Standpunkt, daß psychosomatische Beziehungen zum Auftreten einer Ulzerosa führen können, daß psychische Traumen, Tod eines nahen Verwandten usw., die Krankheit zum Ausbruch bringen. Wir konnten ähnliche Beziehungen, die etwa einer statistischen Kontrolle standgehalten hätten, nie eruieren, wenngleich wir im allgemeinen psychoneurotisch-nervöse Beziehungen bei allen Durchfallskrankheiten als sicher gegeben erachten und auch bei der Colitis gravis von der Existenz einer psychosomatischen Komponente überzeugt sind. Die Colitis gravis ist also kein anatomischer und kein bakteriologischer, sondern ein klinischer Begriff, es sind die konstitutionelle Schwäche der Abwehr und damit die schlechte Prognose die für die Charakterisierung der Krankheit maßgeblichsten Momente.

Die Colitis gravis kann wie jede Kolitis nur bestimmte Kolonanteile befallen, zumeist sind die tieferen Abschnitte stärker betroffen und wir begegnen zumeist entweder Proktitiden, Proktosigmoiditiden oder diffusen Colitis gravis-Fällen, meist mit besonderer Beteiligung des Enddarmes.

Die Symptomatologie der Krankheit haben wir oben schlagwortartig umrissen. Wenn wir gesagt haben, daß das Allgemeinbefinden stark in Mitleidenschaft gezogen wird, so muß allerdings betont werden, daß oft erst der länger dauernde Verlauf zur Anämie, Abmagerung und Kachexie führt, daß Ulzerosafälle lange Zeit auch „lokale", auf den Darm beschränkte Krankheiten ohne Fernauswirkungen darstellen können. Freilich besteht die Gefahr einer raschen Verschlechterung in dem genannten Sinn dauernd. Geringgradige Temperaturen kann man häufig beobachten. Außerordentlich gefahrdrohend ist das plötzliche Auftreten hoher Temperaturen, zumal septischer Temperaturen, die, wie wir hören werden, oft zur Darmausschaltung zwingen. Die Anämie ist eine hypochrome. In den klassischen Fällen sind die Stühle blutig-schleimig und eitrig, wobei der Nachdruck auf „eitrig" zu legen ist. Eine chronische unspezifische Kolitis, bei der im Stuhl Eiter nachgewiesen ist, ist eine Colitis ulcerosa. Wie früher erwähnt, kann eine Colitis gravis aber auch ohne Ulzeration einhergehen, Eiter fehlt dann in der Regel im Stuhl. Fast ebenso bedeutsam, für die Diagnose manchmal ausschlaggebend, ist die Blutungsbereitschaft der Darmschleimhaut, bzw. der Blutstuhl. Die hohe Blutungsbereitschaft der Ulzerosafälle äußert sich klinisch nicht nur in den Blutbeimengungen zu den Stühlen, sondern vor allem in der Tatsache, daß wenigstens manche Fälle zu starken Darmblutungen neigen; manche Fälle beginnen mit „Darmblutungen", hinter welchen aber wahrscheinlich immer schon leichte, flüchtige kolitische Erscheinungen der Schleimhaut vermutet werden können. Derartige ein- bis zweitägige Blutabgänge können sich wiederholen, nach einer stärkeren Blutung halten aber blutig-schleimige, schließlich blutig-schleimig-eitrige Durchfälle an. Die Blutungsbereitschaft äußert sich auch regelmäßig in einer abnormen Empfindlichkeit der Schleimhaut gegen mechanische Traumen; es gelingt auch bei größter Vorsicht meist nicht, eine Rektoskopie ohne mechanische Darmschleimhautläsion durchzuführen, auch dann, wenn gerade schwerere anatomische ulzeröse Veränderungen der Schleimhaut nicht bestehen. Ein geringgradiges Anpressen der vorderen Öffnung des Rektoskopierohres an die Schleimhaut bringt diese, dem anpressenden Metallrand entsprechend, zum Bluten. Die Zahl der täglichen Stühle ist in den verschiedenen Fällen außerordentlich verschieden. Manche Kranke entleeren in guten Perioden nur einen Stuhl, andere haben bis zu 20 Entleerungen oder mehr. Hierbei handelt es sich aber meist um Abgänge blutig-eitrigen Schleimes ohne Fäkalmassen.

Wie bei allen Kolitiden ist auch hier die Unterscheidung zwischen einer diffusen Kolitis und einer Proktitis nicht schwierig. Abgesehen von der Hilfe, die uns das Rektoskop geben kann, haben wir in der Beschaffenheit der Stühle meist ausreichende Anhaltspunkte. Der Proktitisstuhl ist in der Regel ein Normalstuhl, der an seiner Oberfläche mit dem Exsudat der Rektalschleimhaut, mit Eiter, Schleim, Blut, bedeckt ist; zumal in den akuten Fällen ist ferner der Abgang von blutigem Schleim und Eiter ohne Fäkalmassen, die spritzartige Defäkation des Rektalexsudates, oft unter starken Tenesmen charakteristisch. Die Mitbeteiligung des Sigmas kann an dessen Druckempfindlichkeit erkannt werden, ist doch das Sigma, fixiert auf knöcherner Unterlage, der Palpation besonders gut zugänglich, ein Moment, welches bis zu einem gewissen Grade auch für den Blinddarm zutrifft. Viel schwieriger liegen die Verhältnisse bei der Beurteilung der Lokalisation im übrigen Darm, bei welcher nur die Beschaffenheit der Stühle, das Fehlen einer normalen Eindickung, die Durchmischung von Exsudat und Fäkalmassen und schließlich die Druckempfindlichkeit im Bereiche des Transversums, Deszendens usw., und die subjektiven Beschwerden des Patienten die wahrscheinliche Lokalisation vermuten lassen. Die Stuhlmikroskopie ist nur insoweit von Bedeutung, als durch sie eine Mitbeteiligung des Dünndarmes ausgeschlossen werden kann; die Entzündung oder reflektorische Reizung des Dünndarmes hat schlechte Nahrungsausnutzung im Gefolge. Die Lokalisationsdiagnose kann also größte Schwierigkeiten bereiten. Oft erlaubt nur eine langdauernde Beobachtung des Patienten einigermaßen verläßliche Schlußfolgerungen; die Schwierigkeiten werden auch nicht überwunden, wenn wir in der Lage sind, das Röntgenverfahren zu Hilfe zu rufen. Es kann nämlich nicht genug betont werden, daß der Wert der Röntgendiagnostik bei Darmentzündungen meist überschätzt wird; es werden einerseits auf Grund geringgradiger Veränderungen des Schleimhautreliefs Kolitiden diagnostiziert, die nicht vorliegen, anderseits manifestieren sich schwere Veränderungen der Schleimhaut im Röntgenbild nicht in entsprechendem Ausmaße. Auf dem Boden einer Ulzerosa entwickelt sich gelegentlich ein Karzinom. Tritt eine bis dahin in Schranken gehaltene Colitis gravis, die mit Therapie in Remission gehalten werden konnte, in ein sehr schweres, der Therapie allen Widerstand leistendes Stadium, so ist mit dieser Möglichkeit zu rechnen. Nur die Röntgenuntersuchung kann diese Sachlage klären, selten die Palpation. Während es ein Kunstfehler ist, ein Dickdarmkarzinom zu übersehen, welches ähnlich wie eine schwere Kolitis verläuft, sind nicht erkannte Karzinome, die erst im Verlaufe einer chronischen Colitis gravis auftreten, verzeihlich.

Das rektoskopisch beobachtete Schleimhautbild gibt Auskunft über die anatomischen Veränderungen des Mastdarmes und unteren Sigma. Häufige rektoskopische Kontrollen sind nicht angezeigt, da die Schleimhaut meist zum Bluten gebracht wird. Das rektoskopische Bild entspricht meist der „Ulzerosa": die Darmwand ist hyperämisch, düster rot verfärbt, man sieht in noch erhaltener Schleimhaut ausgedehnte Defekte, Geschwüre, die ebenso wie die Schleimhaut mit Blut, Schleim und Eiter bedeckt sein können. Die starke Blutungsbereitschaft auf das mechanische Trauma der Rektoskopie wurde oben erwähnt. Bei Ausheilung kann der Geübte Narben erkennen. In weniger schweren Fällen findet sich nur eine katarrhalisch veränderte hyperämische Schleimhaut, meist mit starker Blutungstendenz.

Die Röntgenuntersuchung mit Kontrasteinlauf, der sich besser eignet als die orale Bariumfüllung des Dickdarmes, kann ein stark verplumptes Schleimhautrelief zeigen, die Haustrierung des Kolon kann völlig fehlen. Durch die starke Reizbarkeit des Darmes und die vermehrte Sekretion ist das Bild der Schleimhaut oft völlig verwischt, „schummerig". Bei Vernarbung größerer Geschwüre können auch Darmverengungen auftreten.

Keines der aufgezählten Symptome (Anämie, Kachexie, Abmagerung, Fieber, blutige oder eitrige Stühle usw.) hat diagnostische Beweiskraft, die schlechte Prognose und die Hartnäckigkeit gegen die Behandlung stellen die wichtigsten Kriterien dar. Damit ergibt sich aber die Frage, woran im Augenblick die Colitis gravis erkannt wird. Hier muß gesagt werden, daß wir im Terminalstadium alle früher genannten Zeichen meist antreffen, daß diese zur Diagnose dann auch ausreichen und daß uns das momentane Zustandsbild die schlechte Prognose schließlich unmittelbar vermittelt, wogegen in den Frühstadien eine sichere Diagnose nicht möglich ist, da uns hier nur die Anamnese vielleicht eine Vermutungsdiagnose erlauben wird und im übrigen nur die Beobachtung und die schlechten therapeutischen Erfahrungen am Kranken die Diagnose schließlich stellen lassen werden. Das auch noch so schwere Augenblicksbild entscheidet im allgemeinen nicht, wie die folgende Gegenüberstellung zeigt: Eine akute schwere Quecksilberkolitis ist eine ulzeröse Dickdarmentzündung, die oft mit Fieber, mit schlechtestem Allgemeinbefinden und den schwersten klinischen Symptomen von

Seite des Darmes einhergeht, und doch ist der Patient in kurzer Zeit, häufig nach wenigen Tagen, wieder völlig hergestellt; eine Colitis gravis kann in den ersten Jahren eine chronische relativ leichte, scheinbar harmlose Kolitis sein, ohne Beeinträchtigung des Allgemeinbefindens, niemand könnte am momentanen Zustandsbild der ersten Jahre eine schwere Krankheit vermuten und doch ist der Fall eine Colitis gravis, die langsam alle Abwehrkräfte des Organismus überwinden und schließlich zum letalen Ende führen kann. Nur wer in den ersten Jahren die Chronizität, die Hartnäckigkeit und das, wenn auch Langsame, Unaufhaltsame richtig erkennt, nur der stellt die Diagnose auch zu einer Zeit, in welcher der unmittelbare Eindruck der einer leichten Affektion ist. Daß die Diagnose anfänglich immer stark subjektiven Einschlag haben muß, ergibt sich von selbst.

Man kann der chronischen Colitis gravis auch eine akute Form an die Seite stellen. Im Laufe der Jahre hat wohl jeder erfahrene Kliniker den einen oder andern Kranken gesehen, der akut unter den Zeichen einer schwersten Kolitis erkrankt war, bei dem man unter der üblichen konservativen Therapie von Tag zu Tag die Wendung zum Guten, die Abheilung erwartet hätte. Doch die Zahl der Stühle verminderte sich nicht, die Stühle behielten den stark eitrig-hämorrhagischen Charakter, das Fieber hielt an und hatte weiter septischen Charakter, es zeigten sich schließlich Schwäche und Kollapszustände und der Patient ging innerhalb von Tagen oder von Wochen zugrunde. Alle Therapie hatte versagt. Die bakteriologische Untersuchung hatte nur negative Ergebnisse gezeigt. Der Anatom fand eine schwerste nekrotisierende, verschorfende ulzeröse Kolitis. Wir haben auch hier eine schwere, unspezifische Kolitis vor uns, bei welcher jedem, der einen derartigen Fall sah, das Unaufhaltsame, das Unbeeinflußbare, unlöschbar in Erinnerung bleiben muß; wir haben das akute Gegenstück zur chronischen Colitis gravis.

e) Proktitiden.

In den vorangehenden Kapiteln wurde die Proktitis, die Entzündung des untersten Darmabschnittes, mehrmals erwähnt, es wurde darauf hingewiesen, daß die Intensität der Entzündung bei diffusen Kolitiden meist analwärts zunimmt, daß der Mastdarm meist am stärksten betroffen ist und daß der Mastdarm nicht selten auch allein erkrankt, daß die Darmentzündung als isolierte Proktitis in Erscheinung treten kann. Wie ebenfalls aus den früheren Ausführungen hervorgeht, findet man bei der Proktitis alle verschiedenen Arten der Entzündung, akute wie chronische und katarrhalische bis zu schwersten ulzerösen Formen. Wenn wir im folgenden die Proktitis dennoch nochmals besprechen und mehr minder als selbständige Krankheit herausheben, so geschieht es, weil die Proktitis dem Praktiker doch in einer Form begegnet, welche sich von den übrigen Darmentzündungen klinisch deutlich unterscheidet. Schon die Beschwerden des Kranken, der oft starke Tenesmus und die häufige Entleerung von Stühlen, die nur aus Schleimhautexsudat bestehen (bei ansonst normaler Dünn- und Dickdarmverdauung), charakterisieren den Zustand klinisch als einen besonderen.

Auch in ätiologischer Hinsicht müssen einige Momente hervorgehoben werden, welche die Proktitis von den übrigen Darmentzündungen unterscheiden: die relativ starke Neigung der Ampulla recti zur Entzündung scheint mit ihrer Funktion als Kotsammelstelle zum Teil zusammenzuhängen: Obstipationen vom Typus einer Dyschezie mit Ansammlung größerer harter Kotballen werden durch rein mechanische Läsionen, zum Teil auch durch Überdehnung und dadurch gegebene Zirkulationsstörungen in der Schleimhaut eine Schädigung der Schleimhaut bedingen, auf deren Boden sich die Entzündung leicht entwickeln kann. Daß

etwaige Fremdkörper, verschluckte oder anal eingebrachte, eine Entzündung auslösen können, braucht nicht besonders unterstrichen zu werden. Ist die (proktogene) Obstipation (s. S. 207) als solche also schon ein ätiologischer Faktor, der
in Betracht kommen kann, so spielen manchmal Obstipationsbehandlungen mit
Einbringen von die Schleimhaut reizenden Flüssigkeiten (konzentrierte Seifen-
lösungen usw.) oder mechanische Irritationen der Schleimhaut durch harte oder
kantige Darmrohre bei der Klysmenbehandlung sicherlich auch eine Rolle. Die
Gefahr des Infektes der Mastdarmschleimhaut von außen sehen wir am besten
bei der Proctitis gonorrhoica der Frau, wo das aus der Vulva abrinnende
Sekret die Darmschleimhaut unmittelbar infizieren kann. Daß Päderastie zur
Proktitis führen kann, ergibt sich von selbst. Schließlich ist darauf hinzuweisen,
daß das Rektum von einem dichten Netz weiter Venen umgeben ist, daß dieses
Netz als Hämorrhoidalknoten am Anus zutage treten kann und daß Infekte der
Hämorrhoiden, bzw. dieses Venensystems wieder zur Dickdarmschleimhautentzündung führen können. Auch Analekzeme, insbesondere in den Analkanal
hinaufwandernde Ekzeme können schließlich die Schleimhaut entzündlich reizen
und den Beginn einer Proktitis auslösen. Über die Symptomatik der Proktitis
ist nichts nachzutragen. Es sei nur darauf hingewiesen, daß der Tenesmus aller-
schwersten Grad erreichen kann; die Dickdarmschmerzen können gegen die Oberschenkel, gegen den Damm und gegen die Hoden ausstrahlen.

Die Diagnose der Proktitis ergibt sich zumeist aus der Anamnese; aus ihr
und aus der makroskopischen Betrachtung der Stühle kann zumeist auch die
Art der vorliegenden Entzündung erschlossen werden. Bei akuten Fällen hat
man meist keinen Anlaß, genauere Untersuchungen vorzunehmen, es sei denn,
daß der Verdacht auf einen Fremdkörper vorliegt; eine vorsichtige digitale oder
auch proktoskopische Untersuchung wird dann nötig sein. Bei länger sich hinziehenden oder ihrer Anamnese nach schon chronischen Fällen wird man auf
die Proktoskopie nicht verzichten. Abgesehen davon, daß der Grad und die Art
der Schleimhautveränderung bestimmt werden können, werden unter Umständen
auch eine Polyposis des Mastdarmes oder auch nur vereinzelte Polypen nachgewiesen werden können, welche sich dem palpierenden Finger bei der vorangegangenen digitalen Rektaluntersuchung entzogen haben und welche eine Mitursache der Proktitis darstellen können (hinsichtlich der Differentialdiagnose
des Rektum-Ca s. unten).

Eine besondere proktoskopische Unterscheidung der Proctitis sicca mit
abnormer Trockenheit und Glätte der Schleimhaut und einer Proctitis granulosa
mit geschwollenen Follikeln bei gleichzeitiger Vermehrung derselben ist klinisch
ohne Bedeutung, meist handelt es sich bei der letzteren um einen chronischen
und hartnäckigen Prozeß, so daß diese Feststellung eine gewisse prognostische
Bedeutung hat. Als eine besondere Form wird die eosinophile Proktitis beschrieben, eine akute Form, bei welcher nicht selten auch blutiger, mit Leukozyten durchsetzter Schleim abgesetzt wird, wobei sich im Mikroskop die
Mehrzahl der weißen Zellen als eosinophile Leukozyten erweisen; mit ihnen
finden sich zumeist zahlreiche CHARCOT-LEYDENsche Kristalle. Diese eosinophile
Proktitis, die also durch eine lokale Gewebseosinophilie charakterisiert ist, muß
nicht mit einer gleichzeitigen Bluteosinophilie einhergehen. Da es sich bei diesen
Proktitiden um eine allergische Reaktion handelt, kann auch eine Bluteosinophilie bestehen. Die Fälle sind selten.

Die gonorrhoische Proktitis mag häufiger vorkommen als sie mit Sicherheit
diagnostiziert wird. In jedem Falle einer akuten, zumal einer sonst scheinbar
unmotivierten Proktitis im Verlauf einer akuten Gonorrhoe bei der Frau muß
an die Möglichkeit der gonorrhoischen Infektion der Ampullenschleimhaut ge-

dacht werden. Bei Homosexualität muß auch beim Manne die Gonokokkenproktitis in Erwägung gezogen werden. Auf Grund eigener Erfahrung ist der
Gonokokkennachweis in einschlägigen Fällen deshalb so schwierig, weil einerseits
Gram-negative, morphologisch den Gonokokken sehr ähnliche Diplokokken anderer
Art im Stuhlausstrich, sogar auch intrazellulär gefunden werden können und weil
anderseits bei offenbar sicherer Gonokokkenproktitis intrazelluläre Diplokokken,
die also mit Berechtigung als Gonokokken angesprochen werden könnten, nicht
gefunden werden. Die Eiterzellen sind im proktitischen Eiter zumeist so sehr
zerstört, daß intakte im Ausstrich kaum mehr gefunden werden können. Man
muß sich auf die Wahrscheinlichkeitsdiagnose verlassen, die sich aus dem Zusammentreffen einer akuten Proktitis mit einer akuten Gonorrhoe ergibt. Rektoskopisch imponiert die Gonokokkenproktitis wie eine schwere akute, nicht
ulzerative, nur oberflächlich erosive Proktitis. Die Übergänge in Stenosen des
Rektums werden auf S. 217 erörtert.

Die Differentialdiagnose der Proktitiden ergibt sich in ihren Hauptzügen aus
dem Vorhergesagten. Mit Nachdruck ist auf einen in der Praxis immer wiederkehrenden Kunstfehler hinzuweisen: das Übersehen eines Rektumkarzinoms.
Wenn, zumal ein Individuum im Karzinomalter, an einer scheinbar akuten, insbesondere leicht hämorrhagischen Proktitis erkrankt, hat man an die Möglichkeit
eines Rektumkarzinoms zu denken, welches durch die Exulzeration oder auch
durch die in der Umgebung sich abspielende sekundäre Entzündung das Bild der
Proktitis völlig imitieren kann. Bei subakutem oder schleichend einsetzendem
Verlauf wird man um so mehr an das Karzinom denken müssen. Erkrankt ein
bis dahin immer darmgesundes Individuum, insbesondere ein solches mit bis
dahin immer regelmäßigem Stuhlgang, an proktitischen Erscheinungen, so hat
man daher sofort oder wenigstens in den nächsten Tagen, nach Abklingen etwaiger
foudroyanter Entzündungserscheinungen mit schweren Tenesmen, eine Digital-
exploration und, wenn diese negativ verläuft, eine Rektoskopie durchzuführen
und man hat schließlich, wenn mit der Rekto-Romanoskopie normale Dickdarmschleimhaut nicht erreicht wird oder wenn (hämorrhagischer) entzündlicher
Schleim aus einer hochgelegenen, nicht mehr eingesehenen Stelle nach unten
abfließt, eine Röntgen-Irrigoskopie anzuschließen, um mit Sicherheit auch ein
hochgelegenes Sigmakarzinom auszuschließen, aus dem oder aus dessen Umgebung sich Exsudatmassen abscheiden. Eine Irrigoskopie nach digitaler Untersuchung ohne Proktoskopie kann ein Karzinom auch übersehen lassen, weil bei
Füllung der breiten Ampulle mit Bariumbrei dieser das Karzinom überdecken
kann. Das Außerachtlassen der gegebenen Regeln hat durch Verschulden des
Arztes schon vielen Kranken das Leben gekostet, wurde doch durch Übersehen des
jungen Karzinoms der Termin der Radikaloperation versäumt. Die Gefahr ist
um so größer, als die Patienten mit leichten proktitischen Beschwerden, beruhigt
durch die Versicherung, daß es sich nur um einen leichten Katarrh handle, nun
oft Monate verstreichen lassen, ehe sie sich zu einer neuerlichen Untersuchung
einfinden. Bei Schmerzen in der Mastdarmgegend ist auch eine digitale Rektaluntersuchung vorzunehmen, um durch Abtasten der Periproktalgegend einen
primären, meist von entzündeten Hämorrhoidalknoten oder Phlebitiden ausgehenden periproktitischen Abszeß oder eine Periproktitis überhaupt auszuschließen; bei diesbezüglichem Verdacht ist der Patient dem Chirurgen zuzuweisen. Proktitische Zustände, zumal mit Schmerzen, finden sich ferner gelegentlich auch bei Prostataabszessen, die bei digitaler Untersuchung leicht erkannt
werden. Auch einfache Prostatahypertrophien können durch Stenosierung und
dadurch gegebene mechanische Reizung der Schleimhaut zur katarrhalischen Entzündung der Ampulle Anlaß geben. Bei einer Proktitis mit umschriebenem ge-

schwürigem Prozeß, dessen Rand sich bei digitaler Palpation auffallend hart erweist, wird schließlich an die Möglichkeit eines luetischen Primäraffekts gedacht werden müssen. Die Anamnese hinsichtlich Art des sexuellen Verkehrs wird den Verdacht verstärken können. Die Sicherstellung der Diagnose ist Sache des Venerologen. Bemerkt muß werden, daß sich im Stuhl, zumal bei jedem geschwürigen Dickdarmprozeß, speziell auch im Abstrich eines exulzerierten Karzinoms zahlreiche saprophytische Spirochäten finden können, die in ihrer Morphologie einer Pallida-Spirochäte weitgehend ähnlich, ja sogar gleich sein können. Unter Umständen wird eine rektoskopisch vom Chirurgen vorgenommene Probeexzision aus dem Geschwürsrand das Karzinom mit Sicherheit ausschließen lassen.

Die Behandlung der Proktitis folgt prinzipiell der der Dickdarmentzündung überhaupt (s. unten). Eine Proctitis ulcerosa ist meist wie eine Colitis gravis ulcerosa zu behandeln. Bei primärer Obstipation ist besonderes Augenmerk auf regelmäßige Entleerung des Darmes zu lenken, es empfehlen sich in diesem Falle wenigstens anfangs regelmäßige kleine Einläufe. Diese können aber gelegentlich einen Reizzustand der Schleimhaut unterhalten, so daß es sich empfiehlt, sie später wenigstens zeitweise auszusetzen und durch Abführmittel zu ersetzen. Eine lokale Behandlung durch das Rektoskop kommt wohl in Frage. Die häufige Einführung des Rohres aber kann einen Reiz darstellen, der alle Behandlungsversuche illusorisch macht. Hierbei wird individuell vorgegangen werden müssen. In manchen Fällen bewähren sich Zerstäubungen von Bolus alba, Dermatol oder schließlich der Sulfonamidpräparate (Sulfoguanidin, Sulfosuccidin usw.), wie sie zur Behandlung der schweren Kolitiden angegeben wurden (s. S. 183). Ätiologisch in Frage kommende Hämorrhoiden sind entsprechend zu behandeln, desgleichen spezifische Infektionen (Gonorrhoe, Lues).

f) Diphtherisch-nekrotisierende Kolitiden bei Urämie, Quecksilbervergiftung und bei hämorrhagischer Diathese.

Bei Urämie sieht man nicht selten eine schwere Kolitis mit Schleimhautveränderungen, die einer Dysenterie ähnlich sind (pseudomembranöse Auflagerungen, Nekrose der Schleimhaut und Geschwüre). Die urämische Kolitis ist eine schwere, meist terminale Komplikation der Urämie, die Therapie ist jene der Urämie. Im übrigen wird nach den Regeln der Kolitisbehandlung symptomatisch behandelt. Gleiches kann auch bei der Quecksilberintoxikation gesehen werden; bemerkenswert ist, daß hierzu keine hohen Dosen nötig sind, nach Salyrgan- oder nach einer Novasurol- bzw. Novuritinjektion oder einer Applikation von anderen Quecksilberdiureticis kann (allerdings sehr selten) eine derartige akute nekrotisierende Darmentzündung mit akuten Durchfällen mit blutigem Schleim, auch eitrigen Stühlen auftreten. Das Bild gleicht einer Dysenterie. Diese schweren akuten Darmerscheinungen gehen meist nach Sistieren der Quecksilbermedikation rasch zurück. Auch bei B-Vitaminmangel sollen ähnliche Zustände auftreten können.

Nekrotisierende Schleimhautentzündungen sieht man auf dem Boden von Suffusionen der Darmwand bei hämorrhagischen Diathesen (M. WERLHOF, M. HENOCH, Leukämien usw.) sich entwickeln. Die Ernährungsstörung führt zur oberflächlichen Nekrose der Schleimhaut und zur Besiedlung mit verschiedenen Bakterien, die auf diesem Gewebe einen guten Nährboden finden. Derartige Fälle können bei längerem Verlauf einer Colitis ulcerosa entsprechen.

g) Therapie der Kolitiden (bzw. Enterokolitiden).

Die Behandlung der akuten Kolitis besteht lediglich in Bettruhe, Wärme, in initialen Fasttagen und später in nur langsam aufbauender, aufgeschlossener Kost. Die diätetische Therapie der Enterokolitis folgt den bei der Enteritis besprochenen

Regeln. Schwere Fälle verlangen Kontrolle und Therapie des Kreislaufes, stark ge-
schwächte und ausgetrocknete Patienten verlangen Transfusionen, auch Bluttransfusionen. Gegen die Verabfolgung der verschiedenen Adsorbentien, vor allem der
verschiedenen Kohlepräparate, ist nichts einzuwenden; wir halten allerdings nicht
viel von ihnen. Abführmittel geben wir nur in den ersten Tagen, von der früher
üblichen Behandlung mit morgendlichen Gaben von Abführmitteln und abendlichen Gaben von Stopfmitteln sind wir gänzlich abgekommen; wenn die Fäkalmassen einmal entleert sind und die Exsudatmassen der Schleimhaut fast un-
zersetzt, geruchlos in starken Diarrhoen abgehen, kann ein Abführmittel unseres
Erachtens nur mehr einen weiteren Reiz für die bereits schwer geschädigte Darmschleimhaut darstellen. Drohen akute Fälle chronisch zu werden, so kommen
frühzeitig alle Maßnahmen in Betracht, die auch der chronischen Form zukommen.

Als erste Regel für die Behandlung einer *chronischen* Enterokolitis oder
Kolitis sei eine längst bekannte und einfachste Maßnahme herausgestellt, eine
Regel, die die Kliniker wohl immer schon betont haben, gegen die in der Praxis
aber nur zu oft verstoßen wird: die absolute Bettruhe. Die Bettruhe ist auch
ohne jede andere Behandlung oft imstande, das Krankheitsbild entscheidend zu
beeinflussen. In verschleppten, zumal vorbehandelten chronischen Fällen ist eine
ambulante Behandlung zwecklos — ganz leichte Fälle chronischer Enterokolitiden ausgenommen. Die Liegekur soll auch eine allgemeine Ruhekur sein,
die Sorgen der Familie, des Alltags, Aufregungen sollen, soweit möglich, ausgeschaltet werden.

Ein wichtiger Teilfaktor der Bettruhe ist die gleichmäßige Bettwärme, das
Hintanhalten von jeglichen Verkühlungen und Abkühlungen, wir betonen diesen
Faktor therapeutisch mit dem Thermophor, der dauernd oder für etliche Stunden
des Tages verordnet wird. In schweren, scheinbar aussichtslosen Fällen von
chronischer Kolitis kann der Versuch einer Wasserbettbehandlung gemacht
werden, eine Methode, die für die Praxis allerdings nicht in Betracht
kommt.

Die psychische Ruhebehandlung ist insbesondere für Fälle von Kolitis mit
Enteritis wichtig, da der Dünndarm gegen Erregungen sehr empfindlich ist.

Der Wert der Applikation von Adsorbentien ist außerordentlich gering. Wertvoller ist die Behandlung mit Adstringentien, unter welchen seit jeher vor allem
dem Acid. tannicum und Silbernitrat die größte Bedeutung zukommt. Die Erfahrung hat bei diesen Mitteln gezeigt, daß verschiedene Individuen gegen die
Ätzmittel verschieden empfindlich sind, daß von dem einen gut vertragene
Konzentrationen dem andern schaden. Es gilt daher die Regel, mit sehr schwachen
Lösungen zu beginnen und mit der Dosis langsam anzusteigen. Bei Acid. tannicum
beginnt man mit einer nur $1^0/_{00}$igen Lösung per Klysma, steigt langsam bis auf
eine $^1/_2\%$ige Lösung an, und dies nur dann, wenn ein torpides Stadium einer
chronischen Kolitis mit einer schwächeren Lösung nicht überwunden werden konnte.
Eine Yatrenbehandlung einer hartnäckigen Kolitis mit lokaler Applikation von
200 ccm einer 2%igen Lösung (ein- bis zweimal täglich) kann versucht werden,
diese von der Behandlung der Amöbendysenterie übernommene Behandlung hat
gelegentlich einen guten Erfolg.

Bei Vorliegen einer myxoneurotischen Komponente (s. S. 201) können mit
entsprechender Vorsicht intravenöse Kalziuminjektionen versucht werden.

Während die seinerzeitigen Sulfonamidpräparate bei allen Kolitisformen, auch
bei Fällen von Colitis ulcerosa, speziell solchen mit septischem Fieber, keinerlei
Erfolg hatten, wurden in der letzten Zeit mit bestimmten modernen Sulfonamiden, die auch wir über Vorschlag von CHESTER JONES (Boston) verwendeten,

Erfolge erzielt. Diese Sulfonamide sind das Sulfodiazin, das Sulfothiazol, das Sulfosuccidin und das Sulfoguanidin. Sulfodiazin und Sulfothiazol können, im üblichen Sulfonamidstoß gegeben und dann durch etwa zehn Tage fortgesetzt, in fieberhaften Fällen von chronischer Kolitis die septische Komponente beherrschen. In hartnäckigen Fällen schwerer Dickdarmschleimhautentzündung, insbesondere in fieberfreien Fällen, zumal bei einer Colitis ulcerosa sollte nach den neuesten Erfahrungen aber immer auch eine lokale Applikation des Sulfonamids, und zwar von Sulfosuccidin oder Sulfoguanidin versucht werden. Man sieht auch bei schweren Ulzerosafällen hier gelegentlich ausgezeichnete Resultate, freilich auch oft komplette Versager. Man kann die üblichen Tabletten im Mörser verreiben und je 2 g zweimal täglich in einem kleinen Einlauf lokal einbringen. Wir haben auch mit gutem Erfolg das so gewonnene Pulver auf rektoskopischem Wege unmittelbar auf die Schleimhaut appliziert. Diese Sulfonamidbehandlung stellt eine wesentliche Bereicherung unserer Therapie, gerade in schweren Ulzerosafällen dar. In jedem Ulzerosafall sollte sie frühzeitig im Rahmen der Liege- und Ruhekur versucht werden. Penicillin ist wirkungslos, da dieses Mittel im Koli-Milieu bekanntlich unwirksam ist; auch Streptomyzin wurde von amerikanischen Autoren als aussichtslos aufgegeben.

Ebenso wie bei Sprue hat sich in manchen Fällen die Folsäuretherapie bei schweren Kolitisfällen bewährt; in eigenen Nachprüfungen hat die Methode vorläufig versagt oder zumindest nicht zu eindeutigen Erfolgen geführt. Eine Lebertherapie sollte in hartnäckigen Fällen immer versucht werden, in eigenen Fällen brachte sie scheinbar Erfolg, wenn sich eine Besserung bereits durch andere Methoden eingestellt hatte.

Im Laufe der letzten Jahre kam die moderne Therapie langsam zu der Erkenntnis, daß auch den verbesserten Methoden einer Lokalbehandlung des Darmes durchschlagende Erfolge meist versagt sind und daß den Enterokolitiden vor allem mit „allgemeinen Methoden", mit allgemeiner Umstimmung beizukommen ist. Wenn man von der Serumtherapie, die sich nicht bewährt hat, und von den Versuchen mit einer spezifischen Vakzination absieht, die illusorisch wurde, seit man erkannte, daß den Enterokolitiden, auch der Ulzerosa, spezifische Erreger nicht zugrunde liegen, so sind diese neuen Verfahren die folgenden: die unspezifische Vakzinetherapie, die Hämotherapie mit Bluttransfusion und auch die mit Eigenblutinjektionen, welch letztere sich aber als zu schwach und daher als wirkungslos erwies, ferner die von KALK angegebene Methode mit dem anaphylaktischen Schock durch Vor- und Nachspritzen von Pferdeserum und schließlich die von mir angegebene Fiebertherapie. Mit diesen auf den ersten Blick sehr differenten Methoden wurden in bestimmten Fällen chronischer Enterokolitiden ausgezeichnete Erfolge erzielt, mit jeder der Methoden liegen einwandfreie Beobachtungen über schlagartige, an das Wunderbare grenzende Heilungen vor.

Vakzineinjektionen wie auch Bluttransfusionen und anaphylaktischer Schock haben nur dann einen Erfolg, wenn mit ihnen eine hohe Fieberreaktion ausgelöst wird; wir nehmen an, daß die genannten Methoden und die von uns angegebene Fiebertherapie mit Typhusvakzine oder Proteinkörpern irgendwelcher Art prinzipiell identischer Natur sind. Der gemeinsame Nenner, der bei allen diesen neuen Methoden den Erfolg verbürgt, ist das Fieber. Da nun der anaphylaktische Schock mit Vor- und Nachspritzen von Pferdeserum nicht immer auslösbar ist, die Methode also unzuverlässig und überdies zeitraubend ist, schließlich sogar auch lebensgefährlich sein kann und gegenüber einem Proteinkörperfieber keine Vorteile hat, ist die KALKsche Methode aufzugeben. Da Bluttransfusionen nur gelegentlich von Fieberzacken gefolgt sind, könnte auch auf sie verzichtet werden; bei stark geschwächten und anämischen Patienten, zumal Ulzerosafällen, ist die

Bluttransfusion aber ein so wertvoller Behelf, daß sie heranzuziehen ist, um ihr allerdings eine Fiebertherapie folgen zu lassen, wenn sie selbst Fieber nicht erzeugt hatte. Von anämischen Fällen abgesehen, kann man sich ausschließlich auf die Fiebertherapie mit Typhusvakzine in intravenöser Injektion beschränken; nur bei nicht entsprechend reagierenden Patienten gibt man auch Pyrifer und andere fiebererzeugende Mittel.

Wenn die Fiebertherapie chronischer Enterokolitiden auch kein unfehlbares Allheilmittel darstellt, so müssen die Erfolge dieser Behandlung doch in vielen Fällen als ausgezeichnet bezeichnet werden. Man kann beobachten, daß eine lange Zeit mit allen Methoden behandelte chronische Kolitis, auch eine Colitis ulcerosa mit zahlreichen blutig-eitrigen, schleimigen Stühlen nach *einer* Typhusvakzineinjektion einen normal geformten Stuhl produziert, der nur noch mit geringen Mengen eitrigen Schleimes bedeckt ist, und daß die Stühle normal bleiben und der Fall geheilt ist. Die Normalisierung der Schleimhaut hinkt dem Normalwerden der Stühle in diesen Fällen etwas nach; wie die Rektoskopie zeigt, dauert es acht bis vierzehn Tage, ehe die Schleimhautentzündung verschwunden ist. Am Fiebertag beobachtet man nicht selten Obstipation, der geformte Stuhl wird erst am zweiten Tag entleert. Der Erfolg stellt sich oft auch erst nach der zweiten, dritten oder auch vierten Injektion ein. Der schlagartige Erfolg einer Fiebertherapie muß sich nicht in einer Normalisierung des Stuhles zeigen, er kann auch nur zu einer wesentlichen Besserung führen, ein bei schwerer Kolitis immerhin schon sehr beachtlicher Erfolg. Leider ist der Effekt in anderen Fällen nur flüchtiger Natur, nach mehreren Normalstühlen kann es trotz Fortsetzung der Fieberkur zum Rückfall kommen. Schließlich gibt es Fälle, in welchen ein Erfolg sich vorerst überhaupt nicht einstellt. Führen mehrere Fieberschübe zu keiner Besserung, so setzt man die Behandlung aber dennoch fort, da sich die Besserung oder auch Heilung auch sehr langsam unter einer Serie von Fieberbehandlungen einstellen kann; hatten sechs bis sieben Fieberstöße keinen Erfolg, so versucht man die Fieberbehandlung nach einem Intervall von zwei bis drei Wochen wieder und erlebt jetzt nicht selten doch die langsame Besserung. Freilich bleibt zugegeben, daß es Fälle gibt, die weder auf einige wenige, noch auf Serien von Typhusvakzineinjektionen reagieren.

Starre Richtlinien hinsichtlich Dosierung und Intervall zwischen den Injektionen lassen sich nicht aufstellen, die Behandlung muß individuell sein. Man beginnt im allgemeinen mit einer Dosis von einer halben Million Keime und steigt je nach der Stärke der gezeigten Reaktion auf 1,2 oder auch auf 5, später auf 10 bis 12 Millionen Keime, die ausschließlich intravenös gegeben werden. Es muß eine energische Fieberreaktion mit hohen Temperaturen erzielt werden. Die Injektionen werden im allgemeinen alle drei bis fünf Tage wiederholt.

Die Schwere der Kolitis ist für die Erfolgsaussichten der Fieberbehandlung nicht entscheidend, auch die Ulzerosa, und vielleicht gerade sie, reagiert, wie schon erwähnt, auf Fieberbehandlung oft überraschend gut. Kontraindikationen sind hochgradige Kachexie und Kreislaufschwäche.

Der Wirkungsmechanismus dieser Fiebertherapie ist noch wenig aufgeklärt. Er scheint ein komplexer zu sein.

Die Fiebertherapie einer Kolitis stellt immer nur einen Versuch dar; wir können niemals voraussehen oder auch nur mit einiger Wahrscheinlichkeit voraussagen, ob sie Erfolg haben wird. Die Erfolge sind aber nicht selten so verblüffend, man erzielt in sonst scheinbar aussichtslosen Fällen oft einen derart überraschend günstigen Umschwung im Krankheitsverlauf, daß ein Versuch in jedem Fall gemacht werden sollte.

Noch wenige Worte zum chirurgischen Eingriff: Das Prinzip der Darmausschaltung ist altbekannt, neu ist bei der Colitis ulcerosa gravis die immer mehr zurückhaltende Einstellung der Internisten zu diesem Eingriff. Ganz abgesehen davon, daß der Anus praeternaturalis zumeist mindestens ein Jahr getragen werden muß, ehe Aussicht besteht, ihn wieder gefahrlos zu schließen, und auch abgesehen davon, daß einem zumal jüngeren Individuum schwer zugemutet werden kann, jahrelang einen Anus praeternaturalis zu tragen, sind die Aussichten desselben keineswegs so günstige, wie oft behauptet wurde: die Patienten vertragen den Eingriff oft aus psychischen Gründen nicht gut, es stellen sich nicht selten Ekel gegen Nahrungsaufnahme, Appetitlosigkeit und schwere Abmagerung ein, trotz Ausschaltung ändert sich nicht selten an den Entzündungserscheinungen nichts oder es kommt trotz fortgesetzter Spülungen zum sogenannten Kollapsdarm mit völliger und endgültiger Obliteration des Lumens. Wir können dem Patienten vor Anlage des künstlichen Afters daher auch niemals versprechen, daß sich das Opfer sicher lohnen werde, und müssen ihn aufmerksam machen, daß es ungewiß bleibt, ob der Verschluß des Anus praeternaturalis schließlich auch möglich sein wird. Die Darmausschaltung feiert ihre Triumphe bei den septischen, auf Sulfonamide nicht sofort ansprechenden Fällen, sie ist hier oft der lebensrettende Eingriff; hier liegt die vitale Indikation zum chirurgischen Eingriff.

Ist die Darmausschaltung beschlossen, so bleibt dem Internisten noch die Aufgabe, dem Chirurgen hinsichtlich der Art des Eingriffes und auch bei der Wahl der Stomiestelle zu raten. Wir empfehlen heute im allgemeinen die totale Dickdarmausschaltung, die Appendikostomie oder seitliche Zökostomie zur Spülung des Darmes von oben scheinen wenig Aussicht zu haben. Wenn aber intakte normale Kolonanteile angenommen werden können, so soll der gesunde Dickdarm in Funktion erhalten werden, eine Transversostomie oder gar eine Sigmoidostomie hat den Vorteil, daß ein Stück Kolon erhalten bleibt, welches die Dickdarmfunktion hinsichtlich Eindickung des Stuhles, Regelmäßigkeit der Defäkationen und so weiter übernimmt. Der Anus praeternaturalis muß naturgemäß im gesunden Darmanteil angelegt werden und es bleibt oft schwierige Sache der Diagnose, die Ausdehnung des entzündlichen Prozesses im Kolon zu umgrenzen; die diesbezügliche exakte Diagnose sichert eine richtige Wahl des Ortes der Stomie.

Amerikanische Autoren empfehlen in letzter Zeit als Regel die Ileostomie; solange wir ihre modernen Auffangbehälter nicht besitzen, welche jeden Ausfluß von Dünndarminhalt verhindern, können wir uns zu diesem Eingriff nicht entschließen, da der dauernd abfließende, dünnbreiige oder flüssige Dünndarminhalt arge Dermatitiden hervorruft.

Die Proktitis und Proktosigmoiditis werden im Prinzip ebenso behandelt wie eine diffuse Kolitis. Beide nehmen aber insofern eine Sonderstellung ein, als bei primärer Obstipation (s. S. 207) mit sekundärer Kolitis neben der üblichen Behandlung eine systematische Spül- bzw. Einlaufbehandlung Voraussetzung eines Erfolges ist.

Während die Diagnose der Kolitiden und Enterokolitiden trotz ihrer monotonen Symptomatik im allgemeinen keine Schwierigkeiten macht, ist die Behandlung meist eine schwierige Aufgabe. Prinzipiell können alle Kolitiden mit den gleichen Methoden behandelt werden. Freilich bleibt die Fiebertherapie, die Darmausschaltung usw. nur für sehr schwere, ulzeröse oder für sehr hartnäckige Fälle reserviert. Erfahrung und Intuition müssen jeweils den einzuschlagenden Weg bestimmen.

B. Interstitielle, infiltrative Darmentzündungen.

Einleitung.

Wie schon einleitend zu den Darmentzündungen hervorgehoben wurde, bedeutet interstitielle oder infiltrative Darmentzündung nicht Entzündung der Darmschleimhaut, sondern der Darmwand. Der Prozeß spielt sich also intramural ab. Dies verlangt allerdings insoweit eine Einschränkung, als eine einfache oberflächliche oder geschwürige Kolitis den Ausgangspunkt für eine Darmwandentzündung abgeben kann. Meist aber dürfte es sich um hämatogen entstandene Entzündungen handeln. Auf die Frage der Bedeutung der Divertikel wird später eingegangen werden. Die infiltrative Darmentzündung kann sich in jedem Abschnitt des Dünn- und Dickdarmes abspielen. Im Dickdarm ist sie allerdings viel häufiger als im Dünndarm, in diesem zumeist im untersten Ileum, in jenem fast regelmäßig im Sigma. Es kommen allerdings gleichartige Entzündungen in allen Kolonabschnitten vor, insbesondere im Bereich der beiden Flexuren. Die häufigste Form der Darmwandentzündung ist die Appendizitis.

a) Akute und chronische infiltrative Sigmoiditis.

Die bevorzugte Lokalisation einer infiltrativen Entzündung im Sigma mag damit zusammenhängen, daß dieses durch seine relative Enge am meisten mechanischen Einflüssen ausgesetzt ist. Die Sigmoiditis kann prinzipiell einer Appendizitis gleichgestellt werden. Ausgangspunkt der Entzündung kann wohl eine Colitis catarrhalis oder ulcerosa oder schließlich auch sehr selten eine Tuberkulose oder Aktinomykose, Lues usw. des Darmes sein, wobei ein direktes Übergreifen einer unspezifischen Entzündung auf die tiefen Darmwandschichten anzunehmen ist. Auch die Divertikulose, die mit ihren Divertikeln die ganze Darmwand durchsetzt, kann bei lokaler Entzündung in diesen durch eingedickte Darminhaltreste Ausgangspunkt werden. Meist aber sind es hämatogene Infekte mit dieser ungewöhnlichen Entzündungsmetastasierung, wie die Fälle zeigen, in welchen sich die Darmentzündung u. a. an ein Erysipel oder an septische gynäkologische Prozesse anschließt. Sicher können auch mechanische Läsionen des Darmes durch verschluckte Fremdkörper, Kotsteine, durch Kotstauung mit Überdehnung des Darmes usw. zur intramuralen Entzündung führen. Die einschlägigen Krankheiten sind sehr selten.

Wir unterscheiden eine akute und eine chronische Form.

Die *akute Sigmoiditis infiltrativa* entspricht klinisch symptomatisch einer „linksseitigen Appendicitis acuta". Die hervorstechendsten Erscheinungen sind die der akuten, lokalisierten Peritonitis im linken Unterbauch. Nicht selten handelt es sich um Kranke, welche nicht völlig darmgesund waren, die entweder einen kolitischen Durchfall, allerdings oft leichtester Art, hatten oder an chronischer Obstipation litten. Es scheint, daß Kotstauung gerade im engen Sigma wahrscheinlich durch Darmwandreizung prädisponierend wirkt; in beiden Fällen handelt es sich um ein Übergreifen der Entzündung von der Schleimhaut auf die tieferen Schichten. Bei hämatogener Ätiologie aus einem Fokalherd entwickelt sich das Bild aus vollster Gesundheit. Es ist vor allem durch Fieber und Schmerzen im linken Unterbauch charakterisiert, peritonitische Reizerscheinungen im Sinne von diffuser Beteiligung des ganzen Bauches, Übelkeit, Brechreiz, Erbrechen können sich einstellen. Der Schmerz entspricht zum Teil der Darmwandentzündung — er kann also auch krampfartiger Natur sein — zum Teil und wohl vor allem der Perisigmoiditis, das heißt der Peritonitis. Blasenreizerscheinungen können sich einstellen. Bei der Untersuchung weist man eine défense musculaire auf starken Druck und Klopfempfindlichkeit nach. Bei vorsichtigem Eingehen gelingt es meist, allerdings bei nicht zu starker Muskelspannung das Sigma als harten, spastisch kontrahierten und stark druckempfindlichen Strang zu palpieren, nicht selten kann man schon frühzeitig den Eindruck haben, daß sich neben dem Sigma, diesem unmittelbar angelagert, eine pralle, druckschmerzhafte Resistenz findet, welche dem abgekapselten Exsudat bzw. der lokalisierten eitrigen Peritonitis entspricht. Durchfälle können fehlen, es kann sogar Obstipation bestehen, leichte Ileuserscheinungen können schon frühzeitig auftreten, es können aber auch bei vorher normalem Kolon Reizerscheinungen der Sigmaschleimhaut mit leichten Durchfällen auftreten. Insbesondere bei eitriger Peritonitis besteht eine neutrophile Leukozytose. Röntgenuntersuchung und Rektoskopie geben, wenn überhaupt durchführbar, naturgemäß keine eindeutigen Bilder.

Diese akuten Erscheinungen können sich in den nächsten Tagen unter Abklingen des Fiebers und der Schmerzen rasch wieder zurückbilden. Auch sicher nachgewiesene Exsudate können sich resorbieren. In anderen Fällen aber kommt es unter entsprechenden Beschwerden zur Senkung des Abszesses in den Douglas oder gegen die Lacuna musculorum und schließlich nicht selten zu einem spontanen Durchbruch des heißen Abszesses in die Vagina, in die Blase oder unter oder ober dem POUPARTschen Band durch die Haut nach außen, schließlich aus dem Douglas in das Rektum. Nach kürzerem oder längerem, oft wechselvollem Verlauf, der mehr oder weniger septische Züge aufweisen kann, führen der Durchbruch bzw. der vorher vorgenommene kleine chirurgische Eingriff, die Abszeßöffnung zur Heilung. Hat man früher auf diesen glücklichen Ausgang vertraut und in diesen Fällen mit größeren chirurgischen Eingriffen, vor allem der Eröffnung des noch jungen Abszesses in der Höhe des Sigma zugewartet, so ist man heute mit größerer Erfahrung trotz aller Gefahren der Eröffnung des peritonitischen Abszesses, vor allem der diffusen eitrigen Peritonitis chirurgisch aktiver geworden. Denn wenn sich diese Senkungsabszesse auch früher oder später derart lokalisieren, daß eine Inzision von der Vagina, dem Rektum oder von der Inguinalgegend aus die gefahrlose Eröffnung des Abszesses gestattet, so erweist sich diese Inzision oft als ungenügend: der herangewachsene Abszeß, der sich vielfach vom Sigma bis tief in das kleine Becken erstreckt, ist durch Heranziehen von Darmschlingen oder dem Omentum, durch Verklebungen und Verwachsungen meist vielfach gekammert, so daß die eine Inzisionsöffnung dem Eiter keineswegs ausreichend Abfluß verschafft. Und wenn man später versucht, durch Gegeninzision Abhilfe zu schaffen, so verhindern vielfach Kämmerungen der Abszeßhöhle eine Heilung. Unter längerem septischem Fieber, unter Ileuserscheinungen und schließlich durch septische Embolien aus Thrombophlebitiden der Vena hypogastrica oder iliaca gehen die Kranken schließlich zugrunde. Wenn man auf Grund des Verlaufes sich nicht mehr berechtigt glaubt, eine rasche Spontanrückbildung der Sigmoiditis zu erwarten, soll man also doch frühzeitig operieren; allgemein gültige Regeln lassen sich nicht aufstellen, der Intuition ist hier die Entscheidung vorbehalten. Durch die moderne Penicillin- und Sulfonamidbehandlung wird man heutzutage vielleicht diesen oder jenen Fall zur Abheilung bringen; für die Penicillinbehandlung wäre Voraussetzung, daß die Peritonitis nicht auch durch Koli-Keime mitbedingt ist, sehr oft finden sich nur Streptokokken, was übrigens für die hämatogene Pathogenese spricht.

Die *chronische Sigmoiditis infiltrativa* entwickelt sich entweder aus einer akuten oder aber ihr Beginn ist, wie zumeist, schleichend. Der chronische Entzündungsprozeß, der in der Darmwand gelegen ist und den peritonealen Überzug des Sigmas mitbetrifft, führt zur Vernarbung und Schrumpfung und damit vielfach zur Stenose des Darmlumens. Dies bedeutet, daß sich bei dieser Krankheit oft ohne wesentliche subjektive und objektive Erscheinungen langsam eine Sigmastenose entwickelt, die klinisch durchaus einem Sigmakarzinom entspricht. Tatsächlich ist eine sichere Abgrenzung vom Tumor kaum möglich: wohl kann der Röntgenologe gewisse Anhaltspunkte beibringen, auch der klinische Verlauf läßt manchmal Rückschlüsse zu, wenn eine lokale Peritonitis aus der Anamnese angenommen werden kann, keine Vorgeschichte und kein objektiver Befund aber erlauben eine sichere Entscheidung; Blutbeimengungen zum Stuhl, makroskopisch sichtbar oder okkult, können ebensowenig wie eine Senkungsbeschleunigung oder ein Blutbefund zur Klärung beitragen. Angesichts dieser Verhältnisse wird man zur Operation raten; da der Chirurg auch beim Abtasten des indurierten Sigma ein sicheres Urteil nicht abgeben kann, muß reseziert werden. Die Operation ist immer angezeigt, wenn eine höhergradige Sigmastenose sich entwickelt hat. Bei der Operation findet man nicht selten sogenannte braune Tumoren, welche histologisch aus zellreichem Bindegewebe, das sich zwischen die Muskelbündel einschiebt, aus einer kleinzelligen Infiltration und Bindegewebe bestehen und welche dem chronisch entzündlichen Prozeß entsprechen. Über die Entstehung dieser mächtigen, manchmal elephantiastischen Wucherungen, welche sowohl die Muskularis wie die Subserosa und Submukosa betreffen, gehen die Anschauungen noch auseinander (Lymphstauung?).

Analoge Vorgänge wie im Sigma bei der infiltrativen Sigmoiditis können sich auch in beliebigen Kolonabschnitten abspielen, meist im Typhlon und in den beiden Flexuren. Die akute interstitielle Typhlitis gibt das Bild der akuten Appendizitis. Gleichzeitiges Vorkommen einer Typhlitis und einer Sigmoiditis kommt nach eigener Erfahrung vor, ist bei der Seltenheit dieser Zustände überhaupt aber außerordentlich selten.

b) „Diverticulitis". Divertikulose.

Bei Sigmoiditiden stellt der Röntgenologe nicht selten eine *Divertikulose* des Sigmas fest. Man hat aus diesem Grund die Sigmoiditis vielfach fälschlich als Divertikulitis bezeichnet. Demgegenüber ist zu betonen, daß die einfache Divertikulose, angeborene oder erworbene Divertikel, in der großen Mehrzahl der Fälle überhaupt keine Erscheinungen macht. Durch Stuhlretention in den Divertikeln kann es wohl ganz selten auch zu einer Sigmoiditis kommen, es kann die Divertikulose aber ebenso auch nur Ausgangspunkt einer leichteren oder schwereren Darmschleimhautentzündung, das heißt einer Proktosigmoiditis werden. Divertikulitis ist also keine Diagnose, die Divertikulose kann zu verschiedenen Entzündungskrankheiten Anlaß geben.

c) Dünndarmphlegmone. Ileitis terminalis.

Die akute phlegmonöse Entzündung des Dünndarmes hat ihre Prädilektionsstelle im Duodenum und im obersten Jejunum; jeder Abschnitt, auch das unterste Ileum kann befallen werden. Es handelt sich ebenso wie bei der Sigmoiditis acuta um eine wahrscheinlich zumeist hämatogen entstandene Entzündung. Die Diagnose der Phlegmone des obersten Dünndarmes ist kaum möglich, die Mehrzahl der Fälle kommen unter falscher Diagnose (Pankreatitis, Ulkusperforation und so. weiter) zur Operation. Die *Ileitis terminalis*, eine Bezeichnung, für die es in der Literatur zahlreiche Synonyme gibt (Ileitis ulcerosa chronica stenosans, chronisch-cikatrisierende Enteritis usw.), entspricht der chronischen Form der infiltrativen Sigmoiditis. Auf Grund eines meist schleichend einsetzenden interstitiell entzündlichen Prozesses kommt es langsam zur Starre des unteren Ileums, zur Verdickung von serösem Überzug und Submukosa, vielfach zur Stenose. Der Zustand kann mit einer chronischen interstitiellen Typhlitis kombiniert sein, zu-

meist aber schneidet der chronische schrumpfende Prozeß an der BAUHINschen
Klappe scharf ab. Auch in oberen Dünndarmabschnitten kann der gleiche
Prozeß sich abspielen. Wenn eine Stenose sich nicht entwickelt, so kommen diese
Kranken zumeist unter der Diagnose einer akuten oder chronischen Appendizitis
zur Operation und werden dann erst erkannt. Entzündungsnachschübe führen
zu einer akuten peritonitischen Reizung und damit zum Bilde der Appendizitis.
Die Therapie ist eine ausschließlich chirurgische.

d) Darmbrand.

In Deutschland wurden im Jahre 1947 zum erstenmal Fälle eines „Darm-
brandes" beschrieben (JECKELN und RUPPERT). Es handelt sich um einen in
seiner Ätiologie unbekannten nekrotisierenden Prozeß, wobei der obere Dünndarm bevorzugt ist. Im Anfangsstadium entspricht der Befund einer frischen
Verätzung der Schleimhaut, das voll ausgebildete Stadium zeigt Schleimhautnekrosen mit Zerfall und Abstoßung, Tieferdringen des Absterbevorganges in die
Submukosa und Muskularis und stärkstes hämorrhagisches Ödem der Darmwand. Führende Symptome sind:

Trockene, belegte Zunge, Fötor, Nahrungsmittelverweigerung. Heftiger
Oberbauchschmerz, meist links, mit Spannungsvermehrung und Hauthyper-
algesie im Gebiet von. Th 7—12, kolikartige Leibschmerzen, Meteorismus, oft
sichtbare Darmsteifungen, Durchfälle oder Obstipation, sehr bald blutige Entleerungen. Stark beschleunigte Senkung der Blutkörperchen, Leukozytose,
Linksverschiebung, toxische Granulation, oft Zeichen von Kapillartoxikose als
Cutis marmorata.

Frühkomplikationen sind: Durchwanderungsperitonitis, paralytischer Ileus.
Di- und Tetraplegien, LANDRY-Paralyse infolge kapillärer Blutungen in Gehirn
und Rückenmark (Kapillartoxikose).

Spätkomplikationen (zuweilen schon recht frühzeitig, gelegentlich auch erst
wochenlang nach der „Heilung") sind: Adhäsive Peritonitis, Perforationsperitonitis. Strangileus durch Verwachsungen. Obturationsileus durch Narbenstenose.

Rezidive kommen vor. Die Prognose ist zweifelhaft, die Mortalität beträgt
etwa 40%.

e) Appendizitis.

Wir unterscheiden klinisch eine akute und eine chronische Appendizitis,
wissen aber, daß die chronische Appendizitis Folgezustand einer akuten Entzündung ist oder sich aus einer Reihe rezidivierender akuter Nachschübe zusammensetzt. Dies ist wenigstens die Ansicht der großen Mehrzahl der Kliniker
und der Anatomen, allen voran auch ASCHOFFs. Diese Annahme wird auch für
die Fälle aufrechterhalten, in welchen die Appendizitis von allem Anfang an
scheinbar chronisch verläuft.

Säuglinge, Kleinkinder und auch Greise erkranken selten, die disponierenden
Jahre sind inbesondere die zwischen dem 10. und 35. Lebensjahr. Die Appendizitis
ist eine bakterielle Entzündung der Darmwand. Fraglich ist hierbei, ob diese
bakterielle Entzündung auf hämatogenem Wege oder durch direktes Übergreifen
einer Schleimhautentzündung auf die übrigen Wandschichten zustande kommt.
Jeder Kliniker hat gelegentlich die Erfahrung gemacht, daß sich eine akute
Appendizitis ebenso wie eine akute Cholezystitis an eine Angina tonsillaris an-
schloß, wobei der hämatogene Weg der Entstehung der Appendizitis deutlich
zum Ausdruck kommt. Diese Fälle sind aber vergleichsweise doch recht selten
und für die große Mehrzahl der Fälle wird an der These ASCHOFFs der endogen-

enterogenen Entstehungsweise der Appendizitis festgehalten werden müssen. Die Entzündung beginnt also zumeist an der Schleimhaut im Sinne einer katarrhalischen oder auch ulzerösen Entzündung und greift von hier auf die tieferen Schichten über. Daß die Schleimhaut gerade der Appendix relativ häufig isoliert erkrankt, hat in der Anatomie und Physiologie des Wurmfortsatzes seine ausreichende Erklärung. Der Blindgang, den der Wurmfortsatz darstellt, die Möglichkeit der Stagnation von Darminhalt, die dadurch gegebene Eindickung desselben und die häufige Bildung von Kotsteinen, welche das enge Lumen verlegen, und schließlich die Möglichkeit von Knickungen einer sehr langen Appendix sind häufig ätiologische Faktoren für die Schleimhautentzündung in der Appendix. Es muß im übrigen betont werden, daß sich die Kotsteine zumeist nicht in einer normalen Appendix, sondern schon auf dem Boden einer überstandenen, meist leichten akuten Appendizitis entwickeln. Wenn sie dann das Lumen obturieren, so fördern sie nun die Schleimhautentzündung, die allerdings, wie Aschoff gezeigt hat, meist weit distal von der Steinokklusion beginnt. Wird schließlich in einem periappendizitischen Abszeßeiter ein Kotstein gefunden, so war nicht die Perforation des Kotsteines in die freie Bauchhöhle die Ursache der Peritonitis, der Kotstein hatte sich vielmehr in den bereits bestehenden Abszeß entleert. Die Erreger der akuten Appendizitis, die in Reinkultur oft in periappendizitischen Abszessen, Douglas-, Senkungsabszessen usw. gefunden werden, sind verschiedenartigste Keime: anhämolytische Streptokokken, Pneumokokken, Enterokokken, Friedländer-Bazillen, Koli-Bazillen u. a.; oft liegt eine Mischflora vor. Bemerkenswert ist, daß die Tonsillenflora eine andere ist, ein Argument, welches manche Autoren die Beziehung einer Angina zur hämatogen entstandenen Appendizitis ablehnen läßt. Wenn, wie eben geschildert, mechanische Momente in der Pathogenese der Appendizitis sicher eine große Rolle spielen, so hat man aber anderseits Fremdkörper im Lumen der Appendizitis als Ursache der Erkrankung sicher stark überschätzt. Zur Zeit, als die Appendizitis chirurgisch entdeckt wurde, etwa um die Jahrhundertwende, als die „kryptogene akute diffuse Peritonitis" in der akuten Appendizitis endlich ihren Ausgangspunkt bzw. ihre Erklärung gefunden hatte, wurde im Rahmen der einschlägigen Pathogenesestudien verschiedenen Fremdkörpern, die sich in der Appendix verfangen sollten, irrtümlich eine große Bedeutung zugeschrieben: damals wurde das Emailgeschirr insofern ätiologisch beschuldigt, als abgesplitterte Emailpartikel, die in der Appendix liegenblieben und dort die Schleimhaut reizten, eine der Ursachen der Appendizitis bzw. ihres damals gehäuften Auftretens sein sollten (Emailgeschirr wurde in vielen Haushalten seit damals ängstlich vermieden und durch Aluminiumgeschirr ersetzt). Hatte ein Kind einen Kirschkern verschluckt, so wartete man unter Stuhlkontrolle und gleichzeitiger Verabfolgung von Abführmitteln ängstlich den Abgang des Kernes ab und auch bei Fischgräten hegte man ähnliche Befürchtungen. Der relativ häufige Nachweis von Trichocephalus dispar oder Oxyuris vermicularis führte auch zu der Annahme, daß diese Würmer einen primären Schleimhautschaden in der Appendix setzten, eine Annahme, die heute mit Recht mehr minder fallen gelassen wurde. Für sicher seltene Fälle mag die Annahme einer allergischen Erkrankung der Appendix zutreffen, ein allergisch-anaphylaktisches Ödem der Schleimhaut würde in diesen Fällen den Boden für die bakterielle Invasion bereiten. Das Übergreifen einer Typhlitis auf die Appendix kann vorkommen, meist dürfte der Zusammenhang zwischen Typhlitis und Appendizitis aber damit gegeben sein, daß die Schleimhautschwellung im Coecum zu einem Entleerungshindernis der Appendix und zur Ursache für die Stagnation im Appendixlumen wird. Ein Trauma kann in seltenen Fällen auf dem Umweg über ein Hämatom der Appendix auch auslösend wirken.

Vom anatomischen Standpunkt aus pflegt man drei Stadien der akuten Appendizitis zu unterscheiden, die in der Symptomatologie bis zu einem gewissen Grad auch ihr Korrelat haben. Hierbei ist für den Kliniker und für seine therapeutischen Maßnahmen der zeitliche Ablauf des Geschehens von besonderer Bedeutung.

Im ersten Stadium, im sogenannten Primärinfekt nach Aschoff, findet sich an verschiedenen Stellen, meist des distalen Teiles des Wurmfortsatzes ein oberflächlicher Epitheldefekt, der mit leukozytenreichem Fibrin bedeckt ist, darunter sind Submukosa und auch oberste Muskularisschichten leukozytär infiltriert. Eine leichte trockene Entzündung des Peritonealüberzuges kann sich schon einstellen. Diese Erscheinungen können innerhalb 24 Stunden wieder zurückgehen und narbig mit Stenosen oder mit Atresie des Ganges ausheilen. Ist der Entzündungsprozeß progredient, so tritt die Appendizitis nach 24 Stunden in ihr zweites Stadium, die Bakterieninvasion bzw. die bakterielle Entzündung durchdringt rasch die ganze Wand des Wurmfortsatzes, es bilden sich ausgedehnte eitrige Infiltrate bzw. Wandabszesse, es kommt gleichzeitig zur schweren akuten Entzündung des serösen Überzuges, das heißt, zur lokalen Peritonitis. Dieser Prozeß nimmt meist den zweiten Krankheitstag in Anspruch. Erstes und zweites Stadium gehen ohne scharfe Grenze ineinander über, mit Auftreten der subjektiven Erscheinungen kann man auch schon das zweite Stadium vor sich haben, wenn nämlich das erste mehr minder symptomlos abgelaufen war. Unter Verklebungen mit der Umgebung kann auch das zweite Stadium noch narbig mit Stenose, Atresie usw. ausheilen oder es kommt zum dritten Stadium, zur Perforation der Wandabszesse in die freie Bauchhöhle, zur diffusen Peritonitis oder zum periappendizitischen Abszeß, wenn sich rechtzeitig entsprechende Peritonealverklebungen entwickelt haben. Aus diesem als Paradigma geschilderten Ablauf können sich verschiedene Bilder entwickeln: im zweiten Stadium kann sich ein Rückgang der akuten Erscheinungen zeigen, die Adhäsion mit der Umgebung hat aber zu einem Appendixtumor geführt, der aus verbackenen Dünndarmschlingen, aus Omentum und Mesenterium usw. besteht. Im Zentrum dieses chronisch entzündlichen Tumors liegt die abheilende Appendix mit Stenose oder mit völliger Atresie des Lumens. Durch periappendizitische Verziehungen, durch primär verschiedene Lagerungen der Appendix, vor oder hinter dem Coecum, mehr kranial oder tief in das Becken herabhängend, durch Entwicklung von Senkungsabszessen, Tendenz zur Perforation nach außen usw. ergeben sich verschiedenartigste Bilder, welche aber weniger den Internisten als den Chirurgen interessieren.

Klinische Symptomatologie. Die akute Appendizitis ist durch das folgende Syndrom gekennzeichnet: plötzlich auftretende Schmerzen im rechten Unterbauch, Übelkeit bis Brechreiz oder Erbrechen, Fieber, Tachykardie, Erscheinungen der lokalen Peritonitis im Bereich der Ileocoecalgegend und Leukozytose. Je nach der ursprünglichen Lage der Appendix, der Art der Wandentzündung, der Virulenz der Keime und der konstitutionell bedingten verschiedenen Reaktion auf die Entzündung hinsichtlich Abwehrspannung der Bauchdecken usw., müssen sich bei aller Charakteristik des Bildes doch recht verschiedene Symptomenkomplexe ergeben.

Sehr leicht verlaufende Fälle, welche sich lediglich in einer Schleimhautentzündung mit nur geringem Mitergriffensein der Wandschichten und ohne die geringsten peritonitischen Erscheinungen erschöpfen, haben nur geringgradige flüchtige Schmerzen im rechten Unterbauch und vielleicht leichte Temperaturen und Übelkeit, subjektive und objektive Erscheinungen können auch vollständig fehlen. Autoptisch können später sogar recht ausgedehnte narbige Veränderungen gefunden werden, obwohl die Kranken bewußt eine Appendizitis nie durchgemacht haben.

Der Schmerz tritt plötzlich, anfallsartig auf, sein Charakter wird bald als kolikartig oder brennend oder sehr häufig auch stechend geschildert. Er kann bei Tiefatmen auch zunehmen, zum Teil offenbar durch Druck der Eingeweide auf den entzündeten Darmabschnitt, zum Teil durch die peritonitische Reizung mit einem stechenden Serosaschmerz, der von der Atmung bzw. auch von Husten abhängig ist. Der Schmerz ist entweder streng auf den Unterbauch lokalisiert oder er strahlt bald in die rechte Lumbalgegend, bald nach oben gegen die Gallenblase, bald nach unten gegen die Harnblase oder auch in die Vorderseite des Oberschenkels aus. Bei atypischer Lage der Appendix kann der Schmerz auch nur im Rücken wie der Schmerz eines subphrenischen Abszesses empfunden werden, eine der atypischen Verlaufsarten einer Appendizitis, die bei der Differentialdiagnose erläutert werden wird. Auch bei normaler Lage der Appendix werden die Schmerzen manchmal in den linken Unterbauch lokalisiert. Bei starker Peritonitis, zumal bei frühzeitig fortschreitender Entzündung nach unten bei in das kleine Becken reichender Appendix werden schon initial nicht selten Blasenreizerscheinungen, schmerzhafte Pollakisurie, Krampfschmerzen in der Blase usw. angegeben. Das gesamte Abdomen kann leicht gebläht sein und als aufgetrieben empfunden werden. Es kann sowohl Obstipation als auch Durchfall bestehen.

Bei der *objektiven* Untersuchung stellt man ein Zurückbleiben des rechten Unterbauches bei der Atmung, bzw. ein Nichtmitbeteiligtsein an der Atmung fest; normalerweise sollte sich die vordere Bauchwand bei der Inspiration vorwölben, diese Vorwölbung bleibt bei der Appendizitis aus. Durch die Kontraktion der Muskel der vorderen Bauchwand im rechten unteren Quadranten erscheint diese Gegend auch manchmal eingezogen bzw. flacher als der übrige Bauch. Bei der Palpation stellt man in diesem ersten Stadium eine Défense musculaire und eine Reihe von Druckpunkten bzw. Schmerzphänomenen fest, deren Bedeutung für die Diagnose unserer Überzeugung nach überschätzt wird, die übrigens bald vorhanden sein, bald fehlen können, ohne daß dies für die Beurteilung des Falles wesentliche Bedeutung hätte, und die hinsichtlich ihrer Lokalisation in den verschiedenen Fällen voneinander stark abweichen.

Die Défense musculaire ist meist sehr deutlich; die Spannung der Bauchdecken imponiert hier als peritonitisches Reizsymptom vielleicht mehr als bei einer diffusen Peritonitis, weil sich die Bauchdeckenspannung gerade des rechten unteren Quadranten von der des übrigen Abdomens so sehr unterscheidet. Im akuten Stadium gelingt es meist nicht, die abdominellen Organe durch die gespannten Bauchdecken zu palpieren. Durch verschieden tiefen Druck kann man nun verschiedene besonders empfindliche Druckpunkte feststellen, von welchen der McBurneysche Punkt der bekannteste ist. Er liegt in der Spinalnabellinie, i. e. die Verbindungslinie zwischen Spina iliaca superior anterior und Nabel, und zwar bald zwischen mittlerem und äußerem Drittel, bald in deren Mitte. Weitere, angeblich charakteristische Druckpunkte sind der Lanzsche, zwischen dem mittleren und rechten Drittel der Interspinallinie (Verbindungslinie zwischen den beiden vorderen Darmbeinstacheln), der also meist etwas tiefer und etwas weiter außen liegt als der McBurneysche, und schließlich der Kümmelsche in der Medianlinie ungefähr 2 cm unterhalb des Nabels, er liegt also etwas höher und mehr medianwärts als der McBurneysche und wird in Linkslage oft deutlicher. Im Bereich der Druckschmerzhaftigkeit findet sich zumeist auch eine ausgesprochene Klopfempfindlichkeit. Der McBurneysche, Lanzsche und Kümmelsche Druckpunkt könnte unseres Erachtens noch durch eine Reihe anderer Druckpunkte ergänzt werden, die ebenso typisch oder atypisch wären wie die

genannten. Ob sich an der typischen Stelle des MCBURNEYschen, LANZschen oder
KÜMMELschen Druckpunktes oder an einer anderen beliebigen Stelle des rechten
unteren Quadranten eine besondere Empfindlichkeit bei tiefem Druck findet,
hängt offenbar von der besonderen Lage der Appendix, vor oder hinter dem
Coecum, medial oder lateral von diesem, ferner von der Mitinfiltration und der
Lage des Mesenteriolums, der Lokalisation der umschriebenen Peritonitis mehr an
dieser oder jener Stelle und nicht zuletzt von der Lage der mitbetroffenen, entzündlich veränderten, stark druckschmerzhaften Lymphdrüsen ab. Die mitbetroffenen
Lymphdrüsen können die regionären, nahe der Appendix gelegenen, es können aber
auch weit entfernte, in der Mesenterialwurzel, etwa in der Nabelgegend gelegene
Drüsen sein, die nach Überspringen der nahen Drüsen mitergriffen wurden. Ob
der MCBURNEYsche, LANZsche oder irgendein anderer Druckpunkt in dieser
Gegend nachgewiesen werden kann, hängt also von unwichtigen Nebenumständen
ab und ist für den Kliniker bedeutungslos. Eine Unterscheidung von Fällen mit
diesem oder jenem Druckpunkt ist zwecklos. Unter BLUMBERGschem *Phänomen*
oder BLUMBERGschem *Symptom* versteht man einen starken Schmerz oder ein
Stärkerwerden des Druckschmerzes im Bereiche der Ileocoecalgegend bei plötzlichem Nachlassen des Druckes (ein allgemeines peritonitisches Zeichen), unter
ROVSINGschem *Zeichen* das Auftreten oder Stärkerwerden der Appendizitis-
schmerzen durch Aufwärtsstreichen längs des Colon descendens, wobei man den
Deszendensinhalt gegen die oralen Kolonabschnitte preßt und im Coecum den
Innendruck steigert. Sehr typisch ist ferner ein Stärkerwerden oder auch
das Auftreten von umschriebenen Schmerzen bei tiefem Druck in der Ileocoecalgegend erst dann, wenn der Kranke, hierzu aufgefordert, das rechte Bein in
Streckstellung hebt oder zu heben versucht, wobei er den M. psoas anspannt.
Die entzündete Appendix wird durch den sich kontrahierenden Psoas gegen die
palpierenden Finger gedrückt und hierbei komprimiert. Zumal bei Adipositas
oder sonstiger schwerer Erreichbarkeit der Appendix von vorne ist dieses Schmerz-
phänomen oft das einzige, welches die Vermutungsdiagnose Appendizitis
erhärtet.

Die genannten Zeichen der Entzündung der Appendix und der lokalisierten
Peritonitis sind in der Regel schon von höherem Fieber begleitet. Es können
aber auch nur subfebrile Temperaturen bestehen, das Fieber kann auch alsbald
septischen Charakter annehmen, wenn es zur Abszeßbildung und zu anderen
Komplikationen kommt.[1] Ein initiales Erbrechen sistiert meist nach den ersten

---

[1] Viele Autoren legen auf den Vergleich der Rektal- und Axillartemperatur großen
Wert und verwerten Differenzen über einen Grad im Sinne des intraperitonealen
Entzündungsprozesses (Adnexitis, Douglas-Abszeß, Appendizitis usw.). Hierbei ist zu
betonen, daß die unter allen Kautelen gemessene Rektaltemperatur die Achsel-
temperatur um zirka $0,5°$, die orale Temperatur um zirka $0,2$ bis $0,3°$ übersteigt.
Axilläre, rektale und orale Temperatur gehen auch nicht immer parallel. Die Rektal-
messung hat ferner eine Reihe von Fehlerquellen, die berücksichtigt werden muß,
sollen aus geringen Temperaturunterschieden gegenüber der Axilla schwerwiegende
Rückschlüsse gezogen werden. Die Fehlerquellen von Rektalmessungen sind: Körperbewegung erhöht die Temperatur, nach einem kurzen Spaziergang von 20 Minuten,
insbesondere aber nach angestrengter Arbeit der Muskulatur des Beckens und der
unteren Extremitäten, also nach Laufen, Radfahren usw., wobei Wärme lokal gebildet, zum Teil auch aus den unteren Extremitäten dem Becken zugeführt wird,
können wir rektale lokale Temperaturerhöhungen über ein Grad finden! Der Temperaturanstieg ist in seiner Höhe individuell verschieden, weshalb auch das PETZOLD-
Phänomen, das ist der Anstieg der Rektaltemperatur nach einem „flotten Spaziergang", entgegen der ursprünglichen Annahme in keiner Weise als „Zeichen eines
aktiven tuberkulösen Herdes mit einer labilen, zur Erhöhung neigenden Temperatur"
gewertet werden darf. Die Aufnahme einer größeren Menge kalter Nahrung kann
ferner die Rektaltemperatur herabsetzen, Nahrungsaufnahme als solche und die Ver-

Stunden, Übelkeitsgefühl, Inappetenz aber hält an. Dem Leukozytenbefund kommt große diagnostische Bedeutung zu. Während eine katarrhalische Entzündung der Appendixschleimhaut, die auch zu gleichartigen Schmerzen wie eine Appendizitis Anlaß geben kann *(Appendix-Kolik)*, einen normalen Blutbefund aufweist, findet sich bei der Appendix-Wandentzündung, die die Tendenz zur eitrigen Einschmelzung, zur Phlegmone in sich trägt, schon frühzeitig eine neutrophile Leukozytose mit Linksverschiebung. Dem Blutbefund wird auch prognostische Bedeutung beigemessen. Hohe Leukozytose mit starker Linksverschiebung bedeutet wohl schwer entzündlichen Prozeß, gleichzeitig aber auch gute Abwehrreaktion des Organismus, Normalbleiben der Leukozytenzahl mit starker Linksverschiebung gibt auch noch vom Standpunkt der Abwehr eine gute Prognose, Fehlen der Leukozytose und der Linksverschiebung ist als ungünstig zu betrachten, wobei eine höhere Leukozytose auch ohne Linksverschiebung aber doch noch die relativ gute Reaktion des Knochenmarkes im Sinne der Abwehr anzeigt und so auch als noch günstig bezeichnet werden muß. Die prognostische Bedeutung des Blutbildes wird in der Praxis vielleicht insofern überschätzt, als übersehen wird, daß mit dem Blutbefund nur ein Faktor, der der Abwehr gegen den Infekt und dieser nur in einer Richtung, beurteilt wird. Steigt die Leukozytose hoch an, etwa über 16000 oder 20000 Zellen, so spricht dies allein mit Wahrscheinlichkeit für Abszeßbildung. Das Verschwinden und Kommen der Eosinophilen hat ungefähr gleiche prognostische Bedeutung wie bei der Pneumonie (s. Bd. I). Die Senkungsgeschwindigkeit der roten Blutkörperchen ist am ersten und zweiten Tag eines unkomplizierten, zum Abszeß nicht führenden Falles normal, zur Beschleunigung kommt es bei periappendizitischer Abszeßbildung oder bei der Perforationsperitonitis.

Schon in den ersten zwei Tagen, solange sich der Prozeß noch in der Appendix oder in deren unmittelbarsten Umgebung abspielt, sollte eine rektale und vaginale digitale Untersuchung nicht verabsäumt werden. Reicht zumal eine lange Appendix tief in das kleine Becken herunter, so kann bei rektaler Palpation in der Richtung gegen das Coecum, also nach rechts oben, eine auffallend umschriebene Schmerzempfindlichkeit angegeben werden; es wird hierbei meist ein „stechender" Schmerz geschildert. Bei einer nahen nachbarlichen Beziehung zum rechten Ovar wird die vaginale Untersuchung einen gleichartigen Befund ergeben, sie wird die Differentialdiagnose gegenüber der Adnexitis aufrollen.

Gehen die Erscheinungen nicht zurück, tritt der Prozeß anatomisch in das dritte Stadium der peritonitischen Komplikationen ein, so entwickelt sich entweder die akute diffuse Peritonitis oder der umschriebene Peritonealabszeß, bald periappendizitisch in der Ileocoecalgegend, bald gegen die vordere Bauchwand, bald gegen den retroperitonealen Raum, bald, bei nach hinten hochgeschlagener Appendix, nach hinten oben gegen die Niere als peri- oder paranephritischer Abszeß, bald als Douglas-Senkungsabszeß, womit der Kranke endgültig zum komplizierten chirurgischen Fall geworden ist. Auf lymphogenem Weg kann es schließlich zum subphrenischen Abszeß kommen, der, oft nach Ausheilen der akuten Appendizitis das Bild beherrschen kann. Der Douglasabszeß kann in das Rektum oder in die Blase durchbrechen und so spontan ausheilen. Bei Übergreifen des appendizitischen Prozesses auf die Venen entsteht eine

---

dauung können sie steigern. Die rektale Applikation des Thermometers kann das Resultat schließlich auf psychischem Wege im Sinne einer emotionellen Temperatursteigerung beeinflussen. Auf diese Verhältnisse sei nur hingewiesen, um die Subtilität derartiger vergleichender Temperaturmessungen darzutun. Uns scheint es, daß diese vergleichende Temperaturmessung häufiger zu Fehlschlüssen als zur richtigen Diagnose führt.

Thrombophlebitis eines Mesenterialvenenastes, die nun entweder durch unmittelbare Fortsetzung der Phlebitis zentralwärts über die Vena mesenterica media unter dem Bild der septischen Thrombose der Pfortader zum Symptomenbild der septischen Pylephlebitis und dann über diese zur multiplen Leberabszeßbildung führt oder nach Überspringen der größeren Pfortadervenen unmittelbar zur metastatischen Bildung der Leberabszesse Anlaß gibt. Bei Übergreifen der Venenentzündung auf die Vena hypogastrica kommt es auch in diesem Gebiet zur septischen Thrombophlebitis und von hier zu septischen Lungeninfarkten. Die Erscheinungen der akuten Appendizitis sind in diesen Fällen meist schon völlig abgeklungen, die Pathogenese der Pylephlebitis oder der multiplen Leberabszesse kann als appendizitische nur auf Grund der Vorgeschichte oder auf Grund der Wahrscheinlichkeit allein erschlossen werden. Auf die aufgezählten chirurgischen Komplikationen des dritten Stadiums der Appendizitis sei näher nicht eingegangen.

Das Röntgenverfahren gibt bei der akuten Appendizitis diagnostisch keine irgendwie verwertbaren Ergebnisse. Die Durchführung einer Röntgenuntersuchung, sei sie oral oder rektal, birgt nur große Gefahren.

Die „chronische Appendizitis" entwickelt sich, wie schon erwähnt, nach unserer Überzeugung aus einer akuten; der sogenannten chronischen Appendizitis liegen also anatomisch Folgezustände nach akuten Wurmfortsatzentzündungen zugrunde. Es kann sich hierbei auch um ein ruhendes Empyem oder um einen appendizitischen, nicht aktiven Abszeß oder um einen Hydrops der Appendix handeln, meist verbergen sich hinter diesen Fällen aber nur alte Narbenzustände, partielle oder totale Obliterationen, Knickungen, Kotsteine oder es handelt sich um Dekubitalgeschwüre nach solchen. Meist fehlen also bei diesen Narbenzuständen Entzündung, Eiterung oder Infekt. Akute Nachschübe können den chronischen Zustand komplizieren und langsam verschlimmern. Manche Autoren wollten die chronische Appendizitis als eine Serie von derartigen, in kürzeren oder längeren Intervallen sich folgenden akuten Nachschüben definieren. Da der Nachschub aber sowohl in anatomischer wie klinisch-symptomatischer, schließlich prognostischer und therapeutischer Hinsicht einer akuten Appendizitis gleichzusetzen ist, deren Bild durch die alten narbigen Restzustände allerdings etwas modifiziert sein kann, ist es richtiger, von akuten Nachschüben zu sprechen. Die Bezeichnung „chronische Appendizitis" für den Narbenzustand mit Beschwerden ist, dies sei vielleicht nebenbei bemerkt, auch oft unrichtig, da eine chronische Entzündung — in Fällen völliger Vernarbung — nicht vorliegt. Nur etwa ein Fall eines alten Empyems, eines alten stationären Abszesses usw. verdient diese Nomenklatur. Die Bezeichnung entspricht aber doch immer dem klinischen Gesamteindruck und hat so ihre Berechtigung.

Zur Bedeutung der Röntgenuntersuchung des Wurmfortsatzes sei vorerst festgestellt, daß die Nichtfüllbarkeit der Appendix, durchgeführt mit der CZEPAschen Technik, eine grobanatomische Veränderung derselben im allgemeinen beweist. Diese Feststellung verlangt aber gewisse einschränkende Erläuterungen, auf daß sie nicht zu Fehlschlüssen führe. Es muß nämlich betont werden, daß die Nichtfüllbarkeit der Appendix — wir sehen ab von den ganz seltenen Fällen von kongenitaler Aplasie, Schleimhautschwellung oder Tumor im Coecum an der Abgangsstelle der Appendix, Dauerspasmen, Narbenstenose oder Adhäsionsabknickung daselbst — wohl eine grobanatomische Veränderung derselben, aber weder im anatomischen noch im klinischen Sinne das Bestehen einer chronischen Appendizitis beweist. Und die außerordentliche Verläßlichkeit der Röntgenmethode darf nur dahin verstanden werden, daß der positive oder negative Ausfall der Röntgenuntersuchung mit scheinbar größter Sicherheit nur aufzeigt, ob die Appendix in ihrem Lumen durchgängig oder undurchgängig ist und ob peri-appendikale Adhäsionen vorliegen, welche sich vor allem durch mangelhafte Beweglichkeit, Fixierung, durch Längen- und Breitenanomalien, durch verlangsamte Entleerung des Wurmfortsatzes usw. mit Wahrscheinlichkeit erkennen lassen, und daß auch diese Untersuchungsresultate eine chronische Appendizitis nicht beweisen. Die mangelhafte Füllbarkeit oder Nichtdarstellbarkeit der Appendix ist für den Röntgenologen der häufigste und diagnostisch am meisten verwertete krankhafte Befund am Wurmfortsatz.

Daß die Nichtfüllbarkeit des Wurmfortsatzes oder der Röntgennachweis anatomischer Veränderungen desselben die chronische Appendizitis nicht beweisen, erhellt aus folgender Tatsache: Bei mindestens einem Viertel aller Menschen ist die Appendix in ihrem Lumen zum Teil oder völlig obliteriert, bei jedem vierten Menschen kann der Röntgenologe also einen „grobanatomischen" Defekt finden —, es leiden aber nicht 25% aller Menschen an einer chronischen Appendizitis! Der Prozentsatz der Obliteration steigt übrigens mit zunehmendem Alter; sie ist beim Neugeborenen nie, bis zum 20. Lebensjahr selten, dann immer häufiger und nach dem 60. Lebensjahr in etwa 50% aller Menschen zu finden. Es gibt Anatomen, die bei Menschen über 40 Jahren sogar in 80 bis 100% der Fälle kranke Appendizes gefunden haben. Es muß zugegeben werden, daß diese Zahlen sich auf alle Obliterationen beziehen, seien sie völlige oder partielle, daß in einem Teil derselben also das proximale und mittlere Drittel füllbar bleiben. Wenn die Röntgenologen aber den Standpunkt vertreten, daß eine auch bei wiederholter Untersuchung gleichbleibende Kürze oder eine Zuspitzung, Abschrägung oder Zackung des peripheren Endes die grobanatomische Veränderung beweisen, so wird in nahezu allen Fällen von Obliteration, partieller oder totaler, ein positiver Röntgenbefund erhoben werden. Die in der Literatur vielfach als „physiologische Obliteration" bezeichnete Veränderung der Appendix wird von der Mehrzahl der Anatomen nun wohl mit Recht auf überstandene Entzündungen zurückgeführt, sie bedeutet aber weder im anatomischen noch im klinischen Sinne „chronische Appendizitis". Es ist auch keine Frage, daß die „physiologische Obliteration" als harmlose und klinisch erscheinungslose Veränderung der Appendix aufzufassen ist und daß sie eine Grundlage für den klinischen Begriff chronische Appendizitis nicht abgibt. Die mangelhafte Füllbarkeit oder die Nichtfüllbarkeit der Appendix, für den Röntgenologen bedeutungsvollste Kriterien für eine anatomische Veränderung am Wurmfortsatz, dürfen also für die Diagnose einer „chronischen Appendizitis" nicht ohne weiteres herangezogen werden. Die Röntgenuntersuchung kann nur insoweit einen wertvollen Baustein für die Diagnose der sogenannten chronischen Appendizitis darstellen, als sie einerseits die klinische, mit Wahrscheinlichkeit gestellte Diagnose beim Nachweis der Füllbarkeit mit größter Wahrscheinlichkeit als unrichtig erkennen läßt und als sie anderseits bei Nichtfüllbarkeit der Appendix eine gewisse Stütze für die Diagnose darstellt.

Die Symptomatik kann in einem akuten Nachschub der Entzündung wieder einem klassischen Bild der akuten Appendizitis entsprechen, meist ist das klinische Bild aber durch bestehende peritoneale Verwachsungen und daher durch das Fehlen von akut peritonitischen Reizerscheinungen verwischt. Dies gilt erst recht für die Intervallperioden, in welchen lebhaftere Beschwerden zurücktreten und die Beschwerden alles Charakteristische vermissen lassen. Kann daher anamnestisch die initiale akute Appendizitis nicht eruiert werden, sei es, daß sie viele Jahre zurück liegt und der Kranke ausreichende Details über die damalige akute Krankheit nicht angeben kann, sei es, daß sie besonders mild verlief und von Anbeginn einen chronisch schleichenden Verlauf vortäuschte, so wird bei uncharakteristischen als chronische Appendizitis deutbaren Symptomen oder bei sogenannten larvierten Formen, in welchen die chronische Appendizitis etwa durch Zurücktreten aller anderen Erscheinungen als Obstipation abwechselnd mit Durchfall oder als chronische Gastritis oder chronische Cholezystitis in Erscheinung tritt, die Diagnose außerordentlich schwierig oder sogar unmöglich sein. Die Schwierigkeiten sind geringer, wenn in diesem Intervall in der Appendixgegend ein objektiver Befund im Sinne eines chronischen Hydrops oder Empyems der Appendix oder im Sinne eines alten periappendizitischen Abszesses oder eines entzündlichen Tumors, in welchem Omentum, Mesenterium, Appendix und Coecum zu einem größeren Konvolut verbacken sind, erhoben werden kann. Bei uncharakteristischen ziehenden, stechenden, drückenden oder auch krampfartigen Sensationen oder auch Schmerzen im rechten Unterbauch oder bei Schmerzen, die gegen die Vorderfläche des Oberschenkels ausstrahlen, ebenso wie bei Verdacht auf eine larvierte Form einer chronischen Appendizitis, die einmal unter dem Bild einer Gastritis in Erscheinung tritt, wird diagnostisch besondere Vorsicht am Platz sein. Die Diagnose einer Appendicitis larvata etwa mit gastrischen Beschwerden ist meist eine unbefriedigende, sie ist immer nur eine Wahrscheinlichkeitsdiagnose, sie bleibt auch unbefriedigend, wenn bei der Operation nur eine Obliteration oder eine geknickte oder eine mit Adhäsionen fixierte, selbst eine mit Kotsteinen gefüllte Appendix gefunden wurde, ja sie ist sogar bei kritischer Beurteilung im Einzelfalle auch für den, der an die Existenz derartiger, allerdings seltener Beziehungen zwischen alten Appendixveränderungen und Magenbeschwerden glaubt, dann nicht überzeugend, wenn die Beschwerden nach der Operation verschwinden. Die Diagnose ist übrigens um so unsicherer, als wir über keine Laboratoriumsmethode verfügen, welche einigermaßen Sicherheit gibt. Dies gilt vor allem auch für die Röntgenuntersuchung.

Diagnose und Differentialdiagnose. Die Diagnose der akuten Appendizitis ist leicht, wenn sie in klassischer Form auftritt. Fehldiagnosen können sich nur insofern ergeben, als auch durch andere Ursachen gleichartige akute peritonitische Bilder im rechten unteren Quadranten des Abdomens zustande kommen können. Die seltene akute interstitielle (infiltrative) Typhlitis (s. S. 188), ebenso wie ein akuter Schub einer Ileitis terminalis (s. S. 188) unterscheiden sich in nichts vom Zustandsbild einer akuten Appendizitis. Jede von Dünn- und Dickdarm der Ileocoecalgegend oder der anderen Gewebe in diesem Bereich, vor allem Lymphdrüsen, ausgehende akute umschriebene Peritonitis imitiert das Bild der akuten Appendizitis. Das lokale klassische Syndrom einer in dieser Gegend sich vorbereitenden Perforation eines Typhusgeschwürs, eine akute Peritonitis bei einer Coecaltuberkulose, ein Coecumkarzinom, welches das Peritoneum erreicht usw., werden unter Umständen größte differentialdiagnostische Schwierigkeiten machen, wenn die Grundkrankheit nicht durch die üblichen Symptome in die Augen springt. Die akute Appendizitis im Senium wird nicht selten deshalb übersehen, weil das alte, insbesondere schon kachektische Individuum die peritonitische Abwehrreaktion eingebüßt hat, die Appendizitis ohne das Bild der Peritonitis verläuft. In den Rahmen derartiger Überlegungen muß auch immer die akute rechtsseitige Adnexitis einbezogen werden, in fraglichen Fällen wird der gynäkologische Befund entscheiden; eine starke Beschleunigung der Senkungsgeschwindigkeit der Erythrozyten kann ceteris paribus insofern Bedeutung haben, als die lokale akute Peritonitis sich meist erst nach längerem Bestande der Adnexitis einstellt und die Senkung daher zum Unterschied von der akuten Appendizitis in den ersten Tagen beschleunigt ist. Das normale Ovarium macht manchmal besondere und sogar im Augenblick nicht entscheidbare Schwierigkeiten, indem prä- resp. intermenstruell zur Zeit des Follikelsprunges durch diesen eine akute, sterile lokalisierte peritoneale Reizung, auch mit Bildung eines Exsudates, ausgelöst werden kann. Diese ovarielle sogenannte *„Pseudoappendizitis" durch Follikelsprung* imitiert die Appendizitis in jeder Beziehung, es können auch eine Leukozytose und eine Linksverschiebung auftreten, die Reizerscheinungen sind nur meist leichterer Natur. Eine leichte, mit nur geringem Fieber einhergehende und gerade in das Prämenstruum fallende „Appendizitis" wird an diese Möglichkeit denken lassen; die Erkennung wäre jeweils deshalb sehr wichtig, weil eine Operation kontraindiziert ist. Jedenfalls hat man in Fällen, in welchen mit Recht an diese Pseudoappendizitis gedacht wird, mit der Operation vorerst zuzuwarten, der weitere Verlauf erst wird die Frage der Operation entscheiden. Einen gewissen Anhaltspunkt, ob eine zufällige Koinzidenz von akuter Appendizitis und Prämenstruum oder ob eine Pseudoappendizitis vorliegt, gibt die Anamnese, da derartige harmlose, nach wenigen Tagen sich restlos zurückbildende, meist bei gutem Allgemeinbefinden verlaufende Follikelsprung-Peritonitiden sich wiederholen können. Auch eine Tubargravidität oder eine Stieltorsion einer kleinen Ovarialzyste können differentialdiagnostische Schwierigkeiten machen. Auf die als Appendizitis schwer erkennbaren Fälle, in welchen durch Verlagerung der Appendix eine ungewöhnliche Lokalisation des periappendizitischen Abszesses zustande kommt (retrocoecal, periureteral, paranephran), wurde schon hingewiesen, hinzugefügt sei, daß eine Appendizitis den Schmerz nicht nur links in die Sigmagegend lokalisieren kann, wobei die Peritonitis, Druckpunkte, Défense usw. aber rechts gefunden werden, daß sie vielmehr auch tatsächlich eine linksseitige lokale Peritonitis im Sigmabereich auslösen kann, wenn eine längere Appendix nämlich in abnormer Lage sich bis nach links erstreckt und an ihrem Ende entzündlich erkrankt; diese, ebenso wie die akute Appendizitis bei einem Situs viscerum inversus wären die linksseitigen Appendiziditen im wahren Sinne des Wortes. Große Schwierigkeiten ergeben sich schließlich, wenn die lokale Affektion im Appendixbereich mehr minder symptomlos verläuft und entweder auf lymphogenem Weg ein subphrenischer Abszeß oder auf hämatogenem eine Pylephlebitis und multiple Leberabszesse sich entwickeln. Schließlich ist noch einiger Fälle zu gedenken, in welchen andere Krankheiten das Bild der Appendizitis imitieren, wie eine akute Cholezystitis. Wenn, wie dies nicht selten vorkommt, eine akute Cholezystitis ihren Schmerz nicht in den Oberbauch, sondern nach unten zu in die Appendixgegend lokalisiert, wenn der Schmerz nicht wie zumeist nach hinten und oben, sondern vorwiegend nach unten ausstrahlt und der Schmerz im Gallebereich zurücktritt, so werden sich zumindest die subjektiven Beschwerden des Kranken mit denen einer akuten Appendizitis decken: Frösteln, Fieber, Schmerzen im rechten Unterbauch, Schmerzen krampfhaften Charakters, Übelkeit, Brechreiz, Erbrechen; Leukozytose. Meist wohl entscheidet hier der physikalische Untersuchungsbefund: die Druckempfindlichkeit unmittelbar unter dem rechten Rippenbogen, verstärkt bei tiefem Inspirium, wenn die Gallenblase tiefer tritt, die völlige palpatorische Unempfindlichkeit der Ileocoecalgegend, die Succusio hepatis usw. lassen eine Entscheidung zumeist zu. Die rechtsseitige Ureterkolik hingegen, bei der keine schwere Kolik, sondern mehrere Stunden anhaltende, nicht sehr intensive an- und abschwellende krampfartige Schmerzen in der Appendixgegend bestehen, wobei sich hier auch reflektorisch peritonitische Reizerscheinungen mit einer Défense musculaire einstellen können, kann ein Bild verursachen, welches von der akuten Appendizitis kaum unterschieden werden kann. Sicher werden die Hämaturie, ferner die Zystoskopie und die Röntgenuntersuchung die Sachlage klären, wenn man an diese Möglichkeit nur denkt, doch auch bei Appendizitis kann durch eine Herdnephritis Mikrohämaturie beobachtet werden und der Stein der Ureterkolik muß sich nicht finden lassen.

Bei der chronischen Appendizitis kommen differentialdiagnostisch alle chronischen Krankheiten der Ileocoecalgegend in Frage: Darmtuberkulose, Karzinom, Granulom der Drüsen, Tbc. peritonei im Anfangsstadium usw. Eine miliare Aussaat am Peritoneum bei vermeintlicher akuter Appendizitis finden die Chirurgen relativ häufig. Auf Einzelheiten sei nicht näher eingegangen. Nur noch ein Zustand mit Beschwerden in der Ileocoecalgegend sei hervorgehoben, an den jeweils gedacht werden sollte, ein Initialstadium einer Inguinalhernie; wer an diese Möglichkeit aber nur denkt, wird durch eine entsprechende Untersuchung die Diagnose treffen. Auf larvierte chronische Appendizitiden, bei welchen die chronische Appendizitis lokal keine Beschwerden macht und diese ausschließlich unter dem Bild der Fernwirkung als chronische Gastritis, chronische Cholezystitis, als Obstipation usw. in Erscheinung tritt, und auf das Problematische dieser Diagnosen wurde oben bereits verwiesen. Wenn von manchen Autoren unter einer larvierten Appendizitis auch Ikterus, Kopfschmerz, schließlich auch Migräne, Epilepsie und Trigeminusneuralgie aufgezählt werden, so kann man ihnen wohl nicht folgen, auch wenn sie durch die Appendektomie vollen Erfolg gehabt zu haben behaupten.

Therapie. Vieljährige Erfahrung hat uns gelehrt, daß die Therapie der akuten Appendizitis in der Operation, längstens innerhalb der ersten 24 Stunden besteht; die konservative Therapie hat eine etwa zehnmal größere Mortalität. Die Operationsmortalität ist verschwindend klein. Ist die Operation innerhalb der ersten 48 Stunden durch späte Erstellung einer schwierigen Diagnose oder durch zu späten Ruf des Arztes an das Krankenbett versäumt worden, so soll, wenn möglich, die Intervalloperation, die Operation im „kalten Stadium" abgewartet werden; sie wird frühestens sechs Wochen nach dem letzten akuten Anfall ausgeführt. Eine intermediäre Operation zwischen dem dritten und achten Krankheitstag ist besonders ungünstig, da sie die große Gefahr der Propagation der lokalen zur diffusen Peritonitis birgt. Eine spätere Operation nach dem achten Tag, nach welchem der appendizitische Prozeß sich gegen die übrige Peritonealhöhle bereits mehr minder ausreichend abgekapselt hat, kommt nur in Betracht, wenn das Allgemeinbefinden des Kranken nach Entwicklung des periappendizitischen Abszesses schlecht ist, das Krankheitsbild septische Züge aufweist, der abgekapselte Abszeß größer wird, Zeichen einer Rückbildung sich jedenfalls nicht einstellen; diese Entscheidung liegt übrigens nicht beim Internisten, sondern beim Chirurgen. — In den ersten zwei Tagen sollte bei unsicherer Diagnose und starken Schmerzen Alkaloid, wenn möglich, nicht, und wenn überhaupt, nur unter dauernder strenger Beobachtung durch den behandelnden Arzt gegeben werden; die Gefahr, daß eine erfolgte Perforation durch die Beruhigung und Schmerzfreiheit des Patienten unter Morphium übersehen wird, ist eine große. Die Obstipation soll entweder durch Abführmittel oder sehr vorsichtige, nicht zu hohe Einläufe mit kleinen Flüssigkeitsmengen behoben werden. Gehen die Erscheinungen spontan innerhalb der ersten 24 oder auch 48 Stunden gut zurück, so kann konservativ behandelt, der Patient sollte aber im kalten Stadium der Operation zugeführt werden.

C. Tuberkulose, Syphilis und Aktinomykose des Darmes.

Bei Kindern gibt es eine primäre Lokalisation der Tuberkulose im Darm im Sinne eines Primärkomplexes. Bei Erwachsenen ist die Darmtuberkulose eine sekundäre, sei es, daß das Verschlucken des bazillenhaltigen Sputums zur Sekundärinfektion des Darmes führt, sei es, daß die Darmtuberkulose auf hämatogenem Weg entsteht.

Klinisch unterscheidet man zwei Formen, die freilich nicht immer scharf auseinandergehalten werden können: Bei der einen kommt es im Dünndarm, mehr in seinen unteren Abschnitten, im Bereiche der Ileocoecalgegend und der Anfangsteile des Dickdarmes zu einer Lokalisation der Tuberkulose im lymphadenoiden Gewebe, insbesondere der PEYERschen Plaques, es entstehen tiefe, bis zur Serosa reichende Geschwüre mit den charakteristischen unterminierten Rändern. Die Geschwüre sind häufig zirkulär geordnet. Schon makroskopisch kann man an ihnen Tuberkelknötchen erkennen. Bei der zweiten Form spricht man von einem tuberkulösen Ileocoecaltumor. Durch Übergreifen des auf das Ileocoecum mehr minder beschränkten Schleimhautprozesses bis auf das Peritoneum und durch dadurch ausgedehnte adhäsiv-narbige Adhäsionsbildung zwischen den Schlingen entwickelt sich ein oft mächtiger Tumor.

Die erste genannte Form ist nicht seltene Begleiterscheinung schwerer Lungentuberkulosen. Sie muß sich klinisch nicht manifestieren. Durchfälle oder andere Symptome müssen nicht auftreten. Wenn eine, insbesondere terminale Lungentuberkulose an Durchfällen erkrankt, wenn flüchtige peritoneale Reizerscheinungen (sekundäre Aussaat auf die Serosa aus benachbarten tuberkulösen Darmgeschwüren) sich einstellen, eine Druckempfindlichkeit, eventuell eine flüchtige Défense der Ileocoecalgegend nachgewiesen werden, so kann man, auch ohne positiven Bazillenbefund im Stuhl die Diagnose Darmtuberkulose stellen. Säurefeste Stäbchen im Stuhl sind für die Diagnose nicht beweisend, denn erstens gibt es säurefeste Darmsaprophyten, die morphologisch von Tuberkelbazillen nicht unterschieden werden können, und zweitens könnten die säurefesten Bazillen sogar durch Kultur oder Tierversuch als Tuberkelbazillen sichergestellt sein, sie könnten aber ebensogut aus dem verschluckten Sputum wie aus einer Darmtuberkulose herrühren. Oft äußert sich diese Form der Tuberkulose nur in Meteorismus; die Indikanreaktion im Harn wird meist stark positiv. Bei Ausheilung zumal tiefgreifender zirkulärer Geschwüre kann es zur Darmstenose (meist Dünndarmstenose) kommen.

Das klinische Bild des tuberkulösen Ileocoecaltumors, der im allgemeinen einen mehr chronischen Verlauf zeigt, macht gegenüber einer Darmaktinomykose und vor allem dem viel häufigeren Coecalkarzinom große differentialdiagnostische Schwierigkeiten. Das Vorliegen einer streuenden Tuberkulose, Allgemeinerscheinungen im Sinne von Schwitzen, Temperaturen usw., der Gesamteindruck werden entscheiden, da die klinischen Untersuchungsmethoden (Stuhluntersuchung, Röntgenbefund usw.) auch hier eine sichere Entscheidung nicht zulassen. Im Rahmen des Ileocoecaltumors kann man unserer Erfahrung nach gerade bei dieser Form der Darmtuberkulose nicht selten eine regionäre Mesenterialdrüsentuberkulose palpatorisch nachweisen. Eine ausgedehnte Mesenterialdrüsentuberkulose, später oft kompliziert mit Aszites, bzw. mit einer Tbc. peritonei, ist insbesondere bei Kindern zu beobachten; diese „Tabes mesaraica" nimmt meist einen foudroyanten Verlauf. Auch im Rahmen der tuberkulösen Ileocoecaltumoren kann es zum Darmverschluß kommen.

Die Tuberkulose des Mastdarmes führt zu proktitischen Erscheinungen und früher oder später meist zu Mastdarmfisteln.

Die Therapie der Darmtuberkulose ist die der Tuberkulose überhaupt. Über die Aussichten einer Streptomycinbehandlung liegt ausreichende Erfahrung noch nicht vor. Eine chronische narbig-adhäsive Ileocoecaltuberkulose wird — nicht selten unter Karzinomdiagnose —, und zwar unter Umständen auch mit Erfolg, reseziert. Auch eine Ausschaltung des erkrankten Darmanteiles durch eine Ileokoloanastomose kann zum Erfolg führen.

Auf die seltene Lues des Darmes, die sich vorwiegend in dem Mastdarm lokalisiert, wird bei Besprechung der Proktitiden eingegangen (s. S. 181).

Die Darmaktinomykose betrifft fast ausschließlich das Ileocoecum. Es entsteht ein dem tuberkulösen analoger Ileocoecaltumor. Der Prozeß geht von der Schleimhaut aus, ergreift die tiefen Schichten und führt schließlich durch peritoneale Adhäsionen zu dem harten Tumor im rechten Unterbauch. Die langsame Entwicklung dieses Tumors, vor allem das Übergreifen der harten entzündlichen Infiltration auf die Bauchdecken und schließlich die bekannte Fistelbildung werden die Diagnose wahrscheinlich machen, der Nachweis von Aktinomyzesdrusen im Fistelsekret sichert die Diagnose.

D. Nervöse Krankheiten des Darmes.

a) Darmmyxoneurose.

(Myxoneurosis simplex, Colica mucosa, Colitis mucosa.)

Unter Myxoneurose verstehen wir eine auf allergischer Ätiologie beruhende Dickdarmerkrankung, die durch die nervös-funktionelle Absonderung großer Schleimmengen in das Darmlumen charakterisiert ist. Diese Schleimproduktion kann bei einem anatomisch normalen Dickdarm, der eine normale Motilität zeigt oder, wie sehr häufig, zur spastischen Obstipation neigt, in Erscheinung treten; wir sprechen hier von einer *Myxoneurosis simplex.* Sie kann aber auch Teilsymptom einer *Colica mucosa* sein, bei der, einem Bronchialasthma ähnlich, auf allergischer Basis sehr schmerzhafte Dickdarmspasmen und gleichzeitig mit diesen allergische Schleimproduktion anfallsmäßig auftreten. Auf dem Boden einer Myxoneurosis simplex oder eine Colica mucosa kann sich — saprophytische Darmkeime oder sonst nicht pathogene hämatogene Keime finden in der hyperämischen, durch die Myxoneurose „aufgelockerten" Schleimhaut einen guten Nährboden — eine Kolitis verschiedener Art und Schwere entwickeln, es kann sich auch zu einer chronischen Kolitis jedweder Art eine Myxoneurose hinzugesellen. Wir begegnen der Myxoneurose also unter verschiedenen Bildern, als Myxoneurosis simplex mit Abgang von Schleim ohne Darmspasmen, als Colica mucosa, die als Asthmaanfall des Darmes bezeichnet werden kann (STRÜMPELL) und durch Darmschleimabgang und Darmspasmen gekennzeichnet ist, und als Colitis mucosa, bei der die Myxoneurose spätere Komplikation oder initialer Schrittmacher einer Kolitis ist. Die rein funktionelle Produktion von Schleim durch die Dickdarmschleimhaut im Rahmen einer Schleimkolik hat v. JAGIĆ als erster an einem Fall bewiesen, der im Kolikanfall interkurrent zugrunde ging: autoptisch fand sich der Dickdarm mit großen Mengen glasigen Schleimes erfüllt, der Schleim war schwer von der Schleimhaut abzuspülen, die Schleimhaut selbst aber erwies sich auch histologisch als völlig normal.

Die Darmmyxoneurosen werden heute wohl allgemein als allergische Zustände aufgefaßt. Man kann auch nicht selten Individuen sehen, bei welchen die Abhängigkeit der Schleimkolik bzw. der Schleimabgänge von dem Einwirken bestimmter Allergene mit Sicherheit beobachtet werden kann. Die Allergene sind in diesen Fällen oft Eier, Milch und Spinat, doch alle Nahrungsmittel, einerlei, ob sie nun Eiweiß, Kohlehydrate oder Fette sind, können auslösend wirken, ebenso auch alle Obstarten und schließlich alle Allergene, oral oder durch die Luftwege aufgenommen, wie sie beim Asthma bronchiale ausführlich dargestellt sind. Besteht keine Parallergie, ist die Allergie im gegebenen Fall z. B. gegen ein bestimmtes Nahrungsmittel spezifisch, so wird sich der Kranke dieser Tatsache oft bewußt sein. Kann er einigermaßen verläßliche Angaben aber nicht machen, so ist die Suche nach dem Allergen im allgemeinen aussichtslos. Die Ähnlichkeit mit dem Bronchialasthma oder der Beweis für die allergische Natur der Affektion ist u. a. damit gegeben, daß im Schleim der Myxoneurose zahlreiche Eosinophile und CHARCOT-LEYDENsche Kristalle gefunden werden können. Ebenso wie beim Asthma geben übrigens das Prämenstruum oder die Menstruation eine Prädisposition zu dieser Darmneurose. Der Schleim der reinen, nicht mit Kolitis gepaarten Myxoneurose ist durchscheinend glasig und enthält mikroskopisch neben den Eosinophilen große desquamierte Darmepithelzellen, zum Teil auch im Verband; bei der Kombination mit einer Kolitis bestehen kolitische Stühle der verschiedensten Art (je nachdem, ob es sich um eine katarrhalische bis eitrig-ulzerös-hämorrhagische Entzündung handelt), welchen eine auffallende Menge von lockerem oder kompaktem Schleim beigemengt ist.

In der Pathogenese spielt ein konstitutioneller Faktor sicher eine große Rolle, dies ist schon daraus zu ersehen, daß Frauen viel häufiger betroffen sind als Männer. Meist handelt es sich um Frauen im jüngeren Erwachsenenalter. Der nervös-funktionelle Charakter der Krankheit ist schließlich dadurch gekennzeichnet, daß es sich oft um nervöse Individuen, oft um Psychopathen handelt; die Myxoneurose — sei sie eine Myxoneurosis simplex oder eine Colica mucosa — wird oft durch psychische Traumen ausgelöst.

Die *Colica mucosa, die Schleimkolik,* besteht, wie der Name schon sagt, in Anfällen von Dickdarmspasmen, die sich zumeist im Sigma lokalisieren. Aus bestem Wohlbefinden heraus treten bei diesen Kranken plötzlich heftigste krampfartige an- und abschwellende Schmerzen im linken Unterbauch auf, die nur wenige Minuten oder auch Stunden anhalten können. Durch eine reflektorische, meist auf den linken unteren Quadranten beschränkte Bauchmuskelspannung und eine ausgesprochene Défense musculaire in diesem Bezirk, ferner durch ein reflektorisches Erbrechen, gelegentlich eine reflektorische Anurie macht das Bild bald mehr den Eindruck einer akuten umschriebenen Peritonitis (etwa den einer Sigmoiditis infiltrativa s. S. 186) oder einer Nieren- bzw. Ureterenkolik. Oft sind es primär chronisch obstipierte Frauen, die von einem derartigen Anfall überrascht werden. Diese Anfälle können sich in längeren oder kürzeren Intervallen, auch mehrmals am gleichen Tag wiederholen. Im Anfall kann man durch vorsichtiges Eingehen und Überwinden der Bauchdeckenspannung zumeist das druckempfindliche, zu einem harten Strang kontrahierte Sigma, bzw. den im einzelnen Falle betroffenen Darmanteil (Deszendens, Transversum usw.) palpieren. Im Anfall gehen weder Stuhl noch Winde ab. Mit dem Abklingen des Anfalles kommt es entweder zur Stuhlentleerung, wobei die Kotsäule von großen Mengen zähen glasigen Schleims überzogen ist oder der Kotsäule bzw. einem Obstipationsstuhl Schleim nachfolgt oder vorangeht, oder es kommt nur zum Abgang großer Schleimmassen. Dieser Schleim, der in großen Mengen im Anfall gebildet worden war, stellt entweder große Fetzen oder auch einen Darmausguß dar. In Wasser aufgeschwemmt, erkennt man gelegentlich, daß sich diese Schleimklumpen aus zusammengeballten oder zusammengedrehten dünneren Schleimmembranen zusammensetzen. Der Schleim hat nicht selten eine überraschend kompakte harte Konsistenz. Mit dem Abgang des Schleimes, der manchmal in mehreren Portionen erfolgt, lassen die Schmerzen bald nach, das gestörte Allgemeinbefinden bessert sich und nach kurzer Zeit erinnert nichts mehr an den durchgemachten schweren Anfall. Bei einer Colitis mucosa geht das Krankheitsbild wieder in das der chronischen Kolitis über. Die Anfälle wiederholen sich meist in verschieden langen Intervallen, sie kommen meist in bestimmten Perioden gehäuft, um dann wieder auf lange Intervalle auszubleiben.

Die Diagnose der Colica mucosa ist in klassischen Fällen leicht. Tritt die reflektorische Peritonealreizung stark in den Vordergrund, bestehen eine starke Défense der Bauchdecken, Erbrechen und ein Schock- bzw. Kollapszustand mit frequentem kleinem Puls, der den Eindruck des Bestehens einer Peritonitis noch unterstreicht, so wird die Fehldiagnose einer Peritonitis (bei Adnexitis, Sigmoiditis usw.) möglich sein. Auch die früher diskutierte Ähnlichkeit mit Nieren- oder Ureterkoliken gibt eine Grundlage für diagnostische Irrtümer. Die Diagnose wird noch schwieriger, wenn, wie dies vorkommt, ein allergischer Kolospasmus ohne gleichzeitige funktionelle Schleimproduktion auftritt oder wenn der Kranke durch Nichtbeobachtung der Stühle über den Abgang von Schleimmassen nichts zu berichten weiß. Immerhin wird auch in diesen Fällen schon mit Hinblick auf die Wiederkehr gleichartiger Schmerzanfälle ohne weitere Folgen, zumal wenn sie sich immer wieder im Sigmagebiet abspielen, die Diagnose gestellt werden können. Vereinzelte Anfälle sind rückblickend oft schwer zu erkennen; gut geschilderte Anfälle mit Schleimabgang oder die eigene Beobachtung durch den Arzt verringern die diagnostischen Schwierigkeiten naturgemäß außerordentlich. Das gleichzeitige Bestehen anderer allergischer Krankheiten (Urticaria, Asthma) erleichtert die Diagnose.

Die *Myxoneurosis simplex* ist durch Abgang größerer Schleimmassen ohne gleichzeitige Krampfzustände, ohne Schmerzen, gekennzeichnet. Der Schleim unterscheidet sich von einem kolitischen Schleim auch hier durch seine Zellarmut, seinen glasig transparenten Charakter und durch den Gehalt an eosinophilen Zellen. Die Konsistenz des Schleimes ist hier geringer, er findet sich in größeren mehr oder weniger dichten Klumpen. Die Myxoneurosis simplex als Komplikation einer chronischen Kolitis (Colitis mucosa) ist nur an dem großen Schleimreichtum der kolitischen Stühle zu erkennen, wobei auch hier die Eosinophilie und die Charcot-Leydenschen Kristalle einerseits, das Fehlen einer größeren Menge von Eiterzellen anderseits den allergischen Charakter dieser Schleimabsonderung richtig werden deuten lassen.

Die Therapie wird versuchen, eine Kausalbehandlung einzuleiten, wenn das Allergen bekannt ist. Es gelang uns bei zwei Kranken, die in der Kutanprobe eine besondere Ei-Eiweißüberempfindlichkeit gezeigt hatten, durch Desensibilisierung eine Heilung herbeizuführen. In anderen Fällen kommt nur eine symptomatische Behandlung in Betracht. Bei der symptomatischen Behandlung des Anfalles gibt man vorerst Morphin subkutan, dem nach Abklingen der Schmerzen, etwa nach 15 bis 30 Minuten eine Atropininjektion folgt, auf die es zumeist zur Entleerung der Schleimmassen kommt, womit der Anfall beendet ist. Diese Therapie hat meist Erfolg. In hartnäckigen Fällen versagt sie, es sind meist andere, moderne Antispasmodika, Oktin, Oktyron, Spasmolysin usw. nicht erfolgreich. Im Intervall zwischen den Anfällen wird eine Dauer-Atropinisierung durchgeführt, wobei die Dosis hoch, an der Grenze der Toxizität, liegen soll. Akkommodationseinschränkung, trockene Hände, trockene Haut müssen vom Patienten durch wenigstens zehn Tage überwunden werden, ehe die Anfallsbereitschaft zurücktritt. Die Höhe der Dosis ist hierbei individuell verschieden. Eine gleichzeitig bestehende habituelle Obstipation, welche gelegentlich die Grundlage der Krankheit darzustellen scheint, ist mit den üblichen Methoden zu behandeln. Intravenöse Kalziuminjektionen (Vorsicht!) können Erfolg haben. Bettruhe, lokale Wärmeapplikation mit feuchtwarmen Umschlägen, Heizkissen usw. sind in jedem Fall längere Zeit unbedingt zu empfehlen. Eine vorsichtige Massage des kontrahierten Darmanteiles kann die Spasmen zum Verschwinden bringen. Man kann versuchen die Allergene mit den modernen Antihistaminen (s. Bd. I, S. 304) zu beeinflussen. Die allgemeine Neurose ist psychisch und mit leichten

Sedativmitteln zu behandeln. Bei gehäuften Anfällen ist schließlich eine Umstimmungstherapie mit Fieberbehandlung zu empfehlen. Bei richtiger Erkennung der Bedeutung des psychischen Faktors in der Pathogenese der Krankheit im Einzelfalle versteht man, daß Milieuwechsel, Urlaub, Landaufenthalt ausgezeichnet wirken können. Bei Obstipation ist vorerst eine schlackenreiche Kost zu versuchen, erst bei Fehlschlagen dieser Therapie wird eine aufgeschlossene Kost gegeben. Bei einer Colitis mucosa ist die Darmschleimhautentzündung nach den üblichen Regeln zu behandeln.

b) Nervöse Diarrhoen im engeren Sinne des Wortes.

Psychische Traumen, Schreck, Freude können akute wässerige Durchfälle auslösen, die nicht selten den wässerigen anaphylaktischen oder idiosynkrasischen Durchfällen (s. S. 206) entsprechen. Auf psychisch-reflektorischem Wege kann es also zu einer Beschleunigung der Darmperistaltik und auch zu einer serösen Exsudation und damit zu den nervösen wässerigen Durchfällen kommen. Der Knabe, der „vor Schreck in die Hose macht", ist das Paradigma, nach dem sich diese Durchfälle abspielen. Wenn bei einem Gesunden, nur psychisch Labilen derartige Durchfälle gelegentlich und ausnahmsweise auftreten, so können sich diese nervösen Durchfälle bei Psychopathen im Rahmen einer Psychose fixieren. Es sind in diesen Fällen meist Angstvorstellungen, die den Durchfall auslösen, wobei oft die Angstvorstellung, unter bestimmten äußeren Bedingungen einen starken, nicht überwindbaren Stuhldrang zu bekommen und sich durch den unfreiwilligen Stuhlgang zu beschmutzen, das auslösende Moment für den Durchfall darstellt. Relativ häufig handelt es sich um Kranke, welche unter der Angstvorstellung leiden, nach Verlassen der Wohnung oder bei einer auch nur kurz dauernden Entfernung aus der Nähe eines Klosetts vom Stuhl überrascht zu werden. Kam es einmal zu einem unfreiwilligen Stuhlabgang in die Wäsche, so steigert sich diese Angst und damit die Bereitschaft zu derartigen nervösen Diarrhoen, zumal dann, wenn die unfreiwillige Defäkation unter peinlichen Umständen, in Gesellschaft, in der Straßenbahn oder auch nur auf der Straße erfolgte. Einer meiner Kranken, der im Rahmen einer akuten Enterokolitis einmal einen unfreiwilligen Stuhlgang in der Straßenbahn erlebt hatte, bekam heftigsten Stuhldrang, wenn er den Wagen zu seiner Haltestelle, von der er in seine Arbeitsstätte fahren sollte, nur herankommen sah. Alle Psychotherapie hatte in diesem Falle keinen Erfolg, er mußte sich eine Wohnung in der nächsten Nähe seines Arbeitsplatzes suchen, um auf die Straßenbahn nicht mehr angewiesen zu sein. Er konnte ohne Darmbeschwerden stundenlange Ausflüge machen, er konnte seinen Heimweg bis nach Hause fortsetzen, ohne Stuhldrang zu verspüren; nur der Gedanke, doch nach Hause zu fahren, löste Diarrhoe aus. Eine andere Kranke war obstipiert, nur auf Abführmittel erzielte sie Stuhlgang. Hatte sie ein Abführmittel genommen, so durfte sie das Haus solange nicht verlassen, bis sie den Stuhl abgesetzt hatte. Dies dauerte manchmal zwei Tage. Ein Ausgang vor dem erwarteten Stuhl führte, kaum auf der Straße angelangt, in einer gewissen Entfernung vom häuslichen Klosett zum plötzlichen foudroyanten wässerigen Stuhl. In das Spital aufgenommen, wurde ihr das Abführmittel in das Essen vermengt, sie hatte den ganzen Tag keinen Stuhldrang, defäzierte am nächsten Morgen unter der Wirkung des Abführmittels normal; wurde ihr die Medikation des Abführmittels nicht verheimlicht, so kam es bei einem kurzen Spaziergang im Spitalsgarten zu einem unüberwindlichen Stuhldrang. Diese Beispiele mögen genügen; die Diagnose dieser nervösen Diarrhoen ist leicht, sofern die Anamnese nur die psychischen Zusammenhänge aufzudecken imstande ist. Psychotherapie, in der dem Kranken die nervösen Zusammenhänge aufgedeckt werden, kann zum Ziele führen. Doch auch bei aller Einsicht in das krankhafte Geschehen sind diese Psychopathen, wie eigene Erfahrungen gezeigt haben, meist nicht oder nur vorübergehend zu heilen.

c) Proctalgia fugax (nervöse Rektalgie).

Das klinische Bild der Proctalgia fugax (der nervösen Rektalgie) ist durch anfallsweise auftretende Rektalschmerzen ausgezeichnet. Der Hauptsitz der Krankheitssensationen wird regelmäßig in das Rektum verlegt, und zwar etwa 10 cm oberhalb des Anus. Es wird vom Kranken immer versichert, daß der Sphinkter, der Anus selbst, an dem schmerzhaften Geschehen nicht teilhat. Der Schmerz, der als eine dem Kranken bis dahin fremde, von gewöhnlichen Darmkrämpfen durchaus differente Sensation geschildert wird, beginnt meist langsam, schleichend, als leises Ziehen, selten setzt er akut heftig ein. Er wird bald als unangenehmer Druck, bald als Gefühl des „Zusammenziehens“, das gelegentlich als Krampf bezeichnet wird, geschildert; manche Patienten haben das Gefühl, als ob ein „Keil“ oder ein „Pfahl“ in das Rektum eingetrieben würde. Immer besteht das Gefühl des „Verlegtseins“ des Enddarmes. Bei leichteren Anfällen bleibt der Schmerz auf das Rektum lokalisiert, oft aber zeigt er eine deutliche Ausstrahlung nach aufwärts in die Bauchhöhle entlang dem Sigma; manche Patienten geben daher auch gelegentlich einen Unterbauchschmerz an, der mit dem Mastdarmschmerz zusammenhängt, die Patienten haben das Bedürfnis, den Dickdarm auf irgendeine Weise zu entleeren; sie versuchen Stuhl abzusetzen, sie hoffen durch Pressen Winde ablassen zu können, ja sie versuchen, dem Schmerz durch einen Einlauf ein Ende zu machen. Tatsächlich bringen ein Flatus, der Abgang eines kleinen Kotballens oder schließlich ein Einlauf, manchmal allerdings nur vorübergehend, eine Erleichterung oder sogar das Ende des Anfalles. In manchen Fällen versuchen die Patienten, gequält durch die fast unerträglichen Schmerzen, sich durch Einführen eines Fingers in den Mastdarm Erleichterung zu verschaffen. Die Mehrzahl der Kranken hat normalen Stuhlgang. Bei vielen kommen die Schmerzen zu den verschiedensten Tageszeiten, und zwar unabhängig von der normalen Defäkationszeit. Bei anderen besteht eine Abhängigkeit der Schmerzanfälle vom Stuhlgang, die Schmerzen können unter Umständen täglich unmittelbar vor oder im unmittelbaren Anschluß an die normale Defäkation auftreten. Bei starken Schmerzen haben die Patienten vorerst das Bedürfnis, sich niederzulegen und ruhig zu verhalten, bei Schmerzparoxysmen aber werden sie unruhig, sie müssen herumgehen und glauben, die Schmerzen damit leichter zu überwinden. Bewegung im Freien, längere Spaziergänge scheinen den Zustand günstig, eine sitzende Lebensweise hingegen ungünstig zu beeinflussen. Bei mehreren unserer männlichen Patienten traten die Schmerzen häufig im Anschluß an sexuelle Erregungen, oft unmittelbar nach dem Koitus auf. Die Beschwerden können zu beliebigen Tageszeiten einsetzen, bei manchen Patienten ist die Zeit des Einschlafens eine bevorzugte. Die Intensität des Schmerzes wechselt beim gleichen Patienten oft von Anfall zu Anfall, bald zeigt sich der Anfall nur in Form eines leichten Ziehens, bald verstärkt sich die Sensation früher oder später, rascher oder langsamer, zu einem schweren Schmerzparoxysmus. Hierbei stellen sich gelegentlich schwere Schockerscheinungen mit Brechreiz, Erbrechen, Frösteln, hochgradiger Blässe, Schwindel, Schweißausbruch, kalten Händen und Füßen und mit Zittern ein. Die Dauer des Schmerzphänomens beträgt zwischen einigen Minuten bis zu vielen Stunden. Der schwere Schmerzparoxysmus währte in unseren Fällen allerdings nur je 5 bis 20 Minuten. Die Durchschnittsdauer der Anfälle beträgt etwa 15 bis 30 Minuten, in einem unserer Fälle betrug sie in bestimmten Perioden allerdings täglich 8 bis 12 Stunden.

Die Anfälle häufen sich zu bestimmten Zeiten, diese Schmerzperioden können auch lange währen, meist aber wechseln Beschwerdeperioden mit kurzen oder auch mit langen, jahrelangen Intervallen.

Die ersten Beschwerden traten bei unseren Patienten, mit nur einer Ausnahme, im jugendlichen Alter, ungefähr zwischen dem 20. und 30. Lebensjahr auf, um sich dann viele Jahre hindurch in wechselnder Stärke, in verschieden langen Pausen wieder zu melden. Es sind meist im übrigen gesunde, speziell darm-, gefäß- und nervengesunde Individuen; auch eine vegetative Stigmatisierung läßt sich bei ihnen nicht behaupten.

Die Therapie ist bis nun nicht gefunden: jedenfalls muß der Stuhl geregelt werden, eine Patientin berichtete mir, daß sie sich durch morgendliches Trinken flüssiger Butter, wobei offenbar die Stuhlkonsistenz verändert wurde, beschwerdefrei halten könne. Zumeist bringen Ruhe, Liegen, temporäre sexuelle Abstinenz, regelmäßige Darmentleerung, Änderung der Stuhlkonsistenz in irgendeiner Richtung, auf lange Zeit Ruhe. Auch Nitrite sollen wirksam sein. Freilich gibt es Fälle, bei welchen alle Maßnahmen versagen.

Die Krankheit wurde zuerst von THAYSEN als Proctalgia fugax und bald darauf unabhängig von mir selbst als nervöse Rektumkrisen beschrieben. Sie scheint relativ häufig zu sein, die Patienten suchen den Arzt nur in den schweren Fällen auf. Dem Wesen nach handelt es sich bei diesen Rektumkrisen um eine Neuralgie, um eine Sonderform der schon von STRASSBURGER beschriebenen „Enteralgie", die an beliebiger Stelle des Abdomens ähnliche Erscheinungen machen kann. Ich selbst beobachtete gleichartige Fälle mit der Schmerzlokalisation im Sigma (Sigmalgia fugax).

d) Allergische und idiosynkrasische Diarrhoen.

Nach Sensibilisierung eines Versuchstieres mit parenteralem Eiweiß kann es nach einer neuen Gabe dieses Allergens im Rahmen eines anaphylaktischen Schockzustandes zu schweren wässerigen Diarrhoen kommen. Im Rahmen von Infektionskrankheiten, und zwar meist in den ersten Tagen ihres Auftretens, kommt es beim Menschen nun nicht selten zu gleichartigen foudroyanten wässerigen Durchfällen, welche auf Grund ihrer Ähnlichkeit zu den anaphylaktischen Durchfällen im Tierversuch als anaphylaktisch bezeichnet werden, obzwar der allergische Charakter nie nachgewiesen wurde. Ihre Diagnose stützt sich auf den akuten vehementen Verlauf und die wässerige Beschaffenheit der meist abundanten Stuhlmassen. Oft begleitet Erbrechen diese Diarrhoen. Gelegentlich kann man in diesen Stühlen auch Schleim mit Eosinophilen und CHARCOT-LEYDEN-schen Kristallen nachweisen, womit sich Beziehungen zur Myxoneurose ergeben.

Bei Besprechung der Myxoneurose haben wir schon darauf hingewiesen, daß es nicht immer Eiweißallergene sind, welche diese Zustände auslösen, daß auch offenbar Idiosynkrasien gegen verschiedenste Nahrungsmittel (Erdbeeren, Spinat, alle Obstsorten usw.) Diarrhoen mit oder ohne Schleim auslösen können, die man richtiger als idiosynkrasische Diarrhoen zu bezeichnen hätte. Sind die Art des Auftretens der Durchfälle in explosiver Form, ihr wässeriger Charakter, gelegentlich ihr Auftreten im Beginne einer Infektionskrankheit oder nach bestimmten Nahrungsmitteln (Erdbeeren usw.) schon recht charakteristisch, so sind sie meist auch daran zu erkennen, daß gleichzeitig oder abwechselnd andere allergische Zustände bestehen, wie Urticaria, QUINCKE-Ödem, Asthma, hämorrhagische Diathese, Bluteosinophilie oder eine Myxoneurose des Darmes usw. Bei mehrtägigem Bestande derartiger Durchfälle wird man Kalziuminjektionen versuchen. Bei gehäuftem Vorkommen wird unter Umständen ein Umstimmungsversuch mit Fiebertherapie zu empfehlen sein.

e) Endokrine Diarrhoen.

Diarrhoen durch Störungen der Funktion endokriner Drüsen kommen bekanntlich bei M. Basedow und bei M. Addison vor. Es handelt sich entweder um wässerige Durchfälle oder um Fettdiarrhoen. Hinsichtlich der Einzelheiten siehe die entsprechenden Kapitel des dritten Bandes.

f) Habituelle Obstipation.

Unter habitueller Obstipation versteht man eine verlangsamte Dickdarmperistaltik mit zu seltener Entleerung der Fäzes. So einfach diese Definition ist, so einfach scheinbar die Diagnose der Krankheit ist, so verlangt der einleitende Satz doch die folgende primäre Erläuterung: alle mechanisch oder ileus-, insbesondere paralytisch-ileusartig bedingte Stasen oder Verlangsamungen der Peristaltik gehören nicht zur habituellen Obstipation. Die habituelle Obstipation ist ferner eine Dickdarmerkrankung, eine verlangsamte Dünndarmpassage hat mit Obstipation nichts zu tun. Wenn unter verlangsamter Dickdarmperistaltik das Ausbleiben einer täglichen Stuhlentleerung verstanden würde, so entspricht auch dies allein noch keineswegs dem Wesen der Obstipation. Es gibt gesunde Individuen, die einmal des Tages, andere auch zwei- oder dreimal des Tages einen normalen Stuhl entleeren, es gibt aber ebenso gesunde Individuen, die an ihrem Darm nie „gelitten" haben, die ihr Leben lang nur jeden zweiten, ja sogar jeden dritten Tag einen normalen Stuhl entleert haben; sie alle betrachten dies seit ihrer Jugend als ihren normalen Zustand, und wir haben keinen Grund, dies als Krankheit zu bezeichnen. Eine in 24 Stunden auftretende häufige Entleerung kleiner, an sich normaler, in ihrer Gesamtmenge aber nicht ausreichender Skybala bedeutet trotz der häufigen Stühle doch auch Obstipation; es handelt sich um eine mangelhafte „fraktionierte Entleerung" (s. S. 143). Schließlich: es gibt auch Obstipierte mit Durchfällen. Es besteht hierbei meist eine proktogene Obstipation, eine Dyschezie mit oft schwerster Obstipation hinsichtlich der Entleerung der Fäzes, aber mit häufiger diarrhoischer Entleerung, die auf eine sekundäre Proktitis und Proktosigmoiditis zurückgeht. Die alten, harten, großen Skybala führen zur Darmschleimhautentzündung, sogar zu Dekubitalgeschwüren, und so kann eine schwerste Obstipation mit Durchfällen einhergehen.

Auf Einzelheiten der Darmphysiologie, welche die Darmmotilität zum Gegenstand hat, soll hier nicht näher eingegangen werden. Es soll hier nur kurz darauf hingewiesen werden, daß die peristaltischen Bewegungen durch die Dehnung des Darmes von Seite des Darminhaltes in der Weise ausgelöst werden, daß vorerst eine Tonussteigerung der Muskulatur des Darmes eintritt, welcher die rhythmische Darmperistaltik folgt. Bei der Darmmotilität spielen auch chemische Reize des Darminhaltes, vor allem der Reiz des Cholins, eine große Rolle. Noch eine Reihe anderer Momente schalten sich beim normalen und pathologischen Ablauf der Dickdarmperistaltik ein, der Kohlensäuregehalt des Blutes, Hormone und schließlich psychische Vorgänge, welche über den Vagus und Sympathikus den Darm beeinflussen. Die große Bedeutung der Psyche, welche auch in der Therapie berücksichtigt werden muß, bezieht sich vor allem auf den Defäkationsreiz: ein Individuum, welches zeitlebens täglich zu einer bestimmten Stunde seine Stuhlentleerung hatte und zu dieser Stunde einmal einen Zug erreichen muß, kann diesen Tag verstopft sein, mehrmalige Unregelmäßigkeiten in dieser Hinsicht lassen den Defäkationsreiz abstumpfen, das Individuum wird krank, es wird obstipiert. Zahllos sind die Beispiele, die diesem in Parallele gesetzt werden könnten: Kinder, welche durch den Schulbesuch an der morgendlichen Defäkation gehindert werden, können in kurzer Zeit eine habituelle Obstipation akquirieren;

Ursachen verschiedener Art, welche das Berufsleben, die Gesellschaft mit sich bringen und die rechtzeitige Defäkation verhindern, wirken sich im gleichen Sinne aus. Wir können von einer Domestikationserscheinung sprechen. Bekannt ist die schwere Obstipation der Melancholiker, wobei mangelndes Nachgeben auf den Defäkationsreiz wie das Übergehen der normalen Defäkationszeiten sicher mit von Bedeutung sind. Ein wichtiger Faktor bei der Entstehung der Obstipation ist zweifellos die Kost. Man kann, wie wir hören werden, durch entsprechende Zellulosezulagen, durch Obst, Kompott und Gemüse eine Obstipation beheben, es kann eine Schonkost, wie jeder Arzt weiß, eine Obstipation fördern oder auslösen. Der Nahrungsfaktor wurde von AD. SCHMIDT (s. S. 151) sicher insoweit überschätzt, als er glaubte, die Eupepsie, die gute Ausnutzung der Nahrungsmittel bei Obstipation könne die Ursache der Obstipation sein, zweifellos ist aber die Kost ein ätiologischer Faktor. Schließlich spielen unserer Überzeugung nach der einfache mechanische Reiz durch Bewegung und Temperaturreize eine Rolle: mangelhafte Körperbewegung, zumal bei an Bewegung Gewöhnten, oder Bettruhe können, verbunden mit der gleichmäßigen Bettwärme, eine Obstipation auslösen. Die symptomatischen Obstipationsformen bei den verschiedenen organischen Nervenkrankheiten (Tabes u. a.), bei Rückenmarkskrankheiten überhaupt, auch bei fieberhaften Krankheiten und bei Intoxikationen (mit Blei, Nikotin, Opium, Morphium usw.), ebenso wie bei der HIRSCHSPRUNGschen Krankheit gehören nicht zur habituellen Obstipation. Die Enteroptose geht häufig, aber keineswegs immer mit einer Obstipation einher. Die Anschauung, daß besonders das tief nach unten hängende Transversum ein Passagehindernis darstellt und so zur Obstipation führt, ist sicherlich unrichtig; es scheint sich bei der Enteroptose und der Obstipation um koordinierte Erscheinungen zu handeln, die den Astheniker im weitesten Sinn des Wortes betreffen. Als Ursache einer habituellen Obstipation müssen schließlich jene Krankheiten angeführt werden, bei welchen der Kranke aus Angst vor Schmerzen die Defäkationszeit überläuft und so langsam eine habituelle Obstipation erwirbt (Fissura ani usw.). Wenn wir schließlich früher die Enteroptose allein als Ursache der Obstipation ausgeschlossen haben, so muß wohl zugegeben werden, daß besonders schlaffe Bauchdecken, wie nach mehreren Geburten, wegen Fehlens eines entsprechenden Rückhaltes insbesondere bei einem kräftigen Defäkationsakt mit starkem Pressen, als Ursache der habituellen Obstipation ebenso angeschuldigt werden müssen wie die allerdings seltene Schwäche des Beckenbodens (eventuell mit Prolapsus ani et recti).

Die grundlegenden Kenntnisse über die normale Darmperistaltik verdanken wir G. SCHWARZ, wie denn überhaupt die Röntgenologie uns erst über die Dickdarmperistaltik beim Normalen und bei Obstipierten Aufklärung brachte. Wir wissen, daß der aus dem Dünndarm in den Dickdarm übertretende Darminhalt im Coecum, Aszendens und proximalen Drittel des Transversums neben der Peristaltik auch einer starken Antiperistaltik unterliegt, wobei wohl offenbar die letzten Nahrungsreste aus dem Darminhalt herausgedaut und resorbiert werden und daß knapp vor Eintreten des Defäkationsreizes erst eine große Peristaltik den eingedickten Darminhalt relativ rasch über Deszendens und Sigma in das Rektum befördert.

Seit jeher wurde zwischen den atonischen und spastischen Obstipationen unterschieden. Auch die erste Röntgenära hielt an dieser Einteilung fest. Seit G. SCHWARZ aber sprechen wir besser von einer dyskinetischen Obstipation, weil im Grund genommen jede habituelle Obstipation eine atonische und eine spastische Komponente hat, diese oder jene allerdings zumeist im Vordergrund steht; man kann daher von einer atonischen, hypo-dyskinetischen und einer spastischen, hyper-dyskinetischen Form der Obstipation sprechen. Sowohl das atonische wie das spastische Moment hemmen den normalen Ablauf der Peristaltik. Wenn die Lokalisation der Atonie oder des Spasmus am Dickdarm alle Varianten zeigen kann, so kann man schließlich doch, vor allem röntgenologisch, aber auch durch einfache ¡Palpation (resp. rektale Untersuchung) in dieser Hinsicht bestimmte Formen unterscheiden, was klinisch eine gewisse Bedeutung hat. Wir unterscheiden: 1. einen Aszendenstyp der Obstipation: im Colon transversum, nahe der Flexura hepatica werden ein Spasmus, im Aszendens Atonie beobachtet und der Bariumbrei bleibt im atonischen Darminhalt lange Zeit liegen; 2. die hypotonisch-atonische dyskinetische Form, bei der Aszendens und Transversum vor allem vorwiegend, aber nie ausschließlich Hypotonie zeigen; 3. die hypertonisch-spastische Form, bei der Aszendens und insbesondere Transversum den Bariumbrei durch zahlreiche Spasmen oft sehr regelmäßig unterteilen; es ist die häufigste Form, sie kann bei Spontanentleerung zum „Ziegenkotstuhl" führen; 4. die schon erwähnte proktogene Form oder die Dyschezie, bei der bei normaler Peristaltik im oberen Dickdarm der Kot sich im Mastdarm, oft in großen Skybalis ansammelt. Bei Rektaluntersuchung findet man das Rektum weit überdehnt und mit Kotmassen, meist alten harten Knollen ausgefüllt.

Die *klinische Symptomatologie* ist meist durch ein Völlegefühl von Aufgeblähtsein charakterisiert, wobei ein starker Meteorismus mit maßgebend ist. Abgesehen davon, daß bei Obstipation oft auch Flatus nicht abgehen, scheint die Resorption der Darmgase insbesondere bei der atonischen Obstipation mangelhaft zu sein. Es haben auch atonisch Obstipierte meist mehr derartige Beschwerden als spastisch Obstipierte. Die Frage, ob es durch langes Verweilen und Zersetzung des Dickdarminhaltes zu einer Autointoxikation mit entsprechenden Allgemeinbeschwerden kommt, ist bis heute noch nicht entschieden. Fraglos wird uns aber jeder Kliniker recht geben, daß habituelle Obstipation nicht nur mit durch Völlegefühl bedingter Appetitlosigkeit, sondern auch mit Mundgeruch, schlechtem Geschmack, vor allem auch mit Kopfschmerzen, mit schlechtem Allgemeinbefinden und Unlust zur Arbeit verbunden sein kann — ganz abgesehen von seltenen Fällen, in welchen eine schwere Obstipation auch zu Fieber führt („Kotfieber") —, Erscheinungen, die kaum anders als durch Intoxikation zu erklären sind. Gerade Individuen, die immer normalen Stuhl hatten, sind gegen diese offenbare gelegentliche Intoxikation besonders empfindlich. Auf die sekundären Proktitiden und Proktosigmoiditiden, die dazu führen, daß Zeiten von Obstipation scheinbar mit Zeiten von Durchfällen abwechseln, bei denen auch meist zahlreiche kleine, harte Skybala abgehen, wurde oben schon hingewiesen. Besondere Schmerzen fehlen dem Bild der Obstipation im allgemeinen, vorübergehendes Bauchgrimmen, bedingt durch Spasmen und Zerrung am Mesenterium kommen gelegentlich vor.

Bei der Untersuchung des Abdomens stellt man meist einen leichten Meteorismus fest, er kann aber auch fehlen. Je nach der vorwiegenden Lokalisation der Obstipation palpiert man bald das Aszendens, bald das Transversum oder selten das Sigma mit Skybalis erfüllt, bei der proktogenen Obstipation stellt man die Ansammlung von Kotballen mit digitaler analer Exploration fest.

Die makroskopische Beschaffenheit der spontanen (oder durch Einlauf gewonnenen) Stühle kann nach allem bisher Gesagten sehr verschieden sein. Der gelegentliche Spontanstuhl kann in Form, Konsistenz und Menge normal, er kann „ziegenkotartig" oder „bleistiftförmig", er kann abnorm hart sein, wobei er zumeist auch abnorm dunkel, „wie verbrannt" aussieht, er kann in abnorm kleiner Menge abgesetzt werden. Inbesondere der harte Stuhl der spastisch-Obstipierten ist oft von dichtem, dunkelgefärbtem, glasigem Schleim in mehr oder weniger großer Menge bedeckt. Mikroskopisch fällt das fast völlige Fehlen der in einem

Normalstuhl noch nachweisbaren Nahrungsreste (s. S. 157) auf; man spricht von einer Eupepsie, die durch die starke Nachverdauung bei langer Verweildauer des Darminhaltes im Dickdarm bedingt ist.

Die *Differentialdiagnose* ergibt sich aus dem schon Gesagten. Es sei nur hervorgehoben, daß vor allem eine richtige Unterscheidung zwischen habitueller (primärer) und symptomatischer (sekundärer) Obstipation getroffen werden muß. Es wäre naturgemäß ein grober Fehler, würde man Obstipation als Initialsymptom einer Tabes nicht richtig beurteilen. Die genaue Unterscheidung der verschiedenen Obstipationsformen, Aszendenstyp usw., ist vom Standpunkt der Therapie mehr minder ohne Belang. Die Dyschezie hingegen muß richtig erkannt werden, weil sie manchmal besondere Behandlungsmethoden verlangt. Das Übersehen eines stenosierenden Neoplasmas, welches noch dazu an gut operabler Stelle gelegen ist, ist naturgemäß eine Katastrophe, die dem Kranken das Leben kosten kann. Durch den Arzt beruhigt, daß nur eine harmlose Obstipation vorliegt, wird er sich meist erst zu spät entschließen, den Arzt wieder oder einen anderen Arzt aufzusuchen, der die Sachlage klärt. Man mache es sich daher zur Regel, daß man bei älteren Individuen, zumal wenn sie zeitlebens einen normalen Stuhlgang hatten, bei Auftreten von Obstipationserscheinungen an das Neoplasma denkt, unbedingt sofort digital untersucht und den Kranken einer Röntgenuntersuchung zuführt. Harte Skybala können, insbesondere im Sigma mit seiner harten Unterlage, einen malignen Tumor vortäuschen; die Veränderlichkeit des Befundes bei mehrtägiger Beobachtung oder nach Reinigungseinläufen werden die richtige Diagnose ebenso erlauben, wie die „Modellierbarkeit der Resistenz": durch längeres kräftiges Palpieren „zerdrückt" man die Kotballen und verändert ihre Form. Hierbei ist freilich zu beachten, daß sich oberhalb des stenosierenden Sigmakarzinoms Kotballen anstauen können.

Die *Therapie.* Über die Therapie der habituellen Obstipation ist sehr viel geschrieben worden, bald wurde diese, bald jene Methode, dieser oder jener Faktor in der Behandlung besonders hervorgehoben. Wir halten uns im allgemeinen an folgende Regeln:

1. Obstipierten, die eine sitzende Lebensweise einhalten, ist eine Bewegungstherapie zu empfehlen. Erlebt man so doch nicht selten, daß schwer Obstipierte in den Ferien, wenn sie Bewegung machen, normalen Stuhlgang haben. Bauchmuskelgymnastik ist nur den Kranken zu empfehlen, deren Bauchmuskeln schlaff sind (nach mehreren Graviditäten, nach Abmagerungskuren usw.). Oft genügt ein regelmäßiger Spaziergang von einer Stunde, um alle Erscheinungen zum Schwinden zu bringen.

2. Dem Kranken wird, wenn es sein sonstiger Zustand erlaubt, eine Grobkost empfohlen, die eine größere Menge unverdaulicher Schlacken oder von Substanzen enthält, welche erst im Dickdarm zersetzt werden. Es ist ein bekanntes und gut wirksames Hausmittel, Obstipierten abends fünf bis sechs Dörrpflaumen zu geben, die in Wasser aufgeweicht wurden, es ist ferner allgemein bekannt, daß auch schwer Obstipierte normalen Stuhlgang haben, sobald ihnen Obst zur Verfügung steht. Wenn auch die Fruchtsäure hierbei eine gewisse Rolle spielen mag, handelt es sich doch hauptsächlich um die im Dünndarm kaum oder wenig verdauliche Zellulose, um die Erregung des Dickdarmes durch die Gärung derselben, bzw. die großen Schlackenmengen, welche das Obst hinterläßt. Man wird also im allgemeinen eine zellulosereiche Kost empfehlen, im Winter, soweit erhältlich, Gemüse, Salate, Sauerkraut, auch grobes Schwarzbrot, welches Kleie, i. e. Zellulose, enthält, im Sommer Obst, frische rohe Paradeisäpfel oder andere gekochte oder rohe Gemüse. Es ist kein Zweifel, daß Kranke oft beim Übergang von einer nur aus reinen Nahrungsstoffen (weißem Mehl usw.) bestehenden Kost

zur Grobkost von ihrer Obstipation geheilt werden können. Die Verordnung einer Grobkost im genannten Sinne kann schließlich in eine Rohkostkur abgewandelt werden, die manche Patienten, wenigstens periodenweise, gut vertragen. Bei primär fettarmer Diät soll Fett zugelegt werden, die leichte Fettsäuregärung kann ebenfalls helfen. Eine Koständerung im obigen Sinne kann also einen bedeutsamen oder allein ausschlaggebenden therapeutischen Faktor darstellen. Mit Diät allein erreicht man in der großen Mehrzahl der Fälle — entgegen vielen Literaturangaben — aber nichts.

3. Der Darm muß wieder zur regelmäßigen rechtzeitigen Entleerung erzogen werden, wobei psychische Momente zu berücksichtigen sind. Es ist bekannt, daß viele Normale morgendlich ihren normalen Stuhl knapp nach dem Aufstehen, nach der ersten Zigarette, nach dem Frühstück, nach einem Glas Wasser und so weiter absetzen, und es versteht sich, daß diese prompte Reaktion nur durch psychogen ausgelöste Reflexe erklärt werden kann. Die Erziehung der Persönlichkeit, ebenso wie die Wiederbahnung der verloren gegangenen Reflexe kann man damit erreichen, daß der Kranke den Auftrag bekommt, wenn möglich zur Stunde, zu der er früher regelmäßig seinen Stuhl hatte, die Toilette aufzusuchen und zu versuchen, einen Stuhl abzusetzen, auch wenn er Stuhldrang nicht hat. Hat er damit nicht Erfolg, so soll der Stuhl erzwungen werden, und zwar vorerst durch einen kleinen Einlauf — wobei es genügt, wenn etwas gefärbtes Wasser wieder abgeht —, in den folgenden Tagen durch Abführmittel.

4. Wenn in der Obstipationsliteratur von vielen Autoren immer wieder gegen die Verordnung von *Abführmitteln* gewettert wird, so muß dem entgegengehalten werden, daß viele Patienten, wie eigene Erfahrung bei vielen Kranken zeigte, mit Bewegung, Sport, Diät usw. allein niemals zum Stuhl kamen und daß gerade das Abführmittel, welches schließlich den Darm zur regelmäßigen Stuhlentleerung führte, die verlorengegangene Automatie der Entleerungsreflexe wiederherstellte. Freilich ist hier individuell vorzugehen, es kann durch fortlaufendes Einnehmen von Abführmitteln, welche den Darm abnorm reizen, eine „Hypästhesie des Darmes" gegen Reize erworben werden, die schließlich verhindert, daß Normalreize der Peristaltik die Defäkation auslösen. Wir pflegen unseren Kranken zu empfehlen, tagsüber, wenn morgens wie zumeist ein Einlauf zur Erzielung einer Darmentleerung notwendig war, dreimal täglich zwei Eucarbontabletten (ein sehr mildes Abführmittel) und abends eines der bekannten Dickdarmmittel in kleiner Dosis zu nehmen. Bei etwas schwererer Obstipation werden auch diese Mittel nicht ausreichen, der Kranke wird am nächsten Morgen, nach vergeblichem Aufsuchen der Toilette, wieder einen Einlauf machen, um eine Entleerung zu erzwingen, um den Darm zum täglichen Stuhl zur bestimmten Stunde zu erziehen, er wird tagsüber wieder Eucarbon einnehmen und abends die Abführmitteldosis langsam erhöhen, bis er morgens einen Spontanstuhl hat. Dann bleibt er auf dieser Dosis (es sind vorerst manchmal hohe Dosen, sechs bis acht Darmoltabletten am Abend neben dem Eucarbon notwendig). Wird der Stuhl früh weich oder hat er am Tag mehrere Entleerungen, so geht er mit der Dosierung des abendlichen Mittels herunter. Oft kann er so zu relativ kleinen, ausreichenden Dosen gelangen, bei glücklicher Behandlung sistiert die Obstipation schließlich völlig. Was die Wahl der Abführmittel betrifft, so empfehlen wir die Dickdarmmittel (Rheum, Cascara, Sagrada usw., bzw. die aus ihnen hergestellten oder synthetischen Präparate, die in großer Zahl im Handel sind). Dünndarmmittel sind erstens meist foudroyant wirksam, machen Beschwerden und sie behindern zweitens die Nahrungsausnutzung im Dünndarm durch zu rasche Dünndarmpassage (Bitterwasser). Freilich haben auch Kuren mit (kaltem) Karlsbader Mühlbrunn, besonders mit Verstärkung der Wirkung durch Zusatz von Karls-

bader Salz, manchmal sehr gute Wirkung, ebenso wie Kuren in Karlsbad; wenn die tägliche Entleerung des Stuhles unter irgendeinem Abführmittel zur täglichen Defäkation und damit zur Wiederherstellung der Entleerungsreflexe und der normalen Peristaltik führt, so kann das Spiel gewonnen sein. Im allgemeinen wird man Obstipierte aber wegen der großen Unsicherheit des Erfolges nur in Ausnahmsfällen nach Karlsbad zur Kur schicken.

Ein drakonisches Verfahren ist die Darmwaschung mit dem Enterocleaner; freilich fühlt sich der Kranke nach der Entleerung der alten Skybala endlich wohl, der momentane Erfolg läßt ihn das Verfahren loben. Die Waschungen mit den großen Wassermengen führen aber leicht erst recht zu einer Hypotonie des Darmes, der normale Entleerungsreflex kann sich erst recht nicht entwickeln, so daß diese Methode im allgemeinen abzulehnen ist, es sei denn, daß einige regelmäßige Entleerungen die normalen Entleerungsmechanismen wiederhergestellt haben, wie dies gelegentlich vorkommt. Der Enterocleaner ist uns ein ultimum refugiens, welches nur Kranken empfohlen wird, welche entweder an schwerster Obstipation leiden, wo alle übrigen Maßnahmen versagen, oder die aus äußeren Gründen die früher gegebenen Vorschriften nicht befolgen konnten. Es gibt Obstipierte, die alle Wochen ein- oder zweimal in das EnterocleanerInstitut gehen oder sich selbst einen Enterocleaner anschaffen und so relativ zufrieden sind.

Bei leichten Fällen von Obstipation genügen ferner einerseits Mittel, welche unverdaulich sind und im Dickdarm quellen, den Darminhalt stark vermehren und die Darmwand (den AUERBACH-Plexus) reizen, wie Agar-Agar und verwandte Präparate, die oft noch mit einem leichten Abführmittel kombiniert sind (Regulin, Normacol u. a.), anderseits sogenannte Gleitmittel, wie Paraffinöl, Nujol u. a., welche den Magendarmkanal unverändert passieren und bei ihrer Passage den Darminhalt mitnehmen, bzw. zur Entleerung des Dickdarmes oder des Mastdarmes führen. Auch diese Gleitmittel sind zum Teil mit leichten Abführmitteln kombiniert.

Besonderer Erwähnung bedarf noch die Therapie der Dyschezie. Hier gelingt es nicht selten ohne Abführmittel, durch regelmäßige kleine Einläufe den Kranken bald zu heilen. Auch kleine Glyzerin- oder Ölklysmen, welche scheinbar die harten Skybala lösen, sind hier zu empfehlen.

Schließlich ist noch zu erwähnen, daß eine Allgemein-Therapie, eine allgemeine Ertüchtigung durch Sport, Massage, Hydro- und auch Elektrotherapie eine Beihilfe der Behandlung darstellen können.

Die in Wien, insbesondere von FINSTERER empfohlenen chirurgischen Methoden zur Behebung der Obstipation werden von den Internisten wohl im allgemeinen abgelehnt werden. Sie bleiben für seltene Fälle reserviert, Fälle, die aber schon mehr in den Bereich des Ileus oder der HIRSCHSPRUNGschen Krankheit, des Megasigma gehören. Freilich gibt es Obstipierte, welche viele Wochen hindurch keinen Stuhl hatten und nun mit schweren Beschwerden (oft mit schweren Komplikationen, Dehnungsgeschwüren, Kolitis, peritonitischen Reizerscheinungen usw.) zum Arzt kommen, Fälle, bei welchen meist eine Dyschezie vorliegt und bei welchen die Stuhlmassen im Rektum und Sigma zu steinharten Gebilden zusammengesintert waren; Einläufe versagen hier zumeist, die Behandlung muß mit einer manuellen Ausräumung eingeleitet werden. Ich kann mich an einen Offizier in russischer Kriegsgefangenschaft im ersten Weltkrieg erinnern, der durch dreieinhalb Wochen keinen Stuhl gehabt hatte, bei dem schon abdominell große harte Resistenzen, besonders in der Sigmagegend zu palpieren waren und bei dem die rektale Untersuchung wahrhaft steinharte Stuhlbrocken entdeckte, die sogar mit dem Finger allein nicht zerstückelt und nur langsam entfernt werden konnten. In diesen Fällen ist sogar die Hilfe von Instrumenten erforderlich. Die langsame, in der Regel an mehreren Tagen in mehreren Sitzungen erfolgende Entleerung ist allerdings zumeist dadurch erleichtert, daß bei diesen Kranken auch der Sphincter ani in seinem Tonus stark nachgelassen hat und wenigstens dieser ein wesentliches Hindernis für die mechanische Entleerung nicht darstellt.

Schließlich sei noch hervorgehoben, daß bei einer vorübergehenden Obstipation, die aber nicht als habituell gelten kann, etwa bei einigen Tagen bettlägerigen Kindern, zu den stärker wirkenden Abführmitteln, Rizinusöl oder kleinen Dosen Krotonöl und Aloe gegriffen werden kann. Mit entsprechend kleinen Dosen kann man diese Mittel auch zur Behandlung chronischer Fälle heranziehen. An der I. med. Klinik hat sich folgende Kombination in Pillenform bewährt: Rp. Extr. Belladonnae 0,01, Extr. Aloes, Extr. Rhei $\overline{aa}$ 0,1. Mass. pil. quant. satis ut fiat pilula.

Mit Neohormonalinjektionen oder mit Injektionen von Milzextrakten, die angeblich eine peristaltikanregende Wirkung haben sollen, haben wir Erfolge nie gesehen. Im allgemeinen wird es sich erübrigen, zu Hypophysenpräparaten zu greifen.

Die GLÄSSNERsche Methode, mit der durch entsprechend zusammengesetzte Zäpfchen im Rektum Gas frei wird, welches eine Defäkation rasch auslösen soll, hat sich nur wenig eingebürgert, sie kann sich nach allem, was wir über die Obstipation wissen, nur in bestimmten Fällen bei Fehlen des Defäkationsreizes bewähren.

Die *Prognose* einer habituellen Obstipation ist im allgemeinen gut, wenn sie erst kurz währt. Berichtet der Kranke, daß er bis vor drei Monaten einen regelmäßigen Stuhl hatte und dann, etwa durch äußere Umstände oder ein psychisches Trauma, plötzlich obstipiert wurde, ohne seine Lebensweise oder Diät sonst geändert zu haben, so führen die beschriebenen Maßnahmen im allgemeinen bald zum vollen Erfolg. Freilich gibt es alle Übergänge von diesen leichten bis zu schweren und schwersten, vor allem schon lang dauernden Fällen, bei welchen von vornherein die Prognose und die Aussichten der Behandlung sehr unsicher sind.

E. Hämorrhoiden.

Unter Hämorrhoiden versteht man Varizen der um den Anus, den Analkanal und um das unterste Rektum gelegenen Venen. Die außen sichtbaren, unter der Haut oder am Übergang zur Schleimhaut gelegenen Venektasien heißen äußere, die im Sphinkterkanal gelegenen intermediäre und die bereits in der Rektalschleimhaut gelegenen innere Hämorrhoiden.

In der Genese der Hämorrhoiden spielt neben einer konstitutionellen Schwäche vor allem eine häufig auftretende lokale Stauung eine Rolle, die hauptsächlich durch eine Dyschezie, ein lang dauerndes und starkes Pressen beim Stuhlgang, eine sitzende Lebensweise und mangelhafte Bewegung bedingt ist. Eine portale Stauung als Ursache der Hämorrhoiden wird heute abgelehnt, auch bei Leberzirrhose sieht man sie nicht häufiger oder in stärkerem Ausmaß auftreten. Bei der proktogenen Obstipation vermag schon die Ansammlung größerer Kotballen durch eine Überdehnung des Rektalvenenplexus und eine Behinderung des Abflusses des Blutes aus den untersten analwärts gelegenen Venen eine lokale Stauung in den zu Hämorrhoiden disponierten Venenabschnitten auszulösen; bei Pressen wird die Stauung naturgemäß noch viel hochgradiger. Auch bei Individuen, die keine äußerlich sichtbaren Hämorrhoiden haben, kann man bei

Pressen das Vortreten mächtiger um den Anus kranzartig angeordneter Venen-
konvolute beobachten, auch beim Normalen sieht man während des Pressens hier
Stauung mächtiger Venen.

Die Symptome und damit auch die Beschwerden, unter welchen Hämorrhoiden in Erscheinung treten können, sind verschiedener Art: Blutungen, Analekzeme, Entzündung, Fissuren, Periproktitis eventuell mit sekundären Anal-
fisteln und Hämorrhoidalprolaps (Analprolaps).

Blutungen aus äußeren, intermediären oder inneren Hämorrhoidalknoten, die
durch Überdehnung ihrer Wand schließlich zum Bersten kamen, sind ein häufiges
Ereignis. Nach einer Blutung nehmen die Spannungsbeschwerden des Knotens
oft auch für längere Zeit ab ("goldene Ader"). Anamnestisch wird in typischer
Weise angegeben, daß entweder täglich oder wie zumeist periodisch oder nur bei
besonders hartem Stuhl und nach längerem Pressen der harte (bei besonderer
Blutungsneigung auch der weiche) Stuhl von einigen Tropfen Blut bedeckt ist,
wobei die Blutung dem Stuhl im allgemeinen folgt. Beim Reinigen nach der
Defäkation sieht der Kranke Blut am Klosettpapier; die Blutung kann nach der
Defäkation auch noch längere Zeit anhalten und zur Beschmutzung der Wäsche
führen. Derartige regelmäßige oder insbesondere gelegentliche kleinere Blutungen
sind harmloser Natur und ohne Folgen. Bei längerer Dauer der Blutung, auch
wenn sie im Ausmaß stets gering ist, kann sich aber schließlich eine
chronische Blutungsanämie auf asiderotischer Grundlage entwickeln. Derartige
Anämien, die oft Jahre brauchen, ehe der Eisenbestand des Organismus genügend
erschöpft ist, um in Erscheinung zu treten, können schließlich schwerer Natur
sein. Sie werden oft deshalb nicht erkannt, weil die Blutungen schon lange Zeit
bestanden und scheinbar nicht zu einer Anämie geführt haben, weshalb nun nach
einer besonderen zweiten Ursache für die Anämie gesucht wird. Bei Blutungen
aus äußeren Knoten kann der Untersucher nach Pressenlassen und Anstauen der
Venen die blutende Stelle, sei es als hämorrhagische Borke oder als während der
Untersuchung auftretende Blutung leicht nachweisen. Bei Intermediärblutungen
kann man die blutende Stelle leicht finden, indem man während der Digital-
untersuchung pressen läßt, während des Pressens den Finger zurückzieht und
hierbei den Analkanal beobachtet; größere Knoten prolabieren bei diesem
Zurückziehen des untersuchenden Fingers, innere Hämorrhoidalknoten werden
während des Pressens unter Umständen unter der Schleimhaut palpiert oder sie
werden ebenso wie die intermediären mit dem Proktoskop gefunden. Durch
Ansetzen einer Saugglocke können die erweiterten und intermediären Knoten
besonders gut sichtbar gemacht werden. Zur Darstellung der inneren oder intermediären Knoten gibt es besonders konstruierte Proktoskope mit seitlichem
Fenster, in welches die Knoten prolabieren. In der Umgebung größerer Knoten
findet sich zumeist rektoskopisch eine leicht proktitische Beschaffenheit der
Schleimhaut.

Analekzeme können verschiedenartigste Ätiologie haben, in dieser haben
Hämorrhoiden insofern auch eine Bedeutung, als durch die durch den varikösen
Symptomenkomplex bedingten lokalen Zirkulationsschäden der Haut ekzema-
töse Veränderungen auftreten können.

Die *akute Entzündung des Hämorrhoidalknotens* stellt eine Thrombophlebitis
in der varikös entarteten Vene dar. Es entwickelt sich eine zumeist sehr schmerzhafte entzündliche Schwellung; die Schmerzen können es dem Kranken unmöglich machen, zu sitzen oder zu gehen. Beim Stuhlgang nehmen die Schmerzen
zumeist durch den Druck auf den entzündeten Knoten zu. Mehrere Knoten
können gleichzeitig befallen sein, die Entzündung kann äußere, intermediäre,
seltener auch innere Knoten betreffen. Meist klingt die Entzündung, wenn es

nicht zur Vereiterung bzw. zur Periproktitis kommt, in einigen Tagen wieder ab, der Thrombus organisiert sich, ein fibröser Knoten, der schließlich langsam kleiner wird, bleibt zurück. Wülste chronisch entzündlich-indurierter äußerer Knoten können schließlich den After als indurierte Hautläppchen umgeben.

Die *Fissura ani* kann Folge einer derartigen Entzündung eines Knotens sein, wenn die Entzündung nach außen perforierte und sich auf diese Weise ein kleines Geschwür entwickelte. Manche Autoren nehmen an, daß alle Fissuren auf diese Weise entstanden sind. Es scheint aber kein Zweifel, daß andere Fissuren, allerdings meist mehr oberflächliche, die auch rascher wieder spontan abheilen, durch mechanische Überdehnung der Analregion und durch Einrisse der obersten Schicht der Haut bzw. Schleimhaut zustande kommen. Meist liegen diese Fissuren am Übergang von der Schleimhaut zur Haut, sie stellen einen dreieckig gestalteten oberflächlichen Substanzverlust dar, dessen Basis rektalwärts, dessen Spitze nach außen gerichtet ist. Bei Fissuren, die auf dem Boden einer Varix-Thrombophlebitis entstanden, kann man am Grund des Geschwürs gelegentlich noch die glatte Venenwand beobachten. Fissuren lösen im allgemeinen sehr typische, schneidend brennende Schmerzen aus, welche während des Defäkationsaktes auftreten, oft in die Umgebung, in die Sakralgegend oder gegen das Perineum, manchmal aber auch ein- oder beidseitig in die Oberschenkel wie eine Ischias ausstrahlen. Der Reiz der Fissur führt nicht selten auch zum Sphinkterkrampf und auf diese Weise zu Schmerzen. Angst vor Schmerzen bei der Defäkation läßt den Kranken den Stuhl verhalten, womit die Entwicklung einer habituellen Obstipation gefördert wird.

Thrombophlebitische innere Hämorrhoidalknoten können zum *periproktitischen Abszeß* führen, der mehr oder weniger foudroyant verlaufen kann. Der periproktitische Abszeß kann durch Perforation in das Darmlumen oder nach außen unter die Haut zu einer inneren oder äußeren Analfistel Anlaß geben. Es können sich auch mehrere Fisteln gleichzeitig entwickeln. Die Fisteln können komplett sein, das heißt vom Darmlumen bis zur Fistelöffnung in der Haut führen, oder inkomplett sein, das heißt entweder vom periproktitischen Fistelgrund als innere Fistel in das Darmlumen oder als äußere inkomplette Fistel zur Öffnung in der Haut führen. Bei der kompletten Fistel entleert sich Darmsekret, bei dünnflüssigem Stuhl auch geringe Mengen von Fäkalmassen, bei der inkompletten äußeren Fistel nur entzündliches Sekret. Mit Jodipin kann der Fistelgang im Röntgenbild dargestellt werden. Die genannten Folgezustände nach entzündeten Hämorrhoidalknoten ebenso wie der Hämorrhoidalprolaps gehören in das Grenzgebiet der Chirurgie.

Nach Anschauung moderner Autoren soll der *Prolapsus ani et recti*, der früher auf eine Schwäche des Beckenbodens bezogen wurde, auf Hämorrhoiden mit sekundärer Sphinkter- und muskulärer Beckenbodenschwäche zurückzuführen sein; beim Pressen wird die durch ältere oder frischere Hämorrhoidalknoten verdickte oder gewulstete Schleimhaut oder das unterste Rektum selbst nach außen gepreßt. Der Prolapsus ani ist im allgemeinen schmerzlos. Meist kommt es zu dauernden proktitischen Reizerscheinungen durch die Entzündung der oft vorfallenden Schleimhaut; das dauernde Nässen mit sekundärem Ekzem der Haut, die Schwierigkeiten bei der Defäkation, die Notwendigkeit, nach jedem Pressen, oft schon nach leichtem Husten, jedenfalls nach der Defäkation den Prolaps zu reponieren, bereiten dem Kranken aber doch beträchtliche, zumindest sehr lästige Beschwerden.

Therapie. Unkomplizierte Hämorrhoiden verlangen keine Therapie. Starke Blutungen können durch Weichhalten des Stuhles unter Umständen vermieden werden. Die akute Entzündung des Knotens ist mit Ruhe und lokalen antiphlogistischen Maßnahmen, mit Sitzbädern usw. zu behandeln. Oberflächliche Fissuren gehen auf eine Lapisierung oft rasch zurück. Ausgedehnte Knoten mit Blutungen, chronische Fissuren, Fisteln und Periproktitiden sind dem Chirurgen zuzuführen.

F. Störungen der Darmwegsamkeit.
(Stenose, Ileus.)

Bei den hier besprochenen Zuständen handelt es sich um ein Grenzgebiet der Chirurgie, in therapeutischer Hinsicht sogar in der großen Mehrzahl der Fälle um rein chirurgische Probleme. Hinsichtlich der Details ist daher in chirurgischen Lehrbüchern nachzulesen.

Unter Darmstenose versteht man eine Verengerung des Darmlumens mit Behinderung der Darmpassage, unter Darmverschluß und Ileus die völlige Verlegung des Darmrohres und eine vollständige Aufhebung der Darmpassage. Der paralytische Ileus nimmt ebenso wie der spastische eine selbstständige Stellung ein. Der Ileus, die komplette Ausschaltung der Darmwegsamkeit, sei sie mechanisch oder funktionell, ist mit dem Leben nur wenige Tage vereinbar, die übliche Bezeichnung eines chronischen Ileus für länger dauernde Darmstenosen ist also falsch. Wie so viele unrichtige Nomenklaturen ist aber auch diese so eingebürgert, daß sie kaum wieder ausgemerzt werden kann. Darmstenosen gehen vielfach in einen Ileus über, mit zunehmender Stenosierung kommt es schließlich zum völligen Verschluß; die scharfe theoretische Grenze verwischt sich daher in der Praxis.

a) Darmstenose.

Darmstenosen entwickeln sich in der Regel langsam. Der orale Darmanteil oberhalb der Stenose versucht hierbei durch entsprechende Mehrarbeit, durch Verstärkung der Peristaltik und durch eine dadurch zustande kommende Muskelhypertrophie das Hindernis zu überwinden. Gelingt diese Überwindung in einem Ausmaß, daß der Darminhalt, wenngleich auch in einer längeren Zeit als normal, die Enge völlig passiert, so ist die Stenose kompensiert. Oberhalb der Stenose ist der Darm nicht nur hypertrophisch, sondern auch etwas dilatiert, die Hypertrophie nimmt mit der weiteren Entfernung von der Stenose immer mehr ab. Auch bei kompensierten Stenosen kommt es zeitweise zu einer starken Stauung des Darminhaltes oberhalb der Stenose, dadurch zu einer Überdehnung der Wand, ferner zu einer Zersetzung des Darminhaltes und dadurch nicht selten auch zu einer Entzündung der Schleimhaut. Gut kompensierte Stenosen können insbesondere im Dickdarm durch Eindickung des Darminhaltes dekompensiert werden. Bei Stenosen des Dickdarmes hypertrophiert im allgemeinen nur dieser, bei länger dauernden Stenosen und bei hohem Sitz derselben später auch der Dünndarm. Der Darm oberhalb der Stenose ist meteoristisch gebläht, im Dickdarm stärker als im Dünndarm, der Meteorismus erreicht aber nie einen hohen Grad wie bei einem Ileus.

Die Ursachen der Stenosen sind in der Mehrzahl der Fälle narbig-strikturierende Prozesse oder das Darmlumen verengernde Tumoren; Verengerungen durch Verlegung des Dickdarmes mit Gallensteinen, Kotsteinen, Knäuel von Askariden, Bezoare oder medikamentöse Darm-Steinbildungen (Bolusstein nach Medikation größerer Bolusmengen bei Enterokolitiden, Eisensteine bei medikamentöser Verabreichung größerer Mengen von Ferrum reductum, etwa 4 g täglich und mehr) sind als Ursachen einer Wegsamkeitsstörung sehr selten; zu den langsam narbig-strikturierenden Darmkrankheiten gehören: die Dysenterie, die Colitis ulcerosa, welche meist Kolonstenosen, die Gonorrhoe, das Lymphogranuloma inguinale und die Lues, welche meist Mastdarmstenosen, und die Tuberkulose, das Ulcus duodeni und die Aktinomykose, welche Dünndarm- bzw. Dünn- und Dickdarmstenosen verursachen. Die häufigste Ursache von Tumorstenosen sind Dickdarmkarzinome. Selten ist auch eine Stenosierung von außen durch Druck von Tumoren auf den Darm oder durch Einengung des Darmlumens durch peritoneale narbig-schrumpfende Stränge (Adhäsionen).

Die *Symptomatologie* der Dünn- und Dickdarmstenose unterscheidet sich im allgemeinen insofern, als der weniger dichte Dünndarminhalt auch höhergradige Darmveränderungen klinisch nicht manifest werden, der konsistentere Dickdarminhalt hingegen eine relativ geringe Enge klinisch schon in Erscheinung treten läßt. Die schon hochgradige, aber noch kompensierte Dünndarmstenose kann vielleicht durch einen kleinen Fremdkörper (Fruchtkern, Gallenstein usw.) plötzlich in einen Ileus umschlagen. Die Kompensation der Darmstenose durch eine verstärkte Peristaltik und eine oralwärts gelegene Hypertrophie bedingt im allgemeinen klassische Zeichen, welche die Stenose symptomatologisch gut charakterisieren: der Kranke empfindet eine lebhafte Peristaltik, er hat hierbei das Gefühl, daß die Peristaltik an einer bestimmten Stelle ihr Ende findet, ein Hindernis hier nicht oder schwer überwunden wird, er nimmt schließlich manchmal ein hohes metallisches Geräusch wahr, wenn nach vorangehendem, längerem vergeblichem Bemühen Darminhalt doch durch die Enge durchgepreßt wird, und er beobachtet schließlich die charakteristischen „Steifungen" im oralen Darmabschnitt. Der hypertrophe Darm oberhalb der Stenose wird im Rahmen der starken Peristaltik zu einem harten Rohr, der Darm „bäumt sich vor dem Hindernis auf". Diese Stenosenperistaltik kann durch dünne Bauchdecken unmittelbar gesehen oder aber auch palpiert werden; der Kranke hat deutlich das Gefühl, daß die Darmschlingen sich periodisch „versteifen", wobei diese Kontraktionen mit anschließender Erschlaffung periodisch auftreten; die Steifungen können längere Zeit anhalten und entweder nach Überwindung des Hindernisses oder aber nach Ermüdung auf längere Zeit wieder sistieren. Durch Kältereize (Abdecken des Bauches oder Aufspritzen von etwas Chloräthyl oder durch Verdunstenlassen von auf die Haut geschüttetem Äther) oder durch mechanische Reize (lebhafte kurze Stöße mit der Hand oder Schlagen des Bauches mit einem nassen Tuch) können die Steifungen zum Vorschein gebracht werden. Die Lokalisation der Darmsteifungen, ebenso wie die Lokalisation der geblähten verbreiterten Schlingen erlaubt bis zu einem gewissen Grad die Lokalisation der Stenose: bei Dünndarmstenosen kann man die verbreiterten Dünndarmschlingen orgelpfeifenmäßig aneinandergelagert finden und in denselben auch lebhafte Peristaltik oder Steifungen beobachten. Ist bei der Länge des Dünndarmes und seiner möglichen Lokalisation im gesamten Bauch eine Identifizierung einer Dünndarmsteifung meist schwierig, so sind Dickdarmsteifungen durch ihre bestimmte Lage im Bereiche des Colon ascendens, descendens oder auch transversum meist deutlicher zu erfassen. Bemerkenswert ist, daß Darmsteifungen von Kranken oft als krampf- oder wehenartiger Zustand, der auch schmerzhaft sein kann, empfunden werden, daß aber auch stärkere sichtbare und palpable Steifungen vom Kranken häufig überhaupt nicht bemerkt werden. Bei Dickdarmstenosen kommt es in der Regel zu Unregelmäßigkeiten des Stuhles, und zwar oft abwechselnd bald zu Obstipation, bald zu Durchfällen. Dünndarmstenosen oberhalb der Papilla Vateri entsprechen völlig dem Bild der Pylorusstenose, bei den Stenosen unterhalb der Papille kommt es zu starkem Erbrechen galliger Flüssigkeit, die reichlich Pankreassekret enthält. Diese Dünndarmstenosen haben meist eine andere Ätiologie als die übrigen Stenosen, und zwar: einen „arteriomesenterialen Verschluß" bei Enteroptose (s. S. 137), bewegliche gutartige Darmwandtumoren, Magenpolypen und schließlich Adhäsionen oder kongenitale Strangbildungen am Peritoneum.

Die Untersuchungsmethode, welche bei Darmstenosen diagnostisch die größte Sicherheit gibt, ist das Röntgenverfahren. Es erlaubt im allgemeinen auch eine Lokalisation der Stenose. Es kommt hierbei weniger auf die Untersuchung mit Kontrastmitteln (oral oder rektal) als auf die einfache Durchleuchtung an, da die Blähung der oralen Darmschlingen und die in diesen sich bildenden Flüssigkeitsniveaus („Spiegelbildungen") meist eindeutige Bilder ergeben. Bei rascherem Auftreten von Stenoseerscheinungen ist die Verabfolgung von Kontrastmitteln, welche den Darminhalt eindicken, übrigens auch gefährlich. Dünndarmstenosen zeigen stark gasgeblähte Schlingen mit Spiegelbildungen hauptsächlich im Mittelbauch, an diesen Schlingen kann im Röntgenbild, wenigstens anfangs, ehe sie zu stark überdehnt sind, eine Andeutung der KERKRINGschen Falten zu sehen sein. Die gasgeblähten Schlingen des Dickdarmes liegen im Röntgenbild mehr in den seitlichen Partien; der Flüssigkeitsspiegel soll im Dünndarm scharf, im Dickdarm (durch den dichteren Darminhalt) weniger scharf sein. Durch die Beachtung der Lage der Schlingen und der Spiegel kann man sich nicht selten ein Urteil darüber bilden, welcher Darmanteil gebläht ist und man kann auf diese Weise die Stenose lokalisieren. Freilich ist hierbei zu beachten, daß eine Stenose der Flexura hepatica nicht nur Gasblähung und Spiegelbildung im Colon ascendens, sondern rückläufig auch im Dünndarm machen kann, so daß scheinbar das Bild einer Dünndarmstenose vorliegt. Bei länger dauerndem Bestand der Stenose und bei wenig stürmischen Erscheinungen wird man schließlich durch Bariumfüllung die Lokalisationsdiagnose oft mit größter Sicherheit treffen. Es gilt dies ebenso für den unteren Dickdarm.

Die *Differentialdiagnose* kann zumal bei adipösen Individuen, in welchen Darmblähungen und Steifungen dem Nachweis schwer zugänglich sind, Schwierigkeiten machen. Das Röntgenverfahren wird hier vor allem entscheiden. Große differentialdiagnostische Schwierigkeiten ergeben sich in gewissen Fällen einer tiefen Dickdarmstenose gegenüber einem Aszites (wodurch sich z. B. Verwechslungen eines stenosierenden Dickdarmkarzinoms mit einer Zirrhose ergeben!): durch die starke Überdehnung des Darmes und seine Füllung mit reichlichem flüssigem Darminhalt und mit viel Gas wird in den röhrenförmigen, oft mehr weniger parallel zueinander verlaufenden Darmschlingen ein Aszites dadurch vorgetäuscht, daß sich bei Linkslage diese geblähten Darmrohre auf der linken Seite mit Flüssigkeit, auf der rechten Seite mit Gas füllen und eine beiderseitige, bei Lagewechsel gut verschiebliche Flankendämpfung bedingen; die Ähnlichkeit mit einem freien Erguß kann also eine weitestgehende sein, zumal sogar eine, allerdings meist sehr unsichere Fluktuation nachzuweisen ist. Eine etwaige Probepunktion, zu der der Untersucher gerade wegen des vielleicht meist ganz typischen Befundes eines freien Ergusses in die Bauchhöhle gedrängt wird, ist bei Vorliegen einer Darmstenose mit geblähten Schlingen besonders gefährlich, da die überdehnten Darmschlingen der Punktionsnadel bzw. dem Troikart nicht wie der gesunde Darm ausweichen. Die Abgrenzung gegenüber dem einfachen Meteorismus wird im Zweifelsfall freilich durch die Röntgenuntersuchung zumeist leicht gelingen.

b) Darmverschluß. Ileus.

Der Darmverschluß wird in einen mechanischen und einen dynamischen (funktionellen) unterschieden. Der mechanische wieder unterscheidet sich in einen Okklusions-Ileus bei Verlegung des Darmlumens durch einen innerhalb oder außerhalb des Darmrohres gelegenen Prozeß ohne Zirkulationsstörung in einem Darmanteil einerseits und einen Strangulations-Ileus durch mechanische Ursachen, die gleichzeitig zu einer Zirkulationsstörung im Darm Anlaß geben, anderseits; der dynamische (funktionelle) Ileus wird in einen paralytischen, durch Darmlähmung, und einen spastischen, durch spastische Verlegung des Darmlumens, eingeteilt.

In ätiologischer Hinsicht kommen beim *Okklusions-Ileus* die gleichen Momente in Frage, wie sie bei der Darmstenose aufgezählt wurden; die immer stärker werdende Verengerung des Darmlumens durch den stenosierenden Prozeß führt schließlich zum Ileus. Beim *akuten Ileus* spielt überdies noch eine Reihe anderer Faktoren eine ätiologische Rolle, Faktoren nämlich, die zum *Strangulations-Ileus* führen, und zwar die innere oder äußere Inkarzeration, der Volvulus und die Intersuszeption bzw. Invagination. Unter den Ursachen für den akuten Ileus nehmen die inkarzerierten äußeren Hernien zahlenmäßig weitaus die erste Stelle ein, ihnen folgen in der Statistik die Adhäsionen nach Operationen, in weitem Abstand erst die Tumoren, die in der Regel ja vorerst als Darmstenose in Erscheinung treten und zu dieser Zeit schon operiert werden, in noch größerem Abstand die Invagination, der Sigma-Volvulus, der obturierende Gallenstein oder Fremdkörper, inkarzerierte innere Hernien und das MECKELsche Divertikel, welches wie ein Peritonealstrang zur Strangulation führen kann. Zu diesen ätiologischen Faktoren ist im einzelnen noch folgendes zu sagen: die äußere Brucheinklemmung ist als Ursache des Ileus so häufig, daß es mit Recht als Kunstfehler gilt, bei einem akuten Ileus nicht alle äußeren Bruchpforten genau zu untersuchen. Bei der Invagination, die bei Kindern viel häufiger ist als bei Erwachsenen, schiebt sich ein Darmanteil in den tieferen (wie zumeist) oder auch in den höher gelegenen Anteil. Das eingewanderte Darmstück heißt Intersuszeptum, das aufnehmende Intersuszipiens. Im Bereich der Invagination liegt die Darmwand in sechsfacher Schicht übereinander. Die Invagination wird in eine Invaginatio enterica (im Dünndarm), colica (im Dickdarm) unterschieden, ferner in eine ileocolica, bei der das Ileum sich bis in das Kolon, und in eine (praktisch häufigste) ileocoecalis, bei der das Ileum sich nur in das Coecum einschiebt. Der Volvulus, der durch eine Achsendrehung des Darmes um sein Mesenterium um 180 Grad zustande kommt, kann sich in allen Darmabschnitten mit entsprechend langem Gekröse entwickeln, am häufigsten begegnet man ihm im Sigma, wenn dieses abnorm lang und beweglich ist; Obstipation mit Stagnation des Kotes im Sigma soll einen ätiologischen Mitfaktor darstellen, da durch diesen das Sigma überdehnt und das Mesosigma verlängert wird. Der Gallenstein-Ileus spielt sich zumeist im Dünndarm ab; der Stein allein verlegt den Dünndarm hierbei nicht, es spielen sekundär spastische Momente, wobei der Stein durch die spastisch kontrahierte Darmwand festgehalten wird, eine bedeutende Rolle.

Der *paralytische Ileus* bei der Peritonitis ist die häufigste Form des dynamischen Ileus. Ein paralytischer Ileus kann allerdings auch das Endstadium einer Darmstenose oder eines Okklusionsileus sein, wenn der Darm schließlich nach länger dauernder übermäßiger Peristaltik erlahmt. Darmlähmungen, bzw. ein paralytischer Ileus können ferner, wenn auch sehr selten, nach jeder Laparotomie auftreten, auch ohne daß die geringste Peritonitis sich zeigen würde, sie können sich im Rahmen einer Mesenterialvenenthrombose oder schließlich auch reflektorisch bei Steinkoliken oder nach Nierenoperationen einstellen. Der spastische Ileus ist außerordentlich selten, es soll sich hierbei meist um vegetativ labile nervöse Individuen handeln. Früher wurde schon darauf hingewiesen, daß bei einem Gallensteinileus eine sekundär spastische Komponente, welche den Gallenstein durch Darmspasmus umfaßt, erst zum Ileus führt. Nach neueren

Mitteilungen soll der spastische Ileus auch auf Grundlage einer akuten Porphyrie, bzw. bei akuter Porphyrinurie (s. Bd. III) auftreten.

Der Darminhalt ist auch bei hochsitzendem Ileus faulig-fäkulent, auch bei hoher Dünndarmstenose ist eine Dickdarmflora mit vorwiegenden Kolibakterien zu finden. Der fäkulente Charakter nimmt bei tieferem Sitz zu, ebenso die Gasmenge. Beim Strangulationsileus enthält die strangulierte, alsbald hämorrhagisch infarzierte Schlinge neben einem in den Darm ausgetretenen Exsudat auch Blut. Die strangulierte Schlinge wird durch die Kompression und Strangulation der Venen und durch den dadurch behinderten Blutabfluß ödematös, häufig blutig infarziert; damit wird auch das Exsudat hämorrhagisch. Die Infarzierung geht bald in eine Gangrän über. Schon vor Auftreten derselben kommt es zur Durchwanderungsperitonitis.

Durch die starke Exsudation und Transsudation in den Darm bei Ileus kommt es zu einer Erhöhung des Bluthämokritwertes, zu einer Eindickung des Blutes, gleichzeitig steigt der Bluteiweißgehalt an. Die Senkungsgeschwindigkeit der Erythrozyten ist verkürzt. Es finden sich ferner eine Hypochlorämie durch Chlorverlust durch Erbrechen und ein Flüssigkeitsverlust in den Darm. Es kann auch zum Bilde der Niereninsuffizienz kommen, das offenbar ähnlich zu erklären ist wie ein hepatorenales Syndrom (s. Bd. III).

Die Todesursache bei Ileus ist nicht geklärt. Es werden vorzugsweise zwei Theorien vertreten: die Gifttheorie, nach welcher im Darm Toxine entstehen sollen, über deren Natur allerdings nur Vermutungen ausgesprochen werden können, und die Wasserverarmungstheorie. Der Dickdarmileus endet meist mit einer Perforationsperitonitis.

Die *Symptomatologie* des Ileus ist verschieden, je nachdem, ob der Verschluß akut auftritt oder ob er das Endstadium einer chronischen Stenosierung darstellt, bei welcher sich langsam eine entsprechende Hypertrophie der Darmwand entwickelt hatte, sie ist auch verschieden, je nachdem, ob die Stenose in einem hoch oder einem tief gelegenen Darmabschnitt lokalisiert ist. Die Art des Ileus schließlich, ob vom Typus des Okklusions-, Strangulations- oder dynamischen Ileus, gibt dem Bild schließlich noch sein Gepräge.

Der *akute, ohne vorangegangene chronische Darmstenose aufgetretene Ileus* ist — übrigens wie jeder Ileus — um so stürmischer, je höher er im Darm lokalisiert ist. Je tiefer er lokalisiert ist, um so eher kommt es zu dem schließlich regelmäßig allen Ileusfällen zukommenden Symptom: zum Verhalten von Stuhl und Winden, bzw. zum Sistieren eines Stuhl- und Windabganges. Bei hochsitzendem Ileus kann freilich der distal gelegene Darm sich noch, unter Umständen sogar diarrhoisch, entleeren, nach einigen Tagen aber sistieren auch hier Stuhl- und Windabgang. Bei jedem akuten nicht paralytischem Ileus beobachten der Arzt und der Patient an der lebhaften Bewegung der Darmschlingen, den überlauten gurrenden Geräuschen die lebhafte Peristaltik, welche das Hindernis zu überwinden sucht. Je höher der Verschluß liegt, um so früher kommt es gleichzeitig mit dieser Ileusperistaltik, welche den äußersten Versuch darstellt, das Hindernis zu überwinden, zu erst geruchlosem Aufstoßen, welches über Brechreiz, Erbrechen, fäkulentem Aufstoßen und fäkulentem Erbrechen schließlich im Miserere endet, unter welchem gemeinhin „Koterbrechen" versteht. Hierzu ist aber zu sagen, daß auch bei man tiefsitzendem Kolonileus Stuhlmassen, zumal kompakter Stuhl, etwa durch eine Antiperistaltik niemals zurückbefördert werden, daß der fäkulente Charakter des Foetor ex ore, ebenso wie des Erbrochenen durch eine rasche Ansiedlung der Gram-negativen (Koli) Dickdarmflora in den vor dem Verschluß überdehnten, meteoristisch geblähten, reichliche Flüssigkeit enthaltenden Darmschlingen bedingt ist. Eine große Flüssigkeitsmenge exsudiert oder transsudiert in die überdehnte Schlinge, dieses eiweißreiche Material ist offenbar ein sehr guter Nährboden für die Bakterien. Der große Wasserverlust, die Allgemeinintoxikation, der Chlorverlust, unter Umständen auch der Reststickstoffanstieg, das heißt der Übergang des Bildes in das der hypochlorämischen Urämie (s. Bd. III) bedingt den schlechtesten Allgemeineindruck. Der Kranke zeigt einen typischen Gesichtsausdruck, die Facies abdominalis oder hippocratica, ein welkes Gesicht mit spitzer Nase, mit einer Haut, die allen Turgor verloren hat (abgehobene Hautfalten bleiben stehen), tiefhalonierte und tiefliegende Augen mit einem überaus ängstlichen Gesichtsausdruck, kalten Schweiß, leichte Zyanose bei Untertemperatur, er hat ferner kalte Extremitäten, eine Tachykardie bei kleinem, leicht unterdrückbarem Puls und eine strohtrockene, rissige, borkige Zunge (wie sie nur bei schwer toxischen Krankheitsbildern zu sehen ist), die Harnmenge nimmt stark ab; Hypochlorämie kann zur Alkalose und damit zur alkalotischen Tetanie führen (s. Bd. III). Der Kranke macht also einen bedrohlichsten Eindruck, er verfällt rasch, nach zwei bis drei Tagen ist er moribund und er geht auch, wenn nicht sehr frühzeitig Abhilfe geschafft wird, in einigen Tagen zugrunde.

Beim akuten Okklusionsileus treten zumeist Krampfschmerzen auf, sie müssen aber nicht auftreten, auch sie sind meist stärker, je höher der Verschluß liegt. Steifungen deuten darauf hin, daß sich der akute Ileus doch aus einer chronischen Stenose entwickelt hat, der Darm schon hypertrophisch geworden war; es gibt allerdings auch Steifungen bei akutem Ileus ohne vorangegangene Stenose. Die meteoristische Auftreibung des Abdomens hat ihre lokalisatorischen Charakteristika, abhängig von der Lokalisation des Verschlusses (s. S. 217). Verglichen mit einem Strangulationsileus sind die Schockerscheinungen relativ gering. Die Erscheinungen sind in jeder Hinsicht weniger stürmisch, wenn es sich um einen Dickdarmileus handelt, der Verlauf ist hier ein mehr protrahierter, Erbrechen oder Urämie stellen sich erst später ein, die Schmerzen sind gering oder sie fehlen ganz, im Vordergrund steht hier der Meteorismus; Frühsymptom ist hier das Sistieren von Stuhl- und Windabgang. Solange eine sekundäre paralytische Komponente sich nicht eingestellt hat, besteht aber auch hier eine lebhaftere Peristaltik, man hört und palpiert Gurren, bei Verdacht auf einen Übergang in den bedrohlichen paralytischen Ileus wird der auskultatorische Nachweis von Darmgeräuschen bzw. -bewegungen die relativ bessere Prognose erlauben.

Beim *Strangulationsileus*, der bei Inkarzeration, Volvulus, Invagination und Strangabschnürung auftritt, treten die Erscheinungen begreiflicherweise besonders foudroyant in Erscheinung. Die akute Zirkulationsstörung in den betroffenen Darmanteilen äußert sich als heftigster, meist krampfartiger Schmerz, der erst an einem Punkt lokalisiert ist, dann aber weit in die Umgebung ausstrahlen kann; er wird zum Teil auf Gefäßschmerzen, zum Teil auf Zerrung des Mesenteriums bezogen. Gleichzeitig stellen sich meist schwere Schockerscheinungen und Kollapszustände ein, kühle, zyanotische Extremitäten, kalter Schweiß, fliegender kleiner Puls charakterisieren den unmittelbar bedrohlichen Zustand. Früheres oder späteres Sistieren von Harn- und Windabgang hängt von der Höhe des Verschlusses im Darmrohr ab. Steifungen werden im allgemeinen vermißt. Lebhafte Peristaltik, die sich in Gurren äußert, ist wenigstens anfangs nachweisbar. Ist der strangulierte Darmanteil palpabel (achsengedrehtes Sigma, Invaginatio ileocoecalis, innere Hernie usw.), so palpiert man meist eine prall elastische, verschieden große, meist kaum verschiebliche Resistenz. Durch das Ödem des Darmes und des Mesenteriums, ebenso wie durch seine Fixierung durch die Inkarzeration büßt der an sich sonst bewegliche Darmanteil seine Beweglichkeit meist völlig ein. Die befallene Schlinge ist mit Gas stark aufgetrieben, sie steht unter starkem Druck, weshalb meist — zum Teil auch durch die ödematöse Durchtränkung — eine Tympanie nicht nachgewiesen werden kann, mit Stäbchen-Plessimeteruntersuchung hört man oft einen hohen Metallklang als Zeichen eines Hohlraumes, der unter starker Spannung steht. Ein Meteorismus in den höher gelegenen Darmabschnitten stellt sich in geringem Maße erst später, ein diffuser Meteorismus gleichzeitig mit der terminalen Peritonitis ein. Die prall elastische, unbewegliche Schlinge zeigt keine Peristaltik; die Trias prall elastische Resistenz, Unbeweglichkeit und Fehlen der Peristaltik bei der strangulierten Schlinge wird v. WAHLsches Zeichen genannt. Eine Peristaltik muß fehlen, da der Darmanteil, ausgeschaltet aus der Zirkulation, zugrunde geht, da er ferner paretisch wird und auch über eine hämorrhagische Infarzierung in Gangrän übergeht. Das WAHLsche Zeichen, bzw. die Strangulationstrias ist nur bei mageren Individuen und nur solange nachweisbar, als eine stärkere peritonitische Défense musculaire sich nicht eingestellt hat. Oft schon am zweiten oder erst am dritten oder vierten Tag nach Beginn des Ileus treten die Erscheinungen der akuten diffusen Peritonitis auf (Durchwanderungsperitonitis, bzw. Peritonitis bei Darmgangrän, s. Peritoneum). Beim Strangulationsileus können auch Durchfälle auftreten. Bei einer Intersuszeption wird das strangulierte, ödematöse, hämorrhagisch infarzierte Intersuszeptum Anlaß zu einer starken hämorrhagischen Exsudation in die tiefen Darmabschnitte geben können, in die es ja mit seiner Spitze hineinreicht. Diese eiweißreichen Stühle neigen zur Fäulnis. Aber auch bei Achsendrehung oder bei Strangulationen anderer Art muß es nicht, wie zumeist allerdings, zu Verhaltung von Stuhl und Winden kommen, es kann immer durch ein Ödem, welches sich auch auf den nicht strangulierten Darmanteil fortsetzt, und durch eine Exsudation in den aboralen Darmanteil zu Diarrhoen kommen. Gerade die letztgenannten Fälle mit hämorrhagischen fäulnis-dyspeptischen Stühlen können sich in der klinischen Symptomatik völlig mit dem Bilde einer Mesenterialembolie oder -thrombose (Arterie oder Vene) decken. Der grangräneszierende, hämorrhagisch infarzierte Darmanteil sistiert hier in seiner Peristaltik, es entwickelt sich ebenso das peritonitische Bild, die initialen Schmerzen können die gleichen sein und der letale Verlauf hat die gleiche Dauer. Eine Unterscheidung kann unmöglich sein. Die absterbende Darmschlinge manifestiert sich bei der Mesenterialembolie allerdings zumeist nicht als Tumor, der hämorrhagische Charakter der Stühle ist hier viel vordringlicher als bei einer Strangulation; vor allem werden das Gesamtbild, die Kenntnis eines Ausgangspunktes für die Embolie usw. entscheiden. Beim Strangulationsileus kann frühzeitig, entsprechend dem ödematösen, oft maximal gestauten, hämorrhagisch infarzierten Darmgekröseanteil, ein mäßig großer, gelegentlich hämorrhagischer Aszites zu finden sein.

Der *paralytische Ileus* ist am häufigsten Teilerscheinung einer akuten Peritonitis, er findet sich auch nach Laparotomien, bei Gallen- und Nierenkoliken. Es versteht sich, daß die Unterscheidung einer Nierenkolik mit folgendem dynamischem Ileus von einer akuten (Ulkus) Perforationsperitonitis mit paralytischem Ileus außerordentlich schwierig sein kann, daß die Unterscheidung vom therapeutischen Standpunkt aus aber sehr wichtig ist. Der initiale Schmerz kann in beiden Fällen, wenigstens anamnestisch, sehr ähnlich oder der gleiche sein. Bei der akuten Perforationsperitonitis werden die Anamnese oder die Untersuchung in den ersten Tagen doch Anhaltspunkte für eine akut einsetzende Peritonitis mit brettharter Bauchdeckenspannung, anfangs mit Fieber usw. aufdecken, während beim paralytischen Ileus der Nierenkolik eine Peritonitis lange Zeit völlig fehlen kann und diese in den ersten Tagen sogar gewiß nicht vorhanden ist. Kommt eine sekundäre Durchwanderungsperitonitis beim paralytischen Ileus, wie nach Nieren- und Gallenkolik, nach Laparotomie und so weiter, lange Zeit nicht zustande, wird die Diagnose noch mehrere Tage nach Beginn des Ileus zu stellen sein. Der paralytische Ileus unterscheidet sich vom Strangulations- und Okklusionsileus durch das sofortige Fehlen aller Darmgeräusche, durch Auskultation läßt sich Gurren usw. nicht nachweisen. An Beschwerden stehen anfangs im Vordergrund der diffuse Meteorismus und der Zwerchfellhochstand.

Der *spastische Ileus* ist in der großen Mehrzahl der Fälle ein flüchtiger Ileus, da der Spasmus nach Stunden oder nach einigen Tagen doch wieder nachläßt. Das Bild ist das eines leichten Okklusionsileus. Lebhaftere Peristaltik und leichte Steifungen, Meteorismus ober der Stenose können nachweisbar sein. Sistieren von Stuhl- und Windabgang stellt sich zumeist ein. Mit Abgang von Winden, später von Stuhl, hat sich der Spasmus gelöst.

Die *Prognose* jedes Ileus muß infaust sein, wenn nicht eine Operation den Ileus, bzw. der Ileus sich selbst behebt (rechtzeitiges Durchreißen eines strangulierenden Stranges durch die sich immer mehr überdehnenden, die Stränge immer mehr spannenden Darmschlingen; spontaner Rückgang der Inkarzeration usw.). Die schlechteste Prognose geben die Strangulationsileusformen, wie aus obiger Beschreibung hervorgeht. Die Prognose des paralytischen Ileus hängt von der Grundkrankheit ab.

Die *Therapie* ist eine chirurgische. Die Aussichten eines, insbesondere nicht in den ersten Stunden vorgenommenen Eingriffes hängen sehr von der internen Betreuung des Operierten ab. (Intravenös hyper- oder isotonische Kochsalzlösung, um die Hypochlorämie und hypochlorämische Urämie hintanzuhalten oder zu beheben, Magenspülungen bei beginnendem Miserere, Kreislauftherapie usw.). Beim reflektorischen paralytischen Ileus (Steinkolik) sind peristaltikanregende Maßnahmen und Medikamente (Tonephin, Prostigmin usw.) zu versuchen.

G. Darmtumoren.

Im Darm kommen gutartige und bösartige Tumoren vor; die gutartigen sind weitaus seltener. Unter den bösartigen ist das Karzinom, und zwar das Karzinom des Dickdarmes, das häufigste. An gutartigen Tumoren kommen Fibrome, Adenome, Lipome, Myome, Myxome, Angiome, Zystome und Schleimhautpolypen, an malignen Tumoren neben den Karzinomen auch Sarkome vor. Das Karzinom befällt am Dickdarm mit Vorliebe bestimmte Abschnitte, allen voran den Mastdarm, seltener auch das Coecum und die beiden großen Flexuren. Dünndarmkarzinome kommen vor, sind aber außerordentlich selten.

a) Dünndarmkarzinome.

Die sehr seltenen Dünndarmkarzinome finden sich am häufigsten im Duodenum, sie sind im oberen Jejunum und im unteren Ileum ganz selten, im übrigen Dünndarm nie zu beobachten. Die Diagnose eines *Duodenalkrebses* ist im allgemeinen nicht sehr schwierig, wenn durch die Symptomatik des Falles die Aufmerksamkeit des Untersuchers nur irgendwie auf das Duodenum oder die Papilla Vateri gelenkt wurde. Dem Pylorus nahe gelegene exulzerierte Duodenalkarzinome können freilich, auch röntgenologisch, vorerst als tiefe Ulzera imponieren, kommt es aber auf Grund des Tumorwachstums bald zur Duodenal- bzw. Pylorusstenose (s. S. 128) oder hat der Sitz des Tumors an der Papilla Vateri oder in deren Bereich zum Verschluß des Choledochus und Pankreatikus geführt, so wird der Verschlußikterus und die Pankreasinsuffizienz zumindest die Lokaldiagnose treffen lassen; der Nachweis der okkulten Blutung, des anhaltenden kompletten Choledochus-Verschlusses, des Fehlens von Steinsymptomen und das Röntgenbild werden entscheiden. Schwierigkeiten können sich allerdings auch in diesen symptomenreichen Fällen in der Abgrenzung des Pankreaskopftumors mit Übergreifen auf die Duodenalwand ergeben, Schwierigkeiten, welche die Röntgenuntersuchung allein wird überwinden müssen. Die Entscheidung ist allerdings nicht wichtig; die Erkenntnis des Vorhandenseins eines malignen Tumors, eines kompletten Gallengangverschlusses, einer Pankreatikusobstruktion allein ist für die therapeutischen Entscheidungen, den chirurgischen Eingriff von Bedeutung. Die übrigen Dünndarmkarzinome werden oft solange übersehen, bis sie ringförmig stenosieren; die Dünndarmstenose bei okkulter Darmblutung bei gleichzeitigen allgemeinen Tumorzeichen ist die Grundlage der Diagnose. Der Röntgennachweis verlangt eine sehr subtile Untersuchung mit entsprechender Geduld; bei routinemäßiger Röntgenuntersuchung des Magens und Darmes werden diese Tumoren übersehen, wenn sie nicht schon schwere Darmstenosen oder Ileuserscheinungen bedingen.

b) Dickdarmkarzinome.

Das Dickdarmkarzinom steht unter den Krebsstatistiken, die nach befallenen Organen geordnet sind, an dritter oder vierter Stelle, es ist also relativ häufig, eine Häufigkeit, für welche allerdings der Mastdarmkrebs ausschlaggebend ist.

Anatomisch unterscheiden sich die Karzinome in adenomatöse und solide Formen. Immer handelt es sich um Zylinderzellenkarzinome, eine Ausnahme macht nur der Plattenepithelkrebs des Afters, bei dem das Hautepithel den Boden der Krebsentwicklung abgibt. Die Adenokarzinome bilden bald meist flache, weiche, rundliche, zu Zerfall und Geschwürsbildung neigende Knoten, die soliden Krebse frühzeitig stenosierende, ringförmige Infiltrationen, die bald medullären, bald skirrhösen Charakter haben. Die ersten Metastasen finden sich regelmäßig in den regionären Lymphdrüsen, später vor allem im Peritoneum und in der Leber. Bemerkenswert und prognostisch wichtig ist die Tatsache, daß Metastasen sich relativ spät entwickeln, daß daher die Aussichten einer Radikaloperation gut sind, unvergleichlich besser als bei einem Magenkarzinom. Zum Unterschied vom Magenkarzinom, bei dem dies ein selteneres Vorkommnis ist, greift das Darmkarzinom sehr häufig, fast regelmäßig unmittelbar auf die Umgebung über und bildet allerdings meist in relativ langsamer Progression durch das aggressive Wachstum und die Fixierung benachbarter Bauchorgane, vor allem von Darmschlingen, oft große karzinomatös infiltrierte Tumoren.

Symptomatologie. Der Mastdarmkrebs unterscheidet sich in seiner Symptomatik von den übrigen Dickdarmkarzinomen, auch ist der Mastdarmkrebs durch bestimmte Untersuchungsmethoden leicht zu erkennen, er nimmt also bis zu einem gewissen Grade eine Ausnahmsstellung ein und soll selbständig besprochen werden.

Da die Kolonkarzinome relativ spät Metastasen setzen, verstehen wir, daß das Allgemeinbefinden bei der relativ langsamen Progredienz lange Zeit gutbleiben kann, daß unter Umständen schon ein ausgedehnter Tumor, schließlich eine Darmstenose oder ein Ileus auftreten, ohne daß der Patient bis dahin an seiner bösartigen Krankheit in irgendeiner Hinsicht gelitten hätte. Das Latenzstadium der Darmkarzinome kann jahrelang dauern. Freilich können sich mit der Zeit, auch wenn lokale Lymphdrüsen sich noch nicht geltend machen, eine Gewichtsabnahme, eine Inappetenz, allgemeine Müdigkeit und, zumal bei ulzerierten blutenden Tumoren eine leichte Anämie einstellen, deren Ursache nun freilich nur durch eine komplette klinische Untersuchung erfaßt werden könnte. In diesem Stadium kann, insbesondere wenn die Stuhlverhältnisse normal geblieben sind, die bei gestörtem Allgemeinbefinden mit ungeklärter Abmagerung angestellte Untersuchung auf Senkungsgeschwindigkeit der Erythrozyten Anlaß geben, diese Untersuchungen vorzunehmen. Läßt der Röntgenbefund nur einen Verdacht auf ein Kolonkarzinom aussprechen, so werden der Nachweis einer okkulten Blutung, einer zahlenmäßig festgelegten leichten Anämie und leichte Temperatursteigerungen, die bei genauen Messungen schließlich erfaßt werden, die Diagnosestellung fördern. Freilich bleiben gerade beim Dickdarmkarzinom die Allgemeinerscheinungen oft auch dann noch aus, wenn der Tumor bereits auf benachbarte Organe übergegriffen hat oder wenn sich Metastasen entwickelt haben, Fälle, in welchen die so wichtige Frühdiagnose naturgemäß leicht versäumt wird.

Ehe diese Komplikationen auftreten, manifestiert sich das Kolonkarzinom aber doch meist in abdominellen Beschwerden, in Störungen der Stuhlentleerung, sei es durch Obstipation, sei es daß Durchfälle auftreten, oder in Störungen der Darmwegsamkeit, in der langsamen Entwicklung einer Darmstenose. Wenn ein Kranker, zumal im Karzinomalter — es gibt auch einen jugendlichen Dickdarmkrebs, das Prädilektionsalter ist aber auch hier das fünfte bis siebente Jahrzehnt —, der bis dahin sein Leben lang einen normalen Stuhl gehabt hatte, an Obstipation zu leiden beginnt, ohne daß hierfür Koständerung oder Änderung der Lebensweise eine Erklärung geben würden, so muß an das Kolonkarzinom, eventuell an den Mastdarmkrebs gedacht und sofort entsprechend untersucht werden. Der Mastdarm ist digital und rektoskopisch zu untersuchen, eine Röntgenuntersuchung ist einzuleiten. Ebenso können uncharakteristische Durchfälle den ersten Hinweis auf das Dickdarmkarzinom abgeben, wobei aber betont sei, daß auch ausgedehnte exulzerierte oder nahezu starre stenosierende Karzinome mit Entleerung eines normalen, normal geformten, täglichen Stuhles einhergehen können. Schon hier sei hervorgehoben, daß auch Mastdarmkrebse, exulzerierte und leicht stenosierende, den Stuhl makroskopisch nicht verändern müssen, sei es, daß der Stuhl sich nach Passage durch ein höher gelegenes Hindernis im tieferen Abschnitt normal eindickt und normal formt, sei es, daß der bereits geformte normale Stuhl schließlich das Karzinom passiert, ohne wesentliche Veränderungen zu erleiden. Oft allerdings wird die Form oder die Konsistenz des Stuhles pathologisch. Tiefsitzende Karzinome führen bei entsprechender Stenosierung zum Bleistiftstuhl, wobei die normal breite Kotsäule bei der Passage durch die Enge abgeplattet oder schmal wird; der Bleistiftcharakter der Stühle beweist allerdings die anatomische Enge nicht, auch Spasmen können sie veranlassen (s. S. 209). Charakteristischer ist die Konsistenzänderung der Stühle, die in der Regel mit häufigen Stuhlentleerungen einhergeht, das heißt, charakteristischer ist der Durchfall. Abgesehen davon, daß Karzinome in ihrer Umgebung eine sekundäre Entzündung, bzw. eine in der Nachbarschaft des Tumors gelegene umschriebene Kolitis auslösen, welche zu entzündlichen Durchfällen Anlaß geben kann, kommt es aus exulzerierten Darmkrebsen zu einer Exsudation von eiweißhaltigen Massen; deren Beimengung zum Darminhalt ebenso wie deren Fäulnis bedingen Stühle, bei welchen bald mehr der Charakter entzündlicher, mit Blut und Schleim, bald mehr der Charakter dyspeptisch-faulender Stühle überwiegt. Oft also beginnt das Karzinom mit den Erscheinungen einer Kolitis oder einer Fäulnisdyspepsie, scheinbar mit einer Durchfallskrankheit im engeren Sinne des Wortes, tatsächlich mit einer symptomatischen Diarrhoe (s. S. 144). Je tiefer das Karzinom sitzt, um so eher kann man auch makroskopisch Blutbeimengungen beobachten. Jedenfalls kann man in diesen Fällen, auch ohne makroskopischen

Blutnachweis, eine okkulte Blutung im Stuhl nachweisen, welche konstant zu erheben ist; charakterisiert doch gerade die anhaltende okkulte Blutung das exulzerierte Karzinom des Magendarmtraktes. Selten kommt es bei Dickdarmkarzinomen zur einmaligen abundanten Blutung. Häufigere kleine Blutungen, die makroskopisch erkannt werden, sind oft Ursache einer Fehldiagnose, nämlich der von Hämorrhoiden. Auch bei scheinbaren Hämorrhoidalbeschwerden sollte aber bei älteren Leuten immer an das Karzinom gedacht werden, auch dann, wenn der Kranke einen normal geformten Stuhl entleert und diesem einige Tropfen reines Blut folgen, wie es für Hämorrhoiden charakteristisch ist. Zumeist kann man beim Karzinom allerdings feststellen, daß die Blutung nicht eine reine Blutung, sondern das Absetzen eines stark hämorrhagischen Exsudates darstellt, wie es von exulzerierten Tumoren produziert wird. An subjektiven Symptomen treten schließlich leichtere oder schwerere Darmstenosezeichen in Erscheinung. Geschieht dies langsam schleichend, wie so häufig, so klagt der Kranke nur über einen allgemeinen Druck im Abdomen, Gefühl des Geblähtseins, über diffusen Meteorismus, der allerdings, je nach dem Sitz der Stenose, auch schon eine besondere Lokalisation haben kann (s. S. 217), stellt er sich doch immer oberhalb der Stenose ein. Im Gefolge der Stenose kommt es alsbald auch zu Magenbeschwerden, zu Inappetenz, Luftaufstoßen, später zu leichter Übelkeit und Erbrechen; die zunehmende Stenose kann sich schließlich durch Gurren, „Durchspritzgeräusche" (s. S. 217), schließlich durch lebhaftere Peristaltik und endlich auch durch Darmsteifungen manifestieren. Diese Stenosensymptomatik ist allerdings nur dann in voller Ausprägung zu sehen, wenn der Ileus sich nicht langsam, sondern relativ rasch einstellt. Und dies ist oft der Fall: wenn eine Darmstenose durch entsprechend kräftige Peristaltik der oberhalb gelegenen Darmabschnitte, die auch in der Muskelschicht hypertrophieren, eben noch eine praktisch normale Darmpassage zuläßt, da das Hindernis doch überwunden wird, so kann sich die Stenose durch die Verlegung der Enge mit einem härteren Kotballen oder unverdaute Speisereste plötzlich mit einem akuten Ileus dokumentieren (s. Darmstenose S. 219).

Wenn subjektive Beschwerden nahezu fehlen und der Kranke mit noch leichtesten klinischen Erscheinungen zum Arzt kommt, kann die Diagnose oder wenigstens die Wahrscheinlichkeitsdiagnose bei entsprechend gelagerten Tumoren relativ frühzeitig durch die Palpation gestellt werden. Man wird in einschlägigen Fällen, die auf Grund der Anamnese auch nur entfernt an ein Dickdarmkarzinom denken lassen, vor allem die Prädilektionsstellen genau untersuchen: das Rektum mit rektaler digitaler Exploration, das Sigma und die oberen Darmabschnitte mit der einfachen Palpation, wobei besonders das Sigma selbst und die beiden Flexuren und das Coecum genau abgetastet werden sollen. Am leichtesten gelingt die Palpation am Sigma, da der Tumor bzw. das Kolon hier auf harter Unterlage fixiert ist. Auch im Coecumbereich gelingt die Palpation meist leicht, im Bereich der Flexuren ist sie viel schwieriger; die Flexurkarzinome können aber insbesondere in bestimmter Lage (Flexura lienalis-Tumor in Rechtslage, Flexura hepatica-Tumor in Linkslage) gefunden werden. Je nach Dicke und Spannung der Bauchdecken, geringerer oder stärkerer Gasblähung wird die Untersuchung leichter oder schwieriger, sie wird auch an verschiedenen Tagen schwieriger oder leichter sein. Die Tumoren erweisen sich zumeist als sehr hart, grobhöckerig; je besser verschieblich sie sind, um so weniger sind bereits Verwachsungen mit der Umgebung zu befürchten. Die Zugehörigkeit zum Darm kann insbesondere am Sigma mit großer Wahrscheinlichkeit dadurch erkannt werden, daß der Tumor im Verlaufe des meist deutlich tastbaren Dickdarmes gelegen ist. Wenn sich hinter der

Stenose größere Kotmassen stauen oder gar zu Kotsteinen eindicken, so erscheint das Konglomerat von Tumor und Kotmassen außerordentlich groß, der Tumor kann hierbei oft nicht herauspalpiert werden. Es empfiehlt sich in diesen Fällen, nach einem oder zwei Einläufen die Untersuchung zu wiederholen, wobei nicht selten der eindeutige Befund eines nun viel kleineren, harten, grobhöckerigen Tumors erhoben wird. Immer schließt eine Röntgenuntersuchung des Dickdarmes die Untersuchung ab; scheint der Befund palpatorisch eindeutig, so kann man sofort mit dem Kontrasteinlauf beginnen, ist er hingegen unsicher, so empfiehlt es sich, vorerst den Bariumbrei nach oraler Gabe in seiner Passage nach unten zu verabfolgen, um etwaige beginnende Stenosierungen zu finden, und erst zum Abschluß die Irrigoskopie folgen zu lassen.

Die Befunde können bei der Röntgenuntersuchung sehr verschiedenartig sein; verschiedene Techniken der Darstellung, bald pralle Füllung, bald Reliefdarstellung werden daher auch manchmal nötig. Es können einerseits die Wandstarre und die Schleimhautveränderungen (unregelmäßiges Relief, unregelmäßige Darmkontur usw.), anderseits die Zeichen der Stenosierung des Darmlumens gefunden werden (Abb. 22). Die orale Bariumfüllung muß insbesondere dort angewendet werden, wo durch starke Reizung der Darmwand der Kontrasteinlauf nicht gehalten wird.

Verlauf und Prognose. Der langsame, schleichend-progrediente Verlauf eines Dickdarmkarzinoms kann durch akute Komplikationen eine Cäsur erfahren. Die akute Verlegung des Lumens, der Ileus bzw. der subakute Ileus, die schwere Darmblutung und das Übergreifen auf die Umgebung wurden schon erwähnt, hier seien noch die Perforationsperitonitis und die umschriebene Peritonitis mit Bildung eines abgesackten Abszesses erwähnt. Wird nicht

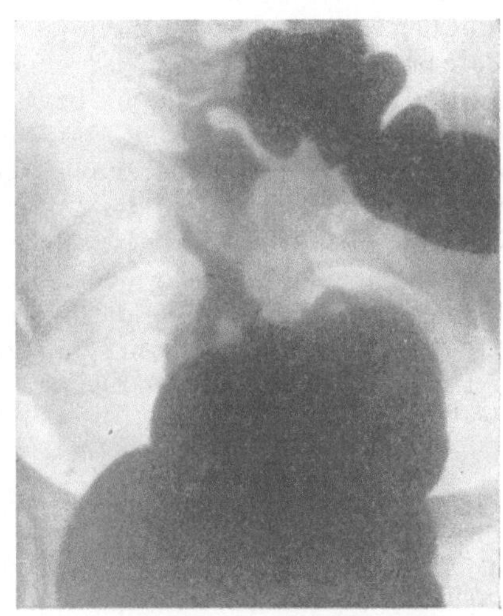

Abb. 22. Stenosierendes Karzinom des Sigma.

oder zu spät operiert, so gehen die Kranken nach festgestelltem Dickdarmkarzinom nach einem bis durchschnittlich zwei bis drei Jahren, selten auch bis vier oder fünf Jahren unter Anämie und Kachexie zugrunde.

Die *Therapie* besteht in der Operation.

c) Mastdarmkrebs.

Wenn die früher geschilderte Symptomatik des höher sitzenden Kolonkarzinoms im großen und ganzen auch für das Rektumkarzinom gilt und wenn die spezielle Symptomatik des letzteren auch schon in diesem oder jenem Symptom erwähnt wurde, so seien doch noch einige kurze zusammenfassende Bemerkungen über das Sigma-Rektumkarzinom angefügt, da das Karzinom mit dieser Lokalisation dem Praktiker doch in besonderer Form entgegentritt.

Gerade beim Mastdarmkrebs bleibt das Allgemeinbefinden lange Zeit ein sehr gutes. Trotz ausgedehnter mächtiger Tumoren können merkwürdigerweise Störungen im Stuhlgang auch lange Zeit ausbleiben, in anderen Fällen allerdings entwickelt sich das Bild einer Proktitis mit oder ohne leichtere oder stärkere Tenesmen, mit täglicher Entleerung eines normalen Stuhles und mehreren Entleerungen von Rektalexsudat, welches oft hämorrhagisch ist (s. oben). Manchmal ist jeder Stuhl scheinbar von Blutabgang gefolgt, so daß der Fall als ein solcher mit blutenden Hämorrhoiden imponiert. Nicht selten klagt der Patient auch über Schmerzen im Gebiet des Plexus lumbosacralis. Besteht der geringste Verdacht eines Mastdarmkarzinoms, so ist es ein Kunstfehler, die rektale digitale Exploration zu unterlassen. Jeder, der sich diese Regel zum Prinzip gemacht hat, erlebt es leider immer wieder, daß er Patienten sieht, die in den letzten Monaten mehrmals bei Ärzten waren, welche entweder die Fehldiagnose von Hämorrhoidalblutungen oder einer Proktitis gestellt hatten und bei welchen er bei der digitalen Untersuchung einen oft schon mächtigen malignen Tumor findet. Nicht selten erweisen sich derartige Fälle nun — durch die Schuld des Arztes — als inoperabel, da wertvolle Monate verloren wurden. Gelingt es nicht, in linker Seitenlage oder in Rückenlage oder Knieellenbogenlage den Tumor zu erreichen, so gelingt dies manchmal in einer knienden oder hockenden Stellung, zumal wenn der Patient in dieser Stellung wie zum Stuhl preßt. Der Tumor wird hierbei herabgedrückt und der Untersucher kann ihn jetzt unter Umständen sogar leicht erreichen. Der Palpationseindruck ist meist eindeutig: der harte wallartige Rand, die hartinfiltrierte Basis des Tumors bzw. des Geschwürsgrundes bei Ulzeration, die oft blumenkohlartigen walzenförmigen Erhebungen am nicht ulzerierten Rand der napfförmigen Geschwulst, die unregelmäßig zerklüftete Oberfläche mancher noch nicht ulzerierter Knoten, die Unverschieblichkeit des Tumors gegen seine Unterlage sind ebenso charakteristisch wie die bei dieser Untersuchung oft schon feststellbare scheinbare Verwachsung des Tumors mit der Umgebung. Die digitale Untersuchung muß auch dann durchgeführt werden, wenn man sich bei Verdacht auf Rektumkarzinom schon zur Irrigoskopie und Rektoskopie entschlossen hat. Die so sichergestellte Diagnose erlaubt keine Verzögerung der Überweisung des Kranken an den Chirurgen, der Kranke kommt endlich auf den einzigen Weg, der ihn retten kann.

Hatte die digitale Untersuchung einen Tumor nicht finden lassen, so schließt man am folgenden Tag, eventuell nach einem Reinigungseinlauf, eine Rekto-(Romano-) Skopie an. Diese Untersuchungsmethode gibt nämlich allein sicher darüber Auskunft, ob zwischen der nächsten Stelle, welche der Finger bei der digitalen Untersuchung erreichen konnte, und der untersten Sigmaschlinge ein Karzinom sicher auszuschließen oder eventuell vorhanden ist. Die digitale Untersuchung gibt Sicherheit bis auf eine Höhe von zirka 10 cm und die Röntgenuntersuchung gibt bis zur untersten Sigmaschlinge unsichere Resultate. Da die Bariumfüllung des unteren Mastdarmes meist zu einer prallen Füllung des untersten Darmrohres mit großen Bariummengen führt, geht, zumal ein kleines Rektumkarzinom, im Rahmen des dicken, dichten Bariumschattens unter. Deutliche Kontrast- und Reliefbilder sieht man erst höher oben, so daß gerade eine Stelle, die so oft Sitz des Mastdarmkarzinoms ist, im Röntgenbild nicht zur Ansicht gebracht werden kann.

Was die Rekto-Romanoskopie anlangt, so gelingt die Rektoskopie immer, das Eingehen in das Sigma nicht immer. Es gibt nicht selten Fälle, in welchen es auch trotz großer Erfahrung des Untersuchers nicht gelingt, das Instrument höher als auf etwa 18 bis 20 cm, die Gegend der untersten Sigmaschlinge, einzuführen. Bei der Untersuchung der untersten Darmabschnitte, der Ampulle, gewinnt man schönere rektoskopische Bilder, wenn der Kranke nicht „vorbereitet" wurde, das heißt, wenn er keinen Einlauf bekam. Der Reiz des Reinigungseinlaufes kann zu Spasmen und vor allem zu mächtiger Schleimsekretion Anlaß geben, welche stört. Das Nachkommen eines noch nicht harten Stuhles würde die Untersuchung allerdings zu sehr stören so daß sich bei Durchfall von vornherein ein Reinigungseinlauf empfiehlt. Manche Autoren geben prinzipiell 3 Stunden vor der Untersuchung eine kleine Opiumdosis per os. Bei reichlichem Sekret und bei viel flüssigbreiigen Stuhlmassen im Enddarm muß man auch bei tiefsitzendem Karzinom die Vorbereitung mit Einlauf treffen. Rektoskopien geben bei der ersten Untersuchung nicht selten ein eindeutiges Resultat, sie müssen gelegentlich mehrmals wiederholt werden, ehe die schwerwiegende Diagnose gestellt wird. Kommt der Tumor zur Ansicht, so ist über seine Natur im allgemeinen kein Zweifel. Stenosiert der Tumor, so gelingt es allerdings oft nicht, den Krater, bzw. überhaupt die Oberfläche desselben zu betrachten, der Rand des Rohres steht unmittelbar an der Stenose, welche noch mit normaler Schleimhaut überzogen sein kann; in diesen Fällen kann die Diagnose nur insoweit gesichert werden, als man sich mit einem Stieltupfer von der Härte des stenosierenden Gewebes, das heißt von dem Vorliegen eines harten, offenbar malignen Tumors überzeugt. Sieht man den blumenkohlartig zerklüfteten Rand mit seinen charakteristischen Exkreszenzen, so ist an der Diagnose kein Zweifel. Tumorverdacht wird auch dann auszusprechen sein, wenn aus den höheren Schlingen hämorrhagisches Exsudat abfließt. Nur der Anfänger wird die Terminalfalte der Ampulle, welche diese nach oben begrenzt und sich scharf aus dem sonst glatten Ampullenkontur abhebt, für einen pathologischen Befund, etwa für den Rand des Tumors halten. Die Gesamtausdehnung des Karzinoms zu erfassen, gelingt in der Regel nur mit dem Röntgenverfahren, welches der Rektoskopie angeschlossen wird.

Die Differentialdiagnose des Rektumkarzinoms wird, insbesondere bei Individuen im karzinomgefährdeten Alter, wie schon oben erwähnt, alle Durchfallskrankheiten, die sich ohne besonderen Anlaß unvermittelt einstellen, ebenso wie alle auch geringfügigen, aber anhaltenden Verhärtungen des Stuhles sowie ungewöhnliche Blutungen in Betracht ziehen. Größte Ähnlichkeit muß das Rektumkarzinom mit einer Polyposis haben, wenn dieses zu einer sekundären Proktitis oder Proktosigmoiditis geführt hat und gleichzeitig mit Darmblutungen einhergeht. Digitale Palpation und Rektoskopie, eventuell Probeexzision im Rahmen derselben werden die schwierige Unterscheidung eines benignen und eines malign degenerierten Polypen treffen lassen. Die „Divertikulitis" (s. S. 188) mit akuten und subakuten proktosigmoiditischen Reizerscheinungen wird das Karzinom imitieren. Das Bild der Sigmastenose durch Karzinom wird durch eine stenosierende, vernarbende, chronische, infiltrative Sigmoiditis (s. S. 186) voll imitiert. Gegenüber dem Rektumkarzinom kommt differentialdiagnostisch schließlich noch die Lues in Betracht, und zwar der Primäraffekt mit relativ hartem infiltriertem Grund und mit geschwürigem Zerfall an der Oberfläche und die Narbenstriktur nach Ausheilung des Geschwürs. Diese syphilitischen Narbenstenosen sind meist ringförmig, sie sind meist noch für einen wenigstens schmalen Finger durchgängig, sie laufen trichterförmig nach oben zu. Ein ähnliches Zustandsbild kann das Lymphogranuloma inguinale hervorrufen; dieses wird aber in der Regel daran erkannt, daß sich neben den rektalen Narbenstenosen in der Umgebung des Afters noch zahlreiche Fistelgänge finden.

d) Darmsarkome.

Sarkome des Darmes beobachtet man sehr selten. Sie finden sich im Duodenum, Ileum, Rektum, während die übrigen Dick- und Dünndarmabschnitte verschont bleiben. Sie kommen relativ häufig bei Kindern vor. Die Sarkome wachsen rascher als die Karzinome und führen früh zur Kachexie. Selten führt das Sarkom zur Darmstenose, das Darmsarkom soll vielmehr durch frühzeitige Zerstörung der Muskularis der Darmwand zu lokaler („aneurysmatischer") Erweiterung des Darmes führen. Ein großer Darmtumor mit Fehlen von Zeichen einer Stenose, die man erwarten würde, soll auf Sarkom verdächtig sein.

e) Darmpolypen.

Adenomatöse Polypen sind relativ häufig; sie sind im Rektum am häufigsten. In der Ätiologie dürften hereditäre Momente eine große Rolle spielen.

Über die Gefahr der malignen Entartung, über deren Häufigkeit gehen die Angaben stark auseinander (einer errechneten Wahrscheinlichkeit von 50 bis 60% steht in anderen Statistiken eine solche von 8% gegenüber). Sicher ist die Neigung der Polypen zur malignen Entartung für die klinisch praktischen Überlegungen von Bedeutung.

Die Darmpolyposis kann symptomlos verlaufen. Ein großer Darmpolyp kann aber auch schwerste Erscheinungen machen. Abgesehen von der Möglichkeit einer malignen Degeneration, kann er zur Invagination seines Ursprungsdarmes in tiefer gelegene Abschnitte Anlaß geben. Eine ausgedehnte flächenhafte Polyposis in dem Sinn, daß in einem umschriebenen Areale zahlreiche größere und kleinere, zum Teil auch breitbasig aufsitzende Polypen gefunden werden, kann im Rektoskop, wie eigene Erfahrung gezeigt hat, mit einem Karzinom verwechselt werden.

Therapie. Entfernung einzelner Polypen auf rektoskopischem Weg oder Darmresektion, wenn ein Abschnitt besonders zahlreiche Polypen trägt.

H. Angeborene Form- und Lageanomalien des Darmes.

Die in diesem Kapitel besprochenen Anomalien sind auf Entwicklungsstörungen in der Embryonalzeit zurückzuführen. Es handelt sich um mehr oder weniger hochgradige, kleinere oder große Darmabschnitte betreffende Anomalien, welchen zum Teil ein Ausbleiben der bekannten normalen Drehungen und Fixierungen von Darm und Gekröse, häufig verbunden mit Entwicklungshemmung oder Vergrößerung, Verlängerung oder Verkürzung dieser Darmanteile, zugrunde liegt. Über die Einzelheiten, speziell der Pathogenese, ist in den Lehrbüchern der normalen Anatomie, bzw. der Entwicklungsgeschichte nachzulesen. Zumeist verursachen diese Anomalien keine Beschwerden, sie stellen einen klinischen Nebenbefund dar. Sie können zu Störungen Anlaß geben, worauf kurz hingewiesen werden wird. Die wichtigsten Anomalien sind die folgenden:

a) Seltene Formen.

1. *Mesenterium ileocolicum commune.* Durch Ausbleiben der Drehung der Nabelschleife, aus der sich das infrapapillare Duodenum, der Dünndarm und das proximale Kolon entwickeln, kommt der Dünndarm vorwiegend in die rechte, das Kolon vorwiegend in die linke Bauchseite zu liegen. Die Flexura duodenojejunalis hat sich nicht ausgebildet. Das proximale Kolon kann hierbei verschiedene Lagen annehmen, es kann median oder rechts im kleinen Becken oder in der rechten Fossa iliaca oder auch im rechten oder linken Oberbauch liegen. Das frei bewegliche Mesenterium des Dünndarmes geht in das hier auch frei bewegliche Mesokolon über; es ist ja das Coecum an seiner normalen Anhaftestelle nicht fixiert worden. Dünndarm und Kolon haben ein „Mesenterium commune" und daher eine abnormale Beweglichkeit, die einem Ileus auf verschiedene Weise Vorschub leisten kann.

2. *Duodenum mobile.* Es kam nicht zur normalen Fixierung des Duodenums an der hinteren Bauchwand, es finden sich oft eine abnorme Beweglichkeit, oft auch eine Schleifenbildung in der Pars superior oder descendens duodeni. Es können sich angeblich Störungen ähnlich denen einer Cholezystitis, Pankreatitis oder Gastritis entwickeln.

3. *Gekipptes Coecum, Coecumhochstand, Coecum mobile.* Es liegen Störungen in der Anheftung des Coecums vor, oft verbunden mit einer Vermehrung oder Hemmung des Längenwachstums. Die Nomenklatur beinhaltet schon die Beschreibung der verschiedenen Zustände. Beim gekippten Coecum ist das Coecum nach oben gedreht, der Coecumpol schaut nach oben, die Appendix ist gegen die Leber zu verlagert. Beim Coecumhochstand liegt eine Hemmung des Längenwachstums des Coecum und Aszendens vor. Die abnorme Beweglichkeit des Kolons bei diesen Zuständen beinhaltet Gefahren hinsichtlich Invagination, Volvulus usw. Zumeist werden diese Zustände allerdings nur zufällig entdeckt.

4. *Das zwischen Leber und Zwerchfell interpolierte Colon transversum. Die* Chilaiditi*sche Krankheit.* Durch eine abnorme Beweglichkeit kann das Colon transversum um das Mesokolon, bzw. das Lig. gastrocolicum als Achse nach oben geschlagen und zwischen Leberkuppe und Zwerchfell verlagert werden, es liegt dem Lig. falciforme an. Der Perkussionsbefund kann feststellen, daß die normale Leberdämpfung fehlt. Am unteren Lungenrand geht der Lungenschall in Tympanie über. Röntgenologisch ist die Diagnose leicht und sicher zu stellen. Bei Unkenntnis des Vorliegens dieser Anomalie wird bei akuten klinischen abdominellen Zuständen das Verschwinden der Leberdämpfung leicht zur Fehldiagnose eines Pneumoperitoneums, bzw. eines perforierten Ulkus führen können. Diese Anomalie hat in einem Fall eigener Beobachtung mit zunehmendem Alter allmählich Beschwerden im Sinne von Atemnot durch Zwerchfellhochstand, abnormen Spannungen im rechten Oberbauch usw. Anlaß gegeben. Es ist verständlich, daß bei zunehmender Atemnot die bestehende Neigung zu Meteorismus, Gasbildung und schlechterer Gasresorption gerade in verlagerten Darmabschnitten mit einer meist auch schlechteren Blutversorgung stärker in Erscheinung treten muß.

b) Enteroptose.

Unter Enteroptose versteht man einen abnormen Tiefstand der Baucheingeweide inklusive der Nieren. Die Gastroptose ist Teilerscheinung einer allgemeinen Enteroptose, sie kann allerdings auch mehr minder selbständig in Erscheinung treten. Alles, was über die Pathogenese der Gastroptose auf S. 49 ausgeführt wurde, kann nur mit der einen Einschränkung auf die Enteroptose übertragen werden, daß bei einer Koloptose, Nephroptose usw. das Organ in toto nach abwärts gesunken ist, während bei der Gastroptose der Magen immer noch am Zwerchfell fixiert bleibt und nur der tiefste Punkt des Magens nach unten rückt.

Auch die Enteroptose, der abnorme Tiefstand des Colon transversum oder beider Nieren, ist ebenso wie die Gastroptose in der Mehrzahl der Fälle keine Krankheit, sondern Ausdruck einer besonderen Konstitution. Beim Grazilen, beim Astheniker und Leptosomen stehen die beweglichen Organe schon anlagemäßig tiefer als normal. Dieser Tiefstand macht in der Regel auch keine Beschwerden. Ebenso wie bei der Gastroptose kann aber eine Enteroptose durch eine Überdehnung der vorderen Bauchwand oder durch eine starke Abmagerung dadurch zustande kommen, daß die Bauchwand ihre peristolische Funktion eingebüßt hat und die Eingeweide nicht mehr „zusammenhalten" kann, und es können bei dieser auf solche Art zustande gekommenen Enteroptose ebenso wie bei dieser Gastroptose gewisse Beschwerden auftreten. Es handelt sich zumeist um Frauen nach mehreren Graviditäten, die wenige Tage nach der Entbindung wieder schwere körperliche Arbeit verrichtet und die noch überdehnte Bauchwand unter Druck gesetzt haben. In diesen Fällen, in welchen sich die Ptose also auf Grund eines Krankheitszustandes (Abmagerung, Überdehnung der Bauchdecken) erst entwickelt, können die Kranken über ein Schweregefühl im Bauch, Rückenschmerzen, Blähungsgefühle und Obstipation klagen; Rückenlage bringt die Mehrzahl der subjektiven Sensationen rasch zum Verschwinden. In diesen Fällen werden in Rückenlage bei schlaffen Bauchdecken tiefstehende Nieren, vielleicht auch ein tief in das kleine Becken reichendes Kolon palpiert werden können. Im Stehen wölbt sich der Unterbauch vor; durch Heben des vorgewölbten Unterbauches mit der flachen Hand gelingt es leicht, die ptotischen Eingeweide in ihre normale Höhe zurückzulagern, wobei der Kranke, welcher Beschwerden hat, eine Erleichterung verspürt. Vielfach kommen die Patienten bereits mit der Angabe zum Arzt, daß sie ihr Völlegefühl, ihre Kreuzschmerzen usw. durch Heben des vorgewölbten Bauches zum Verschwinden bringen können. Das Hochheben des vorgewölbten ptotischen Unterbauches mit der flachen Hand ist prinzipiell mit dem Handgriff von GLENARD (1885) identisch, bei welchem der Untersucher hinter dem Kranken steht, den Hängebauch mit beiden Händen umfaßt und hochhebt. In der großen Mehrzahl der Fälle wird die Diagnose Enteroptose aber ebenso fälschlich gestellt, wie die der Gastroptose. Wenn bei normal straffen Bauchdecken eines Leptosomen die Nieren beiderseits sehr tief und gut beweglich gefunden werden, so sind diese Nieren mit seltenen Ausnahmen (s. Nephroptose) nicht Ursache irgendwelcher Beschwerden; auch eine röntgenologisch nachgewiesene Koloptose ist bei straffen Bauchdecken eines Leptosomen nur ein konstitutionelles, klinisch aber sonst bedeutungsloses Symptom. Ebenso wie bei gleichartigen Gastroptosefällen ist die röntgenologische Feststellung einer derartigen Enteroptose häufig Auslösungsursache einer Neurose, bzw. neurotischer abdomineller Beschwerden. Ebenso wie bei der Gastroptose wird die Neurose durch Behandlungen, etwa gar durch chirurgische Eingriffe (Kolopexie), nur weitergezüchtet. Daß seinerzeit auch die Enteroptose bei guter peristolischer Funktion der Bauchwand, die wir heute als klinisch belanglose, konstitutionelle Wuchsanomalie auffassen, also eine Ptose bei straffen Bauchdecken als Erklärung für verschiedenste abdominelle Beschwerden herangezogen wurde, hat zum Teil seinen Grund darin, daß die derartig konstitutionell Stigmatisierten auf Grund ihrer Konstitution zu abdominellen Erkrankungen (Ulcus ventriculi, Ulcus duodeni, habituelle Obstipation) disponieren.

Hinsichtlich der Therapie der Enteroptose mit Leibbinden oder Stützmiedern gilt das bei der Gastroptose bereits Gesagte (s. S. 50).

c) HIRSCHSPRUNGsche Krankheit.

HIRSCHSPRUNG beschrieb 1888 ein Krankheitsbild, dessen Hauptmerkmal eine enorme Erweiterung des Dickdarmes darstellt. Auf Grund vielfacher Erfahrung kann die pathologische Anatomie des Zustandes dahin umrissen werden, daß der Dickdarm, insbesondere das Sigma hochgradig erweitert und mit stagnierenden Kotmassen erfüllt gefunden wird. Meist wird der größte Teil des Abdomens durch die stark erweiterten Sigmaschlingen eingenommen. Die Muskularis des befallenen Dickdarmanteiles ist hypertrophisch, die Schleimhaut ist bald entzündlich verändert, bald auch normal, bald auch atrophisch; „Dehnungs"geschwüre sind nicht selten.

Von der HIRSCHSPRUNGschen Krankheit ist das Dolichosigma prinzipiell abzutrennen, bei welchem die Sigmaschlinge nur abnorm lang, aber nicht erweitert ist und die beiden Sigmaschlingen doppelbüchsenähnlich parallel nebeneinander liegen. Aus einem Dolichosigma kann durch Kotstauung in diesem, durch ein damit gegebenes mechanisches Passagehindernis und eine sekundäre Erweiterung des Sigmas schließlich eine HIRSCHSPRUNGsche Krankheit entstehen.

Damit ist die Ätiologie und Pathogenese der HIRSCHSPRUNGschen Krankheit berührt, ein Problem, welches restlos noch nicht geklärt ist. Sicher spielen hereditäre Faktoren und damit eine angeborene Anomalie im Dickdarm eine Rolle (gehäuftes Vorkommen in bestimmten Familien). Es gibt also scheinbar zweifellos ein kongenital großes Kolon, das Megacolon congenitum. Aus der Literatur scheint aber hervorzugehen, daß in anderen Fällen die Vergrößerung des Dickdarmes oder bestimmter Anteile desselben sich auf Grund des Passage- hindernisses erst entwickelt; Analfissuren mit sekundärer Kotstauung, Spasmen an der Sigma-Rektumgrenze, eine abnorm lange Sigmaschlinge (Dolichosigma s. oben), Ventilverschluß durch Darmknickung, Innervations- und Tonus- störungen im Darm werden als Ursachen angegeben. Das Megakolon wurde auch zur idiopathischen Ösophagusdilatation in Parallele gesetzt und angenommen, daß ein primärer Analsphinkterspasmus (analog dem primären Kardiospasmus bei der Ösophagusdilatation) das auslösende Moment darstellt.

Der klinische Symptomenkomplex imponiert vor allem als hochgradige, meist seit der Jugend bestehende Verstopfungskrankheit. Die Kranken haben oft durch mehrere Wochen hindurch keinen Stuhlgang. Entleert sich der Darm aber schließlich einmal, so entleeren sich kaum glaubhaft große Mengen. Da die Kot- stauung in dem einmal erweiterten Rektum-Sigma oder auch in höheren Kolonabschnitten zu einer sekundären Proktitis bzw. Kolitis führt, kommen manche Patienten als Durchfallskranke zum Arzt. Steifungen wie beim Ileus fehlen in der Regel. Zur Zeit der Ansammlung der großen Kotmassen wird das Abdomen, oft in durchaus difformer Weise, aufgetrieben. Bei stark über dehnter Darmwand kann schließlich eine schwere Kolitis eine Perisigmoiditis und Durchwanderungsperitonitis, das heißt lebensbedrohende Zustände herauf- beschwören.

In Fällen, in welchen lediglich eine Obstipation besteht, behandeln sich die Patienten oft durch viele Jahre mit Abführmitteln, ohne den Arzt aufzusuchen, und können damit mehr minder beschwerdefrei bleiben. Derartige Kranke kommen meist dann zur ersten Behandlung, wenn die Abführmittel den Stuhl- gang nicht mehr erzwingen können. In diesem Falle wird man vorerst durch einige Tage den Darm zu entleeren versuchen, was entweder mit fortgesetzten Einläufen oder auch durch manuelle Ausräumung gelingt. Die alten Stuhlmassen bekommen vielfach eine steinharte Konsistenz; eine derartige manuelle Aus- räumung, die mit Einläufen kombiniert wird, verlangt oft große Geduld des Patienten und des Arztes. Nach gelungener Ausräumung ist aber eine lang fort- geführte Einlaufbehandlung kontraindiziert, da die Atonie des Darmes durch diese Behandlung weiter unterstützt wird. Man muß versuchen, mit Abführ- mitteln den Stuhl in Gang zu bringen. Die Wahl der Abführmittel ist individuell zu treffen, ebenso die Dosierung der Mittel. Bei einmal bestehenden kolitischen Erscheinungen wird eine Schonkost angezeigt sein, in unkomplizierten Fällen empfiehlt sich wenigstens der Versuch einer Grobkost. Im großen und ganzen folgt die Behandlung hier den Regeln der Obstipationstherapie.

In schweren Fällen, in welchen die interne Behandlung einen halbwegs regel- mäßigen Stuhlgang nicht mehr erzielt, ist die chirurgische Behandlung angezeigt. Je nachdem, welcher Kolonabschnitt betroffen ist, werden sich Unterschiede in den Eingriffen ergeben. In manchen Fällen genügt die Resektion nur des Sigmas, in Fällen, in welchen das ganze Kolon betroffen ist, wird das Kolon reseziert und das unterste Ileum oder der Anfangsteil des Coecums in das unterste Sigma bzw. oberste Rektum implantiert. Hinsichtlich der Einzelheiten ist in chirurgischen Lehrbüchern nachzulesen.

Die Langdarmkrankheit BOLLERs. BOLLER beschrieb während des zweiten Weltkrieges ein temporäres Megasigma und Megakolon, bzw. eine temporäre Darmatonie, die an Kranken, die von der Ostfront kamen, und an Fällen in Budapest und Wien nach der Besetzung der Stadt zur Beobachtung gekommen waren.

Bei diesen Kranken kam es nach einem akuten Beginn mit Fieber und schleimigen, seltener auch blutigen Durchfällen zu einem wochen- und monatelang dauernden, unter ungünstigen Umständen auch chronischen Darmleiden, in dessen Verlauf Durchfälle mit Verstopfung abwechselten. Klinisch haben diese Fälle nebst der gleichen Anamnese ein charakteristisches fahles Aussehen, einen Milztumor und einen gleichartigen Verlauf gemeinsam. Röntgenologisch findet man ein Megasigma, ein Megakolon und seltener ein Megarektum, immer ein Dolichokolon und Dolichosigma oder Kombinationen der verschiedenen Formen. Dieses Krankheitsbild scheint nach BOLLER die Ursache des im Weltkrieg und vorher von pathologisch-anatomischer Seite wiederholt beschriebenen sogenannten „langen russischen Darms" zu sein. Die Prognose ist günstig. Unter diätetischer Behandlung und viel Ruhe gehe die Darmerweiterung und Darmatonie im Laufe mehrerer Wochen oder Monate vollständig zurück. Ätiologisch wird — mit allen nur zu berechtigten Vorbehalten — eine infektiöse Ursache, am ehesten im Sinne einer paradysenterieartigen Erkrankung, für am wahrscheinlichsten gehalten. Es würde sich nach BOLLER also nicht um eine sekundäre Atonie des Kolons nach einer Kolitis oder einer Durchfallerkrankung irgendwelcher Art, sondern um eine spezifische Infektionskrankheit handeln, die er nur wegen des klinischen Hauptsymptoms als „Langdarmkrankheit" bezeichnet.

I. Darmparasiten.

Die Darmwürmer stellen die eine Gruppe der Darmparasiten dar, die andere ist die der Protozoen. Diese werden im Rahmen der Infektionskrankheiten (Amöbenruhr, Lamblienenteritis usw.) abgehandelt.

Die Darmwürmer werden

1. in die Zestoden, Bandwürmer (bzw. die Tänien),
2. in die Nematoden (die Faden-, Rund- und Spulwürmer) und
3. in die Trematoden bzw. Saugwürmer eingeteilt.

Hier sollen nur die in Europa, speziell Mitteleuropa vorkommenden Würmer kurz abgehandelt werden. Über die Details der sehr interessanten Biologie der Würmer ist in den entsprechenden Speziallehrbüchern nachzulesen.

a) Zestoden (Bandwürmer, Tänien, Plattwürmer).

Die Bandwürmer bestehen bekanntlich aus einem kleinen „Kopf", an den sich, an Größe zunehmend Glieder anschließen, welche aber lebensfähige einzelne Individuen darstellen. Die Größe bzw. Länge der Würmer ist sehr verschieden, vom 5 bis 9 m langen Bothriocephalus latus gibt es Übergänge bis zur nur wenige Zentimeter langen Taenia canina. Der „Kopf" ist mit einem Haftapparat, mit Saugnäpfen, bei manchen Arten auch mit einem „Hakenkranz" versehen, mit welchen sich der Parasit an die Schleimhaut fixiert und hierbei aus ihr ernährt. Die einzelnen Glieder sind flache, kürbiskernähnliche, weiße Gebilde. Die distalsten Proglottiden werden reif, sie bilden in einem „Uterus" befruchtete Eier, was damit zu erklären ist, daß die einzelnen Proglottiden zwitterig angelegt sind. Auf den komplizierten Bau der Proglottide, die männliche und weibliche Geschlechtsanlage, kann hier nicht näher eingegangen werden. Zum Teil werden Glieder, zum Teil befruchtete Eier mit den Fäzes nach außen entleert. Die Proglottide geht zugrunde, eine große Zahl von befruchteten, sehr resistenten Eiern bleibt aber erhalten. Im Ei ist eine Wurmanlage mit Hakenkranz in rudimentärer Ausbildung bereits zu sehen. Wird dieses Ei, welches Schutzhüllen um die eigentliche Wurmanlage trägt, in den Darmkanal des Zwischenwirts aufgenommen, so schlüpft die Larve aus den sich lösenden Eihüllen, bohrt sich in die Mukosa, gelangt in die Lymph- und Blutbahn und auf diesem Wege schließlich in irgendein Gewebe, wo es im Zwischenwirt den Zystizerkus bildet, der wieder in den Darmkanal, des eigentlichen Wurmträgers, aufgenommen, zum Bandwurm heranwächst. Aus dem Ei entsteht also erst ein Zystizerkus in dem Zwischenwirt, den bei den verschiedenen Bandwürmern bestimmte und verschiedene Tiere darstellen, durch Essen von zystizerken-(finnen-)haltigem Fleisch (oder Gewebe) entsteht im Darmkanal des Menschen der Bandwurm.

Die Diagnose der Helminthiasis stützt sich nur bei bestimmten Arten und unter bestimmten Bedingungen auf das klinische Bild, im übrigen auf den unmittelbaren Nachweis der Bandwürmer, der Wurmglieder oder den mikroskopischen Nachweis der Wurmeier. In vielen Fällen sieht man die Wurmeier schon in einem Nativpräparat einer mit Wasser oder Kochsalzlösung angestellten

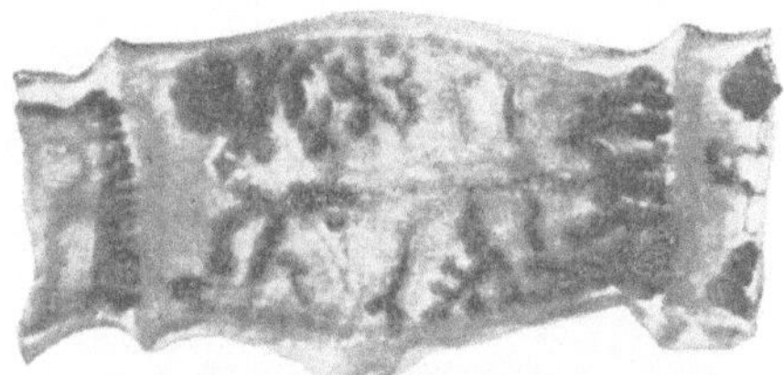

Abb. 23. Glied von Taenia solium.

Stuhlaufschwemmung, bei spärlichen Eiern benützt man die Anreicherungsmethoden, die in den Laboratoriumslehrbüchern nachzulesen sind. Mit etwas Ausdauer kann man aber meist auch ohne Anreicherung die Wurmeier mit Sicherheit nachweisen, noch mit dem Vorteil, daß sie in ihrer Morphologie durch die Prozeduren der Anreicherungsmethode nicht Schaden genommen haben.

Allgemein bekannt ist die Tatsache, daß Helminthen eine Eosinophilie hervorrufen können. Sie ist aber viel seltener als allgemein beschrieben wird (s. Blut).

1. Der *Schweinebandwurm (die Taenia solium)*. Der Zwischenwirt ist das Schwein. Der Mensch erwirbt den Wurm durch Essen von finnenhaltigem, nicht entsprechend gekochtem, nur schlecht geräuchertem oder nicht gekochtem Schweinefleisch. Der Kopf ist stecknadelkopfgroß, kugelig, er hat einen zweireihigen Hakenkranz (Rostellum), der bei Lupenvergrößerung leicht erkannt werden kann, und vier Saugnäpfe, die fast die ganze Zirkumferenz des Kopfes einnehmen. Es folgt ein kurzer, etwa 1 cm langer Halsteil, auf diesen bereits die jüngste, kleinste Proglottide, es folgen dann die reiferen Glieder, die bei dem 1 bis 3 m langen Wurm schließlich, an Größe zunehmend, eine Größe von 1 cm Breite und etwas über $^1/_2$ cm Länge bei nur wenigen Millimeter Höhe — die Glieder sind also sehr flach — erreichen. Die reife Proglottide trägt seitlich die Geschlechtsöffnung. Sie läßt sich schon makroskopisch, am besten beim Zusammenpressen zwischen zwei Objektträgern als Soliumglied daran erkennen, daß der deutlich sichtbare „Uterus" neben dem schmalen und nur leicht gewunden verlaufenden Hauptgang nur wenige und wenig verästelte Seitenäste aufweist (s. Abb. 23). Der Uterus ist in den reifen Gliedern mit Eiern überfüllt, sie können ausgepreßt werden. Die Eier der Taenia solium, entweder im Stuhl (eventuell mit einer Anreicherungsmethode) gefunden oder aus der Proglottide ausgepreßt, unterscheiden sich nicht von den Eiern der Taenia mediocannelata (dem Rinder- oder Ziegenwurm): sie sind rund, ovalär, haben eine dicke radiär gestreifte, (frei im

Stuhl gefunden) meist braun gefärbte Schale, innerhalb der die sechs Häkchen des Embryos, meist nur als stark lichtbrechende Striche mikroskopisch erkannt werden können. Sie sind mikroskopisch klein, werden aber im Mikroskop bei schwacher Vergrößerung leicht gefunden und erkannt. Sie haben einen Durchmesser von 15 bis 20 μ. Ihre Außenkonturen sind scharf (s. Abb. 24).

Zumeist kommt der Kranke mit der Angabe, er habe im oder auf dem Stuhl Bandwurmglieder gefunden. Da bei Bandwurmgliedern oft Verwechslungen mit andern Stuhlbestandteilen, Kürbiskernen oder auch eingedicktem Schleim, vorkommen, ist Vorsicht bei derartigen Angaben geboten. Die scheinbar verläßlich vorgebrachte Angabe allerdings, daß diese weißen Gebilde von entsprechender Größe Eigenbewegungen zeigten, daß sie in der Klosettmuschel aufwärts gewandert seien, läßt an der Diagnose kaum einen Zweifel. Die Diagnose soll demnach entweder durch mitgebrachte Bandwurmglieder oder durch einen mikroskopischen Nachweis der Eier gesichert werden. Glieder in größerer Anzahl oder einzeln können tagelang abgehen, dann wieder kann lange Zeit kein Glied zum Vorschein kommen. Der Angabe, daß im Bett Glieder gefunden wurden, selbst der Angabe, daß diese Glieder sich bewegt hätten, stehe man sehr skeptisch gegenüber. Der Ekel vor den Würmern erzeugt oft Ekelneurosen, in welchen derartige Angaben zustande kommen.

Nach längerem Mikroskopieren bei schwacher Vergrößerung findet man die Eier immer, meist genügt eine schnelle Durchsicht von einem oder wenigen Nativpräparaten des

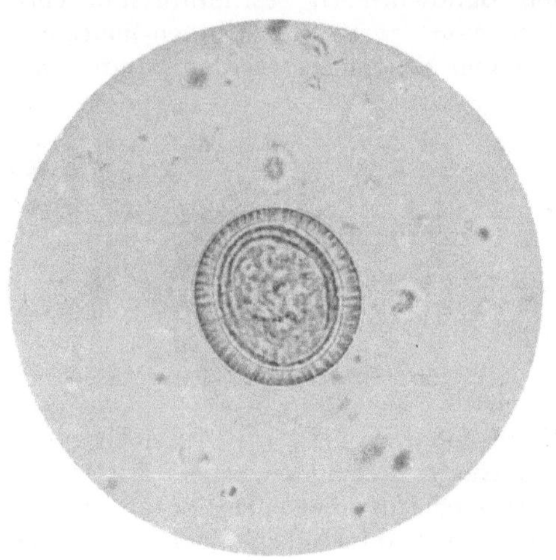

Abb. 24. Ei von Taenia solium bzw. von Taenia mediocannelata.

Stuhls, Anreicherungsmethoden sind hier kaum nötig, sie werden im Zweifelsfall bei negativem primärem mikroskopischem Befund angestellt werden.

Bei allen großen Tänien kann man gelegentlich an der Oberfläche des Stuhls an verschiedenen Stellen Tausende von Eiern auffinden: wenn der Stuhl hart ist, kann man in einem meist unregelmäßig begrenzten, etwa zwei Schilling großen oder kleineren Bezirk der Oberfläche einen grauen, matten Glanz beobachten, der durch eine davon aufgelagerte Schicht bedingt ist, daneben sieht man aber oft auch noch einen Rest eines zugrunde gehenden Tängliedes. Ein Nativpräparat eines Abstrichs dieser grauen Schicht zeigt diesen erfüllt mit intakten Eiern, wobei man gleichzeitig erkennen kann, daß das sogenannte „Tänienei", wie wir es im Stuhl nachweisen und wie es überall abgebildet wird, nur die Embryonalanlage mit ihrer Hülle ist, daß das intakte Ei noch eine relativ breite Außenhülle hat, die mit Fetttropfen (Eidotter) erfüllt ist. Wir haben diesen Befund seinerzeit mit FARKAS beschrieben.

Die klinische Symptomatologie der Taenia solium ist — abgesehen vom Abgang von Gliedern — arm an Erscheinungen. Es kommen ebenso wie bei der Taenia mediocannelata Stuhlunregelmäßigkeiten, leichte Bauchschmerzen, nach Angabe mancher Autoren vielleicht auch Fernsymptome, wie Kitzelgefühl in der Nase, Speichelfluß, Kopfschmerzen vor, selbst epileptoide Zustände wurden mit dem Wurm in Zusammenhang gebracht, zweifellos sind diese Erscheinungen aber ausnahmslos außerordentlich selten. Die früher schon erwähnte Ekelneurose der Wurmträger kann zu vielerlei Erscheinungen führen.

Auch der Mensch kann bei der Taenia solium und nur bei diesem Bandwurm des Menschen zum Zwischenwirt werden: durch Aufnahme infizierter Nahrung, frisch gedüngten rohen Gemüses, meist aber auch durch Verunreinigung der Hände mit Stuhlpartikeln kann es zur Selbstinfektion und damit zur Entwicklung eines Zystizerkus in den verschiedenen Organen (Muskulatur, Haut und allen anderen Organen, wie in den Augen und dem Gehirn) mit allen Komplikationsmöglichkeiten kommen (Cysticercus cellulosae). Der beim Menschen meist vorkommende Zystizerkus ist der Echinokokkus, wobei der Mensch den Zwischenwirt für den Hundebandwurm darstellt.

Die Taenia solium ist in Mitteleuropa außerordentlich selten. Wir begegnen etwa unter hundert Fällen von Bandwürmern (des hier am häufigsten vorkommenden Rinder- [Ziegen-] Bandwurms, der Taenia mediocannelata) etwa zwei Fällen von Taenia solium. Der Wurm scheint durch eine entsprechende Fleischbeschau hierzulande allmählich auszusterben.

2. Der *Rinder- (Ziegen-) Bandwurm* (Taenia mediocannelata, Taenia saginata). Diese Tänia ist der uns geläufigste Bandwurm. Er erreicht eine Länge von 4 bis 8 m, er besitzt einen etwa 2 mm im Durchmesser haltenden kugeligen Kopf mit vier Saugnäpfen ohne Rostellum. Ein Exemplar besteht aus über tausend Gliedern, von denen die distale Hälfte geschlechtsreif ist. Die Glieder sind

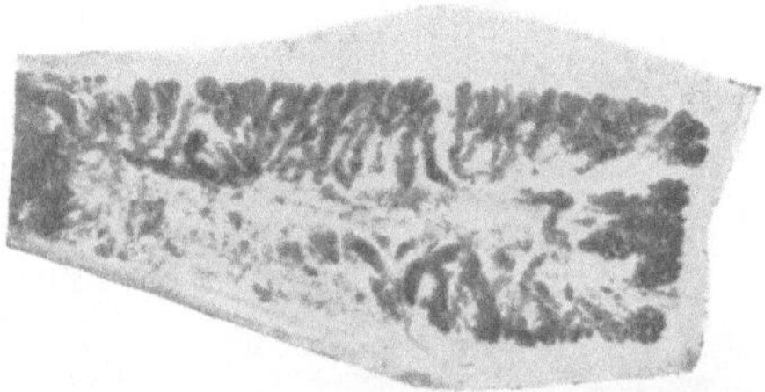

Abb. 25. Glied von Taenia mediocannelata.

manchmal etwas größer als bei der Taenia solium, sie können einen Breitendurchmesser bis zu $1^1/_2$ cm erreichen, sie können auch eine größere Länge haben, bis zu $1^1/_2$ cm. Die Unterscheidung von reifen Solium- und Saginatagliedern geschieht aber nie durch Beurteilung ihrer Größe, sondern durch die Art der vielfachen Verzweigungen und Verästelungen der Seitenäste des Uterushauptganges (s. Abb. 25), die so vielfältig sein können, daß man sie manchmal beim Pressen des Bandwurmgliedes zwischen zwei Objektträgern nur als einen wirren, grauen Knäuel erkennt und die vielen einzelnen Gänge nicht isoliert zur Ansicht bekommt. Meist allerdings erkennt man die zahlreichen Seitenäste (je 20 bis 35 an einer Seite). Die Eier gleichen morphologisch-mikroskopisch denen der Taenia solium (s. oben).

Klinisch symptomatologisch muß hervorgehoben werden, daß bei der Taenia mediocannelata Glieder öfter und in größerer Zahl abzugehen pflegen als bei der Taenia solium. Diagnostisch darf hinzugefügt werden, daß hierzulande bei Einheimischen der Abgang von Täniengliedern fast mit Sicherheit die Diagnose Taenia mediocannelata erlaubt, da andere Tänien kaum je vorkommen. Auch hinsichtlich der Klinik gilt das bei der Taenia solium Gesagte, eine Selbstinfektion des Menschen kommt nicht vor.

3. Der *Fischbandwurm* (der *Bothriocephalus*, bzw. *Dibothriocephalus latus*, der *Grubenkopf*). Der Fischbandwurm ist in den nordischen Ländern heimisch, er kommt bei uns nicht vor. Seine Entwicklung ist an die Passage der Larve durch zwei Zwischenwirte gebunden: erst infizieren sich kleine Krebse (Cyclopos strenuus, Planktonkrebse) durch die Aufnahme der im Wasser zu Wimperonkosphären ausgeschlüpften Eier; diese Krebse werden nun von einem zweiten Zwischenwirt, von Fischen aufgenommen, und zwar vom Hecht, dem Barsch, der Seeforelle, dem Saibling u. a., wo sie zum Zystizerkus heranwachsen. Essen

nicht genügend gekochter oder geräucherter Fische (die Zystizerken sterben erst bei längerer Einwirkung von mindestens 60° ab) führt zur Entwicklung des Wurms im Menschendarm. Der Genuß roher Fische (in China z. B. eine übliche Sitte, in den Nordländern auch keine Seltenheit) birgt naturgemäß die größte Gefahr.

Der Kopf des Fischbandwurms unterscheidet sich ebenso wie seine reifen Glieder schon makroskopisch deutlich von den übrigen beim Menschen vorkommenden Tänien. Der Kopf hat eine längliche, mandelförmige Gestalt, er ist etwa $2^1/_2$ mm lang und 1 mm breit, trägt an seinen beiden unteren Seiten je einen spaltförmigen Saugnapf, er trägt kein Rostellum, sein vorderster Teil endet mit einer glatten Kuppe. 3000 bis 4000 an Größe zunehmende Proglottiden setzen den bis zu 9 m langen Wurm zusammen; die reifen einzelnen Proglottiden sind 1 bis 2 cm breit und etwas über $^1/_2$ cm lang. Der Uterus ist so charakteristisch (s. Abb. 26), daß er dem Wurm in seiner unteren Hälfte ein sehr charakteri-

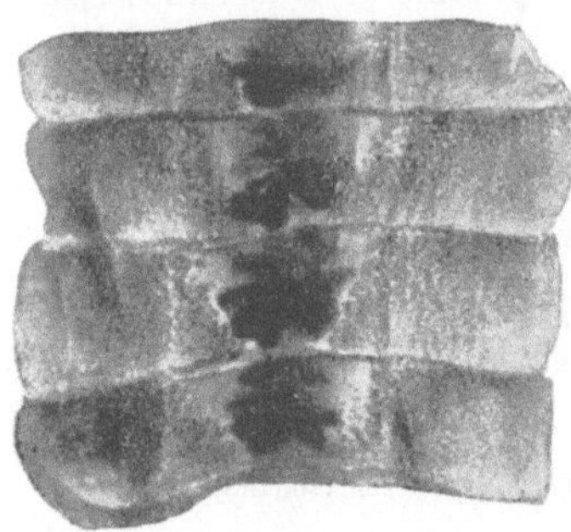

Abb. 26. 4 Glieder von Bothriocephalus latus.

stisches Aussehen gibt: da der Uterus sich in seiner Ausdehnung nur etwa auf das mittlere Drittel der Proglottide beschränkt, mit seinen eher plumpen Verästelungen rosettenförmige Gestalt hat und überdies dunkelbraun gefärbt ist, sieht man im abgegangenen Wurm oder in längeren Wurmteilen, etwa angefangen von seiner Mitte, in den distalen Anteilen einen an Größe allmählich zunehmenden braunen Streifen, der sich aus den aneinandergereihten Uteri zusammensetzt. Auch die einzelne Proglottide ist durch die braune Mittelrosette so charakteristisch, daß sie makroskopisch ohne weiteres als solche erkannt werden kann. Auch die Eier (s. Abb. 27) sind von den übrigen Tänieneiern durchaus verschieden und leicht erkennbar: sie haben eine Länge von zirka 0,07 mm und eine Breite von zirka 0,045 mm, sie sind also viel größer als die Eier von Taenia solium und Taenia mediocannelata, sie haben eine ovale Gestalt und an ihrem einen Ende einen deutlichen, durch einen stark lichtbrechenden Streifen sichtbaren Deckel, der gelegentlich auch fehlen kann, so daß das geöffnete Ei an seinem einen Ende wie abgeschnitten aussieht. Die Schale des Eies ist dünn und nicht gefärbt; die recht ähnlichen Eier von Fasciola hepatica (s. S. 247) sind dadurch zu erkennen, daß sie unvergleichlich größer sind.

Die alte Bezeichnung „Grubenkopf" hat nichts mit Bergwerksgruben zu tun, der Name soll von der keulenähnlichen Gestalt des Kopfes herkommen.

Die klinische Symptomatologie ist in der großen Mehrzahl der Fälle die an Zeichen arme der Tänienkrankheit überhaupt, wie oben geschildert. Der Bothriocephalus latus kann aber auch zur perniziösen Anämie führen; hinsichtlich der Bothriocephalusperniziosa s. Blut. Es sei nebenbei erwähnt, daß vereinzelte Beobachtungen vorliegen, welche auch das Vorkommen einer Purpura zu beweisen scheinen (Zufallsbefund?). Mit der Abtreibung des Wurmes geht die Anämie zurück. Der Wurm kann auch eine leichtere symptomatische Anämie zur Folge haben. Eine Eosinophilie ist relativ häufig.

4. Die *Taenia canina (Taenia cucumerina, Hymenolepis nana, Dipylidium caninum)* — wohl zu unterscheiden von dem Hundebandwurm, dessen Zystizerkus der menschliche Echinokokkus ist und der einen viel längeren Wurm darstellt — ist nur 10 bis 35 cm lang. Der Kopf trägt neben Saugnäpfen in mehreren Reihen angeordnete Häkchen (Rostellum). Die Eier sind leicht daran

kenntlich, daß in der Regel zahlreiche, 4 bis 15 Eianlagen (Eier in der landläufigen Bezeichnung) in einer dünnen Eihülle zusammengefaßt liegen und daß auch sie schon die Häkchen angedeutet erkennen lassen. Dieser Bandwurm kommt hierzulande nur bei Kindern, auch bei Säuglingen vor; die Zwischenwirte oder die Überträger sind merkwürdigerweise die Hundelaus und auch der Menschenfloh. Das Kind muß also diesen Zwischenwirt oral aufnehmen, um zu erkranken. Der Wurm ist sehr selten, wir sind ihm bei relativ großer Erfahrung erst dreimal begegnet. Er bedarf zu seiner Entwicklung wahrscheinlich keines Zwischenwirtes, in dem ein Zystizerkus sich entwickelt, aus den übertragenen verschluckten Eiern entwickeln sich unmittelbar die Würmer. Nur bei starker Vermehrung lösen sie eine leichte, allerdings hartnäckige Durchfallskrankheit aus.

5. Die *Therapie der Bandwurmkrankheiten* (die *Abtreibungskuren*). Die Abtreibungskuren werden auf unserer Klinik mit im allgemeinen sehr gutem Erfolg auf die folgende. Weise durchgeführt, wobei allerdings frisches Extractum Filicis maris eine Voraussetzung ist, die in den letzten Jahren nicht zutraf.

Die Kur wird nur durchgeführt, wenn die Diagnose durch einen Tänienglied- oder Einachweis sichergestellt ist; auf Angaben des Kranken allein (s. S. 236) über den Abgang von Gliedern soll man sich nicht verlassen. Die Abtreibungskur bedeutet doch eine starke allgemeine Intoxikation, der man den Kranken, ohne dazu gezwungen zu sein, nicht aussetzen soll. Der Kranke erhält am Vortag eine leichte, kalorienarme Diät (leichte Hungerkost), abends einen Heringsalat. (Heringsalat gilt als Volksheilmittel gegen Bandwürmer und dies ist

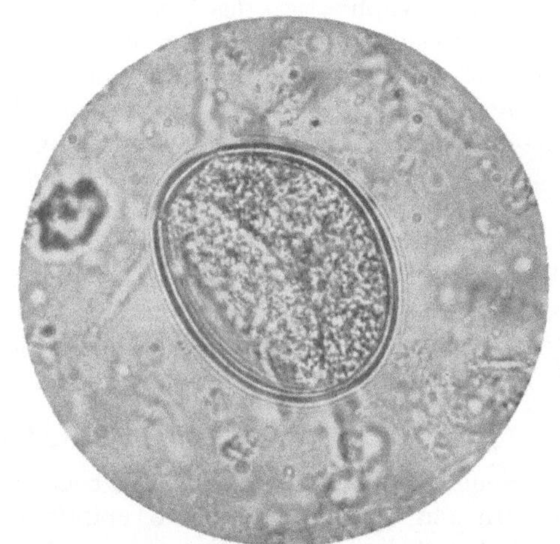

Abb. 27. Ei von Bothriocephalus latus.

hierzulande so eingebürgert, daß der Kranke ohne Verabfolgung desselben zur Kur oft kein Zutrauen hat und bei ergebnisloser Kur dem Fehlen des Heringsalates im Rahmen der Kur den Mißerfolg zuschreibt.) Frühmorgens erhält der Kranke auf nüchternen Magen vorerst 300 ccm kühlen Karlsbader Mühlbrunnen, $^{1}/_{2}$ Stunde später Extractum Filicis maris aethereum in Gelatinekapseln à 1 g, und zwar der Mann innerhalb $^{1}/_{2}$ Stunde, auf kurze Intervalle verteilt, je acht Kapseln, die Frau sieben Kapseln. Nach etwa $^{1}/_{4}$ bis $^{1}/_{2}$ Stunde erhält der im Bett liegende Kranke 150 ccm Sirupus Sennae cum Manna. Darauf wird 4 Stunden zugewartet; geht der Wurm unter Durchfall nicht ab, so erhält der Mann noch zwei Kapseln Extractum Filicis maris à 1 g, die Frau eine Kapsel. Der Mann erhält also wegen der Gefahr von Intoxikationserscheinungen wie Gelbsehen, Delirien, Tachykardie, Zyanose, Dyspnoe und der gefürchteten Amaurose maximal 10 g, die Frau maximal 8 g. Nach $^{1}/_{4}$ Stunde erhält der Kranke hierauf noch einmal 300 ccm Karlsbader Mühlbrunnen, nach einer weiteren $^{1}/_{4}$ Stunde 150 ccm Sirupus Sennae cum Manna. Gehen bis zum frühen Nachmittag Glieder und große Wurmteile, nicht aber der Kopf ab, so wird ein hoher Einlauf angeschlossen. Der Abgang des Kopfes beweist allein bei Vorliegen nur eines Exemplares des Wurmes die sichere Heilung; wir haben allerdings zahlreiche Fälle gesehen, in welchen der Kopf trotz großer Erfahrung des Untersuchers — das immer empfohlene metallene Stuhlsieb ist unserer Erfahrung nach ungeeignet, da der Kopf, zumal bei stärkerem Wasserstrahl, im Drahtgitter zerquetscht wird; der Stuhl muß in einer großen Schüssel mit Wasser immer mehr und mehr verdünnt und aufgeschwemmt werden — nicht gefunden wurde und der Kranke doch geheilt blieb. Entweder ist der Kopf im Stuhl nicht gefunden worden oder es ging der Kopf im Darm zugrunde und wurde in den nächsten Stühlen als nicht mehr kenntlicher Detritus ausgeschieden. Der Abgang mehrerer Exemplare des Wurmes ist keine Seltenheit, wir trieben einmal bei einem Kranken neun Exemplare ab und fanden auch die neun Köpfe (Taenia mediocannelata); beim Bothriocephalus latus sind Fälle mit 90 Exemplaren beschrieben!

Hatte die erste Kur nicht zum Erfolg geführt, so kann der Wurm innerhalb von sechs Wochen wieder zu seiner vollen Größe heranwachsen, es erscheinen nach dieser Zeit wieder reife Glieder im Stuhl. Man kann die Kur in gleicher Weise wiederholen, vor einem neuen Mißerfolg kann man aber jetzt schon die duodenale Applikation des Medikamentes versuchen, die unserer Erfahrung nach bessere Resultate gibt als die gewöhnliche orale, wobei bei sonst gleichem Regime dem Mann 10 g Extractum Filicis, maris in einer Suspension von Mucilago Gummi arabici, der Frau 8 g auf einmal transduodenal gegeben werden, sofern sich toxische Erscheinungen bei der ersten Kur nicht gezeigt hatten. Toxische Erscheinungen sind im übrigen bei Einhalten der obigen Dosierungsvorschriften sehr selten.

Das HELFENBERGER Bandwurmmittel besteht aus Extractum Filicis maris und Rizinusöl in Gelatinekapseln, das Behandlungsschema liegt der Packung bei. Ausgezeichnet soll auch der Erfolg mit Filmaronölpräparaten sein, welche auch in Kapseln genommen werden. Das Mazerationsdekokt der Granatäpfel, früher das übliche Mittel, ist unsicher in seiner Wirkung, es verliert vor allem durch Lagern rasch seine Wirksamkeit.

b) Nematoden (Faden-, Rund- oder Spulwürmer).

Nematoden sind verschieden große, in ihrer Länge zwischen wenigen Millimetern und $^3/_4$ m schwankende, spindelförmige, langgestreckte Würmer. Mittelgroße Exemplare der Ascaris lumbricoides erinnern makroskopisch an einen Regenwurm. Die Nematoden sind unsegmentiert; an ihrem Kopfende findet sich eine Mundöffnung, am hinteren Ende eine Afteröffnung. Die Geschlechter sind meist getrennt, die Weibchen sind größer, die Männchen kleiner. Die Männchen haben einen eingerollten Schwanzteil, ihre Geschlechtsöffnung mündet in den After, die der Weibchen in der Bauchmitte nach außen. Die Infektion des Menschen erfolgt entweder durch Verschlucken der Eier, in deren Hülle sich bereits eine kleine Larve entwickelt hat, oder auch durch Eindringen der Larven in das Lymph- und Gefäßsystem (s. unten).

1. Der *Ascaris lumbricoides*. *(Der Spulwurm.)* Der Ascaris lumbricoides ähnelt weitgehend einem Regenwurm von etwa 15 bis 40 cm. Das Männchen ist kleiner, das Weibchen größer. Er ist neben den Oxyuren der hierzulande am meisten verbreitete Helminth. Die Ähnlichkeit mit dem Regenwurm ist auch durch die bräunliche Farbe gegeben, tote Exemplare, wie sie nicht selten im Stuhl angetroffen werden, sind weißlich.

Sehr interessant und noch nicht lange bekannt ist der Entwicklungsgang der Spulwürmer. Das Weibchen — die Tiere leben vornehmlich im Dünndarm — legt täglich viele Tausende von Eiern, welche daher im Stuhl in der Regel im einfachen Nativpräparat in großer Zahl gefunden werden können. Die Eier sind dadurch sehr charakteristisch, daß die Embryonalanlage, die bald amorph scheint, bald aus einer kleinen Larve besteht, von einer dunkelbraunen anscheinend durch Stercobilin gefärbten, (aus dem Wurm ausgepreßte Eier sind farblos), dichten, dicken Schale umgeben ist, an die wieder eine scheinbar weichere

Hülle gelagert ist, welche — unter der Einwirkung der Darmpassage, denn aus dem Wurm gepreßte Eier zeigen eine glatte Kontur — außen wellenförmig konturiert ist (s. Abb. 28). Wenn auch eine gewisse Ähnlichkeit zwischen den sogenannten Steinzellen, pflanzlichen Sporenarten und Tänien- oder Askariseiern besteht, so wird gerade diese wellenförmige Kontur schon bei schwacher Vergrößerung im allgemeinen das Askarisei mit Sicherheit erkennen lassen. Nach oraler Aufnahme eines derartigen befruchteten Eies, in dem sich die kleine Larve entwickelt hat, schlüpft diese im Darm nach Verdauung der Eihüllen aus, penetriert die Darmwand und gelangt nun nach der älteren Auffassung über das Portalsystem nach Passage auch des Kapillarkreislaufes der Leber und des rechten Herzens — nach neuer, noch nicht allgemein akzeptierter Anschauung nach Durchwanderung der Darmwand über das Peritoneum und nach Penetration des Diaphragmas und der Pleura — schließlich in die Lunge, wo sie im Kapillarsystem steckenbleibt. Nach Häutung wächst sie zu einer 3 mm langen Larve heran, welche nun in den Bronchialbaum durchstößt und in diesem über Bronchus und Trachea in den Pharynx wandert, um von hier aus verschluckt zu werden. Im Dünndarm wächst die Larve zu einem normalen Exemplar heran. Die Zeit dieser Wanderung währt, wenigstens beim Versuchstier, nur acht Tage.

Die Askaridendiagnose stützt sich auf das Aufscheinen eines Wurmes, sei es anal, sei es auch aus Mund und Nase, wenn ein Wurm die Speiseröhre aufwärts gewandert ist, und vor allem auf den Nachweis von Wurmeiern, die in den Stuhlaufschwemmungen bei schwacher Vergrößerung zahlreich

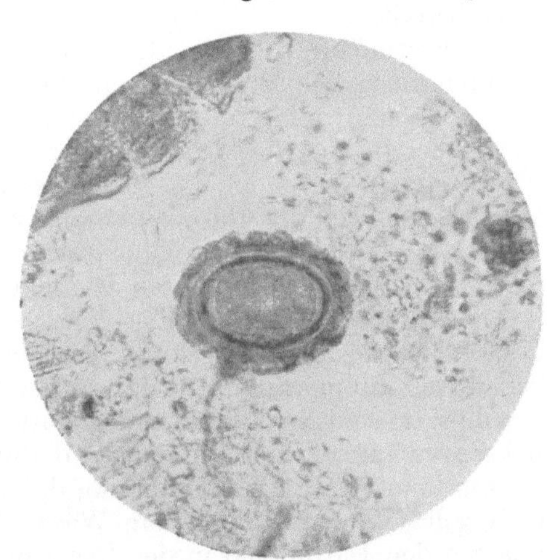

Abb. 28. Ei von Ascaris lumbricoides.

zu finden sind. Es gibt insbesondere Kinder, die mit Hunderten von Würmern infiziert sind; oft liegt nur ein Wurm vor und nach dessen Abgang ist das Kind wurmfrei. Der Abgang eines Wurmes beweist also die bestehende Wurmkrankheit nicht! Erst der weitere Nachweis von Wurmeiern stellt die Diagnose sicher. Freilich kann es vorkommen, daß ein Individuum nur ein männliches Exemplar eines Wurmes trägt, also infiziert ist und doch keine Wurmeier im Stuhl aufweist.

Gerade bei den Askariden werden toxische Fernwirkungen beschrieben, wie Nasenkitzeln, Epilepsie usw., und für diese ursächliche Beziehung kann ins Treffen geführt werden, daß Askariden toxische Substanzen abgeben: bei Arbeiten mit Askariden im Laboratorium kann der Untersucher eine Rhinitis und andere Erscheinungen bekommen, die offenbar auf diese Substanzen zu beziehen sind. Sicher ist dies allerdings nicht belegt. Klinisch bedeutungsvoll werden die Würmer, wenn sie in großer Zahl zusammengeballt und verknäult einen Ileus hervorrufen. Jeder Kliniker hat auch vereinzelte Fälle gesehen, in welchen ein Wurm in den Ductus choledochus einwanderte (wobei er meist abstirbt) und zum totalen Choledochusverschluß führte (s. S. 341). Durch sekundäre Abszedierung kann es bei in kleinere Gallengänge vorgedrungenen Würmern zum Leberabszeß kommen, durch Durchbrechen und Abkapselung von derartigen Abszessen können an beliebiger Stelle des Peritoneums Abszesse beobachtet werden, in denen sich ein abgestorbener Askaris findet. Diese Fälle sind aber selten.

Meist machen auch Askariden keine klinischen Erscheinungen. Anämien sollen auf Askariden im allgemeinen nicht bezogen werden (meist liegt eine Infektion mit Trichocephalus dispar vor, der eher Anämien machen kann).

In der Therapie der Askariden steht das althergebrachte Mittel, das Santonin, immer noch im Vordergrund (Trochisci santonini dreimal täglich eine Tablette à 0,05 bei Erwachsenen, à 0,025 bei Kindern, gleichzeitig mit einem Abführmittel durch 3 Tage). Man kann hierbei auch Rizinusöl geben. Ein leichtes Gelbsehen verschwindet rasch wieder. Meist genügt diese Behandlung. Oleum Chenopodii, welches sicher wirkt, aber toxisch sein kann, wird nur bei einem Mißerfolg der Santoninkur gegeben.

2. *Oxyuris vermicularis.* Er ist hierzulande der häufigste Helminth, er ist an sich harmlos, kann aber sehr unangenehme subjektive Beschwerden machen und es gibt keine Abtreibungskur, welche den Kranken von seinen Würmern sicher befreit.

Die Erstinfektion erfolgt durch Verschlucken von eierhältigem Gemüse oder Früchten oder bei direktem Kontakt mit einem Wurmträger durch Infektion der Hände und damit des Mundes, auch Fliegen mögen gelegentlich die Eier direkt übertragen; die späteren, speziell die Masseninfektionen erfolgen durch Selbstinfektion durch in die Analgegend abgelagerte Eier; die Selbstinfektion soll auch zum Teil die Chronizität unterhalten. Bei diesem Helminthen also entwickelt sich immer das verschluckte Ei unmittelbar zum Wurm.

Der Oxyuris lebt im unteren Dünndarm und im Coecum. Vereinzelte Exemplare, bei Masseninfektion auch viele, gelangen mit dem Darminhalt schließlich bei jeder Defäkation in den Stuhl. Die Weibchen wandern allerdings auch spontan analwärts, schlüpfen dann nachts durch den After und legen in der Umgebung des Anus in den Analfalten massenhaft Eier. Wegen des hierbei auftretenden Juckens kratzen sich die Kranken und dadurch, vielfach aber auch ohne Pruritus und Kratzen kommt es zur Übertragung der Eier auf die Hände, insbesondere unter die Nagelränder und auf diesem Wege wieder zur oralen Infektion. Männchen verlassen den Darmkanal in der Regel nicht.

Das Männchen hat eine Länge von 3 bis 5 mm, das Weibchen eine solche von 8 bis 12 mm, es sind also außerordentlich kurze, fadenförmige, und zwar weiße, meist lebhaft bewegliche Gebilde. Die Würmer sind vorn breiter, hinten sind sie, allmählich an Dicke abnehmend, spitz.

Die Eier sind für den Erfahrenen wohl charakteristisch, sie sind aber auch für den Unerfahrenen durch die Fundstellen leicht zu erkennen. Die Eier sind oval-elliptisch, haben eine dünne, nicht gestreifte, ungefärbte, aber doch deutliche Schale und lassen in ihrem Inneren einen aufgerollten Embryo erkennen, der sich von der Eihülle oft durch einen schmalen Spalt mehr oder weniger abhebt. Man sucht, und das ist diagnostisch wichtig, in den Analfalten oder unter den Fingernägeln und findet hier in Aufschwemmungen von Ösenabstrichen, in einem Nativpräparat, auch wenn sich makroskopisch Stuhlreste zwischen den Analfalten oder Detritus unter den Fingernägeln scheinbar nicht finden, also auch bei hygienisch gut gepflegten Individuen meist die ovalen Eier, die als solche ja nicht sehr charakteristisch sind (s. Abb. 29). Bei Massenuntersuchungen empfehlen wir, z. B. bei Schulkindern, die klassenweise untersucht werden, ausschließlich eine Untersuchung des „Nagelschmutzes“, wobei es von Vorteil ist, die Kinder ihre Hände vorerst durch etwa $^1/_4$ Stunde in ein etwas angelaugtes Wasser tauchen zu lassen.

Die klinische Symptomatologie erschöpft sich im allgemeinen im Juckreiz, im Pruritus ani, der zumal nachts sehr stark sein kann. Die Annahme einer ursächlichen Beziehung zwischen einer akuten Appendizitis und Oxyuriasis in der Appendix, eine seinerzeit recht moderne Anschauung, ist jetzt wohl allgemein verlassen; zufällig kann ein Exemplar des Wurmes freilich in einer entzündeten Appendix gefunden werden. Wenn sich Oxyuren in einer großen Zahl im Blinddarm finden, können pseudoappendizitische Symptome auftreten. Bei Mädchen kann durch Einwandern von Weibchen über die Analfalten in die Scheide eine Vulvovaginitis zustande kommen.

Die Behandlung der Oxyuriaris ist nicht notwendig, wenn durch kurze Zeit gelegentlich einige Oxyuren auftreten. Reisende in den Tropen oder auch im mittleren Osten beobachten gelegentlich vereinzelte Exemplare im Stuhl, doch die Oxyuren verschwinden wieder ohne Behandlung. Bei chronischer schwerer Oxyuriaris, meist mit Pruritus ani, sind wir mit keinen Mitteln in die Lage versetzt, eine endgültige Heilung zu erzielen. Allerdings kann man zumeist die Zahl der Würmer vermindern und damit die Symptome, vor allem den quälenden Pruritus wenigstens vorübergehend wieder zum Schwinden bringen: die einschlägigen Maßnahmen beziehen sich einerseits auf eine Verhütung der Selbstinfektion, anderseits auf die Verringerung der Zahl der Würmer. Durch systematische Waschungen der Analgegend frühmorgens und nach jeder Defäkation, systematisches exaktes Reinigen der Nägel mit Seife, Bürste und Instrument morgens und nach jeder Defäkation wird die immer wieder gegebene Infektionsmöglichkeit stark vermindert. Manche Autoren empfehlen auch das Einschmieren der Analgegend mit Unguentum cinereum. (Achtung vor Quecksilberintoxikationssymptomen bei lang dauernder Behandlung!) Durch das altbewährte Volksmittel Knoblauchaufgußeinläufe

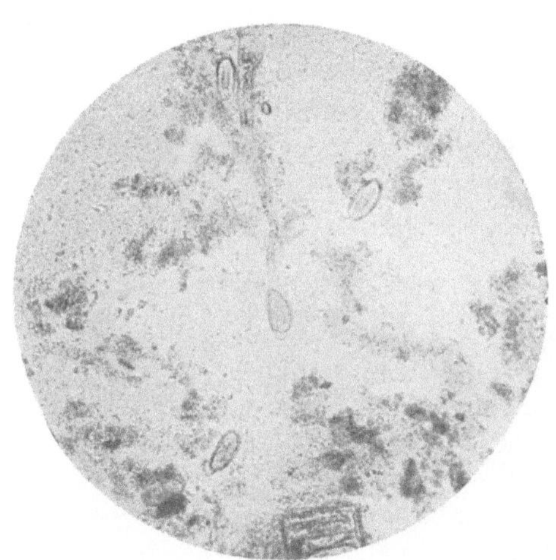

Abb. 29. Ei von Oxyuris vermicularis (schwache Vergrößerung).

gehen oft massenhaft Würmer ab und, wenn auch nie alle Würmer abwandern, verschwinden die Beschwerden wenigstens für eine Zeitlang. Man kann freilich alle Wurmmittel versuchen, bis zum Filix mas und Oleum chenopodii, in vereinzelten Fällen hat man nach Ausprobieren verschiedener Mittel endgültigen Erfolg, ohne daß hier diesem oder jenem Mittel besondere Wirkung zukäme. Auch Benzineinläufe (einige Kubikzentimeter Benzin auf einen Liter Wasser) haben oft guten, nie aber endgültigen Erfolg. Oft wurde Santonin mit einer starken Abführkur empfohlen. Es gibt eine Reihe von fabrikmäßig hergestellten Präparaten wie das Oxymors (-Aluminium-Benzoesäue-Präparat), welchem das Behandlungsschema beiliegt und das oft Gutes leistet. Ähnlich liegen die Dinge mit Lubisan und Helminal. Die gelegentlichen Benzol- oder Benzineinläufe reduzieren die Beschwerden meist auf ein erträgliches Maß. In letzter Zeit hat sich Gentianaviolett in Form der „Oxy-Violetten" gut bewährt.

3. Der *Trichocephalus dispar* (Trichocephalus trichiuris, der Peitschenwurm). Auch er ist außerordentlich häufig. Er lebt im Dickdarm, vor allem in seinem Anfangsteil, er ist auch oft in der Appendix zu finden, ohne für eine Appendizitis verantwortlich gemacht werden zu können, wie dies früher geschah. Der Wurm verläßt den Darm nicht, er wird im Stuhl nicht gefunden. Er wird ausschließlich durch den Nachweis der charakteristischen Eier im Stuhl nachgewiesen, die meist

zahlreich im einfachen Nativpräparat oder mit Anreicherungsverfahren zu finden sind.

Männchen und Weibchen sind ungefähr gleich lang, etwa 4 bis 5 cm; das vordere Ende des Wurmes ist dünn, das hintere Ende ist dicker. Das Schwanzende des Männchens ist spiralig eingerollt. Die Eier (s. Abb. 30) sind unverkennbar: sie sind wie alle Wurmeier bei schwacher Vergrößerung mikroskopisch leicht zu finden. Sie gleichen einer kleinen Tonne, das heißt, am mittleren Anteil nach außen konvex begrenzt, sehen ihre Enden abgestutzt aus. Dieser Eindruck wird noch dadurch verstärkt, daß sich an den beiden flachen Enden die dicke braune Eihülle nicht findet, welche das übrige Ei umgibt.

Die Würmer machen meist keine Erscheinungen. Gelegentlich können pseudoappendizitische Symptome oder sehr selten auch leichte Anämien auftreten. Die Würmer sind mit dem Kopfende in die Mukosa eingegraben; ebenso wie beim Reh kann man auch beim Menschen beim Abspülen des autoptisch eröffneten Coecums die Schleimhaut mit Würmern dicht besetzt finden, die ihr ein samtiges Aussehen verleihen.

Meist stellen Trichozephaluseier einen Nebenbefund bei einer Stuhluntersuchung dar.

Eine Therapie ist klinisch aussichtslos. Nur bei Anämien wird man sie mit den verschiedenen Wurmmitteln, ohne viel Aussicht auf Erfolg, versuchen. (Es werden vor allem Extractum Filicis maris, Thymol, Benzinklistiere, s. oben, empfohlen.)

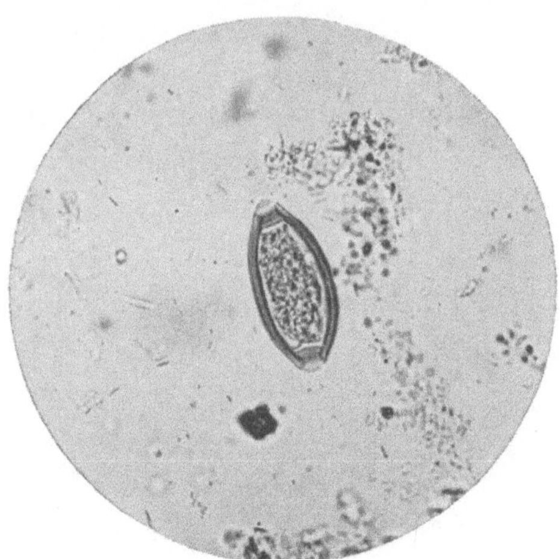

Abb. 30. Ei von Trichocephalus dispar.

4. *Ankylostoma duodenale.* Die Ankylostomiasis, die Hakenwurmkrankheit, ist vornehmlich in den tropischen und subtropischen Ländern heimisch, findet sich aber auch bei Arbeitern in Tunneln (Gotthard-Tunnel-Anämie), in Bergwerken, Ziegeleiteichen, wo auch warmes stehendes Wasser sich findet.

Die Männchen erreichen eine Länge von 1 cm, die Weibchen eine solche von $1^1/_2$ cm, beide sind ungefähr $^1/_2$ mm breit. Am Kopfende findet sich der Mund mit seinen Chitinzähnen, am gekrümmten Schwanzende des Männchens finden sich die Bursa copulatrix und zwei Spikulae. Die Eier (s. Abb. 31) sind für den Erfahrenen leicht, für den Ungeübten weniger leicht kenntlich; sie werden im Nativpräparat oder im Anreicherungsverfahren meist unschwer im Stuhl gefunden. Sie sind ungefärbt, doppelt konturiert, die Doppelkontur ist schmal, im Innern des Eies findet man, meist durch einen leeren Spalt von der Eihülle getrennt, die eigentliche Eianlage, welche oft in Furchungskugeln unterteilt ist. Diese Furchungskugeln und auch die schmale, zarte, doppelt konturierte Eihülle geben dem Ei das für den Erfahrenen charakteristische Aussehen.

Wenn Eier mit den Fäzes abgesetzt werden und hierbei in ein feuchtes und warmes Milieu kommen, wie dies in feuchten Bergwerken oder bei einem Tunnelbau oder in den Tropen der Fall ist, so schlüpfen kleine Larven aus den Eiern; diese können oral aufgenommen werden, häufiger aber scheint es zu geschehen, daß diese Larven etwa einen Grashalm hinaufwandern und nun beim Vorbeigehen abgestreift werden, auf die Haut zu liegen kommen, die sie durchwandern,

und nun über Lymph- und Blutgefäßsystem, schließlich über das rechte Herz
in den Lungenkreislauf gelangen, von wo sie ebenso wie die Askariden (s. S. 241),
nach Einwandern in den Trachealbaum und Aufwärtswandern in den Pharynx
schließlich verschluckt werden. Und nun kann sich im Darm aus der Larve der
Wurm entwickeln. Die Würmer sollen eine Lebensdauer von fünf Jahren haben.

Der Wurm ist bereits Mitte des vorigen Jahrhunderts als Erreger der „ägyp-
tischen Chlorose" erkannt worden. Er verursacht schwere Anämien. In den
letzten Dezennien wurden verseuchte Bergwerke im Ruhrgebiet usw., in welchen
zahlreiche Arbeiter erkrankten (s. oben, auch Gotthardtunnel-Anämie beim Bau
des Tunnels, der sehr viele Arbeiter erlagen), durch entsprechende hygienische
Maßnahmen saniert.

Am Orte, an dem die Larven durch die Haut dringen, können skabiesähnliche
Erscheinungen auftreten. Wenn zahlreiche Würmer sich im Dünndarm angesiedelt haben — dies kann frühestens
fünf Wochen nach der Infektion der
Fall sein —, können sie einerseits Magen-Darmbeschwerden, Inappetenz,
Magendruck, Darmkrämpfe, Durchfälle, anderseits auch eine Anämie
verursachen, die durch die zahlreichen
blutsaugenden Parasiten hervorgerufen wird. Die Anämie ist eine
symptomatisch - hypochrome. Entgegen einer älteren Auffassung kommt
es nie zu einem perniziös-anämischen
Blutbild. Meist besteht eine Eosinophilie, sie kann 50% übersteigen. Die
Anämie endet ohne entsprechende
Wurmkur letal.

Mit dem Ankylostoma duodenale
ist der *Necator americanus („hook-
worm")* sehr nahe verwandt, manche

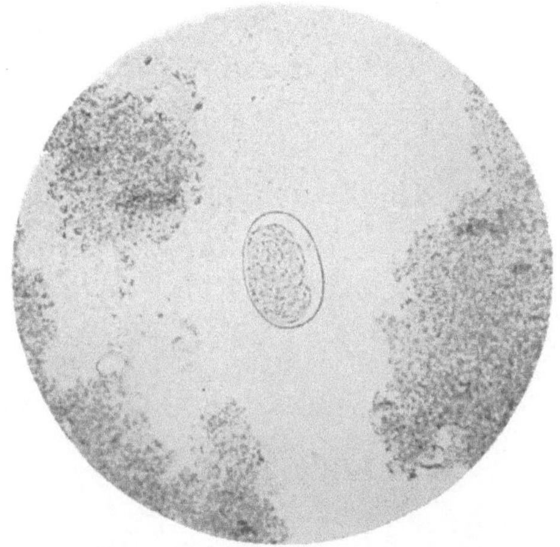

Abb. 31. Ei von Ankylostoma duodenale.

Autoren wollen eine Unterscheidung überhaupt nicht gelten lassen. Unterschiede
sollen sich insbesondere in der Bezahnung der Mundkapsel ergeben. Er hat die
gleiche Biologie und führt zu gleichen Erscheinungen wie das Ankylostoma
duodenale.

Die Therapie muß vor allem eine Prophylaxe in verseuchten Bergwerken usw.
betreiben. Trockenlegung des verseuchten Ortes und Desinfektion der Stühle
und entsprechende allgemeine Hygiene sind die wichtigsten diesbezüglichen
Forderungen. Die Behandlung des Erkrankten kann entweder mit Extractum
Filicis maris, mit Thymol oder mit Oleum chenopodii durchgeführt werden. Die
Filix mas-Behandlung ist die gleiche wie bei den Tänien, die Kuren müssen in
etwa dreiwöchentlichen Intervallen wiederholt werden, bis die Stühle frei von
Eiern sind. Thymol wird in Dosen von 2 g zweimal in Abständen von 2 Stunden
gegeben, 2 Stunden später gibt man Rizinusöl. Oleum chenopodii anthelmintici
wird nur an einem Tage in folgender Weise gegeben: früh nüchtern zweimal 16 Tropfen in zweistündigen Intervallen, 2 Stunden nach der letzten
Öldosis Oleum Ricini. Höhere Dosen verbieten sich wegen der Intoxikations-
gefahr; auch die genannten Dosen können schon toxische Erscheinungen auslösen.
Tetrachlorkohlenstoff wurde seinerzeit mit gutem Erfolg gegeben.

5. *Strongyloides stercoralis* (die Anguillula intestinalis). Neuere Forschungen
haben für diesen Rundwurm eine merkwürdige Biologie ergeben: Im Darm des

Menschen lebt eine zwittrige Generation, die Anguillula intestinalis. Dieser Wurm hat eine Länge von 2,2 mm. Diese Würmchen bohren sich in die Darmschleimhaut ein, legen hier die Eier, aus welchen 0,2 mm lange Larven ausschlüpfen, die wieder in das Darmlumen einwandern und welche mit dem Stuhl abgesetzt werden. Diese Larven sind in einem frischen Nativpräparat leicht zu finden, bei schwacher Vergrößerung sieht man regenwurmähnliche Gebilde, die lebhaft um sich schlagend sich mehr oder minder rasch durch das Gesichtsfeld schlängeln; sie können durch diese Eigenart und Beweglichkeit mit nichts verwechselt werden. Sie können gelegentlich auch leicht im Duodenalsaft gefunden werden. Im Freien entwickeln sich die Larven bei genügend hohen Außentemperaturen (mindestens 26°) zu geschlechtsreifen, nicht mehr zwittrigen Formen, bei welchen man also nun Männchen und Weibchen unterscheiden kann; diese Formen werden Anguillula stercoralis (s. Abb. 32) bezeichnet. Aus den Eiern dieser außerhalb des Menschen lebenden Formen entwickeln sich Larven, welche durch die Haut des Menschen eindringen und mit dem Blut- und Lymphstrom schließlich in den Darm gelangen, wo sie wieder zur Anguillula intestinalis, der zwittrigen Form auswachsen. Der Wurm, der auf eine gewisse hohe Temperatur und Feuchtigkeit angewiesen ist, findet sich vornehmlich in den Tropen, uns sind Fälle bekannt, die aus Dalmatien einwanderten. Die Beschwerden können trotz zahlreicher Larvenbefunde im Stuhl geringen Grades sein, meist bestehen aber doch zumindest leichtere Durchfälle. Es gibt aber Fälle mit schweren, schwersten Durchfällen, mit schweren Anämien; die Klinik dieser Fälle kann

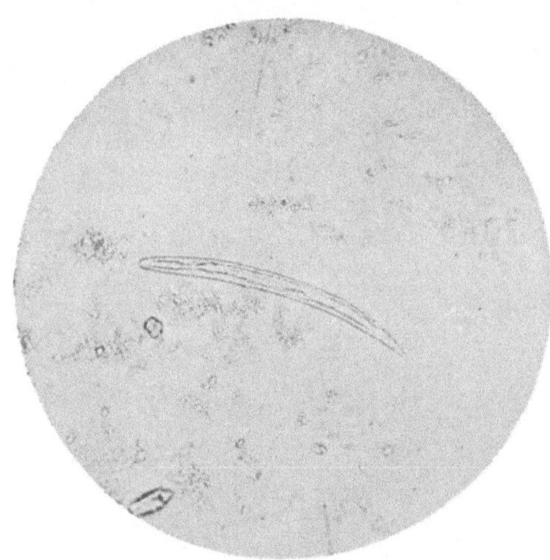

Abb. 32. Anguillula stercoralis.

der einer Colitis ulcerosa entsprechen. Als neue Therapie — die Prognose einer endgültigen Heilung bleibt immer unsicher — wird eine Kombination von Extractum Filicis maris und Thymol angegeben: an vier Tagen hintereinander gibt man je 2,5 g Extractum Filicis maris und 1,5 g Thymol. Auch Oleum chenopodii speziell bei Applikation mit der Duodenalsonde soll sich bewähren. Eine entsprechende Prophylaxe ist durchzuführen (s. bei Ankylostoma duodenale).

Die *Trichinose*, die sich zum geringsten Teil im Darm abspielt, wird bei den Infektionskrankheiten im Band III behandelt werden.

c) Trematoden (Saugwürmer).

Sie haben für Europa wenig Interesse. Es kommen nur eingeschleppte Fälle vor. In den Tropen kommt beim Menschen *Schistosomum haematobium* und *Schistosomum mansoni* vor, welche die Erreger der Blasenurogenital- und der Darmbilharziose sind. Die Würmer leben im Venensystem. Sie rufen einerseits die „ägyptische Hämaturie", anderseits geschwürige kolitische Erscheinungen hervor. Die Eier sind durch einen charakteristischen seitenständigen Stachel gekennzeichnet und so nicht zu verkennen.

Die Infektion des Menschen mit dem *großen Leberegel (Fasciola hepatica)* ist sehr selten. Wir haben ihn zweimal bei burgenländischen Zigeunern unter dem

Bilde einer septischen Cholangitis gesehen. Die Würmer haben eine Länge von 2 bis 3 cm. Die Eier sind im Stuhl leicht zu finden, da sie die größten Parasiteneier sind (140 μ lang und 80 μ breit) und überdies gedeckelt sind, was ihre Erkennung auch erleichtert. Noch seltener ist der kleine Leberegel. Der *chinesische Leberegel (Opisthorchis sinensis)* kommt in Europa nicht, in Ostasien beim Menschen häufig vor. Die Erkrankung kann mit leichten Magen-Darmstörungen, seltener mit Anämie, Ikterus, Diarrhoe und Aszites einhergehen. Der Wurm ist kleiner als der Leberegel, er hat eine Länge von 1 bis 2 cm, die gedeckelten Eier sind sehr klein, etwa 25 bis 30 μ lang. Wir beobachteten eine Kranke, die aus China rückgewandert war, die unter dem Bilde eines Tumor-Verschlussikterus zur Operation kam und bald darauf zugrunde ging. Es handelte sich um einen Tumor, der von einem Ductus hepaticus ausging und auf den andern übergriff; in dem gestauten, stark „varikös" erweiterten Gallengang fanden sich mehrere Exemplare des Opistorchis sinensis. Angeblich soll die Wurminfektion zur Entstehung eines Gallengangkarzinoms disponieren, wie dies der beschriebene Fall darzulegen scheint. Maligne Tumoren, Karzinome, selten Sarkome, entwickeln sich viel häufiger auf dem Boden einer Infektion mit dem ostasiatischen Leberegel, sehr selten auf dem einer Infektion mit Fasciola hepatica.

Die Krankheiten der Leber, der Gallenwege und des Pankreas.

I. Erkrankungen der Leber.

Allgemeiner Teil.

A. Einleitung.

Die Leber beherbergt vor allem zwei funktionelle Systeme, das der Leberzellen und das der Gallenwege. Die beiden Systeme sind anatomisch nicht scharf getrennt, dies wird schon durch die wandungslosen Gallenkapillaren illustriert, deren Begrenzung von den Leberzellen gebildet wird. Die doppelte Blutversorgung durch Pfortader und Leberarterie, die Verzweigung der ersteren in den weiten Kapillarnetzen, in welchen die funktionell so wichtigen KUPFFERschen Sternzellen ein fast selbständiges System bilden, und das Lymphgefäßsystem mit den, zumal unter pathologischen Bedingungen, vielleicht bedeutsamen DISSEschen Räumen, die sich zwischen Leberzellen und Kapillaren einschalten, schaffen einen komplizierten geweblichen Aufbau, der von vornherein eine scharfe funktionelle Abgrenzung der beiden Hauptsysteme, der Leberzellen und der Gallenwege, unmöglich macht. Unter pathologischen Bedingungen wird die Trennung noch mehr verwischt; krankhafte Zustände werden sich vielfach oder nahezu immer an den verschiedenen Systemen ausdrücken müssen. Dennoch muß der Kliniker streng an einer scharfen Abgrenzung, und zwar vor allem der Leberzellerkrankungen und der Erkrankungen der Gallenwege festhalten, er muß wenigstens im einzelnen Falle versuchen, die wichtigste Teilkomponente des Krankheitsgeschehens im Parenchym oder in den Gallenwegen zu erfassen. Denn trotz aller räumlichen und auch funktionellen Durchdringung gibt es reine oder fast reine hepatozelluläre Erkrankungen einerseits, Gallenwegserkrankungen anderseits und die Therapie beider Krankheiten ist eine durchaus verschiedene, ja oft sogar konträre. Wenn z. B. die Gallenkapillaren bei einem Ikterus simplex durch die Destruktion der Leberzellen auch stark in Mitleidenschaft gezogen werden, wenn die Gallengänge bei der LAENNECschen Zirrhose auch starke Veränderungen zeigen, so bleiben diese Erkrankungen für den Kliniker doch Parenchymerkrankungen und sind entsprechend zu behandeln; wenn eine Cholangitis, zumal septischen Charakters, auch sekundäre Leberzellalterationen nach sich zieht, so bleibt sie für den Kliniker doch vor allem eine Gallenwegserkrankung. Auch eine immer tiefere Erkenntnis in pathogenetischer Hinsicht darf an dieser scharfen Unterscheidung nichts ändern: wenn der Ikterus simplex heute von manchen Autoren als eine primäre Affektion des Lymphgefäßsystems als seröse Hepatitis erklärt wird, wenn bei der Leberzirrhose das primäre Krankheitsgeschehen vorwiegend in das Mesenchym verlegt wird, so bleiben beide Erkrankungen für den Kliniker doch Leberzellerkrankungen, auch wenn die Leberzellen in beiden Fällen tatsächlich erst sekundär erkranken würden.

Eine Einteilung der Erkrankungen der Leber muß neben den Gallenwegsaffektionen und den Leberzellschäden, welche diffuser Natur sind und die Leberzellen in ihrer Gesamtheit betreffen, auch jene Lebererkrankungen unterscheiden, welche umschriebene Veränderungen setzen, sei es, daß sie wie ein primäres Leberzellenkarzinom von den Leberzellen ausgehen, sei es, daß sie sich wie eine Tuberkulose, ein Lymphogranulom oder ein metastatisches Karzinom an beliebiger Stelle im interstitiellen Gewebe lokalisieren; das Wesentliche bleibt hier, daß weite Gebiete des Leberparenchyms anatomisch intakt und die Leberfunktionen voll erhalten bleiben. Unter den Erkrankungen mit diffusen Leberzellveränderungen müssen wir wieder zwei Gruppen auseinanderhalten, Zustände, bei welchen es in den Leberzellen lediglich zu Speicherungen kommt, ihre Funktion aber nachweislich nicht Schaden gelitten hat, und Zustände, bei welchen die Leberzellen degenerativ-nekrotisierende Veränderungen zeigen und die Leberfunktion schwer in Mitleidenschaft gezogen ist, Zustände, die schließlich zum funktionellen Ausfall des Organes führen können. Wenn hier die Bezeichnung diffus auch nicht bedeuten mag, daß sämtliche Leberzellen degenerativ verändert sind, so ist die Degeneration doch eine derart ausgedehnte, daß der noch mehr minder intakte Parenchymrest der Leber eine deutliche Funktionsschwäche zeigt. Die diffusen degenerativ-nekrotisierenden Lebererkrankungen sind es, welche den Kliniker vor allem interessieren; die Speicherungskrankheiten sind genau genommen keine Erkrankungen der Leber, es handelt sich hier vielmehr um Stoffwechselkrankheiten, bei welchen die Mitbeteiligung der Leber meist keine wesentliche Rolle spielt. Die Erkrankungen der Lebergefäße, der Pfortader und der Lebervenen, und der Leberkapsel stellen mehr minder selbständige Krankheitsgruppen dar. Die Hepatoptose und die Schnürleber sind anatomische Varianten.

Unter diesem Gesichtspunkt teilen wir die Erkrankungen der Leber und der Gallenwege folgendermaßen ein:

Erkrankungen der Leber.

1. Anatomische Varianten: Hepatoptose, Schnürleber.
2. Die diffusen hepatozellulären Erkrankungen:
    a) die einfachen degenerativen Leberzellveränderungen und die Speicherkrankheiten,
    b) die degenerativ-nekrotisierenden hepatozellulären Hepatopathien, die „Hepatitiden".
3. Die umschriebenen Erkrankungen des Lebergewebes.
4. Die Erkrankungen der Gallenwege (Cholelithiasis, Cholezystitis, Cholangitis).
5. Die Erkrankungen der Pfortader und der Lebervenen.

Die klinische Symptomatologie vermag diese verschiedenen Gruppen von Erkrankungen meist leicht zu unterscheiden, der Kliniker hat am Krankenbett meist keine Mühe, sie auseinanderzuhalten; eine diffuse akute Hepatopathie, eine Hepatitis oder eine umschriebene Lebererkrankung, wie eine Metastasenleber bzw. ein Leberechinokokkus, oder schließlich eine akute Cholezystitis mit Cholangitis werden wegen der völlig differenten klinischen Bilder differentialdiagnostisch gegenseitig kaum in Erwägung gezogen werden. Freilich ist die Mannigfaltigkeit der Symptome und des Krankheitsverlaufes bis zu einem gewissen Grade beschränkt, es gibt Fälle von Cholangitis mit Ikterus, welche einer Hepatitis, einem

Ikterus simplex völlig gleichen, und die Leberfunktionsproben vermögen hier allein manchmal die Entscheidung zu treffen. Und dies ist nur ein Beispiel von vielen, welche die diagnostischen Schwierigkeiten am Krankenbette illustrieren können.

B. Leberfunktionsproben.

Nachdem die spezifische Stellung der Leber auf den verschiedenen Stoffwechselgebieten geklärt worden war, ging die Klinik bald daran, diese Erkenntnisse zum Ausbau der sogenannten Leberfunktionsproben zu verwenden. Dabei werden unter Funktionsproben solche Untersuchungsmethoden verstanden, die, wenn möglich ohne großen Laboratoriumsapparat, über die normale oder gestörte Tätigkeit des Organes Aufschluß geben. Bei der Leber werden diese Proben besonders zur differentialdiagnostischen Trennung zwischen Parenchymschäden und sonstigen Erkrankungen (Gallengangserkrankungen usw.) und zur Erkennung der Art, des Grades des Parenchymschadens verwendet. Hierbei werden unter Funktionsproben nicht nur Belastungsproben, bei welchen die Leber zu einer bestimmt dosierten, genauen Arbeit gezwungen wird, sondern auch alle jene Untersuchungsmethoden verstanden, die eine Störung der normalen Lebertätigkeit auch ohne Belastung bei einer einfachen chemischen Untersuchung von Harn, Stuhl oder Blut aufzeigen. Im folgenden sollen die gangbarsten Leberfunktionsproben besprochen werden, wobei sie entsprechend dem betroffenen Stoffwechselgebiet in Gruppen zusammengefaßt werden.

1. Funktionsproben des Kohlehydratstoffwechsels.

a) Lävuloseprobe.

Lävulose wird außer der Leber nur noch von den Darmepithelien in Dextrose umgewandelt und dann zur Glykogenie verwendet. Dies hat STRAUS zur Ausarbeitung folgender Funktionsprobe verwendet:

Methode: Nüchtern werden dem Patienten 100 g Lävulose auf 300 ccm Tee gegeben. Die Ausscheidung wird dann zweistündig über 12 Stunden verfolgt. Der qualitative Nachweis von Lävulose erfolgt nach der SELIWANOFFschen Reaktion: In einem Eprouvettenglas wird zu Harn die halbe Menge 25% Salzsäure und einige Körnchen Resorcin zugesetzt. In Gegenwart von Lävulose tritt nach Erhitzen eine Rotfärbung und später ein brauner Niederschlag ein, der sich in Alkohol mit roter Farbe löst. Der quantitative Nachweis erfolgt polarimetrisch. Da die Lävulose bekanntlich stärker linksdrehend ist als Traubenzucker nach rechts, müssen die am für Dextrose geeichten Polarimeter erhaltenen Werte mit dem Faktor 0,57 multipliziert werden.

Normalerweise wird von 100 g Lävulose nach 12 Stunden nicht mehr als 0,7 g im Harn nachzuweisen sein. Bei Leberparenchymschäden, wie Hepatitis, Leberzirrhose, soll weit über diese Menge im Harn ausgeschieden werden. Die bei peroraler Belastung erhaltene Lävulosurie wurde aber auch bei Infektionskrankheiten, Nierenschäden und bei Schwangerschaft gefunden. ISAAK versuchte daher durch Verfolgung des Blutzuckers nach 50 g Lävulose per os die Methode spezifischer zu gestalten. Beim Gesunden steigt dabei der Blutzucker nicht über 30 mg-% vom Ausgangswert und ist nach $2^{1}/_{2}$ Stunden wieder normalisiert. Bei Leberparenchymerkrankungen hingegen kommt es zu einem höheren Anstieg und verzögerten Abfall des Blutzuckerspiegels. In letzter Zeit machte man die Probe durch getrennte Bestimmung von Lävulose und Dextrose im Blut noch genauer, und zwar wurde bei Normalen im Blute ein Lävuloseanstieg von 6 bis 15 mg-%, bei Leberkranken hingegen Steigerungen bis zu 40 mg-% beobachtet.

Obwohl die Lävuloseprobe nicht nur allein bei Leberparenchymschäden positiv ausfällt, wird sie auch heute noch zur Diagnose der Lebererkrankungen und hier wieder zur Trennung von akuten und chronischen Leberparenchymschäden wie Cirrhosis hepatis herangezogen.

b) Galaktoseprobe.

Galaktose wird nur von der Leber in Dextrose umgewandelt und R. BAUER hat, von dieser Erkenntnis geleitet, folgende Probe ausgearbeitet:

Methode: Morgens werden dem nüchternen Patienten 40 g Galaktose in 300 ccm Tee gegeben und dann der Harn in Vierstunden-Portionen durch 12 Stunden gesammelt. Die Bestimmung erfolgt am Polarimeter, wobei die erhaltenen Werte mit dem Faktor 0,62 multipliziert werden müssen. Ob überhaupt Zucker in den einzelnen Harnportionen enthalten ist, kann mit der NYLANDER-Probe geprüft werden.

Der Gesunde scheidet unter solchen Bedingungen höchstens 3 g, aber zumeist weniger oder keine Galaktose aus, während bei Leberparenchymschäden Werte über 3 g bis zu 10 g gefunden werden können. Bei entsprechendem klinischem Bilde ist schon die Ausscheidung von 2 bis 3 g auf einen diffusen Leberzellschaden verdächtig. Bei akuten Leberparenchymschäden genügt meist die Untersuchung der ersten Harnportionen, während bei Leberzirrhosen — zumal bei aszitischen Formen — eine verzögerte Ausscheidung von Galaktose beobachtet wird, so daß die gesamte zwölfstündige Harnmenge berücksichtigt werden muß. Die Probe zeigt sich bei Hepatitiden ziemlich verläßlich und ist daher heute eine der meistverwendeten Leberfunktionsproben. Bei Leberzirrhosen läßt diese Untersuchungsmethode den Untersucher oft im Stich. Die wiederholten Versuche, die Probe zu modifizieren, gestalteten die Untersuchungsergebnisse nicht wesentlich günstiger, so daß sie heute noch größtenteils in ihrer ursprünglichen Form Anwendung findet. Wie schon gesagt, läßt der positive Ausfall der Galaktoseprobe mit größter Wahrscheinlichkeit einen hepatozellulären Parenchymschaden annehmen; *infolge ihrer guten theoretischen Begründung und ihrer einfachen Durchführung ist sie wohl heute die meistverwendete Leberfunktionsprobe.*

2. Funktionsproben des Eiweißstoffwechsels.

Entsprechend der Bedeutung der Leber für den Eiweißstoffwechsel können sich Störungen der diesbezüglichen Leberfunktion in der Serumzusammensetzung geltend machen.

a) Aminosäuren.

Der Abbau der Aminosäuren erfolgt hauptsächlich in der Leber. Und es war daher naheliegend anzunehmen, daß diese sogenannte Desaminierung bei Leberparenchymschäden gestört ist. Es konnte auch bei diesen Formen der Lebererkrankungen eine Vermehrung des Aminostickstoffes im Blut und im Harn festgestellt werden. Die Untersuchungen zeigten dabei, daß diese pathologische Vermehrung der Aminosäuren besonders bei der akuten gelben Leberatrophie, dem schwersten Leberparenchymschaden, anzutreffen ist. Die MILLONsche Probe stellt den einfachsten Versuch dar, einen Test für die vermehrte Ausscheidung von Aminosäuren zu schaffen.

Durchführung: MILLONsches Reagens (1 Gewichtsteil metallisches Quecksilber in 2 Gewichtsteilen konz. Salpetersäure werden mit der doppelten Menge Wasser aufgefüllt) wird zwei Teilen eiweißfreiem Harn zugesetzt und aufgekocht. Rotfärbung und der Ausfall eines roten Niederschlages zeigt den positiven Ausfall der Probe an.

Obwohl diese Probe nicht nur bei Aminostickstoff, in erster Linie bei Tyrosin, sondern auch bei verschiedenen Oxybenzolen (z. B. Salicylsäure) positiv ausfällt, wird sie doch viel in der Leberdiagnostik zur Erkennung schwerster Parenchymschäden verwendet.

Eine andere einfache Möglichkeit, die Anwesenheit von Aminosäuren, nämlich von Leucin und Tyrosin, im Harn schwerer Hepatitisfälle nachzuweisen, bietet die mikroskopische Untersuchung.

Tyrosinnachweis im Harn nach WEISS: Etwa 20 ccm saurer oder mit Essigsäure angesäuerter Harn wird filtriert, mit 60 ccm absolutem Alkohol versetzt und 2 Stunden stehengelassen. Nach vorsichtigem Abgießen vom Niederschlag wird ein Teil des aufgerührten Bodensatzes zentrifugiert und das Sediment mikroskopiert. Eiweiß und anorganische Salze, die dabei eventuell stören und die zarten Tyrosinkristalle verdecken könnten, lassen sich durch Mischen des Harnes mit Alkohol zu gleichen Teilen ausfällen und abfiltrieren. Zum Filtrat gibt man zwei weitere Teile Alkohol und einige Tropfen Eisessig und läßt 2 Stunden stehen. Anschließend mikroskopische Sedimentuntersuchung. Tyrosinkristalle sind seidenglänzende Nadeln, die oft garbenoder hantelförmig angeordnet sind.

Leucin fällt noch schwerer als Tyrosin aus. Der Nachweis gelingt meist erst nach Ausfällung mit Alkohol und ist der gleiche wie der oben angeführte Tyrosinnachweis. Mikroskopisch sehen die Leucinkristalle wie facettierte Kugeln aus.

Neben dieser rein qualitativen Feststellung von Aminosäuren im Harn suchte man durch Bestimmung des Aminostickstoffes im Blut und im Harn nach peroraler und intravenöser Belastung mit Aminosäuren eine quantitative Leberfunktionsprobe auf dem Gebiete des Eiweißstoffwechsels auszuarbeiten. Die dazu verwendete Versuchsanordnung und Bestimmungsmethoden erfordern ein sehr gut eingerichtetes Laboratorium. Ihre Resultate, verglichen mit anderen Funktionsproben, zeigten sich unzuverlässiger und es wird daher von einer Detaillierung dieser Proben an dieser Stelle abgesehen.

Wie oben erwähnt, kann es bei Lebererkrankungen zu einer Veränderung der Serumzusammensetzung kommen. Um diese zu erkennen, sind kompliziertere chemische und physikalische Untersuchungsmethoden notwendig und die dazu notwendigen Untersuchungen sind nur in einem großen Laboratorium durchführbar. Wesentlich einfacher als diese Methoden gestaltet sich die Durchführung der sogenannten Kolloidstabilitätsproben oder Flockungsreaktionen. Ihre theoretische Voraussetzung beruht auf einer Verschiebung in der Zusammensetzung der Serumeiweißkörper. Da aber auch andere Krankheiten zu einer ähnlichen Veränderung des Eiweißspektrums führen, können diese Proben nicht als leberspezifisch betrachtet werden.

b) WELTMANNsche Serumkoagulation.

Methode: Von einer 5%igen Kalziumchloridstammlösung (berechnet auf kristallwasserfreies $CaCl_2$) werden 0,1, 0,2, ... 1 ccm mit je 100 ccm redestilliertem Wasser verdünnt. Von jeder dieser verschiedenen Kalziumlösungen werden 5 ccm in ein Reagensglas abgefüllt und dazu wird 0,1 nicht hämolytisches Serum pipettiert. Nach gutem Schütteln werden die Röhrchen 15 Minuten im kochenden Wasserbad erhitzt. Dann erfolgt die Ablesung, wobei immer die letzte noch koagulierte Probe angegeben wird.

Der Normalwert liegt bei 0,45⁰/₀₀, bewegt sich das Koagulationsband gegen die größere Verdünnung, also z. B. 0,3⁰/₀₀, so spricht man von einem verlängerten, während Ausflockung nur bis zur stärkeren Konzentration z. B. 0,7⁰/₀₀ als verkürztes Koagulationsband bezeichnet wird. Ersteres trifft man bei Leberzirrhosen und bei besonders schweren Leberparenchymerkrankungen, wie akute gelbe Leberatrophie. Wie oben schon erwähnt, ist die WELTMANNsche Probe vollkommen unspezifisch und läßt sich in der Differentialdiagnose von Lebererkrankungen nur im Rahmen der Gesamtuntersuchung verwenden. Immerhin bedeutet daher ein stark verlängertes Koagulationsband bei klinisch mit Wahrscheinlichkeit gestellter Zirrhosediagnose eine wesentliche Stütze derselben, eine starke Verkürzung wird starke Zweifel aufkommen lassen, wenn nicht bestimmte entzündliche Komplikationen (Tbc. peritonei, Pneumonie usw.) die Verkürzung erklären.

c) Takata-Ara-Reaktion.

Modifikation nach JEZLER.

Methode: Eine Reihe von neun kleinen Reagensgläsern wird mit je 1 ccm 0,9%iger NaCl-Lösung beschickt. In das erste Röhrchen wird 1 ccm Serum gegeben. Nach Durchmischung 1 ccm abpipettiert und in das nächste gefüllt usw., so daß Verdünnungen des Serums von 1 : 2 bis 1 : 512 entstehen. Dann wird in jedes Röhrchen 0,25 ccm einer 10%igen Sodalösung und 0,3 ccm eines frisch hergestellten Takata-Reagens gegeben; dieses besteht aus gleichen Teilen 0,5%iger Sublimatlösung und 0,02%iger Fuchsinlösung. Die Ablesung erfolgt nach 5 und 24 Stunden. Trübungen werden nicht bewertet. Beim Normalen erhält man keine Flockung oder nur eine leichte Flockung bei 1 : 32 oder 1 : 64. Wenn in mindestens drei Gläsern Flockung eingetreten ist und die Flockung spätestens bei einer Serumverdünnung von 1 : 32 auftritt, spricht man von einer positiven Takata-Reaktion.

Obgleich die Takata-Ara-Reaktion so wie das WELTMANNsche Koagulationsband als eine leberunspezifische Untersuchungsmethode zu betrachten ist, unterstützt eine positive Takata-Reaktion weitgehendst die oft schwierige Diagnose Leberzirrhose. Bei dieser findet sich ziemlich häufig eine positive Flockung, während akute Leberparenchymerkrankungen, Leberkarzinom und Stauungslebern sehr oft einen negativen Ausfall der Probe zeigen.

d) Thymol- und Kadmiumprobe.

Diese Kolloidstabilitätsprobe beruht im Prinzip darauf, daß ein Thymolreagens (100 ccm eines Puffers von einem p_H 7,8 mit 0,6 g Thymol), versetzt mit dem Serum von Leberparenchymerkrankten Trübungen bzw. Flockungen ergibt. Da die Herstellung des Trübungsstandards doch eine ziemlich komplizierte ist, wird von einer genaueren Anführung dieser Methode Abstand genommen. Es sei nur noch gesagt, daß sie sich gegenüber der Takata-Ara-Reaktion (bei akuten Leberparenchymerkrankungen) empfindlicher zeigt. Ähnliche Bedeutung hat die recht einfache Kadmiumprobe.

e) Hangertest.

Hier wird mittels einer Kephalin-Cholesterin-Lösung bei Seren von hepatozellulären Schäden so wie bei der Thymolprobe eine Trübung oder eine Flockung erzielt. Wegen der Schwierigkeit der Herstellung der Kephalin-Cholesterin-Lösung und des Verdünnungsstandards wird von einer Detaillierung dieser Probe abgesehen. In ihrer Bewertung gilt für sie dasselbe wie für die Thymolprobe. Es sei nur noch angeführt, daß diese beiden Flockungsproben in den anglikanischen Ländern sehr viel verwendet werden.

f) GROssche Probe.

Dabei wird das Serum mit einer HAYEMschen Lösung, hergestellt nach DAB VI, titriert. Normalerweise kommt es erst über 2,5 ccm verwendeter Titrationsflüssigkeit zu einer Trübung bzw. Flockung. Flockungen unter 1,8 ccm HAYEMscher Lösung sind als positiv zu betrachten. Diese Probe ist äußerst einfach und ist besonders für Reihenuntersuchungen geeignet. Ihre Bewertung geht ungefähr parallel der Takata-Ara-Reaktion.

g) Gesamteiweißspiegel im Blut.

Bei schweren Leberschädigungen, besonders bei Leberzirrhosen sinkt der Serumeiweißgehalt deutlich ab. Diese Eiweißabnahme betrifft besonders den

Albuminanteil, während die Globulinmenge sogar manchmal absolut, sehr häufig relativ vermehrt ist. Der Albumin-Globulinquotient ist daher kleiner als normal. Diese Änderung in der Zusammensetzung der Eiweißkörper wurde besonders wichtig für den Ausfall der Kolloidstabilitätsproben (s. oben) angesehen. Bei der getrennten Bestimmung der Serumproteine soll die Abnahme des Fibrinogens unter 0,2% für eine Leberparenchymerkrankung sprechen. Dieser Befund ist aber nicht unwidersprochen geblieben, so daß ihm nur geringe diagnostische Bedeutung zukommen dürfte.

Abschließend läßt sich über die Funktionsproben aus dem Eiweißstoffwechsel für die Leberdiagnostik sagen, daß sie alle als leberunspezifisch zu betrachten sind und nur an Hand anderer Befunde oder Untersuchungsergebnisse unterstützenden differentialdiagnostischen Wert besitzen. Sie werden, zum Teil ob ihrer einfachen Durchführbarkeit in den Kliniken mehr und mehr verwendet.

3. Gallenfarbstoffe im Rahmen der Leberfunktionsproben.

Ohne hier auf die Bildungsstätte der Gallenfarbstoffe näher einzugehen, sei die heute gangbare *Methode zur Bilirubinbestimmung im Serum nach* HIJMANS VAN DEN BERGH angeführt. Dieser unterscheidet eine direkte und indirekte Reaktion. Das in der Galle vorhandene Bilirubin, sowie das Serumbilirubin nach Choledochusverschluß und bei Leberzellschaden geben die direkte Reaktion. Das Serumbilirubin von Gesunden, in Hämatomen, bei hämolytischem Ikterus, sowie im Experiment am leberlosen Hund zeigt die indirekte Reaktion. Nach VAN DEN BERGH wird das indirekte Bilirubin, das auch nicht in den Harn übertritt, extrahepatisch gebildet und soll noch an einen Eiweißkörper gekoppelt sein. Das Bilirubin, das die Leberzellen passiert hat, soll zum Unterschied zu dem extrahepatalen die direkte Reaktion geben.

Qualitativer Nachweis von Bilirubin im Serum nach der direkten und indirekten Methode nach VAN DEN BERGH:

In drei Eprouvetten gibt man 0,25 ccm des Serums und in die beiden ersten davon 0,2 ccm Diazoreagens. Bei Vorhandensein von direktem Bilirubin tritt innerhalb einer halben Minute Rotfärbung auf. Tritt diese Reaktion erst nach 1 bis 3 Minuten ein, so spricht man von einer verzögerten Reaktion. Zur Ausführung der indirekten Reaktion fügt man in das zweite Röhrchen noch 0,5 ccm 96%igen Alkohol. Beim Normalserum tritt nur eine Spur von rötlichvioletter Farbe auf, während bei reichlichem Vorhandensein von indirektem Bilirubin die Farbtönung sehr intensiv wird. Negativ direkte und positiv indirekte Reaktion beweist das Vorhandensein von indirektem Bilirubin. Herstellung des Diazoreagens: man stellt es jedesmal frisch her aus 5 ccm der Lösung 1 und zwei Tropfen der Lösung 2. Lösung 1: Sulfanilsäure 0,15 Acid. hydrochlor. (spez. Gewicht 1,15) 1,5 ccm Aqua dest. ad 100. Lösung 2: 0,5% Natriumnitritlösung.
Der qualitative Nachweis von Serumbilirubin erfolgt heute am besten stufenphotometrisch und kann in den einschlägigen Laboratoriumsbüchern nachgelesen werden. Der normale Serumbilirubinspiegel beträgt 0,5 bis 1 mg-%.

Die sogenannte A- und B-Galle. Der normale Bilirubinspiegel des Duodenalsaftes (A-Galle) beträgt ungefähr 20 mg-%. Nach Ölinjektion in das Duodenum oder Hypophysininjektion s.-c. steigt der Bilirubingehalt infolge der Entleerung der Gallenblase bis über 100 mg-% an (B-Galle), wobei der Farbumschlag ziemlich plötzlich erfolgt. Fehlender Gallenreflex spricht für Erkrankung der Gallenblase, sei es, daß es sich um eine Dyskinesie, eine Entzündung oder eine Lithiasis handelt. Bei exstirpierter Gallenblase kann es vier bis sechs Wochen nach der Operation wieder zu einer geringgradigen Vermehrung des Gallenfarbstoffes auf Öl oder Hypophysin kommen, da nach Entfernung der Gallenblase die Gallenwege die Fähigkeit zur Eindickung der Galle gewinnen. Vermehrung des Bilirubingehaltes in der A-Galle über 30 mg-% findet sich vor allem bei Erkrankungen, die mit erhöhtem Blutzerfall einhergehen, wie hämolytischer Ikterus und perniziöse Anämie, gelegentlich auch bei Polyglobulie und bei abklingendem Parenchymikterus. Verminderung des Farbstoffgehaltes zeigt der unvollständige Choledochusverschluß und häufig der parenchymatöse Ikterus. Beim vollständigen Verschluß des Choledochus fehlt natürlich Bilirubin im Duodenalsaft vollständig, gelegentlich auch auf der Höhe des hepatozellulären Ikterus.

Schon leichteste Grade eines Leberzellschadens, z. B. bei einer Stauungsleber, führen zu einer Vermehrung der Urobilinkörper im Harn. Sie werden am besten im frischgelassenen Harn als Urobilinogen nachgewiesen. Eine hohe Urobilinogenurie kann also unter Umständen im Sinne eines Leberzellschadens gedeutet werden. Die Empfindlichkeit der Probe ist aber eine zu große, als daß sie in der Klinik als Leberfunktionsprobe Verwertung finden könnte.

4. Chromodiagnostik.

Farbstoffe werden im allgemeinen nach intravenöser Injektion entweder durch die Leber oder durch die Niere ausgeschieden. Dies ließ die Klinik darangehen, bestimmte Farbstoffe zu einer Funktionsprobe der Niere oder Leber zu verwenden. Von den vielen Proben, die auf dieser Basis ausgearbeitet wurden und im Prinzip ziemlich gleich verlaufend sind, sei als Beispiel die Azorubinprobe angeführt.

Methode: Dem nüchternen Patienten wird die EINHORNsche Duodenalsonde eingeführt. Nachdem man sich überzeugt hat, daß die Sonde sicher im Duodenum liegt, werden 4 ccm einer 1%igen Azorubin-„S"-Lösung i. v. injiziert. Darauf wird nach ungefähr 5 Minuten durch die Sonde 40 ccm einer 25%igen $MgSO_4$-Lösung ins Duodenum gespritzt, um den Sphincter Oddi zu öffnen. Normalerweise tritt nach etwa 15 bis 20 Minuten nach der Injektion die Ausscheidung des Azorubins durch die Galle ein, was zu einer scharlachroten Färbung des Duodenalsaftes führt. Daß die Ausscheidung des Farbstoffes bei Verschluß des Choledochus ausbleibt, ist selbstverständlich. Bei parenchymatösen Erkrankungen der Leber, selbst wenn sie mit Hypercholie einhergehen, kommt es zu einer verzögerten Ausscheidung des Azorubin. Ab 30 Minuten ist mit einem positiven Ausfall der Probe zu rechnen. Wenn nach 1 Stunde der Farbstoff noch nicht im Duodenalsaft sichtbar wird, kann die Probe als eindeutig positiv beendet werden. Bei schweren Leberparenchymschäden kann die Ausscheidung erst nach Stunden in Gang kommen. Die Belastungsprobe mit Bilirubin erscheint uns in ihren Voraussetzungen am günstigsten von allen Leberfunktionsprüfungen mit Farbstoffen da ja Bilirubin schon unter physiologischen Umständen durch die Galle ausgeschieden wird. Die Methode ist aber technisch bedeutend schwieriger als die Azorubinprobe und gibt im wesentlichen auch keine günstigeren Resultate.

5. Funktionsproben des Wasserstoffwechsels.

Mit Rücksicht auf die zentrale Stellung der Leber im Wasserhaushalt hat man den VOLHARDschen Wasserversuch (über die Technik vgl. Bd. III, Nierenkrankheiten) auch als Leberfunktionsprobe verwendet. Bei hepatozellulären Erkrankungen, z. B. beim Parenchym-Ikterus, findet sich vor allem eine gestörte Flüssigkeitsausscheidung in der Verdünnungsperiode (nur etwa 1300 ccm und weniger werden in den ersten 6 Stunden nach Trinken von 1500 ccm ausgeschieden), oft auch verbunden mit mangelhafter Diluierung und Konzentration des Harnes. Die Probe geht bei Hepatitis parallel dem klinischen Verlauf und entspricht an Verläßlichkeit ungefähr der Galaktoseprobe, freilich mit der selbstverständlichen Einschränkung, daß Erkrankungen des Herzens und der Nieren ausgeschlossen sein müssen.

Zusammenfassend kann gesagt werden, daß der Ausfall der verschiedenen Proben nur bei Berücksichtigung der Gesamtlage des Falles diagnostischen Wert hat. Zu sehr empfindliche Proben können durch ihre übergroße Empfindlichkeit unter bestimmten Bedingungen wertlos werden. Eine starke Urobilinogenreaktion im Harn kann schon den leichtesten Grad einer Leberstauung anzeigen, sie kann aber zwischen einer akuten Hepatitis und Cholangitis nicht unterscheiden, da sie eben wegen ihrer Empfindlichkeit bei beiden Krankheiten positiv ausfällt. Zweifellos ist die Gesamtfunktion der Leber bei einer kardialen Stauung, einer Durchsetzung des Organs mit vereinzelten oder massenhaften Metastasen, bei einer inzipienten und einer zu einem kleinen geschrumpften Rest vorgeschrittenen Schrumpfung einer Zirrhose usw. in verschiedenstem Ausmaße geschädigt. Nur Proben, welche diesen oder jenen Empfindlichkeitsgrad haben, können gerade diese oder jene Funktionseinschränkung der Leber anzeigen. Sind sie empfindlicher, so werden sie gegen andere Krankheiten nicht differentialdiagnostisch entscheiden, die eine geringere Funktionsbeeinträchtigung zeigen (Urobilinogenreaktion bei Stauung) und umgekehrt.

C. Allgemeine Pathologie der Gelbsucht.

Unter Gelbsucht oder Ikterus versteht man eine Gelbfärbung der Gewebe durch Gallenfarbstoff. Gelbsucht geht immer mit einem höheren Grad von Bilirubinämie einher. Vor Besprechung der Pathogenese dieser Bilirubinämie, die ja unmittelbar auch zum Ikterus führt, sei kurz die Entstehung des Bilirubin rekapituliert.

1. Bildung der Gallenfarbstoffe.

Der Gallenfarbstoff entsteht unter normalen Bedingungen aus dem bei der Blutmauserung freiwerdenden Blutfarbstoff. Die ersten Anhaltspunkte, die für die Umwandlung des Hämoglobins in Bilirubin zu sprechen schienen, wurden an Hämatomen gefunden. Unter anderem konnten SNAPPER und HIJMANS V. D. BERGH in alten Hämatomen mit der Bilirubinreaktion große Bilirubinmengen nachweisen. Im Jahre 1923 hat schließlich H. FISCHER den sicheren chemischen Beweis erbracht, daß das in Blutergüssen auffindbare Hämatoidin, welches übrigens schon VIRCHOW bekannt war, mit Bilirubin wesensgleich ist. Zahlreiche Beobachtungen und tierexperimentelle Untersuchungen haben die Richtigkeit der neuen fundamentalen Erkenntnis bestätigt.

Diese Erkenntnis gab allerdings keine Antwort auf die Frage *nach dem Ort der Entstehung* des Gallenfarbstoffes unter normalen Verhältnissen. Die Absonderung der Galle durch die Gallenwege aus der Leber ließ von vornherein wohl an die Leberzellen als diesen Ort denken. Die Dinge schienen hier aber doch komplizierter zu liegen als etwa bei der Speichelsekretion, bei der niemand an der Speichelproduktion durch die Speichelzellen zweifelte. Schon die Tatsache, daß die Leber zwei Haupt-Zellsysteme beherbergt, das Leberzell- und das KUPFFER-Zellsystem, ließ die Frage der Bildung oder nur der Ausscheidung durch die Leberzellen aufwerfen. Eine vieljährige Kleinarbeit mußte geleistet werden, bis die Forschung sich zu der Erkenntnis durchrang, daß es nicht die Leberzellen sind, in welchen das Hämoglobin in Bilirubin umgewandelt wird. Ein gegen diese These immer wieder vorgebrachtes Argument ist heute als nicht beweisend auch überwunden: Die Tatsache nämlich, daß in Leberzellkarzinommetastasen eine Galleproduktion bewiesen zu sein schien. Daß diese Tatsache für die Produktion des Bilirubins durch die Karzinomzellen der Metastase aber nicht beweisend ist, geht schon aus zwei Überlegungen hervor. Erstens enthalten diese Metastasen auch KUPFFER-Zellen, für die die Bilirubinproduktion auf Grund einer großen Zahl anderer Argumente viel wahrscheinlicher war und zweitens kann das aus

Hämoglobin in anderen Zellen oder Zellsystemen gebildete Bilirubin durch die Leberzellen aus der Zirkulation abgefangen und nun ausgeschieden oder in den Leberzellen (der Metastase) gespeichert werden. Der Beweis dafür, daß das Bilirubin tatsächlich extrahepatozellulär, daß es zumindest auch extrahepatal gebildet wird, konnte schließlich nur im Tierexperiment durch totale Leberexstirpation und Verfolgen des Blutbilirubinspiegels sichergestellt werden. Es waren allerdings vorerst Leberexstirpationsversuche an Tauben und Gänsen, die die NAUNYNsche Schule publiziert hatte und in welchen es nach Leberexstirpation wenigstens durch 24 Stunden, die die Tiere überlebten, nie zu einer Gelbsucht gekommen war, gerade im Sinne einer hepatalen Genese des Bilirubins ausgefallen und diese Versuchsergebnisse beherrschten lange Zeit unbestritten das Feld. Schließlich aber erbrachten MANN und MAGATH im Jahre 1924 an Hundeversuchen den entscheidenden Beweis, daß Bilirubin im Organismus zumindest auch extrahepatal gebildet werde. Diese amerikanischen Autoren inaugurierten eine Versuchsanordnung, in der es gelang, leberlose Hunde mehrere Tage am Leben zu erhalten. Sie legten vorerst eine sogenannte umgekehrte Eckfistel an, wobei nach Anlegen einer Venenanastomose zwischen der Vena portae und Vena cava inferior und — nach einem kurzen Intervall — nach Unterbindung der Porta am Lebereintritt das Portalblut gezwungen wird, mit Umgehung der Leber über die Cava abzufließen; hierbei entwickeln sich in den nächsten Wochen ausgedehnte Portal-Cava-Anastomosen wie bei einer Zirrhose. Nach guter Ausbildung dieses Kollateralkreislaufes kann schließlich die Leber exstirpiert werden. Bei diesen leberexstirpierten Hunden, die durch Zuckerinfusionen mehrere Tage am Leben erhalten werden konnten, wurde nun ein eindeutiges Ansteigen des Serum-Bilirubinwertes nachgewiesen, womit der Beweis für eine extrahepatale Bilirubinbildung geliefert war.

Die Frage, wo bzw. in welchen Zellen die Hämoglobinumwandlung in Bilirubin bei diesen Tieren und unter normalen Verhältnissen erfolgt, war schon durch ASCHOFF, seine Schule und zahlreiche spätere Autoren, wenn auch nicht beweisend, so doch mit großer Wahrscheinlichkeit beantwortet worden. ASCHOFF und seine Schule hatten nach der Festlegung des Begriffes des Retikuloendothelsystems dieses mit der Gallenfarbstoffbildung in Beziehung gebracht. Auf die allmähliche Entwicklung der Lehre dieses Systems und die endgültige Sicherstellung desselben als wichtigste Stätte der Bilirubinbildung sei hier nicht eingegangen. Es kann heute als feststehend betrachtet werden, daß das im Rahmen der Blutmauserung freiwerdende Hämoglobin in den Retikuloendothelialzellen, und zwar vorwiegend jenen der Leber, der Milz, der Lymphdrüsen und des Knochenmarkes zu Bilirubin umgewandelt wird, wobei die Frage allerdings nicht sicher entschieden ist, wo die Blutkörperchen selbst zerfallen. Wahrscheinlich gehen diese, wenn sie ein bestimmtes Alter erreicht haben, allenorts in der Zirkulation zugrunde. Das freiwerdende Hämoglobin wird im Retikuloendothelsystem aufgenommen, in Bilirubin umgewandelt und im extrahepatischen System wieder an die Zirkulation, im intrahepatischen von den KUPFFERschen Sternzellen an die Leberzellen abgegeben. Die KUPFFER-Zellen nehmen überdies das anhepatische zirkulierende Bilirubin aus dem Blut auf. Der Anteil der Bilirubinproduktion in den verschiedenen Anteilen des Retikuloendothelialsystems ist bei verschiedenen Spezies verschieden, es ist vor allem die Ausbildung des Retikuloendothelialsystems in den verschiedenen Organen eine verschiedene: während beim Menschen und beim Hund das KUPFFER-Zellsystem ausgezeichnet entwickelt ist und an der Bilirubinproduktion auch hervorragenden Anteil hat, ist es bei Tauben und Gänsen rudimentärer Art, wodurch die gegensätzlichen Ergebnisse der Leberexstirpation bei Gänsen und Enten einerseits und Hunden anderseits (s. oben) verständlich werden. Beim Menschen sind die KUPFFER-Zellen (im Rahmen des retikuloendothelialen Systems) die wichtigsten Bilirubin-produzenten, weshalb die alte Anschauung von MINKOWSKI für den Menschen Geltung hat, daß es „ohne Leber keinen Ikterus" gäbe. Wohl gibt es auch beim Menschen eine extrahepatische Bilirubinbildung im Retikuloendothelialsystem der Milz, der Lymphdrüsen usw., welches für das auch beim Normalindividuum in der Zirkulation nachweisbare Bilirubin verantwortlich ist, diese ist aber im Verhältnis zur intrahepatischen, die sich in den KUPFFER-Zellen abspielt, verschwindend gering.

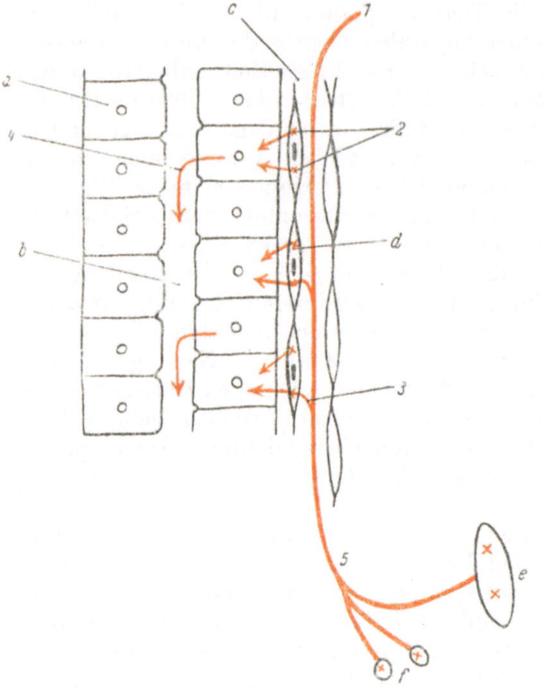

2. Pathogenese der verschiedenen Ikterusformen.

Nach der im vorigen Abschnitt gegebenen Darstellung kann die normale Gallenfarbstoffbildung durch das folgende Schema wiedergegeben werden:

Das im retikuloendothelialen System (Milz-Lymphdrüsen usw.) gebildete anhepatische Bilirubin gelangt also (s. Abb. 33) in die Leberkapillaren und wird hier zum größten Teil von den KUPFFER-Zellen abgefangen; ein Teil bleibt offenbar in der Zirkulation und erklärt, zusammen mit dem übrigen anhepatischen Bilirubin den normalen Bilirubinspiegel im Serum (s. oben). In den KUPFFER-Zellen selbst wird aber auch aus dem Hämoglobin der Blutmauserung Bilirubin gebildet; beim Menschen entsteht hier der Großteil des Gallenfarbstoffes. Die KUPFFER-Zellen geben das Bilirubin an die

Abb. 33. *a* Leberzelle. *b* Gallenkapillare, *c* Blutkapillare, *d* KUPFFER-Zelle, *e* Milz, *f* Lymphdrüsen; *1* Serumbilirubin, *2* in KUPFFER-Zelle gebildetes und an die Leberzelle abgegebenes Bilirubin, *3* Anhepatisches Bilirubin, in KUPFFER-Zelle aufgenommen und an Leberzelle abgegeben, *4* Bilirubin der Gallenkapillare, aus Leberzelle kommend, *5* Anhepatisches Bilirubin.

Leberzellen, welche es schließlich etwas gewandelt (siehe direkte und indirekte Reaktion nach HIJMANS V. D. BERGH) in die Gallenkapillaren sezernieren. Zwischen Leberzellbalken und Blutkapillaren liegen die Lymphgefäße, welche, unter pathologischen Verhältnissen erweitert, den sogenannten DISSEschen Raum darstellen.

Eine Gelbsucht entsteht, wenn der Bilirubinspiegel im Serum vom Normalwert von 0,5 mg% auf mindestens 4 mg% ansteigt (er kann bei schwerer Gelbsucht auf 40 mg% ansteigen). Die Ursachen für den Anstieg sind verschiedene, und man unterscheidet dementsprechend in pathogenetischer Hinsicht drei Formen des Ikterus: den parenchymatösen, den mechanischen und den pleiochrom-hämolytischen.

a) *Der parenchymatöse Ikterus.* Er kommt bei degenerativ-nekrotisierenden Leberzellveränderungen zustande, wobei zum Teil offene Kommunikationen zwischen Gallenkapillaren und Blut- und Lymphräumen auftreten, zum Teil eine

Dysfunktion der Leberzellen im Sinne einer Hemmung der normalen Gallensekretion der Leberzellen und einer sogenannten Paracholie eine Rolle spielen.
Bei der Paracholie wird Galle abwegig — statt in die Gallenkapillaren — in die
Blut- und Lymphräume abgegeben. Das folgende Schema Abb. 34 illustriert
diese Verhältnisse.

Das anhepatische Bilirubin kann von den Kupffer-Zellen, die einerseits auch
in ihrer Funktion geschädigt, anderseits mit Bilirubin schon überladen sind, da
der normale Abtransport in der Richtung der Gallenkapillare gehemmt oder aufgehoben ist, nicht mehr entsprechend aufgenommen werden, die Kupffer-Zellen
geben das aufgenommene und von ihnen selbst gebildete Bilirubin wieder an das

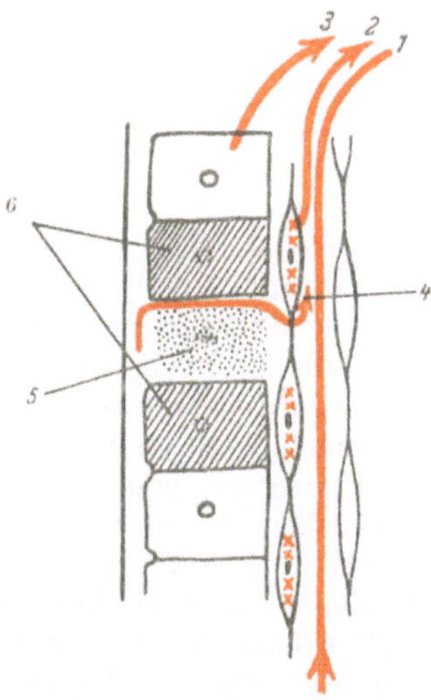

Abb. 34. Parenchymikterus. *1* Anhepatisches, von
den bilirubinbeladenen Kupffer-Zellen nicht mehr
aufgenommenes Bilirubin, *2* aus den Kupffer-Zellen
retrograd abgegebenes Bilirubin, *3* Paracholie der
Leberzelle in die Blutbahn, *4* offene Kommunikation
zwischen Gallenkapillare und Blutbahn, *5* Nekrotische Leberzelle, *6* schwer degenerative Leberzellen.

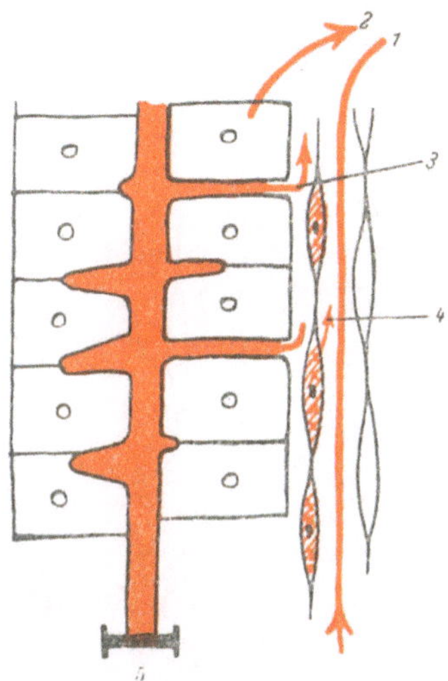

Abb. 35. Mechanischer Ikterus. *1* Anhepatisches
Bilirubin bleibt in der Zirkulation, *2* Paracholie bei
Hemmung des Abflusses des Bilirubins in die ge-
stauten Gallenkapillaren, *3* Berstung der Gallen-
kapillare in die Lymph- und Blutbahn, *4* Retrograde
Abgabe von Bilirubin aus überladenen Kupffer-
Zellen, *5* Mechanisches Hindernis des Galleabflusses.

Blut ab (2) und die Eröffnung der Gallenkapillaren durch die Leberzellnekrosen (5)
— die Gallenkapillare hat keine eigene Wand — in die Lymph- bzw. Bluträume
führt dazu, daß bereits normal sezernierte Galle aus den Gallenwegen wieder in
das Blut zurückfließt (4). Schließlich sezerniert die erkrankte Leberzelle aufgenommenes und stagnierendes Bilirubin „paracholisch" zurück in das Blut (3);
die normale Sekretion in die Gallenkapillaren vermindert sich oder stagniert
schließlich völlig. Das anhepatische Bilirubin bleibt in der Zirkulation (1).

b) *Der mechanische Ikterus.* Er kommt durch Abflußhindernisse in den
größeren und großen Gallenwegen zustande (Verlegung durch Stein, Tumor,
Cholangitis usw.) (Abb. 35). Die Pathogenese des Ikterus ist damit gegeben, daß der
normale Abfluß und damit die normale Sekretion der Galle sistieren. Das anhepatische der Leber zugeführte Bilirubin kann von den bald überladenen
Kupffer-Zellen nicht mehr aufgenommen werden, es bleibt in der Zirkulation (1),
die Kupffer-Zellen und Leberzellen geben ihr Bilirubin rückläufig wieder an das
Blut ab (2), (4) und schließlich kommt es durch die Überfüllung der Gallenkapillaren
zur Berstung derselben und damit wieder zur offenen Kommunikation zwischen

Galle- und Lymph- bzw. Blutkapillaren (3). Das umstehende Schema illustriert diese Verhältnisse.

c) *Der hämolytische Ikterus* Abb. 36. Bei einem abnormen Zerfall von roten Blutkörperchen wird abnorm viel Bilirubin, eine abnorm bilirubinreiche, dicke, zu Gallenthromben neigende Galle produziert; das Blut ist reich an anhepatischem Bilirubin (1). Die KUPFFERschen Sternzellen produzieren ebenso wie das gesamte Retikuloendothelialsystem eine große Menge Gallenfarbstoff (2), die Leberzellen sind nicht mehr imstande, die produzierte Menge in die Gallenkapillaren zu sezernieren, so daß auch die KUPFFER-Zellen ihr Bilirubin zum Großteil an die Zirkulation abgeben (3). Sie sind überdies nicht imstande, das ihnen mit dem Blut zufließende anhepatische Bilirubin aufzunehmen, dieses bleibt in der Zirkulation. Schließlich bilden die in den Gallengängen zustande gekommenen Gallenthromben ein Abflußhindernis, so daß sich zu dem besprochenen Mechanismus der Gelbsuchtsentstehung noch eine Ikteruskomponente auf mechanischer Grundlage hinzugesellt.

Mit der sogenannten indirekten und direkten Methode nach HIJMANS V. D. BERGH können wir im Blutserum jenes Bilirubin, welches die Leberzellen in die Gallengänge noch nicht passiert hat, von dem Bilirubin unterscheiden, welches bereits in den Gallengängen war und wieder in die Blutbahn zurückkehren mußte. Das „anhepatische" Bilirubin, bzw. jenes, welches in die Gallengänge noch nicht sezerniert wurde, gibt die indirekte, das Gallengangsbilirubin die direkte Reaktion. Im Anfangsstadium eines hämolytischen Ikterus erhält man im Blut daher nur positive Proben für „indirektes Bilirubin", nach obigem Schema ist es aber verständlich, daß man bei stärkerem Ikterus, wenn durch Gallenthromben ein mechanischer Ikterus

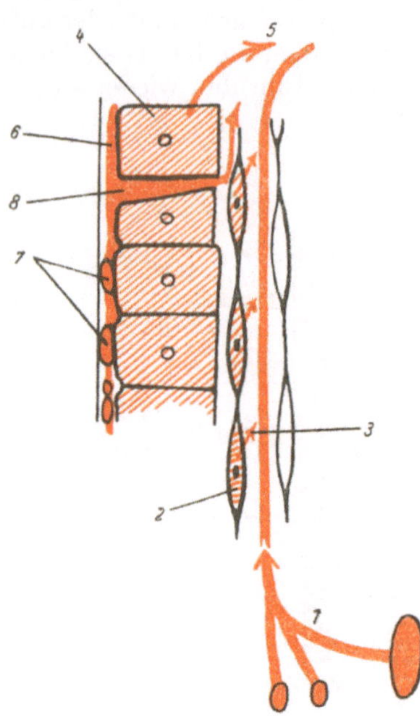

Abb. 36. Hämolytischer Ikterus. *1* Pleiochromie, viel anhepatisches Bilirubin aus Milz und Lymphdrüsen in der Zirkulation bleibend, *2* Übermäßige Bilirubinbildung in KUPFFER-Zellen, *3* Abgabe des Bilirubins an die Zirkulation, *4* mit Bilirubin überladene Leberzelle, *5* Paracholie, *6* Gallenkapillare, strotzend mit pleiochromer Galle gefüllt, *7* Gallenthromben, *8* Offene Kommunikation der Gallenkapillare mit Blutkapillare.

sich aufpfropft, auch ein direktes Bilirubin nachweisen kann. Bei einem mechanischen Ikterus findet man nur im ersten Beginn sehr kurze Zeit indirektes Bilirubin, da der normale Abfluß desselben gestoppt ist, alsbald müssen aber große Mengen direkten Bilirubins im Serum aufscheinen. Beim Parenchymikterus können beide Formen des Bilirubins gefunden werden; das direkte wird bei starkem Ikterus überwiegen; beim Abklingen des Ikterus kann längere Zeit nur mehr eine Vermehrung des indirekten Bilirubins nachgewiesen werden.

S p e z i e l l e r   T e i l.

A. Hepatoptose und Schnürleber.

Hepatoptose. Zusammen mit den übrigen Bauchorganen sinkt auch die Leber bei Enteroptotikern gelegentlich nach unten, die Ptose der Leber unterscheidet sich aber von der anderer Organe immer dadurch, daß sich im Aufhängeapparat der Leber hierbei nichts gewandelt hat; weder die Cava inferior, noch die Lebervenen, noch die Ligamente, welche die Leber an das Zwerchfell fixieren, haben eine Verlängerung erfahren und der Kontakt mit dem ebenfalls tiefer getretenen Diaphragma ist ein normaler. Meist stellt sich die Leber beim Enteroptotiker vertikal, die obere Fläche der Leber wird zur vorderen, wodurch der untere Leberrand noch weiter nach abwärts tritt. Die Ptose der Leber wird durch die Palpation, nicht selten aber auch schon bei der Inspektion des Abdomens erkannt, da das Epigastrium unmittelbar unter dem Xiphoid eingesunken erscheint und die nach vorne gewandte Leberkuppe die Bauchwand etwas weiter unten vorwölbt. Die Hepatoptose kann Magendruck, Völlegefühl und andere uncharakteristische Sensationen im Epigastrium auslösen; therapeutisch kommen entsprechende Stützmieder, Binden und Mastkuren in Frage. Jedes Tiefertreten des Zwerchfells, wie beim Emphysem, bei Pleuraexsudaten usw., muß zu einer sekundären Ptose der Leber führen. Von der Hepatoptose sind die sehr seltenen Fälle von Wanderleber abzugrenzen, wie sie bei sehr schlaffen Bauchdecken und bei Bauchwandbrüchen vorkommt. In diesen Fällen findet man im rechten Oberbauch eine große, harte Resistenz von uncharakteristischer Gestalt, die gute Beweglichkeit zeigt, in ihrer Form an eine Leber kaum mehr erinnert und nur dadurch als solche erkannt werden kann, daß die Leberdämpfung scheinbar vollständig oder nahezu vollständig fehlt und erst wieder zum Vorschein kommt, wenn der Tumor unter den Rippenbogen nach oben geschoben wird. Bei dieser Wanderleber ist die Leber nicht in toto verlagert, ein schmaler Anteil der kranialen Leberabschnitte, die Leberkuppe, liegt an normaler Stelle und ist mit einer schmalen Brücke von Lebergewebe mit den unteren dislozierten Teilen verbunden, die die abnorme Konfiguration und Beweglichkeit zeigen. Der abnorm gestaltete Lappen kommt dadurch zustande, daß das Lebergewebe mit seiner ungewöhnlichen Regenerationsfähigkeit in die Richtung des geringsten Widerstandes (schlaffe Bauchdecke) vorwächst.

Schnürleber. Durch einen konstanten Druck, durch in der Taille einschnürende Kleidungsstücke wird der rechte Leberlappen, zumal bei steil gestellten Lebern von Enteroptotikern, in der Schnürlinie atrophisch, das Leberparenchym kann hier ganz zugrunde gehen, so daß ein zungenförmiger Lappen durch einen Streifen Bindegewebe an der Leber zu hängen scheint. In den Zeiten des Mieders und der Mode der Wespentaille waren Schnürlappen häufig zu beobachten. Auch heute sind sie, wenn auch nicht in solchem Ausmaß, keine Seltenheit, es scheint, daß ein dispositionelles Moment auch bei wenig drückendem Rockbund zum Schnürlappen führen kann. Der Schnürlappen ist im allgemeinen von anderen Tumoren dieser Gegend, abgesehen von seiner Gestalt, dadurch zu unterscheiden, daß er mit der Leber in fester Verbindung steht, daß er also inspiratorisch gut verschieblich ist; ein wichtiges Hilfsmittel zur Erkennung des Schnürlappens ist ferner sein medialer scharfer Rand. Durch die Palpation in horizontaler Richtung, von der Nabelgegend lateralwärts, erkennt man den Rand, der einerseits seiner Form und Konsistenz nach einem unteren Leberrand entspricht und der anderseits nach oben zu in den schräg nach links und oben ziehenden normalen unteren Leberrand übergeht. Die Unterscheidung gegenüber einem RIEDEL-Lappen, hinter welchem eine vergrößerte, chronisch entzündliche Gallenblase liegt, kann Schwierigkeiten bereiten (s. S. 339). Bei chronischer Vergrößerung der Gallenblase kann die Leber im Gallenblasenbett nach unten langgezogen werden, es entsteht ein neuer, die Gallenblase überdeckender Lappen, der in seinem oft scharfen Rand dem Schnürlappen weitgehend gleicht. Das Vorliegen einer chronischen Cholezystopathie wird einen derartigen RIEDEL-Lappen meist leicht erkennen lassen; er unterscheidet sich vom Schnürlappen dadurch, daß sein rechter Kontur steil nach aufwärts strebt, während der Schnürlappenrand nach rechts mehr horizontal ausläuft. Der Schnürlappen erscheint demnach breiter, der RIEDEL-Lappen schmäler.

B. Diffuse hepatozelluläre Erkrankungen.

1. Einfache Degenerationen und Speicherkrankheiten.

a) Trübe Schwellung der Leber.

Bei der trüben Schwellung der Leber (albuminöse Degeneration) ist das Organ etwas vergrößert, es hat einen stumpfen Rand; am Durchschnitt macht sie den bekannten „gekochten“ Eindruck, die Zeichnung ist verwaschen. Klinisch spielt die trübe Schwellung keine Rolle. Sie stellt immer nur einen Nebenbefund dar, welchen erst die Obduktion offenbart. Sie wird am häufigsten bei Individuen gefunden, die an akuten Infektionen zugrunde gegangen waren. Es steht übrigens heute fest, daß sie auch post mortem durch Autolyse zustande kommen kann.

b) Fettleber.

Die Pathologie unterschied bei der Fettleber früher streng zwischen Fettdegeneration und Fettinfiltration. Die erstere wäre gekennzeichnet durch eine Verfettung der zentralen Läppchenabschnitte und durch eine kleintropfige Beschaffenheit der Fettablagerung in den Leberzellen, die zweite durch eine Ablagerung des Fettes in den peripheren Azini-Abschnitten und eine großtropfige Verfettung. Galten die Leberzellen bei der Fettdegeneration als schwer geschädigt, so wurden sie bei der Fettinfiltration als nicht oder kaum beschädigt betrachtet. Man nahm schließlich an, daß bei der Fettdegeneration der Degenerationsprozeß zu einer Umbildung des Zelleiweißes zu Fett führte, daß das Fett der Fettinfiltration hingegen aus einem der Leber zugeführten Fett stamme. Diese Zweiteilung der Fettspeicherung in den Leberzellen ist nach keiner Richtung hin scharf durchführbar, sie wird heute auch prinzipiell abgelehnt, an den Bezeichnungen Fettdegeneration bzw. -infiltration wird aber dennoch, zum Teil aus didaktischen Gründen, festgehalten. Die Einteilung ist im Grunde nicht haltbar, da periphere und zentrale Verfettung der Azini vielfach ohne scharfe Grenze ineinander übergehen, da die großtropfige Verfettung auch bei sicher schwer degenerativen Leberzellveränderungen, die kleintropfige auch bei scheinbar nicht geschädigten Leberzellen zu finden ist, kurz, da keines der oben angeführten Argumente eine eindeutige Scheidung erlaubte. Der Unterscheidung war der Boden sogar völlig entzogen, als erkannt wurde, daß fast alles Fett der Leberzellen aus zugewandertem Fett stammt, daß auch bei fettiger Degeneration ein Transport des Fettes zur Leberzelle erfolgt, wie der schöne Versuch ROSENFELDS an phosphorvergifteten Hunden zeigte; gefüttertes Hammelfett wanderte nicht nur in die Fettdepots, es war als solches auch in der toxisch fettig degenerierten Leberzelle nachzuweisen. Wenn heute aber auch feststeht, daß alles Fett in den Leberzellen zugeführtes Fett ist und aus der Nahrung oder aus den Fettdepots des Körpers stammt — nur kleinste Mengen können aus dem Eiweiß der Zelle selbst gebildet werden —, und wenn keines der früher geltenden Unterscheidungsmerkmale einer fettigen Degeneration oder Fettinfiltration absolute Geltung hat, so halten Pathologen und Kliniker an dieser Nomenklatur dennoch fest, denn die Fettleber der Phthisiker, der Diabetiker, Alkoholiker, bei Kachexie, bei Leberstauung zeigt doch mehr minder die Charakteristika der Fettinfiltration, wie sie die alten Pathologen beschrieben, während bei Anämien, bei Geschwulstkachexie, bei Infektionskrankheiten wie Diphtherie, Pneumonie, Sepsis, Typhus,

Variola, bei Phosphor-, Arsen-, Pilzvergiftung, bei Phloridzin-, Chloroform-, Jodoformvergiftung und anderen Vergiftungen Lebern gefunden werden, die vorwiegend die Zeichen der sogenannten Fettdegeneration aufweisen. Diese Trennung in Fettinfiltration und Fettdegeneration hat übrigens auch nach dem makroskopischen Verhalten der Leber bis zu einem gewissen Grad ihre Berechtigung: Bei der Fettinfiltration ist die Leber meist wesentlich vergrößert und auffallend schwer, die Ränder sind plump, die Kapsel durch die Volumszunahme glatt, das Organ von hellgelber Farbe, die Konsistenz des Organs ist teigig, das einschneidende Messer zeigt einen fettigen Belag, auf der Schnittfläche ist die Läppchenzeichnung vielfach gut erhalten. Bei der Fettdegeneration ist das Organ bei stark vorgeschrittenem Prozeß oft sogar verkleinert, das Organ ist schlaff, weich, die Kapsel nicht selten gerunzelt. Auf der Schnittfläche ist die Läppchenzeichnung meist undeutlich oder nahezu verwischt.

Die Fettinfiltration im obigen Sinne ist die eigentliche Fettleber des Klinikers, die Fettdegeneration der Leber interessiert fast ausschließlich den Anatomen, sie stellt meist nur ein anatomisches Teilsymptom des Leberzellschadens dar.

Die Ursachen für die Fettinfiltration der Leber sind nicht aufgeklärt. Zumal bei Phthisikern und bei Stauung der Leber wurde seinerzeit an eine Verminderung der Oxydationsvorgänge im Körper als auslösende Ursache gedacht, bei der Phosphorleber sollte der immer vorerst nachweisbare Glykogenschwund zu einer vikariierenden Fetteinschwemmung führen; wenn es beim Diabetes durch die seinerzeit supponierte, heute übrigens durch BERINGER an meiner Klinik widerlegte Unfähigkeit der Glykogenfixation und durch die Ausschüttung des Leberglykogens zu einer Entleerung der Glykogendepots kommt, sollten diese vikariierend mit Fett aufgefüllt werden. Diese Theorien sind verlassen. Es wird heute angenommen, daß die Leberzellen bei der Fettinfiltration die Fähigkeit verloren haben, das zugeführte Fett zu verarbeiten, diese Fähigkeit geht der Leberzelle anscheinend aus den verschiedensten Gründen verloren.

Den Kliniker interessiert die Fettleber lediglich als Symptom. Er wird die große Leber mit den plumpen Rändern bei einem Phthisiker als harmlosen Nebenbefund vermerken, er wird sie bei einem Potator als Alkoholfettleber richtig einschätzen, er wird vielleicht gelegentlich durch den Befund einer vergrößerten Leber einen Diabetes nicht übersehen. Hinsichtlich der Schwierigkeiten der Differentialdiagnose gegenüber einer alkoholischen, zumal hypertrophischen Zirrhose oder einer sogenannten „Alkoholleber" sei auf S. 315 verwiesen.

c) Amyloidleber.

Die Amyloidleber ist, von sehr seltenen Ausnahmen abgesehen, immer Symptom einer Grundkrankheit, sie ist meist Teilerscheinung einer allgemeinen Amyloidose, denn Milz, Niere, Nebenniere sind von der Amyloidentartung viel häufiger betroffen als die Leber. Das Amyloid lagert sich in der Leber zwischen den Kapillaren und den Leberzellen ab, diese werden durch Druck atrophisch. Trotz dadurch bewirkter weitgehender Reduktion des Leberparenchyms treten Erscheinungen der Insuffizienz des Leberparenchyms aber niemals auf, auch Stauungen im Gebiete der Pfortader werden vermißt. Die Diagnose der Amyloidleber kommt über eine Wahrscheinlichkeitsdiagnose nicht hinaus, sie stützt sich auf den Nachweis einer vergrößerten, meist scharfrandigen und insbesondere sehr harten Leber mit glatter Oberfläche, auf den Nachweis einer sehr harten, vergrößerten Milz, die Zeichen der Amyloidnephrose, in deren Anfangsstadium vor allem die hohe Albuminurie zu erwähnen ist, die Zeichen der ADDISONschen Krankheit, Diarrhoen, kurz auf den Nachweis der allgemeinen Amyloidose und vor allem auf das

Vorliegen einer Grundkrankheit, welche erfahrungsgemäß zu Amyloidose führt (Tuberkulose, vor allem mischinfizierte Knochenkaries, Senkungsabszesse, chronische Eiterungen, auch Lues, Malaria, Aktinomykose, eitrige Zystopyelitis, Leukämie usw.). Der positive Ausfall der Kongorotprobe nach BENNHOLD kann die Diagnose sicherstellen. Als Therapie kommt nur die frühzeitige Behandlung der Grundkrankheit in Frage.

Bei der Kongorotprobe nach BENNHOLD wird eine Kongorotlösung in die Blutbahn eingespritzt, es verschwindet scheinbar durch schlechte Bindung an die Plasmakolloide und eine intravitale Anfärbung der Amyloide rasch aus dem Plasma (hinsichtlich der Technik s. Lab.-Lehrbücher).

d) Lipoidosen.

Bei der GAUCHERschen Krankheit und bei der NIEMANN-PICKschen Krankheit kann neben der Milz auch die Leber mitbetroffen sein, die Leber erweist sich in beiden Fällen als vergrößertes, induriertes Organ mit scharfem Rand und erhöhter Konsistenz. Beide Krankheiten werden im Kapitel Blutkrankheiten besprochen.

e) Glykogenspeicher-Leber.

Durch die Unfähigkeit der Organe, das gespeicherte Glykogen nach Glykogenolyse als Zucker an die Zirkulation abzugeben, kommt es bei der Glykogenspeicherkrankheit zu einer stärkeren Glykogeneinlagerung im Herzen, in der quergestreiften Muskulatur, im Gehirn, vor allem in den Nieren und der Leber. Die Glykogenolyse bleibt wegen des Fehlens der Diastase in den Organen aus. Die Leber ist mächtig vergrößert und von großem Gewicht. Die Krankheit ist außerordentlich selten. Sie ist nur bei Kindern bekannter; diese zeigen meist eine Veranlagung zur Adipositas. Die Klinik dieser Fälle ist einerseits durch ein Zurückbleiben im Größenwachstum und schließlich durch typische hypoglykämische Anfälle charakterisiert. Trotz großer Glykogenvorräte kann der Blutzucker auf normaler Höhe nicht gehalten werden, im Nüchternzustand sinkt der Blutzucker bald auf sehr niedere Werte ab. Auch unter Adrenalinwirkung steigt der Blutzucker nicht an, dieses vermag die Glykogenvorräte nicht zu mobilisieren; auf Insulin, auch in kleinen Dosen, kommt es rasch zu hypoglykämischen Blutzuckerwerten. Die Prognose der Fälle ist, sofern der Zustand rechtzeitig erkannt und behandelt wird, scheinbar nicht ungünstig, es scheint, daß die Unfähigkeit der Glykogenolyse mit der Adoleszenz verlorengeht, der große Lebertumor geht zurück, die hypoglykämischen Zustände werden immer seltener, um schließlich ganz zu verschwinden. Die Therapie besteht lediglich in der Vermeidung der Hypoglykämie durch entsprechende, immer rechtzeitige Kohlehydratzufuhr.

2. Degenerativ nekrotisierende, hepatozelluläre, akute Hepatopathien (Hepatitiden).

a) Einleitung.

Unter degenerativ nekrotisierenden, hepatozellulären, akuten Hepatitiden verstehen wir verschiedenartige akute Erkrankungen der Leber, welche gemeinsam das eine kennzeichnet: Die diffuse Leberzellschädigung im Sinne einer nekrotisierenden Degeneration. Es handelt sich, wie wir heute wissen, zum Teil um verschiedene spezifische Infekte, zum Teil um toxische oder toxisch infektiöse Leberzellschäden differenten Grades. Immer ist der Prozeß insoweit ein diffuser, als die Leberfunktion unter ihm leiden kann oder bei entsprechender Ausdehnung und Schwere des Prozesses auch leidet. Das Leberparenchym, das heißt die Leberzellen zeigen bei diesen Erkrankungen anatomisch-histologisch degenerative Erscheinungen, welche in allen Übergängen von einfacher trüber Schwellung bis zur Nekrose bestehen können. Inwieweit die im Einzelfall obwaltende Noxe primär die Leberzellen schädigt und das Mesenchym oder das Kapillarsystem sekundäre entzündliche Reaktionen zeigen, ist vielfach nicht entschieden; diese Frage wird wenigstens von den verschiedenen Autoren bei den verschiedenen einschlägigen Krankheiten gegensätzlich beantwortet. Rössle und Eppinger postulierten als Grundkrankheit eine seröse Entzündung, eine primäre Kapillaritis mit eiweißreicher Exsudation aus den Gefäßen und mit einer sekundären Schädigung der Leberzellen, eine Anschauung, die umstritten blieb und die zumindest nicht für alle degenerativ nekrotisierenden Hepatopathien einheitlich Geltung haben dürfte.

Das, wenn auch nicht obligate klinische Hauptsymptom der einschlägigen Krankheiten ist eine Gelbsucht, bedingt durch eine funktionelle Störung des Leberzellparenchyms; bei leichterer Erkrankung kann das Symptom freilich auch fehlen. Dieses im allgemeinen dominierende Symptom charakterisiert die einschlägigen Krankheiten daher als Gelbsuchtserkrankungen, welche sich zum Großteil untereinander klinisch kaum oder nicht unterscheiden. Die Ätiologie der Krankheiten ist freilich eine ganz differente.

Hinsichtlich ihrer Ätiologie hat sich unser Wissen, insbesondere im zweiten Weltkrieg, wesentlich vertieft. Es gilt dies insbesondere für die heute fast allgemein akzeptierte Erkenntnis, daß die schon früher beobachtete, im letzten Weltkrieg aber erst in schwersten Epidemien auftretende Hepatitis epidemica mit dem sporadischen Ikterus simplex (catarrhalis) der älteren Literatur identisch ist; es kann als gesichert gelten, daß sporadisch auftretende Fälle von Ikterus simplex und die epidemisch auftretende Hepatitis durch das gleiche Virus hervorgerufen werden, daß also wahrscheinlich eine Virulenzsteigerung des Virus und vielleicht auch eine abnorme Anfälligkeit der Bevölkerung zum schweren epidemischen Auftreten der Gelbsucht im zweiten Weltkrieg geführt haben.

Können wir so die Hepatitis epidemica und den Ikterus simplex (catarrhalis, parenchymatosus) als eine Krankheitseinheit, als eine spezifische Infektionskrankheit zusammenfassen, so hat der zweite Weltkrieg insofern eine neue Erkenntnis gebracht, als ein Teil der Fälle, welche unter dem gleichen klinischen Bild auftreten, auf ein anderes, scheinbar verwandtes Virus zurückzuführen ist, welches offenbar oft durch Bluttransfusionen, Impfungen, bzw. durch injizierte Vakzinen, Impfstoffe und Plasma oder auch durch infizierte Spritzen oder Nadeln übertragen wird. Da diese Viruskrankheit vorerst aus der Beobachtung erschlossen wurde, daß bei der Übertragung homologen Serums oder Blutes zahlreiche Impflinge an einer Hepatitis, bzw. an einem Ikterus simplex erkrankten, und Statistiken keinen Zweifel obwalten ließen, daß die Krankheit bzw. dessen Erreger durch das Serum oder Plasma mitverimpft worden war, sprach man von homologem Serumikterus oder von einer Serumhepatitis. Es war das vornehmliche Verdienst der amerikanischen Schule, diese Gelbsuchtskrankheit als ätiologisch selbständige Einheit erfaßt zu haben; die Gelegenheit zu ihrer Entdeckung war dadurch gegeben, daß in den interallierten Ländern die Plasma- oder Blutübertragungen bei den verschiedensten Zuständen, insbesondere bei Operationen, zur Behandlung des Operationsschocks, bei schweren Kriegsverletzungen usw. außerordentliche Verbreitung gefunden hatten. Die Hepatitis epidemica und die Serumhepatitis sind also durch verwandte Virusarten hervorgerufen; diese unterscheiden sich aber, wie wir noch im Detail hören werden, in wesentlicher Hinsicht.

Es scheint heute auch kein Zweifel, daß der schon seit langem bekannte Salvarsanikterus — eine Hepatitis, die in verschieden langen Intervallen nach einer begonnenen oder nach beendeter Behandlung mit Salvarsan auftritt — eine Viruskrankheit ist und daß es sich hierbei um das gleiche Virus handelt wie bei der homologen Serumhepatitis. Gleiches dürfte übrigens für die Wismut-Quecksilberhepatitis Geltung haben.

Wir hätten demnach vorerst unter den hepatozellulären degenerativen Ikterusformen zu unterscheiden: Die Hepatitis epidemica, bzw. den Ikterus simplex und den homologen Serumikterus bzw. den Salvarsanikterus. Beide Formen sind durch verschiedene Virusarten hervorgerufen.

Damit sind aber die Möglichkeiten des Zustandekommens einer Hepatitis lange nicht erschöpft: Im Sekundärstadium der Lues kann es mit der Generalisation des Infektes zu einer syphilotoxischen Leberschädigung, zum Ikterus syphiliticus praecox kommen, der sich klinisch von einem Ikterus simplex nicht unterscheidet. Schließlich kann bei einer Reihe von Infektionskrankheiten und von Intoxikationen ein Ikterus auf dem Boden eines diffusen infektiös-toxischen oder toxischen Parenchymschadens zustande kommen.

Alle diese Formen können schließlich durch die Autolyse der Leber in die akute Leberatrophie übergehen, welche die schwerste, meist tödliche Form eines Leberparenchymschadens akuter Art darstellt.

Es ergibt sich somit die folgende Übersicht über die diffusen degenerativ nekrotisierenden Hepatopathien:

1. Hepatitis epidemica bzw. Ikterus simplex.
2. Homologer Serumikterus; Salvarsan- (Quecksilber-Wismut-) Ikterus.
3. Ikterus syphiliticus praecox.
4. Ikterus bei Infektionen.
5. Ikterus bei Intoxikationen.
6. Akute Leberatrophie.

b) Hepatitis epidemica. Ikterus simplex. Ikterus catarrhalis.

Definition. Pathogenese. Ätiologie. Pathologische Anatomie. Unter Ikterus simplex bzw. Ikterus catarrhalis oder sporadischem Ikterus simplex versteht man — oder verstand man wenigstens bis noch vor kurzem — eine sporadische, zumeist im Frühjahr und im Herbst auftretende Krankheit mit einem wohl charakterisierten klinischen Bilde, dessen führendes Symptom eine ohne alarmierende Erscheinungen, oft unter leichten prodromalen Magen-Darmerscheinungen relativ rasch sich entwickelnde und meist alsbald starke Gelbsucht darstellt, die längere Zeit in gleicher Intensität verharrt, um dann langsam abzuklingen; nach drei bis sechs Wochen geht die Krankheit zumeist in Heilung aus, atypische Verlaufsarten, vor allem auch Übergänge in akute Leberatrophie, kommen vor. Wenn die Diskussion über die verwandtschaftliche Beziehung zwischen dem Ikterus simplex und der uns durch den zweiten Weltkrieg so gut bekannten Hepatitis epidemica auch noch nicht verstummt ist, so geht zumindest die Meinung der großen Mehrzahl der Autoren dahin, daß der sporadische Ikterus simplex und die epidemische Hepatitis durch das gleiche Virus hervorgerufen werden, also die gleiche Krankheit darstellen, wie wir in der Einleitung bereits betont haben, und daß offenbar Virulenzunterschiede im Virus und Empfänglichkeitsunterschiede die Ursache dafür darstellen, daß die Krankheit unter bestimmten Bedingungen seuchenhaft, auch in etwas geänderter klinischer Form auftritt.

Ätiologie und Pathogenese des sporadischen Ikterus simplex waren bis zum epidemischen Auftreten im zweiten Weltkrieg durchaus umstritten.

Die akuten prodromalen Magen-Darmbeschwerden, welche das Krankheitsbild häufig einleiten, waren ursprünglich die Veranlassung, die Entstehung der

Gelbsucht mit katarrhalischen Veränderungen im Duodenum — daher die Bezeichnung „Ikterus catarrhalis" — mit einer durch diesen Katarrh bedingten Verlegung des Ductus choledochus im Bereiche der Papilla Vateri in Beziehung zu bringen; ein Schleimpfropf sollte diese verschließen oder es sollte eine Schwellung des unteren Choledochus im Sinne eines aufsteigenden Katarrhs den Gallenabfluß behindern, die Gelbsucht sollte somit mechanisch bedingt sein. Freilich fehlten alle Zeichen einer Gallenstauung, es fehlten u. a. der Stauungsgallenblasentumor und die entsprechenden Schmerzen. Die Erklärung der Gelbsucht auf Grund eines mechanischen Hindernisses ließ die alten Kliniker schon unbefriedigt, man suchte den Schaden daher in den Leberzellen selbst, zog die Phosphorleber zum Vergleich heran oder vermutete Infekte in den kleinsten Gallenwegen (Cholangie NAUNYNs), ohne hierbei aber eine eindeutige Vorstellung über die Ikterusentstehung zu besitzen. NAUNYN nahm an, daß sich aus einer hämatogenen oder, wie zumeist enterogen-aszendierenden Infektion der Galle, aus einer Bakteriocholie ein „cholangitischer Infekt" entwickeln könne, der toxisch zu einer Parenchymschädigung führe; selbst bei tödlichem Verlauf müsse es hierbei nicht zu einer Eiterung oder einer deutlichen Wanderkrankung der Gallenwege kommen. Der Vergleich mit dem Ikterus nach bestimmten Giften wie Phosphor schien im Sinne einer toxischen Genese zu sprechen; die schweren anatomischen hepatozellulären Veränderungen bei der Phosphorvergiftung waren ja bekannt. Der erste Weltkrieg brachte einen Fortschritt: man beobachtete Fälle von „Ikterus catarrhalis" in Form kleiner Epidemien, „Ikterus epidemicus", Gruppen von Soldaten, die unter den gleichen klimatischen und tellurischen Bedingungen mit anderen Soldaten standen, die sich aus der gleichen Küche versorgten wie diese, das Wasser aus der gleichen Quelle bezogen und nur räumlich von den anderen getrennt waren, erkrankten in einem hohen Hundertsatz an typischer katarrhalischer Gelbsucht. Die Infektion schien auf der Hand liegend, und dieser Gedanke konnte um so leichter Boden gewinnen, als man u. a. im Morbus Weil bereits eine Gelbsucht kennengelernt hatte, deren hämatogene infektiöse Genese sicher bewiesen war. Seither hat sich die Anschauung immer mehr Bahn gebrochen, daß der Ikterus simplex eine Infektion spezifischer Art ist. Da in den Fällen von „Ikterus epidemicus" bakteriologische und serologische Untersuchungen völlig ergebnislos verlaufen waren, wurde für diesen Ikterus epidemicus und auch für den sporadischen Ikterus simplex ein ultravisibler spezifischer Erreger angenommen. Der Gedanke, daß auch der sporadische Ikterus simplex infektiöser Natur sei, war übrigens auch vor dem ersten Weltkrieg nicht neu und eine Reihe von Klinikern, darunter mein Lehrer v. ORTNER vertrat diesen Standpunkt, der vorwiegend auf klinischer Beobachtung und Überlegung beruhte. Im Sinne einer Infektkrankheit sprachen nach der Meinung dieser älteren Autoren die Symptomatologie der Krankheit mit den Prodromen, den häufigen initialen Temperatursteigerungen, dem Milztumor, dem charakteristischen Ablauf nud die immer annähernd gleichlange Krankheitsdauer, vor allem aber auch der Umstand, daß diese sporadischen Fälle von Ikterus sich zu bestimmten Zeiten, oft im Frühjahr und im Herbst auffällig häufen, eine Tatsache, die im Sinne kleiner Endemien bewertet werden konnte oder mußte. Andere Autoren hielten damals noch an der toxischen Genese des Ikterus simplex fest. EPPINGER sah vor allem in der Lebensmittelvergiftung, dem Genuß „verdorbener Speisen" den ätiologischen Faktor und glaubte, seinen Standpunkt durch Tierexperimente erhärten zu können, in welchen er mit toxischen Substanzen einen diffusen Leberzellschaden hervorruft. Die Deutung des Ikterus simplex als Nahrungsmittelschaden fand auch in dem Umstand immer wieder eine Stütze, daß die Mehrzahl der Patienten zumal bei Befragen anamnestisch einen Diätfehler angab, der allerdings in den verschiedenen Fällen bald nur Stunden, bald auch Wochen vor dem Auftreten des Ikterus gemacht worden sein sollte. Diese angeblichen Diätfehler erklären sich wohl damit, daß der Laie bei Auftreten einer Leber-Gallenkrankheit zumal bei den prodromalen Magen-Darmerscheinungen von vornherein geneigt ist, einen Diätfehler für seine Erkrankung zu beschuldigen. Kaum je beobachtet man Fälle, bei welchen der supponierte Diätfehler bei mehreren Familienmitgliedern Magen-Darmerscheinungen bzw. den Ikterus ausgelöst hätte.

Das bis dahin in ganz ungewöhnlichem Ausmaß beobachtete Auftreten der Hepatitis im zweiten Weltkrieg sicherte alsbald die Erkenntnis, daß wenigstens in diesen Fällen sicher eine epidemisch auftretende Infektionskrankheit vorliegt. Das nun einsetzende Studium der älteren Literatur brachte es jetzt auch der Allgemeinheit zum Bewußtsein, daß Ikterus-Epidemien oder -Endemien, insbesondere in Kriegs- und Notzeiten, immer schon bestanden hatten; es gilt dies für die napoleonischen Kriege, den amerikanischen Sezessionskrieg 1861/1865, den französisch-italienischen Krieg 1867, den deutsch-französischen Krieg 1870/71, den Burenkrieg 1899/1902 und den ersten Weltkrieg, bei dem die Ausbreitung der Krankheit allerdings relativ sehr beschränkt blieb. Doch auch in den von Krieg und Not verschonten Ländern häuften sich zuweilen die Gelbsuchtsfälle in außerordentlichem Ausmaß. In Schweden kam es in einzelnen Bezirken, in welchen übrigens eine Meldepflicht für Hepatitis bestand und aus welchen daher ausgezeichnete Statistiken vorliegen, in bestimmten Jahren zu einem starken Anstieg der beobachteten Fälle und auch in Norwegen wurden in der Zeit zwischen 1885 und 1934 mehrere Epidemien beobachtet. Die jetzt genau studierte Literatur zeigt übrigens, daß es kaum ein Land gibt, in welchem Hepatitis-Epidemien nicht bestanden hätten (auch England, USA., Kanada usw.).

Die Morbiditätskurve der Hepatitis epidemica zeigte also immer schon, gleich jener der bekannten Infektionskrankheiten, von Zeit zu Zeit deutliche Erhebungen, das heißt, die epidemische infektiöse Natur der Krankheit. Die Epidemien waren oft nicht auf Länder beschränkt, sie wurden, wie auch schon die ältere Literatur zeigt, zuweilen Pandemien. Seit dem Jahre 1930 befinden wir uns bis heute in einer derartigen pandemischen Welle; aus aller Herren Länder wurde immer wieder über Epidemien berichtet und diese Pandemie hat im zweiten Weltkrieg und dessen Nachkriegszeit eine bisher noch nicht dagewesene Ausbreitung erfahren. Ein genaues Studium dieser Epidemien hat uns gezeigt, daß sich auch bei der epidemischen Hepatitis eine jahreszeitliche Verteilung der Erkrankungen nachweisen läßt, wie wir sie auch bei anderen Infektionskrankheiten kennen; sie tritt vorwiegend im Herbst und im Winter auf und ist langsam abklingend bis weit in das Frühjahr zu beobachten, so daß der Eindruck der alten Ärzte von einer Häufung des Ikterus im Herbst und im Frühjahr bestätigt wurde.

Solange man das Problem der Ätiologie dieser akuten Gelbsuchtserkrankungen nur am sporadischen, sich gelegentlich häufenden Ikterus simplex studierte, wurden Kontaktinfektionen von der großen Mehrzahl der Autoren allerdings nicht beobachtet und dies stand im Gegensatz zur neuen Erfahrung bei der seuchenartigen Verbreitung der Hepatitis epidemica im zweiten Weltkrieg, bei der wohl jeder Praktiker gelegentlich in der gleichen Familie gleichzeitig mehrere Fälle beobachtet hat. Wurde diese Tatsache seinerzeit zum Einwand gegen die Annahme einer Identität von Ikterus simplex und Hepatitis epidemica, so hat das Studium der Literatur jetzt auch gezeigt, daß Kontaktinfektionen vereinzelt immer schon beobachtet worden waren; die älteren Anhänger der Infekttheorie des Ikterus simplex hatten auch schon immer auf kleine Haus-, Pensionats- oder Bauernhof-Endemien hingewiesen, mit welchen sie ihre Anschauung stützten. Daß die Kenntnis von einer Kontaktinfektion innerhalb der Familie, insbesondere unter den besonders anfälligen Kindern heute Allgemeingut aller Ärzte geworden ist und daß sie früher entweder als seltene Rarität galt oder überhaupt geleugnet wurde, findet zwanglos seine Erklärung damit, daß der einzelne Arzt und auch der Kliniker außerhalb der schweren Epidemien zu bestimmten Zeiten nur eine relative Häufung, an sich immer noch eine geringe Anzahl von Fällen erlebten und die Kontaktinfektionen auch in den schweren Epidemien doch verhältnismäßig selten bleiben. Denn der Grad der Kontagiosität ist nicht groß. Die größte Anfälligkeit zeigen die Kinder unter 15 Jahren und die ihnen am nächsten stehenden Jugendlichen. Dies macht wieder verständlich, daß sich Seuchen in Militärverbänden besonders stark ausbreiten konnten. Freilich muß betont werden, daß kein Alter verschont ist und daß die Ansteckungsfähigkeit vom ungefähr 30. Lebensjahr bis zum hohen Alter annähernd gleichbleibt. Bei den Jugendlichen in Kinderheimen oder in Pensionaten und beim Militär fällt für die Ausbreitung der Krankheit auch die besondere Exposition mit in die Waagschale; die schlechten hygienischen Verhältnisse, das enge Zusammenleben spielten für die Ausbreitung der Epidemien im letzten Weltkrieg zweifellos eine große Rolle.

Im Sinne einer Infektion mit dem gleichen Virus beim sporadischen Ikterus simplex und bei der epidemischen Hepatitis wäre schließlich noch der Umstand zu betonen, daß sich nach Überstehen der Krankheit eine Immunität entwickelt, die oft das Leben lang anhält. Es gibt auch nach eigener Erfahrung sicher Ausnahmen von der Regel, Individuen, die seinerzeit einen Ikterus catarrhalis durchgemacht hatten, erkrankten gelegentlich doch später im Rahmen der Epidemie; immerhin, ein zweimaliges Überstehen des Ikterus simplex war seinerzeit die große Ausnahme und es ist auch ein Ikterus simplex in der Anamnese einer Hepatitis epidemica immer noch selten. Im übrigen sind derartige Fälle durch die Virulenzsteigerung während der Epidemie ausreichend zu erklären, wenn es sich nicht überhaupt um eine Zweitinfektion mit einem anderen (verwandten) Virus (Serumhepatitis) handelt (siehe unten).

Verschiedene prädisponierende Umwelteinflüsse, welche zum besseren Haften der Infektion führen sollten, wurden vielfach vermutet, konnten aber im einzelnen nicht sicher erwiesen werden. So wurde vor allem die Anschauung vertreten, daß die Unterernährung, eine Fehlernährung, überhaupt ein schlechter Allgemeinzustand der Bevölkerung zum Ausbruch der Epidemie führen sollten. Die Häufigkeit der Ikterus simplex-Fälle, der Beginn der schweren Pandemien im ersten Weltkrieg und insbesondere der damaligen Nachkriegszeit und in den vom Krieg am meisten betroffenen Ländern, vor allem Deutschland, wurde auf schlechte Ernährungsbedingungen bezogen (Hungerblockade); zur gleichen Zeit traten aber ebensolche Epidemien im vom Krieg verschonten Ländern mit normaler Ernährung auf. Auch der körperlichen Überanstrengung der Soldaten kann eine ätiologische Bedeutung mit Sicherheit nicht beigemessen werden. Freilich wird ein schlechter Allgemeinzustand des Individuums die Resistenz gegen jede Infektion vermindern, die Anfälligkeit erhöhen, bestimmte Faktoren konnten hierbei aber nicht erfaßt werden.

Die Übertragung der Krankheit erfolgt nach heutiger Anschauung von Mensch zu Mensch durch Kontakt; Zwischenwirte, Mücken, Flöhe, Läuse usw. können zum Teil schon im Hinblick auf das jahreszeitliche Auftreten der Krankheit ausgeschlossen werden. Auch die Übertragung durch Nahrungsmittel wird abgelehnt.

Die Suche nach dem Erreger ist bis heute insofern ergebnislos geblieben, als wenigstens überzeugende Befunde bei Übertragungsversuchen auf Tiere bisher nicht erhoben wurden. Hingegen erwies sich die Übertragung der Hepatitis epidemica von Mensch zu Mensch meist als leicht, es konnten sogar mehrere Menschenpassagen durchgeführt werden, womit die infektiöse Natur der Erkrankung endgültig bewiesen erscheint. Die ersten Übertragungsversuche gelangen VOEGT in Deutschland, dem bald eine Reihe amerikanischer Autoren mit gleichen Übertragungsresultaten folgte. Die Übertragungen gelangen mit Serum, Blut, Blutextrakten und Harn, als Übertragungswege erwiesen sich die subkutane und intramuskuläre Injektion von Blut und meist von Serum, ferner die orale Verabfolgung von Duodenalsaft, Harn, Blut, Serum und von Stuhlextrakt erfolgreich. Die Übertragungen gelingen nicht regelmäßig. Immerhin konnte HAVENS bei elf Übertragungsversuchen durch subkutane Injektion von Serum in sechs Fällen einen Ikterus auftreten sehen. Bei diesen Versuchen konnte gezeigt werden, daß das Agens gegen ein Erhitzen auf 56 Grad durch eine halbe Stunde resistent ist, daß es bakteriendichte Filter passiert und daß es im strömenden Blut während der aktiven Krankheitsphase und auch schon eine unbestimmte Zeit vor dem Auftreten des Ikterus vorhanden ist. Die gelungene orale Übertragung macht es wahrscheinlich, daß die natürliche Infektion auch oral erfolgt. Die Inkubation schwankte in den Übertragungsversuchen zwischen 20 und 40 Tagen, wobei die Zeit zwischen der Übertragung und Auftreten des Ikterus gerechnet wurde.

Das Studium der Epidemiologie und Ätiologie dieser Hepatitiden hat also mit Sicherheit zur Erkenntnis geführt, daß der sporadische Ikterus simplex und die Hepatitis epidemica identischer Natur sind und beide durch ein filtrierbares Virus hervorgerufen werden. Wenn, wie wir hören werden, einige Autoren im klinischen Bilde des seinerzeitigen sporadischen Ikterus simplex und der derzeit vorkommenden Hepatitis epidemica Unterschiede behaupten, so scheinen uns diese zur Abgrenzung der beiden Krankheiten nicht stichhaltig und ausreichend. Es muß schließlich betont werden, daß in den letzten Jahren die Diagnose Ikterus simplex recht allgemein verschwunden ist und daß eine Deutung bestimmter Fälle als sporadischer Ikterus auf Grund der Klinik nach allgemeiner Ansicht nicht möglich ist.

Ist die Ätiologie der Krankheit so durch die Studien der letzten Jahre eindeutig im Sinne der Infektionskrankheit entschieden, so hat EPPINGER schon im ersten Weltkrieg die Pathogenese der Krankheit insofern eindeutig festgelegt, als er an vier Soldaten mit Ikterus simplex, die interkurrent an Tetanus zugrunde gegangen waren, schwerste degenerativ-nekrotisierende Leberzellveränderungen gefunden und damit den Beweis geliefert hatte, daß die Gelbsucht ein Parenchymikterus ist. EPPINGER sprach damals von einem „Destruktionsikterus", von einer „destruierenden Hepatitis". Die Bedeutung dieser Entdeckung darf in ihrer Wertung für die damalige Zeit nicht unterschätzt werden, bedeutet sie doch das Ende des „Ikterus catarrhalis" im Sinne des Schleimpfropfens an der Papilla Vateri und der übrigen damals herrschenden Thesen. Die schon von den alten Klinikern nicht selten gemachte Erfahrung, daß ein Ikterus catarrhalis in eine akute Leberatrophie umschlagen kann und die darauf begründete Anschauung älterer Autoren, daß zwischen den beiden Krankheiten vielleicht nur ein gradueller Unterschied bestünde, fand durch EPPINGERs Befund scheinbar eine Bestätigung (siehe aber S. 292). Später haben EPPINGER und RÖSSLE die Lehre vom Ikterus simplex noch dahin erweitert, daß sie die Pathogenese auf eine primäre seröse Hepatitis zurückführten, in deren Folge es sekundär zum degenerativen nekrotisierenden Parenchymschaden käme. Das Primäre ist nach dieser Anschauung die Exsudation (Albuminocholie) in das Lymphgefäßsystem der Leber, in die DISSEschen Spalträume, durch welche die Kapillarwände „wie geblähte Segel" von den Leberzellen abgehoben würden (RÖSSLE).

Die Zahl der anatomisch untersuchten Fälle von Ikterus simplex blieb nach der Entdeckung EPPINGERs, noch lange Zeit gering. Erst die Einführung und schließlich die allgemeine Anwendung der Biopsie der Leber durch die Leberpunktion brachten reichlich Material, welches während des zweiten Weltkrieges den anatomisch-histologischen Befund der Leber bei der Hepatitis epidemica bzw. dem Ikterus simplex auf breiter Basis festlegte. Unentschieden ist heute, ob EPPINGERs seröse Entzündung tatsächlich das Primäre am pathologischen Geschehen darstellt. Manche Autoren wollen aus dem Verhalten des Kapillarinhaltes schließen, daß im Beginn des Leidens eine lokale Kreislaufstörung eine große Rolle spielen müsse. Im Vordergrund steht aber jedenfalls die Parenchymläsion: Das Bild wird einerseits von den degenerativen Veränderungen der Leberzellen, die meist zu mehr oder weniger ausgedehnten Leberzellnekrosen führen, anderseits von einer lebhaften Reaktion des retikuloendothelialen Systems beherrscht. Schon während des Parenchymunterganges finden sich Zeichen einer Leberzellregeneration, wobei sich mitotische und amitotische Leberzellteilungen finden. Jedenfalls haben die modernen bioptischen Untersuchungen der Lebern von Hepatitisfällen die zuerst von EPPINGER vertretene These vom Parenchymikterus und damit den Ikterus als einen eindeutig hepatozellulären erwiesen. Auf die mit der Leberpunktion gefundenen Dauerschäden der Leber, die man in einer nicht geringen Anzahl der Fälle, die nicht alsbald mit einer Restitutio ad integrum ausheilen, noch lange Zeit nach der akuten Krankheitsphase oder auf immer beobachten kann, kommen wir später zurück.

Symptomatologie. Das Krankheitsbild beginnt meist mit Prodromalerscheinungen gastroenteritischer Natur. Diese sind bald leichterer Art und äußern sich in Inappetenz, Ekel vor Fleisch, Magendrücken, Übelkeitsgefühl, bald erreichen sie schwerere Grade, es kommt zu starken Durchfällen, zu Erbrechen, Erscheinungen, die selbst bedrohlichen Charakter annehmen können. Recht charakteristisch sind auch Müdigkeit und Abgeschlagenheit, die sich bis zur Hinfälligkeit steigern können. Die Patienten klagen gelegentlich über Kopfschmerzen. Häufig beobachtet man in den ersten Tagen, und zwar auch mehrere Tage vor Auftreten des Ikterus, Fieber. Während der Epidemie der letzten Jahre konnte man nicht so selten, meist im Rahmen einer schweren Prostration oder schwerer Prodrome auch hohe, manchmal septische Temperaturen beobachten; bei den sporadischen Ikterus simplex-Fällen wurde seinerzeit ein derartiges Fieber kaum je gesehen und uns selbst schien es in den ersten Kriegsjahren, als würde dieses Fieber ein zwischen Ikterus simplex und Hepatitis epidemica unterscheidendes Symptom darstellen können. Genauere Erfahrung aber zeigte, daß auch die Hepatitis in der großen Mehrzahl der Fälle initial meist nur flüchtige Temperatursteigerungen bis 38 Grad durch wenige Tage aufweist, daß aber auch dieses Zeichen ebensowenig wie andere eine Unterscheidung erlauben. Die Magen-Darm-Erscheinungen werden von den Patienten selbst nicht selten auf einen Diätfehler, auf eine „verdorbene" Wurst, eine Konserve, auf eine zu fette Mahlzeit zurückgeführt, die das eine Mal vor einigen Wochen, das andere Mal vor wenigen Tagen, manchmal auch nur 2 Stunden vor dem ersten Übelkeitsgefühl genossen wurden, wobei allerdings vielfach das Bestreben offenbar wird, eine Ursache für den „verdorbenen Magen" zu finden (s. S. 267). Auch wenn andere Familienmitglieder von der gleichen Speise gegessen hatten, erkrankten sie in der Regel nicht, Diätfehlern in der Anamnese kann also wahrscheinlich wesentliche Bedeutung nicht zugesprochen werden (s. oben). Die Prodrome währen meist nur drei bis vier Tage, gelegentlich allerdings auch sieben bis acht Tage, es gibt schließlich Fälle, in welchen vor Ausbruch des Ikterus wochenlange Magen-Darm-Beschwerden, meist leichterer Art, bestanden.

Zu Zeiten einer kleinen Hepatitis-Endemie oder gar -Epidemie wird man in diesem Stadium der Krankheit gelegentlich an die Diagnose denken und sie vielleicht durch den Nachweis eines erhöhten Bilirubinspiegels im Serum schon wahrscheinlich machen können; auch das Auftreten eines dunklen Harnes, reich an Urobilinkörpern, zumal wenn der Harn trotz Abklingens von Erbrechen und Durchfällen weiter dunkel bleibt, ebenso wie eine leichte Leber- und Milzschwellung und ein frühzeitig auftretendes Hautjucken werden in manchen Fällen den Verdacht aussprechen lassen; erst der Ikterus klärt den Sachverhalt eindeutig.

Die Gelbsucht entwickelt sich in der Regel relativ rasch: glaubt man an einem Tag eben eine leichte Gelbfärbung der Skleren zu beobachten, so kann die Gelbsucht am folgenden Tage im Gesicht, am Oberkörper und an den oberen Extremitäten deutlich sein und sie erreicht dann, sich schließlich über den ganzen Körper erstreckend, in wenigen Tagen einen intensiven Grad. Das Erscheinen der Gelbsucht zuerst in den Skleren, dann im Gesicht, am Thorax und an den oberen Extremitäten, später erst am Bauch und den unteren Extremitäten ist charakteristisch, in leichten Fällen bleibt die Gelbsucht sogar gelegentlich auf die obere Körperhälfte beschränkt (Ikterus localisatus MAYERHOFER). Beim Abklingen des Ikterus sieht man nicht selten die umgekehrte Reihenfolge. Die untere Körperhälfte wird übrigens oft nicht so intensiv gelb wie die obere. Eine Erklärung für diese verschiedene Intensität der Gelbsucht steht aus. Das Erkennen der eben manifest werdenden Gelbsucht kann schwierig sein, da die Skleren mancher Individuen eine gelbliche Eigenfarbe haben, die einem Subikterus gleicht; im Zweifelsfall kann man auf dem durch Fingerdruck anämisierten Nagelbett nach einer Gelbfärbung suchen, ein erhöhter Bilirubingehalt im Serum wird beweisend sein. Die in der Literatur empfohlene Beobachtung des weichen Gaumens führt leicht zu Trugschlüssen, da dieser auch ohne Ikterus in vielen Fällen einen Gelbton aufweist. Die Gelbsucht des Ikterus simplex hat einen eigentümlich lebhaften Farbton (Kanarien-, Postkutschengelb); manche Fälle zeigen im Gelb des Ikterus einen Stich ins Rote (Rubinikterus), manche einen deutlichen Grünton (Verdinikterus), ohne daß diesen Farbunterschieden Bedeutung zukäme. Bei langem Bestande schlägt die Farbe auch in ein Gelbgrau um. Im allgemeinen kann gesagt werden, daß ein schwerer Ikterus einem schweren, ein geringgradiger einem leichten Parenchymschaden entspricht. Es gibt aber Ausnahmen in jeder Richtung. So sehen wir bei einem schwersten, langdauernden Ikterus nur eben erkennbare, geringe Leberzellschädigungen in der Probepunktion der Leber oder man sieht einen leichten Ikterus, auch mit leichten Allgemeinerscheinungen und wird im bioptischen Befund des Leberpunktats durch schwerste Parenchymveränderungen überrascht. Der Bilirubingehalt des Serums kann zwischen 2 und 30 mg-% (normal 0,5 bis 1 mg-%) schwanken. Die Schwere des Ikterus sagt nichts darüber aus, ob der Fall mit einer Restitutio ad integrum ausheilen wird.

Leber und Milz sind bei nun entwickelter Gelbsucht deutlich geschwollen. Die Lebervergrößerung betrifft sowohl den rechten als den linken Lappen. Der untere Rand der Leber ist bei normalem und sogar etwas erhöhtem Zwerchfellstand um zirka zwei Querfinger nach abwärts verschoben, der Rand ist bald stumpfer, bald schärfer, die Konsistenz der Leber ist erhöht. Auf größeren Druck der palpierenden Hand ist die Leber meistens empfindlich, die Druckempfindlichkeit ist zu beiden Seiten der Recti am leichtesten erweisbar, hier ist der Rand auch am deutlichsten fühlbar. Die Kranken klagen zu Beginn der Leberschwellung meist über ein anhaltendes Druckgefühl im Epigastrium, manchmal auch über ausgesprochen anhaltenden Druckschmerz, dieser erreicht aber

nur in seltenen Fällen höhere Grade. Diese Schmerzen, die vornehmlich auf
die Spannung der Leberkapsel zu beziehen sind, halten bald nur wenige Tage,
bald aber auch ein bis zwei Wochen an, um dann allmählich abzuklingen. In
sehr seltenen Fällen kommt es in den ersten Tagen der Gelbsucht, oder ihr unmittelbar vorausgehend, zu heftigen krampfartigen Schmerzen, die einer Gallenkolik entsprechen und die gleichen Ausstrahlungen zeigen wie diese (s. S. 332)
und die auch die Begleiterscheinungen einer solchen haben können (Erbrechen,
Meteorismus usw.). Es handelt sich bei diesen Zuständen, welche begreiflicherweise zu Fehldiagnosen Anlaß geben können, nach EPPINGER um ein im Gefolge
der Hepatitis auftretendes Gallenblasenbettödem, welches einer die seröse
Hepatitis begleitenden serösen Entzündung entsprechen soll. KALK bezieht
die Koliken auf eine Überdehnung der Gallenblase, eine Stauungsgallenblase,
die er auf Störungen der Gallenblasenmotilität bezieht, die humoral bei geschädigter Leberfunktion auftreten soll. Die Milz ist perkutorisch und in der
großen Mehrzahl der Fälle auch palpatorisch vergrößert nachzuweisen, der untere
Rand überschreitet den Rippenbogen meist um ein bis zwei Querfinger, der
Milzrand ist meist plump, die Konsistenz der Milz erscheint meist erhöht.

Das Allgemeinbefinden der Kranken war bei den seinerzeitigen sporadischen
Ikterusfällen meist nicht sehr stark gestört. Nach Abklingen der Prodrome
bestand längere Zeit noch Inappetenz, es konnte zu recht beträchtlicher Abmagerung kommen, oft klagte der Patient aber nur über anhaltende Müdigkeit.
Mancher Kranke fühlte sich auch bei intensiver Gelbsucht durchaus wohl und
hielt sich für voll arbeitsfähig.

Auch während des epidemischen Auftretens der Hepatitis im letzten Dezen-
nium verlaufen die Fälle zum Großteil in dieser leichten Form, in denen,
einleitend wurde dies schon betont, aus dem klinischen Verlauf ein prinzipieller
Unterschied zwischen den sporadischen und epidemischen Fällen nicht behauptet
werden darf. Gewiß sah man während der Hepatitis-Epidemie Fälle mit besonders schweren Prodromen, schwersten initialen Magen-Darm-Erscheinungen
und insbesondere mit hohem, manchmal septisch intermittierend-remittierendem,
langdauerndem Fieber (s. oben). Es gab aber, wenn auch seltener, seinerzeit
gleichartig schwere sporadische Fälle, wie denn überhaupt ein sicheres klinisches
Unterscheidungsmerkmal zwischen sporadischem Ikterus simplex und Hepatitis
epidemica nicht postuliert werden kann. Sicher ist die seinerzeitige Angabe
unrichtig, daß die Hepatitis epidemica Kinder, der Ikterus simplex Erwachsene
befällt. Wir werden bei der Besprechung des Verlaufes noch hören, daß auch
die Letalität, der Übergang in eine akute Leberatrophie, das Auftreten von
Rezidiven, die Immunitätsverhältnisse, die Senkungsbeschleunigung der roten
Blutkörperchen eine Unterscheidung nicht erlauben, wie wir ja auch schon
darauf hingewiesen haben, daß die heute oft beobachteten Kontaktinfektionen
der Hepatitis durch die große Zahl der Fälle im Rahmen der Epidemie zu erklären sind (s. S. 269). Auch die Nachschübe und der späte Rückgang der Lebervergrößerung und Induration sind nicht unterscheidende Erscheinungen.

Mit zunehmender Gelbsucht stellt sich meist, aber nicht immer, ein starkes
Hautjucken ein, dieses kann fast unerträgliche Grade erreichen und das Allgemeinbefinden, vor allem die Nachtruhe, stark in Mitleidenschaft ziehen. Das Hautjucken tritt bald am ganzen Körper, bald nur an bestimmten Stellen, das eine
Mal anhaltend, das andere Mal nur periodisch auf. Die Haut ist unverändert,
man beobachtet nur bald ausgedehnte Kratzeffekte. Das Hautjucken wird
auf die Gallensäureretention im Blut bzw. im Gewebe bezogen.

Die Gallensäureretention führt auch durch Vagusreizung zur Bradykardie;
60 oder auch nur 50 Pulsschläge können gezählt werden. Die Harnmengen sind

auf der Höhe des Ikterus im Verhältnis zur Trinkmenge meist gering (vgl. Funktionsproben, S. 255), im Harn können Gallenfarbstoffzylinder (NOTHNAGEL) gefunden werden, welche für die Beurteilung des Falles belanglos sind. Bei schwerer Gelbsucht kann eine leichte Albuminurie auftreten. Die Gallensäuren werden im Harn in vermehrter Menge ausgeschieden, die insuffiziente Leberzelle ist nicht imstande, den enterohepatischen Gallensäurekreislauf aufrechtzuerhalten, so daß die Gallensäuren in die allgemeine Zirkulation übertreten. Da der quantitative Nachweis von Gallensäuren im Harn aber technisch auf größte Schwierigkeiten stößt und wir auf unsichere approximative Methoden (Untersuchung der Oberflächenspannung des Harnes mit Schwefelblumen) angewiesen sind, verliert der Befund der Gallensäurevermehrung im Harn die praktisch-diagnostische Bedeutung.

Der Harn ist schon vor dem Auftreten der Gelbsucht rotbraun gefärbt, bei Auftreten des Ikterus wird er noch dunkler rotbraun, mit zunehmender Gelbsucht schlägt die rotbraune Farbe immer mehr in eine bierbraune um. Der Harn schäumt leicht, der Schüttelschaum wird durch Bilirubin gelb gefärbt. Gleichzeitig wird der Stuhl lichter, sein Braun geht erst in Gelb und schließlich in Grau oder auch Grauweiß über. Bestanden während der Prodrome Durchfälle, so haben diese nun meist sistiert, nicht selten besteht jetzt Obstipation. Im rotbraunen Harn findet man vorerst nur große Mengen von Urobilinogen und Urobilin, Bilirubin tritt erst später auf und bedingt den Umschlag ins Bierbraune. Das verspätete Auftreten von Bilirubin im Harn ist auf die hohe Nierenschwelle für den Gallenfarbstoff zu beziehen, das Serumbilirubin muß beträchtlich erhöht sein, ehe die Niere dasselbe in den Harn durchtreten läßt. Mit zunehmender Gelbsucht nimmt die Menge der Urobilinkörper unter gleichzeitiger Zunahme des Bilirubins im Harn immer mehr ab, sie können unter gleichzeitigem Farbloswerden des Stuhles schließlich auch ganz verschwinden, im Harn findet sich nun nur Bilirubin. Das Fehlen der Urobilinkörper im Harn bei starker Bilirubinurie und das Fehlen aller Gallenfarbstoffe im Stuhl und Duodenalsaft zeigt die eingetretene Acholie an; die schwer geschädigten Leberzellen sind nicht mehr imstande, Gallenfarbstoff in die Gallenwege zu sezernieren. Dieses völlige Versiegen der Gallenfarbstoffsekretion ist nicht so selten; untersucht man Fälle von Ikterus simplex fortlaufend hinsichtlich der Gallensekretion, so kann man Acholie sogar häufig, allerdings nur wenige Tage hindurch beobachten. Es sind Ausnahmen, in welchen die Acholie auch mehrere Wochen lang anhält. Man darf sich auch bei einer Acholie nicht vorstellen, daß etwa sämtliche Leberzellen anatomisch schwer geschädigt sind; es handelt sich vielmehr um eine Funktionsschwäche, die auch gelegentlich schlagartig wieder verschwindet, wobei der Ikterus rasch abklingt, die Stühle in wenigen Tagen wieder gut gefärbt sind (s. Therapie).

Verfolgt man die Gallenfarbstoffe im Harn vom Beginn bis zum Ende der Krankheit, so ergeben sich bei klassischem Verlauf typische Befunde. Bevor diese besprochen werden, sei kurz der *Gallen-Urobilinkörperkreislauf* rekapituliert.

Der Gallenfarbstoff, der mit der Galle in das Duodenum gelangt war, wird im unteren Dünndarm und im Coecum durch die Darmbakterien zu Urobilinkörpern reduziert. Ein Teil desselben geht als Sterkobilin mit den Fäzes verloren, der größere Teil wird durch die Darmwand rückresorbiert und gelangt über die Pfortader zur Leber. Ein kleiner Teil passiert den Leberkreislauf, gelangt nach Passieren des Lungenkreislaufs in den großen Kreislauf und erscheint so als Urobilinogen und Urobilin im Harn. Der größere Teil der aus dem Darm rückresorbierten Urobilinkörper wird durch die Leberzellen aus der Zirkulation gezogen, um entweder wieder als Bilirubin oder auch als Urobilin in die Gallenkapillaren ausgeschieden zu werden. Nach dem Gesagten ist es verständlich, daß bei Acholie, bei Versiegen der Gallensekretion in den Darm, aus welcher Ursache immer, Urobilinkörper nicht gebildet werden können (hinsichtlich einiger Ausnahmen s. S. 341); im Harn findet sich dann nur Bilirubin. Die Fähigkeit der Leberzelle, die Urobilinkörper aus dem Portalkreislauf zu ziehen und wieder der Verwertung zuzuführen, ist eine sehr labile Funktion. Sie ist schon bei leichter Blutstauung der Leber gestört, weshalb leichte Herzdekompensationen mit Urobilinurie einhergehen. Diese Funktionsstörung ist auch die erste, welche im Beginn einer Hepatitis manifest wird, und die letzte, die in der Heilphase wieder zum Vorschein kommt. Dies erklärt die Harnfarbstoffverhältnisse im Verlaufe der Krankheit.

Das Harnbilirubin steigt konform mit der raschen Entwicklung des Ikterus im Beginn der Krankheit sehr rasch an, verbleibt mit dem stationären Ikterus längere Zeit auf gleicher Höhe und sinkt mit dem langsamen Rückgang des Ikterus (bzw. dem Blutbilirubin) langsam ab. Während des Anstieges und während des Abfalles des Bilirubin zeigt die Urobilinkurve hohe Wellen,

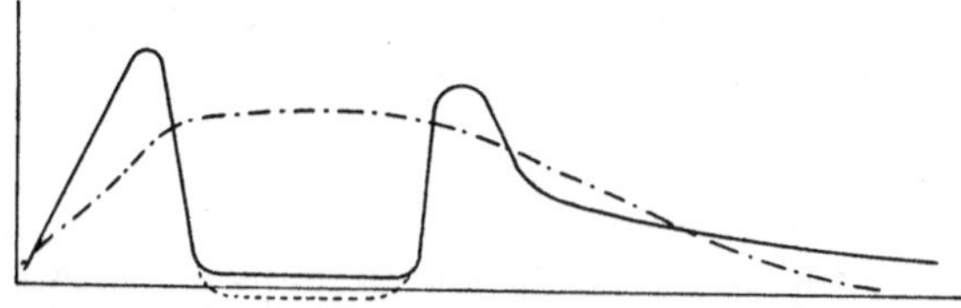

Abb. 37. Kurven von Harnbilirubin und von Harnurobilinogen im Verlaufe einer Hepatitis. ______ Urobilinogen, man beachte den hohen initialen und präterminalen Anstieg. .... Verschwinden des Urobilinogens zur Zeit der schwersten Gelbsucht. _._._ Bilirubinkurve, die ungefähr dem Grade der Gelbsucht entspricht.

zwischen diesen eine starke Depression oder auch (bei Acholie) ein völliges Verschwinden (s. Abb. 37). Die Erklärung für die erste Welle ist darin zu suchen, daß anfänglich noch viel Bilirubin in den Darm abgegeben wird und viel Urobilinkörper im Darm gebildet werden, die aber nach Rückresorption von der schon insuffizienten Leberzelle nicht mehr aus der Zirkulation genommen werden können. Sie verbleiben in der Zirkulation und erscheinen in großer Menge im Harn. Bei Abklingen des Ikterus und Einsetzen einer stärkeren Bilirubinsekretion hat die Leberzelle ihre Funktion hinsichtlich der Urobilinkörper noch nicht zurückerlangt und wieder passiert eine relativ große Menge an Urobilinkörpern die Leber und erscheint im Harn (zweite Welle).

Die lichtgelbe oder grauweiße Farbe der Stühle ist zum Teil durch die Hypo- oder Acholie, zum Teil auch durch die schlechte Ausnutzung des Nahrungsfettes bedingt. Die Stühle der Ikteruskranken haben schon makroskopisch ein fettiges Aussehen und oft eine fettig-schmierige Konsistenz, mikroskopisch findet man massenhaft Fettseifen und auch Fettsäuren in Form von Nadeln oder Schollen (manchmal neben vereinzelten Fettsäuretropfen). Einerseits durch die schlechte Emulgierung des Nahrungsfettes bei Fehlen der Gallensäuren, anderseits durch die schlechte Fettresorption — die Dünndarmschleimhaut resorbiert Fettsäuren und Fettseifen nur in Gegenwart von genügenden Mengen Galle — leidet die Ausnutzung. Neutralfett wird nicht oder in nur sehr geringer Menge gefunden, da das Nahrungsfett (Neutralfett) durch die Pankreaslipase normal gespalten wird. Die schlechte Fettausnutzung kann noch lange Zeit nach Wiederbraunwerden der Stühle mikroskopisch nachgewiesen werden.

Die Leberfunktionsproben müssen den diffusen schweren Parenchymschaden anzeigen. In der Mehrzahl der Fälle ergibt die Galaktoseprobe auf der Höhe der Gelbsucht ein eindeutig positives Resultat und es werden Mengen von über 3 g Galaktose ausgeschieden. Die Probe fällt allerdings in der ersten und auch noch in der zweiten Woche des Ikterus simplex nicht selten negativ aus und wird erst später positiv, sie erreicht ferner auch bei schwer verlaufender Gelbsucht nicht regelmäßig einen eindeutig positiven Ausscheidungswert und sie wird beim Abklingen der Krankheitserscheinungen oft lange vor dem Verschwinden der Gelbsucht wieder negativ. Eine negative oder nicht eindeutig positive Probe (z. B. Ausscheidung von 2,5 g) nach schon langem Bestande der Gelbsucht wird daher einen Ikterus simplex nicht ausschließen. Fällt die Probe in der ersten oder auch noch zweiten Woche negativ aus, so wird die Probe wiederholt werden müssen. Die Kontrolle der Blutzuckerkurven nach Galaktosebelastung hat keine Vorteile gebracht. Die übrigen Funktionsproben s. S. 253. Gelegentlich kann auch eine Leucin- und Tyrosinausscheidung im Harn (s. S. 252) beobachtet werden, der Nachweis ist technisch relativ schwierig, so daß er für die Praxis im allgemeinen nicht in Betracht kommt. Das WELT-MANNsche Koagulationsband bleibt oft in normalen Breiten. Die Senkungsreaktion der roten Blutkörperchen kann steigen, meist bleibt sie normal.

Verlauf und Prognose. Noch einmal sei betont, daß der sporadische Ikterus und die epidemische Hepatitis identischer Natur sind, daß prinzipielle Unterscheidungsmerkmale nicht existieren. Freilich haben uns erst die großen Epidemien, bzw. es hat uns die große Pandemie, die mit dem zweiten Weltkrieg mit besonderer Schwere einsetzte, gelehrt, daß gerade der Verlauf der Hepatitis ein protrahierterer, öfters rezidivierender ist, als wir dies seinerzeit für den sporadischen Ikterus simplex gelehrt haben, und daß bei diesen akuten Hepatitiden Dauerschäden zurückbleiben können, wie man sie beim seinerzeitigen Ikterus simplex wohl auch kannte, aber unterschätzte. Heute sind wird überzeugt, daß uns seinerzeit nur die geringe Zahl der Fälle die abnormen Verlaufsarten nicht genug zum Bewußtsein brachte. Es ist dies deshalb mit Nachdruck zu betonen, weil die protrahiert verlaufenden Fälle mit Rezidiven und mit Dauerschäden, wie sie bei der Hepatitis epidemica in den letzten Jahren nicht selten zur Beobachtung kamen, als Kriterium eines Wesensunterschiedes gegenüber dem sporadischen Ikterus angesehen wurden und weil wir annehmen können, daß nach Ausklingen der Epidemie, nach Normalisierung der Verhältnisse die Krankheit wieder als der Ikterus simplex catarrhalis imponieren wird, der bei der geringen Anzahl der dann beobachteten Fälle — ebenso wie ja auch die Mehrzahl der epidemischen Fälle — fast regelmäßig den scheinbar harmlosen „Simplex"-Verlauf nehmen wird.

Dieser „sporadische katarrhalische Ikterus" und ebenso die meisten Fälle epidemischer Hepatitis halten mit dem oben entwickelten Bilde mit intensiver Gelbsucht meist ein bis zwei Wochen unverändert an. Die Gelbsucht, die, wie oben beschrieben, ursprünglich sich rasch entwickelt hatte, bleibt also längere Zeit auf voller Höhe, dann klingt sie langsam ab. Gerade diese rasch ansteigende, auf einem hohen Plateau erst verharrende und dann langsam abfallende Gelbsuchtskurve ist für diese durch Nachschübe nicht komplizierten Hepatitiden recht charakteristisch, wenn auch Ausnahmen vorkommen.

Das erste Zeichen der Besserung ist das Gelb- oder das Dunklerwerden der Stühle, ihm folgt das Lichterwerden des Harns, schließlich das langsame Abblassen der Gelbsucht. Ein günstiges Zeichen ist auch das spontane Einsetzen einer stärkeren Diurese, oft geradezu einer Harnflut, die auch ohne genaue Flüssigkeitsbilanz auffällt, da sie gegen die Wasserretention auf der Höhe der

Erkrankung meist deutlich kontrastiert. Mit der einsetzenden Besserung sistiert das Hautjucken. Die Haut bleibt allerdings oft noch lange leicht ikterisch, nachdem die Stühle eine normale, die Harne eine fast normale Farbe angenommen haben; die gesamte Dauer der Gelbsucht beträgt durchschnittlich fünf bis sechs Wochen. Die Skleren können noch längere Zeit subikterisch sein, wenn die Farbstoffverhältnisse völlig normalisiert sind, wenn das Serumbilirubin quantitativ normal gefunden wird. Der Farbstoff kann im Gewebe der Skleren offenbar noch längere Zeit in geringen Mengen fixiert bleiben. Die Dauer der auch schwer ikterischen Phase kann allerdings viel länger sein, als eben angegeben. In einer eigenen Beobachtung hielt ein schwerer, in seiner Intensität leicht schwankender Ikterus durch sechs Monate bei bestem Allgemeinbefinden an; er verschwand rasch auf eine Laparatomie (s. S. 282) und heilte bald mit einer Restitutio ad integrum aus. Der Leberparenchymschaden im histologischen Bild des Leberpunktates war äußerst gering. Die Gelbsucht muß in diesen Fällen vornehmlich auf einen Funktionsschaden der Leberzelle, weniger auf ihren anatomischen Schaden bezogen werden; wir müssen in diesen Fällen auf eine Paracholie, die Abgabe des Gallenfarbstoffes in die falsche Richtung, rückläufig in das Blut, und ein Unvermögen der Gallensekretion in die Gallenkapillaren rekurrieren (s. S. 259). Die Laparatomie „richtet", offenbar über Reflexwege, die Sekretion wieder in die normalen Bahnen. Der Verlauf einer Hepatitis kann durch Gelbsuchtsnachschübe kompliziert werden, sei es, daß der Nachschub sich während des Abklingens des Ikterus in einer plötzlichen neuerlichen Verstärkung desselben zeigt, sei es, daß er nach vollkommenem oder fast vollkommenem Verschwinden neuerlich intensiv auftritt. Diese Fälle geben hinsichtlich Restitutio wohl eine schlechtere Aussicht, sie können aber auch völlig ausheilen. Man hat während der Epidemien eine größere Anzahl von Fällen mit Rezidiven gesehen. Dies erklärt sich nach unserer Überzeugung durch die große Zahl der Fälle überhaupt. Es handelt sich hier nicht um ein Unterscheidungssymptom gegenüber dem sporadischen Ikterus simplex, wie dies behauptet wurde. (s. a.)

Die Prognose der Mehrzahl der Hepatitisfälle, seien sie nun sporadischer oder epidemischer Natur, ist also eine gute. Die Hepatitis heilt meist mit einer Restitutio ad integrum aus. Dennoch muß die Prognose in jedem Falle mit einer gewissen Zurückhaltung gestellt werden, da atypische Verlaufsformen sie trüben können. Schon seit jeher war bekannt, daß ein Ikterus simplex in eine akute Leberatrophie umschlagen, daß sich das scheinbar harmlose Bild der einfachen Gelbsucht in eine deletäre Krankheit wandeln kann und daß sich in anderen Fällen an der Leber auch Dauerschäden entwickeln können. Gerade in dieser Hinsicht hat die letzte Hepatitisepidemie zahlreiche neue Erkenntnisse gebracht.

Ein Fall von Ikterus simplex, der sogar anscheinend leichten Verlauf zeigte, kann fast über Nacht in ein Coma hepaticum, in das Bild der akuten gelben Leberatrophie übergehen. Der Kranke wird erst somnolent, schließlich, gelegentlich über eine maniakalische Phase, bewußtlos und der Tod kann in kurzer Zeit eintreten. Kommt der Umschlag des klinischen Bildes in diesem schwersten Zustand manchmal überraschend, so kündigt er sich in anderen Fällen schon durch eine mehrere Tage anhaltende schwere Müdigkeit, Abgeschlagenheit, Hinfälligkeit und auffällige Somnolenz an. Eine deutliche Verkleinerung der Leber, speziell des linken Lappens, kenntlich an dem Verschwinden des bisher palpablen Randes im Epigastrium und an einer Verbreiterung des TRAUBEschen Raumes nach rechts, erkennt man oft erst, wenn das schwere Bild schon entwickelt ist. War seinerzeit dem Nachweis von Leucin und Tyrosin im Harn für die Erkennung der Gefahr Bedeutung zuerkannt worden, so verlor dieser Befund an Gewicht, als man auch in leichteren Fällen von Ikterus simplex diese Substanzen im Harn feststellte. Es gibt nur ein klinisches Zeichen, welches den Kliniker den drohenden, fast hoffnungslosen Zustand befürchten läßt, der Foetor hepaticus; der an „feuchte Gartenerde" erinnernde Geruch aus dem Munde des Kranken, der so intensiv sein kann, daß er schon beim Herantreten an das Krankenlager verspürt wird, kann dem Zusammenbruch der Leber um mehrere Tage vorausgehen. Wohl geht nicht jeder Fall von Ikterus simplex mit Foetor hepaticus in eine akute gelbe Atrophie über, jedenfalls aber zeigt er einen schwersten Parenchymschaden an und verlangt energischeste Maßnahmen. Die Fälle von Ikterus simplex mit Übergang in Leberatrophie können auch einen subakuten Verlauf nehmen (s. S. 296).

Andere atypische Verlaufsformen sind jene, bei welchen die Leber bei Bestehenbleiben eines Subikterus, meist aber auch nach Verschwinden der Gelbsucht groß und induriert bleibt. Hierbei können nach neueren Erkenntnissen, die während der letzten Epidemie gewonnen wurden, verschiedene Formen unterschieden werden.

Nach der akuten Krankheitsphase findet man, zumeist bei leichten uncharakteristischen Beschwerden der Kranken (Appetitlosigkeit, Magendruck usw.), durch Wochen und Monate eine indurierte, oft sehr harte und beträchtlich vergrößerte Leber. Meist bleibt auch der Milztumor bestehen. Diese Fälle sind insoweit gefährdet, als sie gelegentlich Rezidiven des Ikterus zeigen und dann in Dauerschäden der Leber übergehen können; die klassischen, in diese erste Gruppe gehörenden Fälle aber gehen schließlich, allerdings manchmal erst nach sechs bis neun Monaten, doch meist in volle Heilung aus. Bioptische Untersuchungen mit der Leberpunktion zeigten, daß in diesen Fällen die periportale kleinzellige Infiltration und die Reaktion am Retikuloendothelsystem, die Hyperplasie, Degeneration und Abschilferung der KUPFFER-Zellen lange fortbestehen. In manchen Fällen beobachtete man sogar auch trotz späterer Heilung periportale Bindegewebsvermehrung und eine leichte Wucherung der Gallengänge, Befunde, die an ein Initialstadium einer Zirrhose erinnern. Von einer Zirrhose ist hier aber nicht die Rede.

Wieder in anderen Fällen bleibt die Leber groß und abnorm hart, auch nach Monaten wird sie nicht normal, es entwickelt sich eine chronische Leberinduration, die schließlich eine Defektheilung darstellt. Die im vorigen Abschnitt beschriebenen Rundzelleninfiltrate-Reaktion, Bindegewebsneubildung und Gallengangswucherung werden hier offenbar schwerer und führen schließlich zu einer stationären bindegewebig-fibrösen Induration der Leber.

In allerdings sehr seltenen Fällen entwickelt sich, meist schon bei längst völlig verschwundenem Ikterus, aber bei Anhalten der früher beschriebenen uncharakteristischen Beschwerden des Kranken eine grobhöckerige Leber, wie sie uns auch als MARCHANDsche Hyperplasie der Leber als Ausheilungszustand einer subakuten Leberatrophie bekannt ist. Offenbar war es in diesen Fällen zu einem Umschlag der Hepatitis in eine subakute Leberatrophie gekommen, ohne daß dies klinisch genügend deutlich in Erscheinung getreten wäre, und die Leberatrophie heilte mit Defekt aus. Hinsichtlich der Prognose dieser Fälle s. S. 296.

Ganz ungewöhnlich schließlich ist der Ausgang einer Hepatitis in eine klassische LAENNECsche Zirrhose. Seinerzeit wurde ein derartiger Übergang von der Mehrzahl der Autoren und von uns selbst geleugnet. Die letzte Epidemie brachte — uns selbst in zwei Fällen — den diesbezüglichen sicheren Beweis. Der Verlauf ist hierbei vorerst der gleiche wie bei den früher beschriebenen Fällen, in welchen die Leber groß und hart bleibt; meist besteht auch ein größerer

Milztumor. Früher oder später — einer unserer Fälle zeigte die Erscheinungen schon wenige Monate nach Beginn der Lebererkrankung, es handelte sich um eine Jugendliche, die eine klassische Hepatitis epidemica mit Ikterusrezidiv durchgemacht hatte — treten die Zirrhosezeichen auf: Portalstauung, Caput Medusae, Aszites, Gefäßsternchen usw., und die Kranken gehen unter dem typischen Bilde der atrophischen Zirrhose zugrunde. Das histologische Bild der Leber bestätigt den Befund. Hinsichtlich des Problems der Entwicklung einer klassischen Laennecschen Zirrhose auf dem Boden einer Hepatitis s. S. 302.

Als ungewöhnlicher Verlauf einer Hepatitis müssen noch Hepatitisfälle erwähnt werden, die oft frühzeitig im Stadium der schweren Gelbsucht einen oft mächtigen Aszites bekommen. Man kann daran denken, daß es sich hier um Fälle mit Umschlag in eine akute oder subakute Leberatrophie handelt; tritt der Aszites später bei Abklingen des Ikterus zutage, könnte daran gedacht werden, daß sich eine Marchandsche Hyperplasie entwickelt hatte. In den Fällen, die wir hier im Auge haben, geht der Aszites aber schließlich zurück, die Leber wird normal, so daß diese Erklärungen hier nicht in Frage kommen.

Haben wir im Umschlag in die akute Leberatrophie und im Übergang in Dauerschäden schwere Hepatitisfälle kennengelernt, so muß schließlich auf ungewöhnlich leicht verlaufende Fälle verwiesen werden. Sie waren schon seinerzeit, vor der letzten schweren Epidemie bekannt; die Gelbsucht kann in diesen Fällen nicht nur sehr gering sein, sie kann sogar ganz fehlen: „Ikterus (simplex) sine ictero“. Die Diagnose dieser Fälle stützt sich lediglich auf die Prodromalerscheinungen, den Befund einer vergrößerten Leber, einen Milztumor, eine leichte Erhöhung des Serumbilirubins, eine Vermehrung des Harnurobilinogens (die Funktionsproben fallen zumeist normal aus) und vor allem auf das Bestehen einer Epidemie. In den letzten Jahren war die Diagnose nicht schwierig, seinerzeit, als die Fälle sporadisch oder nur in kleinen Endemien vorkamen, war sie nahezu unmöglich.

Die Hepatitis epidemica (bzw. der Ikterus simplex catarrhalis) hinterläßt eine Immunität, die im allgemeinen das ganze Leben vor einer Reinfektion schützt. Wenn wir früher Ausnahmen von dieser Regel anerkannt haben und Fälle beobachteten, die vor Jahren einen Ikterus simplex überstanden hatten und nun doch wieder erkrankten, so müßten wir nach dem heutigen Stande unseres Wissens in derartigen Fällen mit der Möglichkeit rechnen, daß einer der beiden Ikteri ein homologer Serumikterus war, der durch ein verwandtes, aber doch durchaus differentes Virus hervorgerufen wird und der gegen die Hepatitis epidemica nicht zur gekreuzten Immunität führt (s. S. 284).

Differentialdiagnose. Auf die große Schwierigkeit der Diagnose im Prodromalstadium haben wir bereits hingewiesen, meist ist die Diagnose zu dieser Zeit nicht möglich. In Fällen von Ikterus sine ictero werden die Klinik des Falles, die Prodrome, die Leber- und Milzbeschaffenheit, vor allem eine hochgradige Urobilinurie, ein erhöhter Bilirubinspiegel im Serum, eine normale Senkungsreaktion und schließlich positive Funktionsproben entscheidend sein, die Diagnose wird aber bei der Unverläßlichkeit aller dieser Zeichen außerhalb von Epidemiezeiten nur mit Wahrscheinlichkeit gestellt werden. Eine Biopsie, eine Leberpunktion mit histologischer Untersuchung des punktierten Lebergewebes freilich kann sicher entscheiden.

Wenn sich bei einem bis dahin leber- und gallengesunden, jüngeren Individuum, zumal nach gastrointestinalen Erscheinungen und ohne höhere Temperatur, ohne Fröste und ohne wesentliche Schmerzen eine Gelbsucht relativ rasch entwickelt, wird die Diagnose eines Ikterus simplex in der großen Mehrzahl der Fälle mit Recht gestellt werden. Die Diagnose ist in solchen Fällen — und sie

sind die Mehrzahl — also leicht. Ein mechanischer Ikterus durch Cholangitis
oder durch Steinverschluß wird sich durch das Fehlen der Kardinalsymptome,
Schüttelfrost, Fieber, Schmerzen, Gallenkoliken, bei längerer Dauer wechselnden
Ikterus, der Ikterus durch malignen Tumorverschluß schon durch das Alter
der Patienten ausschließen lassen. Freilich kann ein Steinverschluß ohne Gallenanfälle, eine Cholangitis ohne Sepsis- bzw. Infektionszeichen, ohne Fieber und
ohne Schmerz, und es kann ein Tumor ausnahmsweise auch bei einem jüngeren
Individuum auftreten. Leicht verlaufende Fälle von Cholangitis, die die Haupt-
kriterien für die Diagnose vermissen lassen und die mehr minder unter dem
einzigen Symptom Gelbsucht in Erscheinung treten, können daher als Ikterus
simplex imponieren; derartige Cholangitiden wurden von manchen Autoren
als Ikterus simplex cholangiticus bezeichnet, womit ausgesagt sein sollte, daß
das klinische Bild eines Ikterus simplex bzw. einer Hepatitis auch durch eine
Cholangitis imitiert werden kann. Wenn Leber- und Milzschwellung besteht
und die grobe Symptomatik der beiden Zustände, Hepatitis und Cholangitis,
sich vollständig deckt, können lediglich Funktionsproben entscheiden. Eine
neutrophile Leukozytose und eine beschleunigte Senkungsreaktion werden im
Sinne der Cholangitis verwertet werden dürfen. Ähnlich liegen die Dinge beim
stummen Stein; wenn der Steinverschluß, wie nicht so selten, ohne Schmerzen,
ohne Fieber, ohne Gallenanfall einhergeht, wenn er lediglich zu einem rasch
einsetzenden Ikterus führt und wenn eine geschrumpfte narbige Gallenblase
sich trotz Gallenstauung nicht vergrößern kann, so wird das Bild des Steinverschlusses dem des Ikterus simplex durchaus gleichen können. Die Anamnese
mit früher durchgemachten Gallenanfällen wird an die Möglichkeit eines Steines
denken lassen, die Funktionsproben und auch die weitere Beobachtung werden
schließlich entscheiden. Die Nicht- oder Flaufüllbarkeit der Gallenblase im
Röntgenbild beweist die Gallensteinkrankheit nicht, auch beim Ikterus simplex
kommt es durch die mangelhafte oder sogar fehlende Gallenausscheidung zu
einer mangelhaften oder fehlenden Schattenbildung. Im höheren Alter wird
die Differentialdiagnose zwischen Ikterus simplex und Tumorverschluß insbesondere dann schwer sein, wenn der Ikterus simplex zu einer längerdauernden
Acholie geführt hat; da gerade ältere Leute durch einen Ikterus simplex in
ihrem Allgemeinbefinden stark hergenommen werden können und die andauernde
komplette Acholie für einen Tumorverschluß charakteristisch wäre, wird die
Ähnlichkeit der Bilder außerordentlich groß sein. Das Fehlen einer Milzschwellung
beim Tumor wird kaum in die Waagschale fallen. Gleichzeitige Störungen in
der äußeren Sekretion des Pankreas, stark beschleunigte Senkungsreaktion,
röntgenologisch nachweisbare Veränderungen am Duodenum und am Magenausgang, vor allem aber der Nachweis der Gallenstauungsblase werden den
Tumorverschlußikterus beweisen; fehlen diese charakteristischen Symptome,
so wird wieder nur eine wiederholt negativ ausgefallene Leberfunktionsprobe
den Tumor gegenüber dem Ikterus simplex abgrenzen lassen.

Differentialdiagnostisch werden beim Ikterus simplex die verwandten und
in ihrer Klinik nicht differenten Gelbsuchtsformen, nämlich der Salvarsanikterus und der syphilitische Parenchymikterus, in Betracht kommen (S. 285).
Hier sei nur betont, daß eine Gelbsucht in unspezifischer Weise vorübergehend
eine positive WASSERMANN-Reaktion geben kann. Gelbfieber, Morbus Weil
und speziell indische Febris recurrens führen zu schweren Leberparenchymschäden
und somit zu einer parenchymatösen Gelbsucht, die der des Ikterus simplex
sehr ähnlich sein kann. Differentialdiagnostische Schwierigkeiten bereitet im
allgemeinen gelegentlich nur der Morbus Weil, die Klinik der anderen Infektionskrankheiten differiert zu sehr von der des Ikterus simplex; hochgradige Hin-

fälligkeit, hohes Fieber, starke Gliederschmerzen und nephritisches Harnsediment werden für Morbus Weil sprechen, der durch den Tierversuch sichergestellt wird (s. Bd. III).

Daß die LAENNECsche Zirrhose sich nicht selten mit einem akuten Parenchymschaden und damit mit dem Bild des Ikterus simplex kompliziert, sei schließlich noch erwähnt.

Therapie. Im Prodromalstadium werden lediglich Bettruhe, Kataplasmen auf das Abdomen, bei starkem Erbrechen eventuell Nautisan- oder Vasanozäpfchen in Frage kommen.

Die Mehrzahl der Ikterus simplex-Fälle heilen wohl auch ohne alle Behandlung. Vor allem mit Rücksicht auf die Beziehungen zur akuten gelben Leberatrophie und die Möglichkeit des Umschlages in das Coma hepaticum verlangen aber Ikterus simplex-Fälle einerseits eine weitgehende Schonung des Patienten überhaupt und anderseits Maßnahmen, welche den schweren Leberprozeß günstig zu beeinflussen imstande sind. Die Patienten sollen daher wenigstens zur Zeit der starken Gelbsucht das Bett hüten und später eine schonende Lebensweise führen; Wärmeapplikation (Dunstumschlag und Thermophor) auf die Lebergegend ist vorerst dauernd, später wenigstens stundenweise angezeigt. Für regelmäßige Stuhlentleerung ist Sorge zu tragen.

Neben diesen allgemein schonenden Maßnahmen hat man bis vor kurzem recht allgemein die UMBERsche Leberschutztherapie in Form der Dextrose-Insulin-Behandlung und einer Kohlehydratdiät verordnet. Ausgehend von der Überzeugung, daß die degenerative Leberzelle ihr Glykogen ausschüttet und dadurch erst recht an Widerstandskraft gegen die obwaltende Noxe verliert, glaubte man durch Zucker-Kohlehydrat-Diät, intravenöse Dextroseinjektionen und Insulin die Leberzelle zur neuerlichen Fixierung von Glykogen zwingen zu können. Abgesehen von theoretischen Bedenken gegen diese Therapie hat sie, entgegen früheren Angaben, eindeutige Erfolge nicht gebracht; sie ist auch, wenigstens in dieser Form, verlassen. Die amerikanische Literatur hat auch die von uns und vielen anderen Autoren wenigstens beibehaltene Zucker-Kohlehydrat-Behandlung in neuerer Zeit abgelehnt und ist zur Eiweißdiät oder zur Eiweißtherapie mit Plasmainjektionen übergegangen. Die diesbezüglichen Ansichten gehen noch auseinander. In der Überlegung, daß die Verarbeitung von Eiweiß für die Leberzelle eine größere Leistung bedeutet, empfehlen wir nach wie vor wenigstens im Stadium des schweren Ikterus eine Kohlehydratdiät und geben auch Dextrose intravenös. Die Insulintherapie haben wir seit langem verlassen. Wir verordnen eine Kohlehydratkost, wir verbieten Fleisch und gestatten es erst nach fast völligem Abklingen der Gelbsucht. Eier und Milch stellen als leichter assimilierbare Eiweißarten keine Gefahr dar, sie werden in kleiner Menge erlaubt sein. Reiner Milchdiät, wie sie früher empfohlen wurde, ist zu widerraten; bei der Zubereitung der Kohlehydratkost wird Milch ein willkommener Behelf sein. Wenn Fett den kranken Leberzellen auch kaum schadet, so ist es in der Kost doch zu reduzieren, da es schlecht ausgenützt wird und eine Überschwemmung des Darmes mit Fett auch zu einer schlechteren Ausnutzung der Kohlehydrate führt. Alkohol als Leberzellgift ist streng zu verbieten. Gewürze sind einzuschränken.

Die moderne medikamentöse Therapie hat bei der Behandlung der Hepatitis scheinbar mit gutem Erfolg Cortin- (Cortiron-) Gaben eingeführt. Unter hohen Dosen (50 mg subkutan), erst täglich, später in Intervallen, gewinnt man den Eindruck, daß die Kranken sich rascher erholen und daß der schwere Ikterus oft rasch zurückgeht. Endgültiges kann über diese Therapie noch nicht gesagt werden.

Das Darniederliegen der Gallensekretion würde eine gallentreibende Therapie nahelegen, sie ist aber prinzipiell kontraindiziert. Denn alle einschlägigen Medikamente sind nicht nur Reizmittel für eine vermehrte Gallensekretion, sondern auch Giftstoffe für die Leberzellen, man läuft mit diesen Mitteln Gefahr, einen bestehenden Parenchymschaden nur noch zu vergrößern. Selbst mit wenig toxischen Cholereticis, wie Decholin, kann man rasch Verschlechterungen der Gelbsucht beobachten. Das strenge Verbot der Anwendung gallentreibender Mittel ist nur in bestimmten Stadien der Krankheit aufgehoben: Wenn sich der Ikterus bereits gebessert hat, das Allgemeinbefinden ein gutes ist, der Ikterus zurückgeht, wenn die Gelbsucht aber dann lange Zeit stationär bleibt oder wenn nach gut verlaufender Krankheit ein leichter Ikterus persistiert, kann man eine intravenöse Decholininjektion in kleiner Dosis, etwa ein Fünftel der käuflichen Ampullen (2 ccm), verabreichen und diese Dosis nach einigen Tagen auch nochmals wiederholen; hierbei kann man ein sofortiges Ansteigen der Urobilinwerte im Harn und im Anschluß an die in Gang gebrachte Gallenflut ein rasches Zurückgehen des Ikterus beobachten. Sehr leichte gallentreibende Mittel, wie Karlsbader Wasser, kleine Kalomeldosen (zwei- bis dreimal täglich 0,03), sind nicht kontraindiziert, da bei ihnen eine Giftwirkung auf die Leberzellen nicht in Frage kommt; sie dürfen verordnet werden, sobald die akuten schwersten Erscheinungen abgeklungen sind. Ihre Wirkung soll nicht überschätzt werden.

Seitdem gezeigt worden ist, daß sich im Galaktoseversuch eine Besserung der Leberfunktion durch Diathermie erzielen läßt, findet auch diese in der Behandlung des Ikterus simplex einen begründeten Platz. Ihre Anwendung bleibt freilich auf schwere Fälle in Anstalten beschränkt.

Gegen das ikterische Hautjucken sind wir in vielen Fällen machtlos. Eine symptomatische Behandlung kann dem Patienten Erleichterung bringen. Bei den verschiedenen Patienten sind meist verschiedene Mittel und diese auch nur kurze Zeit wirksam, es empfiehlt sich daher ihr Wechsel. Die Mittel sind: Pudern der Haut mit Talk-, Zink-, Salizyl- und Anästhesinpuder, Abwaschungen mit kaltem Wasser, Essigwasser, Franzbranntwein oder mit anderen alkoholischen Lösungen, Betupfen der juckenden Stellen mit 2%iger Karbollösung, 5%iger alkoholischer Menthollösung, mit 1%igem Epikarinspiritus (der sich häufig gut bewährt), Einreibungen mit Menthol-, Anästhesin-, Ichthyol- oder Kalmitolsalbe, laue, kalte oder auch heiße, zumal protrahierte Bäder, eventuell mit Zusatz von Kleie, Soda oder Kaliumpermanganat. Eine Kausaltherapie des Hautjuckens kommt nur in den späteren Stadien, wenn der Ikterus sich gebessert hat, mit leicht galletreibenden Maßnahmen in Frage. Gelingt es, den Gallenfluß zu heben und die Galle in der Richtung der Leber aus den Geweben in Fluß zu bringen, so genügt scheinbar oft schon eine minimale Senkung des Spiegels der Gallensäuren im Gewebe, um eine Milderung oder ein Sistieren des Juckens zu erreichen. Ephetonin oder Atropin, von einigen Autoren gerühmt, scheint zumindest sehr selten Erfolg zu haben. In ganz schweren Fällen muß gelegentlich vorübergehend zu narkotischen Mitteln, sogar zu Morphium gegriffen werden.

In Fällen mit lange währendem Ikterus kommt schließlich auch die Operation in Frage. Ausgehend von der Beobachtung, daß Fälle von Hepatitis, die unter der Fehldiagnose eines mechanischen Verschlußikterus operiert worden waren, nach dem Eingriff, der die Diagnose klarstellte, den Ikterus rasch verloren, wurden bei langdauernden Hepatitiden von den verschiedenen Chirurgen verschiedenste Eingriffe, meist an den Gallenwegen, durchgeführt, wobei oft überraschende Heilerfolge erzielt wurden. Die geübten Eingriffe waren verschiedenster Art (Cholezystektomie, Choledochusbougierung, Choledochusdrainage, Freipräparieren des Choledochus ohne Eröffnung desselben usw.). Man gewann die Überzeugung, daß das Operieren im Bereiche des vegetativen Nervensystems die überraschenden Erfolge erklären müsse, daß die Leberzellen reflektorisch beeinflußt zur normalen Gallensekretion angeregt würden. Wir haben früher eine Patientin mit sechsmonatigem schwerem Ikterus erwähnt, bei der unter der Diagnose einer Hepatitis lediglich laparotomiert und der Choledochus ohne Eröffnung kontrolliert wurde. Wenige Tage nach dem Eingriff war der schwere Ikterus nahezu verschwunden. Diese Operationserfahrungen und Überlegungen gaben später die Grundlage für den Versuch, das vegetative System in gleicher oder ähnlicher Weise mit einer paravertebralen Anästhesie zu treffen. Man berichtete auch mit dieser Methode über vereinzelte gute Erfolge. Wir haben sie nicht erlebt. Der Versuch ist aber gefahrlos und er ist vor einer etwaigen Operation, die begreiflicherweise nur für ausgesuchte Fälle reserviert bleibt, zu empfehlen.

c) Homologer Serumikterus. Salvarsanikterus.

α) Homologer Serumikterus.

Erst im Lichte neuerer Erkenntnisse gewinnen alte Erfahrungstatsachen Bedeutung und finden ihre Erklärung. Es gibt eine große Zahl älterer Literaturangaben, nach welchen ein hoher Prozentsatz von Individuen, die mit Pockenlymphe oder mit anderen Vakzinen verschiedener Art geimpft worden waren oder Rekonvaleszentenserum erhalten hatten, an einem Ikterus erkrankten. So akquirierten von zirka 1300 Arbeitern, welche 1884 in Bremen mit humanisierter Glyzerinlymphe geimpft worden waren, fast 200 einen Ikterus; bei zirka 600 Arbeitern, welche gleichzeitig mit einer anderen Lymphe geimpft worden waren, erkrankte kein Impfling.

Die in großer Zahl in Amerika durchgeführten Übertragungen von Serum, Plasma oder Vollblut brachten in den letzten Jahren in diese Verhältnisse neues Licht, da in großen Statistiken nachgewiesen werden konnte, daß mit dem Blut, Serum oder Plasma bestimmter Individuen, auch wenn sie selbst nicht erkrankt waren, beim Empfänger in einer hohen Prozentzahl ein Ikterus auftrat und man mit Recht annehmen konnte, daß ein ikterogenes Agens übertragen worden war. Die amerikanische Literatur spricht von einem „homologen Serumikterus". Dieser kann also als ein Ikterus definiert werden, der durch parenterale Injektion von Serum, Plasma oder Vollblut von Spendern hervorgerufen wird, von denen wenigstens nicht bekannt ist, daß sie eine infektiöse Hepatitis haben oder gehabt haben. Das wirksame Agens war offenbar ein Virus im Blute des Spenders. Ebenso wie bei der Hepatitis epidemica gelang die Züchtung des Virus und die Übertragung auf Versuchstiere nicht. Im Versuch an Menschen, wobei Freiwillige sich zur Verfügung stellten, wurde die Übertragbarkeit auch in der Passage gezeigt und damit die Virusnatur der Krankheit erwiesen. Die Übertragung gelingt durch kutane, subkutane, intramuskuläre oder intravenöse Injektion, nicht aber nasal oder oral. Die Ansteckungsfähigkeit bzw. die „Ikterogenität" verschiedener Sera ist verschieden; die Dosis hat bezeichnenderweise auf Erkrankungshäufigkeit und Verlauf der Ikteruserkrankung keinen Einfluß. In einer Versuchsserie konnte an 23 Freiwilligen der Ikterus in zehn Fällen hervorgerufen werden! Der klinische Symptomenkomplex des homologen Serumikterus unterscheidet sich nicht von dem der epidemischen Hepatitis. Dennoch kann auf Grund der folgenden Feststellung mit Sicherheit behauptet werden, daß beiden Ikterusformen wohl verwandte, aber verschiedene Vira zugrunde liegen: 1. Die Inkubation des homologen Serumikterus beträgt 60 bis 140 Tage, die der epidemischen Hepatitis 20 bis 40 Tage. 2. Es kommen bei der Serumhepatitis Kontaktinfektionen nicht vor. 3. Das Überstehen der Hepatitis epidemica bzw. der Serumhepatitis hinterläßt keine gekreuzte Immunität.

Ungeklärt ist, warum während der Pandemie von Hepatitis epidemica auch der homologe Serumikterus so zahlreich auftritt, sind doch beide Vira nicht identischer Natur.

β) Salvarsanikterus.

Schon nach den ersten Salvarsandosen oder nach längerdauernder Behandlung oder lange Zeit nach Abschluß einer antiluetischen Kur mit Salvarsan oder anderen Arsenobenzolen (Arsphenamin, Mapharsen etc.) kann ein Ikterus auftreten. Man sprach bei einem Ikterus, der längstens drei Wochen nach der ersten Injektion auftrat, von einem Salvarsan-Frühikterus, später, bis sechs Monate nach Beginn der Behandlung, von einem Salvarsan-Spätikterus. Die Nomenklatur ist aber ohne Belang, jedenfalls kann im Rahmen der Salvarsanbehandlung oder auch bis zu sechs Monaten nach der letzten Behandlung eine Hepatitis auftreten. Die Klinik des Salvarsanikterus deckt sich völlig mit der des Ikterus simplex; die kurzdauernden Prodrome (Inappetenz, Brechreiz usw) machen den Eindruck, schon Teilerscheinung der Hepatitis zu sein. Auch hier kann der Verlauf ein leichter oder ein schwerer sein, auch hier wurde akute Leberatrophie beobachtet. Die Funktionsproben und histologischen Befunde beweisen die diffuse Leberzelldegeneration bzw. einen hepatozellulären Ikterus.

Der vorerst naheliegende Gedanke, daß dieser Salvarsanikterus etwa analog einer Phosphorleber einen toxischen Leberzellschaden darstelle, war immer schon mit dem Salvarsan-Spätikterus schwer vereinbar. Daß diese Fälle aber doch auf die Salvarsaninjektion zurückzuführen waren und nicht interkurrente epidemische Hepatitiden waren, ging aus Statistiken und dem Vergleich von mit Salvarsan behandelten und nicht behandelten Individuen eindeutig hervor. Die Unabhängigkeit des Auftretens der Lebererkrankung von der gegebenen Salvarsandosis sprach wieder gegen seine toxische Genese. Diese Widersprüche waren der Grund, warum man seinerzeit im Salvarsan nur eine Auslösungsursache sehen wollte und den Leberzellschaden als luetotoxischen zu erklären versuchte, wogegen aber wieder sprach, daß auch eine Salvarsan-Behandlung bei Nichtluetikern zu Früh- oder Spätikterus führte. Es glaubten nach dem ersten Weltkrieg manche Autoren, daß das Salvarsan nur das Auftreten einer infektiösen Hepatitis durch Herabsetzung der natürlichen Resistenz gegen den Infekt ermögliche.

BIGGER und MacCALLUM haben nun als erste mit Rückblick auf die Gleichheit aller Erscheinungen beim Salvarsan- und beim homologen Serumikterus die Auffassung vertreten, daß es sich beim Salvarsanikterus um eine Übertragung des Virus des homologen Serumikterus durch gebrauchte Spritzen und Injektionsnadeln handle. In venerologischen Ambulanzen werden Salvarsaninjektionen bei solchen Kranken wohl mit einer jeweils frischen Nadel, aber mit der gleichen, oft mit Blut verunreinigten Spritze durchgeführt, so daß die Möglichkeit der Übertragung leicht gegeben ist. Der Beweis für die Richtigkeit dieser Überlegungen konnte, wie es scheint, eindeutig damit erbracht werden, daß durch entsprechende Behandlung von Spritzen und Kanülen in manchen Ambulatorien der Salvarsanikterus zum Schwinden gebracht wurde; ob die Resistenz des Virus tatsächlich so groß ist, daß Nadeln und Spritzen einer Heißluftsterilisation bei 150 bis 160° C für eine Stunde unterworfen werden müssen, wird die Zukunft lehren. Es gelang auch die Übertragung des „Salvarsanikterus" auf Freiwillige; in MacCALLUMS Versuchen betrug die Inkubation

42 bis 70 Tage! Die neue Auffassung über den Salvarsanikterus (dem übrigens auch ein Quecksilber- und Wismutikterus an die Seite gestellt werden kann) gibt eine plausible Erklärung für den früher so schwer verständlichen Früh- und Spät-Salvarsanikterus, kann die Inkubation des homologen Serumikterus, wie oben erwähnt, doch bis zu 140 Tagen (und wahrscheinlich auch darüber) betragen.

Nie hat man so zahlreiche Salvarsanikterusfälle gesehen als in den letzten Jahren; warum dieses epidemische Auftreten des Salvarsanikterus, der also ein homologer Serumikterus wäre, zeitlich mit der Hepatitis epidemica-Pandemie zusammenfällt, ist nicht geklärt, wir können dieses Faktum nur festhalten. Im Sinne der Toxizität des Salvarsan bzw. zugunsten der Existenz eines echten Salvarsanikterus mag aber schließlich doch angeführt werden, daß wir mehreren Fällen begegneten, welche auf jeden wiederholten Versuch, doch wieder Salvarsan zu injizieren, prompt mit einem Ikterusrezidiv antworteten. Hier scheint es sich um das Salvarsan und nicht um ein mit der Spritze übertragenes Virus zu handeln. Schließlich sei noch festgehalten, daß der Ikterus nach Salvarsaninjektionen zumindest unvergleichlich häufiger ist als der nach Injektionen anderer Medikamente.

So ansprechend die neue Theorie des homologen Serumikterus auch ist und Beweise für die Richtigkeit der neuen Lehre vorzuliegen scheinen, das Problem ist noch nicht ganz spruchreif.

Es ist klar, daß bei Injektionen aller Art, Insulin, Penicillin usw., eine Übertragung des homologen Serumikterus möglich ist; auch diesbezüglich liegt bereits Literatur vor.

d) Ikterus syphiliticus praecox.

Die Leberlues im engeren Sinne umfaßt die gummösen und die spezifisch-infiltrativen Veränderungen; diese etablieren sich im interstitiellen Gewebe (s. S. 318). Darüber hinaus aber kann die Lues die Leber auch an den Leberzellen im Sinne einer diffusen Hepatitis treffen.

Der Ikterus syphiliticus praecox. Verschiedene Kliniker haben übereinstimmend gezeigt, daß im Sekundärstadium der Lues ein Parenchymikterus auftreten kann, der von einem Ikterus simplex kaum zu unterscheiden ist. Daß dieser Ikterus Teilerscheinung der Lues II sein müsse, ergaben umfangreiche Statistiken; aus ihnen ging hervor, daß Luetiker im Sekundärstadium viel häufiger unter dem Bilde eines Ikterus simplex erkranken als die Nichtluetiker des gleichen Spitales. Der Zusammenhang dieser Fälle mit der Lues schien damit gesichert, um so mehr, als manche Autoren auch eine gute Beeinflußbarkeit durch eine antiluetische Kur glaubten beobachten zu können. Heute steht fest, daß es sich bei diesem Ikterus um einen luetotoxischen Leberzellschaden mit degenerativen Zellschäden wie bei dem Ikterus simplex handelt. Früher wurden von den verschiedenen Autoren unter anderem eine Gallenstauung auf Grund einer luetischen Schwellung der portalen Lymphdrüsen mit Kompression des Choledochus oder eine Cholangitis durch ein spezifisches Enanthem der Gallenwege mit sekundärer Gallenstauung, schließlich ein Ikterus simplex, ausgelöst durch das Fieber der Eruptionsperiode der Lues, als Erklärungen für diesen Ikterus im Sekundärstadium angenommen. Die parenchymatöse Natur des Ikterus wurde durch EPPINGER in einem Falle histologisch dargetan, die Identität des Krankheitsbildes mit dem des Ikterus simplex und der Ausfall der Leberfunktionsproben bewiesen sie mit Sicherheit. Das klinische Bild deckt sich nämlich völlig mit dem der Hepatitis, selbst Prodrome im Sinne von Übelkeit, Brechreiz, Erbrechen, Diarrhoen und Müdigkeit können vorhanden sein, sie sind meist kurzdauernd und dürften bereits Teilerscheinung der ersten anikterischen Phase der Hepatitis sein. Es gibt leicht und schwer verlaufende Fälle. Auch Übergang in akute Leberatrophie wurde mehrfach beobachtet. Die Diagnose darf nur gestellt werden, wenn auch andere Sekundärzeichen der Lues (Lymphdrüsenschwellung, Exanthem usw.) vorliegen.

Der Ikterus syphiliticus praecox wird gelegentlich erst nach der ersten oder zweiten Salvarsaninjektion, bzw. zu Beginn der antiluetischen Kur manifest, er wäre dann als JARISCH-HERXHEIMERsche Reaktion aufzufassen; gleichzeitig mit dem Deutlichwerden der übrigen sekundärluetischen Zeichen tritt der bis dahin latente Leberschaden als Ikterus zu Tage. Dieser sekundärluetische latente Leberzellschaden kann übrigens auch mit Funktionsproben nachgewiesen werden: im sekundären Stadium der Lues können auch, ohne daß andere klinische Zeichen (Leberschwellung, Subikterus usw.) den Parenchymschaden verrieten, im Serum erhöhte Bilirubinwerte gefunden werden, die Lävulose- und Galaktoseprobe kann positiv ausfallen usw. Man könnte diesen Leberzellschaden als Ikterus syphiliticus praecox sine ictero bezeichnen.

Der Ikterus syphiliticus praecox ist vor allem antiluetisch zu behandeln. Hinsichtlich der Wahl der Mittel gingen die Autoren seinerzeit auseinander, befürwortete der eine ein möglichst schonendes und einschleichendes Verfahren mit Jod, Mirion, langsamen Übergang zu kleinen Quecksilber- und Wismutdosen usw., so empfahl der andere eine energische Salvarsankur. War der Ikterus im Rahmen einer JARISCH-HERXHEIMER-Reaktion zu Beginn der Behandlung aufgetreten, so war diese nach allgemeiner Ansicht fortzuführen. Diese Grundsätze haben prinzipiell auch heute ihre volle Berechtigung. Mit Hinblick auf die begreifliche Sorge, in der unsere Ärztegeneration aufgewachsen ist, es könne eine luetotoxisch bereits geschädigte Leber durch Salvarsan im Sinne eines „Salvarsanikterus" akut verschlechtert, vielleicht in eine akute Leberatrophie übergeführt werden, wird heute vielfach zur Behandlung des luetischen Ikterus Penicillin empfohlen.

Wenn es dem Wesen nach auch nicht hierher gehört, so sei hier doch der *Ikterus im Rahmen „der Reaktion des neunten Tages"* angeschlossen. Vor kurzem hat mein Mitarbeiter WEWALKA aus meiner Klinik zwei Fälle beschrieben; das Bild deckte sich in jeder Hinsicht mit dem seinerzeit von HANGER und GUTMAN beschriebenen.

Ungefähr am neunten Tage einer Salvarsanbehandlung, einerlei ob sie bei einem Luetiker oder Nichtluetiker durchgeführt wird, kommt es gelegentlich zugleich mit anderen allergischen Erscheinungen (wie Urtikaria usw.) zu einem Ikterus, der, mit Leberfunktionsproben untersucht, nicht einer Hepatitis, sondern einem mechanischen Ikterus entspricht; tatsächlich zeigen bioptische histologische Untersuchungen eine Gallestauung in den zentralen Abschnitten der Läppchen, mit Gallethromben in den Gallekapillaren und Gallespeicherung in den Leberzellen. Degenerativ-nekrotisierende Leberparenchymschäden sind nicht nachzuweisen. In den Gallekapillaren kann man nun als Ursache der Gallestauung merkwürdige, offenbar allergische Veränderungen mit Desquamation von Gallengangsepithel beobachten; die Gallengänge sind gerade im Läppchenzentrum durch die zugrunde gehenden desquamierten Zellen und durch Leukozyten verlegt. Dieser Ikterus hat weder mit einem Salvarsanikterus noch mit einem Ikterus syphiliticus praecox etwas zu tun.

e) Diffuse Hepatitiden bei Infektionskrankheiten.

Fast bei sämtlichen Infektionskrankheiten kann ein Ikterus auftreten. Der Ikterus bei Lues wurde im vorstehenden Kapitel erörtert; dieser gleicht einem Ikterus simplex völlig. Bei den übrigen Infektionskrankheiten können wir solche unterscheiden, bei welchen der Ikterus ein wesentliches Symptom des Krankheitsbildes ist, und solche, in welchen ein Ikterus gelegentlich auftritt; zu den ersteren gehört der Morbus Weil, das Gelbfieber und die indische Form des Febris recurrens (bei der europäischen ist der Ikterus viel seltener). Wenn auch bei diesen Krankheiten die Natur des anatomischen Geschehens in der Leber nicht eindeutig festgelegt ist und bald mehr den umschriebenen herdförmigen Nekrosen, bald mehr der „fettigen Degeneration", bald mehr infiltrativen Veränderungen, bald mehr einer serösen Hepatitis mit Dissoziation der Leberzellen Bedeutung beigelegt wird, so kann als sicher gelten, daß der Ikterus vor allem ein parenchymatös-hepatozellulärer ist. Die Gallensekretionsstörung ist meist nicht so schwer, daß es zur Acholie kommt. Die Funktionsstörung der Leber ist nicht so hochgradig, daß Funktionsproben der Leber positiv ausfallen müßten. Bei bestimmten Infektionen, wie beim Gelbfieber und dem Febris recurrens kann die Hepatitis schwerste Grade annehmen, der Patient kann cholämisch werden, der Anatom kann den Zustand von einer akuten Leberatrophie nicht mehr unterscheiden.

Der sogenannte „septische Ikterus" ist ein Zeichen schlechter Vorbedeutung. Er findet sich am häufigsten bei Puerperalsepsis. Auch er ist vorwiegend ein Parenchymikterus, doch ist kein Zweifel, daß er komplexer Natur ist, daß er wenigstens häufig auch eine hämolytische Komponente hat. Dies gilt auch für die Gelbsucht bei anderen Infektionen, vor allem bei der Pneumonie. Bei der kruppösen Pneumonie sieht man bei schwereren Verlaufsformen einen Ikterus (s. Bd. I, S. 401), der ebenfalls mit Recht als Zeichen schlechter Vorbedeutung gilt. Er tritt meist am fünften Tage der Krankheit im Stadium der grauen Hepatisation auf. Daß hier tatsächlich, wenigstens zum Teil, ein hämolytischer Ikterus vorliegt, ist aus der Tatsache ersichtlich, daß man Zeichen der Pleiochromie, stark gefärbten Duodenalsaft, dunkle Stühle und hohe Urobilinogenurie beobachten kann. Die erhöhte Hämolyse ist auf einen massenhaften Untergang von Erythrozyten beim Übergang der roten in die graue Hepatisation zu beziehen; diese Hämolyse in der Lunge hat die gleiche Bedeutung wie die im Retikuloendothelsystem beim hämolytischen Ikterus. Zweifellos spielt aber neben dieser hämolytischen Komponente eine zweite im Sinne eines schweren diffusen Leberzellschadens eine Rolle, in schwer verlaufenden Fällen dürfte dieser die größere Bedeutung zukommen. Eine Infektionskrankheit, bei welcher beim Zustandekommen des häufigen Ikterus hingegen die Hämolyse das ausschlaggebende Moment darstellt, bei welcher das Leberparenchym nur bei schwerstem Verlauf in Mitleidenschaft gezogen ist, ist die Malaria (s. Bd. III).

f) Diffuse Hepatitiden bei Intoxikationen.

Bei einer Reihe von Intoxikationen, vor allem bei Phosphor-, Chloroformund Pilzvergiftung, kommt es regelmäßig zu diffusen Leberzellschädigungen, die schließlich mit dem Zusammenbruch der Leber, mit der Cholämie, enden können. Hinsichtlich der Klinik dieser Vergiftungen sei auf die entsprechenden Kapitel (s. Bd. III) verwiesen. Bei den schwer verlaufenden Fällen findet der Anatom das Bild der Leberatrophie. Es muß aber betont werden, daß die ersten Veränderungen bzw. jene bei leichter verlaufenden Vergiftungen immer durchaus anderer Art sind; es kommt nur zu schwerster Verfettung und die Kranken gehen meist schon in diesem Stadium der Leberveränderung zugrunde; die Leber wird vom Kliniker daher zum Unterschied von der akuten Leberatrophie nicht verkleinert gefunden, der Anatom findet makroskopisch eine große Fettleber, mikroskopisch erst neben Glykogenschwund auch die Fettdegeneration. Es gilt dies ebenso für die Chloroform-, die Phosphor-, wie für die Pilzvergiftung; hier sind es nicht nur der Knollenblätterschwamm (Amanita phalloides), sondern auch andere Pilzarten, wie Morchel, Lorchel, der Fliegenpilz, die ähnliche Veränderungen nach sich ziehen. Bei subakutem Verlauf können durch Regenerations- und Indurationsvorgänge Bilder entstehen, welche sowohl klinisch als anatomisch einer subakuten Leberatrophie entsprechen. Auch nach Santalöl-, Synthalin-, Phenylhydrazin, Uliron- und Atophanmedikation, auch in kleinen Dosen, wurde gelegentlich ein Ikterus vom Typus eines parenchymatösen Ikterus beobachtet; vereinzelte dieser Fälle endeten tödlich unter dem Bild der akuten Atrophie. Unter den Narkosemitteln soll auch dem Äther eine leicht schädigende Wirkung auf die Leberzellen zukommen, wie aus Bilirubinspiegeluntersuchungen im Blute nach Äthernarkosen gezeigt wurde; klinisch symptomatologisch kommt dieser leichte Leberschaden aber jedenfalls kaum je zum Ausdruck.

g) Akute und subakute Leberatrophie.

Definition und Wesen der Krankheit. Die akute und subakute Leberatrophie ist ein Zustand vollständiger oder nahezu vollständiger funktioneller und anatomischer hepatozellulärer Auflösung, die unter schwersten, vor allem zerebralen Intoxikationserscheinungen und alsbald unter dem Bilde des Koma hepaticum verläuft. Der Zustand kann wohl auch unmittelbar aus voller Gesundheit heraus auftreten, fast regelmäßig aber geht ihm doch ein leichterer oder schwererer hepatozellulärer Schaden irgendwelcher Art voran, bald ist es ein sporadischer Ikterus simplex, bzw. eine Hepatitis epidemica oder ein homologer Serumikterus, bald ein Leberzellschaden luetotoxischer Art, bald der einer Phosphorintoxikation, um einige Beispiele zu nennen. Wie und warum es aber schließlich zum Zusammenbruch des Leberparenchyms kommt, warum in bestimmten Fällen eines erst leichteren Leberzellschadens irgendwelcher Art eine akute Atrophie auftritt, ist heute noch durchaus ungeklärt. Der Begriff der „Autolyse" soll über unsere Unkenntnis hinweghelfen, ein konstitutionelles Moment mag diese Autolyse begünstigen. Die akute Leberatrophie wäre demnach eine Krankheit sui generis, sie wäre ein Zustandsbild, welches sich unter bestimmten, noch nicht näher erkannten Bedingungen bei den verschiedensten Noxen entwickelt, die zu einem Leberschaden führen. Manche Autoren sind mit Rücksicht auf das gelegentlich gehäufte, scheinbar epidemische Auftreten der Krankheit demgegenüber geneigt, eine spezifische Infektion anzunehmen, welche den speziellen schweren Leberschaden auf infektiös-toxischem Weg auslöst. An dem epidemisch-endemischen Auftreten von Fällen akuter Leberatrophie und damit an der infektiösen Genese dieser Formen ist auch nicht zu zweifeln. Es will uns aber scheinen, daß diese Infektionsätiologie für akute Leberatrophien nicht obligat ist. Sicher ist, daß im Rahmen einer Hepatitisepidemie die akute Leberatrophie gehäuft auftreten kann und so scheinbar eine epidemische Leberatrophie vortäuscht. Nicht die Leberatrophie ist aber offenbar die epidemische Infektionskrankheit, sondern die Hepatitis. Freilich bleiben einige Tatsachen ungeklärt: STAUB, MÜLLER, WERTHEMANN und BODOKY berichteten über gehäufte Leberatrophiefälle aus Basel und Umgebung im Jahre 1946, in einer Zeit, in welcher in der gesamten Schweiz eine Hepatitisepidemie herrschte. Eine Erklärung für diese Lokalvorkommen von Leberatrophie steht aus.

Die meisten Fälle von Leberatrophie enden in kurzer Zeit letal; es gibt Fälle, die protrahiert verlaufen und zu chronischen, indurativ-narbigen Veränderungen in der Leber führen; sie werden unter der Bezeichnung subakute Leberatrophie zusammengefaßt. Zwischen primär toxisch ausgelösten Formen (Chloroformvergiftung, Atophanmedikation) und primär durch verschiedenste Infekte bedingten Fällen, die auch zu einem Leberzellschaden geführt haben (s. oben),

und primär als Hepatitis epidemica oder homologer Serumikterus in Erscheinung
tretenden Formen kann prinzipiell nicht unterschieden werden. Die Fälle,
die unmittelbar aus voller Gesundheit als akute Leberatrophie in Erscheinung
treten, dürften wohl ausnahmslos der letzten Gruppe (Hepatitis epidemica,
Serumikterus) zugehören.

Das klinische Bild der akuten Leberatrophie ist das Bild einer schwersten
Vergiftung. Der Zustand wurde früher als Cholämie, als Gallensäurevergiftung
erklärt. Längst ist erkannt worden, daß eine solche nicht vorliegt — die Gallensäuren sind im Blut meist nicht vermehrt —, eine Gallensäurevergiftung allein
könnte dieses klinische Bild auch nicht auslösen. Wenn heute trotzdem noch
vielfach an der alten Bezeichnung Cholämie festgehalten wird, so geschieht es,
weil das Wesen des sehr komplizierten Vorganges noch keineswegs durchschaut
ist und eine neue zutreffende Bezeichnung nicht gegeben werden kann. Bei
der akuten Leberatrophie kommt es einerseits zu schwersten Störungen des
intermediären Stoffwechsels, wobei noch nicht entsprechend abgebaute giftige
Stoffe in die Zirkulation übertreten, anderseits zu einem raschen Leberzellzerfall,
wobei wieder toxische Substanzen resorbiert werden. Das klinische Bild ist
also die Folge komplexer Ursachen, unter welchen die mangelhafte oder aus-
fallende Leberfunktion ebenso eine Rolle spielt wie die Autointoxikation durch
zerfallendes Lebergewebe. Die lange vertretene Anschauung, daß nur ein
„funktioneller Zusammenbruch“ der Leber vorliege, unter welchem man den
Ausfall der normalen Leber und ihrer Funktionen allein verstand, ist durch
das Tierexperiment der Amerikaner MANN und MAGATH am leberlosen Hund
mit Sicherheit widerlegt worden. Denn das in kurzer Zeit nach der Leberexstirpation entstandene, dem Koma hepaticum klinisch gewiß ähnliche Koma
kann durch Traubenzuckerinfusionen prompt behoben werden — die Leberexstirpation führt zu einer schwersten Hypoglykämie —, während bei der
akuten Leberatrophie der Blutzucker meist normal bleibt, manchmal sogar
erhöht ist und eine Zuckerzufuhr an dem Bilde daher nicht das Geringste ändert.
Die Stoffwechselstörungen des Leberausfalles sind also nicht auch die Stoffwechselstörungen der Leberatrophie, zumindest liegt bei dieser nicht nur ein
Leberausfall vor. Zweifellos ist der Ausfall der „entgiftenden“ Funktion der
Leber im intermediären Kohlehydrat-, Fett- und vor allem Eiweißstoffwechsel
wesentlich am Vergiftungsbild des Komas beteiligt, es fehlt uns aber jede genauere
Kenntnis in dieser Hinsicht. Wir kennen keine Stoffwechselstörung, welche
bei der Leberatrophie mit Regelmäßigkeit nachgewiesen und als Ursache der
Vergiftung angesehen werden könnte. Im Mittelpunkt der sehr komplexen
Stoffwechselstörung dürfte die des intermediären Eiweißstoffwechsels stehen,
als deren Ausdruck wir auch Leucin und Tyrosin (Aminosäuren, welche von der
insuffizienten Leber nicht mehr zurückgehalten werden und so in die allgemeine
Zirkulation übergehen) im Harn nachweisen. Von einer Erklärung der Pathogenese des Vergiftungsbildes, welches unter den Bezeichnungen „Cholämie“,
„Leberintoxikation“, „funktioneller Zusammenbruch der Leber“, „Leberinsuffizienz“, „Hepatargie“ in der Literatur behandelt wird, sind wir also noch
weit entfernt. Wenn der Autointoxikation durch einen massenhaften und raschen
Zellzerfall bei dem Zustandekommen des Bildes sicher Bedeutung zukommt,
wie wir dies früher erwähnt haben, so darf wieder nicht übersehen werden, daß
das gleiche klinische Bild auch im Endstadium der Zirrhose beobachtet werden
kann, in welchem zumindest ein ausgedehnter terminaler Leberzelluntergang
nicht vorliegt, womit einerseits ein Argument für die große Bedeutung des
Funktionsausfalles der Leber, anderseits ein weiterer Hinweis dafür gegeben
erscheint, daß das Wesen des Zustandes noch sehr unklar ist.

Pathologische Anatomie. HANSEN beschreibt sie prägnant folgendermaßen: „Das typische Bild besteht makroskopisch in einer ganz beträchtlichen Verkleinerung der Leber, deren Ränder scharf sind und deren Kapsel fein gefältelt, runzelig ist. Die Konsistenz ist je nach dem vorliegenden Stadium verschieden. Die Leber ist bald zäh oder zäh-elastisch, bald elastisch-weich, bald endlich schlaff und welk. Das Gewicht, in der Regel herabgesetzt, schwankt in weiten Grenzen. In akuten Fällen besteht eine mehr oder weniger diffuse Gelbfärbung, die auf Trübung und Verfettung der noch vorhandenen Leberzellen zurückzuführen ist, während gleichzeitig auftretender Ikterus einen mehr ockergelben Farbton bewirkt. Der nunmehr einsetzende Zerfall der mit Fett und Galle beladenen Leberzellen führt schließlich zu ausgesprochenen Detritusmassen. Dieser Vorgang bedingt die erwähnte Größen- und Konsistenzänderung. Es treten rasch zunehmende, sich vergrößernde und zusammenfließende rote Herde auf, die völligem Parenchymschwund und eventuell feinstem Detritus entsprechen. Nach Resorption der Zerfallsmasse durch den Lymphstrom bleibt schließlich das den Farbton bestimmende blutreiche, eventuell auch von Blutungen durchsetzte Leberstroma übrig. Solche Stellen erscheinen eingesunken. Das Bild der akuten gelben Atrophie ist in das der subakuten fleckigen, schließlich roten Atrophie übergegangen. Das letztgenannte Bild bevorzugt graduell in der Regel den linken Leberlappen. Eine Läppchenzeichnung ist nicht mehr erkennbar. Gleichzeitig setzt eine entzündliche Infiltration ein, die bei länger sich hinziehenden Fällen mit regenerativen Vorgängen und Gallengangswucherungen, Leberzellregeneration, eventuell bis zur knotigen Hyperplasie verbunden ist. Zirrhotische Veränderungen können das Bild beschließen." Diese Darstellung sagt uns, daß zwischen roter und gelber und zwischen akuter und subakuter, zu den indurativen Bildern übergehender Form eine scharfe Grenze nicht existiert. Wir müssen hinzufügen, daß der Kliniker eine gelbe und rote Form um so weniger unterscheiden kann, als der Verlauf eine Diagnose in dieser oder jener Richtung niemals gestattet, auch nach längerer Dauer kann noch gelbe, nach kurzem Verlauf schon rote Atrophie gefunden werden. Deshalb spricht der Kliniker besser nur von akuter Leberatrophie. Schließlich sei darauf hingewiesen, daß auch bei schwerstem, auch längerem Verlauf eine makroskopisch scheinbar normale Leber gefunden werden kann, die erst mikroskopisch das schwere Bild der Atrophie erkennen läßt.

Ätiologie. Alle Krankheiten, welche zu einer diffusen akuten Leberzelldegeneration führen, können in eine akute Leberatrophie übergehen. So kennen wir das Zustandsbild der Leberatrophie auch als Schlußbild der Phosphorvergiftung, der Chloroformvergiftung und der Pilzvergiftung. Wenn auch betont werden muß, daß der Beginn dieser Intoxikationen oder deren leichtere Verlaufsformen der akuten Leberatrophie weder anatomisch noch auch klinisch gleichen, daß sich diese Zustände nicht einmal ähnlich sind, so sind die Endzustandsbilder weder klinisch noch auch oft anatomisch auseinanderzuhalten. Ebenso können die sporadische oder epidemische Hepatitis, der Serumikterus (bzw. der Salvarsanikterus), ferner der Atophanikterus und der Ikterus lueticus praecox in eine akute Leberatrophie übergehen. Der von den Klinikern beobachtete Übergang eines Ikterus simplex in die Leberatrophie und die Ähnlichkeit des histologischen Bildes beider Krankheiten haben ja sogar die sicher irrige These aufkommen lassen, daß die akute Leberatrophie nur die schwerste Verlaufsform des Ikterus simplex sei, daß Ikterus simplex und akute Leberatrophie identischer Natur seien (s. S. 292).

Man kann ferner das Auftreten der akuten Leberatrophie bei nahezu allen Infektionskrankheiten beobachten, bei welchen wir im allgemeinen nur geringfügige oder zirkumskripte Leberzellschäden zu sehen gewohnt sind (s. S. 286); bei Diphtherie, Typhus abdominalis, Osteomyelitis, bei Phlegmonen, bei Sepsis, beim akuten Gelenksrheumatismus, bei Infektionen der Gallenwege und der Pfortader, bei Lues und auch bei Gonorrhoe wurde akute Leberatrophie gesehen und sie wurde mit diesen Krankheiten ätiologisch in Beziehung gebracht. Hinsichtlich der Bedeutung der Lues für einen hepatozellulären Schaden im .Sinne des Ikterus syphiliticus praecox und des luetotoxischen Spätikterus sei auf das einschlägige Kapitel verwiesen (s. S. 285), hier sei nur festgestellt, daß einerseits Lues bei einer relativ großen Zahl von Leberatrophiefällen festgestellt werden kann, weswegen manche Autoren sicher irrigerweise geneigt sind, alle Fälle von akuter Leberatrophie auf Syphilis zu beziehen, und daß der luetotoxische Ikterus tatsächlich seinen Ausgang in Leberatrophie nehmen kann. Unter den Infektionskrankheiten, die mit einer Leberatrophie enden können, müssen auch jene spezifischen erwähnt werden, welche meist oder regelmäßig mit einer Gelbsucht parenchymatöser Natur einhergehen, wie das Gelbfieber, die Febris recurrens, zumal die indische Form, und der Morbus Weil; bei schwerer Verlaufsart gleicht das Krankheitsbild hier der akuten Leberatrophie durchaus, auch anatomisch besteht in den Endstadien kein Unterschied.

In den genannten Fällen hätten wir also Zustände vor uns, in welchen ein primärer Leberzellschaden, der den Boden für die Atrophie abgibt, entweder mit Sicherheit vorliegt, wie bei der Hepatitis, der Phosphorintoxikation, oder in welchen er in geringem Ausmaß doch angenommen werden kann, wie bei den verschiedenen, auch ohne Ikterus verlaufenden Infektionen. Hier wird auch die Schwangerschaft angeführt werden müssen, bei welcher ein latenter Leberschaden oft nicht von der Hand zu weisen ist und bei welcher er in der Eklampsie schließlich auch manifest werden kann; akute Leberatrophie ist in der Schwangerschaft relativ häufig. Auch der Morbus Basedow muß hier unter den auslösenden Krankheiten genannt werden; die Fälle von akuter Atrophie bei Basedow sind allerdings sehr selten.

Wenn aber in anderen Fällen von Leberatrophie eine vorangegangene Gallenstauung oder eine Zirkulationsstörung der Leber, eine kardiale Stauung oder eine Pfortaderthrombose, wenn schließlich gar Traumen als ätiologische Faktoren genannt werden, so kann hier höchstens von leichtesten Leberzellschäden im Sinne eines prädisponierenden Moments gesprochen werden, welchem etwa die ebenfalls wahrscheinlich zur Leberatrophie disponierende Glykogenarmut der Leber an die Seite gestellt werden kann: die auffällige Häufung der Leberatrophie in der Nachkriegszeit in Deutschland wurde mit einer Aushungerung des Volkes in Beziehung gebracht, die relative Häufigkeit in der Schwangerschaft wurde von manchen Autoren auf die Hyperemesis gravidarum und die dadurch bedingte Inanition zurückgeführt. Gleiche Bedeutung könnten der Diabetes und körperliche Anstrengung haben. Aber abgesehen davon, daß die Häufung von Fällen akuter Leberatrophie sich auch in anderen Ländern zeigte, welche vom Nachkriegshunger verschont blieben, gibt es eine recht große Zahl, in welchen weder Intoxikationen noch Infektionen mit Leberschaden, noch ein prädisponierendes Moment der erwähnten Art vorgelegen hätten, in welchen höchstens eine konstitutionelle Schwäche der Leber für ihren späteren Zusammenbruch als prädisponierend angeschuldigt werden könnte. Daß die Konstitution eine Rolle spielen kann, dafür scheint das häufigere Befallensein des weiblichen Geschlechts und auch des jüngeren Alters zu sprechen.

Wenn wir aber auch in jedem Fall von akuter Leberatrophie einen primären Leberzellschaden annehmen könnten, hätten wir eine befriedigende Erklärung für ihr Zustandekommen noch nicht gefunden. Denn es geht nicht an, in der akuten Leberatrophie nur einen schwersten Grad dieser verschiedenen infektiösen oder toxischen Leberzellschäden zu erblicken, etwa anzunehmen, daß eine schwere Sepsis mit kleinen Nekroseherden in der Leber und mit septischem Ikterus durch zunehmende Intensität und Extensität des Prozesses allein in eine akute Leberatrophie überginge. Dieser Annahme fehlen alle klinischen Grundlagen, denn die Leberatrophie entwickelt sich das eine Mal akut ohne vorangehenden Ikterus, das andere Mal besteht ein Ikterus septicus schon lange Zeit und es kommt nicht zur Atrophie, mit anderen Worten: Wir kennen kein Parallelgehen von Schwere der septisch-infektiösen Leberzellschäden und Häufigkeit der akuten Leberatrophie. Dasjenige, was alle Fälle von akuter Leberatrophie verbindet, was ihr Wesen ausmacht, kann also der primäre Leberzellschaden zum mindesten allein nicht sein. Das Verbindende ist bis heute noch nicht erkannt. Der Begriff der „Autolyse", die plötzlich einsetzt, meist allerdings bei bereits gegebener Leberzellschädigung, hat unserem Verständnis wohl etwas weiter geholfen, ohne allerdings viel mehr zu besagen, als daß die Leber „sich in einem gegebenen Zeitpunkt anatomisch und funktionell auflöst".

Der Begriff *Autolyse* stammt ursprünglich von dem bekannten destruktiven Prozeß in den Organen, welche aus der Zirkulation geschaltet bzw. exstirpiert wurden; durch Eigenfermente kommt es hier zu einer Selbstverdauung, es werden Abbauprodukte der Zelleiweißkörper bis zu den Aminosäuren, der Fette bis zu den ungesättigten Fettsäuren gebildet (unter physiologischen Verhältnissen nimmt man einen ähnlichen autolytischen Vorgang beim Untergang der alternden physiologisch zugrunde gehenden Zellen an). Der Prozeß der Autolyse in der exstirpierten Leber tritt im Experiment viel rascher ein, wenn das Versuchstier mit Phosphor vergiftet wurde. Die innige Beziehung der Phosphorvergiftung zur akuten Leberatrophie, ebenso wie der Befund von Aminosäuren in der kranken Leber geben Analogien zu dieser experimentellen Autolyse, so daß die Vorstellung berechtigt erscheint, daß es bei der Leberatrophie zu einer abnorm gesteigerten physiologischen Autolyse kommt, die schließlich zur völligen Auflösung des Organes führt.

Hinsichtlich der Beziehungen der Hepatitis zur akuten Leberatrophie müssen noch einige Worte gesagt werden, da diesbezüglich vielfach irrtümliche Auffassungen herrschen: die voranstehenden Ausführungen zeigen schon, daß ein Ikterus simplex nicht eine leicht verlaufende Atrophie ist und daß eine Leberatrophie nicht der schwerste Schaden eines Ikterus simplex ist. Die Krankheit Ikterus simplex bzw. Hepatitis epidemica ist ein ebenso disponierender Faktor wie etwa eine Sepsis mit Leberschaden; aus einem Ikterus simplex wird ebenso wie aus einem septischen Ikterus eine Leberatrophie erst dann, wenn die „Autolyse" hinzutritt. Aus einem gelegentlichen klinischen Übergang einer Hepatitis in eine akute Leberatrophie darf nicht auf eine gemeinsame Ätiologie geschlossen werden. Unter der Annahme, daß der Ikterus simplex der leichte Grad der Leberatrophie sei, müßte man auch erwarten, daß ein septischer Ikterus oder eine Phosphorvergiftung oder ein Morbus Weil, aus welchen sich später eine akute Atrophie entwickelt, vorerst das klinische Bild des Ikterus simplex böten, was keineswegs zutrifft. Es muß schließlich noch darauf hingewiesen werden, daß das anatomische Bild der verschiedenen primären Leberschäden, die in Atrophie umschlagen, durchaus different ist, daß die histologischen Bilder eines Ikterus simplex von solchen einer leichten Phosphorvergiftung durchaus verschieden sind, woraus wieder hervorgeht, daß erst das Hinzutreten eines neuen Faktors, den wir eben mit „Autolyse" umschreiben, das immer uniforme Endzustandsbild der akuten Atrophie ausmacht.

Wenn diese Autolyse heute vielfach als das verbindende Element zwischen allen Leberatrophien hingestellt wird, so glaubt in letzter Zeit der Schwede BERGSTRAND, alle Fälle insofern auf einen gemeinsamen Nenner bringen zu können, als er eine spezifische Infektion als Grundlage der Leberatrophie vermutet. Gravidität, Lues, Erysipel, Rheumatismus usw. würden lediglich die Rolle des disponierenden Faktors spielen. Die Darstellung des schwedischen Autors ist insofern recht überzeugend, als er die Tatsache ins Feld führt, daß in Schwedeen in relativ sehr kurzer Zeit fast 100 Fälle von Leberatrophie zur Beobachtung gelangten und diese Fälle überdies epidemieartig auf bestimmte Monate der kurzen Beobachtungszeit verteilt waren. Auch die Häufung der Fälle nach dem Weltkrieg (s. oben) sollte so eine Erklärung finden. Aus der obigen Darstellung geht hervor, daß das epidemieartige Auftreten der Leberatrophie wahrscheinlich auf Hepatitisepidemien zurückzuführen ist, wobei es freilich wie bei der Häufung der Fälle in Basel im Jahre 1946 (s. S. 288) ungeklärt bleibt, daß die gleiche Epidemie oder Pandemie der Hepatitis nur regional zahlreiche Leberatrophiefälle verzeichnet.

Symptomatologie. Die akute Leberatrophie tritt klinisch insofern in verschiedener Weise in Erscheinung, als sie das eine Mal als Schlußstadium bestimmter Krankheiten, das andere Mal selbständig in Erscheinung tritt. Ihre Symptomatologie ist das Symptomenbild der „Cholämie", das nach einer im einzelnen Fall verschiedenen Vorgeschichte einsetzt. Die klinischen Erscheinungen der Cholämie sind folgende:

Allgemeinerscheinungen leiten den Zustand vielfach ein: Kopfschmerz, schlechter Schlaf, auffallende Müdigkeit, Mattigkeit, Schwindel, allgemeine nervöse Unruhe, Inappetenz, Übelkeit, Brechreiz, Erbrechen. Nach wenigen Tagen, oft über Nacht, entwickelt sich eine Gelbsucht, die rasch an Intensität zunimmt und schließlich schwerste Grade erreicht. Im Blut können bis zu 40 mg-% Bilirubin gefunden werden. Meist begleitet ein Pruritus die Gelbsucht; Harn und Stuhl zeigen gleichartige Farbveränderungen durch Urobilinkörper- und Bilirubinauftreten bzw. -verschwinden wie bei der Hepatitis; auch hier kann es, wenn auch selten, zur Acholie der Stühle und damit zum Verschwinden der Urobilinkörper im Harn kommen; auch hier enthalten die Stühle Fettsäuren und Fettseifen, kein Neutralfett. Das schwere Zustandsbild der Cholämie kündigt sich schließlich in eindeutiger Weise mit zerebralen Erscheinungen an: die oft schon initiale Unruhe steigert sich zu maniakalischen Erscheinungen, bis zu Tobsuchtsanfällen, zu Delirien oder es kommt gelegentlich ohne unruhige Phase über Somnolenz, zunehmende Apathie und Bewußtlosigkeit unmittelbar zum Koma. Das Koma selbst kann ruhig, lediglich unter Bewußtseinsverlust verlaufen oder es tritt auch hier eine motorische Unruhe, wie Trismus, Singultus, Klonismen einzelner Muskelgruppen, auf; auch halbseitige Muskelkrämpfe kommen vor, allgemein epileptiforme sind selten. Manchmal besteht im Koma Harnverhaltung; Obstipation und Meteorismus sind häufig. Die Pupillen sind in der Regel erweitert. Der schwer komatöse Zustand führt nach 24 bis 48 Stunden zum Tode; es sind aber auch Fälle mit längerer Dauer, bis zu zehn Tagen, beschrieben. War zu Beginn der cholämischen Erscheinungen eine Bradykardie aufgetreten, wie wir sie vom Ikterus simplex her kennen, so schlägt diese meist bald in eine Tachykardie um, diese kann gelegentlich auch als ominöses Zeichen vorzeitig auftreten. Die Atmung ist im Koma zumeist im Sinne der KUSSMAULschen tiefen Atmung (s. Bd. I, S. 311) verändert. Das initiale Erbrechen kann in der maniakalischen Phase anhalten, um mit zunehmender Bewußtseinsstörung zu verschwinden. Sehr charakteristisch für Cholämie ist auch der auffallende Foetor hepaticus, jener zuerst von PICHLER beschriebene eigentümliche, an feuchte Gartenerde erinnernde Geruch der Exspirationsluft, der alsbald das Krankenzimmer erfüllt und dem Geübten sogar die unmittelbare Wahrscheinlichkeitsdiagnose gestatten kann. Zu Beginn der Cholämie bestehen nicht selten Schmerzen im Bereiche der Leber, welche bald mehr drückend, bald auch mehrkrampfartig geschildert werden und an Gallenanfälle erinnern können. Eine sichere Erklärung für diese Schmerzen ist noch nicht gefunden, wir dürften nicht fehlgehen, sie ebenso zu erklären wie die gallekolikähnlichen Schmerzen bei Hepatitis (s. S. 273). Fieber kann, muß aber nicht bestehen, eine agonale Hyperpyrexie mit Temperaturen auch bis 42° ist nicht selten; ob es sich hier um ein toxisch zerebrales oder um ein bei Leberzellzerfall durch Proteinkörper bedingtes Fieber handelt, ist ungewiß.

Bei der objektiven Untersuchung des Kranken sind im Koma bis auf die Pupillenerweiterung und den gelegentlichen Nachweis des BABINSKIschen Zehenphänomens Nervensymptome nicht nachweisbar. Die Leber ist im Koma hepaticum zumeist verkleinert; es gibt allerdings auch Fälle, in welchen die Leber bis zum Tode normale Größe aufweist. Die Leberverkleinerung manifestiert sich vor allem im linken Leberlappen am deutlichsten, die Dämpfung desselben kann völlig verschwinden, die Tympanie des TRAUBEschen Raumes reicht dann bis über den Processus xiphoideus nach rechts. Auch der rechte Leberlappen ist kleiner, seine Verkleinerung ist meist schwerer nachweisbar; gelegentlich aber hat man Mühe, zwischen Bauchtympanie und unterer Grenze des Lungenschalles die schmale Dämpfungszone des rechten Leberlappens zu finden. Die Verkleinerung der Leber ist oft auch am Rücken nachweisbar. Da die Perkussion der Leber wegen hochgradigem Meteorismus vorne oft auf große Schwierigkeiten stößt, sollte im Zweifelsfalle die Perkussion am Rücken, in der Lumbalgegend zur Mitentscheidung herangezogen werden; bei lauter und tiefer Perkussion findet man normalerweise entsprechend der Projektion des linken Leberlappens unterhalb der Lungengrenze links von der Wirbelsäule in ungefährer Ausdehnung einer Handfläche eine gleich intensive Dämpfung wie auf der rechten Seite, bei hochgradiger Verkleinerung des linken Leberlappens erhält man hier mit tiefer (lauter) Perkussion eine deutliche Tympanie. Die Milz ist meist vergrößert, ihr unterer Rand zirka zwei bis drei Querfinger unter dem Rippenbogen palpabel.

Die Entwicklung eines Aszites ist nicht selten. Bis nach dem ersten Weltkrieg war Aszites bei der akuten Leberatrophie merkwürdigerweise unbekannt. Der Aszites findet sich nicht nur bei Fällen, die einen subakuten Verlauf nehmen. Geringe Mengen Aszites, die klinisch nicht nachweisbar waren, werden autoptisch häufig gesehen. Seltener als Aszites sind Ödeme der unteren Extremitäten.

Fast regelmäßig kommt es zu einer hämorrhagischen Diathese. Diese äußert sich bald in kleineren oder größeren Petechien oder Ekchymosen, bald in Form ausgedehnter Suffusionen oberflächlicher und tiefer Natur, bald auch in Form von Organblutungen; Melaena, Hämatemesis, Hämoptoe, Metrorrhagie, Hämaturie, schwerstes Nasenbluten können beobachtet werden. Die Grundlage der hämorrhagischen Diathese ist mit Wahrscheinlichkeit in einer hepato-toxischen Kapillarläsion zu suchen. Es soll vereinzelte Fälle geben, in welchen die Thrombozyten an Zahl vermindert sind, diese Verminderung dürfte für die hämorrhagische Diathese ursächlich aber kaum in Frage kommen. Auch eine Verminderung des Prothrombin und des Fibrinogen kann für die hämorrhagische Diathese ursächlich in Frage kommen.

Hautausschläge vom Aussehen allergischer Dermatitiden werden selten, und zwar immer in Fällen mit Beinödemen beobachtet.

Eine Anämie sekundärer Art kann beobachtet werden. Sie ist zum Teil myelotoxisch, zum Teil bei hämorrhagischer Diathese als Blutungsanämie zu deuten. Hinsichtlich der Leukozytenzahlen gibt es keine Regel, bald sieht man Erhöhungen, bald Verminderungen; ob die Vermehrung der Zellen immer auf Komplikationen, vor allem auf eine Pneumonie, zu beziehen ist, ist nicht eindeutig entschieden. Die Gerinnungszeit des Blutes ist meist verlängert, die Senkungsreaktion der roten Blutkörperchen bleibt in der großen Mehrzahl der Fälle, selbst bei Hinzutreten einer Pneumonie, normal. Ebenso wie beim Ikterus simplex kann die WASSERMANN-Reaktion eine unspezifische Eigenhemmung zeigen. EPPINGER beschreibt schließlich eine Pachydermie der Erythrozyten, nach BERGSTRAND gibt es Fälle, in welchen die Hämolyse erst bei 0,35% Kochsalzlösung beginnt. Der Blutzucker ist meistens normal, selten etwas erniedrigt.

Im Harn kann eine bedeutungslose leichte Albuminurie gefunden werden, auch finden sich gelegentlich hyaline, gallige Zylinder. Die Menge des Harns ist meist herabgesetzt, sein spezifisches Gewicht ist entsprechend hoch. Die Aminosäureausscheidung des Harns ist beträchtlich erhöht, der Harnstoffgehalt hingegen erniedrigt, vornehmlich weil mit der Desamidierung der Aminosäuren die Quelle der Harnstoffbildung versiegt. Die Gesamt-N-Abgabe ist trotz Hungerzustandes erhöht. Das Auftreten von Aminosäuren im Harn ist seit langer Zeit durch den Befund von Leucin und Tyrosin und die MILLONsche Probe bekannt. Schließlich können als Zeichen der komplexen Leberfunktionsstörung im Harn eine Reihe von organischen Säuren, wie Milchsäure, Oxybuttersäure, Buttersäure usw., gefunden werden. Ein abnormer Harnbefund hinsichtlich Menge und spezifischem Gewicht fügt sich nicht selten in ein „hepatorenales Syndrom", bei dem trotz anatomisch normaler Niere im Harn und Blut die Zeichen der renalen Insuffizienz gefunden werden (s. Bd. III). Findet man in diesen Fällen, die auch unter urämischen Zeichen zugrunde gehen können, anatomisch intakte Nieren, so findet man in anderen Fällen klinisch und anatomisch die Zeichen einer toxischen Nephrose (klinisch Ödeme, starke Albuminurie, rasche Senkung der roten Blutkörperchen, anatomisch fettige Degeneration der Epithelien der Tubuli erster Ordnung).

Wenn die insuffiziente Leber nicht mehr befähigt ist, die aus dem Eiweiß abgespaltenen Aminosäuren zu verwerten, treten diese in großer Menge im Blut auf. Die Aminosäuren des Blutes entstammen nicht nur dem Leberzellzerfall, sondern auch einem gleichartigen Vorgang in der quergestreiften Muskulatur (anatomischer Befund: wachsartige Degeneration). Das freie und gebundene Cholesterin, vor allem die Cholesterinester sinken im Blut meist stark ab. Durch den starken Kernzerfall in der Leber wird der Harnsäurewert im Blut meist vergrößert; der Reststickstoff im Blut ist auch aus diesem Grunde meist erhöht. Die HIJMANS VAN DEN BERGH-Reaktion fällt sowohl direkt als indirekt positiv aus. Das WELTMANNsche Koagulationsband ist stark verbreitert, die Leberfunktionsproben fallen positiv aus.

Verlauf und Prognose. In den typischen Fällen von akuter Leberatrophie führt das einmal ausgebrochene Koma hepaticum in 24 bis 48 Stunden oder auch erst in einigen Tagen zum Exitus. Der Kranke kann, wie eigene Erfahrungen zeigten, gelegentlich aus einem Koma erwachen und sich erholen oder wieder ins Koma zurückfallen (wie zumeist). Die Gesamtdauer der Lebererkrankung ist in den Fällen, welche sich bei einer Sepsis, einer Osteomyelitis usw. entwickeln, schwer zu bestimmen, in den anderen Fällen sind wir auf Mutmaßungen, auf die Dauer der Prodrome und auf Rückschlüsse aus dem anatomischen Befund angewiesen, es scheint, daß die Leberveränderung oft älter ist, als aus dem klinischen Verlauf geschlossen werden konnte. EPPINGER gibt für die akuten Fälle eine Durchschnittsdauer von einen Monat an; jedenfalls gibt es Fälle, die weitaus kürzer verlaufen. Wenn eine Hepatitis der Ausgangspunkt war, wenn diese schließlich in eine akute Leberatrophie umschlug, so beträgt die Dauer der Gelbsucht doch meist mehrere Wochen. Vor dem Koma nimmt die Gelbsucht meist stark an Intensität zu, der Nachweis der Leberverkleinerung fällt meist schon in die Zeit der deutlichen klinischen Zeichen der Leberatrophie bzw. des beginnenden Komas. Nach Lucke und Mallory, die eine *fulminante Form der Hepatitis epidemica* beschrieben und darunter Hepatitisfälle verstehen, die innerhalb von zirka zehn Tagen unter dem Bilde einer akuten Leberatrophie ad exitum kommen, neigen Fälle von Serumhepatitis zu einem rapideren Verlauf als solche, die sich aus einer Hepatitis epidemica entwickeln. In dieser foudroyant verlaufenden Leberatrophie kommt es manchmal nicht zu einer Gelbsucht. Eine ausreichende Erklärung kann in dem kurzen Verlauf nicht gefunden werden; eine befriedigende Erklärung steht aus. Es gibt schließlich auch perakut verlaufende Fälle; über Nacht kommt es aus bestem Wohlbefinden zum schwersten Bilde der Cholämie, in wenigen Stunden zum Exitus. Hier ist der Verlauf so rasch, daß der Ikterus sich nicht entwickeln kann. Eine Diagnose derartiger Fälle ist kaum möglich, zumal eine Leberverkleinerung sich nicht oder nur in geringem Grade einstellt.

Die subakute Verlaufsform kann sich entweder nach einem akuten Beginn einstellen — die Erscheinungen werden nicht so schwer, die Komaerscheinungen gehen zum Teil sogar zurück, der Ikterus kann sogar vorübergehend abnehmen, erst einer oder mehrere Nachschübe führen schließlich zum Exitus — oder aber es entwickelt sich im Verlaufe des Ikterus wohl ein schweres Bild (hochgradige Müdigkeit, Somnolenz, vielleicht auch Delirien), es kommt aber nicht zum voll ausgeprägten Koma. Schließlich enden diese subakuten Fälle in kurzer Zeit aber doch entweder mit einem Koma hepaticum oder sie heilen mit einem Dauerschaden aus. Die Leber behält hier meist ihre normale Größe oder sie ist vergrößert, ihre Konsistenz nimmt langsam zu, an ihrer Oberfläche können Unregelmäßigkeiten, nach monatelanger Dauer auch grobe Unebenheiten, entsprechend der „Marchandschen Hyperplasie", palpiert werden: Durch den bindegewebig-narbigen Prozeß kommt es einerseits zu tiefen Narbenzügen, anderseits zu Leberzellregenerationen, welche die Leber zu einem unförmigen, narbendurchwachsenen oder unregelmäßig grobknotigen Gebilde verwandeln. Eine scharfe Grenze zwischen derartigen chronischen Fällen und schwer verlaufenden Ikterus simplex-Fällen mit Ausgang in eine bindegewebige Fibrose (s. S. 278) ist oft nicht mehr zu ziehen. Von einem Übergang in eine echte Zirrhose sollte hier nicht gesprochen werden. Das klinische Bild kann einer Zirrhose allerdings weitgehend gleichen. Nur in ganz seltenen Ausnahmefällen entwickelt sich auf dem Boden einer subakuten Leberatrophie tatsächlich eine echte atrophische Zirrhose (s. S. 300). In bindegewebig ausgeheilten Fällen kann es nach Monaten und Jahren wieder zu einem parenchymatösen Ikterusschub kommen, der auch wieder zurückgehen kann; in einem derartigen Schub kommt es aber schließlich doch meist zur tödlichen Cholämie.

Während einer Schwangerschaft führt die Leberatrophie meist unter starken Metrorrhagien zu Abort oder Frühgeburt. Die Unterbrechung einer Schwangerschaft scheint das Befinden meist zu bessern, man sei aber mit der Prognose weiterhin sehr vorsichtig, da auch diese Fälle meist letal enden.

Differentialdiagnose. Da die akute Leberatrophie symptomatologisch durch die Cholämie charakterisiert ist, diese aber auch bei anderen Leberaffektionen vorkommt, und zwar bei chronischen Cholangitiden und bei Zirrhosen, wird die Differentialdiagnose diese Möglichkeiten im Auge behalten müssen; in der

Mehrzahl der Fälle werden sich aber bei Berücksichtigung der entsprechenden Vorgeschichte Schwierigkeiten in der Diagnose nicht ergeben.

Therapie. Ist die akute Leberatrophie Komplikation einer Grundkrankheit, so ist diese zu behandeln. Bei bestehender Lues könnte der Versuch einer Kausaltherapie gemacht werden; schlägt man eine antiluetische Kur ein, so greife man vor allem zu Penicillin, eventuell zu Jod, Quecksilber oder Wismut. Salvarsan wird man vorsichtshalber vermeiden (s. S. 286). Ob Fälle von Ikterus lueticus praecox mit Umschlag in Leberatrophie aber nicht doch mit hohen Salvarsandosen behandelt werden sollen, in der Hoffnung, durch die energische und erfolgreiche Behandlung der sekundären Lues den hepatischen Prozeß zu kupieren, ist heute noch nicht entschieden. Bei aussichtslos scheinenden Fällen ist der Versuch gerechtfertigt.

Im übrigen deckt sich die Behandlung der akuten Leberatrophie mit der des Ikterus simplex (s. S. 281). Frühzeitig wird man zu Traubenzucker-Tropfklysmen resp. Infusionen und zur Cortinbehandlung greifen. In der Allgemeinbehandlung wird für eine entsprechende Stützung des Kreislaufes gesorgt werden müssen. Die beginnende Cholämie verlangt oft eine stark sedative Therapie, oft muß man Morphium verordnen.

3. Leberzirrhosen.

Pathologische Anatomie. Die Leber ist in der Mehrzahl der Fälle verkleinert („atrophische Zirrhose", „alkoholische Schrumpfleber"). Die Verkleinerung betrifft vor allem den linken Lappen, dieser kann ein fibröses Anhängsel des rechten bilden. Die Oberfläche ist fein- bis grobgranuliert oder auch klein- oder großhöckerig. Die Höcker entsprechen entweder noch erhalten gebliebenen Parenchymresten, die durch tief einziehende Narben hervorgehoben werden, oder vikariierend gewucherten Regeneraten. Die Konsistenz der Leber ist erhöht, das Organ knirscht unter dem Messer. Die Farbe der Leber ist verschieden, bald schmutzigoder auch zitronengelb, bei stark fettiger Degeneration der Leberzellen mehr weißlichgelb, bei Ikterus gelbgrün bis grün. In einer großen Zahl von Zirrhosen ist die Leber auch im Endstadium nicht verkleinert, sondern vergrößert („hypertrophische Zirrhose"), in diesem Falle fehlt meist eine Höckerung der Oberfläche; die Lebern sind feingranuliert, manchmal aber auch vollständig glatt. Mikroskopisch ist der normale Läppchenaufbau durch den sogenannten „Umbau" (KRETZ) gänzlich verwischt. Statt der normalen Azini sieht man bald größere, bald kleinere, bald rundlich, bald unregelmäßig geformte Leberzellkomplexe, die zum Teil den Azinusresten, zum Teil Regeneraten entsprechen. Diese Leberzellinseln haben entweder überhaupt keine Zentralvene oder diese ist an eine Stelle des Außenbezirkes verlagert; an anderer Stelle kann man auch mehrere Zentralebervenen in einem engen Bezirk zusammengeschoben finden. Die Leberzellen zeigen zum Teil fettige Degeneration, die Regenerate bestehen meist aus größeren Zellen, die auffallend **hell** sind. Der Umbau ergibt sich einerseits aus einem Parenchymverlust, über dessen Zustandekommen wir nicht genau orientiert sind, er dürfte meist durch ein andauerndes Abbröckeln, Abschmelzen der peripheren Azinusanteile, seltener durch größere Herdnekrosen, auch durch die narbige Umklammerung und sekundäre Degeneration zustande kommen, anderseits aus einem Parenchymanbau der durchaus unregelmäßig, und zwar wahrscheinlich fast ausschließlich aus Leberzellen und nicht aus Gallengängen erfolgt und bei größerer Ausdehnung zur Bildung der sogenannten „Pseudoazini" führt. Durch das Abschmelzen oder völlige Verschwinden eines oder mehrerer Leberazini und durch Bildung derartiger Pseudoazini entstehen die früher beschriebenen Leberzellinseln ohne oder mit einer Zentralvene oder mit mehreren exzentrischen Venen. Zwischen den umgebauten Parenchymresten finden sich derbe Bindegewebszüge, in diesen reich verzweigte Gallengangswucherungen. Im Bindegewebe können reichlich elastische Fasern nachgewiesen werden. Ebenso wie im Parenchym kann auch im Narbengewebe viel hämosiderotisches Pigment gefunden werden.

In der großen Mehrzahl der hypertrophischen Zirrhosen mit großer Leber und mehr oder weniger glatter Oberfläche findet sich histologisch das gleiche Bild wie bei der atrophischen Zirrhose; der histologische Schnitt würde nicht erkennen lassen, ob das Präparat von einer atrophischen oder hypertrophischen Form stammt. Gewisse hypertrophische Formen unterscheiden sich aber durch eine eigentümliche intralobuläre Anordnung des Bindegewebes, wie sie zuerst von HANOT beschrieben wurde. Während im allgemeinen die Bindegewebswucherung interlobulär zu finden ist und auf diese Weise immer Leberzellinseln von Bindegewebszügen umgeben sind, sind in diesem Falle der Azinus, bzw. die Leberzellinsel von Bindegewebszügen durchzogen (elephantiastische Bindegewebswucherung). Die interlobuläre oder intralobuläre Anordnung des Bindegewebes erlaubt aber keineswegs eine durchgreifende Unterscheidung der Zirrhosen, da auch bei atrophischen Formen dann und wann stellenweise die intralobuläre, bei hypertrophischen Formen meist auch nur die interlobuläre und nur in ganz seltenen Ausnahmsfällen die intralobuläre Anordnung, auch mehr oder weniger allein gefunden wird und weil die verschiedene Anordnung sich auch im klinischen Bild nicht widerspiegelt.

In der Regel besteht ein derber Milztumor. Mikroskopisch zeigt er häufig eine Fibroadenie, welche auf einer Verbreiterung und Verdickung des perivaskulären Gewebes beruht; das Bindegewebe entwickelt sich hauptsächlich gegen die Pulpa, die langsam in ein derbfaseriges Gewebe umgewandelt wird, Follikel und die Umgebung der Follikelarterien bleiben vorerst von der Bindegewebsdurchsetzung verschont.

Im anatomischen Bild imponieren schließlich die Venenkollateralen der Pfortader, welche sich infolge der Behinderung des Abflusses des Pfortaderblutes durch die Leber entwickeln. Die bekanntesten, bei weitem aber nicht die ausgiebigsten Kollateralen sind die Ösophagusvarizen, da sie zu schwersten Blutungen Anlaß geben, und jenes oberflächliche Hautvenengeflecht im Epigastrium, welches unter dem Namen „Caput Medusae" bekannt ist: Nach Durchgängigwerden der obliterierten Umbilikalvene, vor allem durch Erweiterung der Venae paraumbilicales, welche im Lig. teres verlaufen, wird ein Teil des Pfortaderblutes zur vorderen Bauchwand und über tiefe und oberflächliche erweiterte Venenäste der Vena epigastrica superior den Venae diaphragmaticae und damit der Cava inferior und auch der Vena mammaria int. und somit der Cava superior zugeführt. Daß dem Caput Medusae als Kollateralvene eine besondere Bedeutung nicht zukommt, ersieht man aus der Tatsache, daß es Zirrhosen gibt, welche erweiterte Venen an der vorderen Bauchwand überhaupt nicht zeigen. Die Zahl der Abflußwege des Pfortaderblutes ist außerordentlich groß: über die Vena coronaria ventriculi sin. entweder zu den Ösophagusvenen oder über die Vena diaphragmatica zur Vena mammaria interna, über die Vena lienalis zur Vena azygos und zur Cava superior, auch über die Nabelvenen, Vena epigastrica inferior zur Vena femoralis und Vena cava inferior, über den Plexus pudendohämorrhoidalis zur Cava inferior, wobei der Hauptabfluß auch ebenso über die Vena spermatica int. und die Vena renalis geführt sein kann. Die hintere Peritonealwand, wie das Mesokolon, ist meist von einer Unzahl kleiner Venen durchzogen, welche eine unmittelbare Verbindung zwischen

Pfortader und Plexus lumbalis herstellen. Bald ist diese, bald jene Kollaterale stärker entwickelt, immer sind die intraabdominellen Wege wichtiger als das Caput Medusae, dem weniger eine funktionelle als eine diagnostische Bedeutung zukommt.

Wesen und Pathogenese. Im Laufe des letzten Jahrhunderts haben sich die Anschauungen über das Wesen der Leberzirrhose mehrfach gewandelt. Bis zur Neubearbeitung des Problems durch KRETZ (1904) wurde in der Zirrhose eine toxische Leberaffektion erblickt, bei welcher es sich um eine entzündliche Hyperplasie des Bindegewebes mit Ausgang in Schwielenbildung handelt. Das Leberparenchym geht, so wurde angenommen, durch Umschnürung durch die Narben langsam zugrunde, das Organ verkleinert sich (atrophische LAENNECsche Zirrhose), das Primäre an diesen Vorgängen schien die bindegewebige Neubildung. KRETZ hingegen verlegte den Beginn des Prozesses in das Leberparenchym: nach ihm handelt es sich um ein schubweises, toxisch bedingtes Zugrundegehen der Leberzellen. Da die zugrunde gegangenen Leberanteile durch Regeneration wieder ersetzt werden und da diese Regenerate nicht mehr dem normalen Lappenaufbau folgen, kommt es zum „Umbau". Die bindegewebige Neubildung ist nach KRETZ ein sekundärer Vorgang, er kennzeichnet eine Vernarbungsbzw. Heilungstendenz. Waren schon früher Stimmen laut geworden, welche sowohl dem Parenchymuntergang wie der Bindegewebsentwicklung Selbständigkeit einräumten, bzw. in beiden Vorgängen koordinierte Folgen einer gleichen Noxe erblickten, so wurde diese Auffassung schließlich in der neuesten Zeit durch die Arbeiten von RÖSSLE und EPPINGER zur herrschenden. Der alte Streit der Meinungen, ob das Primäre im Geschehen ein langsam fortschreitender Untergang der Leberzellen oder eine Neubildung des zirrhotischen Bindegewebes darstellt, scheint damit eine endgültige Entscheidung gefunden zu haben.

Nach RÖSSLE greift das zirrhogene Gift gleichzeitig an den Leberzellen und dem Mesenchym, an den Kapillarwänden und am Leberbindegewebe an. Ausschließliche Schädigungen des Parenchyms, wie bei einem Ikterus simplex, heilen meist mit Restitutio ad integrum aus, es kommt wenigstens in der Regel nicht zur Narbenbildung. Solange das Mesenchym, der Nährboden, erhalten ist, kommt es zur Erholung des Parenchyms. Voraussetzung des zirrhotischen Prozesses ist also vor allem der Untergang des Mesenchyms, der nicht nur am Parenchymuntergang Mitschuld hat, sondern auch eine Reparation an Ort und Stelle unmöglich macht, der damit indirekt zu vikariierenden Regenerationen von erhalten gebliebenen Parenchymteilen aus Anlaß gibt und so den „Umbau" der Leber einleitet. Daß das Leberparenchym in so ungleichmäßiger Weise betroffen wird, daß bestimmte Azinianteile nicht, andere aber doch degenerieren, muß mit einer ungleichmäßigen Verteilung der Giftwirkung erklärt werden, über die wir ausreichende Kenntnis allerdings nicht besitzen. Auch über die Art des Unterganges der Leberepithelien wissen wir nichts Sicheres, es scheint, daß trübe Schwellung und fettige Degeneration nur eine untergeordnete Rolle spielen. Das Bindegewebe der zirrhotischen Narbenzüge entwickelt sich nach der neuen Ansicht von RÖSSLE nicht aus der GLISSONschen Scheide, es handelt sich also nicht oder nur zum geringsten Teil um eine Einwucherung des portalen periazinösen Bindegewebes in die eigentliche Läppchenzone, die Bindegewebsentstehung ist nach RÖSSLE also keine infiltrative, sondern vielmehr eine örtliche: Von den Wandzellen des parenchymalen Gefäßnetzes geht eine fibroplastische Tätigkeit aus. Beim Zustandekommen der Narbenbildungen ist schließlich auch das Gitterfasersystem beteiligt; die Gitterfasern vermehren sich, verstärken sich und gehen in kollagenes Narbengewebe über.

Über den ersten Beginn der Leberzirrhose sind wir begreiflicherweise nicht unterrichtet. Auf Grund von Untersuchungen an Hunden, bei welchen Eppinger durch Verabreichung von Allylformiat Leberveränderungen erzeugen konnte, welche einer menschlichen Zirrhose weitgehend ähnlich sind, kommt dieser Autor zu der Überzeugung, daß der Zirrhose eine seröse Entzündung zugrunde liegt: Unter der Einwirkung des Giftes kommt es zu einem Plasmaübertritt aus den Kapillaren in die Disseschen Lymphräume, die geschädigten Kapillarwände reißen ein, Erythrozyten kommen in unmittelbaren Kontakt mit den Leberzellen, gleichzeitig lockert sich die Leberstruktur, Leberzellen lösen sich aus dem Verband und zerfallen und es bildet sich so ein Nekroseherd. Bei hohen Giftdosen entsteht das Bild einer akuten Leberatrophie, bei kleinen, besonders längere Zeit in 24- bis 48stündigen Intervallen gegebenen Dosen entwickeln sich gleichartige, aber geringgradigere Veränderungen an der Azinusperipherie; an der Stelle der nekrotischen Partien kommt es zu Faser- und Narbenbildung, zu Leberzell- und Gallenkapillarregeneration, womit der zirrhotische Prozeß beginnt.

Wie wir hören werden, gibt es seltene Fälle von Hepatitis, die in eine Zirrhose übergehen. Eppingers Tierversuchsergebnisse können auf die menschliche Pathologie aber nicht übertragen werden. Die akuten, degenerativ nekrotisierenden Hepatopathien führen beim Menschen in der Regel nicht zur Zirrhose; sind sie sehr schwerer Natur, gehen sie etwa gar in eine subakute Atrophie über, so entwickelt sich als Ausheilungszustand eine stationäre Fibrose (eine Marchandsche Hyperplasie). Es muß beim Zustandekommen einer Zirrhose neben einem zirrhogenen Gift noch eine besondere Disposition angenommen werden, die ja auch aus der Klinik erschlossen werden kann (s. S. 303).

Da der Milztumor im klinischen Bilde gelegentlich früher manifest wird als die Leberveränderungen, wollten manche Autoren in der Milzerkrankung den primären Vorgang bei der Leberzirrhose erblicken. Diese Ansicht ist verlassen. Die gleiche Noxe greift offenbar gleichzeitig die Leber und die Milz — beim Bronzediabetes (s. S. 313) auch das Pankreas — an. Nach Eppinger ist auch die Milzvergrößerung und Milzfibrose als Ausdruck einer serösen Entzündung des Organs zu werten.

Ätiologie. Es kann heute keinen Zweifel mehr darüber geben, daß gewohnheitsmäßig genossene alkoholische Getränke in größerer Menge, daß Trunksucht in der Mehrzahl der Zirrhosefälle einen wesentlichen ätiologischen Faktor darstellen. Diese Tatsache wird damit illustriert, daß mindestens 60% der Zirrhotiker eine Alkoholanamnese haben, daß ferner zirka 14% der Trinker an Zirrhose erkranken, daß gewisse Berufe, die zum Alkoholabusus verleiten, wie Kellner, Weinhändler, Gastwirte, das größte Kontingent der Zirrhosekranken darstellen, daß in bestimmten Örtlichkeiten, wie in Hafenstädten, wo mehr getrunken wird, Zirrhosen häufiger angetroffen werden und daß bei kindlichen Zirrhosen in der großen Mehrzahl Alkoholabusus vorlag. Über das Faktum der großen ätiologischen Bedeutung der Trunksucht für die Entstehung der Zirrhose kann heute also nicht mehr gestritten werden, fraglich ist nur, auf welchem Wege der Alkoholgenuß zur Zirrhose führt. Ist es der Alkohol als solcher, welcher zirrhogen wirkt, oder sind es nicht vielmehr die bei der Fabrikation in die alkoholischen Getränke gelangenden Begleitstoffe, welche zu beschuldigen sind? Es ist nicht erwiesen, daß höherprozentige Getränke gefährlicher wären; es scheint aber, daß schlecht gereinigte Alkohole, wie Fusel, gefährlicher sind als Edelweine und -schnäpse. Damit soll wenigstens zum Teil erklärt werden, daß die Zirrhose vor allem eine Erkrankung ärmerer Volksschichten ist. Wurde sogar daran gedacht und der Standpunkt vertreten, daß gewisse Giftstoffe, wie Kupfer, die bei der Weinherstellung sekundär in die Getränke gelangen, das gesuchte Lebergift darstellen, so wird doch an dem Alkohol als schädigendem Agens festgehalten werden müssen, da Bier, ebenso wie Weine oder Schnäpse und Liköre trotz verschiedenster Herstellungsart zur Zirrhose führen können. Ist aber der Alkohol als solcher der Zirrhosefaktor, so bleibt immer noch die Frage offen: Ist der Alkohol selbst das leberschädigende Gift oder entstehen die fraglichen Gifte erst unter der Einwirkung des Alkohols im Magen-Darmkanal oder überhaupt im Organismus? Man hat vor allem daran gedacht, ob nicht alkoholbedingte Magen-Darmstörungen Anlaß zum Entstehen von schwer schädigenden Darmgiften geben, eine Annahme, für die auch die Tatsache ins Treffen geführt wurde, daß Zirrhosen auch bei Individuen gesehen werden, die nicht Alkoholiker waren, die aber an chronischen Magen-Darmentzündungen, Enteritiden, Katarrhen usw. gelitten hatten. Viele Fragen hinsichtlich der Beziehungen Alkohol und Zirrhose sind also noch offen. Fest steht, daß der gewohnheitsgemäße Genuß alkoholischer Getränke in der Ätiologie der Zirrhose eine große Rolle spielt; daran ändert nichts, daß die Mehrzahl der Trinker keine Zirrhose, sondern eine Fettleber, daß bei weitem nicht jeder noch so schwere Trinker seine Zirrhose bekommt und daß Zirrhosen ohne jede Alkoholanamnese vorkommen.

In der letzten Zeit wurde neuerdings einem Nahrungsfaktor bei der Entwicklung der Zirrhose größere Bedeutung eingeräumt. Es waren vor allem tierexperimentelle Arbeiten, welche eine deutliche Beziehung zwischen Kostform und Zirrhose aufzudecken schienen. Im Tierexperiment, zu dem sich die Ratte am meisten eignet, kann gezeigt werden, daß eine fettreiche und eiweißarme Kost beim Versuchstier zirrhotische Veränderungen und unter bestimmten Bedingungen übrigens auch maligne Lebertumoren (deren Beziehung zur Zirrhose ja auch beim Menschen bekannt ist) hervorzurufen imstande ist. Und wenn es in diesen Versuchen auch nicht die Kost allein ist, die ausschlaggebend ist, und diese Kostform nur eine der Komponenten ist, die im Tierversuch die Leberveränderungen nach sich zieht, so verdient der Nahrungsfaktor in der Ätiologie dieser Zirrhosen doch starke Beachtung. Da diese zirrhotischen Leberveränderungen im Tierversuch histologisch der menschlichen Zirrhose doch nicht ganz entsprechen, muß eine Beantwortung der Frage versucht werden, ob sich bei der LAENNECschen Zirrhose Anhaltspunkte für die ätiologische Bedeutung der Kost finden lassen. Und hier muß vorerst festgestellt werden, daß Anamnesen bei Zirrhotikern derartige Anhaltspunkte kaum gewinnen lassen. Es mag allerdings die Überlegung nicht ganz unberechtigt sein, daß der Alkoholiker vielleicht doch eine Mangelernährung zu sich nimmt, daß die Alkoholgastritis zu einer kalorisch und auch qualitativ mangelhaften Ernährungsweise Anlaß gibt, daß unter der Einwirkung des Alkohols vielleicht auch Resorptionsstörungen im Dünndarm zustande kommen. Bemerkenswert ist in diesem Zusammenhang ferner die Tatsache, daß Alkoholiker häufig Fettlebern haben (s. S. 263), wobei die Möglichkeit nicht von der Hand zu weisen ist, daß der Alkoholiker doch eine fettreiche Kost bevorzugt und daß bestimmte Zirrhosen aus Fettlebern hervorzugehen scheinen („Fettzirrhosen" der Anatomen). Freilich kann die Fettinfiltration dieser Lebern auch auf anderem Wege zustande kommen, der Alkohol mag auf toxischem Wege zu Fettinfiltration und Fettdegeneration führen, ohne daß ein Ernährungsfaktor hinsichtlich Fett eine Rolle spielte. Und wenn unserer Überzeugung nach die hauptsächlichst von amerikanischer Schule vertretene Anschauung zumeist nicht zutrifft, daß die Zirrhosen schon zu Beginn der Krankheit eine Hypoproteinamie haben, wenn wir den niederen Serum-Eiweiß-Spiegel zumeist erst im terminalen kachektischen Stadium der

Zirrhosen antreffen, so sehen wir hier vieleicht doch neben dem Fettreichtum den zweiten Faktor der Diät zutage kommen, der auch die tierexperimentelle Zirrhose mit auslöst, den Eiweißmangel.

Fast sämtliche Infektionskrankheiten wurden in gewissen Fällen beschuldigt, zur Zirrhose geführt zu haben, ohne daß aber entsprechende Beweise gefunden worden wären. Dies gilt auch für die Malaria, die wohl zur sogenannten indurierten „Malarialeber" (s. S. Bd. III), wahrscheinlich aber doch nicht zur Zirrhose führen kann. Eine Sonderstellung unter den Infektionen nimmt vielleicht die Tuberkulose ein, wenigstens insoweit, als einige Autoren in ihr ein häufiges, zur Zirrhose führendes Moment erblicken. Beweisende Argumente haben sie aber nicht erbracht und die moderne Literatur steht dieser Annahme sehr skeptisch gegenüber. Die relative Häufigkeit der die Leberzirrhose begleitenden Bauchfelltuberkulose besagt nichts, da es sich hier, wie EPPINGER mit Recht sagt, um eine Komplikation handelt: „Aszites ist der vortreffliche Nährboden, auf dem Tuberkulose gedeiht." Wenn RÖSSLE darauf hinweist, daß es bei sehr ausgedehnter, lokal rezidivierender chronischer Miliartuberkulose der Leber zu einer unter dem histologischen Bild der Zirrhose einhergehenden multiplen Vernarbung komme, und wenn er hierbei von einer tuberkulösen Zirrhose spricht — experimentell können derartige zirrhoseähnliche oder -gleiche Vernarbungen bei tuberkulosegeimpften Meerschweinchen erzielt werden —, so muß wohl daran festgehalten werden, daß hier ein anderer Morbus denn eine Zirrhose vorliegt, nämlich eine Tuberkulose, die in ihrem Ausheilungsstadium einer Zirrhose nur sehr ähnlich wird, ihr vielleicht sogar auch völlig gleicht. Die Diagnose in solchen Fällen müßte lauten: Miliare Tuberkulose der Leber in zirrhoseartiger Vernarbung und nicht LAENNECsche Zirrhose! Ähnlich können die Dinge bei der Syphilis liegen. Eine ausheilende Leberlues, etwa eine Feuersteinleber, in welcher das spezifische luetische, mit miliaren Gummen charakterisierte Granulationsgewebe bindegewebig ausheilt, kann im Endstadium größte Ähnlichkeit mit einer Zirrhose haben, sie ist aber keine solche. Anders steht es mit der Frage, ob es eine luetotoxische echte Zirrhose gibt, ob ein supponiertes Luestoxin nicht ähnlich wie der Alkohol zur echten atrophischen Zirrhose führen kann. Diesbezüglich sind die Akten nicht geschlossen, Vertreter der französischen Schule sprechen sich im positiven Sinne aus, die deutschen Autoren verhalten sich dieser Annahme gegenüber ablehnend. Die Frage kann auch deshalb schwer einer Entscheidung zugeführt werden, da die WASSERMANNsche Reaktion bei Zirrhose auch ohne Vorliegen von Lues positiv ausfallen kann. Wir selbst glauben, nicht selten Zirrhosen bei Luesanamnesen und positiver WASSERMANN-Reaktion zu begegnen und möchten in diesen Fällen einer luetotoxischen Zirrhose das Wort reden.

Auch zu Giften, wie Arsen, Phosphor, Chloroform, wurden Beziehungen hergestellt, ohne daß Beweise diesbezüglich erbracht worden wären.

EPPINGER vertrat als erster die Anschauung, daß ein Ikterus simplex bzw. eine Hepatitis in eine Leberzirrhose übergehen könne. Die Mehrzahl der Autoren lehnte dies bis vor kurzem ab. Im Rahmen der letzten Epidemien von Hepatitis wurde aber eine Reihe einschlägiger Beobachtungen mitgeteilt. Beweisend waren insbesondere jene Fälle — wir selbst konnten mehrere beobachten —, in welchen der Übergang einer akuten Hepatitis in eine echte Zirrhose bis zum Tode des Kranken bioptisch mit Leberpunktionen und schließlich autoptisch verfolgt werden konnte. Diese seltene Umwandlung in eine Zirrhose — offenbar auf dem Boden einer besonderen Konstitution zustande gekommen — ist strenge von anderen Ausheilungs- oder Dauerstadien nach einer Hepatitis abzugrenzen (s. S. 278). Schließlich muß betont werden, daß man nicht selten Zirrhosen begegnet, in welchen alle Suche nach einem exogenen ätiologischen Faktor vergeblich ist, Fälle, welche strenge Abstinenzler waren und in welchen auch eine der anderen Ätiologien nicht in Betracht kommt.

Läßt schon die Tatsache allein, daß der eine ein Leben lang größte Alkoholmengen zu sich nehmen kann, ohne eine Zirrhose zu bekommen, während bei dem anderen geringe Mengen Alkohol genügen, um die Krankheit zum Ausbruch zu bringen, daran denken, daß konstitutionelle Faktoren in der Genese der Leberzirrhose eine große Rolle spielen müssen und daß also nur bestimmte, in ihrer Leber gegen bestimmte Schädlichkeiten empfindliche Individuen an Zirrhose erkranken können, so spricht auch eine Reihe von konstitutionellen Stigmata, welche die Träger einer Zirrhose aufweisen, in diesem gleichen Sinn. Das bekannteste und auch diagnostisch wichtigste Stigma ist die fehlende oder mangelhafte Behaarung am Stamm und an den Extremitäten beim Mann, die schwache Entwicklung der Achsel- und der Schamhaare bei der Frau; NEUSSER soll beim Anblick eines im Bett liegenden zugedeckten Patienten mit großem (offenbar aszitischem) Abdomen nur nach dem Unterarm gesehen und bei Haarlosigkeit Zirrhose diagnostiziert und mit seiner Diagnose zumeist recht behalten haben. Diese Behaarungsanomalie ist in Wien und Umgebung so charakteristisch, daß wir bei normaler Stammbehaarung die Diagnose Zirrhose sehr widerstrebend stellen; freilich gibt es auch Zirrhosen mit bester Behaarung. Kranke mit fehlender oder mangelhafter Behaarung geben meist an, daß sie seit jeher wenig oder nicht behaart waren, manche von diesen, daß sie in der letzten Zeit noch Haare verloren hätten. Dieses Symptom der Haarlosigkeit der Zirrhosen hat merkwürdigerweise nicht überall Geltung; EPPINGER berichtet, daß im Gegensatz zu Wien die Zirrhosen in Freiburg i. Br. gut behaart waren. Manche Autoren betonen für den Mann auch eine Diskrepanz zwischen buschigem Schnurrbart und mangelhafter Stammbehaarung und eine Heterochromie der Behaarung. Seltener ist eine Mamma virilis und relativ häufig hingegen ist ein Tiefstand des Nabels, bzw. ein auffallender Gegensatz zwischen der großen Distanz Processus xiphoideus zum Nabel und der kleinen vom Nabel zur Symphyse. Da Zirrhotiker nicht selten Hodenatrophie und Impotenz zeigen, da ferner NEUSSER und FLECKSEDER auf eine Hypoplasie des Gefäßsystems, auf eine Hyperplasie des lymphatischen Apparates und auf eine Verkleinerung der Schilddrüse hingewiesen haben, so lag es nahe, das dispositionelle Moment, welches wir in den obgenannten konstitutionellen Stigmen erblicken, mit einer Störung der Funktion der Drüsen mit innerer Sekretion in Beziehung zu setzen. Dies ist verschiedentlich versucht worden. Klare Beziehungen zwischen den dispositionellen Zeichen der Leberzirrhose und einer inkretorischen Störung sind aber nicht erwiesen worden. Wenn wir somit annehmen, daß die Zirrhotiker Menschen besonderer Art sind, gekennzeichnet durch charakteristische Stigmen, und wir weiter glauben, annehmen zu dürfen, daß diese Individuen eine gegen bestimmte Noxen, wie Alkohol, Darmgifte usw., sehr empfindliche und vulnerable Leber haben, so ist damit aber nicht gemeint, daß diese Menschen Schwächlinge wären; im Gegenteil, es handelt sich zumeist um Menschen einer sehr kräftigen Art. Vererbung der Zirrhose oder eine Häufung der Krankheit in bestimmten Familien ist so gut wie nicht bekannt, eine Tatsache, welche allerdings gegen die herrschende Meinung spricht, daß konstitutionelle Momente bei der Entstehung der Zirrhose eine große Rolle spielen. Von der Zirrhose werden zumeist Individuen im vierten bis sechsten Lebensjahrzehnt befallen, und zwar Männer häufiger als Frauen.

Symptomatologie. Wenn im Initialstadium einer Zirrhose subjektive Beschwerden überhaupt vorhanden sind, so beziehen sich diese auf den Magen-Darmtrakt; gastrische Beschwerden, Völlegefühl im Magen, Sodbrennen, Aufstoßen, gelegentlich Brechreiz, Erbrechen, vor allem Meteorismus, Obstipation oder Durchfälle können dem voll entwickelten Bild längere Zeit vorangehen. Diese Symptome sind auf beginnende Pfortaderstauung zu beziehen. Diese entwickelt sich allerdings zumeist sehr langsam und eher symptomlos, so daß die Mehrzahl der Patienten erst in einem vorgeschrittenen Stadium den Arzt aufsuchen; rückblickend kann eine genaue Anamnese die leichten Beschwerden als Initialstadium meist erfassen und so das Bild der initialen Zirrhose rekonstruieren, eine scharfe Abgrenzung gegenüber einer etwaigen Alkoholgastritis, einer chronischen Enteritis usw. wird aber mit Sicherheit nicht möglich sein. Kommt der Patient im Initialstadium zur Untersuchung, so werden eine leichte Vergrößerung oder Verkleinerung und eine Induration der Leber, ferner die konstitutionellen somatischen Zeichen und eine etwaige Alkoholanamnese eine Beurteilung des Falles erlauben, die allerdings über eine Wahrscheinlichkeitsdiagnose nicht hinauskommt. Über die Schwierigkeiten der Differentialdiagnose bei initialer Zirrhose s. S. 315.

Die Diagnose gewinnt erst an Sicherheit, wenn die charakteristischen Leber- und Milzveränderungen gefunden werden und wenn sicher faßbare Zeichen der Pfortaderstauung sich einstellen.

α) Typische Fälle.

Entsprechend dem früher beschriebenen anatomischen Befund finden wir bald eine kleine „atrophische", bald eine große „hypertrophische" Zirrhoseleber. Die etwaige Verkleinerung betrifft wohl beide Lappen, sie wird klinisch im linken Lappen aber meist leichter faßbar; der Traube-Raum ist nach rechts verbreitert, die Leberdämpfung beginnt erst in der Nähe des Xiphoids, bei starker Tympanie ist die Leber perkutorisch oft kaum mehr abzugrenzen. Zur Beurteilung der Lebergröße ist die Palpation viel verläßlicher, wenn der scharfe harte Rand, wie zumeist, gefunden wird. In den hypertrophischen Fällen überschreitet der Leberrand die normale Grenze nach unten, sowohl im rechten wie im linken Lappen, der Traubesche Raum ist von rechts her, bei größerer Milz auch von links her stark eingeengt, die Oberfläche der Leber kann, zumal in hypertrophischen Fällen, völlig glatt sein, eine feine Granulierung der Oberfläche kann bei den atrophischen Formen bei dünnen Bauchdecken wohl getastet werden, man sei hinsichtlich dieses Palpationsbefundes aber vorsichtig, will man ihn diagnostisch verwerten; man erlebt es nur zu oft, bei der Autopsie eine glatte Leberoberfläche zu finden, obzwar man bei der Palpation einer feinen Granulierung sicher schien. Bei der atrophischen Zirrhose ist eine grobhöckerige Oberfläche häufiger und diese ist der Palpation oft in überzeugender Weise zugänglich. Die Zirrhoselebern sind im allgemeinen druckunempfindlich. Früher war die Meinung fast allgemein, daß dem atrophischen Stadium der Leberzirrhose ein hypertrophisches Vorstadium voranginge; wenn es auch richtig ist, daß der Kliniker gelegentlich den Eindruck gewinnt, den Übergang eines hypertrophischen Vorstadiums in ein atrophisches Stadium verfolgen zu können, so ist eine solche Beobachtung aber sicher außerordentlich selten. Eine Adipositas und ein Aszites können die Beurteilung der Lebergröße und ihrer Oberfläche und Konsistenz sehr erschweren. Hier sei übrigens festgehalten, daß der Nachweis einer großen oder kleinen zirrhotischen Leber für den weiteren Verlauf bzw. für die Verlaufsart der Zirrhose Bindendes nicht aussagt, da Fälle mit atrophischer und solche mit hypertrophischer Leber sich weder in der Symptomatik noch im Verlauf unterscheiden müssen. Das gleiche gilt übrigens auch für Fälle mit großer und mit kleiner Milz, worauf später noch zurückzukommen sein wird (s. S. 310). Die Milz ist in der großen Mehrzahl der Zirrhosen deutlich vergrößert und induriert; der meist plumpe harte Rand ist etwa ein bis zwei Querfinger, gelegentlich bis handbreit unter dem Rippenbogen nachzuweisen. Eine vorübergehende Perisplenitis kann das Bild komplizieren. Trotz des Bindegewebsreichtums kann die Milz sich gelegentlich spontan, oft nach starken Ösophagusblutungen oder experimentell nach einer diagnostischen Adrenalininjektion durch Kontraktion stark verkleinern.

Auch im voll entwickelten Stadium einer Zirrhose gehört ein Ikterus nicht zum typischen Bild, ein Ikterus kann auch bis zum letalen Ende völlig fehlen, ein Subikterus ist hingegen an den Skleren oft schon frühzeitig zu erkennen. Der deutliche Ikterus tritt in der Regel erst im Terminalstadium auf, wenn es zur parenchymatösen Dekompensation der Leber kommt. Man kann allerdings nicht so selten einen kürzer- oder längerdauernden Ikterus auch in einem frühen Stadium der Krankheit beobachten, dieser kann sogar das erste Symptom sein, welches den Patienten zum Arzt führt. Diese Gelbsuchtsperioden können unter dreierlei Bildern auftreten: Zumeist handelt es sich um das Bild eines Parenchymikterus, der in seiner Klinik durchaus einem komplizierenden Ikterus simplex, einer Hepatitis entspricht. In anderen Fällen trägt die Gelbsucht alle Merkmale einer cholangitischen, die Gelbfärbung wechselt in ihrer Intensität, Harn- und Stuhlverfärbungen schwanken in gleicher Weise und es bestehen Temperatursteigerungen und auch Schmerzen, gelegentlich in Form von echten Gallekoliken. Schließlich kann die Gelbsucht im Rahmen einer hämolytischen Anämie als hämolytischer Ikterus auftreten, worauf unten eingegangen wird (s. S. 311).

Ein meist frühes Zeichen der Pfortaderstauung ist das Caput Medusae, jenes System von Pfortaderkollateralen (s. S. 298), welche in der vorderen Bauchwand zwischen Nabel und unterer Thoraxapertur liegen. So wertvoll es diagnostisch ist, darf auch das völlige Fehlen dieses Venengeflechtes nicht als Argument gegen das Vorliegen einer Zirrhose gewertet werden. Gelegentlich liegen die Venen des Caput Medusae tief in Fettgewebe eingebettet und werden daher kaum sichtbar, man kann dann nur ein diffuses, undeutliches bläuliches Venennetzwerk im Oberbauch erkennen, ohne die einzelnen größeren Kollateralvenen deutlicher auszunehmen. Durch Hemmung der Venenzirkulation durch Fingerdruck in einem Ast des Caput Medusae und durch Wiedereinschießenlassen des Blutes kann man leicht erkennen, daß die Blutströmung die Richtung vom Nabel nach aufwärts hat. Andere klinisch wichtige Kollateralvenen sind die Ösophagusvarizen, die durch ihre Blutungen in Erscheinung treten; sie können mit dem Röntgenverfahren anschaulich gemacht werden (s. unten). Blutungen aus Ösophagusvarizen sind ein lebensgefährlicher Zufall, zirka 10% der Zirrhosen gehen daran zugrunde. Rasch einsetzende schwere Blässe, Schwindel und Schwächezustände und schließlich Kollaps, ferner Melaena oder auch eine Hämatemesis sind die Zeichen der Blutung. Diese kann auch ein klinisches Initialsymptom der Zirrhose sein; sie kann sich wiederholen. Es handelt sich immer um einmalige oder mehrmalige starke Einzelblutungen, fortlaufend okkulte Blutungen aus Ösophagusvarizen kommen nicht vor. Der Sitz der Blutung ist nicht immer der Ösophagus, sondern gelegentlich auch der Magen und, allerdings sehr selten, der Pharynx. Die Kollateralen der vorderen Bauchwand äußern sich gelegentlich auch in deutlichen Venengeräuschen („sausende Zirrhose"), welche, manchmal als Distanzgeräusche hörbar, entsprechend den leicht erweiterten Venae intercostales und Venae mammariae weit hinauf über der vorderen Thoraxwand wahrgenommen werden können. Das Sausen ist im allgemeinen über dem Xiphoid und über den medialen Anteilen des rechten Leberlappens am deutlichsten zu finden. Es ist meist kontinuierlich, selten kurz systolisch (was damit zu erklären ist, daß die Systole aus dem Cavagebiet Blut ansaugt). Die Differenzierung gegen Herzgeräusche macht meist auch in diesen Fällen keine Schwierigkeiten. Hämorrhoidalknoten, früher als typisches Portalstauungssymptom anerkannt, sind diagnostisch nicht verwertbar.

Ösophagusvarizen können heute mit großer Sicherheit röntgenologisch im Reliefbild der Ösophagusschleimhaut erkannt werden. Die Methode hat daher große diagnostische Bedeutung gewonnen (Abb. 38). In mehr als der Hälfte der Zirrhosen entwickelt sich schließlich als wichtigstes Zeichen der Pfortaderstauung ein Aszites. Da die Patienten in diesem Stadium schon meist stark abgemagert sind, kontrastiert der bald mächtige Bauch mit dem übrigen abgezehrten Körper. Meist setzt der Aszites ziemlich rasch ein und erreicht bald einen sehr hohen Grad. Das Abdomen ist prall gespannt, die Lumbalgegend zumeist diffus ödematös, oft entwickelt sich unter dem Druck der Flüssigkeitsansammlung eine Nabelhernie. Der sekundäre Zwerchfellhochstand führt zu Atemnot und zu subjektiven Herzbeschwerden; die Atemnot zwingt oft zu mechanischer Entleerung des Aszites, zur Punktion. Es kommt vor, daß der Aszites nach der Entleerung sich vorerst nicht wieder nachfüllt, es kann sechs bis zwölf Monate dauern, ehe er wieder in Erscheinung tritt; in diesen Fällen handelt es sich beim ersten Aszites um einen „Frühaszites", der in einem relativ jungen Stadium der Zirrhose auftritt und nach einigen Wochen langsam, aber völlig wieder verschwindet. Der Spätaszites zeigt das Terminalstadium an; dieser füllt sich nach seinem Ablassen meist bald wieder auf, in manchen Fällen entwickelt sich mit der Zeit ein mäßig starker stationärer, subjektiv erträglicher Aszites. Das Punktat entspricht meist einem Transsudat, es ist eiweiß- und zellarm und hat ein entsprechend niedriges spezifisches Gewicht (bis 1016). Mit längerem Bestand wird es meist eiweißreich und gewinnt so langsam die Charakteristika eines Exsudats, auch das spezifische Gewicht kann 1020 übersteigen, die früher negative

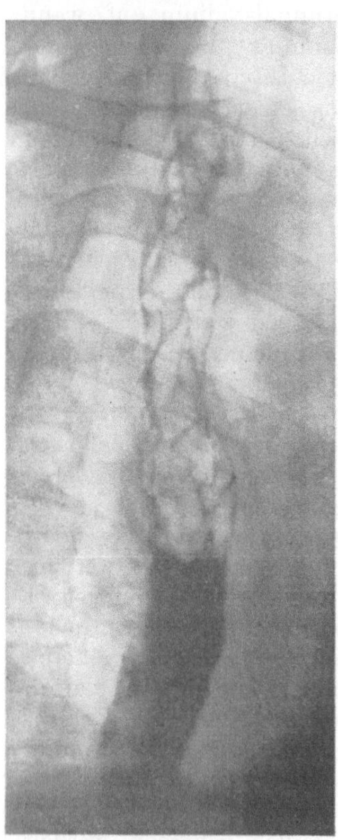

Abb. 38. Ösophagusvarizen bei Leberzirrhose.

RIVALTA-Probe fällt jetzt positiv aus. Diese Umwandlung des Transsudats in ein Exsudat wird verschieden erklärt: Eindickung des Transsudats durch Wasserresorption oder sekundäre Exsudation durch die Reizung des Peritoneums durch die Flüssigkeit im Abdomen oder zur serösen Entzündung der Leber und Milz konkomitierende seröse Entzündung des Bauchfelles oder gleichzeitige Schädigung der Pfortaderkapillaren — Autoren, die diese Ansicht vertreten, erinnern mit Recht daran, daß eine Pfortaderunterbindung im Experiment wohl eine starke portale Stauung, nicht aber einen Aszites zu erzeugen vermag —, oder schließlich sekundäre Entzündung des Peritoneums durch die häufigen .Bauchpunktionen. Auch wenn der Aszites mit der Zeit alle Eigenschaften eines Exsudats erhält, bleibt der Erguß im allgemeinen ein freier; eine Fluktuation ist deutlich nachweisbar, in Rückenlage findet sich eine beiderseits gleich hohe Flankendämpfung, die in Seitenlage verschwindet, die Zeichen von Thomayr und von Ohlshausen (s. S. 384) fehlen. In manchen Fällen hat der Aszites milchig-trübe Beschaffenheit, er ist pseudo-chylös; die Trübung ist auf degenerierte Endothelzellen zu beziehen. Ein echter chylöser Aszites, der durch Fettbeimengung bedingt ist, ist bei Zirrhose außerordentlich selten.

Entwickelt sich der Aszites sehr rasch, ist das vorher normale Abdomen innerhalb 24 bis 48 Stunden prall gespannt, so ist daran zu denken, daß sich auf dem Boden der Pfortaderstauung eine Pfortaderthrombose entwickelt hat. Dieses Ereignis ist aber sehr selten. Im Rahmen eines Aszites beobachtet man oft Bein-, Skrotal- und Sakralödeme. Eine Erklärung für diese Ödeme kann in einer Kompression der Vena cava inf. bzw. des venösen Lumbalplexus mit Recht gesucht werden, zumal wenn die Spannung des Abdomens eine höher-gradige ist. Das Bauchwand- und Skrotalödem nach Aszitespunktion findet zwanglos eine sichere Erklärung durch das Abfließen der Aszitesflüssigkeit durch den Stichkanal. Nicht nur das Ödem, auch der Aszites gewinnt aber in pathogenetischer Hinsicht eine ganz andere Beleuchtung, wenn wir schließlich darauf hinweisen, daß Zirrhosen in jedem Stadium der Krankheit, meist aller-dings terminal im Rahmen einer höhergradigen Abmagerung nicht nur lokale Ödeme im Bereiche des Cava inf.-Gebietes, sondern allgemeine Ödeme zeigen können, die sich etwa von nephrotischen klinisch nicht unterscheiden. Sie können in den Initialstadien einer Zirrhose größte Schwierigkeiten machen. Diese Ödeme zeigen also eine Bereitschaft der Zirrhosen zur Transsudation in das Gewebe auf, eine Tatsache, die wieder eine neue Erklärung auch für das Auftreten des Aszites zuläßt. Wie schon erwähnt, dürfte die Portalstauung allein nicht zum Aszites führen; wahrscheinlich spielt diese bei gegebener Ödem-bereitschaft die auslösende Ursache, sie mag auch Ursache dafür sein, daß die Transsudation sich in Form eines Aszites am häufigsten im Portalgebiet zeigt. Eine sichere Erklärung für die Ödembereitschaft ist noch nicht gefunden. Kann man im terminalen, kachektischen Stadium eine Änderung des Bluteiweißbildes ursächlich heranziehen, wie etwa beim Hungerödem, und kann man bei diesen Fällen auch tatsächlich eine Verminderung des Serumeiweißes feststellen, so versagt diese Erklärung beim Frühaszites der Zirrhosen, bei welchem noch keine Abmagerung und noch normale Bluteiweißwerte festgestellt werden, oder auch bei Spätaszites in Fällen, in welchen das Bluteiweißbild normal ist. Eine andere, aber in keiner Hinsicht bewiesene Annahme ist es, daß die Ödeme der Zirrhose auf einem toxischen Kapillarschaden beruhen. Das Ödem der Leberzirrhose beleuchtet auch wieder die Beziehungen der Leber zum Wasser-haushalt.

Im aszitischen Stadium zeigen die Patienten, wie erwähnt, meist schon eine starke Abmagerung, die z. T. durch die Inappetenz und die früher aufgezählten Magen-Darmstörungen zu erklären ist, das Allgemeinbefinden kann aber längere Zeit leidlich gut sein, ein Pruritus, der auch ohne Ikterus auftritt, und auch Fieber, welches sich auch ohne komplizierende Erkrankungen, vor allem auch ohne Tuberkulose, Tbc. peritonei, einstellt und auch große Höhe erreichen kann (s. unten), können das Befinden stark beeinträchtigen.

Abgesehen von Dermatitiden, welche Folgen des Pruritus und der Kratz-effekte sind, und abgesehen von gelegentlicher Pigmentierung durch eine Hämochromatose (s. S. 313) zeigt die Haut der Asziteskranken in einem hohen Prozentsatz eigentümliche kleinste sternförmige Venektasien, die schon Hanot beschrieben hat, die aber erst durch Steinmann (1935) diagnostische Bedeutung erlangten. Sie sind manchmal nur stecknadelkopfgroß, können aber auch

5-Pfennig-Stück-Größe erreichen; von einer größeren Venektasie im Zentrum ziehen zahlreiche kleinste Venenerweiterungen sternförmig gegen die Peripherie; komprimiert man etwa mit einer Bleistiftspitze die zentral gelegene Venektasie, so blaßt das ganze Sternchen ab und verschwindet, um bei Nachlassen der Kompression sofort wieder zu erscheinen. Die Sternchen finden sich ausschließlich im Hautbereich der Vena cava superior, vor allem auf Stirn, Nacken, Hals, Schulter, vorderer Brustwand und Dorsum manus. Ein plötzliches Aufschießen einer großen Zahl zeigt scheinbar immer eine rasche Verschlechterung der Zirrhose an. Diese Gefäßsternchen sind diagnostisch außerordentlich wertvoll. Sind sie auch nicht ein konstantes Zeichen, so sind sie doch sehr häufig zu finden und unter Umständen bei fraglicher Diagnose fast entscheidend. Sicher kann man gleichartige Sternchen auch bei Normalindividuen finden, dies ist aber sehr selten. Bei länger sich hinziehenden Hepatitiden ist das Aufschießen, zumal zahlreicher Sternchen — wir beobachteten einen Fall, der im Cava superior-Gebiet mit Sternchen übersät war —, ein ominöses Zeichen, das nachher eine rasche Progression in eine Zirrhose anzeigt. Es sind Fälle beschrieben — dies scheint sehr selten, wir haben es nie beobachtet —, in welchen die zentrale Venektasie zu einer langdauernden heftigen Blutung führte. Manche Autoren ventilieren die Frage, ob Ösophagusblutungen nicht gelegentlich auf derartige Venektasien der Schleimhaut zurückzuführen sind. Die beschriebenen Gefäßsternchen können persistieren, sie bilden sich aber nicht selten nach Wochen oder Monaten wieder völlig zurück. Ihre Pathogenese und Bedeutung liegen noch im Dunkeln. In der Regel verlaufen Zirrhosen ohne Fieber. Es gibt auch seltene „fieberhafte Zirrhosen", die wenigstens periodisch auch mit hohem septischem oder kontinuierlichem Fieber einhergehen können.

Zirrhotiker neigen nicht selten zu einer hämorrhagischen Diathese; es kommt zu Blutungen in die Haut und die Schleimhäute, Nasenbluten ist häufig. Die Ursache der Diathese dürfte verschiedener Art sein (zum Teil Mangel an Prothrombin, zum Teil eine Thrombopenie; die Thrombopenie kann mit einer splenopathischen Markhemmung erklärt werden).

Gelegentlich beobachtet man eine Hemeralopie, die durch Gaben von A-Vitamin behoben werden kann (s. Avitaminosen Bd. III).

Es ist von vorneherein nicht zu erwarten, daß junge Zirrhosen mit Laboratoriumsmethoden erfaßt werden könnten; wenigstens geht das Leberparenchym, die Gesamtheit der funktionierenden Leberzellen meist so langsam zugrunde, daß eine Funktionsschwäche der Leber vorerst nicht zustande kommen kann. Aber auch in späteren Stadien kann die Funktion lange Zeit erhalten bleiben, wenn nämlich die Bildung entsprechender Leberzellregenerate mit der Degeneration des Parenchyms Schritt hält. In Spätstadien freilich wird man mit Funktionsproben positive Resultate regelmäßig erhalten.

Die Galaktoseprobe (s. S. 251) fällt in den Endstadien der Zirrhose wohl in der Regel positiv aus, im übrigen aber ist sie meist negativ; ein positiver Ausfall der Probe wird bei entsprechendem klinischem Bilde die Zirrhose beweisen. Zirrhosen können mit der Galaktoseprobe häufiger erfaßt werden, wenn man den Ausfall der Probe nicht nur nach der Gesamtausscheidung des Zuckers, sondern auch nach seiner Ausscheidungszeit beurteilt. Wird die Galaktose infolge der Pfortaderstauung nur langsam aus dem Darm resorbiert und wird sie der Leber in jeweils nur kleinen Mengen protrahiert angeboten werden, so wird der Zucker trotz Leberfunktionsstörung noch relativ gut ausgenützt, die Gesamtausscheidung der Galaktose erreicht daher nicht die den Parenchymschaden beweisende Höhe von 3 g, die Ausscheidungszeit ist aber gleichzeitig verlängert. Der Ausfall der Probe wird also auch beweisend sein, wenn die Gesamtausscheidung unter 3 g bleibt, die Zuckerausscheidung sich aber über sechs oder mehr Stunden hinzieht. Die Lävuloseprobe sollte gleichzeitig angewendet werden, da sie bei Zirrhose nicht selten ein positives Resultat gibt, wenn die Galaktoseprobe negativ ausfällt. Das WELTMANNsche Koagulationsband (s. S. 252) ist in vorgeschrittenen Fällen fast regelmäßig stark verbreitert und bildet eine wertvolle Stütze der Diagnose. Die TAKATA-Reaktion fällt meist positiv aus. Die Senkungsreaktion bleibt oft normal, sie kann auch beschleunigt sein. Zum Nachweis eines beginnenden Ikterus wird die HIJMANS VAN DEN BERGH-Reaktion mit Vorteil herangezogen werden können. Bei dem VOLHARDschen Wasserversuch zeigt sich meist eine verlangsamte Ausscheidung. Oft findet sich eine Leukopenie (splenopathische Markhemmung, s. Blut). Der Harn gibt begreiflicherweise frühzeitig eine starke Urobilinreaktion.

Die letale Endphase der typischen LAENNECschen Zirrhose kann sich verschieden gestalten, je nachdem ob früher oder später ein Aszites auftritt, der zu häufigen Punktionen zwingt (vaskuläre Dekompensation), oder ob es durch Zugrundegehen des Leberparenchyms zu einer Leberinsuffizienz kommt (parenchymatöse Dekompensation) oder ob schließlich Komplikationen eintreten, welche dem Leben des Kranken vorzeitig ein Ende bereiten. Macht ein Aszites Bauchpunktionen immer wieder notwendig (s. S. 317), so magern diese Kranken meist rapid ab, sie werden kachektisch und gehen in relativ kurzer Zeit zugrunde. Hierbei scheint der starke Körpereiweißverlust durch den abpunktierten Aszites eine bedeutsame Rolle zu spielen. Die parenchymatöse Dekompensation führt durch eine Leberinsuffizienz, schließlich über ein Koma hepaticum zum tödlichen Ende; die Patienten werden außerordentlich müde und matt, nach einer seltener vorübergehenden leicht manischen Phase kommt es zu Somnolenz, Verwirrungszustände können auftreten, schließlich tritt ein tiefes Koma ein, welches durchaus dem der akuten Leberatrophie gleicht. Der Subikterus der Zirrhose nimmt meist rasch zu, häufig leitet eine schwere hämorrhagische Diathese das Bild ein. Beim Auftreten des Koma spricht man am Krankenbett vielfach von einem Übergang in eine akute Leberatrophie; dies ist insoweit nicht richtig, als das Bild anatomisch einer komplizierenden Leberatrophie im allgemeinen nicht entspricht; ein stärkerer Ikterus, der der Autolyse der Leberatrophie zukommen müßte, kann auch fehlen. Wahrscheinlich beinhaltet das klinische Syndrom Koma hepaticum wesensverschiedene Zustände! Der Tod kann bei Zirrhosen schließlich durch bestimmte Komplikationen herbeigeführt werden: Wenn wir von der tödlichen Ösophagusvarizenblutung absehen, sind hierbei eine komplizierende Tuberkulose und vor allem das Primärkarzinom der zirrhotischen Leber zu nennen. Die Tuberkulose betrifft entweder, und zwar selten die Lunge, oder etwas häufiger das Peritoneum. Die Erkennung der komplizierenden Peritonealtuberkulose kann schwierig sein, der Exsudatcharakter des Aszites, Temperatur, Nachtschweiße, vor allem der perkutorische Nachweis eines nicht mehr freien Aszites (schlecht verschiebliche Flankendämpfung, THOMAYR-Symptom; s. S. 384) werden an sie denken lassen. Entgegen älteren Anschauungen ist die Komplikation mit Tuberkulose allerdings sehr selten. Die absolute Zahl der Primärkarzinome in Zirrhosen ist wohl klein; die Beziehung Zirrhose und primäres Leberkarzinom ist aber erst damit in das rechte Licht gesetzt, daß 80 bis 90% aller Primärkarzinome der Leber in Zirrhoselebern gefunden werden. Die Diagnose des komplizierenden Karzinoms wird immer eine Wahrscheinlichkeitsdiagnose bleiben, die entsprechenden Anhaltspunkte sind eine auffallende, mit dem zirrhotischen Leberprozeß allein nicht ausreichend erklärte Kachexie, der palpatorische Nachweis einer umschriebenen harten, rasch wachsenden

Tumorbildung in der früher mehr minder glatten Oberfläche der Leber und schließlich das Auftreten einer Pfortaderthrombose (s. S. 326). Diese kommt beim Karzinom deshalb so häufig zustande, weil dieses meist in einen kleinen Portalast (nie in einen Lebervenenast!) einbricht und im Wege des geringsten Widerstandes sich in den Hauptstamm vorschiebend, in diesem schließlich eine Thrombose hervorruft. Autoptisch kann man im proximalsten Teil des Portalhauptstammes ein obturierendes, weißgraues, morsches Gewebe finden, an das sich peripheriewärts der Thrombus anschließt. Im kachektischen Stadium erliegt der Kranke schließlich oft einem relativ leichten interkurrenten Infekt.

Eine Durchschnittsdauer der Krankheit ist schwer anzugeben, der Beginn der Krankheit kann kaum je einigermaßen präzisiert werden. Die mit Sicherheit einmal diagnostizierte typische LAENNECsche Zirrhose dürfte noch eine Durchschnittsdauer von einem Jahr haben. Viel längere und viel kürzere Verlaufsformen kommen vor. Den Begriff der „akuten Zirrhose" mit einer Dauer von nur wenigen Wochen, der von mehreren Autoren aufgestellt worden war, haben wir bis vor kurzem abgelehnt und waren überzeugt, daß der anatomische Befund auch in diesen Fällen eine viel längere Verlaufsdauer gehabt haben müßte, als die Krankheit sich klinisch manifestierte. Die Beobachtung aber, daß eine bioptisch mit Leberpunktion kontrollierte Hepatitis epidemica innerhalb von drei Monaten unter dem Bilde einer Zirrhose zugrunde ging und die Leber anatomisch das klassische Terminalstadium einer atrophischen Zirrhose zeigte, läßt uns allerdings auch derart kurze Verlaufsformen annehmen. Sie sind sicher sehr selten.

β) Atypische Fälle und die „verschiedenen Formen" der Zirrhose.

Die wesentlichen Abweichungen vom typischen klinischen Bild der Zirrhose beziehen sich auf

die sehr große Milz,
das Fehlen einer Leberschrumpfung mit Verkleinerung des Organs,
das frühzeitige Auftreten eines Ikterus,
das Fehlen einer Pfortaderstauung bzw. eines Aszites,
die lange Dauer der Krankheit,
das Auftreten von Anämien verschiedener Art,
das Auftreten von allgemeinen Ödemen (s. S. 307).

Man hat nicht selten Zirrhosen vor sich, die in allen übrigen Belangen vom normalen Typus nicht abweichen, sich aber durch das Vorhandensein einer übergroßen, harten Milz auszeichnen. Eingangs wurde schon betont, daß die Leber während eines sonst typischen Verlaufes der Zirrhose groß bleiben („hypertrophische Zirrhose") (s. S. 312), daß die Leberoberfläche in diesen Fällen sich bis zum Ende glatt erweisen kann. Es gibt ferner Zirrhosen, in welchen ein Ikterus eines der ersten Krankheitszeichen ist und in welchen derselbe bis zum letalen Ende bestehen bleibt. Diese Gelbsucht ist von den interkurrenten Gelbsuchtsattacken verschiedener Art, wie sie früher beschrieben wurden (s. S. 305), durchaus unterschieden, sie kann, muß aber nicht hämolytischen Charakter haben und ist in ihrem Wesen noch nicht völlig geklärt. Auch das Ausbleiben oder die sehr späte Entwicklung des Aszites und ein weit über die Norm sich hinziehender Verlauf gehören zur atypischen Symptomatologie einer LAENNECschen Zirrhose. Manche Fälle, die sonst in jeder Hinsicht typisch sind und die auch schließlich das charakteristische anatomisch-histologische Bild geben, ziehen sich über ein Jahrzehnt und darüber hin. Schließlich sind die Fälle nicht so selten, welche sich mit verschiedenen Formen von Anämien komplizieren.

In der Mehrzahl der Fälle finden sich bei Zirrhosen normale oder nur leicht subnormale, selten etwas erhöhte Erythrozytenzahlen; sehr selten ist die Kombination von splenomegaler Zirrhose mit Polyzythämie (MOSSE). Es gibt nun nicht so selten auch Formen, in welchen sich Anämien finden, wobei diese entweder den Charakter einer hämolytischen Anämie tragen, ein pleiochromer Ikterus, dunkler Harn und dunkel gefärbte Stühle beobachtet werden oder wobei diese symptomatisch hypochromer Natur scheinen oder schließlich ein perniziös-anämisches megalozytäres hyperchromes Blutbild zeigen. Bei entsprechender Darnachachtung scheint die Zahl dieser anämischen Zirrhosen nicht so gering zu sein; diese Anämien finden sich sowohl bei Fällen mit kleiner wie mit großer Milz, es sind nicht bestimmte Zirrhoseformen, welche mit den Veränderungen im blutbildenden Apparat einhergehen; vielleicht sind sie bei hypertrophischen Fällen häufiger. Hier sei nebenbei erwähnt, daß das Knochenmark bei Zirrhosen nicht selten rot befunden wird, auch wenn der Blutbefund durchaus normal ist; diese Tatsache setzt gewisse, heute noch nicht durchsichtige Beziehungen zwischen zirrhotischem Leberprozeß und blutbildendem Apparat außer Zweifel. Auch Fälle mit klassischem „perniziös-anämischem" Blutbild haben dem Wesen nach mit einer Perniziosa nichts zu tun und sprechen auf eine Lebertherapie daher auch nicht an. Das weiße Blutbild der Zirrhose ist im allgemeinen normal, gelegentlich findet sich eine Leukopenie, vielleicht als Ausdruck einer „splenopathischen Markhemmung" (s. S. 309). Im Rahmen einer Anämie kommt es selten auch zu einer Linksverschiebung und Ausschwemmung junger Granulozyten bis zu Myelozyten. Auf die Kombination der Zirrhose mit Hämochromatose wird zurückgekommen.

Die gegebene Leberzirrhose mit ihrer typischen und atypischen Symptomatologie läßt also erkennen, daß das klinische Bild und der Verlauf im einzelnen Falle sehr verschieden sein können; die kurze oder lange Dauer der Krankheit, die Größe und Form der Leber, die Größe der Milz, das Fehlen oder das Vorhandensein einer deutlichen Pfortaderstauung, das Fehlen oder das Auftreten eines Aszites, von Kollateralen, das späte oder frühzeitige Auftreten der Gelbsucht, das Vorkommen verschiedenartiger Anämieformen, verschiedener Gelbsuchtsformen (auch von Ödemen) geben der Symptomatik im Einzelfalle ein charakteristisches Gepräge, durch die Kombination der verschiedenen Symptome entstehen die verschiedenen Bilder. Nichts lag näher, als auf Grund differenter Symptomatik eine Unterscheidung verschiedenartiger Zirrhosen und damit eine Einteilung derselben zu versuchen. Da überdies bindegewebige Indurationen der Leber, welche mit einer echten Zirrhose weder verwandt noch gar wesensgleich sind, wie die cholangitische Induration der Leber, mit ihr sowohl klinisch wie anatomisch eine große Ähnlichkeit haben können und da diese Indurationen den Zirrhosen von vielen Autoren tatsächlich zugezählt und sogar als bestimmte Untergruppe der Zirrhosen geführt wurden, entstand eine Verwirrung auf dem Gebiete der Einteilung der Zirrhosen, welcher die moderne Richtung wieder damit zu steuern versucht, daß sie eine prinzipielle Unterscheidung auch der echten Zirrhosen nicht durchführt und die zirrhoseähnlichen Zustände von den Zirrhosen völlig abzutrennen sucht. Wie wir hören werden, sind unsere Kenntnisse auch nicht ausreichend, um etwa Zirrhosen mit großer oder kleiner Milz, mit und ohne Anämie dieser oder jener Art vom pathogenetischen Standpunkt auseinanderzuhalten. Vorläufig scheint es daher tatsächlich opportuner, die echten Zirrhosen rein deskriptiv zu behandeln, die „falschen" Zirrhosen aber strenge abzutrennen.

In älteren und auch noch in neueren Lehrbüchern finden wir die Gegenüberstellung der atrophischen LAENNECschen Zirrhose und der hypertrophischen

HANOTschen Zirrhose. Entspricht die erstere der früher beschriebenen typischen Verlaufsform der Zirrhose mit kleiner geschrumpfter Leber, mit Pfortaderstauung, Aszites, mäßigem Milztumor und später Gelbsucht, so ist die letztere durch eine lange Dauer, einen frühen Ikterus, eine große, glatte, nicht schrumpfende Leber, eine große Milz und das Fehlen der Pfortaderstauung gekennzeichnet. HANOT hat, wie wir heute wissen, unter seinen Fällen als Grundlage seiner Beschreibung scheinbar wesensverschiedene „zirrhotische" Lebern, darunter auch eine „cholangitische" Zirrhose vor sich gehabt und erst KRETZ hat später aus Arbeiten HANOTs ein Idealbild der HANOTschen Zirrhose mit dem obigen Symptomenkomplex konstruiert. Der echten HANOTschen Zirrhose sollte im histologischen Bild auch weniger eine interlobuläre als vor allem eine intralobuläre Anordnung des Bindegewebes eigen sein (s. S. 298). Es ist nun einerseits kein Zweifel, daß es Zirrhosen gibt, welche dem klinischen Bild der HANOTschen Zirrhose entsprechen, es muß aber anderseits betont werden, daß es alle klinischen Übergänge einer LAENNECschen zur HANOTschen Zirrhose gibt, daß es sich also bei dieser um ein zufälliges Zusammentreffen atypischer Symptome handelt, daß eine scharfe Scheidung der beiden Formen somit nicht möglich und auch nicht begründet ist, und es muß festgehalten werden, daß in den klinisch der HANOT-Form entsprechenden Fällen wenigstens hierzulande das von HANOT und KRETZ beschriebene andersartige histologische Bild nicht gefunden wird. Demnach lehnen wir auch die Existenz einer HANOTschen Zirrhose im allgemeinen ab; es äußern sich übrigens selbst moderne Franzosen über die HANOTsche Zirrhose skeptisch, namhafte Kliniker und Anatomen sprechen ihr nur mehr historisches Interesse zu.

Eine andere Gegenüberstellung ist die von *atrophischer und hypertrophischer Zirrhose*, wobei unter „hypertrophisch" Verschiedenes verstanden wird: Meinen die einen Autoren die makroskopische Anatomie des Organs, haben sie lediglich die große, glatte, nicht schrumpfende Leber im Auge, so meinen andere mit dieser Bezeichnung funktionelle Verhältnisse, in welchen die blutbildenden Organe, im besonderen die Milz, eine große Rolle spielen sollen, weshalb wieder andere Autoren im gleichen Sinne von splenomegaler Zirrhose sprechen. Der Begriff splenomegale Zirrhose und hypertrophische Zirrhose der verschiedenen Autoren deckt sich also zum großen Teil: EPPINGER hat für bestimmte Fälle den Schwerpunkt aus der Leber in Wechselbeziehungen zwischen Milz und Blutsystem verlegt, für ihn ist die splenomegale hypertrophische Zirrhose weniger eine Erkrankung der Leber, als eine solche der Milz und der Korrelation der blutbildenden und blutzerstörenden Organe. RÖSSLE hat EPPINGERs hypothetische Anschauungen übernommen und kam so zu der Aufstellung seiner *angiohämatotoxischen Zirrhose*, die sich im Prinzip mit der splenomegalen Zirrhose EPPINGERs deckt. EPPINGER sieht die Charakteristika der splenomegalen Zirrhose im großen Milztumor, der großen Leber und dem Fehlen des Aszites, vor allem in einer pleiochromen hämolytischen Eigenart des meist schon frühzeitig auftretenden Ikterus und in Veränderungen der blutbildenden Organe, welche einem hämolytischen Ikterus entsprechen; er rät in diesem Fall sogar zur Splenektomie. Unter angiohämatotoxischer Zirrhose versteht RÖSSLE eine bestimmte Form der hypertrophischen Zirrhose, in welcher ein supponiertes Gift einerseits das Mesenchym trifft, wobei Leber und Milz sich durch Bindegewebswucherung vergrößern und indurieren, und bei welcher dieses Gift auch den blutbildenden Apparat beeinflußt, wobei verschiedene Anämien und hämolytische Gelbsuchtsformen zustande kommen. Die Tatsache, daß bei einer großen Zahl von Zirrhosen ein rotes Knochenmark gefunden wird, wird von RÖSSLE von einem gleichen Gesichtswinkel betrachtet und auch die Siderose bzw. Hämochromatose, die sich mit der Zirrhose vergesellschaften kann, wird von ihm zur gleichen Gruppe von Erscheinungen gerechnet. Bei dem Bronzediabetes (s. unten) hätten wir eine Leber, Milz und Pankreas betreffende Mesenchymwirkung des Giftes und eine in der Hämochromatose sich äußernde Blutsystemwirkung des Giftes vor uns. Gegen die Aufstellung derartiger Krankheitsbilder lassen sich eine Reihe von Einwendungen erheben, die einschlägigen Fragen sind noch im Fluß. Jedenfalls muß der Anschauung RÖSSLES entgegengehalten werden, daß Anämie, hämolytischer Ikterus und Siderose sowohl bei hypertrophischen Zirrhosen mit großer Leber, als auch bei typischen atrophischen Zirrhosen mit kleiner Leber gefunden werden können. In welchem Verhältnis die Anämie, der hämolytische Ikterus, die große Milz, die Siderose und Hämochromatose zur Zirrhose stehen, ist noch völlig ungeklärt. Pathogenetische Beziehungen zwischen dem Leberprozeß und den Veränderungen im blutbildenden Apparat sind wohl außer Zweifel; hinter der Tatsache des Vorkommens des roten Knochenmarks bei Zirrhosen muß sich eine Kausalbeziehung verbergen, die eine Erklärung verlangt, welche aber noch nicht gefunden ist. Das Problem der Blutveränderungen, der Siderose und Hämochromatose bei Zirrhose ist aber noch nicht geklärt und es bieten unsere diesbezüglichen geringen Kenntnisse keine ausreichende Grundlage zu einer Einteilung der Zirrhosen. Wir sprechen darum vorläufig lieber von typischen und atypischen Zirrhosen und unterscheiden die Zirrhosen lediglich symptomatisch als solche mit großer und mit kleiner Milz, mit Anämie, mit Ikterus usw.

Unter Bronzediabetes verstehen wir Fälle, die durch die Kombination Leberzirrhose, Pankreasdiabetes (durch Pankreaszirrhose) und Hämochromatose gekennzeichnet sind. Es darf angenommen werden, daß die Eisenstoffwechselstörung im Sinne eines Unvermögens der Zellen, das Eisen zu verarbeiten, welches der Hämochromatose zugrunde liegt, sekundär zur Zirrhose der Leber und der Bauchspeicheldrüse führt. Die Melanodermie kann die Diagnose wesentlich erleichtern.

BANTI beschrieb 1894 eine Krankheit, an der er drei Stadien unterscheidet: Erstes Stadium von drei- bis zwölfjähriger Dauer der hypochromen Anämie und des Milztumors; zweites Stadium von ein- bis eineinhalbjähriger Dauer mit Auftreten von vermehrtem Urobilinogen im Harn, mit beginnender Vergrößerung der Leber; drittes Stadium mit Übergang in atrophische Zirrhose mit Aszites. Es besteht während der ganzen Krankheit Leukopenie und Lymphozytose. Fibroadenie der Milz ist charakteristisch (s. S. 298). Häufig finden sich schließlich endophlebitische Veränderungen in der Vena lienalis. Eine Splenektomie im ersten oder zweiten Stadium bringt die sonst progrediente Krankheit zum Stillstand und führt zum Verschwinden der Anämie. In der Folgezeit wurden unter der Bezeichnung Morbus BANTI oder Anaemia splenica zahlreiche Fälle beschrieben, welche der Symptomatik der von BANTI beschriebenen Krankheit vielfach nicht mehr entsprachen und unter welchen sich sicher auch Fälle von hämolytischem Ikterus und anderen Blutkrankheiten befanden. Die Bezeichnung Morbus BANTI hat so vielfach Verwirrung gestiftet. Hierzulande wurden nur vereinzelte Fälle beschrieben, die der Symptomatik mehr minder entsprachen, im Lande des Entdeckers führt die Krankheit nur noch ein sagenhaftes Dasein. Der Begriff und die Bezeichnung Morbus BANTI sind vorläufig fallenzulassen, bis in das Wesen der verschiedenen Zirrhosen mehr Licht gebracht ist.

Die WILSONsche Krankheit (beschrieben 1912 von WILSON) besteht aus drei Teilsymptomenkomplexen: Aus einer typischen Leberzirrhose, aus nervösen Erscheinungen, hervorgerufen durch schwere degenerative Veränderungen im Striatum (vor allem im Putamen, auch im Globus pallidus), und aus einer eigenartigen Hornhautveränderung. Im klinischen Bild stehen die nervösen Erscheinungen vorerst im Vordergrund. Sie bestehen vor allem in einem Hypertonus, der bald die gesamte Muskulatur betrifft. Es bestehen vor allem eine Starre der mimischen und peripheren Muskulatur, eine Unfähigkeit zu rascheren und feineren Bewegungen, Muskelschwäche, Abmagerung und schließlich Kontrakturen. Bei intendierten Bewegungen verhalten sich die Muskel starr. Das Gesicht weist eine maskenartige Starre auf. Auch Sprechen und Schlucken können durch die Muskelstarre erschwert sein, es besteht ein Tremor, der bei intendierten Bewegungen zunimmt. Auch psychische Störungen können auftreten. Der neurologische objektive Befund ist ohne Besonderheit, Pyramidenzeichen fehlen. Die Hornhautveränderungen bestehen in einem eigentümlichen schmalen, blaugrünlichen Pigmentring in der äußeren Randzone. Die Krankheit tritt familiär auf. Sie führt entweder rasch in wenigen Monaten zum Tode oder sie nimmt einen langsameren, sich über fünf bis sechs Jahre hinziehenden Verlauf. Ob die Gehirnerkrankung oder die Lebererkrankung das Primäre darstellt oder ob die beiden Krankheiten koordiniert sind und durch die gleiche Noxe hervorgerufen werden, ist nicht entschieden. Die Leberzirrhose nimmt im übrigen den typischen Verlauf.

Auch die Bezeichnung „biliäre Zirrhose" sollte aus der Literatur verschwinden, denn es wurden unter diesem Namen Zustände subsumiert, die echten Zirrhosen durchaus wesensfremd sind, und es wurden verschiedenartigste Zustände mit dieser Bezeichnung belegt. Verstanden die einen unter biliärer Zirrhose eine gewöhnliche Zirrhose mit frühzeitig auftretendem Ikterus, andere eine Zirrhose vom Typ der HANOTschen Zirrhose, die durch den frühzeitigen Ikterus charakterisiert ist, so verwendeten andere diese Bezeichnung für Leberindurationen bei Gallengangverschluß oder bei chronischen Cholangitiden, andere schließlich für fibrös-narbige, zirrhoseähnliche oder auch -gleiche Ausheilungszustände nach Hepatitiden oder nach einer akuten Leberatrophie. Wenn es auch keinen Zweifel darüber gibt, daß die Anatomen bei chronischer Gallenstauung gelegentlich auch eine Leberzirrhose finden, die histologisch diesen Namen mit Recht trägt, so ist ein solches Vorkommnis außerordentlich selten. Die Bezeichnung cholostatische Zirrhose ist daher nicht berechtigt, da der Gallengangverschluß wohl zu einer Bindegewebsvermehrung in der Leber zu deren Vergrößerung und Induration, aber nicht zu einer Zirrhose führt. Gleiches gilt für die sogenannte „cholangitische Zirrhose" (s. S. 344); die chronische Cholangitis führt wohl zu einer Fibrose der Leber, zu einer Induration, gelegentlich zu Aszites, man kann im Parenchym sogar manchmal Andeutungen eines Umbaues wie bei der echten Zirrhose beobachten, eine derartige cholangitische Leberfibrose ist vom ätiologischen, pathogenetischen und klinischen Standpunkt aus von einer echten Zirrhose aber völlig abzutrennen. Die Ausheilungszustände von subakuter Leberatrophie schließlich, die im allgemeinen als MARCHANDsche Hyperplasie (s. S. 296) in Erscheinung treten, dürften ebensowenig wie nicht mit Restitutio ausheilende Ikterus simplex-Fälle den echten Zirrhosen zugerechnet werden, ausgenommen die ganz seltenen Fälle, wie sie auf S. 302 erwähnt wurden.

Auch die Stauungsinduration der Leber, die cirrhose cardiaque der Franzosen, ist von der echten Zirrhose völlig zu trennen, auch dann, wenn in sehr seltenen Ausnahmefällen Zustände resultieren, die echten Zirrhosen auch histologisch sehr ähnlich sind.

Daß eine unter dem Bild einer Zirrhose ausheilende Miliartuberkulose der Leber oder auch ein narbiges Endstadium einer luetischen Leber im wahren Sinne des Wortes nicht echte Zirrhosen sind, wie dies auf S. 302 dargelegt wurde, leuchtet ein. Derartige Fälle sind von der vielleicht tuberkulotoxischen oder luetotoxischen echten Zirrhose prinzipiell zu trennen.

Differentialdiagnose. Im Initialstadium der Zirrhose ist die Diagnose immer mit großer Vorsicht zu stellen, da eine Abgrenzung gegenüber einer leicht indurierten oder leicht vergrößerten Leber anderer Art meist kaum mit Sicherheit möglich ist. Gerade bei den Potatoren wird auch an die einfache Fettleber oder die sogenannte Alkoholleber zu denken sein, welch letztere als stationäre Reaktion auf eine chronische Intoxikation aufzufassen ist und einerseits in einer Fettinfiltration, anderseits in einer leichten, nicht fortschreitenden Bindegewebsinduration besteht. Die Alkoholleber ist also kein inzipientes Stadium einer progredienten Zirrhose; die Leber ist hierbei allerdings auch scharfrandig und hart, nicht teigig-weich wie die Fettleber. Leichte kardiale Insuffizienz bei Hypertonikern oder Emphysematikern kann hinsichtlich Magen-Darmstörungen, Lebergröße und Leberkonsistenz eine recht große Ähnlichkeit mit einer inzipienten Zirrhose aufweisen. Eine initiale Varizenblutung wird durch eine entsprechende Anamnese, vielleicht einen entsprechenden palpatorischen Befund an Leber und Milz und schließlich durch eine frühestens vier Wochen später durchgeführte Röntgenuntersuchung von Ösophagus (Magen und Duodenum) richtig gedeutet werden können.

Im aszitischen Stadium kann die Diagnose durch die Mächtigkeit des Aszites, welche eine Beurteilung von Leber und Milz verhindert, nahezu unmöglich gemacht werden, erst ein mechanisches Ablassen des Aszites schafft hier übersichtliche Verhältnisse. Eine Entleerung des Abdomens durch Punktion führt durch den Nachweis palpabler Tumoren vielfach auch zur Abgrenzung einer Bauchfelltuberkulose und -karzinomatose. Sind diese beiden Erkrankungen schon durch den deutlichen Exsudatcharakter des Ergusses, durch die Zeichen der Entzündung, der Infiltration, durch das THOMAYERsche Symptom, durch schlechte Verschieblichkeit der Flankendämpfung usw. hinreichend charakterisiert, so muß darauf hingewiesen werden, daß auch der Erguß bei Tbc. peritonei frei und gut beweglich sein und daß anderseits auch der Aszites bei Zirrhose, wenigstens mit der Zeit, Exsudatcharakter annehmen kann (s. S. 306). Eine schwerwiegende Fehldiagnose kann sich bei einem chronischen Ileus ergeben: wenn sich in den geblähten, meist parallel zueinander gelagerten Darmschlingen neben den Gasen auch viel Flüssigkeit angesammelt hat, so wird sich die im Darm leicht bewegliche Flüssigkeit in Seitenlage in die entsprechenden Darmabschnitte ergießen und nun eine deutliche Flankendämpfung bewirken, bei Lagewechsel wird die Flankendämpfung auf der einen Seite verschwinden, um auf der anderen aufzutreten; die Flüssigkeit im Darmrohr gibt unter Umständen sogar auch eine Fluktuation. Eine starke Auftreibung des Leibes führt zu Zwerchfellhochstand, Leber und Milz verschwinden unter dem Hypochondrium, so daß auch sie keinen Anhaltspunkt für die Diagnose zulassen; wenn in solchen Fällen die initialen Magen-Darmstörungen des beginnenden Ileus auf die vermeintliche Pfortaderstauung bezogen werden und schließlich auf Grund einer Diagnose einer aszitischen Zirrhose zur Punktion geschritten wird, so ergeben sich aus dieser Fehldiagnose nicht absehbare Gefahren. Auch die Pfortaderthrombose kann durch die eher kleine Leber und die bei gleichzeitiger Milzvenenthrombose größere Milz differentialdiagnostische Schwierigkeiten machen (s. S. 326).

Weitestgehende Ähnlichkeit mit der aszitischen Zirrhose hat die FRIEDL-PICKsche *Pseudoleberzirrhose* bei der Mediastinoperikarditis chron. adhaesiva (s. Bd. I, S. 235). Das normal große Cor, der Ascites praecox des trikuspidalen Stauungstypus werden eine Zirrhose um so eher annehmen lassen, als eine Stauungsinduration der Leber besteht. Hat die Mediastinoperikarditis auch zu einem infektiösen Milztumor geführt, geht die Leberstauung mit einem Subikterus einher, so ist die Ähnlichkeit eine weitgehende und nur eine genaue Anamnese und vor allem eine exakte physikalische Untersuchung der mediastinalen Verhältnisse werden eine Unterscheidung ermöglichen. Gleiches gilt für die *Zuckergußleber* (s. S. 328), welche zu einer difformen, plumpen Leber führen und mit einem Aszites einhergehen kann. Im allgemeinen wird die Cirrhose cardiaque ohne Mühe abgegrenzt werden können, im Einzelfalle wird allerdings daran gedacht werden müssen, daß sich eine echte Zirrhose auch mit einem schlechten Cor kombinieren kann.

Die Differenzierung einer echten Zirrhose von einer „cholangitischen Zirrhose", einer cholangitischen Induration der Leber (s. S. 344), wird im allgemeinen leicht sein, wenn man aus der Anamnese die primäre infektiös-entzündliche Krankheit, die septischen cholangitischen Schübe ersieht. Das Augenblicksbild der einmal entwickelten Krankheit kann hinsichtlich Lebergröße, Leberkonsistenz, Ikterus, Milztumor aber nahezu identisch sein und auch der Verlauf kann bei einer fiebernden Zirrhose einerseits und einer chronischen, nicht in deutlichen Schüben und mit geringen septischen Zeichen und ohne Koliken einhergehenden Cholangitis anderseits nahezu der gleiche sein und es ist verständlich, daß die Abgrenzung größten Schwierigkeiten begegnen kann. Eine positive Funktionsprobe wird eher im Sinne einer echten Zirrhose entscheiden. Auch das Endstadium einer ausgeheilten subakuten Leberatrophie im Sinne der MARCHANDschen grobknotigen Hyperplasie wird bei Berücksichtigung der Anamnese, vor allem des akuten foudroyanten Beginnes, der späteren Schübe der Krankheit meist keine Schwierigkeit machen. Auch die Endophlebitis obliterans hepatica (s. S. 328) kann gegenüber einer Zirrhose in differential-diagnostische Erwägung gezogen werden. In fieberhaften Fällen wird man an das Leberlymphogranulom und an die Leberlues denken müssen, die beide zu diffus verhärteter, vergrößerter, fein- oder grobkörniger Leber, zu Milztumor und zu Aszites führen können.

Verlauf und Prognose. Wird das Initialstadium der Zirrhose richtig erkannt, so kann durch entsprechende Therapie, vor allem durch Alkoholentzug bei Potatoren vielleicht wenigstens noch ein Stillstand der Zirrhose erzielt werden. Im voll entwickelten Stadium der Zirrhose sind die Aussichten einer Heilung wohl nicht mehr gegeben, auch die Aussicht, wenigstens eine Zeitlang einen stationären Zustand zu erlangen, ist gering. Die klassische, typisch ausgebildete und schon sicher diagnostizierbare Zirrhose muß im allgemeinen als eine progrediente Krankheit bezeichnet werden, welche gelegentlich in deutlich sich wiederholenden Schüben innerhalb ein bis drei Jahren zum Exitus führt. Daß Ösophagus-Varizenblutungen bei Zirrhose oft letal sind, wurde früher hervorgehoben; immer bedeuten sie ein Signum mali ominis. Die Komplikationen mit einer Tbc. peritonei oder gar mit einem Primärkarzinom der Leber führen rasch zum Tode. Der Verlauf dieser klassischen Fälle LAENNECscher Zirrhose wurde bei Besprechung der Symptomatik und der Komplikationen beschrieben und er verlangt keine weitere Erörterung. Hier sei nur nochmals darauf hingewiesen, daß unsere ältere Anschauung, daß der Zirrhose ein stetig zunehmender, langsam progredienter Prozeß zugrunde liegt, insofern eine Wandlung erlebt hat, als heute, wie oben schon mehrfach angedeutet, angenommen wird, daß Leberzirrhosen sich in Schüben verschlechtern, daß der chronische, zeitweise oder stetig langsam progrediente Prozeß während dieser Schübe eine Verschlechterung erfährt. In diesen Schüben tritt plötzlich schon in einem Frühstadium oder auch in einer nun letzten Krankheitsperiode ein Ikterus oder ein Früh- oder Spätaszites auf, Gefäßsternchen schiessen in größerer Zahl auf und das Allgemeinbefinden ist verschlechtert. Jones hat derartige Schübe auch in Probepunktaten aus der Leber histologisch aufgezeigt. — Die besprochenen Schübe sind allerdings zumeist nicht so einschneidend, daß sie bei der klassischen Zirrhose den klinischen Eindruck einer stetig progredienten Erkrankung völlig verwischen könnten.

Die Prognose der Zirrhose ist — mit Vorsicht — günstiger zu stellen, je mehr sie sich dem Symptomenkomplex der „Hanotschen" Zirrhose nähert. Es gibt Zirrhosen dieser Art, die zehn Jahre und länger bestehen, wie früher ausgeführt wurde.

Therapie. Der Therapie sind bei der Leberzirrhose sehr enge Grenzen gesetzt. Im Initialstadium wird man lediglich jene Schädlichkeiten zu vermeiden oder zu verhüten trachten, welche eine Progredienz des Leidens nach sich ziehen können. Alkohol in jeder Form wird streng zu verbieten sein. Auch scharf gewürzte Speisen sind zu vermeiden; eine sichere Beziehung zwischen unseren landesüblichen Gewürzen und einem Leberzellschaden ist wohl nicht erwiesen, Rezek hat aber gezeigt, daß die kindlichen Zirrhosen in Indien auf das dort viel genommene Curry zurückzuführen sind, und er konnte in Tierversuchen den diesbezüglichen Leberzellschaden erweisen. Medikamente, welche zu einem Leberparenchymschaden führen, wie Atophan, wird man, soweit möglich, nicht verordnen. Da die Erfahrung gezeigt hat, daß interkurrente Infektionen zu rascher Progredienz führen, wird man den Patienten entsprechend orientieren. Die Verordnung einer fast reinen Kohlehydratkost entspricht einer „Leberschutztherapie", wie sie auf S. 281 ausgeführt wurde; da es sich um ein chronisches Leiden handelt, wird eine mäßige Menge Eiweiß in Form von Fleisch und hauptsächlich von Milch und Eiern angezeigt sein. Bei Auftreten eines Ikterus, zumal wenn er als Parenchymikterus erkannt wird, wird die Therapie der Hepatitis (Cortin usw.) Platz greifen müssen.

Die bis vor kurzem bei Zirrhosen noch allgemein verordnete vorwiegende Kohlehydratkost ist von einem Großteil amerikanischer Schulen verlassen worden; sie wurde durch eine vorwiegende Eiweißkost ersetzt. Sicher sind eine Eiweißkost und auch die Verordnung von Bausteinen der Eiweißkörper, von Aminosäuren, die im Darm leicht resorbiert und in der Leber leicht zu Eiweiß aufgebaut werden können, wie Methionin und Cystin, ebenso wie schließlich intravenöse Blutplasma- oder Serumübertragungen in den Fällen angezeigt, in welchen bereits eine stärkere Hypoproteinämie, eine Erniedrigung des Bluteiweißspiegels besteht. Ob eine Eiweißanreicherung bzw. die Eiweißkost generell zu empfehlen ist, wird erst die Zukunft lehren. Auf Grund bestimmter theoretischer Überlegungen gibt man Cholinpräparate, z. B. C. C. C. (Carbaminoyl-Cholin-Chlorid), anscheinend mit gewissem Erfolg.

Tritt ein Aszites auf, so soll, bei einiger Mächtigkeit, einmal punktiert werden, man sieht nicht so selten, daß der Erguß nach dem ersten Ablassen lange Zeit nicht wiederkommt. Später wird die Größe des Bauchumfanges, der Grad des Zwerchfellhochstandes und die dadurch bedingte Atemnot den Zeitpunkt einer neuerlichen Punktion bestimmen. Wenn, wie dies häufig vorkommt, nach der Punktion an der Stichstelle Aszites weiter abfließt, so bedeutet dies im allgemeinen keine Gefahr, da der Flüssigkeitsstrom offenbar eine aszendierende Infektion verhindert. Aus dem Stichkanal sickert die Flüssigkeit auch in das Bauchwandgewebe, es entsteht ein Bauchwandödem, nicht selten per continuitatem auch ein starkes Skrotalödem. Diese mehrtägige Drainage des Aszites in das Zellgewebe der Bauchwand bedeutet gelegentlich einen vorübergehenden Vorteil. Die Verordnung von kochsalzarmer Diät und von Diuretizis, vor allem von systematischen Salyrgan-, Novuritinjektionen — bei manchen Patienten mit besserem Erfolg intraperitoneal appliziert — und großen Harnstoffdosen wird dahin abzielen, den Aszites stationär zu halten und sein rasches Anwachsen zu verhindern; bei manchen Patienten gelingt es, mit wöchentlich ein bis zwei Injektionen den Aszites in mäßigen Grenzen zu halten. Fortgesetzte Punktionen schwächen den Kranken durch Eiweißverlust (s. S. 309). Versuche, den Aszites durch Verabreichung stark abführender Mittel „über den Darm abzuleiten", führen nicht zum Ziel.

Die TALMAsche Operation, die Fixierung des Netzes an die vordere Bauchwand, in der Absicht, die Kollateralenbildung in dieser zu fördern, hat im allgemeinen so schlechte Erfolge, daß sie heute fast allgemein verlassen ist.

Bei hämolytischer Gelbsucht und schwerer hämolytischer Anämie kommt die Splenektomie nach vorangegangenen Bluttransfusionen in Betracht. Die Lebertherapie ist auch bei perniziös-anämischem Blutbild hinsichtlich Anämie wirkungslos, sie soll in diesen Fällen aber als allgemein roborierende Maßnahme doch durchgeführt werden. Auch die Folsäuretherapie hat keine Erfolge, sei es, daß es sich lediglich um eine makrozytäre Anämie oder um ein „perniziös-anämisches" Blutbild bei einer Zirrhose handelt.

Ösophagus-Varizen-Blutungen können nur konservativ mit Ruhe, Fasten, eventuell — mehr zur Beruhigung des Kranken und seiner Umgebung — mit blutstillenden Mitteln oder schließlich mit Bluttransfusionen behandelt werden.

C. Umschriebene Krankheiten des Lebergewebes.

Es handelt sich im folgenden um nicht hepatozelluläre Erkrankungen, die sich im interstitiellen Gewebe der Leber abspielen. Soweit diese Erkrankungen von den Leberzellen ausgehen, wie die primären Leberzellgeschwülste, bleiben sie umschriebene Affektionen, die die Leberfunktionen nicht in Mitleidenschaft ziehen.

1. Chronische spezifische Infektionen.

a) Syphilis der Leber.

In früheren Kapiteln wurde die Lues der Leber in der Form des Ikterus syphiliticus praecox (s. S. 285), die fraglichen Beziehungen der Lues zur akuten Atrophie (s. S. 291) und die luetotoxische Zirrhose (s. S. 302) besprochen. Hier sei nur die tertiäre Leberlues im engeren Sinne des Wortes erörtert.

Ein Analogon zur Feuersteinleber der Kinder, in welcher entweder, bald in kleiner, bald in großer Zahl, umschriebene spezifische Granulationsherde oder diffuse interstitielle Veränderungen gefunden werden, kommt beim Erwachsenen so gut wie nicht vor; in seltenen Fällen führen gleichartige spezifische Veränderungen zu einer großen, glatten, harten Leber, in welcher der Prozeß schließlich durch Vernarbung zu einem zirrhoseähnlichen anatomischen Bild führt, welches seine spezifische Natur noch in größeren oder kleineren Gummata offenbaren kann. Hohe Temperaturen, Schüttelfröste und eine starke spontane und Druckschmerzhaftigkeit des Organs lassen bei großer harter Leber an eine derartige seltene luetische Genese der großen harten Leber denken; auch umschriebene Perithepatitiden sprechen in derartigen Fällen für Lues. Wenn man von der luetotoxischen Zirrhose absieht, begegnet der Kliniker im allgemeinen der tertiären Lues nur in Form der umschriebenen Lebergummata oder in Form der anschließenden Vernarbungszustände, der gelappten Leber (Hepar lobatum syphiliticum). Die Diagnose der umschriebenen Gummiknoten in der Leber wird nur bei oberflächlicher Lokalisation, bei palpablen Knoten an der Oberfläche der Leber und bei Ausschluß von Knotenbildungen anderer Genese (primäre und metastatische Karzinome, Lymphogranulom, Tuberkulose, Echinokokkus usw.), ferner bei entsprechender Anamnese und positiver Luesreaktion im Serum oder Liquor möglich sein. An anderer Stelle wurde bereits darauf hingewiesen, daß auch nicht luetische Ikterusfälle eine positive WASSERMANN-Reaktion geben können; hier muß betont werden, daß die viszerale Lues nicht immer eine positive Seroreaktion gibt. Lebergummen sind heutzutage sehr selten. Ähnlich wie bei den Gummiknoten liegen die Verhältnisse für die Diagnose der gelappten Leber; die grobknotige Zirrhose, die MARCHANDsche Hyperplasie (s. S. 296), der maligne Tumor, die gelappte Stauungsleber, die zumal bei Kindern mit kongenitalen Vitien beobachtet werden kann, werden in Erwägung gezogen werden müssen. Jugendliches Alter der Patienten wird bei knotiger oder gelappter Leber an tertiäre Lues denken lassen. Gelbsucht kommt nur zustande, wenn größere Gallengänge durch die narbige Schrumpfung verlegt werden. Man sei mit der Diagnose Leberlues sehr zurückhaltend, da sie außerordentlich selten geworden ist.

Die Therapie der tertiären Leberlues besteht in einer energischen antiluetischen Kur (Penicillin und Salvarsan usw., s. S. 286).

b) Tuberkulose der Leber.

Sie ist am Sektionstisch insofern ein häufiger Befund, als der Anatom oft miliare Lebertuberkel sieht, zumal bei mikroskopischer Untersuchung; makroskopisch können sie leicht übersehen werden, da sie die kleinsten Tuberkel sind, die bekannt sind. Für die Klinik hat die miliare Aussaat keinerlei Bedeutung. Große tuberkulöse Konglomerate in grober Knotenform oder von geschwulstähnlichem Umfang sind außerordentlich selten. Sie können durch tiefe Narben auch zu einer Lappenleber führen; die Lappung ist meist weniger ausgedehnt als bei einer Lappenleber auf luetischer Basis.

c) Lymphogranulom.

Es führt häufig zu einer Vergrößerung und Induration der Leber, die durch Einlagerung kleinerer oder größerer Knoten oder Streifen granulomatösen Gewebes zustande kommt. Die Leberoberfläche kann halbkugelförmig vorgewölbt oder auch durch Höcker vorgebuckelt werden. Das Zentrum der halbkugelförmigen Vorwölbung kann wie beim Karzinom nabelförmig eingesunken sein. Das Lebergranulom ist fast immer Teilerscheinung einer allgemeinen HODGKINschen Krankheit. Es gibt sehr seltene Fälle von isoliertem Lebergranulom; der Melitensistypus des Fiebers, der Pruritus, eine auffallende Urobilinurie werden bei vergrößerter harter Leber, eventuell auch mit knotiger Oberfläche, an Granulom denken lassen. Ikterus kann, zumal bei portaler Lokalisation, auf mechanischem Wege auftreten. Erst das Auftreten entsprechender Milz- und vor allem Drüsenveränderungen wird die Diagnose sichern.

2. Tumoren der Leber.

Unter den gutartigen Lebertumoren sind Fibrome, Adenome und Hämangiome zu nennen; sie sind klinisch ohne Bedeutung. Die seltenen Kystome können zu Fehldiagnosen gegenüber Echinokokkus Anlaß geben. Unter den bösartigen Tumoren ist vor allem das Karzinom, neben ihm das seltene Melanosarkom zu nennen.

a) Karzinome.

Die weitaus häufigsten Leberkarzinome sind die metastatischen. Ihre Diagnose bereitet im allgemeinen keine Schwierigkeit, da die Patienten zur Zeit der Metastasierung oft schon eine beginnende Kachexie zeigen und der Befund an der Leber in der Regel außerordentlich charakteristisch ist. Meist ist die Leber sowohl im rechten wie im linken Lappen stark vergrößert; ihr linker Rand, der die Mamillarlinie weit überschreitet und auch die vordere Axillarlinie erreichen kann, gibt nicht selten zu Verwechslungen mit dem Rand einer vergrößerten Milz Anlaß, der TRAUBEsche Raum ist auf eine schmale Zone eingeengt oder er kann, zumal bei oberflächlicher leiser Perkussion, sogar vollständig verschwinden. Die hervorstechendsten Merkmale der Metastasenleber sind ihre harte Konsistenz und ihre grobhöckerige Oberfläche. Die Leber fühlt sich steinhart an; gelegentlich gewinnt man den Eindruck, daß die an der Oberfläche vorspringenden Knoten noch härter sind als das dazwischen liegende Lebergewebe. Abgesehen von den Fällen, in welchen nur vereinzelte Knoten an der Leberoberfläche nachweisbar sind, gibt es solche, in welchen fast nur der linke oder fast nur der rechte Lappen oder nur ein bestimmter umschriebener Bezirk einer der Lappen mit groben Höckern durchsetzt erscheint, in der Regel aber ist die gesamte Leberoberfläche betroffen. Die Metastasen springen halbkugelförmig über die Oberfläche vor, sie sind meist rund; die palpierende Hand kann oft die zentralen Eindellungen, den Krebsnabel, welcher durch zentralen Zerfall zustande kommt, deutlich ausnehmen. Die Leber ist weder spontan schmerzhaft, noch auf Druck empfindlich. Wenn ein Knoten zu einer umschriebenen Perihepatitis über demselben oder zu einer Klatschmetastase an der gegenüberliegenden Serosa des Zwerchfells oder der vorderen Bauchwand führt, so treten bei Atmung oder bei Lagewechsel stechende Serosaschmerzen auf, man hört Reiben, bei Klatschmetastasen gelegentlich grobes Knarren. Durch Konfluenz können auch große Knoten entstehen. Eine gleichzeitige Carcinosis peritonei mit Aszites kann der Palpation Schwierigkeiten bereiten, aber auch bei mächtigem Aszites gelingt es mit sogenannter Stoßpalpation meist leicht, die große Leber und auch ihre höckerige Oberfläche nachzuweisen. Gelbsucht gehört wohl nicht zum klassischen Bilde, aber mit zunehmender Zahl der Knoten kann ein Subikterus, schließlich ein Ikterus auftreten, zufällige Verlegung eines großen Gallenganges ad portam hepatis kann auch frühzeitig zum schweren Ikterus führen. Wie jedes Karzinom kann auch die Metastasenleber fiebern, dies ist aber doch ungewöhnlich.

Die Primärkarzinome sind außerordentlich selten. Die Unterscheidung in primären Leberzellkrebs und primären Gallengangkrebs ist für die Klinik bedeutungslos, die früher gemachte Einteilung in eine noduläre Form mit multiplen Knoten, eine massive Form mit Bildung eines großen isolierten Knotens und eine zirrhotische Form (Cirrhosis carcinomatosa), bei welcher eine diffuse Krebsentartung vorliegt, kleinste krebsige Infiltrate die ganze Leber durchsetzen, so daß die Leber makroskopisch einen malignen Tumor vorerst kaum erkennen läßt, ist auch von den Anatomen fast aufgegeben, da die Formen ohne Grenzen ineinander übergehen. Eine klinische Unterscheidung wäre um so schwieriger, als die primären Krebse auch in der Leber selbst wieder zu Metastasen Anlaß geben. Auf die relative Häufigkeit des Primärkarzinoms bei der Leberzirrhose wurde an anderer Stelle (s. S. 309) hingewiesen; in der Mehrzahl der Fälle entwickelt sich der primäre Leberkrebs, auch die zirrhotische Form in einer atrophischen Zirrhose. Metastasen der Leberzellkarzinome entwickeln Leberzellen und auch KUPFFER-Zellen, sie können Galle produzieren. Auf den Einbruch des primären Leberkarzinoms in das System der Pfortader — es kommt dies auch bei metastasierenden Karzinomen gelegentlich vor — wurde auf S. 310 hingewiesen.

Wenn primäre oder metastatische Leberkrebse zentral im Lebergewebe liegen und die Knoten der Palpation nicht zugänglich sind, kann die Diagnose nur eine Wahrscheinlichkeitsdiagnose bleiben, sie wird sich auf den Karzinomeindruck als solchen, eine auffallend harte, aber sonst nicht veränderte Leber, vielleicht eine starke Urobilinurie stützen. Bei nachweisbaren Knoten ist die Diagnose eines Leberkrebses im allgemeinen leicht, die Differentialdiagnose wird alle knotigen Veränderungen der Leber (Hepar lobatum, MARCHANDsche Hyperplasie, Leberabszesse, Lymphogranulom, Tuberkulose, Gummen, Echinokokkus, knotige Zirrhose usw.) berücksichtigen müssen; das Fehlen eines Milztumors wird die diagnostischen Möglichkeiten stark einengen. Eine Differentialdiagnose zwischen primärem und sekundärem Leberkarzinom wird mit Wahrscheinlichkeit vorerst immer für das viel häufigere metastatische Karzinom entscheiden wollen; für ein primäres Karzinom sprechen die Entwicklung des Tumors in einer bestehenden Zirrhose — auf die einschlägige Symptomatologie wurde auf S. 309 verwiesen —, ferner eine im Vergleich zur Metastasenleber relativ kleine Leber, umschriebene Knotenbildung im Sinne des massiven Krebses, schließlich und vor allem das Fehlen eines nachweisbaren Primärkarzinoms in anderen Organen; ein symptomloses primäres Pankreasschwanzkarzinom z. B. kann freilich mit Sicherheit nie ausgeschlossen werden.

Die einmal nachweisbaren Leberkarzinome führen rasch, meist innerhalb von längstens sechs Monaten, zum Tode.

b) Melanosarkome.

Die seltenen Melanosarkome bzw. bösartigen Melanome sind fast ausschließlich metastatisch und nehmen vom Auge oder von den Hirnhäuten oder von der Haut ihren Ursprung. Die Leber ist von Tumormassen meist knotig, selten diffus durchsetzt, sie ist, wie beim metastatischen Karzinom, sehr groß, sehr hart, von höckeriger Oberfläche. Die Melanosarkommetastasen können noch viele Jahre, ja ein bis zwei Dezennien nach Entfernung der primären Geschwulst auftreten bzw. manifest werden. Die Diagnose stützt sich neben dem übrigen klinischen Bild auf den Melaninnachweis im Harn (THORMÄHLENsche Reaktion, das ist Blaufärbung des Harns bei Zusatz von Nitroprussidnatrium, Kalilauge und schließlich Essigsäure, oder Melanogenprobe mit Eisenchlorid und Nachdunkeln des Harns beim Stehenlassen).

3. Echinokokkus der Leber.

Wenn das Ei des Hundebandwurms, der Taenia echinococcus, in den Magen-Darmkanal des Menschen gelangt, die Eihülle verdaut und der Embryo frei wird und wenn dieser über das Pfortaderblut in die Leber gelangt, so entwickelt sich bekanntlich der Leberechinokokkus. Die zystische unilokuläre Form desselben ist viel häufiger als die alveoläre multilokuläre. Bei der ersteren entwickelt sich nur eine Blase, die langsam sehr groß werden kann, deren Wand aus geschichteten Chitinlamellen besteht und aus welcher sich im Inneren immer neue Tochter- und Enkelblasen mit ihren Skolizes und Haken bilden, so daß schließlich die große Blase zahllose kleine Bläschen beherbergt. Bei der multilokulären Form erfolgt die Neubildung der Blasen von der äußeren Wand der Mutterblase, so daß das interstitielle Gewebe der Leber immer mehr von kleinen Zysten durchsetzt wird.

Klinik. Wenn es nicht vorzeitig zu einem Absterben der Zyste, zu ihrer Nekrose, eventuell zu ihrer Verkalkung kommt, so tritt der unilokuläre Echinokokkus, um den es sich fast ausschließlich handelt, schließlich in Form einer später immer größer werdenden Zyste in Erscheinung, wobei sie sich einerseits durch ihre Größe und ihre Raumbeengung, anderseits durch ihre Komplikationen, durch Vereiterung oder Perforation klinisch manifestiert. Bei zentraler Lage in einem der Leberlappen kann sie verborgen bleiben. Die Echinokokkusblase, welche sehr nahe der Leberoberfläche liegt oder diese erreicht und sich schließlich kalottenförmig aus der Leberoberfläche heraushebt, kann bei ihrer Lage in der Leberkuppe auch nur radiologisch erkannt werden, bei ihrer Lokalisation an der Lebervorderfläche wird sie der Palpation zugänglich. Sie erweist sich hierbei als harter, zystischer Tumor; ihre Oberfläche ist durchaus glatt, wenn nicht sekundär perihepatitisches Bindegewebe Unebenheiten bedingt; sie kann eine Fluktuation aufweisen, die als „Hydatidenschwirren“ bekannt ist. Legt man drei Finger der linken Hand auf die Kuppe der Zyste und beklopft den mittleren mit einem Perkussionshammer, so kann man in den beiden anderen Fingern den Anschlag der Flüssigkeitswelle bemerken. Auch ein Pergamentknittern der Zystenwand bei der Palpation wird beschrieben. Hydatidenschwirren ist außerordentlich selten. Wenn die wachsende Zyste zu Entzündungserscheinungen der Leberkapsel führt, so können Serosaschmerzen auftreten, die gelegentlich auch als Phrenikussymptom Schulterschmerzen auf der rechten Seite im Gefolge haben können. Große Zysten können die großen Gallenwege oder die Pfortader komprimieren, mechanischer Ikterus und alle Pfortaderstauungszeichen sind die Folge. Meist, aber nicht immer, findet sich eine hohe Eosinophilie, die auch Werte von 50 bis 60% erreichen kann. Das gute Allgemeinbefinden dieser Patienten und der langsame Verlauf der Erscheinungen werden andere Tumorbildungen in der Leber im allgemeinen leicht ausschließen lassen. Die nicht seltene Vereiterung der Blase führt zum Bild des Leberabszesses, die seltene Perforation in die Gallenwege unter Umständen zu einem kompletten Choledochusverschluß durch eine der kleinen Zysten; eine Perforation durch die Haut nach außen kann zur Spontanheilung führen, eine solche in den Magen-Darmkanal, in die Lunge und in die Harnorgane beinhaltet große Gefahren. In diesen Fällen ist der Nachweis von Membranfetzen, von Skolizes und Haken im Sputum, Harn und Stuhl diagnostisch von größter Bedeutung. Die Perforation in große Gefäße und in das Herz führt immer rasch zum Tode. Der Durchbruch in die Pleura- oder Peritonealhöhle kann zur Ansiedlung der Tochterzysten über die ganze Serosa führen. Verkalkte Zysten können am Röntgenfilm gefunden werden. Die multilokuläre Zyste ist der Diagnose schwer zugänglich, meist wird fälschlich ein maligner Tumor angenommen. Die Echinokokkusdiagnose kann durch die Komplementbindungsreaktion und durch die allergische Hautreaktion nach BOTTERI sichergestellt werden. Nach subkutaner oder intrakutaner Injektion von 0,1 bis 0,3 ccm einer mit Chloroform vorbehandelten Zystenflüssigkeit kommt es innerhalb von 3 bis 12 Stunden in der großen Mehrzahl der Fälle zu einer starken Lokalreaktion. Die Probepunktion einer Zyste soll unbedingt unterlassen werden, die Gefahr der Aussaat der Zysten über das Peritoneum ist hierbei groß: wird eine Zyste unabsichtlich punktiert, so beobachtet man nach dem Eingriff nicht selten einen leichteren oder schwereren anaphylaktischen Schock. Im Punktat findet man Skolizes und Haken, man kann in demselben Bernsteinsäure nachweisen. An Stelle der früher noch empfohlenen perkutanen Punktion ist heute ausschließlich die Laparotomiepunktion getreten. Die Therapie des zystischen Echinokokkus ist ausschließlich eine operative; bei dem alveolären Echinokokkus kommt eine Operation nicht in Frage.

4. Leberabszesse, Leberphlegmonen.

Leberabszesse können hämatogen, cholangitisch, per continuitatem oder traumatisch entstehen. Hinsichtlich der abszedierenden Cholangitis sei auf S. 344 verwiesen, per continuitatem entwickeln sich Leberabszesse bei Eiterungen in der Nachbarschaft, bei einem Übergreifen eines Gallenblasenempyems auf das Gallenblasenbett, bei einem Einbruch eines Magenkarzinoms, ciner Gastritis phlegmonosa, eines Ulkus in die Leber usw.; traumatische Leberabszesse, die im allgemeinen der Chirurgie zugehören, können auch auf dem Boden stumpfer Gewalteinwirkung und der damit gegebenen primären Nekrose des Lebergewebes entstehen.

Unter den hämatogenen Abszessen sind die über die Arteria hepatica, zum Beispiel bei einer Endokarditis und die retrograd über die Lebervenen entstandenen außerordentlich selten, die portogenen, bei welcher die Eitererreger aus dem Pfortadergebiet eingeschleppt werden, sind die weitaus häufigsten. Zahlenmäßig stehen hier die tropischen Leberabszesse bei Amoebenruhr an erster Stelle. Für mitteleuropäische Verhältnisse tritt das Kolon aber als Ausgangspunkt zurück, die Appendix rückt an dessen Stelle; der Häufigkeit nach folgen Dickdarm, Milz, Pankreas, Dünndarm und Magen. Geschwürig-eitrige (bazilläre Dysenterie, Appendicitis phlegmonosa) und nichteitrige Prozesse dieser Organe (Karzinom) stellen den Ausgangspunkt dar. Merkwürdig selten sind Abszesse bei tuberkulösen oder typhösen Darmgeschwüren und bei einfacher Kolitis. Die Abszesse können mit und ohne Vermittlung einer Phlebitis der appendikulären, retrocökalen mesenterialen, lienalen usw. Venen zustande kommen. Eine Sonderstellung nehmen die durch Askariden bedingten Abszesse ein. Vereiternde Echinokokken, erweichende Tuberkulosen und Neoplasmen können selbständige Leberabszesse vortäuschen.

Ältere Leberabszesse sind häufiger solitär und zumeist von besonderer Größe: sie grenzen sich gegen die Umgebung durch eine dicke Membrana pyogenetica mehr minder scharf ab; frische Abszesse sind häufiger multipel und klein, sie sind von der Umgebung zumeist unscharf abgegrenzt und können in ihrem Aussehen an Leberphlegmonen erinnern (s. unten). Am Krankenbett begegnet man am häufigsten dem von einer phlegmonösen Appendix ausgehenden oder dem cholangitischen Abszeß.

Die *Klinik* der Leberabszesse ist außerordentlich mannigfaltig. Die Abszesse, große wie kleine, können lange Zeit latent bleiben, Träger von tropischen Leberabszessen suchen vielfach wegen unklarer leichter Allgemeinerscheinungen fieberfrei den Arzt auf. In anderen Fällen tritt die Eiterung der Leber als solche kaum in Erscheinung, nur der schwere septische Verlauf, das anhaltende Fieber, Schüttelfröste lassen bei bestimmten Zuständen, vor allem bei der Appendizitis, mit Wahrscheinlichkeit an dieselbe denken, lokale Erscheinungen in der Leber, ihre Größenzunahme, eine starke Succussio hepatalis (s. S. 334), eine umschriebene Perihepatitis, ein durch diese ausgelöster Schulterschmerz, eine Durchwanderungspleuritis, meist der rechten Seite, werden als Einzelsymptom Anhaltspunkte geben, in ihrer Gesamtheit werden sie eine sichere Diagnose gestatten. Der vorderen oder seitlichen Bauchwand benachbart liegende Abszesse, die durch perihepatitische Prozesse zu einer Fixierung der Leber an die vordere oder seitliche Bauchwand geführt haben, bedingen oft ein lokales entzündliches Ödem. Auch große solitäre Abszesse können lange Zeit nur geringgradige Beschwerden verursachen; in dieser Zeit ist die Diagnose kaum möglich. Erst wenn septische Erscheinungen sich einstellen, wenn ein vorher stationärer Abszeß sich vergrößert, wenn die eben genannten Begleiterscheinungen sich zeigen, wird er klinisch faßbar werden. Die Leber kann in diesen Fällen in einem Lappen stark vergrößert sein, bei dem Sitz im rechten Leberlappen kann der rechte Rippenbogen stark vorgewölbt werden. Erreicht der Abszeß die Leberoberfläche, so kann es auch zu sekundären abgesackten peritonitischen Eiteransammlungen, die nun einen übermäßig großen Leberabszeß vortäuschen, oder zu sekundären subphrenischen Abszessen kommen. Die Durchwanderungspleuritis, exsudativ oder eitrig, ist früher oder später ein häufiges Ereignis. Perforationen in die Bauchhöhle, die Pleura, die Lunge, den Magen-Darmtrakt oder auch nach außen können vorkommen. Große Leberabszesse können durch Kompression der großen Gallenwege auch zu Ikterus führen. Man findet meist eine hohe Leukozytose. Beachtenswert ist, daß auch bei kindskopfgroßen Leberabszessen mit septischem Verlauf die Diagnose unmöglich sein kann, da der Abszeß in der Tiefe des rechten Lappens liegt und die Diagnose einer kryptogenen Eiterung gestellt werden muß. Diagnostische Probepunktionen können zum Ziel führen, sie sollen aber nur ausgeführt werden, wenn die Operation unmittelbar angeschlossen werden kann.

Penicillin wird jeweils sofort versucht werden, die Behandlung kann aber schließlich doch nur in der Operation bestehen; hinsichtlich der tropischen Leberabszesse s. Bd. III, Amöbenruhr.

Leberphlegmonen, die hämatogen oder cholangitisch entstehen können, verlaufen wie foudroyante Leberabszesse. Von diesen sind sie klinisch nicht, anatomisch wenig unterschieden.

D. Krankheiten der Lebergefäße.

Der Verschluß der *Arteria hepatica propria* — welcher meist entweder durch maligne Tumoren oder durch verunglückte Unterbindung bei Operationen erfolgt — führt zur partiellen oder totalen Nekrose der Leber und innerhalb 24 Stunden zum Tode. Der Verschluß der Arteria hepatica (communis) bleibt immer, der Verschluß der Leberarterie vor Abgang der Arteria gastrica dextra meist ohne alle Folgen; diese werden durch entsprechende Kollateralen verhütet. Bei einem pulsierenden Tumor im Bereiche der Leberpforte wird man an das seltene Aneurysma arteriae hepaticae denken müssen. Der Verschluß von Verzweigungen der Arteria hepatica innerhalb der Leber durch Embolien oder durch Karzinome führt zu Infarkten, die klinisch aber im allgemeinen nicht in Erscheinung treten.

Die kleine Arteria hepatica kann die Funktion der großen Pfortader bei deren völliger Verlegung zum größten Teil übernehmen, die Pfortader kann die Leberarterie hingegen niemals ersetzen!

1. Krankheiten der Pfortader.

Einleitend sei darauf hingewiesen, daß der „trunkuläre" Verschluß des Hauptstammes der Pfortader beim Menschen für die Leber im allgemeinen keine Folgen hat. Die völlige experimentelle Ableitung des Pfortaderblutes in die Cava inferior (ECKsche Fistel) beim Hund führt auch zu keinem Leberschaden. Neben der Leberarterie schaffen auch die Venen des kleinen Netzes und andere kleine Venenäste, welche direkt in der Leber einziehen, den funktionellen Ausgleich. Die „terminalen" Verstopfungen von Pfortaderästen und Kapillaren innerhalb der Leber aber führen zu trüber Schwellung, Nekrose oder hämorrhagischer Durchtränkung des Lebergewebes, also zu anämischen oder hämorrhagischen Infarkten, wenn diese Verstopfungen die letzten inneren

Pfortaderanastomosen mitverlegen. Von diesen echten Infarkten sind „atrophische rote Leberinfarkte, ZAHNsche Infarkte", zu unterscheiden: Hier müssen einerseits eine Verstopfung eines Pfortaderastes, anderseits aber auch ein abnormaler Rückfluß des Blutes aus den Lebervenen in das vom Pfortaderzufluß gesperrte Gebiet mitspielen; dieser Rückfluß kommt entweder bei starker Stauung im großen Kreislauf oder bei einer kardialen Schwäche und geringem Druck in der Arteria hepatica zustande. Die „ZAHNschen Infarkte" sind keine echten Infarkte, sondern herdförmige Stauungsbezirke. Klinisch sind die genannten Leberveränderungen bedeutungslos; bei oberflächlicher Lage können sie zu umschriebener Perihepatitis mit Reiben, entsprechenden Schmerzen usw. Anlaß geben.

a) Pfortaderentzündungen, Pylephlebitis.

Wenn zweifellos auch manchen einfachen Pfortaderthrombosen eine leichte Wandentzündung zugrunde liegt und daher auch in diesen Fällen von Pylephlebitis gesprochen werden müßte, so versteht der Kliniker unter dieser Bezeichnung im allgemeinen die *suppurative Pylephlebitis*.

Die suppurative Pylephlebitis kann ihren Ursprung aus dem gesamten Pfortadersystem nehmen, sei es durch eine aszendierende Entzündung in den Venen, sei es durch direktes Übergreifen einer Entzündung auf den Pfortaderstamm. So können einerseits eine eitrige Appendizitis — diese ist die häufigste Ursache —, eine Kolitis, ein zerfallendes Darmkarzinom, eine Adnexitis, Periproktitis, Cholezystitis auf dem Umwege über die Pfortaderäste oder anderseits eine umschriebene Peritonitis bei einer perforierten Gallenblase, einem perforierten Ulkus, Magenkarzinom usw. durch direktes Übergreifen auf die Pfortader zu deren Wandentzündung führen. Diese hat meist bald eine eitrige Thrombose, ferner eine Verschleppung von infizierten Thrombusteilchen in die Pfortaderverzweigungen und damit multiple Leberabszesse im Gefolge. Das klinische Bild ist das einer schwersten Sepsis. Wenn eine akute Blinddarmattacke, zumal ohne entsprechenden lokalen Befund, in ein schwer septisches Bild mit intermittierendem hohem Fieber und Schüttelfrost übergeht, wird der nächste Gedanke der einer suppurativen Phlebitis sein. Der lokale Befund im Pfortaderbereiche kann völlig negativ sein oder es finden sich die Zeichen der umschriebenen akuten Peritonitis. Bei völliger Verlegung des Pfortaderstammes kommt es zu Aszites. Umschriebene Perihepatitiden und eine Succussio hepatis zeigen einen intrahepatalen Eiterungsprozeß an. Frühzeitige operative Behandlung eines etwaigen Primärherdes, zum Beispiel der Appendizitis, ev. eine Penicillintherapie können dem Infekt unter Umständen noch Einhalt gebieten, letztere allerdings nur, wenn ein penicillinempfindlicher Stamm (und keine Mischinfektion mit B. coli) vorliegt, meist ist alle Therapie machtlos.

Die sogenannte *Pfortadersklerose*, welche von einer Arteriosklerose durchaus different ist, aber durch die bindegewebig-schwielige Veränderung der Venenwand und die flachen Erhebungen der Intima mit dieser anatomisch große Ähnlichkeit hat, kann insofern zu den chronischen Entzündungen der Pfortader gerechnet werden, als es sich hierbei vielleicht um die Ausheilungszustände einer leichteren akuten Pfortaderentzündung — man findet sie gelegentlich auch bei chronischen Entzündungen im Bereiche des Pfortadergebietes — oder auch manchmal um eine luetische Entzündung derselben handelt. Das Wesen dieser Phlebosklerose ist noch nicht völlig geklärt, sie findet sich auch nicht selten bei Leberzirrhose und wird hier auf eine Alkohol- oder Darmbakterientoxikose bezogen. Sie soll zur Pfortaderthrombose führen können. Klinisch tritt sie nicht in Erscheinung.

b) Thrombose der Pfortader und ihrer Äste.

Man unterscheidet eine trunkuläre Thrombose des Hauptstammes und eine radikuläre der Äste. Auf die intrahepatale terminale Thrombose der Pfortaderverzweigungen wurde oben hingewiesen.

Die trunkuläre Pfortaderthrombose. Ursache der akuten Pfortaderthrombose sind meist Kompressionen derselben durch entzündete und neoplastische Lymphdrüsen, durch Aneurysmen, raumbeengende Prozesse jeder Art, durch einwachsende maligne Tumoren (s. auch S. 310, Leberkarzinom), durch narbige Verziehungen und damit gegebene Einengung der Strombahn, ferner Wandveränderungen durch leichte Entzündungen, durch die sogenannte Phlebosklerose (speziell bei der Zirrhose, s. S. 325) und schließlich auch durch eine Stromverlangsamung bei Pfortaderstauung bei Zirrhosen, Lues hepatis, bei Peritonitis. Auch stumpfe Gewalteinwirkungen können zur Thrombose führen.

Bei *akuter völliger Verlegung des Hauptstammes* kommt es zu einem rasch wachsenden Aszites, die Vergrößerung der Milz kann meist nicht festgestellt werden, der Bauch schwillt innerhalb 24 Stunden zusehends mächtig an, starkes Spannungsgefühl, Zwerchfellhochstand und damit gegebene Atembehinderung plagen den Kranken. Magen- und Darmblutungen sind selten. Wird der Aszites abgelassen, so füllt er sich außerordentlich rasch wieder. Das rasche Anwachsen des Aszites ist ein wichtiges diagnostisches Kriterium gegenüber andersartigen Aszitesformen. In der Mehrzahl der Fälle handelt es sich bei der Pfortaderthrombose allerdings um eine agonale Erscheinung, die sich in einem Aszites nicht mehr manifestiert. Andere Fälle gehen langsam in das Bild der chronischen Thrombose über.

Die *chronische Pfortaderthrombose* hat weitaus größeres klinisches Interesse, da sie zu einem selbständigen Krankheitsbilde führt. Sie entwickelt sich entweder aus einer akuten Thrombose, bei welcher es zu einer teilweisen Rekanalisation kommt, oder aus einer langsam zunehmenden wandständigen Thrombose, so daß das klinische Bild der akuten Thrombose anamnestisch fehlt. Anatomisch findet man gelegentlich den Hauptstamm der Pfortader durch ein kavernomartiges Venenkonvolut ersetzt, welches zum Teil aus neuen Kollateralen, zum Teil aus der rekanalisierten Pfortader entstanden ist. Die histologische Untersuchung des Konvolutes läßt dort und da noch Reste der ursprünglichen Venenwand erkennen. Ob in Fällen, in welchen derartige Reste nicht mehr gefunden werden können, eine angeborene Mißbildung der Pfortader vorliegt, wie manche Autoren annehmen, bleibe dahingestellt.

Die Symptomatologie der chronischen Pfortaderthrombose ist durch die chronische Pfortaderstauung und die durch sie bedingte Entstehung eines Kollateralkreislaufes, wie wir ihn in gleicher Ausbildung bei der Zirrhose kennen, gegeben. Die klinischen Symptome sind die folgenden:

1. Ein Caput Medusae. Dieses unterscheidet sich in nichts von dem der Zirrhose. Es kann wie bei dieser auch völlig fehlen.

2. Blutungen aus Ösophagus- und Magenvarizen. Sie können das erste Zeichen der Krankheit sein, sie können sich wiederholen, sie können nicht selten tödlich sein, ebenso wie bei der Zirrhose.

3. Ein mächtiger Milztumor (ebenso wie bei der Milzvenenthrombose mit gelegentlichen perisplenitischen und mit Fieberschüben).

4. Ein Aszites. Es handelt sich ursprünglich um ein Transsudat, welches aber wie bei jedem chronischen Aszites später Exsudatcharakter annehmen kann (s. S. 306). Der Aszites kann jahrelang in stärkerer oder schwächerer Ausbildung bestehen, er kann in mehrwöchigen Intervallen immer wieder zur

Punktion zwingen, er kann schließlich in geringem Umfange stationär werden, bei entsprechender Kollateralenentwicklung selten auch wieder ganz verschwinden. Der Aszites kann auch völlig fehlen, er kann erst nach langem Bestande der Krankheit auftreten.

Gegenüber einer splenomegalen Zirrhose, im besonderen mit Caput Medusae, mit Aszites und mit Ösophagusblutungen, müssen sich die größten differentialdiagnostischen Schwierigkeiten ergeben; die Fälle werden auch zumeist verkannt. Eine entsprechende Anamnese im Sinne einer lange zurückliegenden akuten Pfortaderthrombose, ein entsprechender Verlauf, vielleicht auch der Nachweis einer normal großen und normal konsistenten Leber mit normalen Funktionsproben werden die Entscheidung bringen können.

c) Milzvenenthrombose.

Die *akute Milzvenenthrombose* sieht man gelegentlich im Anschluß an eine intraabdominale Operation; im Anschluß an eine Magenresektion z. B. entwickelt sich rasch ein mächtiger Milztumor, welcher den Rippenbogen weit überragt, welcher durch Raumbeengung zu Druckschmerzen im linken Oberbauch und durch die meist vorhandene Perisplenitis auch zu stechenden Serosaschmerzen führt. Derartige thrombophlebitische Milztumoren können sich auch im Rahmen von Infektionen aller Art entwickeln, eine schwere Entzündung der Milzvene kann dem Bild unter Umständen einen hochfebrilen und septischen Stempel geben. Die Diagnose dieser Fälle wird anfangs Schwierigkeiten bereiten, alle Infektionskrankheiten mit großer Milz werden differentialdiagnostisch in Frage kommen, erst der Verlauf und das restierende Bild der chronischen Milzvenenthrombose wird die Sachlage erkennen lassen.

Die *chronische Milzvenenthrombose* ist symptomatologisch vor allem durch einen Milztumor und durch Blutungen aus dem Magen oder dem Ösophagus, und zwar aus den Milzvenenkollateralen, gekennzeichnet, die sich über die Vena gastroepiploica sinistra, die Vena coronaria ventriculi und die kurzen Magenvenen, welche in die Milzvenen einmünden, in der Schleimhaut entwickelt haben. Der Milztumor ist meist sehr mächtig, er überragt den Rippenbogen handbreit, engt den TRAUBE-Raum von links beträchtlich ein, verursacht dumpfe Druckbeschwerden oder durch die häufige sekundäre Perisplenitis zeitweise auch stechende Schmerzen. Die Milz wird durch sekundären Bindegewebsreichtum hart. Eine schwere Hämatemesis und Melaena, die sich manchmal wiederholen können und nicht selten letal sind, sind häufig das erste alarmierende Symptom bei dem bis dahin scheinbar gesunden Kranken. Manchmal führt die Hyperämisierung der Milz und ihrer Venen und Kollateralen bei einer interkurrenten Infektion zur tödlichen Blutung. Das Blutbild ist meist ohne Besonderheit; nicht selten kommt es zur Leukopenie, gelegentlich auch zu Thrombopenie und auch zu aregeneratorischer Anämie, zu den Erscheinungen der splenopathischen Markhemmung (s. Blut). Wenn die Thrombose in die Pfortader fortschreitet, kommt es zu Aszites, schließlich zu allen Erscheinungen der trunkulären Pfortaderthrombose.

Wenn die Anamnese einer akuten Milzvenenthrombose nicht vorhergeht, kann die Differentialdiagnose gegenüber anderen Splenomegalien sehr schwierig sein, sie bleibt eine Wahrscheinlichkeitsdiagnose. Treten Blutungen auf, ist die richtige Entscheidung im allgemeinen nicht schwierig. Blutbefund, Knochenmarkpunktion, Leberfunktionsprüfungen werden die splenomegalen Blutkrankeiten oder die Zirrhose ausschließen müssen.

Die Frage, ob splenektomiert werden soll, ist heute noch nicht einmütig beantwortet. Abgesehen von der Gefahr der Operation sistieren die Blutungen nach der Operation nicht immer. Nach mehrfachen Blutungen wird man sich im allgemeinen zur Operation entschließen müssen.

Thrombosen kleiner Pfortaderäste führen zu Bildern umschriebener Peritonitis.

2. Krankheiten der Lebervenen.

Eine Cavathrombose kann sich rückläufig in die Lebervenen fortsetzen und erzeugt eine Leberstauung. Die thrombotische Verlegung kleiner Lebervenen in der Umgebung von Abszessen oder Karzinomknoten führt zu umschriebener Hyperämie oder später auch zu einer völligen Atrophie der Leberzellen in diesem Bezirk mit starker Erweiterung der Kapillaren.

Die klinisch wichtigste Erkrankung ist die *Endophlebitis obliterans hepatica.* Es handelt sich um eine chronische Wanderkrankung der Lebervenen, welche zum Teil eine luetische Ätiologie hat, zum Teil auf mechanische Schädigungen oder Infektionskrankheiten bezogen werden muß. Die Wanderkrankung führt sekundär zu Thrombosen und damit zur venösen Stauung. Die Thrombosierung kann langsam oder rasch, in einer größeren oder geringeren Zahl von Venen erfolgen, womit sich das klinische Bild sehr verschieden gestalten kann.

Bei langsamer Verlegung einer großen Zahl von Venen kommt es zu einer starken Stauung der Leber, schließlich zu einem mächtigen, rasch wachsenden und sich nach Punktion wieder rasch füllenden Aszites, auch ein Caput Medusae kann sich entwickeln. Die Differentialdiagnose wird eine kardiale Stauung ausschließen müssen, eine atrophische und insbesondere hypertrophische Zirrhose werden unter Umständen schwer abzugrenzen sein. Die Pfortaderthrombose wird mit Hinblick auf die große Leber ausgeschlossen werden können.

Bei rascherer Entwicklung ausgedehnter Thrombosen kommt es in der Leber auch zu Infarktbildungen; sind diese ausgedehnt, so kann es selten auch zu schwerem Ikterus, auch zum Koma hepaticum kommen (eigene Beobachtung).

Bei luetischer Grundlage ist eine vorsichtige antiluetische Kur einzuleiten. Energische Kuren können zu fortschreitender Thrombosierung Anlaß geben.

E. Krankheiten der Leberkapsel.

1. Akute Perihepatitis.

Die akute Perihepatitis entwickelt sich (in trockener, fibrinöser oder auch eitriger Form) bei Entzündungen in der Leber, bei Leberabszessen, Cholezystitiden, bei intrahepatalen Tumoren, welche die Leberkapsel erreichen, ferner bei Übergreifen einer Entzündung der Umgebung auf die Leberkapsel wie bei einer Diaphragmitis und schließlich als Teilerscheinung einer allgemeinen Peritonitis. Die akute Perihepatitis ist klinisch meist bedeutungslos, das perihepatitische Reiben und der entsprechende Serosaschmerz sind ihre klinischen Zeichen.

2. Zuckergußleber (CURSCHMANN).

Diese stellt eine chronische Perihepatitis mit Bildung einer dicken, derben, weißlich bis porzellanfarbigen, schwieligen Schicht dar, welche die Leber schließlich vollständig einschließt. Durch Schrumpfung dieses Bindegewebes kann es zu einer völligen Umformung, vor allem zu einer Abrundung der Ränder und einer walzenförmigen Gestaltung der Leber kommen.

Derartige Zuckergußlebern finden sich entweder im Rahmen einer plastischen Peritonitis — auch die Milz ist in diesen Fällen von einem „Zuckerguß" bedeckt — oder im Rahmen einer Polyserositis oder schließlich auch selbständig als isolierte

Perihepatitis. In letzterem Falle sollen nach Rössle ursächlich zwei Momente eine Rolle spielen, einerseits eine Stauung in der Leber, anderseits ein entzündliches Moment; man kann die isolierte Zuckergußleber daher bei endokarditischen Herzfällen finden, bei welchen eine kardiale Stauung besteht und ein entzündlich toxisches Moment mitspielt, ferner bei der Mediastinopericarditis chronica adhaesiva; bei echten Zirrhosen ist die Zuckergußleber sehr selten.

Curschmann hatte die Ansicht vertreten, daß der in solchen Fällen von Zuckergußleber beobachtete Aszites durch die schwielige Kompression des Lebergewebes und eine dadurch bedingte Stauung zustande kommt. Diese Ansicht ist aufgegeben. Ein bei Zuckergußleber bestehender Aszites ist entweder auf eine seröse Peritonitis zu beziehen oder ist die Folge einer gleichzeitigen, von der Zuckergußleber unabhängigen Stauung.

Diagnostisch wichtig ist die Ähnlichkeit des klinischen Bildes einer Zuckergußleber mit Aszites und einer atrophischen Zirrhose (s. S. 316) im aszitischen Stadium.

Die Zuckergußleber ist sehr selten.

II. Erkrankungen der Gallenwege.

A. Cholelithiasis, Cholezystitis, Cholangitis, Dyskinesien der Gallenwege.

1. Allgemeine Pathologie.

Die Gallensteinkrankheit kann ohne Entzündung selbständig in Erscheinung treten, die Entzündung der Gallenwege kann selbständig ohne Gallenstein beobachtet werden, die Gallenblasenentzündung verläuft meist ohne Entzündung der großen Gallenwege, des Choledochus und der Hepatici, die Entzündung der großen Gallenwege kann in gewissen Fällen aber auch ohne Entzündung der Gallenblase verlaufen und schließlich imitieren auch rein funktionelle spastische Zustände in Gallenblase und Gallenwegen das klinische Bild der Gallensteinkrankheit. Die Cholelithiasis, die Cholezystitis, die Cholangitis und die Dyskinesien der Gallenwege wären demnach selbständige Krankheitszustände. Wenn sie im folgenden doch gemeinsam abgehandelt werden, so hat dies seinen Grund darin, daß die einzelnen „Cholezystopathien", die Cholangitis inbegriffen, sich überschneiden, daß die genannten selbständigen Krankheitszustände doch wieder pathogenetisch zusammengehen, die Steinkrankheit z. B. auf dem Boden einer Entzündung sich entwickelt, die Steinkrankheit umgekehrt wieder den Boden für eine Entzündung abgeben kann, daß sich die verschiedenen Zustände in der Mehrzahl der Fälle gleichzeitig manifestieren und daß sie schließlich klinisch oft nicht streng auseinandergehalten werden können. Ob eine Cholezystitis kompliziert ist, ob im gegebenen Falle eine Lithiasis die Grundlage der Gallenblasenentzündung ist, ist sogar in der Mehrzahl der Fälle, zumal ohne Röntgenuntersuchung, nicht zu entscheiden. Das Überschneiden der verschiedenen Geschehenskreise führt zu einer Mannigfaltigkeit im klinischen Bild, die noch dadurch vergrößert wird, daß auch der Leberzellenapparat in Mitleidenschaft gezogen werden kann, wie etwa bei der chronischen cholangitischen Induration der Leber oder dem sekundären akuten Leberparenchymschaden bei septischer Infektion der Gallenwege. Im Einzelfalle wird man das klinische Bild nach den verschiedenen Richtungen hin zu analysieren haben; es ist dies auch aus therapeutischen Gründen notwendig.

Die *Gallensteinkrankheit* ist außerordentlich häufig. Nach dem 30. und insbesondere nach dem 40. Lebensjahr mehrt sich die Zahl der Steinträger; ungefähr jeder zwölfte Mann und jede vierte Frau hat Gallensteine. Bei Frauen findet man Gallensteine auch schon unter dem 20., bei Männern sehr selten unter dem 30. Lebensjahr. Alle Statistiken zeigen, daß Schwangerschaft und Geburt für die Entwicklung der Gallensteine größte Bedeutung haben, der erste Gallensteinanfall tritt oft in der ersten Schwangerschaft auf. Der Anstieg des Blutcholesterins in der Schwangerschaft dürfte ebenso wie die Abflußhemmung der Galle durch den wachsenden Uterus und funktionelle Dyskinesien daran Mitschuld haben. Zweifellos spielt bei der Gallensteinkrankheit das konstitutionelle Moment eine Rolle, es gibt Gallensteinfamilien. Fettsucht und Obstipation scheinen das Leiden ebenso zu begünstigen. Die Komplikation von Diabetes und Gallensteinkrankheit ist eine häufige, eine sichere Erklärung für diese Tatsache steht aus. Sitzende Lebensweise, zumal Fettsucht, fördert scheinbar die Bildung der Steine (schlechter Gallenabfluß durch mangelhafte Lebermassage?).

Pathogenese der Gallensteine. Die alte Lehre Naunyns über die Entstehung der Gallensteine, welche sich in nur etwas modernerer Form mit der Darstellung von Meckel van Hemsbach (1856) weitgehend deckt, hat auch heute noch im großen und ganzen die allgemeine Anerkennung. Die Lehre geht dahin, daß die Stauung der Galle und die Infektion bzw. die Entzündung der Gallenwege die Grundlage der Steinbildung darstellen; die Stauung leistet hierbei der Infektion Vorschub. Bei dem entzündlichen Katarrh der Schleimhaut kommt es zu Absonderung von Eiweiß, zur Abstoßung von Epithelien, Absonderung von Leukozyten; ausfallender Kalk und Bilirubin inkrustieren diese Konglomerate, an welche sich nun weitere Schichten von Cholesterin und Pigmentkalk anlagern können, wobei schließlich der Stein entsteht. Daß durch den Katarrh Cholesterin und Kalk abgesondert würden („lithiogener Katarrh"), ist heute als unrichtig erkannt, die Störung des kolloidalen Gleichgewichtes der gestauten Galle durch Bakterien, Eiweiß, Toxine und Zellbeimengungen, wie dies besonders Lichtwitz betont hat, führt zur Ausfällung der Salze, welche die genannten Gerinnselbildungen inkrustieren. Die Stauung verhindert auch den normalen Abfluß der Galle und damit die Ausschwemmung dieser primären Steinkerne. Der zentrale Kern des Steines ist in der Regel mit Pigmentkalk inkrustiert, auch geringe Mengen Cholesterins können an seinem Aufbau beteiligt sein. Naunyn und auch später Lichtwitz haben für jeden Stein ein derartiges zentrales Eiweißgerüst angenommen, nach Aschoff können sich reine Cholesterin-Solitärsteine als Folge einer abnormalen Zusammensetzung der Galle auch ohne primäre Eiweißniederschläge oder Entzündung entwickeln. Da man tatsächlich Gallensteinen nicht selten ohne Anamnese begegnet, welche eine überstandene Entzündung an den Gallenwegen annehmen ließe, spricht Naunyn von einer infektiösen „lithiogenen Cholangie", welche sich nicht bis zur „richtigen (entzündlichen) Cholangitis" ausgestalten muß. Die Stauung der Galle muß nicht durch anatomische Ursachen, wie Steinverschluß oder entzündliche Schleimhautschwellung, bedingt sein, sie kann auch durch Dyskinesien in der Gallenblase oder im Zystikus, vielleicht auch durch topographische Varianten der Gallenblase und der großen Gallenwege hervorgerufen werden. Nicht nur eine komplette Unterbindung des Gallenabflusses, sondern auch eine nur mäßigere Abflußhemmung kann zur Steinbildung führen. Je höher konzentriert die Galle ist, um so viel mehr kann es zur Ausfällung von Cholesterin und Salzen kommen, die Eindickung allein aber führt auch wieder nicht zur Fällung. Ein Infekt muß wohl mitspielen; er kann so leicht sein, daß er sich klinisch nicht manifestiert, er kann restlos wieder zurücktreten, die Entzündungserscheinungen können ohne Rezidiven ausheilen, so daß bei einer Lithiasis weder bakteriologische noch anatomisch-histologische Untersuchungen an den Gallenwegen die überstandene Infektion erkennen lassen müssen. Das häufige Auftreten von Cholesterinsteinen bei Graviden wird wohl mit Recht mit der bekannten Cholesterinämie der Schwangeren und mit der vermehrten Cholesterinausfuhr der Leber nach Geburten in Zusammenhang gebracht. Nach CHAUFFARD soll die Gallensteinbildung auch mit einer verminderten Bildung von Gallensäuren erklärt werden; durch eine Schädigung der Leber sollte diese die Fähigkeit verlieren, Cholesterin in entsprechendem Ausmaß in Gallensäuren umzuwandeln, die Verminderung der Gallensäuremengen stört die Stabilität der Gallenkolloide und Cholesterin, Kalk und Pigment fallen aus; diese Annahme ist heute überholt. Diese Theorie ist eine von denen, welche die fehlerhafte Zusammensetzung der Galle, die Dyscholie, in den Vordergrund stellen. Die Dyscholie spielt bei der Steinentstehung sicher und wahrscheinlich immer eine maßgebende Rolle, die Änderung der kolloiden Struktur der Galle bei der Entzündung bedeutet ja immer Dyscholie; ob Dyscholie allein zur Lithiasis führen kann, ist allerdings noch fraglich. Es scheint, daß die Gallensteinbildung nicht langsam, sondern außerordentlich rasch erfolgt, wofür vor allem die Tatsache spricht, daß junge Steine sehr selten zu Gesicht kommen. Daß Vitamin-A-Mangel bei der Entstehung der Steine wesentliche Bedeutung haben soll, wie das japanische Autoren behaupten, sei nur vermerkt.

Gallensteine entstehen zumeist in der Gallenblase. Die Galle ist hier am meisten konzentriert, sie staut sich und dickt sich hier schon physiologischerweise ein, Ptose, schlaffe Bauchdecken usw. fördern eine weitere krankhafte Stauung.

Wir unterscheiden hauptsächlich

1. wahrscheinlich vorwiegend auf dem Boden einer Stoffwechselstörung in der Gallenblase entstanden und hier auch vorgefunden: den relativ seltenen, immer solitären, meist größeren, lichten, weißen bis gelblichen, matt glänzenden, an seiner Oberfläche unregelmäßig höckerigen, auf der Schnittfläche radiären Cholesterinstein und den meist multiplen, auch meist maulbeerförmigen, seltener facettierten, kleinen, harten, spröden, schwarzen Pigmentstein (Bilirubinkalkstein, Pechstein); dieser Stein findet sich selten auch im Ductus hepaticus;

2. vorwiegend auf dem Boden des Infektes und der Entzündung entstanden: den Cholesterin-Pigment-Kalkstein, den häufigsten Stein, der in jeder Zahl und in jeder Größe vorkommt, von brauner bis weißer oder auch schwarzbrauner Farbe, je nachdem, ob die Rinde aus Cholesterin, Pigment oder kohlensaurem Kalk besteht. Diese Steine sind weich, leicht zerdrückbar, die Bruchflächen sind konzentrisch geschichtet, die Steine sind facettiert, im Kern findet sich häufig ein Hohlraum. Dieser Stein entsteht in der Gallenblase und auch in den Gallenwegen.

Der braune erdige Pigmentstein ist von untergeordneter Bedeutung, er entwickelt sich nur bei schon bestehender Gallensteinkrankheit, meist in den Gallenwegen, nur ausnahmsweise auch in der Gallenblase. Seine Oberfläche ist glatt, die Farbe gleichmäßig braun, er erreicht auch die Größe einer Kirsche.

Wenn ein reiner Cholesterin- oder Pigmentstein von einer Cholesterin-Pigment-Kalkschicht, wenn ein Cholesterin-Pigment-Kalkstein von einer Pigmentschicht usw. umschlossen wird, so entsteht der bekannte Kombinationsstein.

Gallensteine jeder Art können sich durch „Selbstsprengung" zerteilen, die Bruchstücke können mit der Galle ausgeschwemmt werden, diese Bruchstücke können aber auch wieder den Kern für einen neuen Stein abgeben.

Unter den drei Momenten, welche zur Bildung der Gallensteine führen, abnorme Beschaffenheit der Galle („Dyscholie"), Stauung und Entzündung, spielt wohl die letztere die Hauptrolle. Die Entzündung muß nicht Folge einer Infektion sein, sie kann auch eine toxische oder allergische Grundlage haben. Es scheint kein Zweifel zu bestehen, daß es rein allergisch ausgelöste Gallekoliken bzw. Gallenblasenentzündungen gibt (C. Eiselsberg). Bei den infektiösen Entzündungen spielt die aufsteigende Infektion sicher die geringste Rolle, die hämatogene Infektion der Galle, welche sekundär zur Schleimhautentzündung führt, und auch die hämatogene Infektion über die Gallenblasenkapillaren sind der wichtigste Infektionsmodus. Die Galleninfektion ist uns von Typhus und Paratyphus geläufig. Die Bazillocholie führt nicht immer zur Gallenwege-Wandentzündung, sie kann sie hervorrufen. Der Kliniker begegnet der offenkundig hämatogenen Infektion in den Fällen, in welchen sich im Rahmen einer Angina tonsillaris, einer Furunkulose oder einer Grippe eine unter Umständen erste Gallenattacke einstellt. Wenn Erregungen, Obstipation, Durchfälle oder fette Mahlzeiten eine akute Cholezystitis auslösen, so handelt es sich wohl meist um latente Infektionen, die genannten Momente stellen in diesem Falle nur Auslösungsursachen dar.

2. Spezielle Pathologie.

In den einleitenden Bemerkungen zu diesem Kapitel wurde darauf hingewiesen, daß sich die Symptomenkreise der Cholelithiasis, Cholezystitis, der Cholangitis und der Dyskinesie der Gallenwege vielfach überschneiden. Wir ersehen daraus, daß die klinischen Bilder im einzelnen Falle außerordentlich mannigfaltig sein können. Wenn im folgenden versucht wird, die markanten Bilder hervorzuheben, so darf nicht übersehen werden, daß diese häufig nicht in reiner Form zur Beobachtung kommen, daß es sich zumeist um Mischbilder handelt, in welchen die Detailkomponenten oft recht schwer zu erfassen sind. Berücksichtigt man noch, daß die Art der Entzündung der Gallenwege — katarrhalisch bis phlegmonös-eitrig — dem Bild den Stempel aufdrücken kann, daß die Lokalisation des Steines im Fundus oder im Kollum der Gallenblase, im Zystikus, an der Mündung des Zystikus in den Choledochus, oder im Choledochus, in dessen oberem Abschnitt oder an der Papilla Vateri sehr differente Bilder ergibt, so darf die Verschiedenartigkeit der Bilder nicht überraschen.

a) Gallenkolik. Blander Gallensteinanfall. Akute Cholezystitis.

α) Gallenkolik.

Die Gallenkolik kann in gleich typischer, symptomatologisch gleich scharf umschriebener Form durch verschiedene Zustände an Gallenblase und Gallenwegen hervorgerufen werden: es kann sich um eine Steinkrankheit ohne Infektion der Gallenwege, um Steine in der Blase oder in den Gallenwegen, um eine Entzündung der Gallenblase oder schließlich um eine Kombination beider Ursachen, um Steine mit Entzündung und schließlich auch um eine Dyskinesie allein handeln.

Die Gallenkolik kann zu jeder Stunde auftreten, oft wird der Patient in der Nacht im Schlafe von ihr überrascht. Das führende Symptom der Kolik ist der Schmerzanfall. Hinter dem rechten Rippenbogen, ungefähr an der der Gallenblase entsprechenden Stelle, empfindet der Kranke in typischen Fällen einen Krampfschmerz, der bald akut, bald auch langsam einsetzt und alsbald zu großer Intensität anschwillt. Die Schmerzen werden vielfach mit Schmerzen der Geburtswehen verglichen. Sie können kontinuierlich sein, sie können auch, dem spastischen Charakter des Schmerzes entsprechend, wellenförmig zu- und abnehmen. Mancher Patient empfindet den Schmerz nicht als Krampf, sondern als Brennen, als schmerzhaftes Drücken usw. Was den Schmerz so charakteristisch macht, ist seine Ausstrahlung: Vom Punctum maximum hinter dem rechten Rippenbogen strahlt er fast immer nach rechts horizontal bis auf den Rücken bis gegen die Wirbelsäule zu aus, um sich von hier noch weiter nach oben, zwischen den Schulterblättern oder, wie so häufig, in die rechte Schulter auszubreiten. Neben dieser Ausstrahlung beschreiben die Kranken oft auch eine solche ventrodorsal, quer durch den Bauch nach hinten zu gegen die Wirbelsäule. Es gibt insoweit Abweichungen, als der Hauptschmerz nicht immer unter den rechten Rippenbogen, sondern in das Epigastrium verlegt wird, daß manche Patienten sogar einen Linksschmerz angeben, andere wieder wohl einen Rechtsschmerz betonen, der aber in seiner Ausstrahlung atypisch ist, nämlich nach links oder auch nach links und rechts und auch nach oben unter das Sternum in die Präkordialgegend. Niemals geben die Kranken eine Ausstrahlung nach unten zu, weder am Rücken in die Sakralgegend, noch vorne etwa in die Richtung der Harnblase an, es kommt nur vor, daß sich der Hauptschmerz nicht in der Gallenblasengegend, sondern in der Appendixgegend (s. S. 198) lokalisiert und nun von hier nach oben fortsetzt. Es ist sehr selten, daß der Kolikschmerz im Hypochondrium fehlt und daß lediglich Schulter- oder Rückenschmerzen auf der rechten Seite empfunden werden. Der Schmerz ist in typischen Fällen sehr intensiv, er kann sich bis zur Unerträglichkeit steigern. Der Patient sucht meist das Bett auf und bleibt mit angezogenen Beinen und gekrümmtem Rücken ruhig liegen. Wohl scheucht ihn eine starke Schmerzwelle wieder aus seiner ruhigen Haltung, nervöse Kranke wälzen sich auch von einer Seite auf die andere, kaum je aber verläßt der Kranke das Bett und geht unruhig auf und nieder, wie dies bei anderen Schmerzanfällen vorkommt.

Es gibt kaum eine Gallenkolik, in welcher nicht gleichzeitig mit den Schmerzen Erscheinungen des Magen-Darmkanals auftreten würden, Magenbeschwerden beherrschen sogar nicht selten das Bild: Übelkeit, anhaltender Brechreiz, Erbrechen, welches nur vorübergehend Erleichterung bringt, Aufstoßen; Meteorismus im Anfall ist häufig, Durchfall selten. Die Kranken betonen oft „Galleerbrechen", „bitteres" Erbrechen, ohne daß demselben irgendeine Bedeutung zukäme, denn ein Regurgitieren von Galle aus dem Duodenum in den Magen ist auch eine bei Normalen häufige Erscheinung.

Als drittes fast kaum je fehlendes Symptom sind Frösteln, in schweren Fällen kurzdauernde Schüttelfröste und Temperatursteigerung zu nennen. Fröste und Fieber sind nicht immer Ausdruck eines Infektes; schon die alten Kliniker wußten, daß eine Morphiuminjektion den Schmerz und damit auch das Fieber zum Verschwinden bringen kann, und erklärten das Fieber in solchen Fällen zentral reflektorisch.

Am Tag nach dem Gallenanfall kann ein Ikterus einsetzen, der Harn ist nach dem Anfall meist dunkler, der Stuhl am nächsten Tag oft lichter (latenter oder auch manifester Ikterus).

Während einer Gallenkolik findet der Untersucher meist eine einer akuten peritonitischen Reizung entsprechende, brettharte Spannung des Oberbauches, rechts stärker als links, in leichteren Fällen nur eine stärkere Rektusspannung rechts. Die meist etwas vergrößerte Leber und die in bestimmten Fällen große Gallenblase können durch die gespannten Bauchdecken in der Regel nicht getastet werden. Der Druck der untersuchenden Hand wird schmerzhaft empfunden; auch Beklopfen mit dem Hammer löst meist an umschriebener, der Gallenblase entsprechender Stelle Schmerzen aus. Um das erkrankte Organ ruhigzustellen, bleibt die rechte Thoraxhälfte bei der Atmung manchmal zurück. Bei einer Succussio hepatalis — kurzer, kräftiger Schlag mit dem Ulnarrand der ausgestreckten Hand im Bereiche der hinteren Leber in der Axillarlinie oder auch am Rücken seitlich — wird oft ein Schmerz im Bereiche der Gallenblase angegeben. Hyperalgetische und hyperästhetische HEAD-Zonen im siebenten bis elften rechten Dorsalsegment und über der rechten Schulter können beobachtet werden, sie sind aber selten und unseres Erachtens diagnostisch kaum zu verwerten.

Vom stärksten Schmerzparoxysmus bis zur Schmerzfreiheit, von hohen Temperaturen von 40° bis zum fieberfreien Verlauf, von schwersten Magenbeschwerden bis zur völligen Symptomlosigkeit von Seite des Magens gibt es alle Übergänge, zum Teil wird die verschiedene Symptomatologie durch die verschiedene Grundlage des Anfalles bestimmt, s. unten.

Die Anamnese liefert oft Anhaltspunkte, welche die letzte Auslösungsursache des Anfalles mit Wahrscheinlichkeit erkennen lassen. Seit wir im Röntgenbild gesehen haben, daß Eidotter die Gallenblase sofort zu kräftiger Kontraktion und zur Entleerung anregen, haben die alten Erfahrungen, nach welchen Diätfehler kolikauslösend wirken, gute Grundlagen erhalten. Die Gallenkolik tritt häufig nach Genuß fetter Speisen auf, bekannt sind diesbezüglich Mayonnaisen, Eierspeise, Eier, fettes Schweinefleisch und paniertes Fleisch. Auch kalte Speisen („Gefrorenes", Eis), ein kalter Trunk (Bier) werden ebenso mit Recht beschuldigt, wie üppige Mahlzeiten überhaupt, starke Überladungen des Magens, ferner Obstipation und auch Durchfälle. Da jedes Abführmittel cholagog wirkt, ist die Gallenkolik nach diesen Mitteln verständlich. Auch Erschütterungen kommen als auslösendes Moment in Frage: Sport, eine Tennisstunde, Reiten, auch längere Fahrt mit dem Kraftwagen, zumal auf schlechten Straßen, kommen in Betracht. Daß Seekrankheit eine Kolik auslösen kann, nimmt nicht wunder. Sicher gibt es zahlreiche Fälle, in welchen unmittelbar auslösende Ursachen nicht zu eruieren sind, es sind dies vor allem jene, in welchen eine Infektion der Gallenwege vorliegt.

Merkwürdigerweise sind wir uns über das Wesen der Gallenkolik noch keineswegs im klaren, wir wissen nicht einmal, ob der Sitz des Krampfschmerzes in jedem Falle die Gallenblase ist. Es gibt sogar Autoren, die dies für alle Fälle leugnen. Im allgemeinen kann man wohl noch daran festhalten, daß die Gallenblasenmuskulatur, vor allem die kräftigen Muskelzüge des Fundus, für den Schmerz in Betracht kommen können; wenn aber gleichartige Koliken auch bei alten geschrumpften Gallenblasen vorkommen, deren Muskulatur im Schwielengewebe längst zugrunde gegangen ist, wenn man den Gallenanfall schließlich sogar auch bei Cholezystektomierten beobachtet, so scheint es erwiesen, daß der Sitz der Gallenkolikschmerzen nicht nur die Gallenblase ist. Manche Autoren vermuten ihn im Kollum-Zystikus-Sphinkter oder im Sphinkter Oddi, andere nehmen an, daß es sich um eine Reizung sensibler Nerven, um eine Neuralgie handelt, andere supponieren eine Zerrung des Mesenteriums, andere schließlich denken an Krampfzustände im Duodenum.

Wie einleitend hervorgehoben wurde, können Ätiologie, Pathogenese und der anatomische Befund an der Gallenblase, welcher der Gallenkolik zugrunde liegt, verschiedener Art sein. Die Symptomatik des Anfalles, die Vorgeschichte und der weitere Verlauf werden die diesbezügliche Detaildiagnose erlauben.

So wohl umschrieben das Bild einer Gallenkolik ist, so kann die sichere diagnostische Abgrenzung gegenüber anderen Zuständen Schwierigkeiten bereiten. Eine rechtsseitige Pneumonie kann durch den initialen Schüttelfrost, das folgende Fieber, das nicht seltene Erbrechen und vor allem auch durch den

Phrenikusschmerz große Ähnlichkeit haben. Sowohl bei rechtsseitiger Ober-, wie vor allem bei Unterlappenpneumonie mit einer Pleuritis diaphragmatica beobachtet man manchmal gerade in der Gallenblasengegend heftigste Schmerzen, die von Gallenblasenkrampfschmerzen kaum oder nicht zu unterscheiden sind (Leberkapsel und peritonealer Überzug der Gallenblase werden vom N. phrenicus versorgt!). Auch eine Pleuritis diaphragmatica, eine Phrenikusneuritis können differentialdiagnostisch in Frage kommen. Die Pankreaskolik wird bei aller Ähnlichkeit meist durch die klinische Symptomatologie und mit den Laboratoriumsmethoden, vor allem der Fermententgleisung, leicht abgegrenzt werden können. Die akute Appendizitis wird zumal bei hochgeschlagener Appendix der akuten Gallenattacke ähnlich werden müssen; da manche Gallenkranke den Krampfschmerz in den rechten Unterbauch verlegen, sind Fehldiagnosen im Sinne einer Appendizitis, Adnexitis häufig. Die rechtsseitige Nierenkolik wird dann in Erwägung gezogen werden, wenn der Gallenschmerz, wie dies nicht so selten ist, mehr im Rücken empfunden wird und stärkere peritoneale Erscheinungen fehlen. Auch die Nierenkolik kann zu brettharter Bauchdeckenspannung, zu Erbrechen, Schüttelfrost, Fieber usw. führen. Wird auf diese Täuschungsmöglichkeiten nicht vergessen, so wird die Erkennung der Gallenkolik aber doch meist keine Schwierigkeiten machen. Ergaben eine Anamnese und eine genaue Untersuchung des Patienten keine sichere Diagnose, so möge man den folgenden Satz nicht vergessen: Anfallsmäßig auftretende, zumal in unregelmäßigen Intervallen, insbesondere bei Frauen wiederkehrende Schmerzzustände im rechten Oberbauch sind, auch wenn die Klinik noch so atypisch ist, fast immer Gallenattacken.

β) Blande Steinkolik.

Bei einer blanden Steinkolik, das heißt einem Gallenkrampf, der durch Steine ohne Entzündung der Gallenwege bewirkt ist, fehlen zumeist prodromale Erscheinungen. Aus bestem Wohlbefinden setzt der Schmerz plötzlich ein, erreicht sofort höchste Grade und kann nach längerer oder kürzerer Zeit, auch schon nach wenigen Minuten, wieder restlos abklingen. Da eine Entzündung nicht vorliegt, ist nach dem Nachlassen des Krampfes der ursprüngliche Zustand, wie er in der beschwerdefreien Zeit vor dem Anfall bestand, nahezu wieder erreicht. Solche Kranke können nachts einen oder mehrere Anfälle überstanden haben, am Morgen können sie ihrer Arbeit wieder nachgehen. Diese Fälle sind es auch, in welchen die Anamnese oft über eine fette oder übermäßige Mahlzeit als auslösende Ursache berichtet. Wir dürfen uns vorstellen, daß wenigstens in vielen Fällen der Gallenanfall den Versuch darstellt, den Fremdkörper Stein durch krampfhafte Kontraktion der Gallenblase gegen den Gallenblasenhals und in den Zystikus-Choledochus zu entleeren. Meist gelingt die Austreibung nicht, doch der Krampf läßt nach einer Zeit nach, der Stein fällt in den Fundus der Blase zurück und die Erscheinungen des Anfalles verschwinden. Auch Brechreiz und Erbrechen, ebenso wie Frost und Fieber sind in diesen Fällen flüchtige Erscheinungen. Nach dem Anfall kann man nicht selten durch ein bis zwei Tage eine leichte Gelbsucht beobachten; es kann sich hierbei um eine leichte Stauung durch einen in den Choledochus gepreßten und diesen durchwandernden kleinen Stein handeln, diese flüchtige, leichte Gelbsucht dürfte aber häufiger nicht Ausdruck eines „erfolgreichen Steinanfalles", sondern vielmehr Folge von im Anfall bestehenden Spasmen im ODDISchen Sphinkter sein. Nach dem Steinanfall werden auch bei besonderer Darnachachtung Konkremente im Stuhl nur sehr selten gefunden; sie können allerdings auch im Darm aufgelöst werden. Fieber fehlt im blanden Anfall zumeist, ist es vorhanden, so ist es nicht infektiöser Genese, sondern zentral-reflektorischer Art, es kann daher mit Morphium kupiert werden, freilich ist Fieber in diesen Anfällen selten. Meist wiederholen sich blande Anfälle in einer Beschwerde-periode oftmals, später läßt die Krampfbereitschaft nach und die Anfälle sistieren unter Umständen für immer. Kehren sie wieder, so tritt schließlich doch meist eine infektiöse Komponente hinzu, das Bild kompliziert sich mit dem der Cholezystitis.

γ) Akute Cholezystitis.

Die akute Cholezystitis als Grundlage der Gallenkolik wird meist schon daran erkannt werden, daß Prodrome dem Anfall vorausgehen; denn der Infekt führt nicht gleich zum Krampfanfall. Oft gehen einer schweren Gallenkolik leicht anhaltende oder diskontinuierliche Gallenschmerzen mehrere Tage voran. Diagnostisch eindeutiger ist der weitere Verlauf nach dem Anfall: wenn der Krampfanfall spontan oder nach einer Morphiuminjektion abklang, so hält der Krankheitszustand, welcher dem akuten entzündlichen Gallenblasenprozeß entspricht, weiter an; die einschlägigen Symptome sind anhaltendes Fieber, eventuell Fröste, Schmerzen, die sich von den Anfallskrampfschmerzen wohl unterscheiden und in einem dauernden heftigen Druck oder in Bohren oder Brennen in der Gallenblasengegend mit Ausstrahlung in den Rücken bzw. in die Schulter oder in stechenden peritonitischen Serosaschmerzen bestehen, welche durch die Pericholezystitis bedingt sind und daher einem pleuritischen Schmerz sehr ähnlich sind oder gleichen, schließlich gestörtes Allgemeinbefinden, Magen-Darmstörungen, Übelkeit bis Erbrechen und Meteorismus. Dieses Bild der entzündlichen Gallenblase wird in seiner Schwere und Ausprägung von der Art der Entzündung abhängen; es finden sich alle Übergänge eines einfachen Katarrhs bis zur schweren Cholezystitis, zum Wandabszeß und zur Wand-phlegmone. Auch die leicht verlaufenden „katarrhalischen Formen" sind übrigens im allgemeinen nicht nur oberflächliche Schleimhautkatarrhe; wenn die Gallenblase auch nicht so sehr zur phlegmonösen Eiterung der Wand neigt wie etwa die Appendix, so sind die leichten Gallenblasenentzündungen doch meist auch schon seröse oder serös-eitrige Infektionen der Gallenblasen-wand, bei deren Entwicklung die Schleimhautausbuchtungen, die bekannten LUSCHKAschen Gänge, eine große Rolle spielen dürften. Dies ist auch der Grund, warum auch die leichten Fälle meist nicht mit einer Restitutio ausheilen und der primäre entzündliche Anfall meist zu Rezidiven und zur chronischen Ent-zündung überleitet. Klinisch-symptomatologisch müssen sich die verschiedenen anatomischen Zustandsbilder der akuten Cholezystitis durch das bessere oder schlechtere Allgemeinbefinden, den septischen oder nichtseptischen Eindruck, die Höhe der Temperatur, die Fieberkurve, die Schwere der peritonealen Er-scheinungen, das septische Blutbild unterscheiden. Bei foudroyanten schweren Verlaufsarten wird die Peritonitis mit ihrer Défense musculaire auch in den nächsten Tagen ein Abtasten von Leber und Gallenblase nicht gestatten, bei leichter verlaufenden Formen und Abklingen der Erscheinungen wird man bei der Palpation eine etwas vergrößerte Leber, oft auch einen druckempfindlichen, glatten Gallenblasentumor, eine vergrößerte Milz nachweisen. Bei günstigem Verlauf und Abklingen aller subjektiven Beschwerden macht dieser Palpations-befund bald wieder normalen Verhältnissen Platz; ein Milztumor kann bestehen bleiben. Fälle, die zur chronischen Form überführen, lassen noch lange Zeit einen Druckpunkt in der Gallenblasengegend, unter Umständen dauernd eine vergrößerte Gallenblase bzw. eine Resistenz, die aus Gallenblase und adhärenten Netz- oder Darmpartien besteht, nachweisen (s. S. 339). Eine Succussio hepatalis

(s. oben) ist meist das letzte objektive Symptom, welches an die überstandene akute Attacke erinnert und sie auch mehr minder beweist. Bei Übergreifen der Entzündung auf die abführenden Gallenwege wird ein Ikterus zustande kommen können. Im Verlaufe einer akuten Cholezystitis können sich Gallenkoliken auch mehrmals wiederholen. Bei einer Kombination der Gallenblasenentzündung mit Steinen können sich alle Zeichen der Steinkrankheit bis zum kompletten Steinverschluß einstellen (s. S. 341).

b) Chronische Cholezystopathien.

Unter chronischer Cholezystopathie verstehen wir alle langdauernden Erscheinungen der Gallenblase, die durch akute Entzündungen oder durch Steinbildungen primär ausgelöst, durch chronische Entzündungen oder durch immer wieder neu aufflackernde akute Nachschübe, durch chronisch adhäsive Prozesse mit der Umgebung der Gallenblase oder durch Steine unterhalten werden und die klinisch entweder von Anbeginn oder nach dem ersten Gallenanfall als chronische Erkrankung oder als immer wiederkehrende akute Schübe mit und ohne leichtere oder schwerere Dauererscheinungen im Intervall imponieren. Dyskinesien der Gallenwege spielen hierbei ebenso eine Rolle wie funktionelle Störungen der benachbarten, in Mitleidenschaft gezogenen Organe, vor allem des Magens und des Darmes.

Die anatomischen Grundlagen der chronischen Cholezystopathie sind somit sehr verschieden. Bald handelt es sich nur um Gallensteine, wobei die „Steinblase" mit und ohne stärkere oder leichtere Koliken oder Gallebeschwerden im weitesten Sinne des Wortes einhergehen kann, bald um chronische Entzündungen oder narbige Veränderungen der Gallenblase mit und ohne gelegentliche Koliken, mit und ohne gelegentliche entzündliche akute Nachschübe, bald um eine Schrumpfgallenblase, bald um einen Hydrops, bald mehr um Verwachsungen der mehr oder weniger veränderten Gallenblase mit der Umgebung, bald um Zustände, in deren Vordergrund nicht anatomische Gallenblasenveränderungen, sondern Dyskinesien stehen, und schließlich um die verschiedenartigsten Kombinationen der aufgezählten Zustände. Gerade bei der chronischen Cholezystopathie begegnen wir zumeist der Überschneidung der verschiedenen einleitend genannten Geschehenskreise, vor allem auch mit der Cholangitis. Diese Überschneidung ist ja auch der Grund, warum der Kliniker ohne den Begriff der chronischen Cholezystopathie nicht auskommt; eine genauere Detaildiagnose ist ihm oft nicht möglich.

Für die Diagnose der chronischen Cholezystopathie ist die Anamnese, die über eine überstandene Gallenkolik berichtet, sehr wertvoll. Fehlt diese nämlich, so werden gewisse leichtere Fälle kaum diagnostiziert werden können. Die Anwesenheit von Steinen in der Gallenblase oder eine leichte Vergrößerung der Gallenblase mit leichter Wandverdickung, welche lediglich uncharakteristische leichtere oder schwerere Magen-Darmstörungen auslösen, welche aber mit typischen Gallenerscheinungen nicht in Erscheinung treten, werden oft auch bei speziell darauf gerichteter Aufmerksamkeit mit Sicherheit nicht erkannt werden können, wenn nicht das Röntgenbild den (übrigens auch nicht immer) entscheidenden Beweis liefert. Obstipation, Meteorismus, Flatulenz, Spasmen im Bereiche des Dickdarmes, Aufstoßen, Sodbrennen, Magensekretionsstörungen, Hypersekretionserbrechen, Gastro-Pylorospasmen, Aerophagie sind derartige für eine chronische Cholezystopathie uncharakteristische Beschwerden, die als solche an die Gallenblase vorerst werden kaum denken lassen. Die Magensekretionsstörungen, welche sich im Gefolge einer chronischen Cholezystopathie einstellen, sind meist Sub- oder auch Anazidität, während akuter Nachschübe kann man auch Hyperazidität und Hypersekretion feststellen. Wenn auch für ein chronisches Gallenleiden nicht charakteristisch, aber immerhin verdächtig sind eine Unverträglichkeit und Abneigung gegen Mayonnaisen, Gebackenes, Paniertes, Butterteig, also gegen stark fette Speisen.

In der Mehrzahl der Fälle ist die chronische Cholezystopathie aber doch leicht zu erkennen. Abgesehen von den entsprechenden anamnestischen Daten über frühere Gallenkoliken wird zumeist über Schmerzphänomene berichtet, die recht charakteristisch sind. Sie erinnern hinsichtlich Lokalisation und Ausstrahlung in der Regel an Kolikschmerzen, sie sind meist unter dem rechten Rippenbogen oder im Epigastrium, rechts im Rücken oder in der rechten Schulter lokalisiert. Sie können krampfartig sein, sind aber meist dumpf, drückend und bohrend. In der Mehrzahl der Fälle wird eine gewisse Abhängigkeit der Schmerzen von der Nahrungsaufnahme angegeben. Treten diese Schmerzen in einer bestimmten Beschwerdeperiode täglich und immer in einer gewissen Abhängigkeit von den Mahlzeiten auf, fehlen, wie dies in solchen Fällen meist der Fall ist, Zeichen der anfallsartigen Kolik, Fieber und Fröste, so ergibt sich in anderen Fällen das Bild einer chronischen Magenkrankheit, welches schließlich auch dem eines Ulcus duodeni weitgehend oder völlig gleichen kann („Duodenalbeschwerden" der Cholezystopathie, s. S. 97, BERGMANNs pylorisches Syndrom, s. S. 76): Der oft auch epigastrisch lokalisierte Schmerz tritt am späten Vormittag auf, um mit Einnahme des Mittagessens zu verschwinden, er kommt 2 bis 4 Stunden nach dem Essen mit größerer Intensität wieder, läßt nach dem Genuß einer kleinen Mahlzeit nach und kommt schließlich 2 bis 4 Stunden nach dem Abendessen, oft um die Mitternachtsstunde. Auch der Schmerzcharakter entspricht völlig dem Ulkus. Es handelt sich hier um Beschwerden und Schmerzen, die vom Duodenum ausgehen, welches aber nicht selbst erkrankt ist: entweder bestehen Adhäsionen pericholezystischer-pericholezystitischer Natur, welche das Duodenum reizen, oder die Beschwerden sind durch viszero-viszerale Reflexe von der erkrankten Gallenblase zum anatomisch intakten Duodenum bedingt. Treten die Schmerzen in einem Falle täglich auf, so stellen sie sich in anderen nur nach einer üppigen Mahlzeit, nach einer fetten Speise ein, wie dies wieder für die Gallenerkrankung charakteristisch ist. Bei großer Gallenblase oder größeren entzündlichen Tumoren der Gallenblasengegend, welche ein Konvolut von großer oder geschrumpfter Gallenblase, infiltriertem Netz, Mesokolon oder herangezogenem Kolon und einem großen RIEDEL-Lappen darstellen, klagen andere Patienten wieder über Schmerzen beim Bücken, bequemen Sitzen, Sitzen in einem tiefen Fauteuil, da der chronisch entzündliche Tumor hierbei komprimiert wird, oder es klagen andere über Schmerzen bei bestimmten Körperhaltungen, bei Links- oder Rechtsliegen oder bei Erschütterungen (beim Bergabgehen). Speziell beim Hydrops der Gallenblase wird Linkslage oft schlecht vertragen und mit Schmerzen beantwortet; der Zug der nach links fallenden großen Blase löst Schmerzen oder ein „Ziehen nach links" aus. Hinsichtlich des RIEDEL-Lappens s. S. 261.

Perioden von subfebrilen Temperaturen können vorkommen, wenn noch entzündliche Grundlagen vorhanden sind, sie sind im Rahmen der chronischen Cholezystopathie aber doch selten. Ein Ikterus gehört nicht zum Bilde; er wäre auf einen gleichzeitigen Steinverschluß oder eine Cholangitis zu beziehen. Auch die hydropische Gallenblase kann in ganz seltenen Fällen den Choledochus komprimieren und so einen mechanischen Ikterus auslösen.

Den mannigfaltigen anatomischen Grundlagen entsprechen auch die verschiedenen Untersuchungs- bzw. Palpationsbefunde. Die Leber erweist sich in der Mehrzahl der Fälle leicht vergrößert, der Rand leicht induriert. Im Bereiche der Gallenblase wird in vielen Fällen ein völlig negativer Befund erhoben, sogar eine vermehrte Rektusspannung wird vermißt. Bei tiefem Druck gegen die Gallenblase ist eine Empfindlichkeit allerdings in der Mehrzahl der Fälle zu erheben. Der Druckpunkt soll hierbei unter dem Leberrand gesucht werden, wobei der palpierende Finger seinen Druck nicht gegen die Wirbelsäule, sondern gegen die Leberpforte zu richten hat; charakteristisch ist auch die Angabe des Patienten, daß er den Schmerz während der Palpation stärker bei tiefer Inspiration verspürt (da die empfindliche Gallenblase hierbei gegen die untersuchende Hand nach abwärts rückt), daß er im Exspirium eher nachläßt oder auch ganz verschwindet. Ein umgekehrtes Verhalten zeigt der Ulkusdruckpunkt. Eine Succussio hepatis ist bei Rezidiven einer Entzündung, bei geringster Empfindlichkeit der Gallenblase ein fast regelmäßiges Symptom, es verschwindet bei Abklingen aller Erscheinungen auch meist als letztes. In anderen Fällen wird eine vergrößerte Gallenblase palpiert oder aber eine in ihrer Form unscharf begrenzte Resistenz, welche zum Teil von der vergrößerten Gallenblase, zum Teil von adhäsiv herangezogenen Darmschlingen, herangezogenem Netz oder auch von einem RIEDEL-Lappen gebildet wird. Die Oberfläche dieser entzündlichen Tumoren kann bald einen glatten, bald eher einen unregelmäßigen, unter Umständen auch harten, höckerigen Eindruck machen. Man sei mit der Diagnose einer vergrößerten Gallenblase vorsichtig; bei der Operation oder bei der Autopsie erkennt man oft, daß der Palpationseindruck in keiner Weise den tatsächlichen Verhältnissen, daß einer vermuteten großen Gallenblase lediglich ein Konvolut von Darm und Netz entspricht, welches eine geschrumpfte Gallenblase umgibt. Hinsichtlich der Palpation eines RIEDEL-Lappens s. S. 261. Ein Hydrops der Gallenblase wird kaum übersehen werden können; der Befund entspricht durchaus dem der Stauungsgallenblase: an der Stelle der Gallenblase überragt eine bald größere, bald kleinere glatte, birnförmige Resistenz von prall elastischer Konsistenz den unteren Leberrand, zwischen diesem und der vergrößerten Gallenblase wird oft deutlich eine Stufe gefühlt, der Gallenblasenhals taucht unter den Leberrand unter; der glatte Tumor ist respiratorisch gut verschieblich, er kann (zum Unterschied gegen einen Nierentumor) während der Exspiration in der Inspirationsstellung nicht fixiert gehalten werden, er gibt als intraperitonealer Tumor eine Dämpfung und zeigt eine Beweglichkeit gleich der eines Pendels: um einen Fixpunkt, welchen der Blasenhals bildet, kann die Gallenblase nach links gedreht bzw. geschoben werden. Bei guter Beweglichkeit, welche das Fehlen von fixierenden Adhäsionen zur Umgebung anzeigt, weicht die große Gallenblase bei Gleitpalpation vor dem Druck der palpierenden Hand leicht aus, was unter Umständen ein Nichttasten der Gallenblase zur Folge haben kann. Es ist daher vorteilhaft, bei Verdacht einer Vergrößerung der Blase die fragliche Stelle mit der rechten Hand von unten her napfförmig zu umschließen. Bei In- und Exspiration fühlt man deutlich das halbkugelige Gebilde, welches nun nicht mehr ausweichen kann, in der Hohlhand liegen. Bei dünnen Bauchdecken und entsprechender seitlicher Beleuchtung kann die große Gallenblase übrigens häufig in Form einer respiratorisch sich verschiebenden Vorwölbung der Bauchwand mit dem Auge wahrgenommen werden und so unmittelbar erkannt werden. Bei vergrößerter, mit Steinen gefüllter Gallenblase und dünnen Bauchdecken kann man unter Umständen auch Ecken und Kanten der einzelnen Steine palpatorisch gut ausnehmen, es imponiert in diesem Falle auch die steinharte Konsistenz der Gebilde bzw. der ganzen Blase. Gelegentlich greift und hört man ein Reiben und Stoßen der Steine gegeneinander. Den gleichen Eindruck einer steinharten Resistenz gewinnt man auch, wenn die Gallenblase total oder partiell verkalkt ist. Eine Succussio hepatalis (s. S. 334) löst in der Gallenblasengegend auch hier oft Schmerzen aus, freilich wird bei endgültiger Vernarbung eine Empfindlichkeit der Blase auf keine Weise nachgewiesen werden können. Die Milz erweist sich in allen Fällen von chronischer Gallenblasenentzündung perkutorisch, meist auch palpatorisch vergrößert.

Abgesehen von der Röntgenuntersuchung liefern Laboratoriumsbefunde wenig brauchbare Grundlagen zur Diagnose; bei einem latenten Ikterus, der durch eine gleichzeitig bestehende Cholangitis bedingt wäre und in einer erhöhten Bilirubinämie und Urobilinurie zu Tage treten würde, könnten entsprechende Blut- und Harnbefunde bei unklaren sonstigen Symptomen richtunggebend sein; eine erhöhte Senkung sowie das Blutbild könnten die noch bestehende Entzündung anzeigen. Duodenalsaftuntersuchungen, Differenzierungen in A- und B-Galle (s. S. 254) sind wenig verläßlich.

In der Differentialdiagnose der chronischen Cholezystopathie ergeben sich nicht selten Schwierigkeiten in der Erkennung der Art des Geschehens in der Gallenblase. Die Frage, ob nur eine chronische Cholezystitis oder auch eine Lithiasis vorliegt, ist in der Mehrzahl der Fälle sogar mit Sicherheit nicht zu entscheiden. Wenn nicht ein akuter Beginn im Sinne einer blanden Steinkolik oder Komplikationen im Sinne eines partiellen oder kompletten Choledochusverschlusses oder wenn nicht das Röntgenbild den Stein beweisen, wird nur auf Grund der Tatsache, daß sich hinter der chronischen Cholezystopathie in der großen Mehrzahl der Fälle doch Steine verbergen, die diesbezügliche Wahrscheinlichkeitsdiagnose erlaubt sein.

Die Differentialdiagnose im engeren Sinne des Wortes wird je nach der Symptomatik des Falles verschiedene Krankheiten in Rechnung zu setzen haben. ,,Duodenalbeschwerden'' einer chronischen Cholezystopathie (s. S. 97) werden als Ulkus imponieren. Hierbei ist zu beachten, daß Duodenalbeschwerden durch ein gleichzeitig bestehendes Ulcus duodeni ebenso wie durch eine Alteration des Duodenums durch pericholezystisch-periduodenitische Adhäsionen oder durch den viszero-viszeralen Reflex BERGMANNs ausgelöst werden können. Der tiefe Druckpunkt gegen das vor der Wirbelsäule liegende Ulkus oder der anders gerichtete Druckpunkt der Gallenblase (s. S. 339), die Succussio hepatalis, die Anamnese mit der entsprechenden Vorgeschichte, welche auf eine Gallenblase oder auf ein Ulkus hinweist, die Säurewerte des Magens, die Untersuchung auf okkulte Blutung und schließlich der Röntgenbefund werden in der Mehrzahl der Fälle zumindest eine Wahrscheinlichkeitsdiagnose erlauben. Bei Magensekretionsstörungen, Hypazidität, Hypersekretionserbrechen, bei Obstipation, Meteorismus wird man, zumal bei Fettsucht, an die Gallenblase als auslösende Ursache denken und entsprechend untersuchen müssen. Von größter, vor allem prognostischer Bedeutung ist die sichere Unterscheidung des chronisch-entzündlichen Gallenblasentumors von einem Gallenblasenkarzinom, die Entscheidung kann deshalb sehr schwer sein, weil sich das Karzinom nicht selten auf dem Boden einer chronischen Cholezystopathie entwickelt. Hinsichtlich der Differentialdiagnose sei auf S. 355 verwiesen.

Die palpatorische Unterscheidung eines großen Gallenblasentumors gegenüber einem Nierentumor (Hydronephrose, Hypernephrom) kann unter Umständen außerordentlich schwierig sein und erst durch die entsprechenden Laboratoriumsuntersuchungen, vor allem auch Pyelographie bzw. Cholezystographie getroffen werden. In der großen Mehrzahl der Fälle wird man aber schon am Krankenbett bei Beachtung aller für die Diagnose eines Gallenblasen- bzw. Nierentumors ausschlaggebenden palpatorischen Momente von Anbeginn an den richtigen Weg sehen.

Die chronische Appendizitis kann insofern einer chronischen Cholezystopathie ähnlich werden, als auch sie Lokalsymptome nicht machen muß und sie sich ebenso wie die Gallenblasenerkrankungen nur in chronischen Magenbeschwerden, Obstipation, Meteorismus usw. äußern kann. Zumeist finden sich aber ausreichend Anhaltspunkte für die Differentialdiagnose, sie wird gelingen, sofern man an die Möglichkeit der Verwechslung nur denkt. Mesenterialzysten können symptomatisch dem Gallenblasenhydrops ähnlich sein. Ein Schnürlappen kann zur Verwechslung mit einer chronisch entzündeten großen Gallenblase, zumal einer solchen mit einem RIEDEL-Lappen Anlaß geben (s. S. 261).

c) Kompletter und inkompletter Steinverschluß.

Liegt ein Gallenstein im Ductus choledochus (oder im Endteil des Zystikus, wobei er den Choledochus verzieht), so kann er bei entsprechender Größe die großen Gallenwege komplett oder inkomplett verlegen. Folgen des Steinverschlusses sind schwacher bis stärkster Ikterus, Leberschwellung, unter Umständen entsprechende Veränderungen an der Gallenblase im Sinne der Stauungsgallenblase und bei Sitz des Steines an der Papilla Vateri eventuell eine Hemmung der äußeren Sekretion des Pankreas. Der mechanische Ikterus zeigt sich neben der allgemeinen Gelbsucht auch in der Hypocholie oder Acholie der Stühle und in der Dunkelfärbung des Harns. Die bedeutungsvolle Unterscheidung des kompletten und inkompletten Ikterus, welche sowohl für den Zeitpunkt des chirurgischen Eingriffes als auch für die Differentialdiagnose zwischen Stein- und Tumorverschluß wichtig ist, kann Schwierigkeiten bereiten.

Der komplette Ikterus, der sich schon durch eine besonders intensive Gelbsucht anzeigt, ist dann bewiesen, wenn im Stuhl, auch mit chemischen Methoden, Gallenfarbstoffe, Urobilin und Urobilinogen, nicht gefunden werden und sich im Harn nur Bilirubin in großen Mengen findet. Wenn Bilirubin an den Darm nicht abgegeben wird, können Urobilinkörper nicht entstehen, das Bilirubin geht in die allgemeine Zirkulation über und wird im Harn ausgeschieden. Freilich zeigt die Erfahrung, daß auch bei sicher komplettem Verschlußikterus im Harn und im Stuhl nicht selten doch geringe Mengen von Urobilinkörpern nachgewiesen werden, wofür die folgende Erklärung gefunden werden kann: Bilirubin gelangt auf dem Umwege über die Gallenfarbstoffimbibition der Wände des Intestinaltraktes, durch abgestoßene Zellen, Säfte usw. doch in geringen Mengen in den Darm, das resorbierte Urobilin wird von der in ihrer Funktion doch leicht gestörten Leber nicht zurückgehalten und erscheint so in relativ höheren Mengen im Harn; bei infizierten Gallenwegen sollen Urobilinkörper auch in den Gallenwegen entstehen können. Der chemische Nachweis der Urobilinkörper kann so unter Umständen irreführen, mancher Kliniker hält sich daher ausschließlich an das andauernde makroskopisch acholische Aussehen des weißen Stuhles. Die chemischen Methoden sollen nur zur Sicherung der Diagnose des kompletten Verschlusses mit herangezogen werden: negative Urobilinkörperreaktionen beweisen den kompletten Verschluß; finden sich kleine Mengen von Urobilinkörpern, soll fortlaufend die Stärke der Urobilinreaktion kontrolliert werden. Wechselnde Stärke spricht für inkompletten Verschluß und daher übrigens auch mehr für einen Stein- und gegen Tumorverschluß; der komplette Steinverschluß ist in der Mehrzahl der Fälle kein lange anhaltender. Wenn es auch vorkommt, daß der Stein allein durch seine Lagerung und Verkeilung mechanisch zur dauernden Okklusion des Choledochus führt, so spielt beim kompletten Steinverschluß doch meist auch ein — nie sehr lange währender — Spasmus des Sphinkter ODDI mit eine große Rolle; erst die spastische Kontraktion des Choledochus um den inkomplett verschließenden Stein führt zur kompletten Acholie. Die

Spasmen der glatten Muskulatur lassen aber wegen Ermüdung schließlich nach und wenn dies der Fall ist, müssen sich ein Wechsel der Intensität des Ikterus, der Dunkelfärbung des Harns, der Lichtfärbung der Stühle und eine wechselnd starke Urobilinreaktion im Stuhl und auch im Harn ergeben.

Durch höhergradige Gallenstauung kommt es zur Vergrößerung der Leber, „Gallenstauungsleber". Bei dieser spielt wahrscheinlich auch zumeist eine cholangitische Komponente und manchmal ein (septisch-toxischer) Parenchymschaden mit. Bei langdauernder Gallenstauung kommt es zu einer Induration der Leber im Sinne der Gallenstauungsinduration (hinsichtlich „cholostatischer Zirrhose" s. S. 314). Das Verhalten der Gallenblase wird bei stärkerer Stauung davon abhängen, ob sie durch einen noch offenen Ductus cysticus gestaut werden kann und ob ihre Dilatation nicht durch einen alten narbigen cholezystisch-pericholezystischen Schrumpfprozeß verhindert wird. Bei den ersten blanden Steinanfällen mit Choledochusverschluß kann die Gallenblase als große Stauungsblase nachweisbar sein, in den meisten Fällen wird die Gallenblase aber wegen der chronischen narbig-schrumpfenden Cholezystopathie nicht größer werden können; eine hydropische (im Zystikus gesperrte) Blase wird ebenso wie eine Schrumpfblase von der Stauung nicht in Mitleidenschaft gezogen werden. Kann ein großer (Ventil-) Stein die Papilla Vateri nicht passieren (die physiologische Enge an dieser Stelle erklärt diese Lieblingslokalisation des Steines), so kann er den Ductus pancreaticus entweder mit verlegen oder wenigstens durch die nahe nachbarliche Beziehung mehr oder weniger komprimieren: eine äußere Pankreassekretionsstörung kann die Folge sein. Abgesehen von der Möglichkeit des Vorliegens akzessorischer Pankreasgänge sind höhergradige Verlegungen dieser Art bei Steinverschluß aber selten, so daß pankreatische Fettdiarrhoen (s. S. 370) kaum vorkommen. Die acholischen Stühle enthalten daher keine Neutralfette, sondern wegen des Fehlens der Gallensäuren im Dünndarm nur eine große Menge von Fettsäuren und Seifen.

Große Ventilsteine können ebenso wie eine große Zahl kleiner Steine oder krümelige erdige Massen zu einem langdauernden mechanischen Ikterus führen, der zur Operation zwingt (s. S. 352). In den seltensten Fällen ist, wie gesagt, dieser Steinverschluß ein anhaltend kompletter. Meist wechseln Perioden stärkerer und schwächerer Gelbsucht ab. In vielen Fällen findet die Galle durch entsprechende Drehung und Lagerung des Steines einen Weg in das Duodenum, in anderen Fällen schließlich erzwingt sich der Stein den Durchtritt durch eine ulzerative Perforation des Choledochus und der Darmwand an der Papille oder deren näherer oder weiterer Umgebung (Gallengangsfistel).

Bei der Differentialdiagnose des Steinverschlusses müssen alle Okklusionen des Choledochus (durch maligne Tumoren des Choledochus, der Papilla Vateri, durch übergreifende maligne Tumoren jeder Art, wie Magenkarzinom, Gallenblasenkarzinom, ferner auch durch Echinokokkusblasen, s. S. 322) und alle Kompressionen des Choledochus von außen (durch große Gallenblase, große Portaldrüsen jeder Art usw.), ferner Verziehungen des Choledochus, durch narbige Schrumpfung der Umgebung, Verdrängungen desselben aller Art und schließlich auch parenchymatöse Ikterusformen, zumal mit Acholie (s. S. 274), in Betracht gezogen werden. Die Mehrzahl der aufgezählten Ikterusursachen werden sich aus dem Gesamtbild des Falles ergeben, praktisch am wichtigsten bleibt immer die Frage: *Tumorverschluß? oder Steinverschluß? oder Ikterus simplex?*

Die Differentialdiagnose von Tumorverschluß und Steinverschluß stützt sich auf die folgenden Momente. Für Steine spricht: Steinanamnese, dem Ikterus unmittelbar vorangehende Gallenkolik, inkompletter Ikterus, kleine geschrumpfte

Gallenblase, chronisch-entzündlicher Milztumor. Für Tumor spricht: stummer Verschluß ohne Gallenkolik, anhaltender kompletter Ikterus, große Stauungsgallenblase und kleine Milz (s. „COURVOISIERsches Gesetz" S. 355). Freilich gibt es Ausnahmen von der Regel nach jeder Richtung: auch der Stein kann stumm sein, er kann ausnahmsweise zu einem anhaltenden kompletten Ikterus führen (s. oben), ein Milztumor muß nicht nachweisbar sein, der Tumor kann gallenkolikähnliche Schmerzen auslösen, der Ikterus kann hier auch vorübergehend inkomplett sein, wenn eine Ulzeration des Tumors der Galle nochmals freie Bahn gibt (dies geschieht erfahrungsgemäß allerdings immer nur einmal und für kurze Zeit). Fieberhafter Verlauf spricht im Sinne des Steines, doch auch der maligne Tumor kann fiebern. In der Mehrzahl der Fälle werden die gegebenen Anhaltspunkte zur Diagnose genügen; Laboratoriumsmethoden, das Röntgenverfahren usw. werden die Diagnose sichern.

Die Differentialdiagnose zwischen einem Stein- (oder Tumor-) Verschlußikterus und einem Ikterus simplex kann unter Umständen große Schwierigkeiten machen (s. auch S. 280). Wenn ein Ikterus simplex sich bei einem Individuum einstellt, welches früher an Cholelithiasis gelitten hat, wenn starke Schmerzen, auch Fieber, in Erscheinung treten, wenn er zu einer starken Hypo- oder sogar zu einer Acholie der Stühle bzw. des Duodenalsaftes führt, kann außer dem immer sehr wichtigen Allgemeineindruck, dem Alter des Kranken usw. nur die Leberfunktionsprobe die Entscheidung bringen. In der Mehrzahl der Fälle aber ist die Differentialdiagnose doch ohne Mühe zu stellen.

d) Cholangitiden.

Wir unterscheiden katarrhalische und suppurative Entzündungen der Gallenwege. Meist ist die Cholangitis Teilerscheinung einer Infektion der Gallenwege überhaupt, sie begleitet daher im allgemeinen die symptomatologisch meist im Vordergrund stehende Cholezystitis. Nach narbiger Schrumpfung und damit funktioneller Ausschaltung der Gallenblase oder nach Cholezystektomie kann der Cholangitis freilich volle Selbständigkeit zukommen. Dem Miterkranken der Gallenwege bei einer Cholezystitis kommt größte Bedeutung in prognostischer und therapeutischer Hinsicht zu: die Miterkrankung der Gallenwege, zumal aufsteigend bis in die kleinen Gänge, vornehmlich gekennzeichnet durch den Ikterus, den die Schwellung der Gallengangswand mechanisch bedingt, beinhaltet Gefahren für die Leber (cholangitische Induration usw.); die Cholangitis sollte ferner zum Unterschied von der isolierten Cholezystitis cholagog-choleretisch behandelt werden und ein zumindest längerdauernder, insbesondere mehrmals aufgetretener cholangitischer Ikterus bei einer Cholezystopathie bzw. chronischer Cholezystitis läßt dringend zur Cholezystektomie raten. Die die Cholezystitis komplizierende Cholangitis diktiert also bis zu einem gewissen Grade die Behandlung.

Die Infektion der Gallenwege erfolgt entweder hämatogen-absteigend oder vom Darm aufsteigend. Koliinfektionen führen häufiger zu katarrhalischen Formen. Bei suppurativen Formen sind meist Strepto-, Staphylokokken oder andere Eitererreger nachzuweisen. Suppurative Cholangitiden entwickeln sich zumeist bei gleichzeitiger Lithiasis in den Gallenwegen, sei es, daß größere Steine, sei es, daß Gallengekrümel den Gallenabfluß hemmen und Bakterien in der Stauungsgalle günstige Bedingungen zu ihrer Vermehrung finden.

Die klinische Symptomatologie der akuten Cholangitis ist gekennzeichnet durch Fieber, Frost, Schmerzen, die gallenkolikähnlich oder -gleich sein können, durch Magen-Darmerscheinungen verschiedenster Art (gastritische Beschwerden, Üblichkeit, Erbrechen, Aufstoßen, Aerophagie, Obstipation, Durchfälle, Meteorismus usw.) und schließlich durch das entscheidende Symptom Ikterus. Das Bild entspricht also mehr minder dem einer Cholezystitis mit Ikterus. Solange eine Cholangitis, etwa der großen Gallengänge, nicht zum Ikterus geführt hat, ist eine Diagnose kaum möglich. Recht typisch für die Cholangitis ist es, daß der Ikterus, ebenso wie der mechanisch inkomplette Steinikterus in seiner Intensität schwankt, anders als der meist gleichförmig lange anhaltende Hepatitisikterus.

Bei einer Cholangitis kann man mit Sicherheit wenigstens vor Einleitung einer Behandlung nicht entscheiden, ob sich hinter der Cholangitis nicht doch auch eine Cholelithiasis verbirgt, ein Umstand, welcher uns in unserem therapeutischen Vorgehen zur Vorsicht mahnt (s. S. 348); im Laufe längerer Beobachtung wird die Diagnose der reinen Cholangitis aber doch gestellt werden können.

Die Symptomatologie wird auch die Unterscheidung in einfache katarrhalische und suppurative Formen erlauben. Septisches Fieber, wiederholte Fröste und vor allem auch Schüttelfröste, trockene Zunge, septischer Allgemeinzustand und ein entsprechendes Blutbild werden einen schweren eitrigen Prozeß in den Gallenwegen vermuten lassen. Fehlen Zeichen eines Gallenblasenempyems, so werden wir in derart schweren, schließlich letal endenden Fällen autoptisch eine suppurativ-abszedierende Cholangitis erwarten. Umschriebene Perihepatitiden, die sich durch stechenden Serosaschmerz bei der Atmung und durch Reibegeräusche dokumentieren, ferner Erscheinungen einer sekundären Diaphragmitis und einer rechtsseitigen Pleuritis exsudativa oder suppurativa und schließlich eine Succussio hepatalis sind die lokalen Zeichen, welche zur Diagnose führen. Wesentlich für die Diagnose der suppurativen Form wird auch immer der meist schwer septische Allgemeineindruck sein.

Daß die katarrhalische Cholangitis unter dem Symptomenbild eines Ikterus simplex (bzw. Hepatitis epidemica) auftreten kann, weswegen manche Autoren zwischen einem Ikterus simplex parenchymatosus und einem Ikterus simplex cholangiticus unterscheiden, wurde an anderer Stelle ausführlich erörtert (s. S. 280). In Fällen, in welchen Fieber, Fröste und Schmerzen sehr stark zurücktreten und das Bild der Cholangitis sich somit verwischt, werden nur die Leberfunktionsproben die Unterscheidung treffen lassen.

Eine gewisse Selbständigkeit hat die *Lamblien-Cholezystitis-Cholangitis*, deren Diagnose nur durch den Nachweis der Protozoen im Duodenalsaft möglich ist (s. Bd. III). Die Lamblieninfektion der Gallenwege kann, muß aber nicht zur Cholangitis führen. Man kann bei gewissen Individuen ohne alle Zeichen einer Gallenerkrankung im Duodenalsaft insbesondere in der Blasengalle massenhaft vegetative Formen der Lamblia intestinalis finden. In anderen seltenen Fällen kommt es zu einer Cholangitis, die sich in nichts von einer Cholangitis catarrhalis unterscheidet.

Als selbständiges Krankheitsbild muß schließlich die *cholangitische (cholangiolitische) Leberinduration (cholangitische Fibrose)*, die sogenannte „*cholangitische Zirrhose*" (s. S. 314) hervorgehoben werden. Es handelt sich hierbei meist um Patienten, welche in ihrer Vorgeschichte über Gallenkoliken berichten, welche früher oder später eine Reihe von kürzeren oder längerdauernden cholangitischen Schüben mit Ikterus durchgemacht haben, bei welchen schließlich ein derartiger cholangitischer Schub kein Ende nahm und der Ikterus nun in bald stärkerer, bald schwächerer Intensität Wochen, Monate und Jahre anhält. Der gleichmäßig chronische, meist fieberfreie oder subfebrile Verlauf kann von Exazerbationen mit Gallenkolik und mit Fieber unterbrochen werden. Der Untersucher findet meist eine vergrößerte, indurierte Leber, deren Oberfläche entweder glatt oder auch leicht granuliert erscheint, einen großen Milztumor und nicht selten perioden-

weise auch ein perihepatitisches Reiben. In späteren Stadien können sogar
die Zeichen der Portalstauung, auch ein Aszites auftreten, wodurch das Bild
immer mehr das der echten Zirrhose imitiert. Das subjektiv quälendste Symptom
ist häufig ein ikterischer Pruritus. Die cholangitische Induration der Leber
kann sich unter wechselvollen Zeichen, mit stärkerem oder schwächerem Ikterus
durch über zehn Jahre hinziehen. Die Prognose galt immer als ungünstig. Vor
kurzem konnte ich bei zwei Patienten, die seit vier Jahren bereits konstant
einen Ikterus gezeigt hatten und im übrigen klinisch durchaus einer derartigen
cholangitischen Induration der Leber entsprachen, Fieber und Ikterus schlagartig
mit Streptomycin zum Schwinden bringen. Wir müssen abwarten, um zu sehen,
ob der Erfolg ein anhaltender bleibt. Hinsichtlich der Differentialdiagnose und
Abgrenzung gegenüber der atrophischen Zirrhose s. S. 314.

e) Dyskinesien der Gallenwege.

SCHMIEDEN berichtete im Jahre 1921 über Patienten mit typischen gehäuften
Gallensteinkoliken, bei welchen bei der Operation an der gestauten Gallenblase
und an den Gallenwegen ein völlig negativer Befund erhoben wurde. Wenn
SCHMIEDEN in diesen Fällen für das Auftreten der Gallenkolik vorerst abnormale
topographische Verhältnisse, wie Knickungen eines langen schmalen Zystikus
und leichte Verwachsungen, also mechanische Ursachen verantwortlich machte,
so hat später eine Reihe von Autoren, vor allem WESTPHAL und SCHMIEDEN
selbst, ursächlich funktionelle Momente, vor allem Krampfzustände am Sphinkter
ODDI in den Vordergrund gestellt. Nach WESTPHAL soll eine funktionelle dyskinetische „hypertone und hypotone Stauungsgallenblase" unterschieden werden.
Unter anderem soll bei der hypertonen Dyskinesie mit Krampf des Sphinkter
ODDI röntgenologisch nach zwei Eidottern eine starke Stauung der Galle bis
in den Ductus hepaticus, bei der hypotonen Form eine gut gefüllte, oft erweiterte
und schlaffe Gallenblase zu finden sein, die sich auf Eidotter verzögert entleert.
Die hypertone Gallenblase soll besser konzentrieren, die Blasengalle (s. unten)
ist hier dunkler, bei der hypotonen ist normale Färbung zu finden. Bei der
hypertonen Gallenblase stehen schwere Gallenkoliken im Vordergrund, bei der
hypotonen Form finden sich häufiger nur uncharakteristische leichtere Gallen-
beschwerden. Dyskinesien finden sich hauptsächlich bei Frauen, zumal während
der Menstruation und in der Gravidität und bei vegetativ Stigmatisierten. Reine
Dyskinesien sind sehr selten, eine dyskinetische Teilkomponente liegt wohl
jeder Gallensteinkrankheit zugrunde. Die Diagnose wird meist nur eine Wahrscheinlichkeitsdiagnose sein können und soll nur nach genauester Untersuchung
mit Vorsicht gestellt werden. Der röntgenologische Nachweis einer schlaffen,
in das kleine Becken reichenden Gallenblase mit stark elongiertem Zystikus
(„Gallenblasenptose") wird die Diagnose mit relativer Sicherheit stellen lassen.
Fieber und Schüttelfrost im Kolikanfall schließen die Dyskinesie nicht sicher
aus (s. blande Steinkolik S. 335).

Die Dyskinesien der Gallenwege sind es vor allem, bei welchen Funktions-
prüfungen der Gallenblase bzw. der Gallenwege überhaupt eine gewisse
diagnostische Bedeutung haben. Wenn wir von der Röntgenuntersuchung absehen, welche uns nicht nur die Füllbarkeit, sondern auch die normale Eindickungs-
funktion und Entleerung der Blase auf bestimmte Reize aufzeigt und somit
eine gewisse funktionelle Diagnostik gestattet, sind die laboratoriumsmäßig
angestellten Prüfungen der Funktion der Gallenwege klinisch nur wenig brauchbar. Wie in diesem Kapitel aber gezeigt, kann die Gewinnung der Blasengalle
doch diagnostische Bedeutung haben: Die über den Zystikus in die Blase abgegebene Lebergalle wird in der Blase eingedickt und die „Blasengalle" (B-Galle)

enthält so ungefähr viermal soviel Bilirubin als die „Lebergalle" (A-Galle). Die A-Galle wird durch einfache Duodenalsondierung gewonnen. Spritzt man nun nach Auffangen einer entsprechenden Menge reinen Duodenalsaftes (das ist „A-Galle") 40 ccm einer 40%igen Magnesiumsulfatlösung durch die Sonde ein, klemmt den Schlauch für 5 Minuten ab und läßt neuerlich Duodenalsaft abfließen, so erhält man die viel dunklere B-Galle, die sich aus der zur Kontraktion gebrachten Gallenblase entleert hat. Sowohl A- und B-Galle sind naturgemäß Duodenalsaft, der auch Magen- und Pankreassaft usw. enthält; der Duodenalinhalt enthält bald ausschließlich Leber-, bald vornehmlich Blasengalle. Hinzugefügt sei, daß die mikroskopische Untersuchung des Sediments der B-Galle für die Diagnostik der Gallenwege, speziell Gallenblasenentzündungen unseres Erachtens kaum verwertbar ist. Die Züchtung bestimmter Erreger, u. a. auch Typhusbazillen aus dem Duodenalsaft kann Bedeutung haben.

f) Komplikationen.

Eine nicht seltene schwere Komplikation der Cholezystitis und Cholelithiasis ist die akute Pankreasnekrose und die Pankreatitis. Der Linksschmerz eines Gallekranken wird vor allem an diese Möglichkeit denken lassen, wobei freilich zu berücksichtigen ist, daß Schmerzen im Epigastrium und auch im linken Hypochondrium bei komplikationslosen Gallenkoliken vorkommen, die zum Teil auf Gastrospasmen zu beziehen sein dürften. Hinsichtlich der Diagnose der Pankreasaffektion s. S. 365.

Das Gallenblasenempyem, der Gallenblasenwandabszeß, die Gallenblasenwandphlegmone und -gangrän gehen neben den Lokalerscheinungen vor allem unter dem Bilde der akuten Peritonitis im rechten Oberbauch und eines septischen Allgemeinzustandes einher. Die Perforation der Gallenblase in die freie Bauchhöhle führt zu einer schwer verlaufenden eitrig-galligen Peritonitis.

Unter *Cholaskus* versteht man jenes Symptomenbild, das sich bei der Perforation der Gallenwege (Ruptur der Blase, des Choledochus oder Hepatikus) und bei Erguß der nicht infizierten Galle in die freie Bauchhöhle entwickelt. Die Symptome sind: rasche Entstehung des Aszites, rasch progrediente Schwächezustände, ungewöhnlich foudroyanter Verlauf mit Benommenheit und Krampfzuständen. Oft findet sich trotz Peritonitis eine Bradykardie. Die sichere Diagnose ist nur mit Probepunktion des Abdomens möglich. Merkwürdigerweise entwickelt sich bei diesen Patienten auch bei wochenlangem Bestande des galligen Aszites nur selten Ikterus. Das Vergiftungsbild soll angeblich vor allem auf eine Retention und Anhäufung von Gallensäuren in den Geweben zurückzuführen sein.

Im Rahmen einer Cholezystitis und Pericholezystitis mit Verwachsungen mit den benachbarten Organen kann es gelegentlich zum *Durchbruch der Gallenblase* oder auch der großen Gallenwege in *Magen, Duodenum, Dünn- oder Dickdarm* kommen. Dekubitalgeschwüre der Schleimhaut der Gallenblase oder des Choledochus bereiten die Perforation häufig vor. Nach Entleerung der Steine können sich die Durchbruchsstellen wieder schließen oder es können Fisteln bestehen bleiben. Bemerkenswert ist, daß auf dem Wege von Choledocho-Duodenal- oder auch Cholezysto-Kolon-Fisteln krankmachende aufsteigende Infektionen der Gallenwege im allgemeinen nicht zur Beobachtung kommen. Nach Durchbruch eines Steines aus dem Choledochus in das Duodenum kann man bei der Röntgenuntersuchung des Magens und Duodenums derartige breite Fistelgänge bzw. Kommunikationen sich mit Barium regelmäßig auffüllen sehen, auch zu Zeiten, in welchen der Patient über keinerlei Beschwerden klagt. Bei diesen Kranken gelangt Darminhalt aus dem Duodenum oder aus dem Kolon regelmäßig zumindest in die größeren Gallenwege, merkwürdigerweise ohne Schaden für den Kranken. Freilich ist dies nicht so sehr verwunderlich, wenn man sieht, daß der Chirurg bei hochgradiger Stauung der Galle dieser durch Anlegen einer Choledocho- (Cholezysto-) Duodenal- oder Magenfistel eine Abfluß-möglichkeit gibt und daß auch diese Fisteln in der Regel nicht zum Infekt der Gallenwege führen.

Gelangt ein größerer Stein in den Darm, so kann es zum *Gallensteinileus* kommen (s. S. 219). Perforationen der Gallenblase in die freie Bauchhöhle oder durch die vordere Bauchwand nach außen sind sehr selten. Die peri-cholezystischen, perigastrischen, periduodenitischen, perikolitischen Narben können zu Darmstenose führen, die pericholezystischen Stränge zur Darm-strangulation und Inkarzeration Anlaß geben.

3. Therapie.

Wie bei keiner anderen Krankheit muß sich der Therapeut bei der Cholelithiasis und den Entzündungen der Gallenwege des beabsichtigten und erreichbaren Zieles seiner Behandlung und der Grenzen der Leistungsfähigkeit seiner Be-handlungsmethoden bewußt sein. Er muß sich gegenwärtig halten, daß ein auch nur linsengroßer Stein in der Gallenblase, ein Hydrops derselben intern-therapeutisch, zumindest meist, unabänderliche Gegebenheiten darstellen, daß nur kleinste Konkremente aus den Gallenwegen ausgewaschen, daß Gallensteine durch kein Mittel in vivo gelöst werden können, daß galletreibende Mittel wohl eine vermehrte Gallensekretion aus den Leberzellen und eine Entleerung der Galle aus den großen Gallenwegen erzielen, daß sie aber, bis auf seltene Aus-nahmen, nicht als Gallenstein austreibende Mittel betrachtet werden können und daß galledesinfizierende Mittel ihr Ziel oft nicht annähernd erreichen. Bei richtiger Beurteilung der anatomischen Sachlage wird der Therapeut sein Augen-merk vielfach weniger auf diese als auf die gleichzeitig bestehende Krampf-bereitschaft, die Dyskinesie, richten und wird versuchen, mit Ruhe, Wärme, Diät und Antispasticis den Kranken beschwerdefrei zu machen. In anderen Fällen wird allerdings eine aktivere Therapie erlaubt oder indiziert sein.

Zur Behandlung der Gallenwegserkrankungen stehen uns folgende Maßnahmen zur Verfügung: 1. Galletreibende Mittel, und zwar Choleretika und Cholagoga (auch galletreibende Verfahren), 2. antispasmodische Mittel und 3. desinfizierende Mittel bzw. Antibiotika.

1. Die *galletreibenden Mittel und Verfahren*. Prinzipiell unterscheiden wir Choleretika, Mittel, welche die Gallensekretion in den Leberzellen anregen, und Cholagoga, Mittel, welche die Entleerung der Gallenblase und der großen Gallenwege fördern; die ersteren bedingen einen verstärkten Gallenfluß, welcher eine kräftigere Durchwaschung der Gallenwege ermöglicht, die letzteren be-einflussen den muskulären Apparat der Gallenblase und Gallenwege und führen zu Kontraktion und damit zur Entleerung des Inhaltes von Gallenblase und Choledochus. Eine strenge Scheidung in diese beiden Gruppen ist aber nicht durchführbar, da alle Choleretika auch Cholagoga und alle starken Cholagoga auch Choleretika sind, die Unterscheidung ist aber insoweit berechtigt, als die cholagoge Wirkung der Choleretika eine relativ geringe ist und als es cholagoge Verfahren und Mittel gibt, welchen eine choleretische Wirkung ganz fehlen dürfte.

Die kräftigsten *Choleretika* sind die Gallensäuren, welche auch meist den wirksamsten Bestandteil der im Handel befindlichen „Gallenmittel" darstellen. Unter den Gallensäuren kommt der Dehydrocholsäure, als Natriumsalz in

Tabletten- und Ampullenform unter der Bezeichnung Decholin im Handel, eine besondere Stellung zu, da sie starke choleretische (und auch cholagoge) Kraft mit geringer Toxizität verbindet. Die volle Normaldosis als Injektion (10 ccm einer 20%igen Lösung) hat keine Nebenerscheinungen, nur meist vorübergehenden bitteren Geschmack zur Folge. Andere Gallensäurepräparate sind: Choleval, Degalol, Felamin, Bilival, Agobilin usw. Die Wirkung peroral in Tablettenform gegebener Gallensäuren ist ungleich geringer als die bei intravenöser Applikation. Eine Reihe ätherischer Öle (Pfefferminz usw.) sind schwach wirksam und bilden den Hauptbestandteil verschiedener Haus- und Geheimmittel; leicht choleretisch wirken auch die verschiedenen Mineralwässer; Karlsbader und Mergentheimer Wasser sind hier vor allem zu nennen.

Bei einer Erkrankung der Gallenwege im Sinne von Steinkrankheit und Entzündung ist die vielfach empfohlene und bedenkenlose energische galletreibende Therapie nicht am Platze, denn sie beinhaltet Gefahren. Das Hauptindikationsgebiet für starke Cholagoga-Choleretika stellt die mit Steinen nicht komplizierte Cholangitis dar. Wie wir unten ausführen werden, kann die volle Normaldosis Decholin, intravenös gegeben, Fieber und Ikterus hier schlagartig zum Verschwinden bringen, da der kräftig einsetzende Gallenfluß die infizierte Galle in den Darm befördert; das Prinzip „ubi pus, ibi evacua" ist hier mit Erfolg befolgt worden. Galletreibende Mittel können also auf der einen Seite durch die Vermehrung des Gallenflusses und die kräftige Entleerung und Durchwaschung der Gallenwege bei allen Infekten der Gallenwege, sie können auch bei Ansammlung von Detritus, Eiterzellen und kleinsten Konkrementen von ausgezeichneter Wirkung sein und es müßte in diesen Fällen daher das Bestreben dahin gehen, möglichst hohe Dosen des besten choleretischen und cholagogen Mittels zur Anwendung zu bringen. Diese Mittel stellen auf der anderen Seite aber auch eine große Gefahr dar, abgesehen davon, daß das Gallenwegsystem bei entsprechender Krampfbereitschaft derartige rasche und kräftige Entleerungen und Durchwaschungen nicht selten mit Koliken beantwortet, können der plötzlich verstärkte Gallenstrom und der durch die Gallenblasenkontraktion erhöhte Gallendruck zu einer Mobilisierung der Steine, zu einem Abgang von Zystikussteinen in den Choledochus und zu einer Steinverkeilung in diesem Anlaß geben und unter Umständen einen inkompletten in einen kompletten Gallengangsverschluß verwandeln; die starke Gallenstauung kann überdies zum Aufflackern der Infektion Anlaß geben. Die galletreibende Therapie kann somit schlimmste Folgen haben, weshalb sie nur mit entsprechender Vorsicht betrieben werden sollte.

2. Die *antispasmodischen Mittel* werden zum Teil selbständig, zum Teil im Rahmen der cholagogen Therapie gebraucht; sie helfen einerseits, den Kranken von seinen Krampfschmerzen zu befreien, sie verhindern, längere Zeit hindurch in einer Periode der Anfallsbereitschaft gegeben, das Auftreten von Koliken; sie dienen auch zur Vorbereitung des Patienten, wenn stark choleretische Mittel gegeben werden sollen, auf daß mit diesen Koliken nicht verschuldet werden. Die Mittel sind vor allem Belladonna, Atropin, Papaverin, Oktin und die aus ihnen hergestellten Spezialitäten (Atropaverin usw.). Zu den antispasmodischen Maßnahmen gehört auch die Applikation von Wärme, Thermophor, Leinsamenumschlägen, Diathermie usw.

3. Die *galledesinfizierenden Mittel*. Die früher üblichen „galledesinfizierenden" Mittel, wie Salicylsäurepräparate, Urotropin, Cylotropin, brachten kaum je einen sicheren klinischen Erfolg. Bei septischen Erkrankungen der Gallenwege hatte man mit den seinerzeitigen antiseptischen Mitteln (Argochrom, Collargol, Trypaflavin usw.) auch nur Mißerfolge. Seit der Einführung der Sulfonamide

hat sich das Blatt erst insofern gewendet, als man zumindest bei akuten, auch septischen Infekten der Gallenwege nicht selten prompte Erfolge erlebte. Jedenfalls sollte in derartigen Fällen eine energische Sulfonamidtherapie versucht werden. Penicillin kann nur dann wirksam sein, wenn die Affektion nicht durch eine Koliinfektion bedingt oder mitbedingt ist. Oben wurde über einen schlagartigen Erfolg in der Behandlung einer chronischen Cholangitis mit Streptomycin berichtet (s. S. 345).

Wenn das Leberparenchym im Laufe einer Gallengangsinfektion sekundär erkrankt, wie bei einer cholangitischen Induration der Leber, bei einem septischen Leberzellschaden im Rahmen einer septischen Cholezystitis usw., ist die „Leberschutztherapie" einzuleiten (s. S. 281).

Behandlung der Gallenkolik. Bei einem starken Anfall greift man zum Morphin, welches am besten in einer Dosis von 0,01 oder 0,02 in der Mischspritze mit Atropin (0,001) verabfolgt wird, oder zum Morphin-Scopolamin (Modiskop, schwach oder stark) oder zu einem anderen Alkaloid, wie Pantopon, Dilaudid, usw. oder zum Dolantin. In leichteren Fällen genügt ein Morphinsuppositorium. Bei gehäuften Anfällen wird man, um einer Gewöhnung vorzubeugen, versuchen, mit Atropin, Papaverin (0,04), Atropaverin oder mit intravenös verabfolgtem Eupaverin (0,06 bis 0,15) das Auslangen zu finden. Wiederholung der Morphininjektion im gleichen Anfall läßt unter Umständen die dringliche Operation bei drohender Gallenblasenperforation übersehen, eine langdauernde Morphinmedikation ist also kontraindiziert. Thermophor (besser Dunstumschlag plus Thermophor), Leinsamenkataplasmen sind auf die Lebergegend zu applizieren. Bei manchen Kranken sind heiße Bäder von überraschend schneller Wirkung. Bei leichteren Fällen genügen Analgetica wie Novalgin i. v., Inalgon, Cibalgin usw.

Hat die Morphininjektion den Anfall nicht endgültig kupiert, tritt nach einigen Stunden der heftige Schmerz erneut auf, besteht Fieber, halten die peritonitischen Zeichen an, wird an das Vorliegen einer schweren septischen Gallenblasenerkrankung gedacht und der Chirurg zu Rate gezogen werden müssen (s. S. 352).

Ist der Gallenanfall überstanden, so kommen in der Folgezeit die Maßnahmen mit mehr oder weniger energischen Mitteln in Betracht, welche bei der Behandlung der chronischen Cholezystopathie aufgezählt werden.

Behandlung der subakuten oder chronischen Cholezystopathie. Sofern eine Indikation zum chirurgischen Eingriff nicht gegeben ist (s. S. 352), ist vorerst nur eine *Gallensystem-Beruhigungstherapie* einzuschlagen. An den anatomischen Verhältnissen kann Wesentliches nicht geändert werden, das Bestreben kann und muß nur dahingehen, durch weitgehende Schonung und Ruhigstellung des Gallengangsystems alle Krampfbereitschaft zu beseitigen und so eine Beschwerdefreiheit des Patienten zu erreichen. Es kann als Regel gelten, daß eine langdauernde Anfallsfreiheit die Anfallsbereitschaft stark herabsetzt und unter Umständen auch beseitigt. Die Schaffung eines langdauernden beschwerdefreien Intervalls wird durch folgende Maßnahmen zu erreichen versucht: Ruhe, lokale Wärme, Stuhlregelung, antispastische Mittel und Diät; die Forderung nach Ruhe, sowohl in körperlicher als in psychischer Hinsicht, wird am besten durch eine Liegekur erfüllt, deren Dauer von der Schwere und Hartnäckigkeit der Beschwerden abhängt (meist 10 bis 14 Tage); nach der Liegekur erfolgt langsam Gewöhnung an Bewegung und körperliche Leistung; starke Anstrengungen, Erschütterungen, Sport bleiben aber durch mehrere Monate, eventuell auch länger verboten. Die lokale Wärmetherapie erfolgt durch Auflegen von Kataplasmen, erst dauernd, später stundenweise, speziell nach den Mahlzeiten, schließlich nur abends vor dem Einschlafen. In der ersten Zeit nach einem

Gallenanfall wird die meist bestehende Obstipation am besten mit kleinen täglichen Einläufen bekämpft, später geht man auf leichte Abführmittel (Dickdarmmittel) über. Die Dosierung sei vorsichtig, starke Durchfälle müssen vermieden werden, da diese zu Gallenanfällen führen können. Auch starker, die Cholezystopathie begleitender Meteorismus wird mit leichten Laxantien behandelt; hierbei bewährt sich das leichte Abführmittel Eucarbon. Unabhängig von den Beschwerden gebe man ferner, je nach der Schwere des Falles, verschieden lange Zeit, etwa durch zwei bis vier Wochen fortlaufend Antispastika, oral oder in Suppositorienform; bei längerer Verordnung haben Oktin und Papaverin vor den Belladonna- bzw. Atropinpräparaten den Vorzug, keine Nebenerscheinungen zu machen. Die ersten Tage nach dem Anfall läßt man den Patienten am besten fasten, er erhält nur Tee, Fruchtsäfte, Suppen. Nach einer kurzen Übergangszeit, in welcher der Kranke zweistündlich eine wenig cholagoge Nahrung erhält, geht man auf die übliche „Gallendiät" über, welche den folgenden Postulaten gerecht wird: 1. Die Diät darf stark cholagoge Nahrungsmittel nicht enthalten: große Mengen von Butter, Schmalz oder Öl, stark fette Speisen, fettes Schweinefleisch, Obers, in Fett gebratene, vor allem gebackene, „panierte" Speisen, Bratkartoffeln sind daher verboten. Öl wird oft besser vertragen als Butter und Schmalz; dies dürfte zum Teil darauf zurückzuführen sein, daß Öl auch beim Abkühlen der Speisen flüssig bleibt und weiter abtropft, während Butter und Schmalz sich in die Speisen einsaugen und beim Abkühlen erstarren. Als stark cholagoges Nahrungsmittel ist ferner Eigelb im allgemeinen zu verbieten; Eier werden von bestimmten Kranken allerdings sehr gut vertragen. Es zeigt sich wie bei allen Nahrungsmitteln ein individuelles Moment, welches bei der Zusammensetzung der Kost und der Weiterbeobachtung zu berücksichtigen ist. 2. Die Diät soll einen mehr minder dauernden, mäßig starken Gallenfluß gewährleisten, auf daß die Gallenwege fortlaufend gereinigt werden. Diese Forderung wird einerseits durch die Verordnung häufiger, anfangs etwa zweistündlich über den Tag verteilter Mahlzeiten, mindestens aber von fünf Mahlzeiten im Tag, anderseits durch ein nicht völliges Verbot der cholagogen Nahrungsmittel erfüllt; nur stark cholagoge, zu plötzlichem starkem Gallenfluß Anlaß gebende Nährmittel oder Speisen bleiben gestrichen. Eine mäßige Menge Fett ist also nicht nur nicht kontraindiziert, sondern sogar angezeigt. Mageres Fleisch soll gegeben werden, da es stärker cholagog wirkt als Kohlehydrate, einen Gallenanfall aber kaum je auslöst (bei starker Krampfbereitschaft wird jede Nahrungsaufnahme einen Anfall auslösen können!). 3. Der Magen soll mit Speisen nicht überfüllt werden, der Darm nicht meteoristisch gebläht sein (mechanische Reizung der Gallenblase durch den Druck!); die zweistündliche Nahrungsaufnahme einerseits, eine entsprechende, vor allem individuell ausgewählte Kost anderseits werden diese Forderung erfüllen. 4. Die Diät sei im allgemeinen nicht zu kalorienreich, zumal bei Fettleibigen ist eher eine Abmagerung erwünscht. 5. Kalte Gerichte und Getränke sind zu verbieten.

Geht aus den diätetischen Verordnungen bereits hervor, daß eine gewisse leichte Förderung des Gallenflusses gewünscht wird, wenn Gallenanfälle seit längerer Zeit nicht mehr aufgetreten sind, da dieser die Gallenwege, Gallenblase und Gallengänge von den Detritusmassen, Leukozyten, Zellresten, ausgefallenen Salzen und schließlich auch von kleinsten Konkrementen säubert und so auch die Neubildung von Gallensteinen hintanhält, so erklären sich aus den gleichen Überlegungen auch andere galletreibende Maßnahmen leichter Art, die in dieser Phase der Behandlung angewendet werden sollen. Hierzu ist allerdings vorerst folgendes zu bemerken: die Verordnung choleretischer Mittel hat niemals die Ausstoßung von Steinen im Auge. Treten ferner auch auf leichte Mittel, bei besonderer Anfallsbereitschaft, kolikartige Erscheinungen auf, so dürfen sie nicht weiter gegeben werden. Die Indikation zur Verordnung galletreibender Maßnahmen ist bei der chronischen Cholezystopathie auch keine generelle: bei einem Hydrops der Gallenblase sind diese Maßnahmen ebenso kontraindiziert wie etwa in einem Fall einer alten vernarbten Schrumpfblase, bei welcher eine Mitbeteiligung der großen Gallenwege auszuschließen ist; in beiden Fällen ist der Versuch einer Entleerung der Gallenblase zweck- und erfolglos und die Gallenwege selbst bedürfen keiner Behandlung. Die Detaildiagnose wird also jeweils über die Anwendung dieser Maßnahmen entscheiden, wobei allerdings zuzugeben bleibt, daß oft intuitiv vorgegangen werden muß. An galletreibenden Mitteln kommt hier die orale Medikation von leichten Cholereticis in kleinen Dosen (Bilival, Felamin usw.), ferner fortgesetzte tägliche Duodenalwaschungen, welche im allgemeinen ausreichend choleretisch wirken, wegen ihrer doch relativ schwachen cholagogen Wirkung zum Krampfanfall oder zur Steinmobilisierung und damit zum gefürchteten Gallengangverschluß aber nicht führen, in Betracht. Hierher gehören auch die Öl-, die Rettichkuren und die Mineralwasserkuren (Karlsbad usw.). In Fällen von chronischer Cholezystopathie mit ulkusartigen Beschwerden, zumal schwerer Art, empfiehlt sich, einerlei, ob diese Duodenal- beschwerden einem gleichzeitig bestehenden Ulkus, einer Duodenitis oder der Pericholezystitis ihre Entstehung verdanken oder ob sie viszero-viszeral reflek- torisch ausgelöst sind (s. S. 97), die Kombination einer Ulkuskur mit der Beruhigungstherapie der chronischen Cholezystopathie.

Behandlung der Cholangitis. Die (seltene) mit Steinen nicht komplizierte Cholangitis ist die Hauptdomäne der starken Choleretika und Cholagoga. Nach an einigen Tagen hintereinander verabfolgten intravenösen Decholininjektionen in der vollen Dosis sieht man Ikterus, Fieber, Fröste, unter Umständen die septischen Allgemeinzustände in kurzer Zeit verschwinden. Durch den starken Gallenfluß und die cholagoge Wirkung des Mittels entleeren sich die entzündlichen galligen Exsudatmassen aus Gallenwegen und Gallenblase; die Decholin- injektionen sind in ihrem Effekt einer Abszeßeröffnung vergleichbar. Da wir freilich nie mit Sicherheit wissen können, ob der Choledochus steinfrei ist, be- ginnen wir versuchsweise unter gleichzeitigen Gaben von Antispasmodicis erst mit einer viertel Ampulle Decholin, wiederholen diese Dosis eventuell nach etwa 8 Stunden, um in den nächsten Tagen, wenn Gallenanfälle ausblieben, rasch auf die volle Dosis zu steigen. Auch die chronische cholangitische Induration der Leber verlangt prinzipiell die gleiche Behandlung, wir beginnen hier auch mit der intravenösen Applikation, gehen aber mit Rücksicht auf die oft monate- lange Behandlung bald auf eine orale Therapie über. Die Decholininjektionen bringen bei diesen Fällen den qualvollen Pruritus oft rasch zum Schwinden. Bei längerem Bestand einer Cholangitis wird man die starken Mittel mit den leichteren galletreibenden Maßnahmen (Duodenalwaschungen usw.) alternieren lassen. In septischen Fällen können Sulfonamide, Penicillin, Streptomycin usw. in Anwendung kommen.

Behandlung des inkompletten und kompletten Steinverschlusses. Bei einem inkompletten Steinverschluß kommen einerseits die gleichen Beruhigungs- maßnahmen wie bei der chronischen Cholezystopathie, anderseits unter gleich- zeitiger energischer antispastischer Behandlung leichte choleretische und cholagoge Mittel und Verfahren, vor allem die Duodenalwaschungen zur An- wendung. Wir hoffen hierbei durch Beseitigung der Krampfkomponente und durch günstigere Lagerung eines kleinen Steines oder auch durch dessen Aus- waschung des Zustandes Herr zu werden. Eine energische choleretische Therapie, etwa mit intravenösen Decholininjektionen, ist kontraindiziert, da man Gefahr läuft, den inkompletten in einen kompletten Steinverschluß zu verwandeln. Ein Steinabtreibungsversuch mit energischen Mitteln kommt hier ebensowenig wie beim kompletten Verschluß in Frage. Erzeugt man bei einem inkompletten Verschluß mit Decholin einen kompletten oder gibt man das Mittel bei einem kompletten Verschluß, wie zumeist auch ohne erhofften Erfolg, so hat man einerseits die Situation verschlechtert oder wenigstens nicht gebessert und läuft anderseits Gefahr, das Leberparenchym weiter zu schädigen, da die Cholagoga Parenchymgifte sind. Wir selbst sahen einen inkompletten Choledochussteinverschluß sich nach der ersten Decholininjektion unter einem schweren Gallenanfall in einen kompletten verwandeln, wobei der Patient gleichzeitig in ein tödliches Koma hepaticum verfiel; die Autopsie zeigte neben einer chronischen Cholangitis und einer akuten Leberatrophie einen an der Papilla Vateri verkeilten Verschlußstein. Daß ein derartiger Stein auch mit den kräftigsten Gallenmitteln im allgemeinen nicht abgetrieben werden kann, ist begreiflich, wenn man autoptisch sieht, daß auch der Anatom mit seinem Händedruck einen derartigen Stein durch die Papille nicht hindurchdrücken kann. Ein Erfolg kann sich nur einstellen, wenn der Stein durch die natürlichen Kräfte in das Duodenum schon spontan halb „geboren“ ist. Ein Abtreibungsversuch ist daher nur als Ultimum refugium vor einer beabsichtigten und bereits vorbereiteten Operation erlaubt. Sie wird in energischester Form und nach eigener Erfahrung manchmal auch mit bestem Erfolg in folgender Weise durchgeführt: Man legt frühmorgens die Duodenalsonde ein. Liegt die Sonde richtig, werden gleichzeitig 1. 300 ccm einer 40%igen Magn. sulfur.-Lösung in das Duodenum eingebracht, 2. eine intravenöse Decholininjektion (10-ccm-Ampulle) und 3. eine subkutane Hypophysininjektion (das stärkste rein cholagog wirkende Mittel) verabfolgt. Treten nach einem bis längstens zwei Tagen gefärbte Stühle nicht auf, ist zu operieren.

Die Indikation zum chirurgischen Eingriff. Gallenblasenempyem, Wandphlegmone, -gangrän, drohende Perforation sind unverzüglich der Operation zuzuführen. Die diesbezügliche Diagnose, die Abgrenzung gegen einen akuten cholezystitischen Schub leichterer Art stützt sich mehr auf den allgemeinen Eindruck, den Fieberverlauf, das Aussehen der Zunge, das allgemein septische Bild als auf den Lokalbefund. Bei Anhalten der schweren Erscheinungen wird auch der Kranke schon nach dem ersten Gallekolikanfall dem Chirurgen übergeben werden müssen. Der dauernde komplette Steinverschluß ist eine weitere unbedingte Indikation zur Operation (s. S. 342).

Bei den chronischen Cholezystopathien besteht nur eine relative Indikation zum operativen Eingriff, vielfach liegt die Entscheidung hier nicht beim Arzt, sondern beim Patienten, welcher über die Aussichten einer weiteren internen, wie die einer operativen Therapie entsprechende Aufklärung erfahren hat. Wenn ein Gallekranker trotz wiederholter und langdauernder Kuren, Einhalten einer entsprechenden Lebensweise immer wieder an Nachschüben erkrankt, wird er sich schließlich zur Operation entschließen. Sein Entschluß zur Operation wird hierbei von der Schwere der überstandenen Beschwerden, von der Häufigkeit der Anfälle, ihrer Dauer ebenso beeinflußt werden wie durch sein Temperament und seine sozialen Verhältnisse. Es ist nicht jedermanns Sache, jahrelang vorsichtig und in strenger Diät zu leben, lieber entschließt sich mancher rasch zur Operation, um dem dauernden Kränkeln und Kranksein ein Ende zu machen. Ein anderer wieder trägt sein Leiden, seine Diät und andere Einschränkungen mit größerer Geduld. Ausschlaggebend für eine weitere Fortführung einer internen Behandlung ist hierbei aber auch die Möglichkeit, sich zu pflegen, eventuell wieder einige Wochen zu liegen, eine Nachkur in Karlsbad zu machen usw., wirtschaftliche Verhältnisse spielen also ebenso mit. Der Arzt wird in vielen Fällen die Sachlage nur klarstellen können und dem Patienten die Wahl der beiden möglichen Wege offenlassen. Wenn allerdings schon öfter längerdauernde Fieberperioden, wenn längerdauernde Gelbsuchtsperioden bestanden, wenn bei wiederholten Schüben cholangitische Induration der Leber drohen könnte, wird der Arzt auf die relativ schlechten Aussichten der internen Behandlung und auch auf ihre möglichen Gefahren Nachdruck legen müssen. Er wird auf Grund der besonderen Lage des Falles dem Patienten zur Operation zureden und schließlich bei sicher oder wahrscheinlich zu gewärtigenden bösen Folgen weiteren Zuwartens auf der Operation bestehen. Hierbei spielt noch folgender Umstand mit: die Statistik zeigt, daß die Operationsmortalität bei Gallenoperationen über dem 45. bis 50. Jahr bedeutend ansteigt; jugendliches Alter wird daher eher zur Operation raten lassen. Es werden ferner unter anderem leichte Herzschäden, die an sich eine Kontraindikation gegen die Operation nicht darstellen würden, von Gallenoperationen bei einem Alter über 50 Jahren mit ihrer hohen Operationsmortalität eher abraten lassen. Schließlich werden auch die Aussichten der Operation hinsichtlich Dauererfolg für oder gegen den Eingriff mibestimmend sein: die Zahl der Fälle, welche nach der Operation nicht beschwerdefrei werden, ist relativ groß (manche Autoren schätzen ihre Zahl, unseres Erachtens zu hoch, auf 40% der Operierten) und so kann man es erleben, daß ein chronisch Gallekranker nach dem Eingriff wohl andere, aber ebenso schwere Beschwerden hat. Bei diesen Nachbeschwerden handelt es sich entweder um typische oder atypische Kolikanfälle, die zum Teil auf eine postoperative Choledochusstenose, auf Krämpfe am Zystikussphinkter, am Sphinkter ODDI oder auf Pankreasschäden, auf Pyloro- oder Gastrospasmen, schließlich auch auf Konkremente im Choledochus oder im Hepatikus, die bei der Operation übersehen wurden oder sich in der Folgezeit gebildet haben, oder schließlich vielleicht auch einmal auf Adhäsionen bezogen werden können, zum Teil handelt es sich um Beschwerden einer Subazidität, eines Meteorismus usw., die nach dem Eingriff stärker zu Tage treten als vorher. Bis zu einem gewissen Grad können wir auf Grund des bisherigen Verlaufes und des Befundes im Einzelfall meist doch mit Wahrscheinlichkeit voraussagen, ob Beschwerden zu erwarten sind: die Entfernung einer hydropischen Gallenblase, die Cholezystektomie bei einer chronischen Cholezystopathie, die keine schweren Erscheinungen, vor allem keine Erscheinungen der tiefen Gallenwege gemacht hat, nie mit Ikterus oder starken Infektzeichen, wie hohem Fieber und Frösten, einhergegangen war, werden wahrscheinlich nach dem Eingriff häufiger, Fälle mit großem entzündlichem Tumor der Gallenblase, herangezogenem Netz und Darm, mit häufigen Fieber- und Ikterusperioden, mit durchgemachten septischen Schüben usw. seltener beschwerdefrei bleiben. Die Schwere der anatomischen Veränderungen und damit des chirurgischen Eingriffes wird auch mit entscheiden: wenn auch im allgemeinen die schweren Fälle zur Operation gelangen müssen, wird manchmal gerade die voraussichtlich leichte und wahrscheinlich gefahrlose Operation, zumal mit ihren guten Aussichten auf Dauerheilung, zum Eingriff raten lassen. Wenn eine hydropische, gut verschiebliche Gallenblase, offenbar ohne Adhäsionen mit ihrer Umgebung, auch nur leichte, aber dauernde Beschwerden verursacht, wird sich der Patient dennoch leicht zur Operation entschließen, wenn ihm die Zusicherung gegeben werden kann, daß dieser Eingriff gefahrlos ist und mit an Sicherheit grenzender Wahrscheinlichkeit Beschwerdefreiheit bringt, während die konservative Therapie an den Beschwerden nichts ändern kann. Die voraussichtliche Schwere des Eingriffes kann auch von der Operation Abstand nehmen lassen: bei einem alten Individuum wird man, wenn nicht eine dringliche Indikation vorliegt, die Einwilligung zur Operation schwer geben, wenn voraussichtlich nicht nur eine Cholezystektomie durchzuführen ist, sondern auch die tiefen Gallenwege eröffnet werden müssen. Denn die Operationsmortalität dieser Eingriffe ist ungleich höher als die bei einfacher Herausnahme der Gallenblase.

B. Karzinome der Gallenblase und der großen Gallenwege.

An der Gallenblase nehmen die Karzinome ihren Ausgangspunkt meist vom Fundus oder von dem der Leber anliegenden Korpusteil oder vom Gallenblasenhals, an den großen Gallenwegen meist vom Choledochus, selten von einem Hepatikus.

Gallenblasenkrebse sind ebenso wie Gallensteine bei Frauen ungefähr viermal so häufig als bei Männern. Ergibt sich schon aus diesem gleichen Prozentsatz die Wahrscheinlichkeit einer Abhängigkeit von Karzinombildung und Steinen in der Gallenblase, so scheinen dies bezügliche Statistiken auch zu erweisen. Die Steine scheinen zum Teil auf dem Wege der mechanischen Reizung, zum Teil und vor allem auf Grund der chronischen Entzündungen und Narbenbildungen bei gegebener Disposition zum Karzinom zu führen. Die Angaben mancher Statistiken, daß in 4, sogar in 7% der Cholelithiasiskranken ein Karzinom entstehen soll, widerspricht wohl der klinischen Erfahrung. Die Karzinome der großen Gallenwege sollen beim Manne häufiger sein als bei der Frau.

Klinik. Je nach dem Ausgangspunkt muß das Bild verschieden sein, früher oder später aber kommt es zumeist zum führenden Symptom, zum kompletten Verschlußikterus.

Nimmt das Karzinom vom Fundus oder Korpus der Gallenblase seinen Ausgangspunkt, so infiltriert es rasch wuchernd das dem Gallenblasenbett benachbarte Lebergewebe. Da es sich hierbei noch nicht um eine metastatische Erscheinung handelt, ist diese Leberinfiltration ein Frühsymptom; es kann bald zu einer völligen Durchsetzung dieser umschriebenen Leberabschnitte bis zur vorderen Leberoberfläche kommen. War die Gallenblase . nicht von früher her verändert, so zeigt der Palpationsbefund an dieser selbst keine Veränderung; die palpierende Hand kann aber zumeist sehr deutlich die Konsistenzzunahme der Leber in dem genannten umschriebenen Gebiete feststellen. Erreicht der Tumor die Lebervorderfläche, so wird diese an dieser umschriebenen Stelle bald höckerig, womit der Befund sehr eindeutig geworden ist. Bei entsprechender Anamnese mit Abmagerung usw. wird dieser von LUGER beschriebene Palpationsbefund allein zur fast sicheren Wahrscheinlichkeitsdiagnose genügen. Wenn sich das Karzinom schließlich gegen die Leberpforte ausbreitet und zum kompletten Ikterus führt, ist die Diagnose entschieden. Der Palpationsbefund kann variieren, wenn eine früher bestehende Cholelithiasis und Cholezystitis, auf deren Boden das Karzinom sich entwickelt, bereits zu einer großen Gallenblase geführt hat. Eine sehr harte Konsistenz des Gallenblasentumors berechtigt noch nicht zur Diagnose eines komplizierenden Karzinoms, da die chronisch entzündlichen Veränderungen gleich hart sein können; die umschriebene Induration des Leberparenchyms über der Gegend der Gallenblase (s. oben), kann den Ausschlag geben. Dieses komplizierende Karzinom macht entweder keine oder uncharakteristische lokale Beschwerden im Sinne von Stechen, Druck, seltener führt das Karzinom zu einem Aufflackern des entzündlichen Prozesses; es kann unter anderem auch zu Koliken kommen, wodurch das Bild eher verwischt wird. Bei der Entwicklung eines Karzinoms auf dem Boden einer chronischen Cholezystopathie kann diagnostisch die Angabe des Kranken mit verwertet werden, daß die Beschwerden der letzten Wochen oder Monate „andere" seien als die der früheren Zeit.

Nimmt das Karzinom den Ausgangspunkt von dem gemeinsamen Gallengang, so entwickelt sich rasch ein kompletter Verschlußikterus (s. S. 341), es kommt in seltenen Fällen vor, daß dieser Ikterus durch Exulzeration des Tumors und eine dadurch gegebene Abflußmöglichkeit für die Galle inkomplett wird, dies geschieht ·nur einmal und auf kurze Zeit, im allgemeinen ist der Ikterus ein anhaltend kompletter. Die Gelbsucht ist daher eine schwere, sie verwandelt sich meist bald in einen grau-(schwarz-)grünen Melasikterus. Meist besteht starkes Hautjucken. Bei unveränderter Gallenblase und durchgängigem Zystikus entwickelt sich eine mächtige Stauungsgallenblase; da sich die Karzinome im Bereiche der Papilla Vateri im allgemeinen nicht auf dem Boden einer Cholelithiasis entwickeln, ist die große gestaute Gallenblase für diese Tumorlokalisation sehr charakteristisch. Dieses Verhalten entspricht dem sogenannten COURVOISIERschen Gesetz (s. S. 342):˙ Bei einem kompletten Ikterus spricht große Gallenblase und kleine Milz für einen Tumor-, kleine Gallenblase und große Milz für einen Steinverschluß. Daß der Steinverschluß im allgemeinen die große Stauungsgallenblase vermissen läßt, ist damit zu erklären, daß das Gallensteinleiden längst zu narbigen Veränderungen der Blase geführt hat und daß die nun einsetzende Stauung nicht mehr zu ihrer Überdehnung führen kann (s. S. 337); die große Milz entspricht dem chronisch entzündlichen Milztumor des Gallensteinleidens. Das COURVOISIERsche Gesetz kennt Ausnahmen nach jeder Richtung: Das Choledochuskarzinom kann sich bei schon bestehender Verlegung des Zystikus entwickeln und die Stauungsblase kommt daher nicht zustande, eine durch den Tumor gleichzeitig bedingte Portalstauung kann ferner auch zu einer Milzvergrößerung führen; beim Steinverschluß können eine große, chronisch entzündliche Gallenblase oder ein alter Hydrops vorliegen und die Milz muß nicht vergrößert sein, womit der für den Tumor klassische Tastbefund gegeben wäre, obzwar kein Tumor, sondern eine entzündliche Cholezystopathie bzw. eine Cholelithiasis vorliegt.

Liegt ein Tumorverschluß vor, soll versucht werden zu entscheiden, ob der Tumor im Bereiche des mittleren Choledochus oder im Bereiche der Papilla Vateri liegt. Letzteres ist zumeist an der Störung der äußeren Sekretion des Pankreas, unter Umständen vor allem den Neutralfettstühlen (s. S. 371), zu erkennen; liegt die Verlegung des Ductus choledochus im Papillenbereich, so ist zu berücksichtigen, daß diese nicht nur durch ein Choledochuskarzinom, sondern auch durch andere Karzinome erfolgen konnte: das häufige Pankreaskopfkarzinom (s. S. 375), ferner das Duodenalkarzinom, auch das Pylorus- und Magenkarzinom, welche durch Vorwachsen gegen die Porta hepatis alsbald den Choledochus erreichen können. Eine Differentialdiagnose wird nur auf Grund der entsprechenden Magenuntersuchungen, des Röntgenverfahrens, der Untersuchung auf okkulte Blutungen im Stuhl usw. möglich sein; immer bleibt hierbei zu berücksichtigen, daß die Verlegung des Ductus pancreaticus nicht zu den typischen Pankreasstörungen führen muß, da ein offener akzessorischer Gang der Dünndarmverdauung genügend Fermente liefern kann.

Hinsichtlich der Differentialdiagnose zwischen Stein- und Tumorverschluß sei auf S. 342 verwiesen. Die Abgrenzung eines Tumorverschlusses gegen einen Ikterus catarrhalis (Hepatitis epidemica), zumal bei einem alten Individuum, erst recht bei einem mageren, kachektisch aussehenden Greis, kann Schwierigkeiten bereiten, denn in beiden Fällen fehlen Koliken, Schmerzen, Fieber, Fröste, in beiden Fällen entwickelt sich relativ rasch ein schwerer Ikterus. Führt der Parenchymschaden zu einer kompletten Acholie (s. S. 274), so ist die Ähnlichkeit eine weitgehende. Die Funktionsproben und die weitere Beobachtung werden entscheiden.

Als häufige Komplikation sind die später einsetzende Metastasierung in die Leber und die in etwa 20% der Fälle sich einstellende Pfortaderthrombose zu erwähnen. Schließlich sei hervorgehoben, daß das Gallenblasenkarzinom, speziell der Frau, nicht selten zu Nabelmetastasen führt. Es gilt die Regel: Die Nabelmetastase beim Manne läßt vor allem an ein primäres Magenkarzinom, bei der Frau an ein primäres Gallenblasenkarzinom denken.

Die *Therapie* kann nur eine chirurgische sein. Während man früher Gallenblasenkarzinome mit Übergreifen auf die Leber nicht mehr operierte, so werden heute mit der Gallenblase große Areale der benachbarten Leber mit dem einwachsenden Tumor mit Erfolg entfernt. Beim Tumorverschlußikterus kann dem Kranken durch operative Schaffung eines Abflusses der Galle in Magen oder Darm Erleichterung (Beseitigung des Pruritus, Besserung des Allgemeinbefindens) gebracht werden.

C. Parasitäre Krankheiten der Gallenwege.

a) Ascaris lumbricoides.

Askariden, welche die Eigenart haben sollen, mit Vorliebe in enge Kanäle einzudringen, wandern gelegentlich in den Ductus choledochus. Größere Exemplare bleiben in diesem mit dem Kopfteil stecken, sterben hierbei auch nicht selten ab, kleinere können bis in die Verzweigungen der Hepatici, selten auch in die Gallenblase eindringen. Auf dem Blutwege als Larven in die Leber gelangte Askariden sterben wahrscheinlich regelmäßig ab und werden abgekapselt. Bis zu 80 Spulwürmer wurden in den Gallenwegen gefunden. Meist handelt es sich um Kinder. Es kommt auch eine postmortale Einwanderung von Askariden in den Choledochus vor. Die intravitale Verlegung der Gallenwege führt zum inkompletten oder auch kompletten Ikterus, die Sekundärinfektion mit Darmkeimen meist zur septischen Cholangitis. Bei Bildung sekundärer Abszesse können Askariden auch in diesen gefunden werden. Wenn Kinder unter rasch zunehmendem Ikterus und septisch-cholangitisch-cholezystitischen Erscheinungen erkranken, soll man nicht verabsäumen, den Stuhl auf Askarideneier zu untersuchen. Eine Bluteosinophilie kann den Verdacht der Wurminfektion bestärken. In leichteren Fällen wird eine Santoninkur versucht werden können, im allgemeinen aber wird die Operation indiziert sein. Vgl. auch Darmparasiten S. 240.

b) Distomum hepaticum. (Der Leberegel.)

Die Infektion der Gallenwege des Menschen mit Leberegel (es handelt sich um einen oval geformten, flachen Wurm von einer Länge zwischen 1 und 3 cm, einer Breite von 0,3 bis 1 cm, mit zwei Saugnäpfchen) ist sehr selten. Erst eine Sekundärinfektion, das Auftreten einer septischen Cholangitis, die gelegentlich in Schüben verläuft und mit cholangitischer Induration der Leber einhergehen kann, führt zu klinischen Erscheinungen. Die Würmer können also jahrelang symptomfrei getragen werden. Die Diagnose ist ausschließlich durch den Nachweis der Wurmeier im Stuhl zu stellen. Da es sich bei der hierzulande gelegentlich beobachteten, meist aus dem nahen Osten eingeschleppten Fasciola hepatica um die Form handelt, welche die größten Wurmeier überhaupt und Wurmeier mit leicht einprägsamer Morphologie hat, sind die Eier im Stuhl leicht zu erkennen, die Diagnose also sicher zu stellen, sofern man nur den Stuhl mikroskopiert. Die Eier sind oval, zeigen eine Doppelkontur und tragen ein „Deckelchen", welches das Ei an einem Pole verschließt. — Der ostasiatische Leberegel (Clonorchis sinensis synonym Opisthorchis sinensis) führt auffallend häufig

zur Entwicklung primärer Gallengangskarzinome. Wir sahen einen aus Ostasien eingewanderten Fall, bei dem sich bei einer Clonorchisträgerin an der
Vereinigungsstelle der beiden Hepatici ein primärer Gallengangskrebs mit
komplettem Verschluß entwickelt hatte.

Hinsichtlich Bilharzia und Lamblia intestinalis s. Bd. III.

III. Erkrankungen des Pankreas.

A. Einleitung.

Im Pankreas befinden sich zwei voneinander únabhängige Gewebe, das
Inselsystem und das eigentliche Pankreasparenchym mit seinem den Bauchspeichel produzierenden Drüsenapparat, mit dessen Ausführungsgängen
und dessen Interstitium. Es ist klar, daß alle anatomischen Veränderungen
des im Verhältnis zum Inselsystem mächtigen exkretorischen Drüsensystems
sekundär zu einer Alteration des ersteren und damit zu einer Glykosurie führen
können. In diesem Kapitel soll aber von diesen insulären Störungen nur insoweit
gelegentlich die Rede sein, als sie Symptom der Grundkrankheit sind.

Die Pankreaserkrankungen des exkretorischen Drüsenparenchyms, seiner
Ausführungsgänge, seines Interstitiums spielen in der Praxis zahlenmäßig eine
untergeordnete Rolle; der Praktiker begegnet ihnen relativ selten, aber doch
häufiger als er vermeint. Der Grund, warum in einem gegebenen Falle an das
Pankreas oft nicht gedacht wird, ist in dieser relativen Seltenheit der Pankreaserkrankungen zu suchen, er ist aber vor allem damit gegeben, daß sich die
Pankreaserkrankungen zum Teil wegen der versteckten Lage der Drüse, tief
im Retroperitonealraum, zum Teil wegen der funktionellen Einschaltung derselben in das System der Verdauungsdrüsen und der damit gegebenen Möglichkeit der Kompensation ihres Funktionsausfalles nicht in so deutlicher und
eindrucksvoller Weise manifestieren und daß sich die chronischen Affektionen
oft hinter uncharakteristischen Darmerscheinungen verbergen und vielfach
erst durch eine besondere Untersuchungstechnik faßbar werden, die dem klinischen
Laboratorium vorbehalten ist. Der Praktiker begegnet den Pankreaserkrankungen
aber auch mit einer gewissen Unsicherheit — schuldtragend hierfür ist vielleicht
wohl auch die mangelnde Geläufigkeit dessen, was wir von der Pankreaspathologie
wissen, vor allem aber der Umstand, daß den verschiedenen krankhaften Zuständen des Organs nicht immer ein wohlumrissenes, diagnostisch klar faßbares
klinisches Bild entspricht. Beim Pankreas liegen die Dinge nicht so wie etwa
bei der Leber, wo der Kliniker ebenso wie der Anatom eine reinliche Scheidung
zwischen den Erkrankungen des Drüsenparenchyms, des Drüsengangssystems
und des Interstitiums durchzuführen vermag, wo jeder anatomischen Veränderung
ein gut umschriebenes klinisches Bild entspricht. Alle bindegewebigen Sklerosierungen des Pankreas z. B. — seien sie Ausheilungszustände einer akuten Pankreasnekrose, seien sie Folge einer chronischen Sialangitis, seien sie auf eine lymphogene
oder hämatogene chronische interstitielle Entzündung zurückzuführen — fallen
unter die Diagnose der chronischen Pankreatitis und selbst die luetische und
tuberkulöse Sklerosierung des Organs hebt sich symptomatologisch aus dieser
Gruppe nicht heraus, nur auf indirektem Wege lassen sich diese Sonderformen
der bindegewebigen Umwandlung des Organs mit langsamem Zugrundegehen
des funktionierenden Parenchyms erschließen. Auch die klinischen Bilder einer
akuten Pankreasnekrose, einer akuten Gangentzündung, der Sialangitis, auch
einer Abszeßbildung, schließlich auch das Augenblicksbild der seltenen schweren

Zirkulationsstörung, des Infarktes und vielleicht auch der ausgedehnten, allerdings heute nicht mehr recht anerkannten Organblutung, der Pankreasapoplexie, unterscheiden sich nicht oder nur kaum voneinander.

Die Unsicherheit, die mit diesen wenigen Worten angedeutet ist, betrifft ebenso die Diagnostik der Pankreaserkrankungen wie die tiefere Erkenntnis des krankhaften Geschehens bei denselben.

Es ist schließlich zu betonen, daß Pankreaserkrankungen oder funktionelle Pankreasstörungen nicht selten Sekundärfolge einer Grundkrankheit sind, wie eines die Papilla Vateri obturierenden Gallensteines, eines auf die Papille oder den Ductus pancreaticus übergreifenden Karzinoms oder etwa des Übergreifens einer Cholangitis auf die Ausführungswege des Pankreas und damit schließlich auf dessen Parenchym selbst, und daß die Pankreaserkrankungen daher oft aus der Grundkrankheit diagnostiziert oder vermutet werden, daß sie aber auch klinisch in dem Bild der Grundkrankheit untergehen können. Diese sekundären Pankreasaffektionen sind in den einschlägigen Kapiteln (Gallensteinkrankheiten, Ikterus usw.) nachzulesen.

Mit Hinblick darauf, daß die akuten Pankreaserkrankungen, seien sie in den Ausführungsgängen oder im Parenchym lokalisiert, seien sie entzündlicher oder nekrotisierender Natur oder eine Folge ausgedehnter Gewebsblutungen, mit langsamem Schwund oder mit einer mehr oder weniger ausgedehnten fibrösen Umbildung der Drüse (sei es, daß es sich um eine chronisch interstitielle Pankreatitis oder schließlich sogar um eine fibrös vernarbende Tuberkulose oder Lues handelt), das gleiche Bild geben, daß wir also im allgemeinen — auf Anhaltspunkte zu feineren Unterscheidungen kommen wir zurück — nur die akute Pankreaserkrankung einerseits, die „chronisch sklerosierende Pankreatitis" anderseits unterscheiden können, wovon nur das Pankreaskarzinom eine gewisse Ausnahme macht, können wir die Pankreaserkrankungen in folgender Einteilung besprechen:

1. Die akuten (nekrotisierenden oder entzündlichen, sialangitischen, interstiellen oder parenchymatösen) Erkrankungen des Pankreas. (Die akute Pankreasnekrose, die akute Pankreatitis, die akute Sialangitis des Pankreas, der Pankreasabszeß und die sogenannte Pankreasapoplexie.)

2. Die chronischen Pankreatitiden (mit Einschluß aller bindegewebigen Sklerosierungen des Pankreas). Mit einem Anhang:

a) Die funktionelle Pankreasinsuffizienz, die Hypochylia pancreatica.

b) Pankreassteine.

3. Das Pankreaskarzinom.

4. Pankreaszysten.

B. Allgemeine Pathologie
(mit Einschluß der funktionellen Diagnostik der Pankreaskrankheiten).

Wir haben oben darauf hingewiesen, daß eine Reihe von Umständen, wie die versteckte, dem Arzt schwer zugängliche Lage des Pankreas, die Diagnostik sehr erschwert, und auch betont, daß die Affektion des Pankreas im Bilde der Grundkrankheit untergehen kann. In vielen, ja in der Mehrzahl der Fälle wird sich der Praktiker daher begnügen müssen, nur die Verdachtsdiagnose auszusprechen und den Kranken der klinischen Untersuchung zu übergeben. Die Diagnose oder diese Verdachtsdiagnose des Praktikers wird sich vor allem auf die den akuten Krankheiten zumeist zukommenden, recht charakteristischen Schmerzen stützen und wird sich fallweise auf den Tastbefund und auf das allgemeine Bild, fallweise auch auf den Nachweis einer Glykosurie, bei den Durchfällen auf den makroskopischen Aspekt der Stühle (Butterstühle!, s. S. 361), die Durchfälle überhaupt und schließlich auf die Abmagerung beziehen. Die diesbezüglichen Verhältnisse werden im speziellen Teil behandelt werden. Hier sollen nur kurz jene Methoden angeführt werden, welche bei Pankreaserkrankungen dem klinischen Laboratorium vorbehalten bleiben.

Die *Laboratoriumsmethoden* gliedern sich, abgesehen von dem Nachweis eines Sekundärdiabetes, in zwei Gruppen, von welchen die eine vornehmlich bei der akuten, die andere vornehmlich bei der chronischen Erkrankung des Pankreas zur Verwendung kommt; hierbei wird auch vom Standpunkt des Laboratoriums zwischen den verschiedenen akuten und verschiedenen chronischen Pankreaserkrankungen, die oben aufgezählt wurden, nicht unterschieden.

1. *Die Fermententgleisung* (KATSCH). Bei einem plötzlichen massenhaften Zugrundegehen von Drüsengewebe, wie bei der Pankreasnekrose, aber auch bei der ausgedehnteren akuten Entzündung oder Eiterung im Pankreas, gelangen die in den Drüsenzellen gestapelten Fermente in großer Menge in die Zirkulation und können im Serum oder im Harn in krankhaft gesteigertem Ausmaße nachgewiesen werden. Bei schwerer akuter Pankreasgewebsschädigung erscheint vor allem die Diastase frühzeitig in der Zirkulation, weshalb es als Regel gilt, bei Verdacht auf eine akute Pankreaserkrankung mit der bekannten WOHL-GEMUTHschen Technik auf Diastaseentgleisung zu untersuchen. Bei entsprechendem klinischem Bilde beweisen hohe Diastasewerte im Serum oder Harn mit Sicherheit eine ausgedehnte Pankreaszerstörung; normale Werte schließen eine Pankreaserkrankung aber nicht aus und mäßige Erhöhungen sollten differentialdiagnostisch unberücksichtigt bleiben, weil auch bei jeder toxischen oder infektiösen, auch nur leichteren Parenchymschädigung, z. B. im Verlaufe einer Perforationsperitonitis, mäßig hohe Entgleisungen vorkommen. Auch bei den akuten Gangverschlüssen durch Stein oder Tumor kann es durch Stauung zur Fermententgleisung kommen; sie stellt auch hier manchmal einen wertvollen diagnostischen Behelf dar, wobei es sich empfiehlt, Diastase und Lipase gleichzeitig zu bestimmen, da deren Entgleisung nicht immer parallel geht. So wertvolle, so sichere Anhaltspunkte die Fermentengleisung bei hohen Werten im Serum oder Harn bei der Pankreasnekrose und auch bei dem akuten Gangverschluß geben kann, so unzuverlässig und unbrauchbar ist diese Methodik bei den leichten akuten Schäden und auch bei den schweren chronischen diffusen Erkrankungen, wie bei der chronischen Pankreatitis. Da der Fermentspiegel im Serum einerseits von der Fermentproduktion der Zelle, anderseits von der Größe des (toxischen, infektiösen oder Stauungs-) Zellschadens abhängig ist, so kann ein geringgradiger Pankreasschaden bald mit einer Erhöhung, bald mit einer Erniedrigung der Fermentspiegel einhergehen. Bei akuten leichteren Parenchymschäden, bei noch großer Fermentmenge in der Zelle und deren Entgleisung kann eine Vermehrung, bei geschädigter Fermentbildung mit und ohne Entgleisung kann eine Erniedrigung des Fermentspiegels auftreten; auch bei den chronischen Pankreatitiden ist diese Methodik der Fermententgleisung im allgemeinen nicht brauchbar, wie schon erwähnt wurde; durch Behinderung des Saftabflusses, durch Gangunterbrechungen in den kleinen Ästen und auch durch Zellschäden ist zwar Gelegenheit zur Entgleisung gegeben, die Zelldegeneration mit ihrer Fermentunterproduktion steht aber einer Erhöhung des Fermentspiegels in eindeutigem Ausmaß entgegen. Der Methodik der Fermententgleisung sind somit in der Praxis enge Grenzen gesteckt, sie liefert nur im Anfangsstadium der akuten schweren Pankreaserkrankung und beim akuten Gangverschluß verläßliche klinische Resultate, sofern man sich nur an hohe Fermentwerte hält; bei subakuten oder chronischen Prozessen hat die Erfahrung gezeigt,

daß einmalige Stichproben durchaus nicht ausreichen und daß aber auch die von manchen Autoren befürwortete Serienuntersuchung recht zweifelhafte Resultate gibt. Zur Diagnose der akuten Pankreaserkrankungen sollte die Methode der Fermententgleisung unbedingt herangezogen werden. Die sonst recht verläßliche Löwısche Adrenalinprobe, auf die wir nicht näher eingehen, kann bei positivem Ausfall als Ergänzung verwendet werden.

Hinsichtlich der Technik der WOHLGEMUTHschen Probe und ihrer verschiedenen Modifikationen, des Trypsin- und Lipasenachweises sei auf einschlägige Laboratoriumslehrbücher hingewiesen.

2. *Die Beurteilung der Insuffizienz der äußeren Sekretion des Pankreas durch die Stuhluntersuchung bzw. die Untersuchung auf Pankreasfermente im Duodenalsaft.* Der mangelhafte Saftfluß des Pankreas wird entweder durch eine Restriktion des sezernierenden Gewebes oder aber durch eine mehr oder weniger starke Behinderung des Abflusses, schließlich in seltenen Fällen wohl auch durch eine funktionelle Sekretionsschwäche verursacht; die verschiedensten anatomischen Veränderungen des Drüsenparenchyms oder der Ausführungsgänge können den Saftfluß bzw. Fluß eines an Enzym normal reichen Saftes behindern. Das klinische Bild kann hierbei ein differentes sein, bald liegt nur ein Meteorismus oder eine Obstipation vor, bald finden sich leichte oder schwere Durchfälle, manchmal nur dyspeptische Erscheinungen von Seiten des Magens, Inappetenz, Übelkeit, Aufstoßen, Erbrechen oder Magendruck. Um so wichtiger wäre die sichere laboratoriumsmäßige Feststellung einer Unterfunktion der Drüsen, einer Verminderung der an den Darm abgegebenen Fermente. Dies gelingt, bald mit größerer, bald mit geringerer Sicherheit, einerseits durch die Untersuchung der Nahrungsausnutzung des Stuhles, anderseits durch den direkten quantitativen Nachweis der Fermente im Duodenalsaft (eventuell auch im Stuhl).

Das äußere Sekret des Pankreas enthält bekanntlich drei wichtige Verdauungsfermente, das Trypsin, die Diastase und die Lipase. Fehlende oder mangelhafte Produktion der Fermente muß daher Verdauungsstörungen nach sich ziehen, die durch eine mangelhafte Verdauung aller drei Nahrungsqualitäten, Eiweiß, Fett und Kohlehydrat, gekennzeichnet sind. Und tatsächlich können wir bei schwerer Sekretionsstörung eine mangelhafte Verdauung nach allen drei Richtungen finden, sowohl Fleisch als auch Kohlehydrat und Fett werden nicht oder mangelhaft verdaut. Die einschlägigen Befunde im Stuhl sind auf S. 158 dargestellt (Nahrungsausnutzung). Wie wir einleitend schon hervorgehoben haben, kann aber die mangelhafte Pankreasarbeit in vieler Richtung durch andere Verdauungskräfte ersetzt werden. Es gilt dies vor allem für die Kohlehydratverdauung; Stärke wird auch noch bei schwerem Schaden des Pankreas meist in ausreichendem Maße verdaut. Für Fleisch gilt dies aber schon in vermindertem Maße, so daß Pankreasstühle regelmäßig durch eine schlechte Fleischausnutzung, durch Kreatorrhoe gekennzeichnet sind. Immer findet sich eine schlechte Fettausnutzung. Da die Lipase des Pankreas das Nahrungsmittelfett, welches ausnahmslos Neutralfett ist, in Glyzerin und Fettsäuren spaltet, die sich mit dem Alkali des Darmsaftes zu Fettseifen verbinden, so ist a priori anzunehmen, daß bei mangelhafter äußerer Sekretion des Pankreas die Spaltung des Neutralfettes ausbleibt und daß das an sich unverdauliche Neutralfett im Stuhl wieder erscheint. Dies trifft auch für viele Fälle zu. Bei schwerstem Grade der Störung durchläuft das gesamte Fett den Magen-Darmkanal tatsächlich unverdaut, das unzersetzte Fett erscheint im Stuhl zumeist in der Form, daß das flüssige Fett ähnlich wie Paraffinöl getrennt von den eigentlichen Fäkalmassen abgesetzt wird, daß sich das Fett an der Oberfläche des abgesetzten Stuhles ausbreitet und dann beim Erkalten erstarrt, wobei der charakteristische „*Butterstuhl*" entsteht. In schweren Fällen von chronischer Pankreatitis oder bei kompletter Verlegung des Ausführungsganges, wie beim Pankreaskopfkarzinom, kann man die geschilderte Art der Verdauungsstörung am Stuhl oft unmittelbar makroskopisch ablesen, ist der Schaden nicht schwer genug, so kann ein Butterstuhl oft durch Belastung mit einem Butterfrühstück (50 bis 100 g Butter) erzielt werden, womit die Diagnose der schweren äußeren Sekretionsstörung erwiesen ist; denn Butterstühle sind für eine schwere Pankreassekretionsstörung beweisend.

Vom Standpunkt einer exakten Diagnostik muß aber nun leider gesagt werden, daß der Kliniker derartige beweisende Butterstühle relativ selten sieht, daß auch bei kompletter Verlegung der Ausführungsgänge die Fettverdauung doch andere Wege geht. Sowohl bei chronischer Pankreatitis wie bei Verlegung der Ausführungsgänge sieht man im Stuhl nicht selten sehr wenig oder sogar kein Neutralfett, sondern Fettsäuren und Fettseifen, womit bewiesen ist, daß trotz Fehlens der fettspaltenden Pankreaslipase das Neutralfett doch zerlegt wurde. Mit diesen vorerst überraschenden Erscheinungen der Fettspaltung trotz völliger Exstirpation des Pankreas, trotz Unterbindung aller Ausführungsgänge im Tierversuche und mit den analogen Erscheinungen bei menschlichen Erkrankungen mit darniederliegender oder mit gehemmter äußerer Sekretion des Pankreas haben sich zahlreiche Arbeiten beschäftigt, die schließlich ergaben, daß wohl kein anderes Ferment, daß aber Darmbakterien die Fettspaltung übernehmen können, in seltenen Fällen in so ausgiebigem Maße, daß im Stuhl auch nicht eine Spur Neutralfett wieder erscheint, wodurch vom Standpunkte der Fettverdauung das klinische Bild der Pankreasstörung völlig verwischt wird.

Wenn das Fett aber nun trotz Fehlens von Lipase doch gespalten wurde, so sollte man erwarten, daß das Fett auch resorbiert würde. Doch auch dies trifft nicht zu. Bei den Pankreasschäden mit mangelhafter äußerer Sekretion liegt die Fettverdauung regelmäßig darnieder; findet sich im Stuhl kein Neutralfett, so erscheinen reichlich Fettsäuren und Fettseifen auch dann, wenn alle übrigen Grundbedingungen der Fettresorption, vor allem die Anwesenheit von Galle, eine nicht zu rasche Darmpassage, eine gesunde Dünndarmschleimhaut usw. voll erfüllt sind. Diese Tatsache der schlechten Fettausnutzung zwingt zur Annahme, daß die Fettresorption im Darm vom Pankreas auf innersekretorischem Wege reguliert wird — eine Annahme, die heute auch allgemeine Anerkennung gefunden hat. Diese besondere, auf die Fettresorption im Darm gerichtete innersekretorische Tätigkeit des Pankreas ist immer gestört, wenn die äußere Sekretion gehemmt ist; die innersekretorische Resorptionsstörung ist an die äußere Sekretionsstörung merkwürdigerweise fix gekoppelt. Und diese Tatsache ist erst die Ursache, warum bei Pankreasschäden mit Störung der äußeren Sekretion Fettstühle unter allen Umständen auftreten.

Zusammenfassend können wir sagen: Entsprechend dem Fehlen bzw. der Verminderung der drei wichtigsten Verdauungsfermente für die drei Nahrungsqualitäten, Eiweiß, Fett und Kohlehydrat, finden wir in Pankreasstühlen eine mangelhafte Ausnutzung nach allen drei Richtungen. Wenn auch der Ausfall der Diastase meist gut kompensiert wird und große Stärkemengen nicht gefunden werden, so ist Stärke in geringer Menge (zumindest in Form der Granulosaflora, s. S. 158) regelmäßig zu entdecken; Fleisch wird regelmäßig schlecht verdaut, es besteht ein höherer Grad von Kreatorrhoe. Immer imponiert der Stuhl als Fettstuhl; in typischen Fällen findet sich vornehmlich Neutralfett, neben Fettsäuren und Fettseifen findet sich fast immer wenigstens eine geringe Menge Neutralfett, es kann allerdings auch völlig fehlen.

Als Ergänzung der Untersuchung auf Nahrungsmittelausnutzung, wie sie eben beschrieben wurde, kann der unmittelbare Fermentnachweis im Duodenalsaft, die direkte Fermentdiagnostik, angesehen werden. Wir möchten vorausschicken, daß die Fermentdiagnostik im Stuhlextrakt wegen der unberechenbaren Beeinflussung der vom Pankreas abgegebenen Fermente durch die Darmpassage seinerzeit Schiffbruch gelitten hatte. Nach Entdeckung der Duodenalsonde schien aber der Weg offen, auf dem es gelingen müßte, auch die geringsten Abweichungen von der Norm mit Sicherheit zu erfassen. Die Hoffnungen, die sich auf die Fermentdiagnostik im Duodenalsaft gründeten, haben sich aber bei weitem nicht erfüllt und wir können vorwegnehmen, daß trotz der scheinbar so großen Exaktheit dieser quantitativen Methode, in der Form wenigstens, wie sie heute allgemein noch geübt wird (einmalige Gewinnung des Duodenalsaftes und quantitative Analyse desselben), doch nur grobe Ausschläge diagnostisch verwertet werden dürfen. Auch diese Methodik hat nämlich eine große Zahl von Fehlerquellen, die jener im Stuhl nahezu gleichkommt, die sie unter Umständen sogar übertrifft. Ganz abgesehen davon nämlich, daß wir nicht Pankreassaft, sondern Duodenalsaft, also ein Gemisch von Pankreassaft, Galle, Darm- und Magensaft und Speichel untersuchen, ganz abgesehen davon, daß die Art der Ernährung in der Vorperiode die Fermentabsonderung beeinflußt, daß der Sondenreiz nicht physiologisch ist usw., wissen wir aus der Tierphysiologie und aus Untersuchungen an Pankreasfistelträgern, daß die Bauchspeichelabsonderung nicht kontinuierlich, sondern periodenweise erfolgt, so daß auch bei normal funktionierendem Pankreas in einem gegebenen Augenblick abnorm niedere Werte gefunden werden können. Hochgradige Verminderungen der Fermentmengen, wie sie beim Pankreaskopfkarzinom oder bei schwersten Pankreatitiden beobachtet werden, sind diagnostisch freilich verwertbar, geringe Verminderungen der normalen Fermentzahlen aber lassen eine Unterfunktion des Pankreas in keiner Weise erschließen. Die Fermentdiagnostik in der geschilderten Form kann somit, was ihre Verläßlichkeit anlangt, der Ausnutzungsmethodik durch Stuhluntersuchung nach Probekost nicht vorangestellt werden, sie ist weniger verläßlich als diese und kann dieser nur als Ergänzung dienen. Auch als man daranging, die Fermentkonzentration im Duodenalsaft nicht nur einmal zu bestimmen, sondern eine Absonderungskurve des Saftes durch seine fraktionierte Entnahme in Abständen von 10 bis 15 Minuten aufzustellen, gab die Methode zwar etwas empfindlichere Ausschläge, sie vermochte aber nur dort klinisch verwertbare Resultate zu geben, wo die allgemeinen klinischen Erscheinungen die Pankreaserkrankung an sich schon bewiesen und wo schwere anatomische irreversible Veränderungen des Pankreas vorlagen. In neuester Zeit haben vor allem BERGER (Graz) und seine Mitarbeiter, in der Erkenntnis der Unzulänglichkeit der Methodik, die Fermentdiagnostik noch weiter verfeinert, indem sie durch Untersuchung des Saftes in Abständen von 2 bis 5 Minuten eine außerordentlich engfristige Sekretionskurve anlegten, indem sie die Untersuchungszeit auf 3 bis 4 Stunden ausdehnten und erst den Sondenreizsaft, dann den eigentlichen Nüchternreizsaft und schließlich den Ölreizsaft nach Menge und Fermentkonzentration untersuchten. Diese mit allen Kautelen durchgeführte, langdauernde zeitraubende Methode ist zweifellos die exakteste unter den Fermentmethoden; sie soll nach Angabe der Autoren die Ausnutzungsproben an Feinheit übertreffen und auch imstande sein, funktionelle Hemmungen der Pankreassekretion zu beweisen. Nachprüfungen der Methode liegen nicht vor; ein Urteil über den Wert der Methode kann nicht gegeben werden, es ist aber kein Zweifel, daß sich in einzelnen Fällen, etwa bei der Differentialdiagnose zwischen Pankreatitis und Enteritis, eine Entscheidung mit größerer Sicherheit wird treffen lassen als mit irgendeinem bekannten Verfahren. Es ist aber auch kaum fraglich, daß diese Technik mit dem übergroßen Arbeitsaufwand für die Allgemeinpraxis nicht in Frage kommt, ja daß auch nur spezielle klinische Laboratorien, die diese Methode fortlaufend üben, sich ihrer mit Vorteil werden bedienen können. Hierbei ist vor allem zu hoffen, daß unsere Kenntnisse über die Physiologie und Pathologie der Pankreassekretion, die noch viele Lücken aufweisen, sich vertiefen.

Hinsichtlich der Röntgendiagnostik der Erkrankungen des Pankreas sei auf die speziellen Abschnitte verwiesen.

C. Spezielle Pathologie.

1. Akute Krankheiten des Pankreas (akute Pankreasnekrose, akute Pankreatitis, akute Sialangitis des Pankreas, Pankreasabszeß und sogenannte Pankreasapoplexie).

Wenn wir vom Standpunkt der Klinik die in der Überschrift genannten Krankheiten summarisch darstellen, welche ein sehr ähnliches oder ein gleiches klinisches Bild geben, so muß freilich betont werden, daß der Anatom die Zustände meist klar zu unterscheiden weiß. Freilich kann ein Abszeß sich durch Sekundärinfektion einer Pankreasnekrose oder aus einer Eiterung auf dem Boden einer primären Sialangitis entwickeln; bei der sogenannten Pankreasapoplexie, bei der das Pankreas, selbst hämorrhagisch infarziert, nekrotisch in einem mächtigen Hämatom liegt, widersprechen sich die Anschauungen, ob in der Regel eine primäre Blutung, also eine echte „Apoplexie" oder eine primäre Pankreasnekrose mit starker hämorrhagischer Komponente vorliegt. Immer mehr gewinnt die Anschauung Raum, daß eine Nekrose doch das Primäre ist.

Die *Pathogenese* der sogenannten akuten Pankreasnekrose ist heute ebensowenig mit Sicherheit geklärt wie etwa die der akuten Leberatrophie. Wir bewegen uns hier im Hypothetischen. Ehe diesbezüglich auf Einzelheiten eingegangen sei, sei vorausgeschickt, daß bei der voll entwickelten sogenannten akuten Pankreasnekrose drei Veränderungen, allerdings in verschiedenen Fällen in verschieden starkem Ausmaß, das *anatomische Bild* beherrschen. Nach dem ersten akutesten Stadium des Pankreasödems (sogenanntes „glasiges Ödem" von ZÖPPEL), bei dem weder Blutung, noch Nekrose, noch Fettgewebsnekrose zu finden sind, nach jenem Stadium, welches seinerzeit, als wir in dringenden Fällen einer akuten Pankreasnekrose so bald als möglich operativ vorgingen, von den Chirurgen oft gesehen wurde und welches auch spontan einer Rückbildung fähig ist, sind es drei Komponenten, die das anatomische Geschehen ausmachen: Blutung, Nekrose des Pankreasgewebes und Entzündung. Wie schon oben angedeutet, liegt den Blutungen wahrscheinlich immer eine Nekrose zugrunde; die Blutung kann herdförmig sein, wodurch das Pankreas ein hämorrhagisch geflecktes Aussehen gewinnt, es kann die oben erwähnte schwere Blutung auftreten, bei der auch das Pankreasbett in die Blutung mit einbezogen wird, Fälle, die seinerzeit als reine Blutungen, als Pankreasapoplexie aufgefaßt wurden. Der wesentlichste Krankheitsvorgang in anatomischer Hinsicht aber scheint die Nekrose des Pankreasgewebes zu sein, welche durch das glasige Ödem eingeleitet wird: Bei dem nekrotisierenden Geschehen sind zwei Momente auseinanderzuhalten, die mehr herdförmige, umschriebene, mehr oder weniger ausgedehnte oder schließlich das ganze Pankreas betreffende Nekrose des Pankreasparenchyms, das sich zu einer schwarzgrünen Masse verwandelt (und hämorrhagisch infarziert sein kann), und die Fettgewebsnekrosen (CHIARI), die zum Teil am Pankreas, zum Teil in dessen näherer oder weiterer Umgebung liegen und welche als größere oder kleinere kalkweiße oder gelbe Punkte oder Flecken erscheinen. Bei günstigem Ausgang können sie unter einer entzündlichen Reaktion ausheilen, vernarben und verkalken. Die entzündliche Komponente der akuten Pankreasnekrose, nur deutlich nachweisbar in leichteren oder sich länger hinziehenden Fällen, ist als Reaktion auf das nekrotisierende Gewebe aufzufassen.

Das Zustandekommen dieser anatomischen Veränderungen des Pankreas im Sinne der akuten Pankreasnekrose ist, wie oben erwähnt, noch nicht völlig geklärt, immerhin sind die folgenden Hypothesen durch Tierexperimente und auch durch Beobachtungen am Menschen weitgehend fundiert: Bei der akuten Pankreasnekrose kommt es offenbar zu einer Selbstverdauung der Drüse durch eine Aktivierung des drüseneigenen Trypsins. Während die Mehrzahl der Autoren diese Selbstverdauung primär in die Pankreasdrüsenzellen verlegen, vertrat Popper den Standpunkt, daß primär Pankreassaft in die Gallenwege eindringe, hier aktiviert würde und daß das aktivierte Trypsin aus dem Ductus choledochus in das Pankreas diffundiere und dieses so zur Nekrose brächte. Die Selbstverdauung der Drüse bzw. die Aktivierung des Trypsins wurde schon seit langem mit dem Einströmen von Galle in den Ductus pankreaticus in Beziehung gebracht und für diese Beziehung Galle-Trypsin und deren ursächliche Bedeutung für die Autodigestion sprachen sowohl tierexperimentelle Befunde als auch vor allem klinische Beobachtungen; v. Bergmann konnte bei Hunden durch gleichzeitiges Einspritzen von steriler Galle und Öl in den Ductus pankreaticus eine akute Pankreasnekrose hervorrufen. Und abgesehen davon, daß Pankreasnekrosen fast regelmäßig bei Gallensteinträgern gefunden werden, sind es vor allem Fälle, in welchen durch Verlegung des gemeinsamen Ausführungsganges, des Ductus Wirsungianus, durch einen verkeilten Gallenstein Galle und Pankreassaft sich im Endteil des Ductus choledochus und Ductus pankreaticus, bzw. knapp vor dem Stein im gemeinsamen Gang vermischen müssen, welche erfahrungsgemäß oft zur Nekrose Anlaß geben. Abgesehen davon, daß der Mechanismus, der zur Vermischung von Galle und Pankreassaft und damit zur Aktivierung des Trypsins führt, auch bei Vorliegen eines Gallensteins ein anderer sein kann, abgesehen davon auch, daß nicht nur Gallensteine, sondern auch Ventilbildungen gleiche Folgen haben können, hat eine Reihe von Autoren, unter ihnen auch v. Bergmann nachgewiesen, daß funktionelle Störungen an dem kompliziert gebauten Sphinkter Oddi und Dyskinesien der Gallenwege überhaupt zu einem unphysiologischen Hin- und Herschieben des Pankreassaftes, also des Trypsins im Choledochus, im Ductus pankreaticus bzw. Wirsungianus mit den gleichen Folgeerscheinungen führen. In neuerer Zeit wird diesem Mechanismus gegenüber dem seinerzeit angenommenen Papillenstein immer mehr Bedeutung zuerkannt. Freilich scheint es, daß diese Vermischung von Galle und Pankreassaft nur eine der Voraussetzungen ist, welche zur Pankreasnekrose führen, eine zweite ist offenbar der Funktionszustand, in dem das Pankreas sich gerade befindet: In der Phase der stärksten Fermentproduktion, also auf der Höhe der Verdauung kann eine Nekrose eintreten, nicht aber bei ruhender Drüsenfunktion. Damit verstehen wir, daß die Pankreasnekrose besonders häufig nach einer üppigen Mahlzeit auftritt. Schließlich können vielleicht auch Infekte der Gallen- und Pankreasausführungsgänge durch Fermentaktivierung durch Bakterien gleiche Folgen haben. Es scheint übrigens, daß nicht alle Pankreasnekrosen eine gleichartige Pathogenese haben. So hat unter anderem Eppinger durch Histaminschock nicht nur Pankreasödem, sondern auch eine schwere Pankreasnekrose erzeugen können.

Kleine nekrotische Herde heilen ebenso wie die Fettgewebsnekrosen narbig aus; in schweren Fällen bilden sich Sequester, mit allen anatomisch möglichen Rückbildungsvorgängen bis zur Verkalkung oder mit Zerfallshöhlen, die sich meist sekundär infizieren, womit der Übergang der Nekrose in die eitrige Entzündung, den Abszeß, gegeben ist. Die Eiterung kann auf die Umgebung übergreifen und es sind, wie uns mehrfache Erfahrung gezeigt hat, die Fälle nicht selten, in welchen der Abszeß weit entfernt vom Pankreas zum Vorschein kommt, womit bei glücklichem Ausgang unter Umständen eine Selbstheilung eintreten kann. Der Abszeß kann sich retroperitoneal gegen das Sigma zu senken, in dieses durchbrechen und entleeren, er kann in der Lumbalgegend als scheinbarer Weichteilabszeß zum Vorschein kommen; die eitrige Entzündung kann naturgemäß auch zur umschriebenen Peritonitis führen, entweder in der unmittelbaren Umgebung des Pankreas oder ausgehend von einem Senkungsabszeß an anderer Stelle (DOUGLAS-Abszeß, der wieder in die Vagina, das Rektum oder auch die Blase durchbrechen und so schließlich doch noch spontan ausheilen kann). Daß derartige Fälle dort und da, insbesondere aber im Bereiche des Pankreas selbst Abszeßrezidive haben können, ist nur zu selbstverständlich, da umschriebene, abgekapselte Entzündungsherde oft doch zurückbleiben.

Damit sind wir mitten in das Problem der Entzündung des Pankreas gelangt und das oben Gesagte läßt schon verständlich erscheinen, daß das klinische Bild einer akuten Pankreasnekrose und eine Pankreasentzündung — auch ohne Suppuration wie in den genannten Fällen — weitgehende Ähnlichkeit haben müssen. Es zeigt sich in dieser Darstellung die heute schon recht allgemein anerkannte Anschauung, daß die bakterielle Infektion mit der sekundären Entzündung immer oder wenigstens meist sekundärer Natur ist und daß sie den primären Gewebsschaden, einen umschriebenen Nekroseherd im Pankreasparenchym, zur Voraussetzung hat. Der Infekt kann aszendieren über eine Sialangitis oder auf lymphogenem Weg (von der Gallenblase, vom Duodenum usw.) oder schließlich hämatogen metastatisch erfolgen. Hierbei kann der Primärfokus über den großen Kreislauf arteriell in das Pankreas streuen oder er kann auch, wie scheinbar recht häufig, im Pfortadergebiet liegen.

So viel die Anschauung für sich hat, daß der Infekt allein eine akute Pankreatitis nicht hervorruft, daß ein primärer nekrotisierender Parenchymschaden Voraussetzung ist, so scheinen die nicht seltenen Pankreatitiden beim Mumps (selten auch bei Typhus abdominalis, Scharlach, bei Grippe usw.) doch primärinfektiöser Natur zu sein; es kommt hier nicht zur Eiterung, offenbar nur zum akut entzündlichen Ödem, welches sich meist rasch zurückbildet. Hier scheint es sich doch eher um eine interstitielle Entzündung des Pankreas ohne primären Parenchymschaden zu handeln.

Die klinische Symptomatologie der akuten Pankreaserkrankung. Die akute Pankreasnekrose von größerer Ausdehnung ebenso wie eine schwere Entzündung des Pankreas im eben erwähnten Sinne imponieren als akutes abdominelles Krankheitsbild.

Pankreasnekrose schwerer Art setzt oft nach übermäßiger, insbesondere übermäßig fetter Mahlzeit oder nach einem Alkoholabusus unvermittelt, meist unter schwersten Schock- und Vergiftungserscheinungen, schwerstem Krankheitsgefühl, unter Übelkeit, Erbrechen von reichlich wäßriger oder galliger, nie fäkulenter Flüssigkeit, unter Auftreibung des Abdomens unter ileusartigen Erscheinungen und unter heftigsten, meist wohlcharakterisierten Schmerzen ein. Der Schmerz hat anfangs keine bestimmte Lokalisation, es ist ein diffuser, rasch an Intensität zunehmender Bauchschmerz, der sich dann aber allmählich im Epigastrium konzentriert und alsbald bis zum Unerträglichen und Qualvollen steigert; er liegt bald mehr median, bald mehr nach links und strahlt entweder in den Rücken und von da hinauf zwischen die Schultern oder in die linke Schulter oder aber vom Epigastrium fächerförmig in den Unterbauch aus. Atypische Ausstrahlungen in das Kreuz und das Schienbein usw. sind sehr selten. Es sind nicht krampfartige, an- und abschwellende, sondern ununterbrochen anhaltende Schmerzen. Der Aspekt des Kranken erinnert oft an eine Facies hippokratica. Bei der Untersuchung hat man oft Fettleibige vor sich — ob die Fettleibigkeit oder nur die opulente fette Mahlzeit prädisponiert, ist fraglich. War man in den ersten Stunden der Attacke gerufen, so findet man ein aufgetriebenes, aber weiches Abdomen, bei vorsichtiger Palpation kann man zumeist unschwer in das Epigastrium eindringen und hier das vielleicht wichtigste diagnostische Kriterium, den entzündlichen Pankreastumor, als quer vor der Wirbelsäule verlaufende Resistenz nachweisen. Auffällig ist hierbei, daß der Tumor wie das Abdomen überhaupt nicht sonderlich druckempfindlich ist. Die Palpation des Pankreastumors gelingt oft erst nach Reinigung des ileusartig geblähten Darms mit einem hohen Einlauf, der dem Patienten meist auch Erleichterung verschafft. Eine Reihe von Druckpunkten, für die Pankreasnekrose angeblich charakteristisch, sind beschrieben, ihre Vielheit beweist schon ihre Unverläßlichkeit; Lokalisation, Ausdehnung und Stadium der Nekrose werden die Lokalisation der Druckempfindlichkeit, den Druckpunkt jeweils bestimmen. War man später gerufen, so kann die sekundäre Peritonitis, die meist mit Exsudatbildung einhergeht, das Bild wesentlich verändert haben und eine Abwehrspannung der Rekti vereitelt jeden Palpationsversuch. Die erwähnte Darmlähmung ist meist keine komplette, einzelne Winde können abgehen, mit Einläufen kann auch eine Stuhlentleerung erzwungen werden. Toxisch-reflektorische Anurie, hämorrhagischer Charakter des Erbrechens, ebenso wie Darmblutungen sind Zeichen böser Vorbedeutung; in der Mehrzahl der Fälle dürfte es sich bei den Magen- und Darmblutungen um Hämorrhagien aus dem Pankreasgang handeln, doch auch andere Erklärungsmöglichkeiten kommen in Frage. Mit dem schweren Krankheitsbild der ersten Stunden kontrastiert ein relativ guter, nicht sehr frequenter Puls, die Frequenz steigt erst im Stadium der Peritonitis an. Die Nekrose kann aber auch mit Schockerscheinungen einsetzen und in diesem Stadium können Untertemperaturen bestehen, später erst tritt mäßiges Fieber auf. Nun steigt meist auch der Puls. Eine eigentümliche, oft fleckige und gitterförmige Zyanose wird häufig beobachtet.

Hinter diesem akuten abdominellen Bild muß sich, wie schon erwähnt, aber nicht immer eine Pankreasnekrose, die Selbstverdauung der Drüse durch die eigenen Fermente, verbergen, auch die akuten entzündlichen, eitrigen und abszedierenden Veränderungen des Pankreas bzw. seiner Drüsengänge, also Vorgänge durchaus differenter Art, präsentieren sich unter prinzipiell gleichen, nur meist weniger foudroyanten Erscheinungen. Die Pankreasausführungsgänge können aufsteigend von den Gallenwegen oder vom Duodenum oder auch lympho- oder hämatogen, es kann das interstitielle Gewebe hämatogen, lymphogen oder durch direktes Übergreifen einer Entzündung affiziert werden (s. S. 365); so kommt es einerseits zum einfachen Katarrh bis zur schweren eitrigen Sialangitis, anderseits zur akuten Pankreatitis oder zur Bildung solitärer oder multipler Pankreasabszesse. Diagnostisch wichtig ist, daß in der Mehrzahl der Fälle die Gallenwege der Ausgangspunkt der Entzündungen sind, sie können sich aber auch im Verlaufe jeglichen septischen Zustandes, bei allen Infektionskrankheiten, beim Typhus abdominalis, bei der WEILschen Krankheit, beim Scharlach, bei der Grippe usw. einstellen. Diese Entzündungen können sekundär auch zur Nekrose des Drüsenparenchyms führen, die Eiterung kompliziert sich dann mit einer Pankreasnekrose, ebenso wie ja auch eine primäre, oft kleine Pankreasnekrose durch Sekundärinfektion zur Eiterung und Abszeßbildung führen kann. Daß das klinische Bild der Kombination von Entzündung bzw. Eiterung und Nekrose dem früher beschriebenen Bild der akuten Pankreasnekrose gleich oder sehr ähnlich sein wird, ergibt sich von selbst, doch auch die Entzündung und die Abszeßbildung ohne Nekrose sind klinisch von einer akuten Pankreasnekrose nicht oder doch nur schwer zu unterscheiden. Beide treten unter dem akuten abdominellen Bild der Pankreaserkrankung in Erscheinung. Gelegentlich ist die Abgrenzung von Nekrose und Entzündung mit einer gewissen Wahrscheinlichkeit möglich: Die aufsteigende Sialangitis, die etwas später zur Abszeßbildung führt, nimmt meist einen langsameren Verlauf, der Beginn ist oft eher schleichend und es fehlt daher der Initialschock der Nekrose; die eitrigen Prozesse am Pankreas haben ferner septischen Charakter, der Puls ist von Anbeginn hoch, septisches Fieber, Fröste, Schüttelfröste und hohe Leukozytose geben dem Bilde den Stempel. Die Schmerzen der entzündlichen Affektionen erreichen zumeist nicht den Grad wie bei der Nekrose, die Druckempfindlichkeit des entzündlichen Pankreastumors dagegen ist meist größer.

Je nach der Schwere der Infektion, der Intensität der Erscheinungen und der Ausdehnung des Prozesses werden bei den Entzündungen recht verschiedene Bilder resultieren; leichte katarrhalische Infektionen der Pankreasgänge im Verlaufe einer Cholangitis können im Rahmen des akuten infektiösen, foudroyanten Gallenanfalles sogar leicht übersehen werden, in anderen Fällen wird sich die Pankreaserkrankung vielleicht nur in einer Druckempfindlichkeit des Epigastriums und einem mäßigen, oft nur einmaligen Linksschmerz dokumentieren und nur der Zusammenhang mit der Grundkrankheit wird die Wahrscheinlichkeitsdiagnose einer entzündlichen Pankreasaffektion erlauben. Meist dreht es sich bei den akuten foudroyanten Zuständen übrigens differentialdiagnostisch gar nicht um die Unterscheidung von Pankreasnekrose und Pankreasentzündung. Wir sind hier bescheidener und geben uns vollauf zufrieden, wenn wir imstande sind, die akute Pankreaserkrankung, Nekrose oder Eiterung, von einer Perforationsperitonitis, einer Gallenblasenperforation, einer Ulkusperforation, einer Mesenterialembolie oder -thrombose auseinanderzuhalten, eine Differentialdiagnose, die bei Berücksichtigung der Vorgeschichte, unter Umständen durch den Ausfall der schon erörterten Fermententgleisung mit Wahrscheinlichkeit getroffen werden kann. Von praktischer Bedeutung ist die Differentialdiagnose gegenüber einer tabischen Krise und einem Koronarinfarkt, die aber, wofern man diese Zustände nur im Auge behält, unschwer dürfte getroffen werden. Auch die Pankreatolithiasis schließlich kann das akute abdominelle Bild der Pankreaserkrankung bieten (s. S. 374). Das Blutbild vermag die Pankreasnekrose und die Entzündung nicht auseinanderzuhalten, da bei beiden eine starke Leukozytose mit Linksverschiebung vorkommen kann.

Der Verlauf der akuten Pankreaserkrankung kann sich so verschieden gestalten, wie das bei der Verschiedenheit des anatomischen Prozesses, seiner Art und seiner Ausdehnung begreiflich ist. Die akute Pankreasnekrose kann in wenigen Tagen, ja sogar in seltenen Fällen in wenigen Stunden zum letalen Ende führen. Anderseits können leichtere Fälle auch ausheilen und es wurde oben schon darauf hingewiesen, daß sie sich manchmal nur in einem Linksschmerz im Rahmen einer Gallenkolik dokumentieren und so übersehen werden. Fälle, die von Anfang an einen schweren Eindruck machen, geben allerdings nach eigener Erfahrung meist eine schlechte Prognose, wenn der Kranke den ersten Schockzustand wohl gut übersteht und die Krankheit nun aber einen wechselvollen, zeitweise sogar scheinbar gutartigen Verlauf nimmt. Es kommen Fälle mit wochenlangem Verlauf vor, in welchem Zeiten von Besserungen mit allen ihren Hoffnungen und Zeiten bedrohlicher Verschlechterung wechseln. Der am Pankreas sich abspielende Prozeß ist hier ebenso maßgebend wie die sekundären Komplikationen, vor allem die mehr oder weniger umschriebene oder schließlich diffuse, serofibrinöse oder eitrige Peritonitis. Auf die Fälle, in welchen sich ein Pankreasabszeß senkt und bald in der Sigmagegend, bald in der Lumbalgegend als Senkungsabszeß in Erscheinung tritt, bald in das Sigma sich spontan entleert, bald zum DOUGLAS-Abszeß wird, bald an irgendeiner Stelle dem Chirurgen unmittelbar zugänglich wird, bald in der Tiefe des Retroperitonealraumes versteckt bleibt, wurde oben hingewiesen. Es wurde auch betont, daß manche Fälle nach diesen Komplikationen nach Entleerung des Abszesses, sei es spontan, sei es chirurgisch, oft nach langen, oft jahrelangen Intervallen aus zurückgebliebenen abgekapselten Entzündungsherden zur Rezidive neigen. In den scheinbar benignen wochenlang, manchmal recht gleichförmig sich hinziehenden Fällen stehen manchmal das ileusartige Bild, ferner Meteorismus und Obstipation, Anorexie und Übelkeit oder Erbrechen im Vordergrund. Bei längerem Verlauf können sich auch langsam Ausnutzungsstörungen im Stuhl im Sinne des Pankreasstuhles (Neutralfett) einstellen, im allgemeinen aber kann bei der akuten Pankreasaffektion nur die etwaige Fermententgleisung (s. S. 359) diagnostisch beweisend sein. Eine anhaltende oder auch nur flüchtige Glykosurie wird ebenso verwertet werden können. Schließlich ist noch eine Komplikation zu erwähnen, welche allerdings weniger prognostisch als diagnostisch von Bedeutung ist, eine linksseitige Pleuritis exsudativa, meist serofibrinosa; sie kommt anscheinend auf lymphogenem Wege zustande. Unserer Erfahrung nach ist diese Komplikation recht häufig und sie ist vor allem diagnostisch wichtig, da sie nicht selten frühzeitig auftritt. Hatte der Kranke mit Gallenanfällen einmal einen vorübergehenden Linksschmerz und findet man bei ihm in den nächsten Tagen eine linksseitige Pleuritis exsudativa, so kann aus ihr auf die akute Pankreaserkrankung rückgeschlossen werden, auch wenn andere Erscheinungen fehlen und die Laboratoriumsmethoden versagen. In schweren Fällen kann sich ein Empyem entwickeln. Die von vielen Autoren als diagnostisch wertvoll bezeichneten HEADschen Zonen, die sich auf der linken Seite halbgürtelartig, rechts ansteigend bis zur Wirbelsäule finden sollen, sind unserer Erfahrung nach selten und nie überzeugend.

Es gibt alle Übergänge einer leichtesten akuten Pankreasaffektion mit geringem entzündlichem Ödem, welches in kürzester Zeit wieder zurückgeht und die oben beschriebenen Erscheinungen nur rudimentär zustande kommen läßt, bis zu dem eben beschriebenen schweren Bild. Eine flüchtige Glykosurie mag hier entscheidende Bedeutung bekommen, wenigstens im Sinne einer Wahrscheinlichkeitsdiagnose; Fermententgleisungen sind kaum zu erwarten. Hinsichtlich der akuten Pankreatitiden beim Mumps mit ihrer guten Prognose und ihrem leichten Verlauf sei auf Bd. III verwiesen.

Eine besondere Erwähnung verdient die akute oder subakute, meist allerdings doch chronische Pankreaskopf-Pankreatitis, wie sie auf S. 372 besprochen wird. Sie führt weniger zu subjektiven und objektiven direkten Pankreassymptomen als zur Kompression des Ductus choledochus und damit zum Gallenstauungsikterus. Hier ergibt sich die Differentialdiagnose zum Pankreaskopfkarzinom, welches wegen des wenig foudroyanten Verlaufes meist diagnostiziert wird. Die Diagnose wird hier oft erst rückblickend gestellt, wenn der scheinbar verlorene Kranke, bei dem man sogar bei der Operation den „malignen Tumor" getastet hatte, sich nach Monaten oder Jahren wieder gesund vorstellt. Jeder

Kliniker hat derartige Fehldiagnosen gestellt und entsprechende Erfahrungen gesammelt.

Daß es nach Heilung der akuten Pankreaserkrankungen zu einem Diabetes mellitus käme, daß also ein Diabetes mellitus als Sekundärerscheinung nach narbiger Ausheilung der akuten Pankreaserkrankung persistieren könnte, erscheint uns nicht wahrscheinlich und wird von der Mehrzahl der Autoren abgelehnt.

Die *Therapie*. Noch vor 15 bis 20 Jahren übergaben wir jeden Fall einer „Pankreatitis acuta" sofort dem Chirurgen, der bei Vorliegen eines akuten Ödems wenigstens die gespannte Kapsel spaltete und bei schweren Prozessen mit Nekrose oder Eiterungen Abfluß nach außen verschaffte. In Wien haben schon WALZEL und später DEMEL auf die hohe Mortalität dieser Operationen aufmerksam gemacht und — mit Ausnahme foudroyant verlaufender Fälle — zu konservativem Verhalten geraten. Hat noch das einfache akute Ödem gewisse Chancen, chirurgisch geheilt zu werden, so gehen fast alle Patienten mit sehr ausgedehnten Nekrosen bald nach chirurgischen Eingriffen zugrunde. Vergleichsstatistiken zwischen konservativer und chirurgischer Therapie ergeben recht verschiedene Zahlen — schwankt die Mortalität der operierten Fälle doch z. B. zwischen 50 und 95%. Wir können nur dem Eindruck der Chirurgen und Internisten und unserem eigenen sehr bestimmten Eindruck Raum geben, daß — wieder die schwersten Fälle, zumal mit eitriger Komplikation ausgenommen — das konservative Verhalten dem Kranken mehr Erfolgsaussichten gibt.

Die Behandlung kann freilich nur in einer Schonung der Pankreasfunktion, erst in völliger Nahrungsenthaltung, dann in entsprechender Diät bestehen, Reinigungseinläufe bekämpfen den fast immer vorhandenen Meteorismus, eventuelle Magenwaschungen ein starkes Erbrechen, der Kreislauf wird entsprechende Behandlung verlangen, Flüssigkeit kann durch Dauertropfinfusion zugeführt werden usw. Bei Übergang in den chronischen Zustand, zumal mit Störung der äußeren Sekretion, wird nach den Regeln der chronischen Pankreatitiden behandelt.

2. Chronische Pankreatitiden (mit Einschluß aller bindegewebigen sklerosierenden Prozesse des Pankreas).

Einleitend wurde hervorgehoben, daß die verschiedensten Prozesse zur sogenannten chronischen Pankreatitis im klinischen Sinne führen. Eine chronische Sialangitis und Perisialangitis führt, ebenso wie eine chronische interstitielle vernarbend-sklerosierende Entzündung des Pankreas zur sogenannten „chronischen Pankreatitis", ebenso wie schließlich, wenn auch selten, die akuten Pankreaserkrankungen im Sinne der Pankreasnekrosen zu gleichen chronischen Auswirkungen führen können. Sklerosen der Pankreasgefäße dürften kaum je ursächlich in Frage kommen. Die ausgeheilten Tuberkulosen oder die seltene Lues des Pankreas wurden einleitend im gleichen Zusammenhang auch schon erwähnt. Bei Leberzirrhosen findet man autoptisch nicht selten scheinbar sklerosierte Bauchspeicheldrüsen; diese Indurationen sind aber jedenfalls klinisch nicht als chronische Pankreatitiden zu werten, Störungen der äußeren Sekretion des Pankreas kommen hier kaum vor. Diese Indurationen dürften der sogenannten (stationären) Alkoholleber mit leichter Sklerosierung ohne Leberparenchymschaden gleichzusetzen sein. Gelegentlich ist die Lokalisation der Sklerose auf den Pankreaskopf beschränkt, Fälle, die das Pankreaskopfkarzinom mit Gallenstauung imitieren (s. S. 368). Umschriebene chronische Entzündungen des Pankreas, die in der Regel auch klinisch nicht faßbar werden, wenn sie nicht den Ductus pankreaticus stark in Mitleidenschaft ziehen, sieht man schließlich bei Übergreifen von chronischen Entzündungen, z. B. eines Ulcus ventriculi seu duodeni auf die Drüse. Das Endstadium einer diffusen chronischen Pankreatitis kann als Pankreaszirrhose bezeichnet werden. Aber auch die Sekretstauung bei Obturation des Hauptausführungsganges durch beliebige Ursachen führt zur Sklerosierung des Organs. Eine scharfe Abgrenzung der chronischen Sklerosierungen gegenüber einer funktionellen Hypochylia pankreatica leichterer Art ist klinisch naturgemäß nicht möglich.

Klinische Symptomatologie. Sie ist von der funktionellen Störung beherrscht. Es handelt sich hierbei klinisch bald um Meteorismus, bald um Obstipation, bald um leichte oder schwere Durchfälle entzündlicher oder dyspeptischer oder gemischter Art, oft mit einer Magenstörung im Sinne der Achylie verbunden. Der mangelhafte Saftfluß wird entweder durch eine mehr oder weniger starke Behinderung des Abflusses oder aber durch eine Reduktion des sezernierenden Gewebes verursacht. Das klinische Bild kann auch als Magenkrankheit imponieren, wenn Inappetenz, Übelkeit, Aufstoßen, Erbrechen und Magendruck den Symptomenkomplex beherrschen. Die Darmerscheinungen an sich sind insbesondere bei leichterer Form der Störung durchaus uncharakteristisch; lassen nicht die Vorgeschichte, der klinische Rahmen, in welchem sie auftreten, oder bestimmte Pankreasverdachtssymptome an eine Erkrankung der Bauchspeicheldrüse denken, so werden sie leicht verkannt werden können. Nur die Beachtung der besonderen Art der Verdauungsstörung, die sich in der Stuhlbeschaffenheit dokumentiert, kann auf den richtigen Weg führen.

Diagnostisch führend ist der Nachweis der mangelhaften äußeren Sekretion des Pankreas. Es ist verständlich, daß auch bei chronischen Pankreatitiden rudimentäre Pankreasschmerzen mit „Linkslokalisation", mit Ausstrahlung in den Rücken, in die linke Schulter oder „fächerförmig" vom Epigastrium aus in den ganzen Unterbauch vorkommen können, meist aber klagen die Kranken nicht über Schmerzen, auch sind diese von den durch die Darmbeschwerden verursachten meist nicht recht abzugrenzen.

Die Art der Durchfälle kann wechseln, es gibt also nicht nur eine bestimmte Art eines Pankreasstuhles. Die schlechte Eiweißausnutzung kann mit der Zeit zu einer Fäulnisdyspepsie, die mangelhafte Kohlehydratausnutzung, insbesondere bei einseitiger Kohlehydratkost zu einer Gärungsdyspepsie Anlaß geben, die schlechte Ausnutzung als solche, vor allem aber die pathologische Zersetzung im Sinne von Gärung oder Fäulnis kann zu entzündlichen Reizerscheinungen im Dünn- und Dickdarm führen. Die Dyspepsien können sich in Durchfällen oder auch nur in Meteorismus zeigen. Somit sehen wir, daß die primäre Störung der äußeren Sekretion des Pankreas klinisch in verschiedenartiger Weise in Erscheinung tritt, in Form von Dyspepsien, Gärung und Fäulnis, in dadurch bedingtem Meteorismus und in Durchfällen, in Darmentzündungen, Enteritiden und Kolitiden, in jenem mannigfachen Bilde, das wir einleitend erwähnt haben. In der Mehrzahl der schwereren Fälle finden wir allerdings den dyspeptischen Pankreasfettstuhl, den lichten breiigen, an Masse voluminösen, lockeren, fettglänzenden Stuhl, in welchem wenig Kohlehydrat, viel Muskelfasern und in wechselndem Verhältnis reichlich Neutralfett bzw. Fettsäuren und Fettseifen gefunden werden (s. oben).

Bei grober Störung, bei Vorliegen von Butterstühlen genügt der makroskopische Aspekt des Stuhles, um die pankreasbedingte Verdauungsstörung mit Sicherheit zu erkennen. Bei leichten Schäden oder aber dort, wo ein weitgehender bakterieller Abbau des Neutralfettes erfolgt ist, wird die Stuhlmikroskopie zu Rate gezogen werden müssen, wobei dem mikroskopischen

Nachweis von Neutralfett mit der Nilblausulfatreaktion meines Erachtens größte
Bedeutung zukommt. Die Nilblausulfatmethode ist vielfach als unverläßlich
in Mißkredit gekommen; bei richtiger Anfertigung des mikroskopischen Präparats,
bei Verwendung einer genügend großen Reagensmenge läßt die Methode aber
kaum in Stich. (Zu einem großen, auf den Objektträger gebrachten Tropfen
der konzentrierten wäßrigen Nilblausulfatlösung gibt man mit einer Öse der
Nadel eine Spur einer Stuhlaufschwemmung; die geringe Menge der in ihr
enthaltenen Neutralfetttropfen wird durch die rote, im blauen Reagens in
geringer Menge vorhandene freie Nilblaubase ausreichend kontrast gefärbt;
mehrere Präparate in verschiedenem Mengenverhältnis von Reagens und Stuhl
sind anzufertigen.) Durch den Nachweis von reichlichen Muskelfasern, von viel
Fett, insbesondere von Neutralfett, schließlich auch einer Vermehrung der
Granulosaflora, das heißt also durch den Nachweis einer generellen Ausnutzungsstörung für alle drei Nahrungsqualitäten bei mangelhafter Fettspaltung, sichert
die Stuhlmikroskopie bei gegebenem Verdacht die Diagnose einer Störung der
äußeren Sekretion des Pankreas. Nähere Details sind auf S. 360 und im Kapitel
„Nahrungsausnutzung im Stuhl" nachzulesen.

Beweisend ist der geschilderte Befund aber nicht, denn zwei Momente sind
noch zu berücksichtigen: Das Wiederauftreten von unverdauter Nahrung,
auch von Neutralfett, im Stuhl ist nicht nur von der Verdauungskraft des
Magen-Darmtraktes und seiner Anhangsdrüsen, sondern auch von der Menge
und Art der Nahrung und schließlich auch von der Schnelligkeit der Darmpassage und der Intaktheit der resorbierenden Darmschleimhaut abhängig.
Menge und Art der Nahrung als Ursache des Auftretens von Nahrungsresten
im Stuhl auszuschließen, gelingt im Ausnutzungsversuch durch Verabreichung
einer Probekost im allgemeinen; dieses Verfahren wird aber nur bei leichten
funktionellen Störungen des Pankreas notwendig sein. Die rasche Dünndarmpassage als Ursache des Auftretens der Nahrungsreste bzw. von Neutralfett
im Stuhl aber zu erkennen oder auszuschließen, kann die größten Schwierigkeiten
bereiten und die Differentialdiagnose zwischen Durchfällen enteritischen oder
pankreatischen Ursprungs kann daher manchmal auch im Ausnutzungsversuch
nicht eindeutig getroffen werden. In der Mehrzahl der Fälle werden allerdings
die Anamnese, die Art des Beginns, der Verlauf der Krankheit die Differentialdiagnose mit Wahrscheinlichkeit erlauben und die Stuhluntersuchung mit oder
ohne Probekost wird meist eine ausreichende Grundlage zur sicheren Diagnose
liefern. Bei Vorliegen von Fettsäure- und Fettseifenstühlen kommen differentialdiagnostisch neben Gallenmangel im Darm noch die Fettstühle bei M. Basedow,
M. Addison, Sprue, schließlich Fettstühle bei Behinderung der Fettresorption
durch Amyloid und die Tabes mesaraica in Frage, ernstliche Schwierigkeiten
werden sich diagnostisch aber nicht ergeben. Als Ergänzung des Ausnutzungsversuches kann der unmittelbare Fermentnachweis im Duodenalsaft, die
Fermentdiagnostik, herangezogen werden.

Die *Diagnose* kann leicht oder bei leichten Schäden sehr schwer, fast unmöglich sein. Leichtere Fälle mögen übersehen werden können; meist aber
lenken doch die Anamnese, vor allem wieder durchgemachte Gallenattacken mit
Linksschmerzen und andere Pankreasverdachtzeichen die Aufmerksamkeit auf
die Bauchspeicheldrüse und die Ausnutzungsprobe und vielleicht auch die Fermentdiagnostik werden die Diagnose sichern. Bei Vorliegen von Butterstühlen schildert
der Patient die charakteristische Stuhlbeschaffenheit zumeist in so präziser Weise,
daß schon die Anamnese zur Wahrscheinlichkeitsdiagnostik führt. Auch die
Abmagerung ist eine anamnestisch wichtige Angabe. Unter den Pankreatitiden
nimmt die besprochene Form der subakuten oder chronischen Entzündung

des Pankreaskopfes eine Sonderstellung ein, die unter dem Zeichen des Pankreaskopfkarzinoms einhergeht. Es handelt sich um jene Fälle, welche wegen eines palpablen Tumors, wegen Sekretionsstörungen, oft auch wegen eines mechanischen Ikterus oder auch unter unklarer Diagnose zur Probelaparotomie kommen, bei welchen der Chirurg bei eröffnetem Abdomen einen inoperablen Pankreaskopftumor palpiert und das Abdomen, eventuell nach einer Palliativoperation zur Ableitung der Galle, wieder schließt, und welchen man, trotz scheinbar operativ gesicherter Karzinomdiagnose, nach Jahren genesen oder mit leichten äußeren Sekretionsstörungen wieder begegnet. Beim Vorliegen des Symptomenkomplexes einer chronischen Pankreatitis wird die luetische Natur nur durch das Fehlen einer Ätiologie. und die positive Serumreaktion vermutet werden können, bei der erworbenen Form wird überdies ein therapeutischer Erfolg mit spezifischer Kur die Diagnose stützen können.

Bei den Pigmentzirrhosen der Leber mit Diabetes, beim Bronzediabetes sind gleichzeitige Störungen der äußeren Sekretion des Pankreas ganz ungewöhnlich (s. oben).

Schließlich hätten wir noch die Abmagerung zu erwähnen, die unter Umständen sogar allein die chronische Pankreasaffektion vermuten läßt, wenn andere Erklärungsmöglichkeiten für die Abmagerung fehlen. Pankreaserkrankungen mit äußeren Sekretionsstörungen müssen über kurz oder lang zur Abmagerung führen, weil der fermentative Abbau der Nahrung, die Voraussetzung ihrer Resorption, schweren Schaden gelitten hat; wir erinnern auch nochmals daran, daß die Bauchspeicheldrüse auf innersekretorischem Wege die Dünndarmschleimhaut zur Fettresorption befähigt, daß Pankreaserkrankungen daher auch auf diesem Wege die Fettausnutzung stark beeinträchtigen können. Die Stuhluntersuchung nach Probekost wird in diesen Fällen die schlechte Ausnutzung und damit unmittelbar die Ursache der Abmagerung aufdecken. Diese pankreatische Verdauungsstörung erweist sich nun aber im Stuhlbild in manchen Fällen von beträchtlicher Abmagerung in überraschender Weise so geringfügig, daß sie mit dieser in krassem Kontrast steht und sie offenbar nicht erklärt. Und dies ist die Ursache, warum manche Autoren nicht nur an eine innersekretorische Beeinflussung der Fettresorption im Dünndarm denken, sondern auch eine innersekretorische Beeinflussung des intermediären Fettumsatzes durch die Bauchspeicheldrüse glauben annehmen zu müssen, in dem Sinne, daß trotz ausreichender Verdauung und trotz guter Resorption des Fettes der Fettansatz im Gewebe gestört ist und daß dadurch die Abmagerung resultiert. Eine Störung dieser Art soll es vor allem sein, die bei hochgradiger Abmagerung der Pankreaskranken in erster Linie in Betracht kommt, wenn ein Karzinom, vor allem auch ein Pankreaskarzinom mit mehr oder weniger Sicherheit ausgeschlossen werden kann.

Die *Therapie.* Bei der Behandlung der chronischen Pankreatitiden stehen uns drei therapeutische Wege offen: Die diätetische Anpassungs- und Schonungstherapie, der Versuch einer Anregung der Pankreassekretion und die Pankreasersatztherapie. Entgegen der allgemeinen Regel möchten wir die Behauptung aufstellen, daß die einzig erfolgversprechende Behandlung die diätetische Therapie ist, daß den übrigen Verfahren untergeordnete und in vielen Fällen auch keine Bedeutung zukommt.

Die Diättherapie der Pankreasaffektionen mit Störung der äußeren Sekretion verfolgt zwei Ziele: Anpassung bzw. Schonung und damit Erholung zu gesteigerter Leistungsfähigkeit. Da sämtliche Nahrungsqualitäten in ihrer Verdaulichkeit beeinträchtigt sind, Kohlehydrate aber unvergleichlich besser ausgenutzt werden als Fleisch und dieses meist besser als Fett, da ferner Zellulosen die Verdaulichkeit der Kohlehydrate behindern, die Pankreassekretion überdies übermäßig belasten und schließlich bei sekundären entzündlichen Reizerscheinungen einen weiteren Dünndarmschaden bedeuten, muß vorerst eine Kostform eingeschlagen werden, die folgenden Forderungen gerecht wird:

1. Kohlehydratkost, bestehend aus Zucker und reinsten, eventuell dextrinisierten Mehlen (Nestle, Tapioka, Maizena usw.). Reine Mehlgerichte, bei deren Zubereitung allerdings Eier und auch geringe Fettmengen nicht umgangen werden können. Verbot von Zellulosen, Gemüsen, Kartoffeln, Hülsenfrüchten, Obst und Kompott.

2. Eiweiß wird vorerst in leichtverdaulicher Form als Gelatine, Käse, Ei, Milch und Nährpräparat zugeführt; Fleisch wird zunächst verboten.

3. Fettverbot bzw. nur Fettmengen, die küchentechnisch notwendig sind. Hinsichtlich der Auswahl des Fettes muß individuell vorgegangen werden. Manche Kranke nutzen besser Butter, andere besser Öl aus. Schmalz wird meist weniger gut vertragen.

4. Häufige kleine Mahlzeiten, um akute Überlastung des Pankreas zu vermeiden.

Eine ständige Stuhlkontrolle beachtet die Ausnutzung und erlaubt oft alsbald den Versuch einer Erweiterung der Kost in Form von Zulagen von Fleisch oder auch geringer Fettmengen. Man verwendet möglichst leicht verdauliche, weichgekochte, bindegewebsarme, zarte Fleischsorten. Unter ständiger Stuhlkontrolle werden langsam die optimalen, an die gegebene Pankreasfunktion angepaßten Kohlehydrat-, Fleisch- und Fettmengen ermittelt. Früher ergaben sich oft Schwierigkeiten, wo wegen gleichzeitig bestehenden Diabetes die vorwiegende Kohlehydratkost kontraindiziert war, heute trifft Insulin den Ausgleich. Unter einem derartigen Regime, das nur in groben Zügen skizziert werden konnte, erholen sich die Patienten insbesondere unter Bettruhe zusehends und es können sogar rasche und beträchtliche Gewichtszunahmen erzielt werden.

Unter den pankreassekretionsanregenden Maßnahmen ist vor allem die Salzsäuremedikation zu erwähnen, die in Fällen von Magenachylie durch Verabreichung von Acidolpepsin auch die Magenverdauung zu ersetzen trachtet. Die Salzsäure bildet bekanntlich aus dem Prosekretin der Darmschleimhaut das Sekretin, welches das physiologische Reizmittel des Pankreas darstellt. Zu den pankreassekretionsanregenden Maßnahmen gehören auch die kleinen häufigen Mahlzeiten. Auch unter pankreassekretionsanregenden Pilokarpingaben (0,01 bis 0,02 subkutan vor den Mahlzeiten) sieht man manchmal bessere Nahrungsausnutzung, diese Behandlung kann aber, insbesondere wegen der starken Belästigung des Kranken durch den Mundspeichelfluß, nur vorübergehend durchgeführt werden. Eine Karlsbader Kur, insbesondere eine Brunnenkur in Karlsbad selbst, ist bei chronischen Fällen sicher zu empfehlen.

Im Reagensglas kann wohl gezeigt werden, daß die zahlreichen, im Handel befindlichen Pankreaspräparate einen relativ hohen Fermentgehalt besitzen; verabreicht man sie aber einem diätetisch eingestellten Patienten in den vorgeschriebenen Dosen, so habe ich niemals auch nur die geringste Änderung in der Ausnutzung beobachten können. Eine geringgradige Besserung der Ausnutzung sieht man unter Umständen erst dann, wenn man die übliche Dosis wesentlich erhöht, wenn man vom Pankreon z. B. 40 bis 60 Tabletten täglich verabreicht. Ein Pankreas- bzw. Magenkranker nimmt 60 Tabletten aber nur mit großen Schwierigkeiten ein. Vorläufig liegen die Dinge noch so, daß man in Fällen mit darniederliegender äußerer Sekretion des Pankreas Ersatzpräparate in der üblichen Dosis versuchsweise geben soll, zumal manche Patienten sich darauf subjektiv besser fühlen. Stellt sich aber, wie zumeist, ein eindeutiger Erfolg nicht ein, so kann man auf diese Therapie verzichten und beschränkt die Behandlung auf Salzsäuremedikation, häufige kleine Mahlzeiten und vor allem auf diätetische Maßnahmen, welche immer den Kernpunkt der Behandlung ausmachen.

3. Funktionelle Pankreasinsuffizienz (Hypochylia pankreatica).

Es ist gewiß a priori die Möglichkeit zuzugeben, daß eine Hypochylia pankreatica existiert. Die Hypochylia oder Achylia gastrica als Paradigma anzuführen und unter Hinweis auf diese einen Analogieschluß zu ziehen, wie dies vielfach geschieht, ist aber gewiß nicht statthaft; viel eher könnte eine Parotissekretionsstörung, der Aptyalismus, zum Vergleich dienen. Tatsächlich sind in der Literatur eine große Zahl von Fällen beschrieben, in welchen unklare Magen-Darmstörungen vorlagen, in welchen Anhaltspunkte für eine organische Erkrankung des Pankreas fehlten und in welchen auf Grund von Fermentuntersuchungen im Duodenalsaft und auf Grund des Ausnutzungsversuches eine Unterfunktion des Pankreas postuliert wurde. Es handelte sich vor allem um Fälle von gleichzeitiger Achylie des Magens. Beweise, daß diesen Fällen eine primäre Pankreasunterfunktion zugrunde lag, stehen allerdings aus. Wenn man die bisnun in diesen Fällen angewandte Fermentdiagnostik bei geringen Ausschlägen als nicht beweisend erachtet, so lassen sich diese Fälle ohne weiteres auch als Dünndarmkatarrhe deuten und es ist kein Zweifel, daß viele unter ihnen auch Dünndarmkatarrhe waren. Der weitere Ausbau der Fermentdiagnostik im Sinne von BERGER wird vielleicht imstande sein, diese Verhältnisse endlich restlos zu klären, für die Praxis werden ·sich wesentliche Folgerungen nicht ergeben, um so mehr als die Therapie stets nahezu auf das gleiche hinausläuft.

4. Pankreassteine.

Pankreassteine sind sehr selten. Gelegentlich werden sie als Zufallsbefund bei Röntgenuntersuchungen gefunden. Hierbei ist aber stets zu berücksichtigen, daß es sich bei derartigen Schatten, die auch Pflaumengröße erreichen können — meist sind Steine sehr klein —, wohl um echte Pankreasgangsteine handeln kann, daß sie aber auch Verkalkungen nach seinerzeit nicht erkannten Pankreasnekrosen mit sekundärer Verkalkung entsprechen können. Der Pankreasstein kann sehr selten zu einem akuten blanden Schmerzanfall mit den charakteristischen Pankreasschmerzen führen. Wenn eine äußere Sekretionsstörung durch Gangverlegung oder eine sekundäre Komplikation im Sinne der Sialangitis oder einer Pankreasnekrose nicht vorliegt, wird die „Pankreassteindiagnose" immer zweifelhaft bleiben.

5. Pankreaskarzinom.

Der Pankreaskrebs ist selten (ungefähr 2 bis 3% aller Krebsfälle). Er geht am häufigsten vom Pankreaskopf, dann vom Körper und am seltensten vom Schwanz aus. Jugendlicher Pankreaskrebs ist ganz ungewöhnlich.

Die *klinische Symptomatologie*. Solange das Karzinom auf das Pankreasgewebe beschränkt bleibt, die großen Ausführungsgänge nicht verlegt, Bauchspeichel also aus den intakten Drüsenanteilen in den Darm noch abgegeben wird, solange die Umgebung durch das aggressive Wachstum des Tumors nicht in Mitleidenschaft gezogen ist, ist ein Pankreaskarzinom nicht zu diagnostizieren, kaum entfernt zu vermuten, es sei denn, der Tumor sei palpabel. Meist entzieht sich aber der Tumor vor seinem Übergreifen auf die Umgebung oder seiner Metastasierung in die nahen Lymphdrüsen dem palpatorischen Nachweis. In diesem Falle bestehen Allgemeinerscheinungen, es kann zu Inappetenz, langsam auch zur Abmagerung kommen, die sich bei Primärtumoren aber meist noch nicht einstellt und erst im Stadium der Metastasierung und Kachexie deutlich in Erscheinung tritt, es können unklare Magen- oder Darmbeschwerden, Magendruck, Aufstoßen, Aerophagie, Meteorismus oder Obstipation bestehen.

Erreicht der Tumor eine entsprechende Größe, liegen bei einem an sich mageren Individuum günstige palpatorische Voraussetzungen vor, so findet sich ein meist sehr harter, höckeriger, verschieden großer Tumor, der alle Zeichen der Retroperitonealität trägt: er ist an der Hinterwand des Peritoneums fixiert, er ist also respiratorisch nicht verschieblich, er läßt sich auch manuell nicht verschieben, nur die seltenen Schwanzkarzinome können eine geringe Verschiebbarkeit aufweisen. Ist der Tumor nicht zu groß, so muß die Perkussion über ihm eine Tympanie ergeben, da er von Magen und Darm bedeckt ist. Liegt der Tumor über der Aorta, so kann er eine von hinten nach vorne ziehende Pulsation zeigen. Hier sei schon eingefügt, daß die Diagnose eines primären Pankreaskarzinoms irrtümlich nicht selten gestellt wird, weil man über der Aorta eine harte Induration zu palpieren glaubt. Es handelt sich hierbei, besonders bei mageren alten Individuen, um ein normales, atrophisch-induriertes Pankreas, welches sich nur über der sklerotischen Aorta stark abhebt und bei dem die Pulsation durch die Pseudozelerität des Pulses bei starrer Aorta Eindruck macht. Man kann in diesen Fällen, zumal durch häufige Untersuchung, an verschiedenen Tagen, bei verschieden starker Blähung des Bauches — auch der auf Pankreaskarzinom verdächtige Meteorismus erklärt sich durch die Sklerose der Mesenterialarterien — meist schließlich doch das gesamte Pankreas abtasten und so des Irrtums gewahr werden. Tumoren der früher beschriebenen Art können naturgemäß auch harte Lymphogranulomdrüsen usw. sein, das allgemeine Bild muß hier entscheiden. Auch Pankreatitiden, z. B. die Pankreaskopf-Pankreatitis (s. S. 372) kann durch ihre besondere Härte einen malignen Tumor vortäuschen — ein Irrtum, dem sogar der Chirurg während der Operation zum Opfer fallen kann.

Das Pankreaskarzinom wird in der Regel erst dann diagnostiziert, wenn es auf die Umgebung übergreift und die Komplikationen die Diagnose erlauben. Die häufigste Komplikation ist der Verschluß des Choledochus, sei es durch direktes Übergreifen des Tumors auf die Papilla Vateri, sei es bei offenem Ductus pankreaticus durch aggressives Wachstum aus den oberen oder hinteren Anteilen des Pankreaskopfes auf die distalen Choledochusabschnitte. Der komplette Choledochusverschluß durch den malignen Tumor ist ja die häufigste Ursache der totalen Acholie; totale Steinverschlüsse, zumindest anhaltende, sind selten. Über die Differentialdiagnose und das COURVOISIERsche Gesetz wurde ausführlich bei Besprechung des totalen Ikterus bzw. des Gallengangverschlusses berichtet (s. S. 342). Ein anhaltender kompletter Verschluß des Choledochus ohne Fieber, ohne Schmerz, ohne Zeichen des Infekts, bzw. des Gallensteins bedeutet ja fast implicite Tumorverschluß und dieser wieder meist Pankreaskopfkarzinom, wenn natürlich auch zuzugeben ist, daß ein primäres Magenkarzinom durch Übergreifen auf den Choledochus und andere Tumoren ein gleiches Bild nach jeder Hinsicht hervorrufen können. Freilich treffen wir beim Pankreaskopfkarzinom neben dem Gallenverschluß häufig auch auf den Verschluß des Ductus pankreaticus mit allen seinen Folgen, mit den Butterstühlen, der schlechten Nahrungsausnutzung, Verhältnisse, wie sie auf S. 360 geschildert wurden. Hier muß nur betont werden, daß das Fehlen einer Störung der äußeren Sekretion des Pankreas das Pankreaskopfkarzinom nicht ausschließt: abgesehen von den Fällen, wie sie oben erwähnt wurden, in welchen der Tumor vom Pankreaskopf unmittelbar auf den Ductus choledochus übergreifen kann, kann auch bei Verlegung des Ductus pankreaticus der nicht seltene Ductus pankreaticus accessorius soviel Bauchspeichel führen, daß die Nahrungsausnutzung nicht oder kaum gestört ist. Das Bestehen von Pankreasstühlen mit der schlechten Nahrungsausnutzung führt zur Abmagerung und Kachexie.

Die obige Darstellung läßt schon erkennen, daß in vielen Fällen eine sichere Diagnose nicht möglich ist, da der Ausgangspunkt des Karzinoms ebenso der Magen, die Papilla Vateri oder der Ductus choledochus selbst sein kann.

Sichere Diagnosen stellen wir allerdings zumeist, wenn 1. in der Pankreaskopfgegend ein Tumor zu palpieren ist, 2. wenn gleichzeitig ein kompletter Gangverschluß und eine komplette Pankreasachylie mit Butterstühlen vorliegen und 3. wenn schließlich noch der Röntgenologe die Verdachtsdiagnose insofern unterstützt, als er Verzerrungen, Verlagerungen, Einengungen, starre Wandunregelmäßigkeiten usw. des Duodenums nachweist, das sich ja um den Tumor herumwindet. Bei Einsetzen der Pankreasachylie kann eine Fermententgleisung nachgewiesen werden (s. S. 359).

Als besondere Komplikationen, die sich durch das zufällige Wachsen des Tumors in dieser oder jener Richtung ergeben, sind zu nennen: Pylorusstenose, Einengung des Magens, Kolonstenose, Kompression der Aorta und der Vena Cava, insbesondere auch der, wie eigene Erfahrung gelehrt hat, mächtige Milztumor im Sinne eines thrombophlebitischen Milztumors, da erstens die lokale Stauung der Vena lienalis (im Gegensatz zur zentralen Stauung) zu einer mächtigen Stauung und Vergrößerung der Milz führt und zweitens das Übergreifen des Tumors auf die dem Pankreas unmittelbar anliegende Vena lienalis auch zur Thrombose derselben führt. Eine starke Durchsetzung des Inselsystems muß zur Glykosurie, bzw. schließlich auch zu allen Erscheinungen eines Diabetes mellitus bis zur Koma diabeticum führen.

Schließlich ist noch eines Symptoms zu gedenken, der Schmerzen; die Mehrzahl der Pankreaskarzinome verläuft ohne Schmerz. Es gibt aber Fälle, in welchen der Tod wegen qualvoller Schmerzen herbeigesehnt wird. Es handelt sich um oft im Epigastrium lokalisierte offenbare Plexusschmerzen, die manchmal alle Irradiationen zeigen, welche Pankreasschmerzen eigen sein können (s. S. 365).

Das primäre Karzinom des Pankreasschwanzes, welches frühzeitig metastasiert, wird in Erwägung gezogen werden, wenn eine genaue klinische Durchuntersuchung alle übrigen Ausgangspunkte für einen anderen Primärtumor mit mehr oder weniger Sicherheit ausschließt. Diese per exclusionem-Diagnose gilt für das Pankreasschwanzkarzinom in besonderem Maße, weil es ein faßbares Symptom dieses Pankreastumors nicht gibt. Unter den Metastasen sind die nicht seltenen Knochenmetastasen zu erwähnen.

Pankreaskarzinome haben im allgemeinen einen sehr kurzen Verlauf, die Menschen gehen nach etwa einem halben Jahre zugrunde, weil, wie wir schon gehört haben, wichtige andere Organe in Mitleidenschaft gezogen werden. Es gibt auch Fälle, die sich über ein Jahr hinziehen, freilich nicht Fälle mit Gallengangverschluß usw.

Das primäre Pankreaskarzinom wird heute von amerikanischen Spezialisten (BRUNSWICK und andere) operiert; hierbei wird der noch intakte Restteil des Pankreas in das Duodenum eingenäht, und die fistelnden Pankreasgänge führen dem Darm den Bauchspeichel zu (s. die chirurgischen Lehrbücher). Bei komplettem Gallengangverschluß wird die Operation auch deshalb indiziert sein, weil eine gelungene Cholezystoduodenostomie den Ikterus — meist sehr langsam und nicht vollständig — zum Schwinden bringen und das oft quälendste Symptom, das ikterische Hautjucken, mildern oder beseitigen kann. Im übrigen kommt nur symptomatische Behandlung in Betracht.

6. Pankreaszysten.

Auf die Unterscheidung der echten Kystome von Pseudozysten (aus primären Blutungen usw. entstanden) sei nicht näher eingegangen. Zysten des Pankreas sind außerordentlich selten. Sie finden sich, dies ist diagnostisch wichtig, häufiger am Schwanzteil als am Körper- und Kopfteil. Die Diagnose wird gestellt: 1. aus dem allgemeinen Befund, welcher den malignen Tumor ausschließt, 2. aus der retroperitonealen Lage in der Pankreasgegend und damit aus allen Zeichen, die früher für einen Retroperitonealtumor aufgezählt wurden. Typisch ist, daß die Pankreaszysten im Bereiche des Ligamentum gastrocolicum vorwachsen, und daher den Magen nach oben, das Kolon nach abwärts drängen, wie die Röntgenuntersuchung leicht zeigen wird. Die Zysten machen naturgemäß einen „zystischen" Eindruck, sie haben eine prall elastische Konsistenz und gleichen in dieser Hinsicht den Mesenterialzysten (s. S. 389), die sich aber durch ihre außerordentlich gute Beweglichkeit meist leicht unterscheiden lassen.

Die Krankheiten des Peritoneums.

A. Einleitung.

Man sollte meinen, daß Erkrankungen des Peritoneums zumindest ebenso häufig vorkommen wie die der Pleura bzw. der übrigen serösen Häute, dies um so mehr, als das Bauchfell eine große Zahl von oft primär erkrankten Organen bedeckt, wie den Magen und Darm, die Gallenblase, die Milz, das weibliche Genitale usw., und das Miterkranken des Peritoneums an der Tagesordnung sein müßte. Tatsächlich sind auch die Mitaffektionen des Peritoneums beim Ulkus, der Cholezystitis, der Appendizitis, der Ovaritis oder Salpingitis usw. eine selbstverständliche und fast regelmäßige Erscheinung, ein Großteil der Symptome der genannten Krankheiten ist auch auf die peritoneale Miterkrankung zu beziehen, diese ist aber so sehr mit dem Symptomenkomplex der Grundkrankheit verwachsen, daß wir uns der peritonitischen Komponente als solcher kaum bewußt werden und nur die Grundkrankheit diagnostizieren. Fast jede akute Cholezystitis hat auch ihre Peritonitis. In den genannten Fällen handelt es sich allerdings meist nur um eine umschriebene Erkrankung des Peritoneums, um die lokale Miterkrankung über dem erkrankten Organ, wobei die Bauchfellentzündung in der Regel keine Tendenz zur Weiterausbreitung hat, auch wenn die lokalen Erscheinungen foudroyanter Natur sind. Die brettharte Spannung des oberen Rektus oder die stechenden Schmerzen bei der Atmung bei einer Cholezystitis z. B. sind ebenso wie die akuten gastritischen Erscheinungen oder der Meteorismus in erster Linie auf die Miterkrankung und akute Entzündung des Peritoneums, des Überzuges der Gallenblase, zu beziehen. Freilich können diese lokalen Peritonitiden zu diffusen Erkrankungen des Bauchfelles führen, welche schließlich dem Krankheitsbild den Stempel aufdrücken, wobei die Grundkrankheit unter diesem schweren Bilde oft nicht mehr faßbar ist. Die lokale Miterkrankung des Peritoneums hat vielfach auch reparativen Charakter; beim penetrierenden Ulkus schiebt sich dieses immer mehr und mehr in die chronischen peritonitischen Verwachsungen vor, bis es endlich ein Organ, die Leber oder das Pankreas, erreicht, in welchem es sich einsenkt; sogar bei der Ulkusperforation kann es nach flüchtigen akuten peritonitischen Erscheinungen im Sinne der gedeckten Perforation zum chronisch adhäsiven Prozeß und damit zur Reparation kommen. Entzündliche Erkrankungen der Bauchorgane führen also, sofern sie das Peritoneum erreichen, zur umschriebenen Peritonitis, diese schlägt aber alsbald in ein reparatives Stadium um und die Mitaffektion des Peritoneums bringt den Prozeß wenigstens insofern zum Stillstand, als sie ihn gegen die Umgebung begrenzt. Auf diese Weise entwickeln sich die peritonitischen Narben, die „Adhäsionen", letztere sofern Organverklebungen im Abdomen zustande kommen. Diese Darstellung läßt erkennen, daß dem Peritoneum eine gewisse Schutzwirkung zuzukommen scheint, daß es die übergreifende Entzündung oder den Infekt oft alsbald beherrscht, eine Tatsache, die uns auch bei den diffusen Peritonitiden begegnet: Bei einer Ulkusperforation, die in die freie Bauchhöhle erfolgt, bei der sich neben Luft massenhaft Mageninhalt frei in die Bauchhöhle ergießt und nach welcher nur nicht allzu spät operiert wird, genügt die operative Behandlung der Perforationsstelle und eine grob mechanische Auswaschung der Peritonealhöhle, auf daß sich eine diffuse Peritonitis nicht entwickelt oder die bereits entwickelten Ansätze derselben zurückgehen; hierbei ist kein Zweifel, daß noch eine relativ große Menge von Speiseresten und insbesondere von Bakterien trotz der Waschung in der Bauchhöhle verbleiben. Ob dem Peritoneum selbst oder dem akut gebildeten Exsudat eine spezielle bakterizide Fähigkeit zukommt oder ob der Schutzmechanismus nur oder zum größten Teil auf einer besonderen resorptiven Kraft des Bauchfelles beruht, ist eine vielfach studierte, aber noch nicht endgültig gelöste Frage.

Freilich kann die Peritonitis in allen diesen Fällen, auch wenn sie lokalisiert bleibt, zur Hauptkrankheit werden, wie bei einem periappendizitischen Abszeß, in dem die Appendix sich praktisch fast auflösen kann, oder bei einer gedeckten Perforation, bei der die lokalisierte Entzündung des Peritoneums zum lokalen Abszeß oder zum subphrenischen Abszeß mit allen seinen Gefahren führt, Erkrankungen, die als lokale schwere Peritonealerkrankungen imponieren, die den Internisten nur diagnostisch interessieren, therapeutisch aber nur dem Chirurgen zugehören, sofern nicht die moderne Therapie mit Antibioticis einen internen Behandlungsversuch erlaubt. Die diffusen Peritonitiden, welche auf die genannten Erkrankungen, Magenperforation, Perisigmoiditis, Adnexerkrankungen, Gallenblasenperforation, akute Appendizitis usw. zurückgehen, verlangen freilich sofort das Messer des Chirurgen. Eine Ausnahme bildet nur die akute eitrige Peritonitis auf Grund einer hämatogenen Pneumokokkeninfektion, bei der sogar eine völlige Spontanausheilung trotz rein eitrigen Exsudates möglich ist. In diesen Fällen wird eine bakterizide Funktion des Peritoneums bzw. seines Exsudates offenbar. Wenn heute derartige Fälle auch ausnahmslos mit hohen Penicillin- und Sulfonamiddosen geheilt werden, so müssen die Spontanausheilungen aus der früheren Aera besonders unterstrichen werden.

Die sekundäre Miterkrankung des Peritoneums ist also sehr häufig; wie wir gesehen haben, kann sie das Krankheitsbild symptomatisch beherrschen und sie hat oft einen heilenden Einfluß. Seine primäre Erkrankung aber, vergleichbar etwa der einer Pleuritis, ist relativ selten, sei es, daß es sich um eine rheumatische Erkrankung oder um eine Tuberkulose handelt. Die Pleuritis exsudativa ist unvergleichlich häufiger und die Erkrankung des Peritoneums ungefähr ebenso selten wie die des Perikards. Dies dürfte wohl damit zusammenhängen, daß die rheumatisch allergischen Erkrankungen der serösen Häute meist eine tuberkulöse Allergengrundlage haben und die nachbarliche Beziehung der Pleura zur Lunge mit ihrer häufigen spezifischen Erkrankung eine Rolle spielt, wenn es sich hierbei bei den reinen Fällen auch nicht um ein direktes Übergreifen der Tuberkulose auf die Pleura, sondern um eine allgemein-allergische Reaktion handelt. Die Erkrankung des Peritoneums ist nur im Rahmen der Polyserositis häufiger, wenn Pleura und Peritoneum, eventuell auch das Perikard an der exsudativen Entzündung beteiligt sind. Hierzu muß allerdings bemerkt werden, daß es sich in den Fällen von Polyserositis mit Mitbeteiligung des Peritoneums häufiger um eine disseminierte Tuberkulose der serösen Häute handelt und daß vor allem die anatomische Untersuchung oder auch die Biopsie Tuberkel,

Konglomerattuberkel oder auch große, tuberkulöse Knoten nachweisen können. Die Beziehungen der rein exsudativen Form der Erkrankung zur spezifischen mit anatomisch tuberkulösen Veränderungen ist eingehend im Kapitel Pleuritis exsudativa behandelt.

Eine besondere Erwähnung verlangt noch jenes peritonitische Exsudat, welches aus einem Transsudat, einem Aszites im wahren Sinne des Wortes hervorgeht, bei welchem sich dieses nach längerem oder kürzerem Verlauf an Eiweiß anreichert und so klinisch zum Exsudat wandelt, wobei allerdings größere Fibrinmengen nicht auftreten und Adhäsionen sich nicht oder durch lange Zeit nicht ausbilden.

So resistent das Peritoneum gegen Infekte ist, offenbar viel resistenter als die Pleura, bei der es viel eher zum Empyem kommt, so sehr kann speziell zu Beginn der Peritonitis im Gegensatz zur Pleuritis der Allgemeinschock ein schwerstes Krankheitsbild, ja auch den frühen Tod bedingen. Diese Schockwirkungen gehen wahrscheinlich über die sensiblen Fasern des viszeralen Blattes des Peritoneums. Es ist verständlich, daß Zerrungen, Verziehungen, Spannungen des Mesenteriums die Hauptursache von Schmerzen bei Affektion des Peritoneums sind, wenn wir vom reinen stechenden Serosaschmerz absehen, wie wir ihn ja auch von der Pleuritis her kennen.

In den entsprechenden Kapiteln sind die Transsudationen in die Peritonealhöhle bei den verschiedenen Zirkulationsstörungen besprochen. Der Aszites bei zentraler Stauung, der Aszites beim trikuspidalen Stauungstypus, bei Abflußbehinderung im Leberkapillar- oder im Portalgebiet überhaupt, bei der Leberzirrhose oder Pfortaderthrombose sind bei den entsprechenden Krankheiten nachzulesen.

Bei Zerreißung großer Chylusgefäße, meist bei Tumoren mit Chylusstauung, kommt es zum chylösen Aszites; ein einfaches Exsudat mit Beimengung verfetteter Zellen führt zum pseudochylösen Aszites.

In diesem Kapitel bleibt zu besprechen:

Die akute Peritonitis.

Die subakute oder chronische, rheumatische bzw. tuberkulöse Peritonitis (die Tuberkulose des Peritoneums).

Die Tumoren des Peritoneums.

Die subphrenischen Abszesse, bei welchen auch die extraperitoneal gelegenen Formen mitbesprochen werden müssen.

B. Akute Peritonitis.

Wie eingangs erwähnt, interessiert den Internisten die akute Peritonitis meist nur vom Standpunkt der Diagnose, die einschlägigen Zustände gehören der Chirurgie zu. Eine Ausnahme machen nur die Pneumokokkenperitonitiden, die einer internen Behandlung zugänglich sind. Wie wir bereits einleitend ausgeführt haben, liegt der Ausgangspunkt der akuten Peritonitiden zumeist in den verschiedenen intraperitonealen Organen oder deren Nachbarschaft: Perforation des Ulkus, des Magen-Darmkarzinoms, eines Typhusgeschwüres, Durchwanderungsperitonitis bei einer Enterokolitis, akute Peritonitis bei der Appendizitis, bei der intramuralen Sigmoiditis oder Ileitis, bei der Dünndarmphlegmone, der akuten Cholezystitis, bei hämatogen oder aufsteigend entstandenen Leberabszessen, Durchwanderungsperitonitis beim Empyem der Pleura, einer Pyonephrose, einem Nieren- oder Prostataabszeß, sehr selten auch einem Bauchwandabszeß usw. Hämatogen oder lymphogen entstandene Peritonitiden sind selten, freilich kann jede Allgemeinsepsis sich auf diesem Wege mit einer akuten Peritonitis komplizieren. Ist der Prozeß nicht zu foudroyant, so kommt es, wie oben auch schon dargelegt, durch Verklebung des Peritoneums und durch Adhäsionsbildung nur zu lokalen Entzündungen (z. B. periappendizitischer Abszeß, gedeckte Perforation eines Ulkus).

Klinische Symptomatologie. Der Beginn der Krankheit setzt je nach dem Ursprung verschieden ein. Der klinische Gesamteindruck der Krankheit wird auch ein verschiedener sein, wenn die Peritonitis aus einer schon vorher bestandenen mehr oder weniger foudroyanten Grundkrankheit, z. B. aus einer schon längere Zeit bestehenden Adnexitis, hervorgeht und die Peritonitis auch klinisch nur eine Endkomplikation der Krankheit darstellt.

Den schwersten, foudroyantesten Beginn zeigen die akuten Perforationsperitonitiden; als klassisches Beispiel sei die Ulkusperforation in die freie Bauchhöhle genannt. Das erste Zeichen ist in der Regel — es gibt auch hier Ausnahmen, in welchen nur geringe Schmerzen bestehen und die Kranken noch eine weite Wegstrecke zu Fuß in das Krankenhaus zurücklegen — der akute Perforationsschmerz, zu dem sich alsbald oder sofort die schweren Schockerscheinungen hinzugesellen. Der Schmerz ist außerordentlich heftig, „als ob etwas gerissen wäre", Schmerz und Schock können so heftig sein, daß der Kranke zusammenbricht und sich in Schmerzen windet. Der Schmerz kann vorerst auf die Perforationsstelle beschränkt sein, er verbreitet sich aber alsbald über das ganze Abdomen. Die Schockerscheinungen der Peritonitis sind in Bd. I ausführlich dargestellt und verlangen daher hier keine genauere Beschreibung. Der Schmerz der Peritonitis ist von einem akuten Magen-Darm-Spasmusschmerz, von einer sogenannten Kolik, von Schmerzen, etwa „wie wenn man Durchfall bekommt", von „einfachem, auch stärkstem Bauchweh" durchaus verschieden, er ist vor allem anhaltend. Jede Bewegung, jede Veränderung der Lage verstärkt ihn im allgemeinen, weshalb die Kranken meist unbeweglich liegenbleiben und sich einer oberflächlichen Atmung befleißigen, um nicht durch die Zwerchfellbewegungen die Abdominalorgane gegeneinander zu verschieben. Defäkation und Harnlassen können aus gleicher Ursache zu schmerzhaften Prozeduren werden. Meist stellen sich wenigstens initial Erbrechen, oft auch durch Zwerchfell- bzw. Phrenikusreizung Singultus und Gähnen ein (der Nervus phrenicus innerviert auch die kranialsten Teile des Peritoneums, wie er auch den peritonealen Überzug der Gallenblase versorgt).

Im Aspekt des Kranken fällt meist schon die „Facies hippokratica (abdominalis)" auf; spitze Nase, Blässe, halonierte Augen, schmerzverzogener, ängstlicher Gesichtsausdruck charakterisieren den Patienten als Schwerstkranken und Geschockten. Die Temperatur kann erst abnorm niedrig sein, später steigt sie entsprechend dem entzündlichen Prozeß an. Im ersten Schock ist der Puls frequent, klein, oft fadenförmig, kalter Schweiß bedeckt den Kranken, die Extremitäten können zyanotisch und kühl sein, oft friert den Kranken. Das Sensorium bleibt in der Regel frei, in seltenen Fällen führt der akute Schockzustand zur Ohnmacht. Das Abdomen ist meist bretthart gespannt, außerordentlich druckempfindlich, oft wird der geringste Druck, auch das Berühren der Bettdecke nicht vertragen. Es gibt allerdings Fälle, in welchen eine défense musculaire völlig fehlt; es sind dies meist Fälle, in welchen keine akute Perforationsperitonitis vorliegt, sondern in welchen bei einer hämatogenen oder lymphogenen Infektion des Peritoneums oder einer Durchwanderungsperitonitis das pathologische Geschehen langsamer vor sich geht. Es gibt sogar Fälle, in welchen das Abdomen scheinbar völlig normal ist, in welchen auch weder Schockerscheinungen noch Spontanschmerzen bestehen, in welchen die Palpation ohne weiteres durchführbar ist und Schmerzen hierbei nicht oder kaum angegeben werden.

In foudroyanter verlaufenden Fällen aber entwickelt sich doch fast regelmäßig entweder langsamer oder rascher, nach wenigen Stunden oder Tagen, der charakteristische objektive Befund. Die Bauchdecken sind hart, es besteht eine starke diffuse Druck- und Klopfempfindlichkeit, bald kommt es zu einer leichten Blähung des Bauches, der Darm wird paralytisch-meteoristisch (s. paralytischer Ileus, S. 219) und je nach der Art der Infektion stellt sich niederes oder höheres Fieber ein.

Die physikalische Untersuchung kann sofort, im Verlauf der ersten Stunden oder auch erst nach Tagen, noch zwei Feststellungen machen, welche die Diagnose sichern: Sie kann im freien Bauchraum Gas oder Exsudat nachweisen. Bei der Perforation eines Ulkus, zumal eines Ulcus ventriculi oder auch einer Sigmoiditis, eines Darmkarzinoms oder sogar, wie eine eigene Erfahrung einmal gezeigt hat, bei einer sekundären Perforation einer Pneumokokkenperitonitis in den Darm durch Erosion der Darmwand, entsteht sofort oder früher oder später ein Pneumoperitoneum, welches in den klassischen Fällen durch Verschwinden der Leberdämpfung, Verschiebung der Luft im Peritoneum bei Lagewechsel, durch die Lokalisation der Luft in den höchsten Abschnitten der Peritonealhöhle, sofern Adhäsionen nicht bestehen, und schließlich durch die Röntgenuntersuchung sichergestellt wird, welch letztere beim stehenden oder sitzenden Kranken die sichelförmige Ansammlung von Luft zwischen Leberkuppel und Diaphragma eindeutig zeigt. Was das Symptom des Verschwindens der Leberdämpfung anlangt, ist freilich zu berücksichtigen, daß ein starker Meteorismus zu einer Kantenstellung der Leber und daher zu einer wesentlichen Verkleinerung der Leberdämpfung führen kann, die dann im Rahmen der starken Gasblähung nicht mehr gefunden wird; die Entscheidung „Kantenstellung der Leber oder Pneumoperitoneum" kann also perkutorisch manchmal sehr schwierig sein.

Ehe das Exsudat sich entwickelt oder auch schon bei seiner Entwicklung kann man nicht selten ein perihepatitisches oder perisplenitisches Reiben nachweisen, welches durch die Fibrinauflagerungen von Leber- und Milzkapsel hervorgerufen wird; ungewöhnlich ist es, daß man bei Auskultation einer beliebigen Stelle des Abdomens bei leichtem Druck des Stethoskops, welches die Darmschlingen gegeneinander verschiebt, auch Reiben hört. Bildet sich ein Exsudat, so hat es alle physikalischen Zeichen eines solchen, es wird mehr oder weniger lageverschieblich sein, je nachdem, ob es mehr serös oder mehr fibrinös ist; zumeist entwickeln sich allerdings alsbald Verklebungen, die auch schon frühzeitig eine stärkere Lageverschiebung verhindern. Der zunehmende paralytische Ileus führt bald dazu, daß über dem mehr oder weniger geblähten Abdomen Darmbewegung, Borborygmen, Darmgeräusche nicht mehr nachweisbar sind, es herrscht über dem Bauch absolute Ruhe; Winde und Stuhl, der anfänglich sogar diarrhoisch entleert werden konnte, gehen nicht mehr ab. Mit der Exsudatentwicklung kommt es meist zu einer Oligurie, eine Anurie ist oft auch durch Lähmung des Entleerungsmechanismus der Blase bedingt.

Das Blutbild und die Senkungsreaktion der roten Blutkörperchen verhalten sich entsprechend dem serofibrinös-entzündlichen oder eitrigen, septischen Prozeß bzw. entsprechend der Art der Infektion.

Der Verlauf der akuten Peritonitis ist nach Ätiologie und Pathogenese verschieden. Wir haben schon darauf hingewiesen, daß eine Perforationsperitonitis und eine hämatogene Form sich im Anfangsstadium meist verschieden verhalten. Schwere Formen enden allerdings nach wenigen Tagen unter einem identischen Bilde letal.

Eine Ausnahme macht die auch schon erwähnte Pneumokokkenperitonitis, die meist Mädchen bis oder bis knapp vor der Pubertät betrifft. Das Krankheitsbild gibt einen viel milderen Aspekt, der Verlauf ist viel leichter und eine Spontanausheilung war auch vor der Antibiotika-Ära nicht selten. Gutartig verläuft meist auch die Gonokokkenperitonitis bei Frauen, wobei allerdings meist keine diffuse, sondern eine auf das kleine Becken beschränkte Peritonitis vorliegt.

Die Diagnose der akuten Peritonitis ist somit im allgemeinen leicht. Schwierigkeiten bereitet nur die Abgrenzung von reflektorischen peritonitischen Reizzuständen wie bei einer Nephrolithiasis, einem Koronarinfarkt oder einer Colica mucosa. Fast unmöglich kann die Abgrenzung im Beginn einer Darmstrangulation, im Beginn einer Pankreasnekrose oder einer Mesenterialembolie sein, Zustände, die allerdings über kurz oder lang auch selbst wieder zur Peritonitis führen.

Die Therapie gehört dem Chirurgen, die Ausnahmen (Pneumokokken-, Gonokokkenperitonitis) wurden oben besprochen. Bei sichergestellter Diagnose wird der Praktiker wohl beim Transport des Kranken ins Krankenhaus von der Morphiumspritze nicht zurücktreten, er muß seiner Sache aber sicher sein, weil unter Morphium vorerst alle Erscheinungen zurückgehen können und der ins Krankenhaus eingelieferte Patient unter Umständen der rechtzeitigen Operation nicht zugeführt werden könnte.

C. Subakute oder chronische, rheumatische bzw. tuberkulöse Peritonitis (Tuberkulose des Peritoneums).

Hinsichtlich der Ätiologie sei auf die Einleitung hingewiesen. Hier sei nochmals hervorgehoben, daß „rheumatische" seröse fibrinöse Peritonitiden zumal im Rahmen einer Polyserositis vorkommen, daß aber gerade die Mitbeteiligung des Peritoneums meist das Zeichen dafür ist, daß nicht nur eine tuberkulösallergische Ätiologie vorliegt, daß sich vielmehr auch eine Aussaat von Knötchen, also eine Tuberkulose des Peritoneums entwickelt hat. Hinsichtlich der rheumatisch-allergisch-tuberkulösen Ätiologie der einzelnen Krankheiten s. Bd. I S. 508. Ebenso wie bei der Pleuritis exsudativa liegt bei der rein exsudativen Peritonitis eine allergisch-entzündliche Reaktion vor, wobei das Allergen wohl aus irgendeinem Fokalherd stammen kann, zumeist aber doch Tuberkelbazillen darstellt. Der hämatogene Schub führt hierbei entweder, und zwar sehr selten, nur zur Exsudation oder, wie zumeist, zur Ansiedlung der Bazillen im Peritoneum mit Bildung anatomischer Tuberkel. Auch hinsichtlich der seltenen Formen einer urämischen exsudativen Peritonitis, des exsudativen Aszites bei Leberzirrhosen siehe die einschlägigen Kapitel. Die trockenen Formen der Peritonitis fibrinosa mit sekundärer Schwielenbildung (Zuckergußleber, Zuckergußmilz) sind in dem entsprechenden Kapitel behandelt.

Die klinische Symptomatologie. Die chronische Peritonitis setzt ebenso wie eine chronische exsudative Pleuritis akut oder subakut ein. Das Bild wird verschieden sein, je mehr Allgemeinerscheinungen zu Tage treten, je mehr eine rein exsudative oder eine tuberkulös-knotige oder eine proliferativ-adhäsive Komponente vorliegt, bzw. je nachdem ob es sich um eine (meist tuberkulös) allergisch-„rheumatische", rein exsudative Peritonitis oder auch um eine Tuberkulose im engeren Sinne des Wortes handelt.

Die Allgemeinerscheinungen sind meistens schwerer Art. Es besteht eine Temperatursteigerung, meist aber steigt das Fieber nur etwas über 38 oder 39 Grad an; es verbleibt auf dieser Höhe oft nur kurze Zeit, oft nur wenige Tage. Es gibt allerdings Fälle, welche mit hohem, langdauerndem Fieber einhergehen und in welchen die initiale Kontinua an einen Typhus denken läßt. Meist stellen sich frühzeitig subjektive abdominelle Erscheinungen ein, Spannungszustände, Meteorismus, Üblichkeit, Brechreiz, Erbrechen oder wenigstens Inappetenz, nicht selten auch in den ersten Tagen stechende Schmerzen vom Typus des Serosaschmerzes, der von der Atmung abhängig ist und meist über der Leber oder der Milz, seltener in den unteren Abschnitten des Abdomens verspürt wird. Bald kann das Bild von der Exsudatbildung beherrscht werden.

Das Abdomen wird hierbei größer, die Bauchdecken prall gespannt, gleichzeitig aber auch überdehnt, so daß sich mit der Zeit allmählich der für ein großes Exsudat charakteristische Froschbauch entwickelt, der mehr in die Breite als in die Höhe geht und bei dem die Flanken sich allmählich vorzuwölben beginnen. Es ergibt sich vorerst bei einem frischen Exsudat kein Unterschied gegenüber einem Transsudat, alsbald aber wird bei der physikalischen Untersuchung der Exsudatcharakter des Ergusses kenntlich: Die Verschieblichkeit der Flüssigkeit ist bei Lagewechsel nicht mehr so prompt, oft ist eine Verschieblichkeit von vorneherein wenigstens deutlich nicht nachweisbar, wenn ausgedehnte peritoneale Verklebungen sich entwickeln oder eine adhäsive Fibrinbildung vorherrscht; es werden ferner Darmschlingen durch den entzündlichen Prozeß stellenweise an die Bauchwand fixiert werden, sie schwimmen trotz ihrer Gasfüllung nicht mehr an die Oberfläche des Exsudats und man kann daher perkutorisch inmitten der Flankendämpfung eine tympanitische Zone feststellen. Häufig findet sich das sogenannte THOMAYRsche Symptom, eine trotz großen Aszites konstante, auch bei Rechtslage sich nicht ändernde Tympanie in der Ileocoecalgegend, die dadurch zustande kommt, daß durch den allmählich schrumpfenden chronisch entzündlichen Prozeß am Mesenterium des Dünndarmes dieser immer mehr gegen die schräg nach rechts unten herabziehende Radix mesenterii fixiert wird, wobei insbesondere das untere Ileum und das Coecum unbeweglich werden, an die Bauchwand fixiert erscheinen und so die konstante Tympanie bedingen. Bei übermächtigen Exsudaten können diese gashaltigen fixierten Schlingen des THOMAYRschen Symptoms schließlich doch von Flüssigkeit überlagert werden und man kann diese fixierten Schlingen hinter dem oberflächlichen Exsudat durch tiefe laute Perkussion doch und zwar konstant nachweisen; man spricht von einem OHLSHAUSENschen Symptom. Diese Zeichen werden um so deutlicher sein müssen, je mehr der Peritonealprozeß fibrös-adhäsiver Natur wird, das heißt je mehr bald von vorneherein oder später das Bild der chronischen produktiv-adhäsiven Bauchfelltuberkulose manifest wird. Die frische oder subakute Bauchfelltuberkulose hat einen Initialbefund, der wenigstens dem Erfahrenen schon frühzeitig die Diagnose mit relativ großer Sicherheit gestattet und der allerdings in den ersten Tagen jeder Form einer subakuten Peritonitis eigen sein kann.

Ehe noch ein Exsudat sich entwickelt hat oder wenigstens nachweisbar wird (offenbar im Stadium der miliaren Aussaat ins Peritoneum oder der ersten fibrinösen, zu Verklebungen neigenden Auflagerungen, zumal der Darmschlingen), ist der Palpationsbefund bei der akuten oder subakuten Tbc. peritonei am Abdomen sehr charakteristisch, allerdings auch schwer zu beschreiben. Der Palpationseindruck an dem — meist etwas geblähten — Abdomen wurde von v. ORTNER als „teigig weich" bezeichnet, er wird durch den Umstand bedingt, daß die einzelnen Darmschlingen, das Omentum und auch das Mesenterium, nicht mehr wie im Normalzustand gegeneinander prompt verschieblich sind und daß die Viszera durch die sich bildenden Verklebungen und Adhäsionen zu einer vorläufig allerdings noch überall weichen Masse verbunden sind. Man kann hierbei meist ohne Schmerzäußerung des Kranken — wie Schmerzen meist überhaupt nur den ersten Anfangsstadien eigen sind und auch da nicht vorhanden sein müssen — palpatorisch in das Abdomen relativ gut eindringen. Man empfindet aber doch einen gewissen teigigen Widerstand und man hat vor allem den Eindruck, in eine zusammenhängende Masse zu greifen. Dieser Eindruck wird vielleicht noch dadurch erhöht, daß gerade im Anfangsstadium vor der Überdehnung der vorderen Bauchwand auch die Subkutis durch die Lymph-stauung leicht geschwollen ist; nicht selten findet sich ja auch sakral und lumbal ein deutliches Ödem, und zwar auch ohne stärkeren Erguß, welcher dasselbe durch Kompression des Plexus lumbalis venosus erklären könnte. Sind die Bauchdecken anfänglich noch etwas gespannt, stellt man in manchen Fällen sogar auch eine deutliche défense musculaire fest, so gehen diese Kontraktions-zustände und Spannungen der Bauchwandmuskulatur meist alsbald zurück.

Je mehr Exsudat sich bildet, um so mehr verschwindet der teigig weiche Eindruck und das früher geschilderte Bild des großen Exsudatbauches kommt zustande. Und in diesem können wieder alsbald palpatorisch Phänomene dar-gestellt werden, welche die Tuberkulose des Bauchfelles mit Sicherheit er-kennen lassen:

1. Kleinere und größere Knoten, die sich aus Konglomerattuberkeln und ver-kästen abgekapselten Massen zusammensetzen und

2. eine quer im Oberbauch meist knapp über Nabelhöhe sich hinziehende harte knotige oder kleinhöckerige Resistenz, die oft von der Pylorusregion bis zur Milzgegend, oft auch nur in kürzerem Ausmaß nachweisbar ist und die vor allem dem tuberkulös-fibrös veränderten Omentum entspricht, welches sich zu dem mehr oder weniger knotigen Strang zusammenrollt bzw. zusammen-zieht. Die Milz kann im Sinne einer hämatogenen Tuberkulose vergrößert sein, manchmal ist sie auch palpabel, meist geht sie aber in den Adhäsionen, Tumoren und auch im Exsudat unter.

Das Exsudat kann serofibrinös oder rein fibrinös sein, oft ist es hämorrhagisch.

Es ist klar, daß bei der Möglichkeit der Bildung von abgekapselten Exsudaten, von tuberkulösen Tumoren verschiedener Größe, Form und Lokalisation, der Möglichkeit der Resorption des Exsudats oder schließlich von Schrumpfungen und Adhäsionsbildungen mit allen ihren Folgen die differentesten Bilder sich werden ergeben können. Meist aber entwickelt sich dieses vielfältige Bild erst nach einer Initialperiode, die die früher genannten klassischen Zeichen in dieser oder jener Hinsicht (teigig weiche Beschaffenheit des Abdomens oder Resistenzen) trägt. Daß durch den schrumpfenden Prozeß Passagestörungen am Magen und Darm zustande kommen, daß eine Pylorusstenose sich ebenso entwickeln kann wie ein Ileus, ist verständlich. Bei rektaler Palpation kann man im Douglas nicht selten tuberkulöse Resistenzen palpieren.

Schließlich sei darauf hingewiesen, daß eine frische Aussaat, die vorerst oder vornehmlich in einem umschriebenen Bezirk der Peritonealhöhle erfolgt, andere Krankheiten symptomatologisch imitieren kann: Aus eigener Erfahrung sei ein Fall erwähnt, der unter dem Bilde einer akuten Cholezystitis erkrankte, allgemein bekannt sind die Fälle, die als akute Appendizitiden zur Operation kommen. Hierbei sind freilich jene Fälle abzugrenzen, bei welchen die lokale Peritonealtuberkulose durch lymphogene Aussaat aus einer Ileocoecaltuberkulose hervorgeht und bei welchen es in der Regel auch später nicht zu einer diffusen Aussaat in das Peritoneum kommt. Das Exsudat kann auch durch Mischinfektion eitrig werden, der tuberkulöse Prozeß kann Darmschlingen zum Durchbruch bringen, Komplikationen, die das Bild akut wesentlich verändern.

Die Diagnose der chronischen Peritonitis bzw. der Peritonealtuberkulose ergibt sich aus der früher beschriebenen Symptomatik. Zu betonen ist, daß auch bei sicher festgestellter Polyserositis keineswegs sicher gesagt werden darf, daß eine tuberkulöse Ätiologie vorliegt, oder daß sich aus dem scheinbar rein exsudativen (allergischen) Prozeß nicht doch noch das Bild der anatomischen Peritonealtuberkulose entwickelt. Schwierig, nahezu unmöglich kann die Abgrenzung einer knotigen, zur Schrumpfung des Omentum majus führenden Peritonealkarzinose sein, sofern man nur den abdominellen Befund berücksichtigt; es entwickeln sich auch hierbei neben dem Exsudat die den Oberbauch quer durchziehende Resistenz und andere Tumoren. Es können hier nur der allgemeine Eindruck und das allgemeine Bild entscheiden. Ein diagnostisches Zeichen, das für tuberkulöse Peritonitis spricht, ist manchmal eine entzündliche Rötung um den Nabel („inflammation periombilicale" der Franzosen).

Verlauf und Prognose. Es ist verständlich, daß Verlauf und Prognose der chronischen Bauchfellentzündung verschiedener Art sein müssen, je nachdem, ob es sich um eine rein rheumatisch-allergische Form oder um eine Tuberkulose, und zwar verschieden, je nachdem, ob es sich auch hierbei vorwiegend um eine allergisch-exsudative oder um eine anatomische Tuberkulose des Bauchfelles im engeren Sinne handelt. Die rein exsudativen rheumatischen Formen geben zweifellos an sich eine bessere Prognose. Diese wird aber immer deshalb vorsichtig gestellt werden müssen, weil, wie früher betont, vorerst nie entschieden werden kann, ob nicht doch eine tuberkulöse Ätiologie mit der Möglichkeit des Überganges in eine knotige Tuberkulose vorliegt (s. oben). Ist auf Grund des klinischen Bildes eine Bauchfelltuberkulose im engeren Sinne des Wortes diagnostiziert, so wird die diesbezügliche Prognose von den verschiedenen Autoren verschieden beurteilt. Die von manchen Klinikern vertretene Anschauung, daß die Bauchfelltuberkulose schließlich doch eine gute Prognose habe und zumindest nach langwierigem Krankheitsverlauf ausheile, wird zumindest durch eigene Erfahrung in der Praxis oft widerlegt. Sicher kann auch eine knotige Tuberkulose des Bauchfelles restlos ausheilen. Der Verlauf dieser Fälle ist aber ein langwieriger, Adhäsionen können Dauerschäden und Dauerbeschwerden nach sich ziehen. In nicht wenigen dieser Fälle aber ist der Prozeß progredient und der Kranke geht zum Teil unter den geschilderten Komplikationen oder kachektisch zugrunde. Jedenfalls sind wir mit den Jahren und größerer Erfahrung in der Prognosestellung immer vorsichtiger geworden; der Umgebung ist daher klarzulegen, daß eine Heilung möglich ist, daß die Krankheit aber auch unvermutet einen bösartigen Verlauf nehmen kann. Man sieht im übrigen nicht so selten, daß sich im Rahmen der Bauchfelltuberkulose eine foudroyante Tuberkulose in anderen Organen, vor allem in der Lunge, entwickeln kann. Nur eine längere Beobachtung wird also prognostische Schlüsse erlauben.

Die Therapie. Sie besteht in der Allgemeinbehandlung; sehr günstig wirkt sich ein Hochgebirgsklima sowie entsprechende Liegekuren aus. Hinsichtlich dieser Details der Behandlung sei auf Band I verwiesen.

Es scheint, daß die Entdeckung des Streptomycins auch für die Bauchfelltuberkulose eine große Wende bedeutet. Ebenso wie die übrigen frischen hämatogenen Formen einer Tuberkulose, wie eine Miliartuberkulose oder eine Meningitis tuberculosa mit dem neuen Mittel geheilt werden können, ebenso gilt dies für die Peritonealtuberkulose, hierbei ist freilich die Frühdiagnose von besonderer Bedeutung. Fälle, in welchen sich bereits eine knotig-verkäsende Form entwickelt hat, werden kaum mehr Aussicht haben, mit Streptomycin geheilt zu werden. Größere Erfahrungen liegen diesbezüglich noch nicht vor. Wir erlebten in einem Frühfall einen ausgezeichneten Erfolg. In neuester Zeit werden andere Antibiotica, wie PAS (p-Aminosalicylsäure) empfohlen.

Die Frage, ob und wie oft ein Exsudat abgelassen werden soll, kann dahin beantwortet werden, daß ein Exsudat unbedingt abzulassen ist, wenn dieses durch Zwerchfellhochstand zu schwerer Dyspnoe führt. Wir lassen das Exsudat auch im allgemeinen nach längerem, etwa zwei- bis dreiwöchigem stationärem Bestande einmal in der Hoffnung ab, daß der Krankheitsprozeß damit abgekürzt wird. Man sieht gelegentlich, daß das einmal abgelassene Exsudat sich nicht mehr oder nur im geringen Ausmaße auffüllt. Jedenfalls soll man nicht zu häufig punktieren, wenn sich das Exsudat wieder rasch nachbildet, da die Kranken hierbei durch die wiederholte Neubildung des Aszites zuviel Körpereiweiß verlieren und so gerade durch die Behandlung kachektisch werden. Ein künstliches Pneumoperitoneum hat sich unseres Erachtens nicht bewährt. Es wurde auf Grund der Beobachtung propagiert, daß es nach Probelaparatomien angeblich zu einer Heilung der Bauchfelltuberkulose kommt. Auf Grund dieser Erfahrung hat man vorerst die therapeutische Probelaparatomie inauguriert, später das Pneumoperitoneum empfohlen. Die einschlägigen Statistiken liefern aber nicht überzeugende Resultate.

D. Subphrenische Abszesse.

Es sei vorausgeschickt, daß subphrenische Abszesse in bestimmten Fällen lokalisierte, umschriebene Peritonealerkrankungen darstellen, daß sie, aber viel häufiger, retroperitonealer Natur sind. Sie werden im folgenden im Zusammenhang dargestellt. Die intraperitonealen subphrenischen Abszesse liegen zwischen Diaphragma und den im obersten Bauchraum gelegenen Organen, Leber, Magen, Colon transversum, Milz, die retroperitonealen im oberen Retroperitonealraum.

Die intraperitonealen subphrenischen Prozesse unterteilen sich in die rechts- und in die linksseitigen, da sie sich zumeist aus einem der genannten Organe entwickeln und ihnen bei ihrer Ausdehnung durch das Ligamentum suspensorium hepatis Halt geboten wird. Die intraperitonealen Abszesse sind also meist Komplikationen oder sekundäre Folgen von abdominellen Grundkrankheiten: Das perforierte Ulkus, welches nach gedeckter Perforation nur zu einer umschriebenen Peritonitis führt, kann ebenso wie ein perforierendes Kolonkarzinom oder ein Milzabszeß zu einem linksseitigen, eine eitrige Cholangitis, ein Leberabszeß, auch eine eitrige Cholezystitis zu einem rechtsseitigen intraperitonealen, „vorderen" subphrenischen Abszeß führen. Die einschlägigen klinischen Bilder entsprechen einer Magen-Darmperforation mit eitrig umschriebener Peritonitis oder einer entsprechend komplizierten septischen Cholezystitis, Cholangitis usw. Die Symptomatologie ergibt sich aus diesen Tatsachen. Sehr ungewöhnlich sind Fälle, in welchen der intraperitoneal abgekapselte Abszeß einem scheinbar harten Tumor entspricht und unter Umständen wie in einem eigenen Fall auf Grund seines palpatorischen Verhaltens für eine Milz gehalten wird. Es handelte sich in unserem Falle um eine Patientin, die nach einem Typhus abdominalis vor vier Jahren immer wieder langdauernde Fieberperioden hatte und bei der der Arzt einen großen „Milztumor" getastet hatte. Tatsächlich entsprach der palpierte Tumor hinsichtlich Resistenz, Konturen usw. scheinbar einer großen Milz. Ausgehend von der Überlegung, daß offenbar ein septischer Prozeß vorliegen müsse, wofür vor allem Schüttelfröste und der Blutbefund sprachen, und zum Ausschluß eines von anderer Seite diagnostizierten „isolierten Lymphogranuloms der Milz" wurde der „Tumor" punktiert. Das Punktat war eitrig, kulturell fanden sich Typhus-Bazillen. Der Chirurg deckte einen mächtigen abgekapselten vorderen, linksseitigen, subphrenischen Abszeß auf.

Die „hinteren" retroperitonealen, subphrenischen Abszesse, die durch die vorspringende Wirbelsäule auch wieder in rechtsseitige und linksseitige abgegrenzt werden, können aus Nieren-, Pankreaseiterungen hervorgehen, sie können aber auch — und diese Fälle sind es, welche diagnostisch das größte Interesse beanspruchen — hämatogene Genese haben. Sie entwickeln sich im Anschluß an eine Furunkulose usw. Vordere und hintere Abszesse können schließlich auch durch Durchwanderung von oben aus einem Empyem der Pleurahöhle zustande kommen.

Der hämatogen oder wenigstens ohne faßbare Ursache auftretende „hintere", subphrenische Abszeß, der subphrenische Abszeß im engeren Sinne des Wortes, kann der Diagnose durch seine versteckte Lage tief hinter der Rückenmuskulatur, der Zwerchfellkuppe und den Rippen lange Zeit nicht zugänglich werden. Es handelt sich hierbei um Kranke, welche bald höher, bald weniger hoch fiebern, unter Umständen septische Temperaturen zeigen, deren Allgemeinbefinden daher ein mehr oder weniger leicht febriles oder septisches ist und bei welchen der Erfahrene gerade wegen des Verstecktseins des offenkundig vorliegenden septischen Herdes nach dem subphrenischen Abszeß fahndet und diesen nicht selten auch relativ frühzeitig, oft allerdings erst nach Wochen findet; zumindest wird vorerst der dringende Verdacht eines subphrenischen Abszesses ausgesprochen werden können. Der Abszeß wird allmählich durch ein leichtes Ödem der Haut der oberen Lumbalgegend manifest, durch Aufheben von Hautfalten und Vergleich mit der anderen Seite erkennt man eine leichte Schwellung der Kutis und Subkutis oder man stellt fest, daß sich die Haut um einen etwa handtellergroßen Bezirk gegen die Unterlage schlechter verschiebt, und findet schließlich durch eine Succussio renalis, das heißt durch kurze kräftige Schläge mit der Ulnarkante der Hand in der Gegend unter dem perkutorisch festgestellten Lungensinus, eine deutliche tiefe Schmerzempfindlichkeit. Hierbei ist zu berücksichtigen, daß der subphrenische Abszeß das Zwerchfell hochdrängt, übrigens ein auch röntgenologisch wichtiges Zeichen, da der Röntgenbefund zwischen Zwerchfellhochstand einerseits und schmalem pleuralem Exsudat bei Normalstand des Zwerchfelles anderseits mit größerer Sicherheit unterscheidet als die physikalische Untersuchung. Hat man diese Verdachtsbefunde erhoben, so hat es meist vorläufig keinen Zweck, mit langer dicker Nadel nach allen Richtungen der verdächtigen Lumbalgegend zu punktieren, da derartige Punktionen, selbst wenn der Abszeß schon relativ groß ist, in der Regel vergeblich sind. In der großen Mehrzahl der Fälle zeigt sich aber in weiteren, wenigen Tagen, manchmal allerdings auch erst nach längerer Zeit, nun ein sehr deutliches, umschriebenes Ödem, in dessen Bereich die Druck- und Klopfempfindlichkeit rasch intensiv zunehmen kann, und damit hat sich der nach außen strebende Prozeß so deutlich lokalisiert, daß die Punktion nun mit relativ großer Sicherheit den Eiter finden läßt. Hat die Punktion Eiter ergeben, so empfiehlt es sich, insbesondere wenn die früheren Lokalisationszeichen des Abszesses nicht sehr eindeutig sind, den Kranken mit der noch liegenden Punktionsnadel dem Chirurgen zu überantworten, sofern die Operation unmittelbar angeschlossen werden kann; denn es gibt nicht wenige Fälle, in welchen die Punktion den relativ kleinen Abszeß glücklich traf und der Chirurg trotz breiter Eröffnung denselben nicht findet. Freilich bricht der Abszeß in diesen Fällen meist bald in die Operationswunde doch durch.

Diagnostische Schwierigkeiten können sich gegenüber einem Pleuraempyem ergeben, zumal dann, wenn ein subphrenischer Abszeß sich mit einem sekundären Durchwanderungspleuraempyem komplizierte. Die Röntgenuntersuchung und die Punktion werden die Sachlage im allgemeinen klären. Die Begleitpleuritis eines subphrenischen Abszesses ist oft serofibrinöser Natur, das differente Punktat aus der Pleurahöhle und aus dem subdiaphragmalen Abszeß wird diagnostisch und therapeutisch richtunggebend sein. Findet man also bei einer Pleuritis, welche wegen des allgemein septischen Bildes vor der Punktion auf ein Empyem verdächtig war, ein serofibrinöses Exsudat, so hat man an den subphrenischen Abszeß mit Begleitpleuritis zu denken.

Röntgenologisch findet man, wie schon erwähnt, meist einen deutlichen Zwerchfellhochstand. Bei Gasbildung im Abszeß (subdiaphragmale Gasblase mit darunterliegendem horizontalem Flüssigkeitsspiegel) kann der Röntgenologe die Diagnose mit Sicherheit stellen.

E. Tumoren des Peritoneums.

a) *Gutartige Tumoren.* Gutartige Tumoren des Peritoneums, und zwar Fibrome, Lipome, Lipofibrome, Myome, Fibromyome, Keratome und Zysten, sind selten. Klinisch spielt die Mesenterialzyste eine gewisse Rolle. Sie ist daran kenntlich, daß sie alle Zeichen des intraperitonealen Tumors trägt, daß sich der Tumor prall elastisch anfühlt und daß er abnorm gut beweglich ist; er kann im Bauchraum oft an eine beliebige Stelle verschoben werden.

Beim Platzen eines pseudomyxomatösen Ovarialtumors, seltener einer Mukokele der Appendix, kann es zu einer Aussaat zahlreicher gutartiger gallertartiger Tumoren, beim Anstechen einer Echinokokkenblase, die in der Peritonealhöhle übrigens auch isoliert vorkommen kann, zur Aussaat von Tochterblasen am Peritoneum kommen.

b) *Maligne Tumoren.* Es gibt sehr seltene *primäre* maligne Tumoren des Peritoneums, vor allem Endotheliome. Sie sind der Diagnose kaum zugänglich. Die *metastatisch* maligne Erkrankung des Peritoneums, die Peritonitis carcinomatosa gleicht im objektiven Befund nach jeder Hinsicht dem früher beschriebenen Bild der exsudativ knotigen Tuberkulose, die Allgemeinerscheinungen der Tuberkulose (Fieber, Schweiße usw.) allein erlauben die Unterscheidung; wir finden auch hier oft ein hämorrhagisches Exsudat. Die Differentialdiagnose wird aus dem Allgemeinbild und eventuell aus dem Nachweis eines Primärkarzinoms gelingen. Daß sich bei einem negativen Röntgenbefund, wie etwa bei einem Pankreasschwanzkarzinom, zumal bei einem malignen Tumor bei einem relativ noch jungen Individuum größte Schwierigkeiten gegenüber der Tuberkulose ergeben werden, ist selbstverständlich. Der Verlauf ist in diesen Fällen entscheidend, das bereits metastasierende Karzinom wird rasch zur Kachexie führen. Der Nachweis von Tumorzellen im Exsudat bringt mit den neueren Methoden (vgl. Bd. I, S. 323) manchmal die Entscheidung.

Die Krankheiten des Blutes und der blutbildenden Organe.

I. Erkrankungen des erythrozytären Systems.

A. Allgemeine Vorbemerkungen.

Im folgenden sollen nur einige Bemerkungen über das rote Blutbild gegeben werden, deren Kenntnis die Voraussetzung für das richtige Verwerten eines Blutbefundes ist. Hinsichtlich der technischen Details muß auf die Lehrbücher der Hämatologie verwiesen werden.

a) Die normale Zahl der Erythrozyten beträgt beim Manne 5 Millionen, bei der Frau 4,5 Millionen. Schwankungen ergeben sich durch Muskelarbeit, Schwitzen, Schmerzen, Erregung, Temperaturänderungen, es kommt einerseits zur Bluteindickung durch Wasserabgabe, anderseits zur Ausschüttung der Blutdepots. Es können sich Schwankungen von $\pm 10\%$ der normalen Werte ergeben.

b) Der Normalwert des Hämoglobins beträgt beim Manne durchschnittlich 16 g, bei der Frau durchschnittlich 14,5 g Hämoglobin in 100 ccm Blut. 16 g Hämoglobin entsprechen beim Manne im Durchschnitt 5 Millionen Erythrozyten; diese Hämoglobinkonzentration wurde in der neuen Standardisierung gleich 100% oder 100 Hämometereinheiten gesetzt. Der Normalwert des Mannes liegt zwischen 90 und 110 Hämometereinheiten, der der Frau zwischen 80 bis 100 Hämometereinheiten. Die klinische Bestimmung erfolgt im allgemeinen mit den SAHLI-Hämometern, die nach den Vorschriften der Gesellschaft für Innere Medizin standardisiert sind.

c) Der Färbeindex stellt das praktische Maß für den Hämoglobingehalt des einzelnen Erythrozyten dar. Man erhält ihn durch Division der Hämometereinheit durch die 20fache Erythrozytenzahl in Millionen. Der normale Färbeindex des Mannes liegt also bei $\dfrac{100}{20 \times 5} = 1$. Der Färbeindex kann unter physiologischen Verhältnissen zwischen 0,9 bis 1,1 schwanken. Der Färbeindex erlaubt die Unterscheidung von normo-, hypo- und hyperchromen Anämien.

d) Der normale Durchmesser des Erythrozyten, der im allgemeinen, wenn auch, wie wir sehen werden, nicht mit vollem Recht, als Maß der Größe gilt, beträgt durchschnittlich 7,2 bis 7,4 μ. Die meistgeübte Bestimmung ist die Ausmessung von 100 bis 200 Erythrozyten im gefärbten Blutausstrich mit einem Okularmikrometer. Das Meßverfahren gewann erst größere klinische Bedeutung, als man daranging, die Erythrozyten im einzelnen Falle ihrer Größe nach in Klassen einzuteilen (in Elemente zwischen 5 bis 6 μ, zwischen 6 bis 7 μ, zwischen 7 bis 8 μ usw.) und die erhaltenen Werte in Kurvenform darzustellen

(PRICE-JONES-Kurve, s. Abb. 39). Man stellt so nicht Mittelwerte, sondern die Häufigkeit größerer oder kleinerer Blutkörperchen fest und man erhält so ein Maß für den Grad der Anisozytose.

Aus der beigegebenen Kurve ist ersichtlich, daß die pathologische Kurve gegenüber der Normalkurve nach links oder nach rechts verschoben, daß ihre Basis beiderseits verbreitert sein kann, Verhältnisse, die für bestimmte Blutbilder charakteristisch sind. Der Kurvengipfel gibt den Prozentgehalt der häufigsten vorhandenen Zahlengrößen wieder, er deckt sich ungefähr mit dem durchschnittlichen Durchmesser. Wie wir noch hören werden, bezeichnen wir Elemente mit einem Kreisdurchmesser unter 6 μ als Mikro-, von über 9 μ als Makro- oder Megalozyten (s. S. 392). Die Erythrozytendicke, deren Bestimmung klinischen Laboratorien vorbehalten bleibt und die aus Erythrozytenvolumen und Kreisdurchmesser berechnet wird, hat in den letzten Jahren diagnostisch an Bedeutung gewonnen. Kreisdurchmesser und Dicke ergeben ein Bild der Form der Erythrozyten. Mit dieser Technik findet man die „Kugelgestalt" der Erythrozyten beim hämolytischen Ikterus (s. S. 446) oder stellt fest, daß die Megalozyten der Perniziosa auffallend flache Scheiben darstellen.

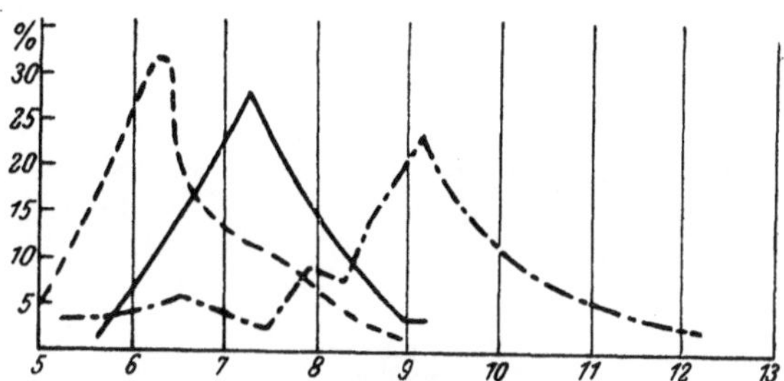

Abb. 39. PRICE-JONES-Kurven. ________ Kurve eines Normalen. _ _ _ _ _ Kurve eines hämolytischen Ikterus mit Mikrozytose. _._._. Kurve eines Morbus Biermer mit Megalozytose.

e) Das gesamte Erythrozytenvolumen ist durch das Verhältnis von Serum zu Blutkörpervolumen bestimmt; es wird am einfachsten mit der Hämatokritmethode (scharfes Abzentrifugieren des Blutes unter bestimmten Kautelen in einem Hämatokritröhrchen) durchgeführt. Aus dem Gesamtvolumen wird mit der Erythrozytenzahl das Volumen der einzelnen Erythrozyten bestimmt. Das gesamte Erythrozytenvolumen des Blutes beträgt für Männer 40 bis 48%, für Frauen 36 bis 42%, das Einzelvolumen beträgt im Mittel 85 μ^3.

f) Die Resistenz der Erythrozyten. Man versteht darunter im allgemeinen die Widerstandsfähigkeit der Erythrozyten gegenüber der osmotisch-hämolytischen Beeinflussung durch hypotonische Kochsalzlösungen. Es werden entweder gewaschene oder frische Erythrozyten in abfallende Konzentrationen einer Kochsalzlösung von 0,70 bis 0,26% gebracht. Man bestimmt die Kochsalzkonzentration bei beginnender Hämolyse (Minimumresistenz) und bei kompletter Hämolyse (Maximumresistenz). Die Normalwerte betragen 0,42 bis 0,46% für beginnende und 0,28 bis 0,34% für komplette Hämolyse. Die Hämolyse kann auch in Kurvenform dargestellt werden, wenn man photometrisch die Menge des jeweils bei verschiedenen Konzentrationen in Lösung gegangenen Hämoglobins bestimmt. Die klinisch wichtigste Veränderung ist zweifellos die Herabsetzung der Resistenz beim hämolytischen Ikterus. Die Resistenz gegen verschiedene andere hämolytische Einflüsse, wie gegen Saponine, hat in die Klinik kaum Eingang gefunden.

g) Die normale und pathologische Morphologie der Erythrozyten und ihrer Vorstufen. Das Knochenmarkspunktat. Die Kenntnis der Morphologie des normalen Erythrozyten im Blutausstrich wird vorausgesetzt. Pathologische Abweichungen ergeben sich hinsichtlich der Größe bzw. hinsichtlich des Kreisdurchmessers, der Form und schließlich des färberischen Verhaltens.

Unter *Anisozytose* verstehen wir stärkere Größenunterschiede im Ausstrich, liegt der durchschnittliche Durchmesser unter 6 μ, sprechen wir von *Mikrozytose* (s. Abb. 40 *d*), bei einem solchen von über 9 μ von einer *Makrozytose* (s. Abb. 40 *e*) und *Megalozytose* (s. Abb. 40 *f*). Hinsichtlich der genauen Ausmessung und der genauen Bestimmung der Anisozytose s. oben (PRICE-JONES-Kurve). Bei einiger Übung läßt sich allerdings auch ohne Messung ein mehr oder weniger zuverlässiger Eindruck gewinnen, so daß man auch ohne diese eine Anisozytose vorwiegend im Sinne einer Mikro- oder einer Makrozytose erkennen kann. Hinsichtlich der Unterscheidung von Makro- und Megalozyten s. S. 395. Nach den früheren Darstellungen ist es klar, daß auch in einem

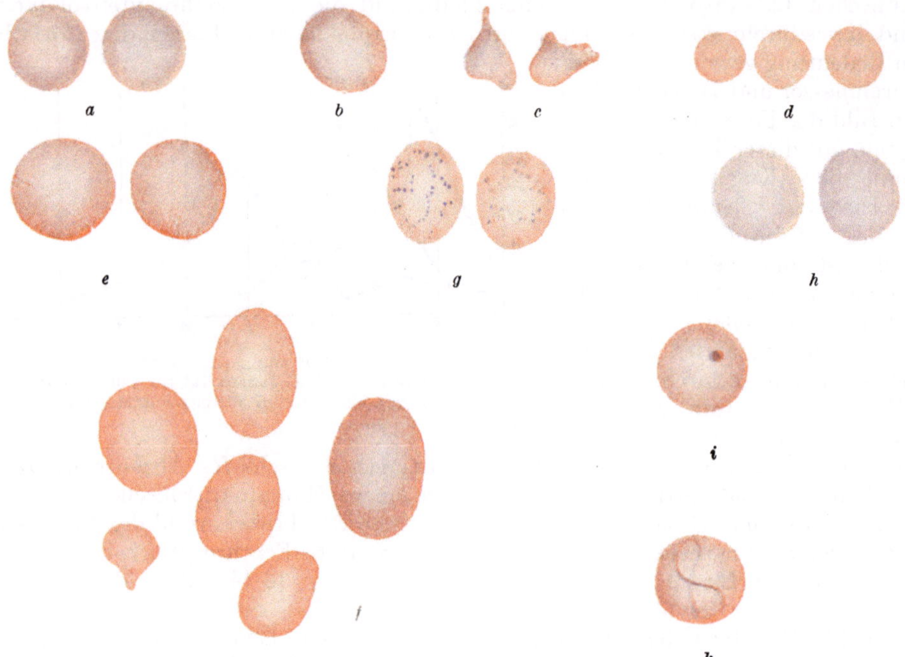

Abb. 40. Morphologie der Erythrozyten. *a* Normozyten, *b* Anulozyten, *c* Poikilozyten, *d* Mikrozyten, *e* Makrozyten, *f* Megalozyten, *g* basophil Punktierte, *h* Polychromatische, *i* JOLLY-Körperchen, *k* CABOTscher Ring (nach HEILMEYER).

normalen Blut vereinzelte Mikro- und Makrozyten vorkommen können (s. PRICE-JONES-Kurve). Unter pathologischen Bedingungen begegnet man einer abnormen Formgestaltung der Erythrozyten. Wir werden in der Folge darauf zurückkommen, daß bestimmte Krankheiten abnorme vererbbare Erythrozytenformen aufweisen, wie der hämolytische Ikterus mit seinen „Kugelzellen", die Sichelzellen- und Elliptozytenanämie mit ihren sichelförmigen bzw. elliptisch gestalteten Elementen. Beim Morbus Biermer ist die Mehrzahl der Megalozyten nicht rund, sondern elliptisch. Bei allen schweren Anämien begegnet man schließlich der *Poikilozytose* (s. Abb. 40 *c*), einer völligen Mißgestaltung der Blutkörperchen in Keulen-, Birnen-, Hantelform; diagnostisch ist die Poikilozytose wenig brauchbar, sie weist nur auf weniger resistente Elemente im allgemeinen hin. Durch eine stärkere Hypochromie, bei der die zentralen Anteile des Erythrozyten kaum oder nicht mehr gefärbt werden, entstehen die sogenannten Pessarformen oder Ringformen *(Anulozyten)* (s. Abb. 40 *b*).

Unter Anisochromie versteht man die vom Hämoglobingehalt abhängige verschiedene Färbbarkeit der Erythrozyten. Unter *Polychromasie* (s. Abb. 40 *h*) versteht man eine basische Färbbarkeit der Erythrozyten. Bei der üblichen Giemsafärbung erscheint der Erythrozyt nicht rot, sondern er weist einen Stich ins Bläuliche auf oder wird schließlich immer intensiver graublau. Die basophil sich färbende Substanz ist im Polychromatischen offenbar völlig im oder mit dem Hämoglobin der Zellen gelöst oder gleichmäßig verteilt. Finden sich zahlreiche Polychromatische, so kann man mit stärkerer Vergrößerung allerdings zumeist an diesem oder jenem dieser Elemente erkennen, daß die Blausubstanz aus einem feinen, engmaschigen Netzwerk besteht. Diese Formen stellen den Übergang zur *basophilen Punktierung* oder *basophilen Tüpfelung* dar (s. Abb. 40 *g*). Bei dieser ist die Grundsubstanz des Erythrozyten dem Hämoglobingehalt entsprechend diffus rot gefärbt, die früher gelöste polychromatische basophile Substanz ist als größere und kleinere, zahlreiche und weniger zahlreiche Klümpchen ausgefällt; wir haben einen Erythrozyten vor uns, der blaue Körnchen in verschiedener Größe und verschiedener Zahl beherbergt. Über die Beziehung der Polychromatischen bzw. der basophil Punktierten zu den Retikulozyten, bzw. zur Vitalfärbung s. S. 397. Es sei hier vorläufig nur betont, daß die Polychromatischen junge, noch nicht voll ausgereifte Elemente darstellen, daß auch die basophil Punktierten als Regenerationszeichen eines überaktiv tätigen Knochenmarkes zu gelten haben, wobei die Regeneration durch degenerative Einflüsse gestört ist, die zur Ausfällung der basophilen Jugendsubstanz der Erythrozyten führen. In den Erythrozyten können ferner die HOWELL-JOLLY-Körperchen, meist kurz JOLLY-Körperchen genannt, gefunden werden (s. Abb. 40 *i*), die im allgemeinen als Kernchromatinreste aufgefaßt wurden, eine Deutung, der ihre leuchtend rote Azurfärbung widerspricht. Wie dem auch sei, die JOLLY-Körperchen sind Zeichen einer lebhafteren Knochenmarkstätigkeit und erscheinen meist vor Auftreten der kernhaltigen Roten; die kernhaltigen Roten im peripheren Blut wären sozusagen das Zeichen eines nächsten Grades der Regeneration. Nach Splenektomie kommt es fast regelmäßig zum Auftreten von JOLLY-Körperchen im peripheren Blut, ein Befund, der als Enthemmung des durch die Milz normalerweise gehemmten Knochenmarkes gedeutet werden kann. In den Erythrozyten finden sich ferner, allerdings sehr selten, die sogenannten CABOT*schen Ringe* (s. Abb. 40 *k*), runde oder schleifenförmige, in der Aufsicht lineare Gebilde, die als Kernwandreste gedeutet werden. Bei schwerer Anämie, fast regelmäßig beim Morbus Biermer, findet man in vereinzelten oder auch in zahlreichen Erythrozyten die sogenannten *Erythrokonten* (V. SCHILLING); es sind an der Grenze der Sichtbarkeit stehende, stäbchenförmige Gebilde, die unseres Erachtens zur basophilen Substanz der Polychromatischen in Beziehung stehen. Eine wesentliche diagnostische Bedeutung kommt ihnen nicht zu. Die *hämoglobinämischen Innenkörper* bzw. die HEINZ-*Körperchen* entstehen bei bestimmten Vergiftungen (s. S. 459) als Folge einer schweren Schädigung des Hämoglobinmoleküls. Sie erscheinen am deutlichsten bei Vital-Färbung mit Nilblausulfat (eine $^1/_2$%ige alkoholische Lösung wird am Objektträger ausgestrichen, sie trocknet sofort ein; hierauf wird auf der zurückbleibenden Farbstoffschicht ein Blutausstrich gezogen, der Objektträger wird sofort feucht für einige Minuten in eine feuchte Kammer gebracht). Die HEINZ-Körper stellen bei dieser Technik tiefblaue, meist exzentrisch gelegene Kugeln dar; zum Teil liegen sie frei.

Die *kernhaltigen roten Blutkörperchen* sind im folgenden unter der Bezeichnung *Erythroblasten* zusammengefaßt, einerlei, ob es sich um eine ausgereifte oder um eine Stammform handelt. In der Nomenklatur der Erythroblasten herrscht in der Literatur große Verwirrung, auch in den modernen Lehr- und Handbüchern folgen die Autoren nicht gemeinsamen Regeln. Zum näheren Verständnis der verschiedenen Formen der Erythroblasten sei kurz eine Entwicklungsreihe angegeben, die unseres Erachtens übersichtlich ist und didaktischen Zwecken gut entspricht. Über das Wesen dieser oder jener Form, insbesondere über ihren Entwicklungsgang herrscht unter den Hämatologen Uneinigkeit, Meinungsdifferenzen, die aber hier nicht Platz haben können. Das folgende Schema und Abbildungen sollen die Verhältnisse dem Verständnis näher bringen.

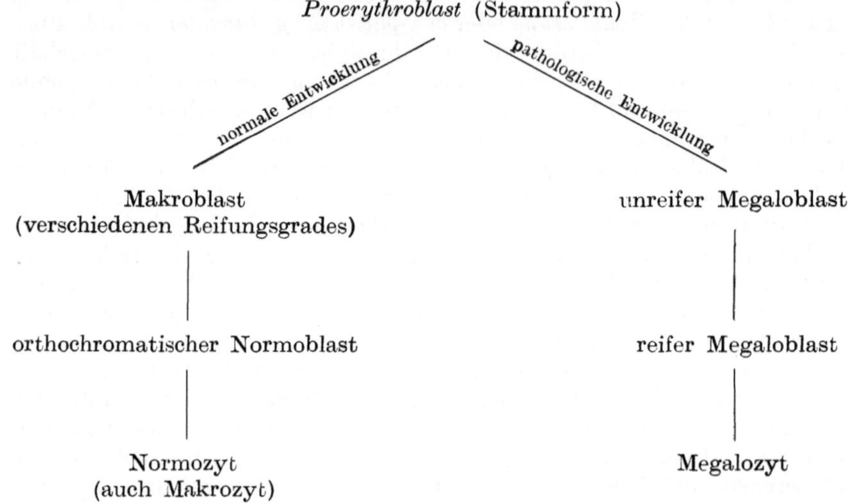

Der *Proerythroblast* (s. Abb. 41 *a, b*) hat alle Jugendzeichen einer Blutkörperchenstammform. Die Kernplasmarelation ist für das Protoplasma sehr ungünstig, einen großen Kern umgibt oft nur ein schmaler Saum Protoplasma; dieses ist in keiner Weise differenziert, es ist wie in allen Stammformen stark basophil gefärbt, der Kern ist groß, er hat Kernkörperchen und zeigt ein lockeres Chromatingerüst mit perinukleärer Aufhellung. Die Zelle ist von einem Myeloblasten nicht zu unterscheiden, wenn nicht Übergangsformen im gleichen Präparat und dessen Gesamtbild eine Entscheidung treffen lassen. Bei auch nur geringem besserem Ausreifen des Kernes wird die Zelle allerdings für den Geübten leicht erkennbar: die auffällige dunkle Färbung des Kernes, vor allem die frühzeitige Neigung der Anordnung des Chromatins zur Radspeichenstruktur sind charakteristisch. Alle Übergangsformen von dieser Stammzelle bis zum ausgereiften Normoblasten werden unter der Bezeichnung *Makroblasten* (s. Abb. 41 *c, d, e*) zusammengefaßt. Ebenso wie die Stammform sind diese zwar meist noch bedeutend größer als die reifen Kernhaltigen; Protoplasma und Kern zeigen alle Stufen der Reifung, meist gehen Kern- und Protoplasmareifung annähernd parallel. Das Protoplasma verliert immer mehr seinen tief basophilen Charakter; das Blau macht erst einem Graublau (der intensiven Polychromasie), dieses später einer leichten Polychromasie des bereits hämoglobinhaltigen Elements und diese schließlich der Orthochromasie, der normalen, hämoglobinbedingten roten Farbe Platz. Gleichzeitig zeigt der Kern immer mehr eine Verdichtung seiner Struktur im Sinne der Radspeichenstruktur, allerdings in derartiger Pyknose, daß schließlich auch diese Struktur in einem dunklen dichten Kern fast verschwindet. Der Kern wird hierbei immer kleiner, bis er schließlich im *Normoblasten* (s.

Abb. 41 *f, g*) die richtige Kern-Plasma-Relation erreicht hat. Aus der stetigen
Entwicklungsreihe der Erythroblasten ist also im Normoblasten ein bestimmtes
Stadium herausgegriffen, während im Makroblasten alle
Entwicklungsstadien bis hinauf zur Stammzelle zusammengefaßt werden. Über die Art der Entkernung wissen wir
nichts Sicheres. Zweifellos kommt es vor der Entkernung
sehr häufig zu einer Karyorhexis, zu einem Zerschellen des
bis dahin kompakten Kernes in kleinere Teile, man kann
in einzelnen Erythrozyten auch gelegentlich derartige
kleine Kernreste erkennen. Wieweit auch eine Auflösung
des Kernes vorkommt, steht dahin. Nach Verlust des
Kernes ist die Zelle zum normalen roten Blutkörperchen
geworden. Aus dem Befund der Polychromatischen und
basophil Getüpfelten wissen wir allerdings schon, daß die
Reifung des Kernes und schließlich die Entkernung mit der
Reifung des Protoplasmas nicht immer Schritt halten, daß
nach der Entkernung ein polychromatisches Protoplasma
übrig bleiben kann, ein Vorgang, der bei lebhafter Blutregeneration zur Tagesordnung gehört. Die normale Entwicklungsreihe der Erythroblasten kann auch zu großen
Erythrozyten, zu Makrozyten ebenso wie zu Mikrozyten
führen: die Makroblasten, die normalerweise im Laufe der
Reifung zum Normoblasten kleiner werden und so zu dem
an Größe viel kleineren Normozyten führen, behalten,
wahrscheinlich insbesondere bei lebhafterer Regeneration,
ihre Größe und reifen dadurch zu abnorm großen Normoblasten und schließlich zu den großen roten Blutkörperchen,
den Makrozyten. In der Regel kann die Hämoglobinbildung
bzw. die Hämoglobinspeicherung im Erythrozyten im Verhältnis zu der ungewöhnlichen Größe des Erythrozyten
nicht Schritt halten, weshalb diese *Makrozyten hypochrom*
(s. Abb. 40 *e*) sind. Diese Hypochromie ist neben der elliptischen Form das einzige Unterscheidungsmerkmal gegenüber einem Megalozyten der pathologischen Entwicklungsreihe, ein Unterscheidungsmerkmal, welches praktisch am
Einzelelement aber nicht ausreicht, um eine sichere Differenzierung zu treffen (s. S. 423).

Unter bestimmten pathologischen Bedingungen, vor
allem bei Mangel an Antiperniziosaprinzip, zeigt der
Proerythroblast eine Reifungsstörung. Diese lenkt in die
megaloblastische Entwicklungsreihe (s. Abb. 42), deren letztes
Reifestadium der *Megalozyt* ist. Auf die Frage, ob die
megaloblastische Reihe tatsächlich, wie in unserem Schema,
von einem normalen Proerythroblasten oder schon von
einer krankhaften Stammzelle ihren Ursprung nimmt, die
manche Autoren als Promegaloblasten bezeichnen und
die sich unmittelbar aus der noch undifferenzierten Mesen-
chymzelle entwickeln würde, soll hier nicht eingegangen

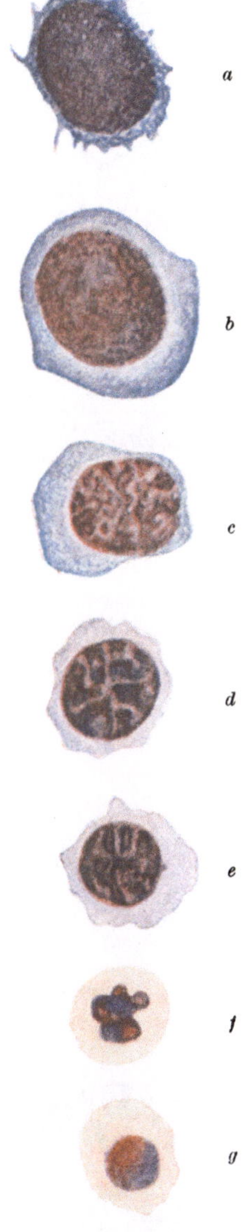

Abb. 41. Entwicklungs-
reihe der normalen Ery-
throblasten: *a, b* Proerythroblasten, *c, d, e* Makroblasten, *f, g* Normoblasten
(nach HEILMEYER).

werden. Jedenfalls gibt es keine sicheren Unterscheidungsmerkmale zwischen
Proerythroblasten und diesen Promegaloblasten. Die Tatsache, daß die megaloblastische Entwicklungsreihe in einem Perniziosamark sich nach Zuführung
des Antiperniziosaprinzips sofort in die normale Entwicklungsreihe umwandelt,

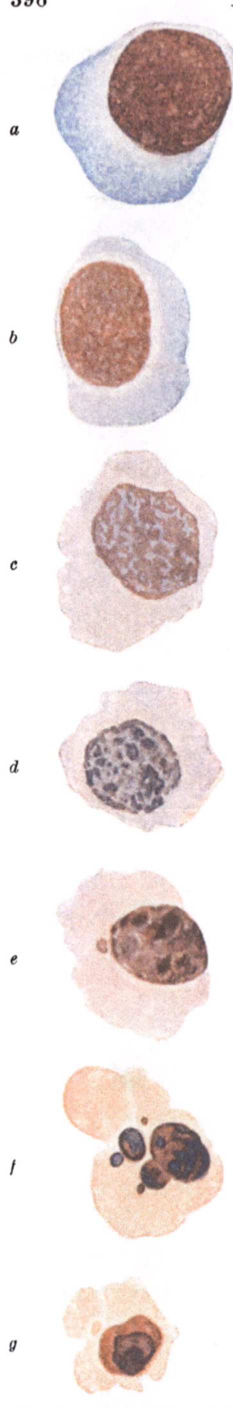

Abb. 42. Entwicklungsreihe der Megaloblasten: *a, b* Proerythroblasten mit beginnenden Kennzeichen des Megaloblasten, *c, d, e* unreife Megaloblasten, *f, g* reife Megaloblasten (nach HEILMEYER).

spricht doch dafür, daß am Beginne beider Reihen eine gemeinsame Stammzelle, der Proerythroblast, steht. Der unreife Megaloblast entspricht in seiner Reife dem unreifen Makroblasten der normalen Entwicklungsreihe und kann von diesem auch leicht unterschieden werden. Das unterscheidende Merkmal liegt im Kern. Während nämlich das Protoplasma im unreifen Megaloblasten bereits Zeichen der Reifung zeigt, indem es gegenüber dem Kern an Masse zunimmt, seine Basophilie zu verlieren beginnt, schließlich homogener wird, in seiner Tinktion bald einer starken graublauen Polychromasie entspricht und endlich Hämoglobin aufzuzeigen beginnt, hat der Kern noch alle Zeichen der Unreife eines Proerythroblastenkernes; er ist groß, zeigt eine feinnetzige Struktur, sein Chromatin verdichtet sich lange Zeit nicht, er bleibt dadurch auffallend licht gefärbt (Abb. 42 *c*) und er bildet, wenn schließlich Vergröberungen der Kernstruktur auftreten, nicht die Radspeichenstruktur, sondern eine unregelmäßige, unscharf begrenzte Verplumpung und Verklumpung des Chromatins (Abb. 42 *d, e*). Selbst wenn das Protoplasma schließlich orthochromatisch ist, der Kern im Verhältnis zum Protoplasma doch klein und relativ pyknotisch geworden ist, wenn sich also der reife Megaloblast entwickelt hat, sind die Kerne immer noch von den dunkeln, scharf konturierten, radspeichenartigen, pyknotischen Kernen des Normoblasten verschieden (Abb. 42 *f, g*); es fehlt der regelmäßige Innenaufbau des Chromatins, die Kerne sind stellenweise lockerer gebaut und sehr häufig auch entrundet oder gelappt. Der Megaloblast ist größer als die entsprechende Zelle der normalen Entwicklungsreihe und wenn er entkernt, entsteht schließlich der Megalozyt. Dieser ist zum Unterschied vom Makrozyten, der großen Zelle der normalen Entwicklungsreihe, hyperchrom.

Im Blutausstrich des Normalen kann man also neben den Normozyten auch zahlreiche Mikro- oder auch Makrozyten finden, wie es der PRICE-JONES-Kurve (s. S. 391) des Normalen entspricht. Man findet also eine leichte Anisozytose in den normalen Grenzen. Beim Normalen stellt man ferner regelmäßig auch das Vorhandensein einiger polychromatischer roter Elemente fest, ihre Zahl schwankt zwischen 0,2 bis 0,5% (s. S. 398). HOWELL-JOLLY-Körperchen, CABOTsche Ringe und kernhaltige Elemente sind immer Ausdruck eines krankhaften Zustandes. *Im Knochenmarksausstrich* findet man Proerythroblasten, ferner Makroblasten und schließlich Normoblasten, insgesamt zählt man unter allen kernhaltigen Zellen eines Knochenmarksausstriches ungefähr 25 bis 30% rote Kernhaltige, die sich auf 0,5 bis 2,5% Proerythroblasten, 2 bis 9% Makroblasten und 15 bis 25% Normoblasten verteilen. Die Frage, welche Zellart in der Entwicklungsreihe der Erythroblasten durch ent-

sprechende karyokinetische Teilungen die Zellvermehrung besorgt, ist nicht entschieden. Die geschilderte Entwicklungsreihe besagt in keiner Weise, daß jeder
Erythrozyt auf einen bestimmten Proerythroblasten zurückgeht. Es ist sogar viel
wahrscheinlicher, daß die Vermehrung der Erythroblasten bei den Makroblasten
liegt, daß der Proerythroblast eine ruhende Zelle darstellt, die nur bei besonderen
Beanspruchungen des Knochenmarks schließlich auch produktiv eingreift.

**h) Die Beurteilung der Blutregeneration aus dem peripheren Blut- und dem
Knochenmarksausstrich.** Als *Regenerationszeichen* des peripheren Blutes können
gelten: Vermehrung der Polychromatischen, Auftreten kernhaltiger Roter oder
Blutkörperchen mit Kernresten oder mit JOLLY-Körperchen. Nach HEILMEYER
ist das Auftreten von kernhaltigen Roten im peripheren Blut weniger Zeichen
gesunder Hyperfunktion des Knochenmarkes als einer Dysfunktion; während
beim hämolytischen Ikterus oder nach schweren Blutverlusten kernhaltige Rote
meist nicht in das periphere Blut geschwemmt werden, sieht man bei leukämischer
Umwandlung des Knochenmarkes meist mehr oder weniger zahlreiche Kernhaltige im Blut auftreten. Nach einer modernen Auffassung von ROHR sollen
Normoblasten des peripheren Blutes sogar nie aus dem Knochenmark selbst,
sondern aus extramedullären Blutbildungsherden stammen. Wie dem auch
sei, kein Zweifel ist, daß der wichtigste Anhaltspunkt für die Regenerationsgröße
des Knochenmarkes in den Polychromatischen, bzw. in den *vitalgranulierten
Erythrozyten*, den sogenannten *Retikulozyten* zu suchen ist. Die Bedeutung
dieser Zellen für die Beurteilung der Aktivität des Knochenmarkes wurde
zuerst von CESARIS DEMEL im Jahre 1907 erkannt, zur klassischen Methode
wurde die Zählung der Retikulozyten aber erst nach Entdeckung der Lebertherapie (s. Retikulozytenkrise als Zeichen wirksamer Lebertherapie, S. 427).

Das Prinzip der Darstellung der sogenannten Retikulozyten liegt darin,
daß beim Zusammentreffen noch feuchter Erythrozyten mit gewissen (Farb-)
Stoffen, die in die Erythrozyten einzudringen vermögen, wie Nilblausulfat,
Brillantkresylblau, Brillantkresylviolett usw., eine bis dahin im Protoplasma
offenbar gleichmäßig verteilte basophile Substanz — wie wir hören werden,
die basophile Jugendsubstanz des Polychromatischen — unter gleichzeitiger
Anfärbung ausgefällt wird. CESARIS DEMEL nennt diese Substanz Substantia
granulofilamentosa. Sie stellt sich als zum Teil fadenförmiges, zum Teil körniges
netziges Gebilde dar, das bald als dichtes Netz die ganze Zelle ausfüllt, bald
nur in vereinzelten Körnchen verschiedener Größe besteht, bald den gleichen
Eindruck macht wie eine basophile Punktierung (Abb. 40 g). Die Substanz kann diffus
in der Zelle verteilt oder im Zentrum angehäuft sein. Die meist geübte Technik
der Darstellung ist die folgende: Nilblausulfat (oder einer der anderen Farbstoffe)
wird in konzentrierter alkoholischer Lösung mit einem Glasstäbchen auf einem,
am besten angewärmten Objektträger ausgestrichen; der Alkohol verdunstet
und es bleibt eine dünne gleichmäßige Schicht des Farbstoffes auf dem Objektträger. Auf diesem macht man nun einen normalen Blutausstrich und legt das
Präparat sofort, noch ehe der Blutausstrich trocknet, in eine feuchte Kammer
(Petrischale, in der ein in Wasser getunkter kleiner Wattebausch eine Zeitlang
gelegen war und in der die Luft dadurch stark feucht gehalten ist); zweckmäßiger-
weise legt man den Objektträger mit dem Ausstrich auf Hölzchen (Streichhölzer),
um ihn vor dem Kondenswasser in der Petrischale zu schützen. Nach Einbringen des
Objektträgers in die feuchte Kammer wird diese einige Minuten geschlossen
gehalten. Dadurch wird eine Austrocknung verhindert und gleichzeitig eine
entsprechende Lösung des Farbstoffes durch das Blut und damit eine Anfärbung
desselben erreicht. Nach Entnahme aus der feuchten Kammer wird der Ausstrich
lufttrocknen gelassen, mit Methylalkohol fixiert (wobei sich die Substantia

granulofilamentosa entfärbt) und mit Giemsa gefärbt, wobei sich die Substanz auf dem roten Grund des Hämoglobins blau färbt. Auszählung von 1000 roten Blutkörperchen. Die normalen Zahlen liegen zwischen 0,3 und 1% (= 3 bis 10⁰/₀₀).

Über die Natur der Substantia granulofilamentosa und über ihre Beziehung zur Polychromasie und zur basophilen Punktierung bestand lange Zeit ein Streit der Meinungen, der heute dahin entschieden ist, daß die Substantia granulofilamentosa mit der basophilen polychromatischen Substanz identisch ist, daß die polychromatische Substanz unter der Einwirkung der Farbstoffe zur Retikulozytenstruktur ausfällt. Es ist damit auch allgemein erkannt, daß die Retikulozyten die jüngsten roten Blutkörperchen sind, die aus dem Knochenmark ausgeschwemmt werden und die ihre Vollreife noch nicht erlangt haben. Von manchen Autoren wird angenommen, daß die Regeneration des peripheren Blutes nur durch diese Retikulozyten erfolgt, daß das Knochenmark voll ausgereifte Elemente überhaupt nicht an die Zirkulation abgibt. Die Ausreifung der Retikulozyten erfolgt innerhalb ein bis zwei Tagen im peripheren Blut. Zu betonen ist schließlich, daß auch die polychromatischen Normoblasten und Makroblasten im vitalgefärbten Präparat die Umwandlung der Polychromasie in die Substantia granulofilamentosa zeigen; die basophile Grundsubstanz der Proerythroblasten hingegen zeigt die Umwandlung nicht.

Die Retikulozytenzahl ist der sicherste Indikator für die Regenerationsgröße, für die Aktivität des Knochenmarkes. Bei gesteigerter Tätigkeit desselben steigen die Retikulozyten an Zahl rasch an; so ist das erste Zeichen einer erfolgreichen Lebertherapie im peripheren Blut beim Morbus Biermer die Retikulozytenkrise, die plötzliche starke Ausschwemmung der jugendlichen Elemente. Da der polychromatische Erythrozyt im normal gefärbten Ausstrich und der Retikulozyt identisch sind, da dieser durch die Postvitalfärbung aus dem Polychromatischen entsteht, müßte die einfache Zählung der Polychromatischen gleiche Werte ergeben wie die der Retikulozyten. Dies ist auch richtig; die Erkennung der nur schwach Polychromatischen stößt aber auch bei bester Färbetechnik auf unüberwindliche Schwierigkeiten. Findet sich in einem Erythrozyten diffus verteilt nur eine sehr geringe Menge der basophilen polychromatischen Substanz, so kann diese nicht oder kaum mit Sicherheit erkannt werden, wird sie aber durch die Vitalfärbung nur auf einige Körnchen oder Fäden ausgefällt, so kann sie nicht mehr übersehen werden. Zur Beurteilung der Regeneration des peripheren Blutes muß außer der Retikulozytenzahl selbstverständlich die Zahl der Erythrozyten in Betracht gezogen werden, denn es gibt auch hohe Retikulozytenwerte ohne Ansteigen der Erythrozyten, was in diesem Falle nur für erhöhten Umsatzreiz spricht. Der Erythrozytenspiegel ist das Resultat von Neubildung und Zerfall. Hohe Retikulozytenzahl und gleichbleibender bzw. abfallender Erythrozytenbestand weist stets auf erhöhten Zerfall hin (siehe später, hämolytischer Ikterus).

Die Beurteilung der Blutregeneration erfolgt schließlich auch aus dem Knochenmarksausstrich. Wir können ein überaktives Mark mit Vermehrung, eine Markunterfunktion mit Verminderung der jungen Elemente und schließlich ein aplastisches Mark mit völligem oder fast völligem Fehlen derselben unterscheiden. Meist gehen die Regenerationszeichen im peripheren Blut mit denen aus dem Knochenmark parallel. Es gibt aber Ausnahmen von der Regel: bei hyporegenerativem peripherem Blutbild kann eine Hyperplasie des Markes mit einer Anhäufung zahlreicher unreifer Elemente gefunden werden, es handelt sich hierbei um eine Reifungshemmung, die mit einer sekundären Ausschwemmungshemmung gekoppelt ist. In den einschlägigen Abschnitten wird auf diese Verhältnisse eingegangen werden.

B. Anämien.

a) Definition. Allgemeine klinische Symptomatologie.

Unter Anämien würde man bei korrekter Definition eine Verminderung des gesamten Hämoglobinbestandes des Organismus unter die Norm verstehen. Bei Auftreten einer Hydrämie, bei welcher das Blut durch Einschießen von Plasma verdünnt wird, besteht keine echte Anämie, obzwar die Erythrozyten- und Hämoglobinwerte in der Volumeinheit vermindert werden, bei einem akuten Blutverlust, der durch Einschießen von Gewebsflüssigkeit in das Blut volumetrisch noch nicht kompensiert ist (s. S. 403), besteht eine *Oligämie* und auch eine Anämie, obzwar die Erythrozyten- und Hämoglobinwerte in der Raumeinheit noch normal sind. Zur Feststellung einer Anämie genügen also nicht die üblichen Zahlen der roten Blutkörperchen und die Hämoglobinbestimmung nach SAHLI, eine Hämoglobinbestimmung mit Berücksichtigung des gesamten Blutvolumens wäre notwendig. Wegen der technischen Schwierigkeit einer derartigen Bestimmung und der ihr immer anhaftenden Fehler hat man sich aber dahin geeinigt, unter Anämie eine Verminderung der Erythrozytenzahlen und Hämoglobinwerte im Kubikmillimeter zu verstehen, bei dieser Definition muß man sich aber der eben dargelegten Verhältnisse bewußt bleiben. Von einer Anämie spricht man beim Manne bei einer Verminderung der Erythrozytenzahlen unter 4 500 000, der Hämoglobinwerte nach SAHLI unter 90%, bei der Frau bei einer Verminderung der Erythrozytenzahlen unter 4 000 000 und der Hämoglobinwerte nach SAHLI unter 80%.

Vom rein klinischen Standpunkt ist zu betonen, daß Blässe von Haut und Schleimhäuten eine Anämie nicht beweist. Ebensowenig wie ein Kollabierter mit wachsbleichem Gesicht anämisch ist, ebensowenig sind viele dauernd blasse Individuen anämisch, wie ein Blutbefund zeigt. Sie haben eine sogenannte *Scheinanämie*, die durch eine schlechte Hautdurchblutung, durch eine Enge der Kapillaren und eine unter die Norm gehende partielle Durchblutung derselben bedingt ist.

Die *allgemeine Symptomatologie* der Anämien ist vornehmlich durch eine mangelhafte Sauerstoffversorgung des Organismus diktiert. Das sauerstoffempfindliche Gehirn gibt bei Anämie in erster Linie Anlaß zu einer Reihe von zentralen Erscheinungen, wie Schwindel, Leere im Kopf, Schwarzsehen, Kopfdruck, geistiger Ermüdbarkeit, Konzentrationsschwäche, Vergeßlichkeit usw. Es kann auch zu Ohnmacht kommen. Ohrensausen, Frieren, „Einschlafen" der oberen und unteren Extremitäten, auch ohne Bestehen von Nervenerkrankungen und Strangdegenerationen, die zum Bilde gewisser Anämien gehören, sind weitere subjektive Erscheinungen. Meist bei akuten, seltener auch bei chronischen Anämien kann man auch Amaurosen, gelegentlich auch Enzephalomalazien mit entsprechenden Ausfallserscheinungen beobachten. Die Amaurose ist auf eine mangelhafte Füllung der kleinsten Retinal-Gefäße zurückzuführen, im Augenhintergrund sieht man dabei — im Gegensatz zur Embolie der Zentralarterie — relativ gut gefüllte Gefäße. Die mangelhafte Sauerstoffversorgung führt ferner zu Beschwerden der Respiration und des Herzens, wie Lufthunger bei geringster körperlicher Anstrengung, ferner Herzklopfen, Beklemmungsgefühl. Das Herz kann eine leichte Dilatation zeigen, man hört über dem Herzen anämische akzidentelle Geräusche, über den großen Venen „Nonnensausen" (durch Wirbelbildung und rascheren Fluß des dünnflüssigen Blutes). Die schlechte Durchblutung der Koronargefäße kann zu einer Ischämie des Herzmuskels Anlaß geben, im Elektrokardiogramm können Zeichen einer Koronarinsuffizienz erhoben werden, durch Anämie allein kommt es aber nicht, wie dies in letzter

Zeit öfters behauptet wurde, zu anginösen Beschwerden bzw. zu einer Angina pectoris (s. Bd. I, S. 194). Der Blutdruck ist im allgemeinen eher erniedrigt. Die mangelhafte Sauerstoffversorgung der Herzmuskulatur führt zu baldiger Erschöpfung bei Anstrengungen, zu Muskelermüdung. Alle genannten Erscheinungen können nur latent vorhanden sein und erst bei stärkeren Anforderungen, vor allem bei stärkeren körperlichen Anstrengungen zu Tage treten. Auch schwere Anämien können bei ruhiger Lebensweise allgemeine Anämiesymptome vollständig oder nahezu vermissen lassen, da abgesehen von einer Gewöhnung an die Sauerstoffarmut, der Kreislauf durch Tachykardie, Erhöhung des Minutenvolumens, entsprechende Blutverschiebung aus den Blutdepots usw. eine Kompensation treffen kann. Bei körperlichen Anstrengungen allerdings werden die Erscheinungen früher oder später zu Tage treten müssen. Man ist oft erstaunt, welch schwere Grade von Anämie nahezu beschwerdefrei ertragen werden können; es handelt sich immer hierbei um langsam einsetzende und langsam zunehmende Anämien. Akute Blutverluste führen viel früher bzw. schon bei relativ geringer Verminderung der Hämoglobinwerte zu Beschwerden.

b) Einteilung der Anämien.

Alle Versuche, die Anämien nach einem Grundprinzip einzuteilen, haben fehlgeschlagen. Je mehr sich unsere Kenntnis in bezug auf Anämien vertieft hat, um so schwieriger wurde sogar eine derartige Einteilung, weil neue Tatsachen berücksichtigt werden mußten, die aber eine generelle Einteilung aller Anämien wieder nicht erlaubten.

Als Einteilungsprinzip kommen vor allem in Betracht: die Ätiologie, die Pathogenese, die Blutmorphologie, im besonderen die Mikro-, Makro- und Megalozytose, der Färbeindex, die konstitutionelle oder die erworbene Grundlage und die essentielle oder symptomatische Natur der Blutarmut. Die Einteilung auf ätiologischer Grundlage, die mit der besseren Erkenntnis der Blutkrankheiten immer mehr Boden gewinnt, scheitert einerseits daran, daß die Ätiologie gewisser Formen nicht bekannt ist, und anderseits daran, daß gewisse ätiologische Grundlagen zu verschiedenartigsten Anämien führen. Schwangerschaftsanämien z. B. können perniziöse Anämien oder Eisenmangelanämien oder hypochrome Anämien ohne Eisenmangel bzw. Anämien sein, in welchen die Pathogenese nicht durchsichtig ist, woraus zu ersehen ist, daß bei einer Einteilung nach rein ätiologischen Gesichtspunkten durchaus differente Anämieformen zusammengefaßt würden. Die Hämatologie der Jahrhundertwende schien vorerst mit Erfolg die Pathogenese der Blutarmut in den Vordergrund zu rücken: man unterschied Anämien durch gesteigerten Verbrauch, bzw. toxischen Schaden der Erythrozyten des peripheren Blutes, Anämien durch verminderte Erythrozytenproduktion eines geschädigten Knochenmarks, Anämien durch gesteigerte Hämolyse entweder bei konstitutionell weniger resistent angelegten roten Blutkörperchen oder bei hämolytisch wirkenden Infekten oder Giften auf normale Erythrozyten, Anämien durch mangelhaften Hämoglobinaufbau usw. Alle diese damals modernen Systeme der Anämien mußten sich vor der Tatsache beugen, daß nur wenige diesem oder jenem pathogenetischen Prinzipe entsprachen, daß bei der Mehrzahl mehrere Komponenten zur Blutarmut führten und daß es in vielen Fällen mit Sicherheit keineswegs entscheidbar war, welcher Mechanismus zur Anämie führte. Durch Berücksichtigung aller Komponenten wurden diese Systeme auch so kompliziert, daß auch sie der späteren Kritik nicht standhielten. Zweifellos ist die Unterscheidung von mikro-, normo- oder makrozytären Anämien praktisch wichtig, eine generelle Einteilung kann nach diesen morphologischen Gesichtspunkten aber auch nicht getroffen werden, ebensowenig wie eine solche nach einer Hyper- oder Hypochromie der Erythrozyten. Bestimmte Anämieformen sind durch ihre Vererbbarkeit bzw. durch die vererbbaren pathologischen Erythrozytenformen fest charakterisiert, das Prinzip der Vererbbarkeit der Krankheit muß sicher berücksichtigt werden, für eine Einteilung aller Anämien ergibt sich hierbei aber keine aussichtsreiche Grundlage. Die alte Einteilung in primäre und sekundäre Anämien ist längst fallengelassen worden; man verstand unter primärer Anämie eine solche, die ohne faßbare Grundkrankheit kryptogen auftrat, wie etwa ein Morbus Biermer oder ein kongenitaler hämolytischer Ikterus, unter sekundären hingegen solche, bei welchen eine Grundkrankheit vorliegt, wie ein Karzinom oder ein Infekt. Die Bezeichnung „primär und sekundär" ist schon deshalb nicht haltbar, weil schließlich alle Anämien, das heißt alle Verminderungen des peripheren Blutes an roten Blutkörperchen und an Hämoglobin „sekundär" sind, auch beim Morbus Biermer, der heute als Mangelkrankheit erkannt ist, ist die Anämie Folge dieser Mangelkrankheit, das heißt also sekundär. Auch die Bezeichnung und Gegenüberstellung „essentielle" bzw. „symptomatische" Anämie ist aus der gleichen Überlegung unrichtig.

Es gibt also kein System der Anämien, in welches diese nach bestimmten Gesichtspunkten geordnet werden könnten. Die Mehrzahl der Autoren ist daher auch davon abgegangen, die verschiedenartigen Anämien in schließlich doch immer unbefriedigende Einteilungen zu zwängen, und begnügt sich mit einer Aufzählung, in welcher klinisch-diagnostisch-therapeutische, das heißt vor allem praktische und didaktische Gesichtspunkte für die Zusammenfassung bestimmter Anämieformen maßgebend sind. Daß damit der richtige Weg gegangen wird, scheint schon damit erwiesen, daß die verschiedenen Hämatologen mehr minder dem gleichen Schema folgen; dort und da ergeben sich kleine Unterschiede, nach dem Gesagten kann ein derartiges Schema ja nicht starr sein, viele Anämien können dort und da rubriziert werden.

Die moderne Hämatologie ist der Ätiologie und Pathogenese mehrerer Anämieformen auf den Grund gekommen. Es ist klar, daß eine gleiche bekannte Ätiologie und eine gleiche Pathogenese zum Einteilungsprinzip erhoben werden, zumal wenn die Kenntnis der Pathogenese unmittelbar zur Therapie führt. Seit erkannt ist, daß der Morbus Biermer, die schwere Botriozephalusanämie, die schwere Graviditätsanämie und bestimmte schwere Anämien der Magen-Darmkrankheiten auf dem Mangel des Antiperniziosaprinzips beruhen und daß sie durch Zufuhr desselben klinisch geheilt werden, faßt man diese Anämien unseres Erachtens mit Recht unter der Gruppe der „perniziösen Anämien" zusammen oder behandelt sie im gleichen Kapitel, auch wenn es andere Botriozephalus-, Graviditäts- und Magen-Darmerkrankungsanämien gibt, die mit dem Antiperniziosaprinzip nichts zu tun haben und an anderer Stelle abgehandelt werden müssen. Akute und chronische Blutungsanämien gehören unseres Erachtens vom rein klinischen Standpunkt zusammen, auch wenn wir wissen, daß die chronische Blutung durch den anhaltenden Eisenverlust durch die Blutung eine Eisenmangelanämie ist und sie daher auch unter den Eisenmangelanämien einen berechtigten Platz hätte. Beim kongenitalen hämolytischen Ikterus, der Elliptozyten-, Sichelzellen- und der COOLEYschen Anämie sind die Vererbbarkeit des Leidens und wenigstens bei den erstgenannten drei Krankheiten die vererbbare pathologische Erythrozytenform ein klinisch so sehr imponierendes Symptom, daß sie in einer Gruppe zusammengefaßt werden. Bestimmte Anämien mit Auftreten zahlreicher kernhaltiger roter Blutkörperchen werden als eigene Gruppe, die Erythroblastosen, abgehandelt.

Bei einer großen Zahl von Anämien schließlich fehlt ein einigendes Band, gemeinsam ist ihnen ein mehr äußerer Umstand: es ist nicht die Anämie, sondern eine Grundkrankheit, welche dem Kliniker in die Augen springt; wenn ein maligner Tumor oder eine Endokarditis oder eine chronische Sepsis als blaß imponiert und der Blutbefund tatsächlich eine Anämie ergibt, so ist diese Anämie ein vielleicht diagnostisch und auch prognostisch wichtiges Zeichen im Rahmen der Grundkrankheit, sie tritt aber bei Berücksichtigung der Gesamtklinik des Falles als eines vieler Symptome mehr in den Hintergrund. Wir sprechen von einer symptomatischen Anämie. Daß auch diese Bezeichnung einen Notbehelf beim Versuch, die Anämien zu ordnen, darstellt (s. oben), ergibt sich aus der Überlegung, daß z. B. auch eine Schwangerschaftsperniziosa im Grunde genommen eine symptomatische Anämie ist.

Die aplastischen Anämien heben sich in jeder Hinsicht so sehr von den übrigen Anämieformen ab, daß sie gesondert besprochen werden. Die Blutkrankheiten des Kindes nehmen ebenso eine Sonderstellung ein wie die Anämien bei Hämoglobinurie.

Diese kurzen Andeutungen über die Schwierigkeiten der Gruppierung der verschiedenen Anämien sollen genügen. Das folgende Schema ist daher kein System, keine Einteilung der Anämien, es ist eine Übersicht nach klinisch-praktischen Gesichtspunkten, wobei allerdings gesicherte Erkenntnisse hinsichtlich der Ätiologie und Pathogenese gebührend Berücksichtigung fanden. Die Vertiefung unseres Wissens gerade in dieser Hinsicht wird in einer späteren Zukunft wahrscheinlich die Grundlage einer Einteilung der Anämien bilden.

Die Übersicht, nach welcher wir die Anämien abhandeln wollen, ist die folgende:

1. Blutungsanämien.
    a) Akute Blutungsanämie.
    b) Chronische Blutungsanämie.
2. Eisenmangelanämien.
    a) Essentielle Eisenmangelanämien (Chlorose, achylische Chloranämie).
    b) Symptomatische Eisenmangelanämien.
3. Perniziöse Anämien.
    a) Essentielle perniziöse Anämie (Morbus Biermer).
    b) Symptomatische perniziöse Anämien.
4. Hämolytische Anämien.
    a) Konstitutioneller hämolytischer Ikterus.
    b) Erworbener hämolytischer Ikterus (Typ HAYEM-WIDAL).
    c) Akute febrile hämolytische Anämie (Typ LEDERER-Anämie).
    d) Makrozytäre hämolytische Anämie mit Resistenzverminderung (Typ YOUNG).
    e) Hämolytische Anämie mit paroxysmaler nächtlicher Hämoglobinurie (MARCHIAFAVA).
5. Elliptozytose.
6. Sichelzellenanämie.
7. COOLEYsche Anämie (Mittelmeeranämie, Mediterrananämie).
8. Erythroblastosen der Erwachsenen.
9. Symptomatische Anämien.
    a) Anämien bei malignen Tumoren.
    b) Anämien bei Infektionskrankheiten.
    c) Anämien bei Intoxikationen.
    d) Anämien bei Schwangerschaft.
    e) Anämien bei Erkrankungen des Magens, des Darmes und bei Sprue.
    f) Anämien bei Wurmkrankheiten.

g) Anämien bei Leber- und Pankreaserkrankungen.
h) Anämien bei chronischen Nephritiden und bei Urämie.
i) Anämien bei endokrinen Erkrankungen und Avitaminosen.
k) Anämien bei Leukämien und Osteosklerosen.
l) Anämien bei chronischer Inanition.
10. Aplastische Anämien.
11. Kinderanämien.
    a) Neugeborenenanämie.
    b) Frühgeburtenanämie.
    c) „Anaemia pseudoleukaemica infantum."
    d) Alimentäre Kinderanämien.
    e) FANCONIsche Anämie.

1. Blutungsanämien.

a) Akute Blutungsanämie.

Pathogenese. Eine akute Blutung führt unmittelbar nicht zu einer Anämie im engeren Sinne des Wortes, sondern zu einer *Oligämie*, das heißt zu einer Verminderung der zirkulierenden Blutmenge. In dieser akuten Oligämie liegt auch die sofortige Gefahr der akuten Blutung; sie kann durch Mobilisierung des Depotblutes (s. Bd. I) für kurze Zeit noch abgewendet werden, geht die Blutung weiter, so kommt es zum Verblutungstode. Die klinischen Symptome der akuten Blutung sind also vorerst Symptome der Oligämie, die zum Leerschlagen des Herzens, zur Gehirnanämie und zum Kollaps führt. Die Zusammensetzung des Blutes ist in dieser Phase noch normal. Dieser Oligämie folgt das erste Stadium der akuten Blutungsanämie, welche dadurch zustande kommt, daß der Organismus in dem Bestreben, die zirkulierende Blutmenge wieder aufzufüllen, Gewebswasser in das Blut einschießen läßt, wodurch es zur Blutverdünnung und damit zur Oligozythämie kommt. Dieses Einschießen des Gewebswassers mit der dadurch gegebenen zunehmenden Anämisierung kann bis zu drei Tagen nach der stattgehabten akuten Blutung anhalten, dann ist oft erst der Tiefpunkt der Anämie erreicht. An dieses erste Stadium der Anämie durch Blutverdünnung schließt sich ohne scharfe Grenze das zweite Stadium an, welches durch die einsetzende Knochenmarksreaktion und die Wiederauffüllung der zellulären Elemente im Blut charakterisiert ist. Jugendliche Erythrozyten werden rasch in die Zirkulation geworfen; da die Hämoglobinbildung nicht gleich rasch erfolgt, entwickelt sich eine Hypochromie. Mit der Regeneration der Roten kommt es zu allgemeinen Knochenmarksreizerscheinungen im Sinne der Leukozyten- und Plättchenvermehrung. Schließlich verschwindet die Hypochromie, Leukozyten und Plättchenzahlen fallen zur Norm ab. Das Blut kehrt so langsam zur Norm zurück.

Klinik. Die klinischen Erscheinungen der akuten Blutung sind vorerst durch die Oligämie diktiert. Es kommt zu Blässe, Schwindel, zumal beim Aufstehen oder Aufsitzen, zu Schweißausbrüchen, Ohrensausen, Schwarzwerden vor den Augen, in schweren Fällen zum ominösen Gähnen, zu Somnolenz, selten zu Krampfzuständen, bei schwerem Blutverlust schließlich zu Bewußtlosigkeit und zum Exitus im Kollaps. Endet die Blutung nicht tödlich, so stellt sich in den nächsten Stunden durch ein Abströmen der Gewebsflüssigkeit in das Blut ein starker Durst ein. Mehrtägiges Fieber ist nicht selten. Der Blutdruck fällt meist erst bei Verlust von einem Drittel der gesamten Blutmenge. Je nach dem Grade der Blutung finden wir bei dem Kranken eine stärkere oder schwächere Tachykardie, eine Pseudozelerität des Pulses, wir stellen eine

Abschwächung oder ein Verschwinden der zweiten Töne an Aorta und Pulmonalis fest und hören über dem Herzen meist anämische akzidentelle systolische Geräusche.

Erscheinungen der Oligämie machen sich meist erst bei einem Blutverlust von einem Liter geltend, Verluste von zwei bis zweieinhalb Litern dürften meist tödlich sein. Die tödliche Kollapsgefahr hängt freilich nicht nur von der Menge des verlorenen Blutes, sondern auch von der Schnelligkeit der Blutung, von der Konstitution und der allgemeinen Körperverfassung ab. Rasch erfolgende Blutungen, zumal aus größeren Arterien, sind gefährlicher als solche aus kleineren Arterien und aus Venen, Frauen scheinen Blutungen besser zu überstehen als Männer, eine stärkere Vasolabilität läßt schließlich den Kollaps eher eintreten; auch der Zustand des Kreislaufes vor der Blutung wird eine ausschlaggebende Rolle spielen. Die Abgrenzung der Verblutung von einem einfachen Kollaps aus anderen Gründen kann schwierig sein, da es bei diesem auch zu einem Abströmen eines großen Teiles der zirkulierenden Blutmenge in die Blutdepots, vor allem in das Splanchnikusgebiet kommt. Über die Menge des verlorenen Blutes gewinnt man anamnestisch nie verläßliche Angaben oder sichere Anhaltspunkte. Meist wird die Blutmenge vom Kranken und seiner Umgebung überschätzt. Der Blutbefund gibt im Stadium der Oligämie keine Aufschlüsse über die Schwere der Blutung, da die Blutkörperchenzählung und Hämoglobinbestimmung noch normale Werte ergeben.

War die Blutung nicht zu schwer und überlebt der Kranke den akuten Blutverlust, so entwickelt sich meist nach mehreren Stunden die mit der Blutuntersuchung meßbare Anämie. Da das Einströmen der Gewebsflüssigkeit bis zu drei Tagen anhalten kann, bedeutet ein in diesen Tagen erfolgender weiterer Abfall der Erythrozytenzahlen und Hämoglobinwerte nicht unbedingt ein Anhalten der Blutung, die allgemeine Klinik muß diesbezüglich entscheiden. Die Morphologie der Erythrozyten ist in diesem ersten Stadium der Anämie normal, die Erythrozyten sind normochrom. Das einschießende Gewebswasser ist eiweißarm, der Bluteiweißspiegel sinkt daher vorerst, er erhebt sich aber rasch wieder zur Norm, auch Kochsalz- und Blutzuckerspiegel erholen sich rasch, sie steigen sogar oft überschießend über die Norm.

Dieses erste Stadium der Anämie durch Blutverdünnung geht ohne Grenze in das zweite der Erholung durch gesteigerte Knochenmarkstätigkeit über. Einige Tage nach der Blutung beobachtet man ein Ansteigen der Polychromatischen und Retikulozyten, bei schweren Blutungen können hohe Werte bis zu $500^0/_{00}$ gefunden werden (Retikulozytenkrise), gleichzeitig kann es auch zur Ausschwemmung meist vereinzelter Normoblasten kommen. Unter den Erythrozyten werden in der Folge oft makrozytäre Formen gefunden, die auch als Ausdruck gesteigerter Regeneration zu bewerten sind. Da sich die verfügbaren Eisenlager durch eine so reichliche Blutbildung bald erschöpfen, hält die Neubildung von Hämoglobin mit der Neubildung von Zellen nicht Schritt, die Erythrozytenzahl steigt rascher an als der Hämoglobinwert, das heißt die Anämie ist eine hypochrome. Gleichzeitig mit der Regeneration der Roten kommt es zu allgemeinen Knochenmarksreizerscheinungen im Sinne einer Leukozytose mit Neutrophilie und einer Vermehrung der Blutplättchen. Die Leukozytenzahl steigt meist nicht über 10000 bis 12000, sie kann selten bis gegen 20000 ansteigen, man findet hierbei eine mehr oder weniger starke Linksverschiebung, oft bis zum Myelozyten; die Plättchen können unter Umständen das Dreifache der Norm erreichen. Innerhalb von drei bis vier Wochen oder aber auch erst innerhalb von Monaten kehrt das Blutbild zur Norm zurück. Ob die Normalisierung des Blutbefundes nur auf einer verstärkten Blutneubildung oder auch auf einem verminderten Abbau, auf einer Einsparung beruht, scheint dahin entschieden, daß auch ein verminderter Abbau eine Rolle spielt. Die Geschwindigkeit der Normalisierung hängt von der individuell verschieden starken Regenerationskraft des Knochenmarkes ab.

Therapie. Die akute Blutung verlangt vor allem, soweit möglich, eine Blutstillung, worauf nicht näher eingegangen werden kann. Es sei nur betont, daß alle als blutstillende Mittel angegebenen, nie eindeutig wirkenden Medikamente, Clauden, Koagulen, Gelatine, Calc. chloratum, Calc. Sandoz, Sango-Stop, Stryphnon usw., bei Gefäßblutungen zwecklos sind. Die akute lebensbedrohliche Oligämie verlangt eine rasche Wiederauffüllung der Blutmenge; wenn ein geeigneter Blutspender zur Verfügung steht, ist eine Bluttransfusion das Mittel der Wahl. Die akute Gefahr kann meist auch mit einer Kochsalz- oder Ringerlösunginfusion gebannt werden. Ist ein etwaiger Kollaps auf diese Weise mit gleichzeitiger Unterstützung durch zentrale Analeptica (s. Bd. I) überwunden, so erholen sich akute Blutungsanämien meist ohne alle Medikation. Allerdings hängt dies außer von der Größe des Blutverlustes auch vom Umfang der vorhandenen Eisendepots ab. Wird die Anämie stärker hypochrom, so ist eine entsprechende Eisentherapie absolut notwendig. Da aber beim einzelnen Fall nicht vorausgesagt werden kann, wie die Regeneration sein wird, ist eine prophylaktische Eisentherapie anzuraten; auch bei Fällen, wo die Normalisierung ohne Therapie eintreten würde, erfolgt diese nach Eisengabe bedeutend rascher.

b) Chronische Blutungsanämie.

Anhaltende oder tägliche kleine Blutverluste oder stärkere Blutverluste in entsprechenden relativ kurzen Intervallen führen zur chronischen Blutungsanämie. Werden tägliche Entziehungen von 5 bis 10 ccm Blut noch reaktionslos vertragen, so kommt es nach Verlusten von 10 bis 25 ccm Blut schon zur Anämie. Die täglichen Blutverluste können also relativ gering sein, um mit der Zeit auch schwere Anämien auszulösen. Dauerblutspender können statistischen Berechnungen zufolge monatlich 275 ccm ohne Folgen abgeben, über 400 ccm führen zur chronischen Blutarmut. Die häufigsten Ursachen der einschlägigen Anämien sind stärkere Menorhagien und andere Genitalblutungen der Frau, wie beim Myom, ferner anhaltende, auch leichte Ulkusblutungen, Blutungen aus Nase und Luftwegen, Darmpapillomen usw.; Blutungen aus Karzinomen des Darmtraktes, anhaltende Blutverluste bei einer Colitis ulcerosa oder einer chronischen Nephritis, auch beim Ankylostoma duodenale oder bei hämorrhagischen Diathesen führen wohl auch zur chronischen Blutungsanämie, bei diesen Zuständen spielen aber verschiedene andere anämisierende Faktoren eine Rolle, worauf in den entsprechenden Kapiteln zurückzukommen sein wird.

Pathogenetisch gehört die chronische Blutungsanämie zu den Eisenmangelanämien, wie insbesondere durch die Arbeiten von HEILMEYER in den letzten Jahren gezeigt wurde. Blutverlust bedeutet auch Eisenverlust, der zum langsamen Aufbrauchen des verfügbaren Eisens, zu mangelhafter Hämoglobinsynthese und schließlich zur Anämie führt. Die chronische Blutungsanämie könnte oder sollte somit unter den Eisenmangelanämien (s. S. 406) abgehandelt werden. Aber es bestehen wohl auch gute Gründe, ihr einen Platz unter den Blutungsanämien zu geben, und es muß schließlich betont werden, daß das vollentwickelte Bild der Eisenmangelkrankheit mit den Haut-, Nagel- und Haaranomalien bei den chronischen Blutungen wohl vorkommt, aber in voller Prägung zumindest äußerst selten entwickelt ist. Der Blutbefund, der niedere Serum-Eisenspiegel und die gute Beeinflußbarkeit durch Eisen entsprechen freilich völlig den Asiderosen. Wenn übrigens gleichzeitig eine Anazidität des

Magens vorliegt, die auch noch die Ursache für eine mangelhafte Eisenresorption darstellt, dann ist es allerdings Ansichtssache, ob man den Fall zu den chronischen Blutungsanämien oder zur achylischen Chloranämie rechnet, bei welcher in diesem Falle eine chronische Blutung das auslösende Moment dargestellt hätte.

Das *klinische Bild* zeigt die bekannten Zeichen der Anämie. Auffällig ist der oft schwer anämische Eindruck bei Kranken, die anamnestisch über recht geringgradige Blutungen, z. B. aus Hämorrhoiden berichten. Schwere chronische Blutungsanämien werden vielleicht wegen ihrer langsamen Entwicklung und wegen der Gewöhnung an den anämischen Zustand oft überraschend gut vertragen; stärkerer Schwindel, Herzklopfen, Müdigkeit, Dyspnoe und die anderen Folgen der Blutarmut können lange Zeit fehlen oder nur schwach entwickelt sein. Chronische Blutungsanämien sollen nach SCHULTEN häufiger zu *Venenthrombosen* Anlaß geben als andere Anämien. Bei höheren Graden der Blutarmut macht der Kranke oft einen gedunsenen, ödematösen Eindruck. Das Blutbild zeigt vor allem eine starke Hypochromie, nicht selten beträgt der Färbeindex 0,5; die Erythrozytenzahl ist herabgesetzt. Im Blutausstrich findet sich eine Anisozytose vorwiegend im Sinne der Mikrozytose, vereinzelte Makrozyten können beobachtet werden. Die Retikulozyten sind relativ vermehrt, absolut meist vermindert, vereinzelte Normoblasten können gefunden werden. Eine leichte neutrophile Leukozytose und eine Vermehrung der Plättchen ist auch bei der chronischen Form der Blutungsanämie zu finden. Das Knochenmarkspunktat zeigt eine Vermehrung der jungen Erythroblasten, in schweren Fällen wird ein Proerythroblastenmark gefunden.

Die *Therapie* wird vor allem die Stillung der chronischen Blutung im Auge haben müssen. Ist dies geschehen, so kann die Anämie ohne alle weitere Behandlung abheilen. Bei schlechter Regeneration sind die chronischen Blutungsanämien nach den Regeln der Therapie der Eisenmangelanämien, also vor allem mit entsprechenden Eisendosen zu behandeln (s. S. 410). Bemerkenswert ist, daß eine energische Eisenbehandlung der Anämie unter Umständen die Blutungen zum Stillstand bringt; die Anämie hatte die Blutungsbereitschaft in diesem Falle gefördert.

2. Eisenmangelanämien.

a) Allgemeines über den Eisenstoffwechsel und die Eisenmangelanämien.

Der gesamte Eisenbestand des Organismus beträgt ungefähr 5 g. Davon entfallen auf das Blut und das Knochenmark ungefähr 4 g; dieser relativ hohe Eisengehalt ist auf den Eisenreichtum des Hämoglobins zu beziehen. Das restliche 1 g des Gesamtbestandes ist zum kleineren Teil ein immobiles Funktionseisen, welches sich in jeder Zelle findet und am Atmungsferment Anteil hat zum viel größeren Teil ein mobiles Reserve- oder Depoteisen, welches bei Bedarf dem Hämoglobinaufbau zur Verfügung steht. Diese Zahlen zeigen schon durch ihre relative Größenordnung, daß sich im Eisenstoffwechsel fast alles um das Hämoglobineisen dreht. Da bei der Blutmauserung dauernd Hämoglobin zugrunde geht, könnte man annehmen, daß das zugrunde oder verloren gehende Eisen durch Nahrungseisen fortlaufend ersetzt und zum Hämoglobinaufbau verwendet wird; tatsächlich ist unsere Nahrung relativ eisenhaltig, die tägliche Zufuhr an Eisen beläuft sich auf ungefähr 10 bis 20 mg. Dieses Eisen wird aber unter normalen Verhältnissen fast quantitativ im Darm wieder ausgeschieden, das heißt der normale Eisenstoffwechsel hält sich praktisch ohne Eisenzufuhr im Gleichgewicht. Dies ist nur deshalb möglich, weil die Eisenverluste minimale sind. Der normale Organismus hält mit Zähigkeit an seinem Eisenbestand fest, er ergänzt seine kleinen, kaum meßbaren Verluste wohl aus dem Nahrungseisen, die Hauptmasse des Eisens im Organismus steht aber in einem dauernden Kreislauf, an dessen Polen das frisch bereitete Hämoglobin und das Zerfallseisen des gemauserten Blutes stehen, wobei das Zerfallseisen immer wieder und praktisch quantitativ in das Hämoglobin zurückkehrt. Eine Eisenzufuhr wäre also kaum nötig; es ist erwiesen, daß ein Eisengleichgewicht auch bei einer täglichen Zufuhr von nur *0,9 mg* Eisen erhalten bleibt. Das im Überschuß zugeführte, also somit fast das gesamte Nahrungseisen oder auch medikamentös zugeführtes Eisen wird beim Normalen im Stuhl wieder ausgeschieden; der eisenautarke Organismus kann auf eine Zufuhr von Eisen nahezu verzichten. Die in zahlreichen Versuchen an Mensch und Tier nachgewiesene Tatsache, daß Nahrungs- oder medikamentöses Eisen praktisch nicht zur Resorption gelangt, ließ seinerzeit schwer die Annahme aufkommen, daß es eine Anämie auf Grund von Eisenmangel gebe, obwohl klinische Erfahrungen sehr in diesem Sinne sprachen.

Die Kliniker kannten nämlich seit langem Anämieformen, die auf Eisen ausgezeichnet ansprachen und somit wahrscheinlich asiderotischer Natur waren. Die Erfahrung, daß zur Behandlung dieser Anämien große Eisendosen notwendig waren, die nur zum geringsten Teil resorbiert wurden, ließ allerdings auch die vielfach vertretene Annahme zu, daß das Eisen hier nicht ein Hämoglobinaufbaumaterial, sondern einen Reizstoff zur Hämoglobinbildung darstellt. Erst in neuerer Zeit wurde erkannt, daß diesen Anämien tatsächlich ein Eisenmangel zugrunde liegt und daß das medikamentös zugeführte Eisen beim Hämoglobinaufbau Verwendung findet. Schien dies schon durch Ausnutzungsversuche bei derartigen Anämiefällen bewiesen, in welchen gezeigt wurde, daß in den Stadien der Hämoglobinarmut bis zu 25% des zugeführten Eisens retiniert wurden, so haben die modernen Untersuchungen über das Plasmaeisen alle Zweifel über die Existenz von asiderotischen Anämien zerstreut. Wir verdanken diese Erkenntnis vor allem den Untersuchungen von HEILMEYER und seinen Mitarbeitern, die von einer Reihe von Autoren im wesentlichen bestätigt wurden.

Aus diesen Untersuchungen ergibt sich, daß das Plasmaeisen einen ausgezeichneten Indikator der vorhandenen Eisenreserven darstellt. Der normale Serumeisenwert liegt beim Manne bei 125 γ %, bei der Frau bei 90 γ %; auch reichliche orale Zufuhr von Eisen ändert kaum etwas an diesen Werten. Bei den therapeutisch auf Eisen ansprechenden Anämien liegt der Plasmaeisenwert viel tiefer; auf orales Eisen steigt er, weil es hier offenbar gut resorbiert wird, unter Besserung der Anämie an. Bemerkenswert ist, daß die Erythrozyten- und Hämoglobinwerte hierbei früher zur Norm zurückkehren als der Serumeisenwert; es scheint, daß das beim Anämischen gut resorbierte Eisen sofort zum Hämoglobinaufbau verwendet wird und daß sich die Eisendepots erst nach Normalisierung des Blutbildes zur Norm auffüllen. Bei eisenunempfindlichen Anämien, etwa einer Perniziosa, einem hämolytischen Ikterus usw., bleibt der Plasmaeisenspiegel normal; zu Zeiten verstärkten Blutzerfalles kann der Eisenspiegel bei diesen Krankheiten sogar abnorm hoch sein. Normaler Plasmaeisenspiegel bedeutet also normalen Eisenstoffwechsel, normale Auffüllung der Eisendepots — niederer Eisenspiegel hingegen Mangel an Eisen für den Hämoglobinaufbau. Das Serumeisen ist ein Transporteisen, welches bei vollen Eisendepots aus normalen, bei mehr oder weniger entleerten Depots aus verminderten Eisenbeständen zum Knochenmark abwandert. Die eisenempfindlichen Anämien verschiedener Art sind also Eisenmangelanämien und ein niederer Serumeisenspiegel beweist das Vorliegen einer Eisenmangelanämie.

Wenn einleitend gesagt wurde, daß der Organismus autark an seinem Eisenbestand festhält, so fragt es sich, wie es unter krankhaften Verhältnissen zu

Eisenverlusten und damit schließlich zur Eisenmangelanämie kommen kann. Der scheinbar lückenlose Schutzwall um den Eisenbestand wird vor allem durch Blutungen durchbrochen. Blutverluste bedeuten Hämoglobin- und damit Eisenverluste. 50 ccm Blut sind ungefähr 25 mg Eisen; fortgesetzte Blutverluste dieser Art oder mehrfache stärkere Blutungen können auch bei bester Resorption durch Nahrungseisen nicht mehr voll ersetzt werden, es kommt zum Eisenmangel, das Hämoglobin kann nicht mehr in normaler Menge aufgebaut werden, es kommt zur Anämie. Im früheren Kapitel wurde dargelegt, daß es sich bei der chronischen Blutungsanämie um eine Eisenmangelanämie handelt, der Serumeisenwert ist herabgesetzt. Auch die physiologischen Blutverluste durch die Menstruation können zum unersetzlichen Eisenverlust führen. Eine normale Menstruation kostet 30 bis 50 ccm Blut, eine verstärkte Blutung bei Metrorrhagien entsprechend mehr. Es werden bei der Menstruation also zirka 20 bis 50 mg Eisen verloren, ein Verlust, der, wie wir bei Besprechung der Chlorose und der essentiellen hypochromen Anämien hören werden, in der Ätiologie bestimmter Anämien eine bedeutsame Rolle spielt. Vielleicht finden diese Verhältnisse in dem schon physiologisch niedrigeren Plasmaeisenwert der Frau einen Niederschlag. Bedenkt man ferner, daß dem Fötus von der Mutter eine Eisenreserve mitgegeben werden muß — eine Schwangerschaft verbraucht ungefähr 500 mg Eisen —, dazu kommen zirka 100 bis 200 mg Eisenverlust bei der Geburt und zirka 200 mg durch die Laktation, so daß der Gesamtverlust für die Frau fast 1 g Eisen beträgt (also fast das gesamte normale Depoteisen), so versteht man, daß die Frau der Gefahr von Eisenmangelanämien stärker ausgesetzt ist. Bei solchen Überlegungen muß auffallen, daß die eisenempfindlichen Anämien, wie die Chlorose und die essentielle hypochrome Anämie, ausschließlich oder fast ausschließlich das weibliche Geschlecht von der Menarche bis zur Menopause betreffen. Wie wir sehen werden, sind die menstruellen Blutverluste für das Eisendefizit und damit für die Hypochromie keineswegs allein verantwortlich, sie spielen aber zweifellos eine große Rolle. Eisenmangel entsteht auch in der Zeit des stärksten Wachstums, also vom ersten bis zum vierten Lebensjahr und in der Pubertät; bei Mädchen addieren sich in den Blutverlusten der Menstruation und im stärkeren Pubertätswachstum zwei Faktoren, die dem Eisenbestand des Organismus gefährlich werden können, worauf wir bei der Chlorose zurückkommen. Für Eisenmangel kommen schließlich noch alimentäre Faktoren, mangelhafte Eisenzufuhr, ferner Eisenresorptionsstörungen und schließlich Erbfaktoren in Betracht. Alimentäre Ursachen dürften sehr selten eine Rolle spielen, wenn man bedenkt, daß der Eisenstoffwechsel mit minimaler Eisenzufuhr im Gleichgewicht bleibt (s. oben). Auf Störungen in der Resorption weisen die eisenempfindlichen Anämien hin, die bei Magen-Darmerkrankungen oder nach Magen- und Darmresektionen auftreten. HEILMEYER glaubt auf Grund von Resorptionsversuchen auch bei der Chlorose und der achylischen Chloranämie eine konstitutionelle Eisenresorptionsschwäche ursächlich heranziehen zu müssen, worauf wir ebenfalls zurückkommen (s. S. 415). Vielleicht spielt schließlich das Fehlen gewisser Nahrungsstoffe, wie des C-Vitamins, bei der mangelhaften Resorption des Eisens eine Rolle.

Der Ursachen für einen mangelhaften Eisenbestand des Organismus gibt es also viele. Nur in seltenen Fällen, wie bei der Blutungsanämie, ist im Einzelfalle eine Ursache allein maßgebend, meist müssen mehrere Faktoren, wie Wachstum plus Menarche, oder Eisenverlust durch normale Menses plus mangelhafter Resorption, oder Blutverlust durch Schwangerschaft plus Eisenabgabe an den Fötus plus Eisenverlust durch Laktation zusammenfallen, um zur Eisenmangelanämie zu führen. Es ist deshalb bis zu einem gewissen Grade auch willkürlich, aus der Gruppe der Eisenmangelanämien gewisse Formen als klinische Einheit herauszuheben, und es gibt zahlreiche Fälle, in welchen eine scharfe Grenze zwischen dieser oder jener Form nicht gezogen werden kann. Ob man von einer Schwangerschaftsanämie spricht oder von einer Blutungsanämie oder einer essentiellen hypochromen Anämie, die eine oder mehrere Geburten hinter sich hat, kann Geschmackssache sein. Immerhin geben die Chlorose und die achylische Chloranämie ein so wohlumschriebenes klinisches Bild, daß sie mit Recht aus der Gruppe der Eisenmangelanämien herausgehoben werden. Wir wollen sie als essentielle Eisenmangelanämien den symptomatischen Formen bei Schwangerschaft, bei Magen-Darmstörungen usw. entgegenstellen und getrennt besprechen. Freilich muß zugegeben werden, daß selbst die Chlorose und die achylische Chloranämie oft nicht scharf gegenseitig abgegrenzt werden können: eine in der Pubertät sich entwickelnde Eisenmangelanämie, die einige Jahre fortbesteht und die überdies achylisch ist, kann ebenso als Chlorose wie als achylische Chloranämie bzw. essentielle hypochrome Anämie gelten; der Unterschied verwischt sich noch mehr, wenn man bedenkt, daß die sogenannte achylische Chloranämie die Achylie nicht als obligates Symptom führt (s. S. 413). HEILMEYER will auch gewisse Infekt- und Tumoranämien den Eisenmangelanämien zureihen; insbesondere unter der Einwirkung des Infektes soll es zum Abwandern des Plasmaeisens in das Retikuloendothelialsystem und durch die Bindung dortselbst zum Eisenmangel, zum Absinken des Plasmaeisens und damit zur Anämie kommen. Die einschlägigen Verhältnisse scheinen noch nicht so weit gesichert, daß diese Lehre zur Schuldoktrin erhoben werden kann.

Die *Klinik* der Eisenmangelanämien wird durch die *hypochrome Anämie* beherrscht. Die Hypochromie als wesentliches Zeichen dieser Anämie ist so wesentlich, daß mit einer gewissen Reserve Hypochrom- und Eisenmangelanämien nahezu gleichgesetzt werden. Wesentlich sind ferner der *niedere Plasmaeisenspiegel* und das *gute Ansprechen auf eine Eisentherapie.* Dieser Gruppe der Anämien kommen schließlich *gewisse Allgemeinsymptome der „Eisenmangelkrankheit"* zu, Veränderungen an Haut, Schleimhäuten, Haaren, Nägeln usw., Veränderungen, die allerdings nur bei bestimmten klinischen Formen (s. S. 414) regelmäßiger hervortreten und auf die in den entsprechenden Kapiteln näher eingegangen werden soll.

Die Hypochromie ist meist hochgradig, die Färbeindizes liegen daher stark unter 1,0, senken sich allerdings nicht unter 0,5. Die Erythrozytenzahlen können normal sein, zumeist ist die Zahl aber herabgesetzt, unter Umständen auch sehr stark herabgesetzt, die Erythrozytenzahl sinkt aber relativ viel weniger als der Hämoglobinwert. Im Ausstrich findet man eine Anisozytose meist im Sinne der Mikrozytose, gelegentlich aber auch im Sinne der Makrozytose. Es findet sich also fast immer eine Verbreiterung der PRICE-JONESschen Kurve; noch charakteristischer als das Verhalten der Zelldurchmesser ist das verminderte Zellvolumen und die verminderte Zelldicke der Erythrozyten. Die Erythrozyten sind durchwegs hämoglobinarm, sie zeigen vielfach die charakteristische Pessarform, sie sind im Ausstrich nur am Rande gefärbt. Kernhaltige Rote sind eine seltene Ausnahme. Entsprechend einer gleichzeitig bestehenden Reifungshemmung ist die Zahl der Polychromatischen bzw. der Retikulozyten absolut niedrig; relativ ist sie meist leicht erhöht. Die Leukozytenzahl kann etwas vermindert sein, es kann sich eine relative Lymphozytose finden. Im Knochenmarksausstrich stellt man, wenigstens in allen schweren Fällen, eine Reifungshemmung fest: die Proerythroblasten reifen zum Normoblasten nicht aus, das Knochenmark wird schließlich von jüngsten Erythroblasten, Proerythroblasten oder polychromatischen Makroblasten, beherrscht. Unter einer energischen Eisentherapie kommt es zur normalen Ausreifung und nun treten Retikulozyten in vermehrter Menge in die Zirkulation über. Zu dieser Regulationsstörung kommt noch ein Versagen der regulatorischen Einsparung der Abbauprodukte des Hämoglobin: Im Verhältnis zum Hb-Bestand werden zu große Urobilinmengen im Stuhl ausgeschieden (HEILMEYER). Eine hämolytische Komponente lassen Eisenmangelanämien immer vermissen, das Serum ist auffallend licht, farbstoffarm.

Die *Therapie* besteht in einer Zufuhr von Eisen, und zwar in *wirksamer Form* und *wirksamer Dosierung.* Die wirksame Form ist die Ferroform, wie wir aus den Untersuchungen STARKENSTEINS wissen; nur in der zweiwertigen ionisierten Form kommt Eisen zur Resorption. Eisen, welches peroral nicht in Ferroform gegeben wird, kommt nur zur Resorption, soweit es im Magen-Darmtrakt in die Ferroform übergeführt wird. Die wirksame Dosierung des Eisenpräparates ist immer nur eine hohe; bis zu einer bestimmten Grenze ist Eisen in gewissen Fällen völlig unwirksam. Diese hohen Dosen können einen Nachteil in Nebenerscheinungen haben, es können gastritische Beschwerden, Übelkeit, Erbrechen, Durchfälle auftreten. Nur selten aber zwingen diese Magen-Darm-Reizerscheinungen zum Aussetzen des Mittels, meist genügt das Herabgehen auf etwas kleinere Dosen. Folgende Eisenpräparate sind zu empfehlen:

Ferrum reductum, pulverisiertes metallisches Eisen; es muß sehr hoch dosiert werden; meist reicht dreimal täglich 1 g aus, gelegentlich muß man höher, bis zu 5 bis 10 g gehen. Bei Anazidität ist eine gleichzeitige Verordnung von HCl zu empfehlen (s. S. 63).

Ferrostabildragees, 6 bis 20 Stück täglich; sie enthalten Ferrochlorid in haltbarer Form.

Ceferro, Ferro 66; es genügen hier meist 0,3 bis 0,5 g, das sind drei- bis fünfmal fünf Pillen. Diese Mittel enthalten ein durch die stark reduzierende Ascorbinsäure stabilisiertes Ferroeisen und werden sehr gut vertragen.

Organische Eisenverbindungen, die immer wieder auf den Markt kommen, sollten nicht verwendet werden, sie enthalten kaum oder nicht wirksames Eisen. Frischen Eisenwässern muß wegen ihres geringen Eisengehaltes eine nur geringe, nicht schlagartig bzw. nur nach langem Gebrauch auftretende Wirkung zugesprochen werden. Durch Übergehen der Ferro- in die Ferriverbindung werden die Eisenwässer bei Stehen in der Luft unwirksam!

Bei schlechter Verträglichkeit oraler Eisenmedikation kann Ceferro oder Ferro 66 auch intravenös gegeben werden. Die Dosierung kann hier viel niederer sein, da parenteral gegebenes Eisen beim Hämoglobinaufbau fast quantitativ Verwertung findet. Es werden 10 mg intravenös gegeben. Es wird bei intravenöser Verabreichung empfohlen, das Medikament nach Öffnung der Ampulle mit 20 ccm Dextrose zu verdünnen und langsam zu injizieren.

Die Eisentherapie beeinflußt nicht nur die Anämie, sondern wirkt sich auch gleichzeitig auf die übrigen Erscheinungen der Eisenmangelkrankheit, auf Mundwinkelrhagaden, Zungenbrennen, Nagelveränderungen aus. Bemerkenswert ist, daß Zungenbrennen und Mundwinkelrhagaden gelegentlich auf Eisen auch ausheilen, wenn eine Anämie nicht vorliegt.

b) Essentielle Eisenmangelanämien (Chlorose, achylische Chloranämie).

α) *Chlorose (Bleichsucht).*

Die Chlorose ist nach neuerer Auffassung eine heute sehr seltene Eisenmangelanämie, die bei sonst gesunden Mädchen nach Beginn der Pubertät auftritt. Die Erkenntnis, daß es sich bei der Bleichsucht um einen Eisenmangelzustand handelt, verdanken wir HEILMEYER. Wohl war früher vereinzelt auf Grund klinischer Untersuchungen ein Eisenmangel als Ursache angeschuldigt worden, der exakte Beweis konnte erst durch Erfassung des zirkulierenden Serumeisens erbracht werden. Wenn auch bis heute nur wenig Fälle diesbezüglich genau untersucht sind, so scheint doch kein Zweifel, daß HEILMEYERS These zu Recht besteht: Die Klinik folgt dem Bilde der Asiderosen, im Blutbild steht die Hypochromie im Vordergrund, der Plasmaeisenspiegel ist in den bisher untersuchten Fällen sehr nieder und der Zustand ist mit Eisen heilbar.

Die Überlegungen über die Pathogenese der Krankheit bewegten sich bis vor kurzem im Hypothetischen. Gastroptose, Obstipation und Dyspepsien verschiedener Art wurden ursprünglich in Erwägung gezogen. Seit v. NOORDEN und NÄGELI wurde eine Ovarialinsuffizienz in den Vordergrund geschoben und eine krankhafte Beziehung zwischen Ovarialfunktion und Blutbildung angenommen; maßgebend hierfür waren die bei Chlorose fast konstant beobachteten Menstruationsstörungen und schließlich die Tatsache, daß die Krankheit zeitlich in die Pubertät fiel. Und wenn auch einzelne Autoren die Menstruationsstörung nicht als Ursache und die Anämie als Folge derselben betrachteten, vielmehr beide als koordinierte Symptome einer übergeordneten Noxe ansahen, so hatte die Lehre von der primären Ovarialstörung doch so fest Fuß gefaßt, daß sie früher allgemeine Anerkennung fand. Heute werden die Menstruationsanomalien nicht mehr als Ursache der Krankheit, sondern als Folge der Eisenmangelanämie angesehen.

Daß sich gerade in der Pubertät bei Mädchen eine Eisenmangelanämie entwickeln kann, dafür gibt es vor allem zwei Ursachen: Das in diese Zeit fallende stärkere Längenwachstum — Mädchen wachsen in diesem Alter rascher als Knaben —, womit ein größerer Eisenverbrauch verbunden ist, und der Beginn der Menstruation, die zu Eisenverlusten führt. HEILMEYER führt noch die folgenden pathogenetischen Faktoren an: Konstitutionelle mangelhafte Eisenreserve durch Eisenmangelzustände der Mutter, eisenarme Ernährung und schließlich mangelhafte Eisenresorption, die allerdings erst in sehr wenigen Fällen studiert ist. Diese verschiedenen Faktoren sollen in wechselndem Ausmaß in Frage kommen. Die in älteren Theorien oft angeschuldigten psychischen Momente (Überarbeitung, sexuelle Probleme usw.) haben vielleicht auch heute noch eine gewisse Bedeutung, nur wird ihr Einfluß durch dabei auftretende Inappetenz bzw. Verdauungsstörung und eine dadurch manifest werdende Eisenresorptionsstörung erklärbar.

Die Chlorose, um die Jahrhundertwende noch eine häufige Diagnose, ist heute so selten, daß ihr auch erfahrene Kliniker noch nicht begegnet sind. Dieses Verschwinden der Chlorose ist oft Gegenstand von Diskussionen gewesen, es ist aber bis heute nicht oder nicht befriedigend erklärt. Sicher ist, daß die Verbesserung der Diagnostik, wie die richtige Erkennung anämischer Tuberkulosen, okkult blutender Ulzera usw., vielleicht sogar wesentlich zur Verminderung der Chlorosediagnosen beigetragen hat, es ist aber doch kein Zweifel, daß die Zahl der Chlorosen tatsächlich abgenommen hat. Die Erklärung für dieses „Aussterben einer Krankheit" wird in einer Änderung der Kost, in einer freieren Lebensführung, einem dadurch gegebenen besseren Appetit und dem Genuß von mehr eisenhaltigen Nahrungsmitteln, vor allem von Gemüsen, und sogar schließlich in einer besseren Eisenresorption psychisch ausgeglichener Individuen gesucht. Diese Erklärungen klingen recht hypothetisch. Mit Ausnahme der „besseren Resorption psychisch ausgeglichener Individuen" erscheinen sie uns aber möglich. Eine Änderung der menschlichen Ernährung (erhöhter Genuß von Gemüse, Obst usw.) ist sicher gegeben und wirkt sich, wenn wir an die vom mütterlichen Organismus erhaltenen konstitutionellen Eisenreserven denken, auch auf die nachfolgende Generation aus. Dabei dürfte die größte Änderung gerade in der Säuglings- und Kinderernährung eingetreten sein. Ein Beweis für den Einfluß der Nahrung auf die Chlorose erscheint auch durch die alte, früher paradox erscheinende Beobachtung, daß in Kriegs- und Notzeiten die Chlorosefrequenz absank, gegeben. Denn in diesen Zeiten wurde auch früher zwangsweise mehr Gemüse usw. gegessen. Daß daneben heute noch unbekannte Faktoren für das Zurückgehen der Chlorosefrequenz verantwortlich sein können, ist nicht von der Hand zu weisen.

Klinische Symptomatologie. Junge Mädchen, die meist eine Zeitlang normal menstruieren, zumal solche, die in der letzten Zeit stark gewachsen waren, erkranken unter rasch oder schleichend einsetzenden Allgemeinerscheinungen einer Anämie, sie werden blaß, klagen über Schwindel, Müdigkeit, auffallende Erschöpfbarkeit, Kopfschmerzen, großes Schlafbedürfnis, Herzklopfen. Sie sind oft appetitlos. Gleichzeitig treten Menstruationsstörungen auf, meist im Sinne einer Abschwächung der Regelblutung, seltener im Sinne einer Amenorrhoe. Es gibt auch seltene Fälle, in welchen die Anämie noch vor Eintreten der Menstruation auftritt und diese erst spät einsetzt, und Fälle, in welchen die Kranken normal menstruierend bluten. Es handelt sich meist um Mädchen zwischen dem zwölften und achtzehnten Lebensjahr. Die objektive Untersuchung läßt eine auffällige Blässe erkennen, die einen Stich ins Grünliche haben soll; manche Autoren betonen eine auffällige Pigmentarmut der alabasterweißen Haut. Die Kranken machen manchmal einen leicht gedunsenen Eindruck, es sind auch leichte Ödeme beschrieben. Die physikalische Untersuchung läßt im übrigen meist einen normalen Befund erheben, am Herzen finden sich akzidentelle Geräusche, an den Venen kann man ein Nonnensausen hören. Ein Fluor albus ist häufig. Die Kranken neigen zu Thrombosen, auch Sinusthrombosen sind beschrieben. Eine mäßige Milzvergrößerung kommt vor. Das Blutbild zeigt als wichtigstes Zeichen die Hypochromie der Asiderose; auch die Erythrozytenzahlen sind meist, allerdings in relativ geringem Ausmaß, vermindert, der Färbeindex steht unter 1. Im Ausstrich findet sich eine Anisozytose vorwiegend im Sinne der Mikrozytose, Makrozytosen können sich in geringem Ausmaß finden. In schweren Fällen können Poikilozytose und als Zeichen einer Regenerationsstörung basophile Tüpfelung gefunden werden. Die Retikulozyten sind relativ normal oder nur gering vermehrt, absolut meist vermindert. Normoblasten und JOLLY-Körperchen sind nur ausnahmsweise in geringer Zahl zu finden. Die Zahl der Plättchen ist normal oder auch erhöht (Neigung zu Thrombosen!). Die Leukozytenzahlen bewegen sich meist im Bereiche der Norm, manchmal findet sich eine Leukopenie. Das Serum ist auffallend licht, da hämolytische Züge der Krankheit völlig fremd sind. Der Plasmaeisenspiegel ist stark erniedrigt, HEILMEYER beschreibt Fälle mit Werten von 4 bis 8 γ. Dieser Autor stellte bei einigen Fällen auch eine mangelhafte Eisenresorption nach oralen Gaben von 1 g Ferrum reductum fest. Der Magensaft zeigt relativ häufig eine Hyperazidität und eine Hypersekretion.

Unter *Spätchlorosen* versteht man Chlorosen, die in der Pubertät beginnen, nach dieser aber nicht abheilen und viele Jahre, selbst bis in das Klimakterium andauern können. Sie unterscheiden sich von der essentiellen hypochromen Anämie nur dadurch, daß sie in der Pubertätszeit beginnen; ein prinzipieller Unterschied ist aber nicht anzunehmen. Als *männliche Chlorosen* sind asiderotische Anämien bei Jünglingen beschrieben, das Blutbild ist das gleiche wie bei der echten Chlorose, die Fälle reagieren auch gut auf Eisen. Man muß in diesen Fällen annehmen, daß der starke Eisenverbrauch beim Längenwachstum einen Eisenmangelzustand herbeiführt. Man kann diese Fälle auch als essentielle hypochrome Anämie bezeichnen.

Differentialdiagnose. Vor Stellung der Diagnose Chlorose sind symptomatische Anämien, wie Anämie bei okkulter Blutung, unspezifischen Infekten, Endokarditis usw. auszuschließen. Bei älteren Mädchen ist die Abgrenzung gegenüber einer essentiellen hypochromen Anämie eine mehr minder willkürliche.

Verlauf und Prognose. Der Verlauf der Krankheit ist ein rezidivierender, intermittierender. Spontanremissionen sind häufig. Die Dauer der Krankheit schwankt zwischen einigen Monaten und vielen Jahren. Eisentherapie führt zur Heilung: es kommt zur Ausschwemmung zahlreicher Retikulozyten, die Erythrozytenzahl steigt rascher an als der Hämoglobingehalt, schließlich werden beide normal. Die Prognose der Chlorose ist eine gute. Aus dem bisher Gesagten geht hervor, daß die Abtrennung der Chlorose von den übrigen Eisenmangelanämien vom patho-physiologischen Gesichtspunkt eine mehr oder minder willkürliche geworden ist. Einerseits sind es Gründe der Tradition, eine früher so häufige Krankheit, die zu unendlich vielen Theorien und Arbeiten Anlaß gegeben hat, als eigenes Krankheitsbild beizubehalten, anderseits gibt es doch gewisse Unterschiede: Die Magensekretion ist meist normal, die Resorptionsstörung der Chlorose ist reversibel, die der achylischen Chloranämie ist irreversibel. Klinisch sind die allgemeinen Beschwerden, wie Müdigkeit und Schwäche, stärker hervortretend als es dem Grad der Anämie entspricht.

Therapie. Die früher immer empfohlene strenge vier- bis sechswöchige Liegekur ist wohl nur in schweren Fällen notwendig. Vor allem ist aber eine Eisentherapie durchzuführen, wie sie auf S. 410 geschildert ist. Es empfiehlt sich, eine eisenreiche Kost zu geben und auch nach Heilung der Chlorose bis zum Ende des Wachstumsalters Eisen in kleinen Dosen zuzuführen.

β) *Essentielle hypochrome Anämie* (SCHULTEN)
(*Achylische Chloranämie* [KAZNELSON]).

Die essentielle hypochrome Anämie ist erst seit zirka fünfzehn Jahren als selbständige Anämieform bekannt. Wohl waren einschlägige Fälle klinisch beschrieben, die Mehrzahl derselben wurde damals als atypische perniziöse Anämie aufgefaßt, deren Pathogenese noch nicht geklärt war. Die in vielen Zügen weitgehende Ähnlichkeit mit der M. Biermer, die Achylie, die Glossitis, die Nervensymptome usw. machen diesen Irrtum verständlich. Die Knochenmarkspunktion als klinisch-hämatologische Methode, die bei der Perniziosa ein charakteristisches Bild ergibt, läßt die beiden Krankheiten heute streng voneinander abgrenzen. KAZNELSON mit seinen Mitarbeitern hat die essentielle hypochrome Anämie als erster als selbständige Krankheitseinheit erkannt und ihr mit Rücksicht auf die zumeist bestehende Anazidität die Bezeichnung achylische Chloranämie gegeben. Erst seit dem Jahre 1934 findet das Krankheitsbild durch die zusammenfassende ausgezeichnete Darstellung von SCHULTEN den Weg zur allgemeinen Anerkennung. Da die Achylie kein regelmäßiges Symptom ist, gab dieser Autor der Krankheit den Namen essentielle hypochrome Anämie, der heute auch der herrschende geworden ist. Die Pathogenese der Krankheit im Sinne des Eisenmangelzustandes wurde in der Folge von einer Reihe von Autoren richtig erkannt; an der Asiderose ist heute mit Rücksicht auf das charakteristische Blutbild mit seiner im Vordergrund stehenden Hypochromie, auf den nun schon von mehreren Autoren gezeigten niederen Plasmaeisenspiegel und auf die gute Ansprechbarkeit auf Eisentherapie kein Zweifel.

Klinische Symptomatologie. Es erkranken meist Frauen zwischen dem 30. und 50. Lebensjahr, oft solche, in deren Familienanamnese bei Vorfahren und Geschwistern gleichartige Anämien oder auch Magenkarzinome vorlagen; auch die perniziöse Anämie soll in diesen Familien häufiger vorkommen. Bei Männern sind einschlägige Fälle selten, Statistiken weisen zwischen 4 und 15% männlicher Fälle aus. Manche Autoren lehnen die männlichen Fälle überhaupt ab, da diese Eisenmangelanämie ihrer Ansicht nach nur durch die fortgesetzten menstruellen Blutverluste und eventuell durch Schwangerschaften zustande kommen kann, und sie rubrizieren die männlichen Fälle mit gleichem Symptomenbild unter den symptomatischen hypochromen Eisenmangelanämien. Es ist hier mehr Sache der Definition der Krankheit, ob man männliche Fälle anerkennt.

Die Krankheit setzt meist langsam schleichend ein, die Patienten zeigen eine langsam zunehmende Blässe und alle Anämiezeichen, wie Herzklopfen, Atemnot, Schwindel, Müdigkeit usw. Die Anämie läßt jede hämolytische Komponente vermissen, die Skleren sind also rein weiß, nie auch nur subikterisch. Serum und Harn sind hell gefärbt. Im Harn findet sich nie eine Vermehrung von Urobilinogen wie bei der Perniziosa. Der Bilirubingehalt des Serums ist stets vermindert. Auffallend blaue Skleren sind beschrieben. Oft sind die Kranken, ebenso wie die Chlorosen, pastös, manchmal zeigen sie auch stärkere Ödeme der unteren Extremitäten. Sehr häufig sind *Rhagaden an den Mundwinkeln* (sogenanntes „wehes Eck“ des Volksmundes); die Haut kann auffallend spröde sein, Einrisse finden sich auch an den Händen, selten sind Sprödigkeit, Ergrauen und Ausfallen der Haare, häufig Veränderungen der Fingernägel. Sie werden brüchig, längsgerillt und wandeln sich in schweren Fällen zu *Hohlnägeln (Koilonychie)*. Die konvexe Form der Nägel bildet sich in eine konkave um, sie erscheinen in der Mitte eingedellt; die Veränderung betrifft oft nur einige Finger. Die geschilderten Veränderungen an Haut, Haaren und Nägeln sollen nach Ansicht mancher Autoren ein allgemeines Zeichen einer Eisenarmut des Organismus und nicht ein spezielles Symptom der essentiellen hypochromen Anämie sein, es ist aber kein Zweifel, daß sie hier am häufigsten in der vollen Entwicklung beobachtet werden. In einer großen Anzahl von Fällen treten ferner Erscheinungen einer Glossitis auf, die durchaus denen der HUNTERschen Glossitis gleichen können. Die Kranken klagen über *Zungenbrennen*, man beobachtet zeitweise kleine Bläschenbildungen, auffallend geschwollene und gerötete Papillen, und zwar insbesondere an der Spitze und den seitlichen Rändern der Zunge, oder eine Zungenschleimhautatrophie in diesem Bereich, die als Ausheilungszustand zu betrachten ist. Die entzündliche Schleimhautveränderung kann sich auch auf den Pharynx und den Ösophagus erstrecken. Die Kranken klagen dann über Schluckbeschwerden (PLUMMER-VINSON-Syndrom); im Röntgenbild erkennt man gelegentlich Ösophagospasmen, die offenbar Folge von Schleimhautläsionen sind. *Magenbeschwerden* sind außerordentlich häufig. Es liegt ihnen eine Sub- oder Anazidität zugrunde, die so häufig ist, daß KAZNELSON von einer achylischen Chloranämie spricht. Ungefähr vier Fünftel aller Fälle sind Anazide, nur die Hälfte dieser Fälle aber auch histaminrefraktär. Eine prinzipielle Trennung zwischen achylischen und nichtachylischen Fällen darf nicht durchgeführt werden, seit wir wissen, daß in der gleichen Familie azide und nichtazide Fälle vorkommen. Ein kleiner derber *Milztumor*, der eben palpabel ist, ist nicht selten. In etwa der Hälfte der Fälle finden sich *Parästhesien*; Erscheinungen einer funikulären Myelose in ausgeprägter Form sind größte Seltenheiten.

Das *Blutbild* ist vor allem durch eine höhergradige Hypochromie bzw. einen niederen Färbeindex ausgezeichnet, wie es einer Eisenmangelanämie zukommt. Der Hämoglobingehalt fällt in schweren Fällen meist auf die Hälfte der Norm ab. Es findet sich ferner eine Anisozytose vorwiegend im Sinne der Mikrozytose, vereinzelte Makrozyten können gefunden werden; es kommen ausgesprochen makrozytäre Fälle vor. Die Retikulozyten sind relativ normal oder mäßig erhöht, absolut stets vermindert; als Zeichen der Reifungsstörung können vermehrt junge Formen auftreten. Charakteristisch ist ferner eine Leukopenie mit einer Rechtsverschiebung der Neutrophilen (s. S. 424) und mit einer relativen Lymphozytose. Im Knochenmarkspunktat findet sich eine starke Vermehrung der Erythroblasten, und zwar, wenigstens in schwereren Fällen, vorwiegend von Makro- und Proerythroblasten; es besteht also eine Reifungsstörung. Die Serumeisenwerte sind stark erniedrigt. Nach HEILMEYER kann man eine deutliche Eisenresorptionsstörung nach Gaben von 1 g Ferrum reductum nachweisen. Das Blutserum ist auffallend licht, farbstoffarm.

Der *Verlauf* der Krankheit ist ein ausgesprochen schleichender; starke Remissionen werden ebenso wie rapide Verschlechterungen im allgemeinen nicht beobachtet. In der schweren Anämie ist der Zustand schließlich ein stationärer. Die Prognose ist daher quoad vitam gut. Auf Eisentherapie erholt sich der Kranke meist rasch, es kommt zur Retikulozytenkrise, zum Anstieg der Erythrozytenzahl und des Hämoglobinwertes, schon nach vier bis sechs Wochen kann wieder ein normaler Befund erhoben werden. Mehrfach ist ein Übergang der Krankheit in einen Morbus Biermer beschrieben worden; das Vorkommen der beiden Krankheiten in der gleichen Familie bringt diese gelegentlichen Übergänge unserem Verständnis näher.

Differentialdiagnose. Nach dem Gesagten ergibt sich in mehrfacher Hinsicht eine weitgehende Ähnlichkeit mit einem Morbus Biermer. Die Anämie, die Glossitis, die Achylie, die Parästhesien können den Verdacht auf eine perniziöse Anämie nahelegen. Das Fehlen einer hämolytischen Komponente, das lichte, farbstoffarme Serum, das Fehlen eines Subikterus, die Hypochromie, das Fehlen einer Megalozytose, der höchstens proerythroblastische, nicht aber megaloblastische Knochenmarksbefund und schließlich die niederen Plasmaeisenwerte erlauben eine strenge Unterscheidung; die gute Ansprechbarkeit auf eine Eisenmedikation wird schließlich einen letzten Beweis für die Richtigkeit der gestellten Diagnose erbringen. Bei aller Ähnlichkeit ergeben sich im einzelnen also eindeutige Unterscheidungsmerkmale. Die Abgrenzung der essentiellen hypochromen Anämie von anderen Anämien kann insofern Schwierigkeiten bereiten, als es Auffassungssache sein kann, ob man einen Fall hierher oder dorthin einreiht: tritt die Anämie in jungen Jahren auf, läßt sie sich anamnestisch bis in die Pubertät zurückverfolgen, so kann ebenso von einer Spätchlorose gesprochen werden, taucht sie nach starken Menorhagien oder nach einer Schwangerschaft auf, so kann der Fall ebenso als chronische Blutungsanämie oder als asiderotische Schwangerschaftsanämie gedeutet werden. Gegenüber der Chlorose, die meist mit Hyperazidität einhergeht, könnte die Achylie in die Waagschale geworfen werden. Nach chronischen Blutungen irgendwelcher Art oder nach Magenresektion kann es Geschmackssache sein, ob man nun eine essentielle hypochrome Anämie, bei welcher der letzte Anstoß zu ihrem Auftreten durch Blutung oder Resektion gegeben wurde, oder eine symptomatische asiderotische Anämie annimmt; es wird die Frage darauf hinauslaufen, ob man in der Pathogenese einer unmittelbar auslösenden Ursache oder einem konstitutionellen Moment, einer angeborenen Schwäche im Eisenstoffwechsel die größere Bedeutung beimißt. Dies führt uns zur Frage der Pathogenese der Krankheit.

Pathogenese. Die Frage nach der Pathogenese der essentiellen hypochromen Anämie dreht sich um die Frage des Zustandekommens des Eisenmangels. Da diese Anämie im allgemeinen während der Menstruationsjahre auftritt, ist der Gedanke naheliegend, daß der chronische Eisenverlust durch die Menses es ist, der schließlich zum Eisendefizit führt. Die menstruellen Eisenverluste können naturgemäß doch nicht das Ausschlaggebende sein, es müßte der Eisenverlust durch mangelhafte Eisenzufuhr ungedeckt bleiben. Tatsächlich hat HEILMEYER mit seinen Mitarbeitern in Eisenstoffwechselversuchen eine mangelhafte Eisenresorption aufgezeigt, die also einen konstitutionellen Faktor darstellen würde. Wie bei allen Eisenmangelanämien spielen fast immer mehrere Teilursachen beim Entstehen der Anämie mit; auch ein alimentärer Faktor kann gelegentlich in Frage kommen. Eine bedeutsame Rolle dürfte auch einem Erbfaktor beizumessen sein, der sich auch in der klinischen Tatsache äußert, daß die Fälle von achylischer Chloranämie in gewissen Familien gemeinsam mit Fällen von perniziöser Anämie oder Magenkarzinom gehäuft vorkommen. Der Erbfaktor scheint sich dabei hauptsächlich durch Erkrankungen des Magen-Darmkanals auszuwirken, wobei diese einmal zur Eisenresorptionsstörung und damit zur Eisenmangelanämie und das andere Mal zur Bildungsstörung des CASTLEschen Ferments und damit zur Perniziosa führen.

Therapie. Die Behandlung besteht in der Zufuhr von hohen Eisendosen in entsprechender Form, wie dies auf S. 410 dargelegt wurde. Die Anazidität verlangt eine Verordnung von Salzsäure (Acidolpepsin, Paractol, Muripsin oder Glutacid). Der Erfolg der Therapie ist oft ein verblüffender. Die schwerkranke blasse Patientin kann nach vier Wochen der Eisenmedikation in so blühender Verfassung in der Ordination erscheinen, daß der Arzt Mühe hat, seine Kranke wiederzuerkennen. Da es sich bei der Eisenmedikation der essentiellen hypochromen Anämie um eine Substitutionstherapie handelt, ist es notwendig, auch nach Erreichen eines normalen Blutstatus Eisen in kleinen Dosen dauernd bzw. bis zur Menopause weiter zu verabreichen.

γ) Symptomatische hypochrome Anämien und Eisenmangel.

Symptomatische hypochrome Anämien, vielfach sekundäre Anämien genannt (s. S. 401), gibt es mit und ohne Eisenmangel bei den differentesten Zuständen: als Paradigma einer symptomatischen Eisenmangelanämie können bestimmte Anämien nach Magenresektion, beim Magenkarzinom, bei Pankreaserkrankungen, bei Enteritiden und Wurminfektionen genannt werden, wobei aber zu betonen ist, daß die gleichen Zustände in bestimmten Fällen offenbar auch ohne Eisenmangel zu hypochromen Anämien führen. Es gibt Magenkarzinomanämien wie überhaupt Tumoranämien ohne Eisenmangel. Infekte gehen zumeist mit hypochromen Anämien einher.

3. Perniziöse Anämien.

Unter „perniziöse Anämien" sind in diesem Kapitel jene Anämieformen zusammengefaßt, die sich auf der Grundlage eines Mangels an Antiperniziosastoff entwickeln. Über diesen Stoff und seine Entwicklung wird an anderer Stelle ausführlich berichtet (s. S. 434). Hier sei nur hervorgehoben, daß wir seit den Untersuchungen von MINOT, MURPHY und CASTLE wissen, daß sich der Antiperniziosastoff (Antiperniziosaprinzip) unter dem Zusammenwirken eines Nahrungsfaktors (extrinsic factor) und eines vorwiegend in den Pylorusdrüsen sezernierten Magenfaktors (intrinsic factor) entwickelt, daß er nach seiner Resorption aus dem Digestionstrakt vorzugsweise in der Leber gespeichert und von hier nach Bedarf dem Knochenmark für die Erythropoiese zur Verfügung gestellt wird. Der Mangel an Antiperniziosastoff führt zu einer Reifungsstörung im Knochenmark und zu einem typischen klinischen Syndrom. Er kann verschiedene Ursachen haben: meist ist ein hochgradiges oder vollständiges Versiegen der Sekretion des Magenfaktors, nur selten eine Resorptionsstörung des fertigen Antiperniziosastoffes verantwortlich. Ob auch eine Ausnutzungsstörung in dem Sinne vorliegen kann, daß der an das Knochenmark herangebrachte Stoff in diesem nicht verwertet werden kann (achrestische Anämie), wie manche Autoren behaupten, ist nicht bewiesen.

Der perniziös-anämische Symptomenkomplex kommt bei verschiedenen Krankheiten vor. Man begegnet ihm am häufigsten beim M. Biermer (auch kurz „perniziöse Anämie" oder „Perniziosa" genannt), er ist hier meist in klassischer Form ausgeprägt; eine Grundkrankheit fehlt hier, der Antiperniziosastoff mangelt durch ein Versiegen der Sekretion des Magenfaktors. Wir finden den Symptomenkomplex ferner bei gewissen Fällen von Schwangerschaft, von Botriozephalusinfektionen und von Magen-Darmerkrankungen. Bei der Schwangerschafts- und Botriozephalusperniziosa liegen die Ursachen für das Verschwinden des Antiperniziosastoffes ebenfalls in einem teilweisen oder kompletten Versiegen der Sekretion des Magenfaktors, bei der Perniziosa der Magen-Darmerkrankungen wird die Ursache wenigstens zum Teil auch in einer Resorptionsstörung gesucht.

Die Klinik der perniziösen Anämien wird von drei Teilsymptomen beherrscht: 1. von einer Anämie, die durch ein megalozytär-hyperchromes „perniziös-anämisches" Blutbild und durch ein Megaloblastenmark charakterisiert wird, 2. von Erscheinungen des Digestionstraktes, wobei eine Glossitis und eine Achylie die häufigsten Symptome sind und 3. von Nervenerscheinungen im Sinne der „funikulären Spinalerkrankung". Wesentlich für die Zuteilung zu den perniziösen Anämien ist schließlich die klinische Heilbarkeit des Zustandes durch Lebertherapie, das heißt durch orale oder parenterale Zufuhr des Antiperniziosaprinzips, wobei das Verschwinden der Blutarmut in relativ kurzer Zeit erfolgt und unter typischen Blut- und Knochenmarksbefunden fast gesetzmäßig abläuft. Wenn also diese Heilbarkeit durch Leber ein unbedingtes Kriterium einer perniziösen Anämie ist, so ist aber dort nicht jede Anämie, die durch Leber günstig beeinflußt wird, eine perniziöse Anämie; denn in der Leber und den Leberextrakten finden sich vor allem eisenhaltige Ballaststoffe und Vitamine, die auch nicht perniziöse Anämien zu beeinflussen vermögen; die Besserung erfolgt hier allerdings nicht so rasch und ohne die klassischen Blut- und Knochenmarksbefunde der Perniziosaremission.

Zu betonen ist, daß nicht alle Schwangerschafts-, Botriozephalus- und Magen-Darmkrankheitsanämien perniziöse Anämien sind, es gibt bei diesen Grundkrankheiten, sogar häufiger, auch andere Anämien, z. B. Eisenmangelanämien. Die Berechtigung, die einschlägigen Fälle von Perniziosa nicht im Kapitel der symptomatischen Anämien der Wurminfektionen, der Schwangerschaft oder der Magen-Darmkrankheiten zu besprechen, sondern hier herauszustellen, ist unseres Erachtens darin gegeben, daß uns die Pathogenese nur relativ weniger Anämien genau bekannt ist und daß eine weitgehend geklärte Pathogenese Grund genug ist, um diese zum Einteilungsprinzip zu erheben.

Da die Ätiologie des Morbus Biermer trotz seiner genauen Erforschung der Pathogenese nicht bekannt ist, wird er auch weiter mit Recht als kryptogenetische perniziöse Anämie den übrigen perniziösen Blutarmutformen gegenübergestellt. Man kann den M. Biermer auch als essentielle, die Botriozephalusperniziosa, die Schwangerschaftsperniziosa und die Perniziosa bei Magen-Darmkrankheiten als symptomatische perniziöse Anämie bezeichnen. Wir haben also zu besprechen:

1. Die essentielle perniziöse Anämie: M. Biermer (kryptogenetische perniziöse Anämie, kurz perniziöse Anämie oder Perniziosa genannt).

2. Die symptomatischen perniziösen Anämien:

Die Botriozephalus-Perniziosa,

die Schwangerschaftsperniziosa,

die Perniziosa bei Magen-Darmkrankheiten.

a) Essentielle perniziöse Anämie (Morbus Biermer).
(Kryptogenetische perniziöse Anämie).

α) Einleitung und Geschichte.

Die Geschichte der kryptogenetischen perniziösen Anämie blickt auf drei
Entwicklungsperioden zurück. Die erste brachte die Erfassung des klinischen
Syndroms; wenn der Angelsachse ADDISON und der Deutsche LEBERT schon
ungefähr fünfzehn Jahre früher einschlägige Fälle recht genau beschrieben, so
gebührt doch dem Züricher BIERMER das Verdienst, das Krankheitsbild als
Erster als wohlumschriebene klinische Einheit erkannt zu haben (1868). Die
zweite Entwicklungsperiode in der Geschichte der perniziösen Anämie ist in
der Entdeckung des spezifischen megalozytären Blutbildes durch EHRLICH
bis NÄGELI gegeben. Hatte die scharfe Erfassung des klinischen Bildes schon
wesentlich dazu beigetragen, die perniziöse Anämie mit ihrer letalen Prognose
von anderen schweren Anämieformen zu unterscheiden, so wurde die Abgrenzung mit dem spezifischen Blutbild nun unvergleichlich sicherer. Freilich
wurden auch damals noch Anämien dem Kreise der BIERMER-Anämie zugerechnet,
die wir heute davon abtrennen. Die dritte Periode der Entwicklung, die knapp
in die letzten zwanzig Jahre fällt, hat neben der Einführung der Sternalpunktion
zur Untersuchung des Knochenmarkes als klinischer Methode die Lebertherapie
von MINOT und MURPHY und die im Anschluß erfolgte Entdeckung des Magenfaktors bzw. des Antiperniziosaprinzips (CASTLE) zur Grundlage.

Es ist schwierig, die *Häufigkeit* der Krankheit zahlenmäßig festzustellen.
Wenn auch der einzelne, der praktische Arzt, ihr relativ selten begegnet, so
sind auf größeren internen Abteilungen doch immer einige Fälle anzutreffen.
Ob es richtig ist, daß sich die Fälle nach dem Weltkrieg gehäuft haben oder ob
der M. Biermer in dieser Zeit nur besser diagnostiziert wurde, bleibe dahingestellt.
Seit Einführung der lebenerhaltenden Lebertherapie ist die Zahl der perniziösen
Anämien im Remissionsstadium naturgemäß stark gestiegen. Die Krankheit
zeigt eine gewisse geographische Ausbreitung, sie kommt in gewissen Ländern
und bei bestimmten Rassen häufiger vor. In Japan und Ägypten begegnet man
ihr praktisch nicht. Auch bei Italienern, Russen und Juden ist sie selten. Die
Krankheit bevorzugt die nordische Rasse, sie ist in Deutschland, Skandinavien,
England und Nordamerika viel häufiger als in südlichen und östlichen
Ländern.

Männer und Frauen werden in gleichem Maße befallen. Die Mehrzahl der
Fälle befindet sich *im mittleren Lebensalter*, etwa zwischen 40 und 55 Jahren.
Von einer Bevorzugung dieser Jahre gegenüber älteren darf aber nicht gesprochen
werden, die höheren Jahrgänge umfassen nur eine geringere Anzahl von Menschen,
die Krankheit muß daher auch bei gleichem prozentualem Befallensein an
Häufigkeit absolut abnehmen. In jüngeren Jahren, zwischen 20 und 40 Jahren,
ist die Krankheit selten, bei Kindern kommt sie kaum vor.

Erbfaktoren spielen beim Zustandekommen der Krankheit sicher eine,
vielleicht sogar überragende Rolle. Jeder erfahrene Internist wird einem oder
mehreren Fällen begegnet sein, in welchen in der Familie zwei oder mehrere
Fälle des doch immerhin seltenen M. Biermer vorkamen. Wie alle großen
Statistiken zeigen, finden sich in Familien von Perniziosakranken auch relativ
viele Fälle von Anazidität, Glossitis oder Parästhesien und anderen Nervenerkrankungen, die als rudimentäre Fälle der Krankheit aufgefaßt werden können.
Wenn in diesen Sippen auch Magenkarzinome und andere Anämien beobachtet
werden, so mag immer die gleiche Grundlage, eine konstitutionelle Minderwertigkeit des Magens, vorliegen. Bekannt ist schließlich, daß in Perniziosafamilien

auch andere Blutkrankheiten, wie Leukämie, beobachtet werden und daß Eisenmangelanämien in Perniziosa übergehen können.

β) Allgemeine Symptomatologie.

Die Klinik des M. Biermer setzt sich aus einer Trias von Symptomen zusammen: den Erscheinungen der Anämie, den Erscheinungen des Digestionstraktes, vor allem der Glossitis und der Achylie, und schließlich den Erscheinungen des Nervensystems, die sich meist vorwiegend in Parästhesien, in leichter Ataxie und motorischer Schwäche äußern. Jede dieser Erscheinungen kann primär auftreten; Magenbeschwerden können dem Ausbruch der Anämie auch jahrelang vorausgehen, Nervenerscheinungen können der Anämie vorausgehen oder, wie zumeist, ihr erst folgen. Wenn das klinische Bild der perniziösen Anämie dadurch recht mannigfaltig sein kann, so begegnet man der Krankheit doch in der Mehrzahl der Fälle in typischer Prägung, die sogar vielfach eine unmittelbare Blickdiagnose gestattet.

Die Krankheit setzt schleichend ein, die Beschwerden sind anfangs so geringfügig, daß der Arzt im allgemeinen nicht aufgesucht wird. Der Zustand wird in diesem Stadium ohne genauere Untersuchung auch nicht erkannt. Wenn der Kranke den Arzt aufsucht, hat sich meist relativ rasch eine schwere Anämie entwickelt. Wie wir hören werden, verläuft die Krankheit mit Krisen, in welchen es zu raschem Abfallen der Blutkörperchenzahlen kommt, und eine derartige erste Krise ist es, in welcher der Kranke oft erst den Arzt konsultiert. Diese Kranken klagen über Schwindel, Schwarzsehen, Flimmern vor den Augen, Herzklopfen, Dyspnoe, Müdigkeit, die bekannten subjektiven Beschwerden der Anämie. Sie zeigen eine starke Blässe von Haut und Schleimhaut; viele Autoren schildern die Kranken als „wachsbleich" oder „strohgelb", womit ein blaßgelbliches Kolorit gemeint ist, welches neben der Anämie einem Subikterus entspricht. Der Ikterus kann gelegentlich auch sehr intensiv werden, fast immer hat er die grüne Komponente eines hämolytischen Ikterus. Manchmal ist die Hautfarbe leicht bräunlich; die Ursache der Braunfärbung ist nicht sicher geklärt, sie wird in einem hohen Hämatingehalt des Serums (Hämatinikterus) oder in einer C-Avitaminose mit sekundärer Braunpigmentierung gesucht. Perniziosakranke machen oft einen leicht gedunsenen Eindruck, leichtere Ödeme der unteren Extremitäten sind häufig; es können sich aber auch schwere Ödeme entwickeln, die alle abhängigen Körperabschnitte betreffen und die differentialdiagnostische Schwierigkeiten gegen kardiale Ödeme oder sogar Cava inferior-Thrombosen bereiten können. Die Ödeme persistieren oft auch unter Lebertherapie noch lange Zeit, selbst nach völligem Rückgang der Anämie. Ödemfreie Perniziosakranke magern meist etwas ab; wenn in älteren Berichten der gut erhaltene Panniculus adiposus betont wird, ist dies nur insofern richtig, als diese Kranken im Verhältnis zur schweren Krankheit wenig an Gewicht verlieren; der relativ gute Gesamteindruck des anämischen Kranken kann gegenüber zehrenden Krankheiten, wie Karzinom mit Anämie, differentialdiagnostisch wertvoll sein.

Hämorrhagische Diathesen werden selten beobachtet; gelegentlich kommt es zu Retinablutungen, die selbst zu Erblindung führen können. Haare, Nägel und Haut der Kranken sind meist auffallend trocken und brüchig bzw. rissig, es besteht eine Neigung zum Haarausfall und zu Ergrauen der Haare. Der Harn ist ebenso wie das Plasma durch hohen Farbstoffgehalt auffallend dunkel; im Harn sind Urobilin- und Urobilinogenreaktion stark positiv, die indirekte Diazoreaktion im Serum entsprechend einem Gehalt von meist 2 bis 3 mg-% Bilirubin stark positiv; Hämatin, welches sonst nur bei der Gasbazillensepsis oder beim Ikterus nach Tubenabort gefunden wird, ist im Serum regelmäßig nachzuweisen.

Die vermehrte Hämolyse der Perniziosa ist eine seit langem bekannte Tatsache und stellte für die alte Toxintheorie einen wichtigen Beweis dar. Die Knochenmarksveränderungen wurden dabei sogar als kompensatorische Mehrleistung aufgefaßt, welche die vermehrte Hämolyse ausgleichen sollte. Entsprechend der hämolytischen Komponente wird eine gesteigerte Urobilinausscheidung gefunden. HEILMEYER konnte zeigen, daß der Urobilinmauserungsindex (bezogen auf 100 g zirkulierendes Hb), der in normalen Fällen 10 bis 20 mg beträgt, bei Fällen von perniziöser Anämie 42 bis 374 mg betragen kann. Heute wissen wir, daß die Hämolyse nicht das Primäre und Wesentliche der Perniziosa darstellt, aber zusammen mit der Reifungsstörung des Knochenmarkes eben das „Perniziöse" dieser Anämien bedeutet. Das Plasmaeisen ist vermehrt. Die Senkungsbeschleunigung der Erythrozyten ist immer viel höher als es dem Grad der Anämie entspricht, sie kann über 100 mm in der ersten Stunde betragen. Die Menstruation bleibt normal, sie kann eine Abschwächung erfahren.

Im Stadium der stärkeren Anämie zeigt der M. Biermer fast immer Temperaturen, die sich um 38 Grad bewegen. Bei unbehandelten Fällen kann terminal auch eine hohe septische Temperatur beobachtet werden. Dem Fieber der Perniziosa liegt vielleicht nur eine durch die Anämie bedingte Reizung des Temperaturzentrums zugrunde, wie sie bei jeder Anämie vorkommen kann, sein regelmäßiges Auftreten läßt aber auch daran denken, daß bei dem hämolytischen Prozeß fiebererzeugende Stoffe frei werden; das terminale septische Fieber kann auch auf interkurrente Infekte zu beziehen sein.

Wie erwähnt, sind *Erscheinungen des Digestionstraktes* ein fast regelmäßiges Symptom; sie betreffen die Mundhöhle, speziell die Zunge, selten den Ösophagus, immer den Magen, gelegentlich auch den Darm. Die HUNTERsche *Glossitis*, die etwa in der Hälfte der Fälle vorkommt, äußert sich subjektiv in Zungenbrennen, welches wochen- und monatelang anhalten, manchmal nur nach sauren Speisen auftreten, dann auch gerade während des Essens verschwinden kann, um nach der Mahlzeit wieder aufzutreten, und welches nicht selten, besonders im Anfangsstadium der Krankheit, das den Kranken am meisten quälende Symptom der Krankheit ist. Das Zungenbrennen kann den Erscheinungen der Anämie lange Zeit, auch mehrere Jahre, vorangehen. Der Sitz der subjektiven Beschwerden, die außer dem Zungenbrennen auch im Gefühl von Offensein, von Bläschenbildung bestehen können, sind vornehmlich die Zungenspitze und die seitlichen Zungenränder; selten werden die unangenehmen Sensationen unter der Zunge oder auch an der Wangenschleimhaut angegeben. Der objektive Befund ist für den Unkundigen sehr wenig imponierend, der Erfahrene stellt allerdings meist fest, daß die Zungenpapillen stellenweise geschwollen oder lebhaft gerötet sind, daß die Papillen durcheinandergeworfen erscheinen, die Zungenoberfläche nicht völlig glatt ist, daß seichte Epitheldefekte bestehen; manchmal sieht man auch kleine Bläschenbildungen bzw. ihnen entsprechende kleine Geschwüre. Diese Zungenentzündung geht schließlich in eine Atrophie über, die Zungenoberfläche wird glatt und spiegelnd. Schluckbeschwerden, analog dem PLUMMER-VINSON-Syndrom (s. S. 414), durch gleichartige Veränderungen des Ösophagus, sind beim M. Biermer sehr selten.

Fast regelmäßig finden sich Veränderungen am *Magen*. Sie bestehen mit seltenen Ausnahmen in einer histaminfraktären Achylie, auch die Magensaftsekretion ist vermindert. Nach einem Probefrühstück hat man oft Mühe, wenige Kubikzentimeter Magensaft zu gewinnen. Die Anazidität ist so konstant, daß der Nachweis von freier Salzsäure immer schwere Bedenken gegen die Diagnose auslösen sollte. Im Magensaft fehlen auch Pepsin und der CASTLEsche Magenfaktor (s. S. 434). Bedeutungsvoll ist auch der Umstand, daß der Magenfaktor auch in den seltenen Fällen, in welchen der Magensaft freie Salzsäure zeigt, nicht gefunden wird. Die Achylie kann dem Ausbruch der Anämie jahrelang vorangehen; sie scheint aber nie angeboren, sondern immer erworben zu sein. Die Kranken haben oft Beschwerden einer anaziden Gastritis im Sinne von Völlegefühl im Magen und von Druckbeschwerden; diese können aber auch völlig fehlen. Im anaziden Magensaft, ebenso wie im Dünndarmsekret findet man recht regelmäßig eine Bakterienflora, in der Kolibazillen vorherrschen und die seinerzeit fälschlich mit der Pathogenese der Krankheit in Beziehung gesetzt wurde. Inwieweit die Achylie eine konstitutionelle Grundlage hat oder auf einer Gastritis mit sekundärer Schleimhautatrophie beruht, ist nicht entschieden. Der Röntgenologe stellt oft eine glatte, scheinbar atrophische Schleimhaut fest, ob es sich hierbei tatsächlich um eine Atrophie der Schleimhaut oder um eine Atonie der Schleimhautmuskulatur mit Glättung der Schleimhautfalten handelt, bleibt dahingestellt. Zweifellos gibt es häufig auch Fälle mit einer hypertrophischen Gastritis mit grobem Faltenrelief. In neuerer Zeit mehren sich Berichte über polypöse Veränderungen im Pylorusbereich; zum Teil werden Polypen durch spastische Zustände der Muscularis mucosae nur vorgetäuscht, wenigstens können diese polypösen Bildungen nach einiger Zeit wieder verschwinden. Die Differentialdiagnose gegenüber Karzinomen, die beim M. Biermer auch vorkommen (s. S. 423), kann schwierig sein. Darmerscheinungen im Sinne von Durchfällen sind selten; es handelt sich um (gastrogene) enteritische Durchfälle, gelegentlich vom Typus der Seifendyspepsie. Von einigen Autoren wurde eine Verminderung der äußeren Sekretion des Pankreas behauptet.

Die *Milz* kann mit einem derben scharfen Rand am Rippenbogen oft palpiert werden, perkutorisch macht sie meist einen vergrößerten Eindruck. Es ist bemerkenswert, daß anatomisch ein normales Milzgewicht gefunden wird, ein Umstand, der darauf schließen läßt, daß der Milztumor durch eine starke Blutfülle in vivo bedingt wird. Auch die *Leber* kann etwas vergrößert sein. Funktionsstörungen der Leber bestehen nicht. Die von DONATH nachgewiesene regelmäßige Agalaktosurie — Fehlen jeder Galaktoseausscheidung nach oralen Gaben von 40 g (s. Galaktoseprobe, S. 251) — hat mit der Leber nichts zu tun, sie dürfte Folge einer Galaktoseresorptionsstörung im Dünndarm sein.

Über dem *Herzen* kann man akzidentelle systolische Geräusche hören; diastolische Geräusche über der Aorta, die einer funktionellen Aorteninsuffizienz entsprechen (s. Bd. I), sind beschrieben, sie sind sehr selten. Anatomisch findet man zumeist eine Tigerung des Herzmuskels, ohne daß diesem Befund eine wesentliche Bedeutung zukäme; Herzdilatationen geringen Grades kommen vor. Leichte, belanglose *Albuminurien* sind nicht selten.

Die *Erscheinungen am Nervensystem* beim M. Biermer stehen heute mehr denn je im Mittelpunkt des Interesses; denn während die Anämie seit Einführung der Lebertherapie behoben werden kann und die unmittelbaren Gefahren der früher tödlichen Anämie dem Therapeuten heute keine Sorge mehr bereiten, ist die Beeinflußbarkeit der Nervenerscheinungen eine unsichere, trotz Beseitigung der Anämie können die Kranken an denselben ad exitum kommen. Es liegt ihnen eine Degeneration der Seitenstränge des Rückenmarkes zugrunde, für die in der Literatur verschiedene Bezeichnungen gebräuchlich sind: funikuläre Myelitis, funikuläre Myelose. Aus sachlichen und sprachlichen Gründen empfiehlt sich die moderne Bezeichnung: funikuläre Spinalerkrankung. Der Prozeß betrifft sowohl die motorischen als die sensiblen Seitenstränge, und zwar in wechselndem Ausmaß, so daß ein mannigfaltiges Bild resultieren kann. Über die Häufigkeit der Spinalerkrankung beim M. Biermer geben Statistiken eine verschiedene Auskunft, je nachdem ob nur schwere Fälle oder auch leichte Fälle, die nur über Parästhesien klagen, berücksichtigt werden. In etwa einem Fünftel aller Fälle kommen schwere Rückenmarkserscheinungen vor, leichte Störungen der Sensibilität in weit über der Hälfte der Fälle. Wichtig ist die Feststellung, daß das Krankheitsbild der funikulären Spinalerkrankung dem Ausbruch der Anämie jahrelang vorangehen, daß sie nach Heilung der Anämie mit Leber unbeeinflußt und progredient bleiben kann, daß Schwere der Anämie und Schwere der Nervenerscheinungen keineswegs parallel gehen müssen, wenn auch anämische Blutkrisen mit einer Verschlechterung der Nervensymptome einhergehen können, und daß es schließlich Fälle von funikulärer Spinalerkrankung gibt, in denen irgendwelche andere Zeichen eines M. Biermer, selbst eine Achylie, völlig fehlen. Diese Tatsachen zeigen, daß die Nervenerkrankung nicht unmittelbare Folge der Blutarmut ist, daß Nervenkrankheit und Anämie vielleicht Folgen einer übergeordneten Ursache sind, daß beiden vielleicht sogar verschiedene Ursachen zugrunde liegen, die nur häufig in irgendeiner Weise gekoppelt sind.

In leichten Fällen äußert sich die Nervenerkrankung nur in Parästhesien, die aber bei starker Intensität auch quälend sein und die wesentlichsten Beschwerden des Kranken darstellen können. Die Kranken klagen über Kribbeln, pelziges Gefühl, taubes Gefühl, Ameisenlaufen, elektrisches Stromgefühl, Kältegefühl usw. In schwereren Fällen stehen entweder Störungen der Tiefensensibilität oder eine motorische Schwäche im Vordergrund, je nachdem ob die Degeneration mehr die Hinterstränge oder die Pyramidenseitenstränge betrifft, es können sich auch beide Formen kombinieren. Man spricht auch vom Hinterstrangtyp und Seitenstrangtyp. Bei jenem, der mit einer Tabes weitgehende Ähnlichkeit hat, ist die Ataxie, bei diesem die motorische spastische Parese mit Rigidität der Muskulatur, Steigerung der Sehnenreflexe, mit Patellar- und Fußklonus, mit Babinski, mit spastischen Kontrakturen usw. das dominierende Symptom. Hinterstrangdegenerationen mit tabesartigem Bild sind häufiger als Pyramidenstrangdegenerationen. Es ist klar, daß bei Kombination beider Formen im Rahmen sensibler Ausfallserscheinungen auch ein Patellarklonus oder ein Babinski angetroffen werden kann. Fälle, die vorerst hauptsächlich als Hinterstrangtyp imponieren, können später in einen Seitenstrangtyp umschlagen. Die Arme sind viel seltener befallen als die Beine. Daneben gibt es noch Formen, die einer Querschnittsläsion entsprechen (Querschnittstyp) und die meistens aus einer der beiden oben erwähnten Typen hervorgehen. Man findet dabei Sensibilitätsstörungen von einem bestimmten Rückenmarkssegment abwärts, eventuell mit Parese beider Beine und unter Umständen mit Blasen- und Mastdarmstörungen. Solche Fälle bereiten gegenüber Rückenmarkstumoren bzw. Myelitiden differentialdiagnostische Schwierigkeit. Ganz selten kann es zum Bilde der Vorderhornläsion kommen. Hirnnervenstörungen sind sehr selten. Neben den zentralen Läsionen sind auch peripher-neuritische Störungen beschrieben, die auf Betaxintherapie ansprechen sollen. Aus all den angeführten Möglichkeiten ergibt sich ein bunter Wechsel der klinischen Manifestation. Daher versteht man, daß das Atypische der funikulären Myelose als gerade typisch für die Krankheit beschrieben wird. Die Nervenerscheinungen verlaufen oft in Schüben, die mit den Anämieschüben nicht immer parallel gehen. Es gibt zweifellos Spontanremissionen ohne alle Therapie. Lebertherapie kann zu einer Besserung und auch zu fast völliger Heilung führen, trotz energischester Behandlung bleibt die Nervenerkrankung aber nicht selten stationär oder progredient. Der Liquorbefund ist meist völlig negativ, schwache Eiweißvermehrung kommt vor. Die schwere, langdauernde Krankheit kann zu Veränderungen der Persönlichkeit, zu Depression, zu Reizbarkeit und anderen Charakterveränderungen ebenso führen wie zu verminderter geistiger Leistungsfähigkeit. Es sind beim M. Biermer auch die verschiedenartigsten Psychosen beschrieben, wahrscheinlich handelt es sich um endogene Psychosen, für die die Perniziosa nur die Auslösungsursache darstellt.

Die Anschauung, daß der *M. Biermer sich mit anderen Krankheiten in typischer Weise kombiniert*, kann im großen und ganzen als überholt gelten. Der M. Biermer hat weder Beziehungen zur Tuberkulose, noch zum Diabetes, zur chronischen Polyarthritis, zu verschiedensten Infekten oder zur Lues, wie dies seinerzeit behauptet wurde. Daß eine Tuberkulose oder eine Lues in irgendeiner Form an dem Versiegen des Magenfaktors teilhaben könnte, soll mit Sicherheit nicht abgelehnt werden, die vorliegenden Kasuistiken über einschlägige Fälle reichen aber zu beweisenden Statistiken in keiner Weise aus. Jedenfalls sind derartige Kombinationen so selten, daß sie der einzelne auch bei größerer Erfahrung kaum je gesehen hat; das Zusammentreffen der Krankheiten muß als ein zufälliges gelten. Das Zusammentreffen von M. Biermer und Basedow scheint häufiger zu sein, als der Wahrscheinlichkeit nach anzunehmen wäre, von einer sicheren kausalen Beziehung ist aber auch nicht die Rede. Hingegen scheint es, daß Fälle von M. Biermer häufiger an einem Magenkarzinom erkranken als es der wahrscheinlichen Erwartung entspräche; es wird angenommen, daß die Gastritis der Perniziosa die Grundlage des Magenkarzinoms abgibt. Durch Einführung der Lebertherapie und die Verlängerung des Lebens dieser Kranken müssen sich die Kombinationsfälle mit Karzinom naturgemäß häufen, ein Umstand, der bei einschlägigen Überlegungen oder in entsprechenden Statistiken nicht übersehen werden darf. Es gibt schließlich eine Reihe von Mitteilungen über perniziöse Anämie, die sich bei Kranken mit einer essentiellen hypochromen Anämie entwickelt. Hier könnte man sich vorstellen, daß erst eine Störung der Eisenresorption, später ein Versiegen des Magenfaktors vorlag.

γ) Das periphere Blutbild und das Knochenmarkspunktat.

Bei der Blutentnahme fällt auf, daß das Blut auffällig dünnflüssig, wässerig ist.

Bei vollentwickelter Blutarmut ist das Blutbild folgendermaßen charakterisiert: *Hyperchrome, megalozytäre Anämie, Leukopenie mit relativer Lymphozytose, Hypersegmentierung der Neutrophilen* und *Thrombopenie*.

Im Vollstadium der Krankheit ist die *Erythrozytenzahl* stark herabgesetzt, meist werden Zahlen unter 2 000 000 gefunden, die niedrigste, noch mit dem Leben verträgliche Zahl liegt um 500 000. Merkwürdig ist, daß Kranke mit sehr niederen Blutkörperchenzahlen oft nur geringe subjektive Blutarmutbeschwerden haben. Der Hämoglobinwert ist relativ weniger erniedrigt, es besteht also eine Hyperchromie, die Erythrozyten sind im Ausstrich auffallend dunkel gefärbt, der *Färbeindex* liegt meist bei 1,2 bis 1,4; höhere Werte sind selten. Die Hyperchromie ist ein charakteristisches Zeichen, hypochrome Hämoglobinwerte kommen wohl vor, im allgemeinen wird aber eine Hypochromie Zweifel an der Richtigkeit der Diagnose erwecken, sofern nicht interkurrente Krankheiten, Blutungen oder Infekte z. B., für die Hypochromie verantwortlich gemacht werden können. Es findet sich ferner regelmäßig eine *Anisozytose im Sinne der Megalozytose*, das heißt im Sinne abnorm großer und hyperchromer Elemente. Der mittlere Zelldurchmesser liegt meist bei 8 bis 8,5 μ; er liegt trotz Vorhandensein zahlreicher Makro- und Megalozyten mit einem Durchmesser von 10 μ und mehr nicht höher, da sich neben den abnorm großen Zellen meist auch abnorm kleine Zellen, Mikrozyten und Schistozyten, finden. Die Price-Jones-Kurve ist daher stark verbreitert. Die Megalozyten sind meist elliptisch gestaltet (Elliptozytose). Entsprechend der Größenzunahme der Zellen findet man auch höhere Werte bei Bestimmung des mittleren Zellvolumens (100 μ^3

und mehr). Die Vergrößerung des Zellvolumens ist aber geringer als die des mittleren Durchmessers, da der Dickendurchmesser der Megalozyten fast nie vergrößert ist. Dadurch erscheint der typische Megalozyt als *Makroplanozyt*. In schweren Fällen kommt es auch zur Poikilozytose. Die Zahl der polychromatischen und basophil punktierten Erythrozyten bzw. der Retikulozyten ist nicht erhöht, sofern nicht gerade eine Remission einsetzt (s. Retikulozytenkrise, S. 427). JOLLY-Körperchen und CABOTsche Ringe sind selten. Normoblasten und Makroblasten können vollständig fehlen, meist werden sie in geringer Anzahl gefunden, Megaloblasten sind meist nur nach langem Suchen in einzelnen Exemplaren zu finden. Bei beginnender Remission treten im Blutbild zahlreiche kernhaltige Rote, und zwar Normo- und Makroblasten auf.

Fast regelmäßig finden sich in höherer oder geringerer Zahl *Erythrokonten* (SCHILLING); es handelt sich hierbei um an der Grenze der Sichtbarkeit stehende, sehr zarte Stäbchen, die der basophilen Netzstruktur junger Erythrozyten zugehören. Ihr diagnostischer Wert ist durch den Umstand stark eingeschränkt, daß sie auch bei anderen Anämien (Bleianämie, Leukämie usw.) vorkommen.

Die *Resistenz der Erythrozyten gegenüber hypotonen Kochsalzlösungen* ist meist normal. Geringe Abweichungen nach oben und unten kommen vor. Die Saponinresistenz ist meist herabgesetzt. Die Serumeisenwerte sind bei unbehandelten Fällen, offenbar durch die stärkere Hämolyse, erhöht, unter Lebertherapie oder bei einer Spontanremission werden sie normal, sie können dann auch unter die Norm abfallen (s. unten).

Die *Zahl der Leukozyten* ist vermindert, es werden meist um 2000 bis 3000 Elemente gezählt. Die Verminderung geht meist auf Kosten der Neutrophilen, es besteht daher eine relative Lymphozytose. Auch ohne Komplikation können im Vollstadium der Anämie gelegentlich auch normale oder erhöhte Leukozytenzahlen gefunden werden (10000 bis 12000). An den Neutrophilen fallen zwei Merkwürdigkeiten auf: eine abnorme Größe vieler Zellen und vor allem eine *Hypersegmentation*; man findet Neutrophile mit fünf bis sieben Kernsegmenten („Rechtsverschiebung"). Bei interkurrenten Infekten kann es zur Leukozytose mit Linksverschiebung kommen, meist bewegen sich beide aber in nur engen Grenzen. Im Beginn einer Remission, sei sie spontan aufgetreten oder durch die Lebertherapie ausgelöst, kann es zu einer starken Leukozytose (bis 15000 und 20000) mit Linksverschiebung bis zum Myelozyten und selbst Promyelozyten kommen. Im stationären Vollstadium der Anämie sind Myelozyten ein sehr seltener Befund. Unter Lebertherapie entwickelt sich sehr häufig eine Eosinophilie. Die Monozyten sind meist etwas vermindert. Die Lymphozyten zeigen nach jeder Richtung normales Verhalten.

Die *Blutplättchen* sind regelmäßig vermindert, meist liegen die Werte zwischen 50000 und 80000. Unter Lebertherapie sieht man bald wieder normale Zahlen. Zu einer thrombopenischen Purpura (mit noch niedrigeren Zahlen der Plättchen) kommt es, wie schon früher erwähnt, im allgemeinen nicht.

Schließlich sei betont, daß das periphere Blutbild des M. Biermer vom Stadium der Krankheit abhängt. Wie wir bei Besprechung des Krankheitsverlaufes noch hören werden, verläuft die Anämie progredient in Schüben: ist ein Tiefpunkt der Blutarmut erreicht, so kommt es meist mehrmals (zwei- bis dreimal) nach einem kürzeren oder längeren stationären Verhalten unter einer Blutkrise mit Ausschwemmung massenhafter Kernhaltiger, Polychromatischer, bzw. Retikulozyten, auch mit Leukozytose und Linksverschiebung und Plättchenvermehrung zu einer Spontanremission, während welcher das Blutbild bis auf das Vorhandensein von Megalozyten sogar wieder völlig normal werden kann. Gleichartige Blutkrisen mit folgender völliger Normalisierung des Blutbildes, auch mit Verschwinden der Megalozyten, treten nach Lebertherapie auf.

Das *Knochenmarkspunktat* des M. Biermer ist im Stadium der schweren Anämie so charakteristisch, daß aus diesem allein die Diagnose gestellt werden kann. Im Knochenmarksausstrich finden sich auffallend zahlreich kernhaltige Elemente, unter welchen die Erythroblasten stark überwiegen. Und diese Erythroblasten gehören meist zum geringeren Teile der normalen Entwicklungsreihe an, zum größeren Teil sind sie solche der pathologischen Reihe, nämlich unreife und reife Megaloblasten (s. S. 395). In besonders schweren Fällen finden sich neben Proerythroblasten, die wenigstens in vereinzelten Exemplaren immer nachweisbar sind, fast ausschließlich Megaloblasten, die dem Bilde das charakteristische und eindeutige Gepräge geben. Ein weiterer typischer Befund sind die Riesenstabkernigen; die Myelozyten buchten sich nämlich im Kern frühzeitig ein, noch ehe die Zellen die kleinere Größe des reifen Elementes angenommen haben. Die Megakariozyten werden meist normal, eventuell hypersegmentiert gefunden, die Retikulumzellen können etwas vermehrt sein. Über den Markbefund während einer Blutkrise bzw. unter Leberbehandlung wird später berichtet. Wie an anderer Stelle dargelegt, liegt der Unterschied zwischen Makroblasten und Megaloblasten nicht allein in der Größe der Zellen, sondern in der Kernstruktur; während der Makroblast der normalen Entwicklungsreihe die gleichzeitig mit der Protoplasmareifung einhergehende Reifung des Kernes erkennen läßt, indem er aus dem feinmaschigen Netzwerk des Proerythroblastenkernes stetig die charakteristische Balken- und Radspeichenstruktur entwickelt, bleibt der Kern des Megaloblasten trotz Reifung des Protoplasmas, trotz Verschwindens der Basophilie und langsamer Anhäufung des Hämoglobins in demselben weiter feinmaschig und bildet schließlich in diesem Netz unregelmäßige Chromatinklumpen. Wir haben bei Beschreibung der verschiedenen Erythroblasten darauf hingewiesen, daß die Ansichten der Autoren insoweit auseinanderweichen, daß die einen nur eine Entwicklung der Makroblasten aus den Proerythroblasten annehmen und die eben beschriebenen unreifen Megaloblasten mit der pathologischen Kernstruktur von einem Promegaloblasten ableiten, während die anderen aus den Proerythroblasten bei normaler Entwicklung die Makro-, bei krankhafter Entwicklung die Megaloblasten entstehen lassen. Wie dem auch sei, fest steht, daß es für das Knochenmarkspunktat des M. Biermer im Vollstadium der Anämie charakteristisch ist, daß neben normalen Proerythroblasten zahlreiche mehr oder weniger reife Megaloblasten mit pathologischer Kernstruktur gefunden werden, daß diese dem Bilde das charakteristische und diagnostisch wichtige Gepräge verleihen. Seinerzeit wurden die zahlreichen jungen Stammzellen mit basischem Protoplasma und mit jungem feinnetzigem Kern irrtümlicherweise für Myeloblasten gehalten. Der klassische Markbefund ist nur bei Fällen mit schwerer Anämie zu erheben, im Remissionsstadium, mit oder ohne Leberbehandlung verlieren sich die charakteristischen Eigenheiten. In der Remission kann die perniziöse Anämie also auch aus dem Knochenmark nicht diagnostiziert werden. Über die Veränderungen des Knochenmarksbildes unter Lebertherapie s. S. 427.

Im Knochenmarkspunktat der schweren Anämie sind also charakteristisch: Überwiegen der kernhaltigen Roten gegenüber anderen kernhaltigen Knochenmarkselementen, und zwar zahlreiche Proerythroblasten und mehr oder weniger reife Megaloblasten mit ihrer pathologischen Kernstruktur, zahlreiche Makro- und Normoblasten und schließlich Riesenstabkernige.

δ) Der Krankheitsverlauf ohne und mit Leberbehandlung. Prognose.

Einen spontanen Verlauf des M. Biermer sehen wir seit der Entdeckung der Lebertherapie nicht mehr. Dennoch ist die Kenntnis des *Verlaufes der unbehandelten Krankheit* wichtig.

Wie eingangs erwähnt, ist der Beginn oft ein schleichender; Erscheinungen der HUNTERschen Glossitis, vor allem Zungenbrennen, Beschwerden der Achylie, bzw. der achylischen Gastritis und Nervenerscheinungen können dem Ausbruch der Blutarmut, insbesondere der schweren Anämie lange, auch Jahre hindurch vorangehen. Wird in einem derartigen Frühfalle an eine Perniziosa gedacht, so kann man unter Umständen eine Reduktion der Erythrozyten und auch der Hämoglobinwerte und im Blutausstrich eventuell bereits Megalozyten feststellen; man kann vor allem mit einer Lebertherapie alle Erscheinungen rasch zum Verschwinden bringen. Meist aber entwickelt sich die Anämie im grob-klinischen Sinne in Schüben, und der erste Schub ist es zumeist schon, welcher den Kranken zum Arzt führt. Dieser findet bereits eine schwere Anämie, die Erythrozytenzahl liegt meist schon um zwei Millionen und der genaue Blutstatus deckt die oben beschriebenen klassischen Veränderungen im peripheren Blutbild und im Knochenmark auf. Auch in diesen Fällen, in welchen der Eindruck einer mehr minder akut einsetzenden Anämie vorherrscht, kann eine genauere Anamnese doch meist Anhaltspunkte gewinnen, daß leichtere Erscheinungen sich schon über Jahre hinzogen. In einem eigenen Falle ließen sich mit größter Wahrscheinlichkeit aus den Erscheinungen der unbehandelten Anämie (mit Glossitis, Spinalzeichen usw.) elf Jahre zurückverfolgen. War es bereits zum ersten schweren Schub der Anämie gekommen, so tritt nach einigen Wochen oder Monaten schweren Krankheitsgefühls, meist auch mit starkem Hervortreten der Erscheinungen des Digestionstraktes oder auch des Nervensystems meist rasch spontan eine wesentliche Besserung des Allgemeinbefindens ein, auch Zungenbrennen, Magenbeschwerden und selbst Nervenerscheinungen können zurückgehen; gleichzeitig bessert sich die Anämie sprunghaft. Dies geschieht unter dem Bilde einer Blutkrise: es werden zahlreiche Retikulozyten und oft auch massenhaft kernhaltige rote Blutkörperchen ausgeschwemmt, es tritt nicht selten auch eine Leukozytose mit starker Linksverschiebung auf, es zeigen sich also spontan alle jene Erscheinungen, die wir heute mit der Leberbehandlung, meist allerdings in stärkerer Form, hervorrufen können und die unten ausführlich beschrieben sind. Nach einem ersten Schub kann die Blutkrise wieder zu normalen Erythrozyten- und Hämoglobinwerten, zu einem normalen Färbeindex führen, nur Megalozyten bleiben im peripheren Blut fast immer weiter nachweisbar, zumeist führt die Blutkrise allerdings nur zu einer unwesentlichen Besserung. Nach kürzerem oder längerem Intervall, meist schon nach zwei bis drei Monaten, kommt es neuerlich zum Schub einer Anämie, der nun schon meist mit einem noch tieferen Absinken der Erythrozyten- und Hämoglobinwerte einhergeht, bei welchem das Allgemeinbefinden schon ein sehr schweres ist, in welchem meist auch die übrigen klinischen Erscheinungen des M. Biermer in schwerer Form zu Tage treten, ein Schub, dem wohl auch wieder eine Remission folgt, die aber noch weniger ausgiebig ist als die erste. Der Verlauf eines unbehandelten M. Biermer ist also *in Schüben progredient.* In der Mehrzahl der Fälle ist der dritte Schub so schwer, daß der Kranke ihm durch die Schwere der Anämie oder durch Erschöpfung oder auch durch die Nervenerscheinungen erliegt („perniziöse" Anämie). Zahl und Schwere der Schübe kann recht variieren, wie denn auch die Gesamtdauer der Krankheit sich nur auf einige Monate oder auch auf viele Jahre erstrecken kann. In der Mehrzahl der Fälle schwankte die Krankheitsdauer seinerzeit zwischen einem halben Jahre und zwei Jahren; die längste beschriebene Dauer betrug 16 Jahre. Die spontanen Besserungen im Verlaufe der Krankheit haben früher vielfach zu Fehlschlüssen hinsichtlich der Wirksamkeit einer eingeschlagenen Behandlung geführt. Der pathologische Anatom stellt, abgesehen von etwaigen Strangdegenerationen im Rückenmark, lediglich die schwere Anämie und ein rotes Knochenmark fest.

Seit Einführung der *Lebertherapie* hat sich der Verlauf völlig gewandelt. Nach Einleitung der Behandlung kommt es zur Remission, zumeist zur relativ raschen Normalisierung des Blutbildes, zur völligen Wiederherstellung des Kranken, ein neuer Nachschub oder gar ein letaler Ausgang ist nur dann möglich, wenn der Kranke sich der weiteren Lebertherapie entzieht. Eine Ausnahme machen nur Fälle mit schweren nervösen Erscheinungen (s. S. 421). Schon wenige Tage nach Einsetzen der Leberbehandlung kann man eine Besserung des Allgemeinzustandes feststellen; bemerkenswert ist eine auffallend rosarote Färbung der Wangen, bevor das Blutbild sich noch geändert hat, ein Befund, der auf eine bessere Hautdurchblutung bezogen werden muß.

Die Lebertherapie wirkt sich auf das Blutsystem bzw. die Anämie folgendermaßen aus; die ersten Veränderungen im Blutsystem zeigen sich im Knochenmark. Schon 24 bis 48 Stunden nach Beginn einer wirksamen Lebertherapie sieht man statt der früher vorherrschenden Proerythroblasten und unreifen und reifen Megaloblasten neben den Proerythroblasten massenhaft Makro- und Normoblasten, das heißt die kernhaltigen Roten, die in ihrer Reifung bisher gestört waren und die pathologische Entwicklungsreihe der Megaloblasten eingeschlagen hatten, reifen zur normalen Zelle aus. Man kann diesen Vorgang als *Knochenmarks-Normoblastenkrise* bezeichnen. Gleichzeitig mit der Normalisierung der roten Stammzellen wird das myeloische System normal, die Riesenstabkernigen verschwinden. Vorerst bleibt die Zahl der kernhaltigen Roten naturgemäß sehr groß, nur die Art der vorherrschenden Zellen hat sich geändert. Wenige Tage darauf sind die kernhaltigen Roten in ihrer Mehrzahl zu polychromatischen Normozyten oder bei Vitalfärbung zu Retikulozyten ausgereift; diese *Knochenmarksretikulozytenkrise* ist die letzte Veränderung, die nach Beginn der Lebertherapie noch beobachtet werden kann, bald darauf werden die zahlreichen Polychromatischen bzw. Retikulozyten in das periphere Blut ausgeschwemmt und das Knochenmark ist wieder normal: dies ist meist um den sechsten Tag der Fall. Ob, wie wir es eben angenommen haben, die Megaloblasten unter der Leberwirkung zu Makro- und Normoblasten ausreifen oder ob sie ihre Weiterentwicklung zu Megalozyten nehmen und die im Knochenmark zu beobachtenden zahlreichen Makro-Normoblasten ihre Entstehung einer neuen normalen Erythroblastengeneration verdanken, ist umstritten. Die rasche Umwandlung, das rasche Verschwinden aller megaloblastisch-megalozytären Elemente legt die Ausreifung der bisher in ihrer Reifung gehemmten Megaloblasten in Normoblasten und schließlich Normozyten nahe.

Der Knochenmarksretikulozytenkrise, das heißt der massenhaften Ausreifung junger roter Blutkörperchen, folgt unmittelbar die Ausschwemmung dieser jungen Elemente in das periphere Blut, das heißt es folgt die *Retikulozytenkrise im peripheren Blut,* jene Reaktion der Leberbehandlung, die am eingehendsten studiert ist und die das wichtigste klinische Zeichen für eine erfolgreiche Leberbehandlung darstellt. Sie kann schon am dritten Tag der Leberbehandlung in Erscheinung treten, meist wird sie am fünften Tag nachweisbar, nach einer Woche bis zehn Tagen ist sie wohl immer vorhanden. Die Schnelligkeit des Eintrittes der Reaktion hängt von der Dosierung der Leberpräparate und auch von der Applikationsweise ab. Die Höhe des Retikulozytenanstieges hängt zum größten

Teil vom Erythrozytenausgangswert ab; je stärker die Anämie, je niedriger die Erythrozytenzahl war, um so höher ist der Retikulozytenanstieg; unter optimaler Therapie rechnet man bei einer Erythrozytenzahl von drei Millionen mit einem Retikulozytenanstieg auf etwa $80^0/_{00}$, bei einer Zahl von 1000000 mit einem Anstieg auf etwa $400^0/_{00}$. Bei höheren Erythrozytenausgangswerten kann eine Retikulozytenkrise ausbleiben. Die Retikulozyten müssen täglich gezählt werden, will man den maximalen Anstieg sicher fassen. Nach etwa zwei bis drei Wochen ist die Retikulozytenzahl wieder zur Norm abgefallen. Im Augenblick der Retikulozytenkrise sind die übrigen Blutwerte im peripheren Blut meist noch nicht verändert, erst nach ihr steigen Erythrozytenzahl und Hämoglobinwert an, wobei die Erythrozytenzahl rascher ansteigt als die Hämoglobinwerte. Nach ein bis zwei Monaten sind normale Blutwerte festzustellen, der Anstieg der Blutwerte ist also ein sehr rascher. Die Erythrozytenzahl kann pro Tag um 100000 Zellen im Kubikzentimeter ansteigen. Wenn in den ersten Tagen der Lebertherapie die Erythrozytenzahl noch weiter absinkt, so ist dies vermutlich darauf zurückzuführen, daß die Leberwirkung noch nicht eingetreten ist und daher der Erythrozytenabfall der Perniziosa noch weitergeht.

Gleichzeitig mit der Retikulozytenkrise setzt oft insofern eine allgemeine Blutkrise ein, als auch zahlreiche mehr oder weniger ausgereifte Normoblasten ausgeschwemmt werden und daß sich die Leukozytenzahlen, manchmal mit starker Linksverschiebung bis zum Myelozyten, und auch die Thrombozyten in ihrer Zahl stark erhöhen. In die Zeit der Retikulozytenkrise fällt auch der Beginn der Normalisierung der vorher erhöhten Plasmaeisenwerte (s. S. 420); mit Aufhören der vermehrten Hämolyse sinkt der Eisenspiegel. In manchen Fällen kann es vorkommen, daß trotz optimaler Lebertherapie nach anfänglich gutem Ansprechen die Erythrozyten nicht weiter ansteigen und der früher erhöhte Färbeindex unter 1,0 absinkt und so das Bild einer hypochromen Anämie entsteht. In diesem Fall ist es notwendig, außer der Lebertherapie auch Eisen zu verabreichen, worauf eine völlige Normalisierung eintritt. Die unter Lebereinwirkung aufgetretene überstürzte Neubildung von Erythrozyten hatte anscheinend eine Erschöpfung der Eisendepots herbeigeführt. Nach den bei den Eisenmangelanämien erwähnten Tatsachen erscheint es naheliegend, daß diese relativen Eisenmangelzustände bei Perniziosa eher bei Frauen angetroffen werden können. Es kann in der Folge zu einem Eisendefizit kommen, welches sich in einer mangelhaften Hämoglobinsynthese, bzw. in einer Hypochromie mit stark erniedrigtem Färbeindex im Sinne einer Eisenmangelanämie dokumentieren kann.

Die Lebertherapie führt nicht immer sofort zu einer völligen Normalisierung des Blutbildes; Megalozyten und hypersegmentierte Neutrophile können noch einige Wochen lang festgestellt werden, meist aber wird das Blutbild bald wieder völlig normal. Eine vorübergehende reaktive Polyglobulie (bis sieben Millionen) wurde beschrieben. In den letzten Jahren kamen manchmal Fälle zur Beobachtung, bei denen die Erythrozyten nach verzögertem Anstieg bei ungefähr $3^1/_2$ Millionen stehen blieben und bei denen die bisher erwähnten Faktoren als Ursache der ausbleibenden völligen Restitutio auszuschließen waren. Man dürfte kaum fehlgehen, der chronischen Unterernährung — vor allem dem chronischen Eiweißmangel — eine ätiologische Bedeutung zuzubilligen. In manchen Fällen führte zusätzliche eiweißreiche Kost zu Besserung.

Schon mit Einsetzen der Retikulozytenkrise geht die gesteigerte Hämolyse zurück; die erhöhten Bilirubinwerte im Serum sind nach zwei bis drei Wochen der Leberbehandlung zur Norm abgefallen, der Ikterus bzw. Subikterus ist bald nicht mehr nachweisbar. Stuhl- und Harnfarbstoff werden normal. Die Hämatinämie verschwindet.

Durch fortgesetzte, entsprechend dosierte Leberbehandlung bleiben die Kranken weiterhin klinisch geheilt, diesbezüglich gibt es keine Ausnahme. Demnach muß die *Prognose* der erkannten perniziösen Anämie heute als eine gute bezeichnet werden. Die gute Prognose wird durch einige Umstände getrübt: ganz schwere Fälle im Terminalstadium sind manchmal auch mit energischester Lebertherapie, auch in Kombination mit Bluttransfusionen nicht zu retten. Der Versuch einer Behandlung soll aber immer gemacht werden; wir selbst retteten eine Frau vom sicheren Tode, bei welcher fälschlicherweise eine Karzinomanämie diagnostiziert worden war und die bereits drei Tage bewußtlos gewesen war. Dieser Fall zeigt übrigens einen weiteren Umstand, der die Behandlungsaussichten schmälert: die Indolenz der Kranken. Diese von sicherem Tode errettete und klinisch völlig genesene, über ihren Zustand und über die Notwendigkeit der Weiterbehandlung gut unterrichtete und intelligente Patientin wurde nach eineinhalb Jahren neuerlich mit schwerster Anämie moribund eingeliefert; sie hatte allen Warnungen zum Trotz die Leberbehandlung unterbrochen. Schließlich wurde früher schon erwähnt (s. S. 427), daß die Nervenerscheinungen des M. Biermer auf Lebertherapie schlecht oder nicht ansprechen und daß die Kranken trotz behobener Anämie an der funikulären Spinalerkrankung zugrunde gehen können.

Therapie. Wenn uns bei der Behandlung des M. Biermer auch noch andere, schon wieder neuere therapeutische Methoden zur Verfügung stehen, so gilt doch der Satz: *Die Therapie des M. Biermer ist die Lebertherapie.* Da die innere Medizin an Behandlungsmethoden nicht reich ist, die durch Verabreichung eines Mittels zur klinischen Heilung führen, da neben dem Insulin nur der Lebertherapie eine so entscheidende und bei tödlicher Krankheit eine so sicher lebensrettende Bedeutung zukommt, so ist es recht und billig, die Autoren rühmend zu nennen, welchen der große Wurf gelang. Es sind dies die Amerikaner WHIPPLE, ferner MINOT und MURPHY und schließlich CASTLE. Im Jahre 1926 untersuchte der Physiologe WHIPPLE systematisch die Beeinflussung einer experimentellen Blutungsanämie des Hundes durch verschiedene Kostformen und fand, daß Leber die Regeneration des Blutes mehr förderte als irgendeine andere Kost. Er empfahl daraufhin MINOT und MURPHY die Erprobung einer Leberdiät bei perniziös-anämischen Kranken. Die beiden Kliniker folgten der Aufforderung, beobachteten den uns heute geläufigen, immer wieder überraschenden ausgezeichneten Behandlungserfolg und bauten die Lebertherapie zur klinischen Methode aus. Was folgte, waren vorerst Verbesserungen der Methodik, Herstellung von wirksamen Extrakten, die oral gegeben wurden, und die Gewinnung eines parenteral einverleibbaren Extraktes, der den Therapeuten von der Nahrungsaufnahme und vom Zustande des Magen-Darmtraktes des Kranken unabhängig machte. Schließlich hat CASTLE in originellen Versuchen das Wesen der Lebertherapie studiert und hierbei das wirksame Antiperniziosaprinzip und vor allem den Nahrungs- und Magenfaktor entdeckt, aus denen das Leberprinzip hervorgeht. Führte diese letzte Entdeckung wohl auch zur Verbesserung der Lebertherapie, so wurde sie dadurch noch viel wertvoller, daß sie uns nähere Einblicke in die Pathogenese der Krankheit erlaubte und alle bis dahin geltenden Thesen über den Haufen warf.

Die therapeutischen Versuche von MINOT und MURPHY, die Leberdiät WHIPPLES, die bei Blutungsanämie des Hundes einige Erfolge gebracht hatte, auf die menschliche perniziöse Anämie zu übertragen, hatten keine theoretische Berechtigung, denn man konnte nicht hoffen, daß im Wesen verschiedene Zustände mit gleicher Methodik behandelt werden könnten; wie wir heute übrigens wissen, ist auch jener Leberfaktor, der in der WHIPPLE-Anämie der Hunde die Blut-

regeneration anregt, vom Antiperniziosaprinzip, von dem Leberfaktor, der beim
M. Biermer zur klinischen Heilung führt, durchaus verschieden; mit einem gereinigten Leberextrakt, der die perniziöse Anämie heilt, ist die Hundeanämie
sogar völlig unbeeinflußbar. WHIPPLES Vorschlag und MINOT und MURPHYS
klinische Versuche entbehrten also theoretischer und auch tatsächlicher Grundlagen. Wenn man die damaligen Vorstellungen der amerikanischen Autoren deshalb als unrichtig, ihre Therapievorschläge und -versuche als unberechtigt, ja
als abwegig bezeichnen mag, wenn man schließlich die Entdeckung der segens-
reichen Lebertherapie einem glücklichen Zufall zuschreiben könnte, so müssen
Leistung und Verdienst der Autoren doch unangefochten gewürdigt werden. Abgesehen davon, daß sie uns eine Methode schenkten, die bei einer tödlichen
Krankheit lebensrettend ist und einen Schwerkranken rasch klinisch gesund
macht, hat WHIPPLE die Leber als besonderes therapeutisches Mittel in systematischer wissenschaftlicher Arbeit gefunden und es haben MINOT und MURPHY
bei ihren ersten therapeutischen Erfolgen richtig erkannt, was sie in der Hand
hatten, sie haben schließlich entdeckt, daß die Leber ein Spezifikum nur für die
perniziösen Anämien darstellt, und sie haben die Lebertherapie durch systematische Arbeit zur klinischen Methode erhoben. Hier darf nicht von Glück
und Zufall gesprochen werden, hier gab Intuition den Gedanken, der, einmal
gefaßt, einen systematischen wissenschaftlichen Ausbau erfuhr. Und an diesem
setzte schließlich CASTLE mit klassischer Versuchsanordnung den Schlußstein.

MINOT und MURPHY verwendeten Frischleber; sie gaben den Kranken 250 bis
300 g Rohleber zu essen. Durch längeres Kochen büßt die Leber an Wirksamkeit
ein und kann sie schließlich ganz verlieren, ein leichtes Kochen oder Anbraten
ist aber erlaubt. Der Kranke oder seine Umgebung muß diesbezüglich genau
unterrichtet werden. Die Zufuhr dieser großen Lebermengen, zumal als Rohleber, stieß bei vielen Kranken auf Widerstand, es war in nicht wenigen Fällen
schließlich unmöglich, den Kranken diese Mengen täglich zu verabreichen. Da
anzunehmen war, daß in der Leber ein bestimmter Wirkstoff vorhanden sein
müsse, versuchte man ihn rein, bzw. in einem Extrakt konzentriert darzustellen,
auch in der Hoffnung, daß dieser Stoff, frei von Ballaststoffen, vielleicht leichter
resorbiert würde. Es zeigte sich, daß der beim M. Biermer wirksame Stoff in
70%igem Alkohol löslich, in 90%igem aber unlöslich ist, und diese Feststellung
bildete die Grundlage für die Herstellung der meisten Leberextrakte. Sie wurden
vom Kranken viel leichter genommen als die großen Frischlebermengen, zumal je
nach dem Präparat tägliche Dosen von ein bis drei Kaffeelöffel, die im Essen
leicht untergebracht werden konnten und gut vertragen wurden, genügten.
Derartige Extrakte sind u. a.: Pernaemon, Hepatopson. Nachteile der peroralen
Extraktbehandlung waren einerseits die hohen Kosten bzw. die hohe Frisch-
lebermenge, die sie beanspruchten, denn durch Verluste bei der Extrakt-
herstellung wurden im allgemeinen von 500 bis 1000 g Frischleber nur Extraktmengen gewonnen, die etwa 250 g Leber entsprechen, anderseits der Umstand,
daß ihre Wirkung stark schwankte, wodurch oftmals Unterdosierungen vorkamen. Es war daher ein großes Verdienst, als GÄNSSLEN einen eiweißfreien
Extrakt, Campolon, darstellte, der parenteral gegeben werden konnte und der
in 2 ccm mit Sicherheit den wirksamen Stoff von 250 bis 500 g Leber enthielt;
die parenterale Einverleibung macht den Arzt überdies unabhängig vom Patienten;
auch schwerstkranke, benommene Kranke konnten unverzüglich mit hohen
Dosen behandelt werden, eine Unverträglichkeit oder Resorptionsstörungen im
Darm waren nicht mehr zu befürchten. Die intramuskuläre Injektion eines
entsprechenden Leberextraktes ist zur Methode der Wahl geworden. Sie bürgerte
sich um so rascher ein, als sich zeigte, daß sich die parenteralen Extrakte zu

einer Depottherapie eignen und daß hierbei relativ große Dosen in längeren
Intervallen gegeben werden können; insbesondere die Erhaltungstherapie des
einmal klinisch geheilten Kranken verlangt nur Injektionen in relativ langen
Zwischenräumen. Diese Injektionsbehandlung hat auch den Vorteil, daß die
Kranken in Beobachtung des Arztes bleiben; es hat sich nämlich gezeigt, daß
geheilte, auch intelligente Kranke, sich früher oder später trotz aller Vorstellungen
und Warnungen öfters der notwendigen Weiterbehandlung entziehen (s. S. 429).
Nebenerscheinungen der Injektionsmethode kommen nur sehr selten vor (Urtikaria,
Asthma, Gelenksschwellungen); es handelt sich hierbei um die Wirkung von
Begleitstoffen; bei Wechsel des Präparates verschwinden diese Erscheinungen
zumeist. Eosinophilie wird sowohl bei oraler wie parenteraler Behandlung oft
beobachtet. Die intravenöse Applikation zeigt zwar größere Wirkung, führt aber
viel häufiger zu Zwischenfällen, wie: starke Fieberreaktion, Schüttelfrost und
Kollaps. Die intramuskuläre Injektionsbehandlung ist daher heute die Methode
der Wahl. Neben dem Campolon existieren heute bereits eine Reihe anderer
injizierbarer Extrakte, wie Pernaemyl forte, Procythol, Hepsol, Hepatrat,
Pernaemon u. a.

Die Dosierung der Leberextrakte muß anfangs, im Stadium der Anämie,
sehr hoch sein; die Gefahr einer Überdosierung besteht nicht. Durch hohe tägliche Dosen versucht man den Kranken möglichst rasch aus seinem gefährlichen
Zustand zu bringen. Eine Dosierungsregel kann nicht aufgestellt werden, weil
eine Standardisierung der Extrakte heute noch nicht möglich ist und weil
verschiedene Kranke wahrscheinlich auch verschiedene Dosen benötigen.
Die richtige bzw. ausreichende Dosierung wird im Einzelfalle nur durch fortlaufende Beobachtung und Blutkontrolle gefunden, jeder Fall ist ein neues
therapeutisches Problem. Von peroralen Extrakten genügen meist tägliche
Mengen von 50 bis 100 ccm, von injizierbaren tägliche Dosen von 2 bis 5 ccm.
Ist der Kranke aus der schwersten Anämie gerettet, so können immer längere
Intervalle gemacht werden, schließlich können zur Erhaltung des bereits normalen Blutbefundes größere Depotdosen in zwei- bis vierwöchigen Abständen
versucht werden. Auch diese Erhaltungsdosen sind im Einzelfalle sehr verschieden, manche Kranke brauchen alle vier Wochen 30 ccm, andere kommen
mit 4 bis 5 ccm aus. Auch beim gleichen Kranken schwanken die jeweils notwendigen Extraktmengen, eine Tatsache, die damit zusammenhängen dürfte,
daß es nicht immer zum völligen Versiegen des Magenfaktors kommt und dieser
in wechselnder Menge produziert wird; er kann für eine Zeit ganz verschwunden
sein, nach einiger Zeit für einen gewissen Zeitraum wiederkehren. Jedenfalls
dosiere man anfangs eher zu hoch als zu niedrig, mache anfangs kürzere und erst
später bei größerer Erfahrung längere Intervalle.

Leberextrakte können trotz eifrigen Suchens nach entsprechenden Methoden
weder chemisch noch biologisch standardisiert werden. Die Wirksamkeit des
gewonnenen Extrakts kann immer nur am kranken Menschen geprüft werden.
Die pharmazeutische Industrie befindet sich hier in einem schweren Nachteil.
Da unbehandelte klassische schwere Perniziosafälle in entsprechender Zahl nicht
zur Verfügung stehen, können die gewonnenen Extrakte nicht fortlaufend auf
ihre Wirksamkeit untersucht werden und so kommt es, daß die einzelnen Chargen
nicht immer gleich stark sind. Man versteht darum um so mehr, daß es eine
generelle Dosierungsformel für die Behandlung des M. Biermer nicht gibt, daß, wie
oben schon betont, die Behandlung unter fortlaufender Blutkontrolle erfolgen muß.

Die gute Wirksamkeit des verwendeten Präparates kann man vorerst schon
an der Knochenmarksnormoblastenkrise erkennen, dieser folgen die Knochenmarksretikulozytenkrise und bald darauf die Blutretikulozytenkrise. Diese ist

im allgemeinen das klinische Kriterium für den Eintritt der Leberwirkung. Gleichzeitig mit ihr verschwinden die meist vorhandenen Temperaturen, die stark beschleunigte Senkung fällt ab, durch bessere Hautdurchblutung kommt es zu der beschriebenen Rötung des Gesichts, der Allgemeinzustand bessert sich, das Zungenbrennen verschwindet, der Appetit hebt sich und die Erscheinungen der Hämolyse, vor allem der Ikterus, treten zurück. In der Folge kommt es zum Anstieg der Erythrozyten- und Hämoglobinwerte, wie es oben dargestellt wurde. Gleiche Erfolge wie mit Leber kann man auch durch Verabreichung von frischem oder getrocknetem und entfettetem Schweinemagen erzielen. Der Schweinemagen kommt in Form von Pulvern als Ventrikulin, Venträemon, Stomatopson usw. in den Handel; 20 bis 40 g Pulver entsprechen ungefähr 300 bis 600 g Frischleber. Manche Autoren halten das Magenpulver den oral gegebenen Leberextrakten für überlegen. Magenpräparate sind billiger als Leberpräparate. Es gibt Länder, wie Dänemark, in welchen fast ausschließlich mit Magenpräparaten behandelt wird. Die bis heute hergestellten injizierbaren Magenextrakte sind in ihrer Wirksamkeit viel schwächer als die injizierbaren Leberextrakte; sie werden nicht verwendet. Kombinationspräparate, aus Magen und Leber gewonnen, wie das Exo-Pylorin und Hepamult, sollen wirksamer sein als einfache Leber- oder Magenextrakte. In Notzeiten, in welchen wohl noch Fleisch, aber Leber nicht beschafft werden kann, kann man als lebensrettende Maßnahme Fleisch mit Magensaft eines Normalen im Brutschrank vorbehandeln und das so gebildete Antiperniziosaprinzip dem Kranken verabreichen.

An zusätzlichen Methoden, welche neben der Leber- oder Magentherapie in Frage kommen, sind zu nennen: *Bluttransfusion, Eisenbehandlung*, eventuell eine Behandlung mit *Bierhefe*.

Mehrfache Bluttransfusionen waren vor der Lebertherapie die am meisten geübte Methode, sie hatten nur vorübergehend Erfolg und ihre Wirkung erschöpfte sich mit der Zeit. Die Bluttransfusion als selbständige Therapie des M. Biermer ist heute verlassen, sie ist aber am Beginn der Behandlung, zumal wenn unmittelbar Gefahr droht, wenn die Erythrozytenzahl eine sehr niedrige ist, eine wertvollste Hilfe, die uns oft allein ermöglicht, den Kranken über die ersten zehn Tage hinwegzubringen, bis die Wirkung der gleichzeitigen Lebertherapie in Erscheinung tritt. Bei Erythrozytenzahlen um eine Million sollte die Bluttransfusion nie verabsäumt werden. Man kann unseres Erachtens entgegen den Bedenken anderer Autoren ohneweiters 600 ccm Blut infundieren; man kann nach wenigen Tagen eine Nachtransfusion vornehmen.

Mit großen Dosen Bierhefe, oral gegeben, soll man in gewissen Fällen Erfolge haben, die denen der Lebertherapie gleich sind. Die Wirkung der Hefe sollte darauf beruhen, daß sie abnorm große Mengen des CASTLEschen Nahrungsfaktors enthält; wenn die Sekretion des Magenfaktors nicht ganz versiegt ist, wird aus diesen großen Mengen ausreichend Antiperniziosaprinzip gebildet. Die neue *Folsäuretherapie* und das Studium ihres Wirkungsmechanismus scheinen neue Erkenntnisse anzubahnen. Hinsichtlich der Folsäurebehandlung des M. Biermer s. S. 440. Wie eigene Erfahrungen und die anderer gezeigt haben, gelingt es, mit Folsäure in bestimmten Fällen analoge, ausgezeichnete Resultate zu erzielen wie mit Leber. Nicht selten sieht man zwar eine prompte Retikulozytenkrise und einen Anstieg der Roten auf etwa zweieinhalb bis drei Millionen, dann aber bleibt eine weitere Besserung aus. Auch scheinen sich die neurologischen Symptome unter Folsäure gelegentlich zu verschlechtern.

Eine Medikation von Salzsäure ist meist nicht nötig. Wenn die Lebertherapie die Salzsäuresekretion auch nicht wieder in Gang bringt, so verschwinden unter ihr die Magenbeschwerden doch meist völlig.

Die früher übliche Arsentherapie ist heute fast allgemein verlassen.

Bei funikulärer Strangerkrankung injiziert man sehr hohe Dosen des Leberextraktes. Daß zur Behandlung neurologischer Fälle bestimmte Extrakte, z. B. Campolon, verwendet werden müssen, wie dies behauptet wurde, scheint unrichtig zu sein; man muß nur hoch dosieren; gleichzeitig kann man Vitamin B-Komplexpräparate versuchen. Die Leberbehandlung der Nervenerscheinungen kennt auch bei Anwendung hoher Dosen zahlreiche Versager (s. S. 427).

Für die praktische Durchführung der Behandlung des M. Biermer ergibt sich also zusammenfassend: bei einer Anämie um eine Million unbedingt Bluttransfusion, die eventuell nach wenigen Tagen mehrmals wiederholt wird. Gleichzeitig wird sofort mit der Lebertherapie begonnen. Wenn auch eine orale Therapie mit Frischleber oder mit Leberextrakt zum vollen Erfolg führen kann, so empfiehlt es sich doch, den Kranken mit hochdosierten Leberextraktinjektionen möglichst bald aus seinem gefährlichen Zustand zu bringen: vorerst jeden, dann jeden zweiten, später etwa jeden fünften Tag 5 ccm Campolon oder eines gleich wirksamen Extrakts intramuskulär bis zur Normalisierung des Blutbildes. Dauernde Kontrolle des Blutbildes. Über die Intervalle und die jeweiligen Dosen bei der Erhaltungstherapie bei einmal normalisiertem Blutbild entscheidet die weitere Beobachtung. Meist reichen 5 ccm des Extraktes alle zwei bis 4 Wochen gegeben aus, in manchen Fällen muß die Leberextraktdepotmenge viel höher sein. Man kann die Leberinjektionen periodenweise durch eine orale Therapie mit Frischleber oder Leberextrakt ersetzen; dies wird insbesondere der Fall sein, wenn äußere Gründe (Reisen, Urlaub usw.) den Kranken von seinem Arzt fernhalten. Bei auffallend langsamem Anstieg der Erythrozytenwerte und insbesondere bei Auftreten einer Hypochromie zusätzliche energische Eisentherapie (s. S. 410). Bei funikulärer Spinalerkrankung sehr hohe Extraktdosen; die hohen Dosen sollen auch weiter eingehalten werden, wenn das Blut normal geworden ist. Perniziosakranken soll eine gemüse-, obst- und fleischreiche Diät gegeben werden. Statt der oralen Leberextrakte können orale Magenpräparate oder auch Kombinationspräparate verabfolgt werden.

Die Therapie muß zeitlebens fortgesetzt werden. In seltenen Fällen bleibt der Kranke auch gesund, wenn die Lebertherapie schließlich ausgesetzt wird. In diesem Falle ist es offenbar zu einem nur vorübergehenden Versiegen der Sekretion des Magenfaktors gekommen, die bei der allgemeinen Erholung unter Lebertherapie wieder in Gang kam.

Die in den letzten Jahren entdeckte, bei perniziösen Anämien auch wirksame Folsäuretherapie schien die theoretischen Grundlagen der Lebertherapie zu erschüttern. Denn die aus Hefe gewonnene Folsäure mit Vitamincharakter hatte mit dem Antiperniziosaprinzip bzw. dem in- und extrinsic-Faktor offenbar nichts gemein und dennoch führte sie, wenigstens in vielen Fällen, zu gleichguten Erfolgen, wie sie mit der Lebertherapie erzielt werden. Die Frage der Beziehungen der Folsäure zum Antiperniziosaprinzip wird noch studiert. Hinsichtlich der Therapie mit Folsäure s. S. 440, ebenso über den neuentdeckten Faktor B_{12}.

ε) Pathogenese.

Bald nach Entdeckung der Lebertherapie, welche eine Mangelkrankheit als das Wesentliche des M. Biermer annehmen ließ, waren die alten, Jahrzehnte diskutierten Theorien über die Pathogenese verlassen. Bis dahin wurde die Gifttheorie in dieser oder jener Form vertreten. Die gesteigerte Hämolyse und die toxisch am leichtesten erklärbaren Nervenkomplikationen legten eine Giftwirkung auch sehr nahe. Nach EHRLICH wurde ein „Rückschlag in die embryonale megaloblastische Blutbildung" auf toxischer und konstitutioneller Grundlage angenommen. Der Ort der Giftentstehung wurde vielfach im Magen-Darmkanal gesucht und die abnorme Besiedlung des Magens und des Dünndarmes mit Bakterien, die heute als belanglose Folge der Achylie betrachtet wird, wurde von manchen Autoren noch vor 20 Jahren als Giftquelle betrachtet.

War die Gifttheorie durch Entdeckung der Lebertherapie sofort schwer erschüttert, so hat CASTLE sehr bald darauf durch originelle Versuche die Pathogenese der Krankheit endgültig dahin geklärt, daß beim M. Biermer im Magen eine fermentartige Substanz fehlt, welche beim Normalen aus der Nahrung einen Stoff freimacht, der für die Blutbildung unentbehrlich ist. Die Versuche von CASTLE waren die folgenden: er gab einem normalen Menschen Fleisch zu essen, heberte den Magen nach 2 Stunden aus und verabreichte das angedaute Fleisch mittels der Schlundsonde einem Perniziosakranken. Unter täglicher Fortsetzung dieser Behandlung kam es bei dem Kranken zu einer gleichartigen Erholung wie unter einer Lebertherapie, das heißt bei der Verdauung von Fleisch war im normalen Magen offenbar der in der Leber wirksame Stoff entstanden. Magensaft allein und Fleisch allein hatten keine Wirkung, die Wirkung stellte sich aber ein, wenn Fleisch mit normalem Magensaft 2 Stunden bei 37° bebrütet wurde; ein künstliches Salzsäure-Pepsin-Gemisch hingegen hatte keine Wirkung, das heißt im Magensaft des Normalen mußte sich ein Stoff finden, der bei Bebrütung aus dem Fleisch einen Wirkstoff freimachte; auf die Salzsäure und das Pepsin konnte es nicht ankommen. Tatsächlich hatte auch der Magensaft von Achylikern, die nicht perniziös-anämisch waren, die gleiche Wirkung wie normaler Saft. Magensaft von perniziös-anämischen Patienten hatte in diesen Versuchen keine Wirkung; der wichtige Magenstoff fehlt hier. Pepsin und Lab des normalen Saftes spielten in diesen Versuchen auch keine Rolle, sie konnten unbeschadet seiner Wirksamkeit aus dem Magensaft entfernt werden. Es ergab sich aus diesen Versuchen der zwingende Schluß, daß dem Magensaft beim M. Biermer ein Stoff fehlt, der beim Gesunden den beim Blutaufbau notwendigen Wirkstoff aus der Nahrung produziert. CASTLE nannte den Magenstoff „intrinsic factor", den Nahrungsfaktor „extrinsic factor" und den Wirkstoff, der im Magen entsteht und offenbar in der Leber deponiert wird, „Antiperniziosaprinzip". Extrinsic factor (auch Nahrungsfaktor oder Hämogen genannt) plus intrinsic factor (auch Magenfaktor, CASTLE-Ferment oder Hämogenase genannt) bildet also das Antiperniziosaprinzip (auch Antiperniziosastoff, Schutzstoff genannt). CASTLES Entdeckung war bald Gegenstand zahlreicher Nachuntersuchungen; wenn auch dieser oder jener Einwand gegen seine Auffassung erhoben wurde, so wurden seine These von der Bildung des Antiperniziosastoffes aus der Nahrung durch Einwirkung des intrinsic factor und seine Annahme, daß die Ursache der kryptogenetischen perniziösen Anämie im Fehlen des endogenen Magenfaktors liege, einhellig anerkannt. In vereinzelten Fällen kommt eine Perniziosa allerdings auch dadurch zustande, daß die Sekretion des Magenfaktors nur stark zurückgeht; es dürfte dies auch für jene sehr seltenen Fälle zutreffen, in welchen sich die Sekretion nach Erholung unter Lebertherapie wieder einstellt, der Kranke von seiner Krankheit genest und einer Weiterbehandlung nicht bedarf. Daß wenigstens zu Beginn der Krankheit Schwankungen in der Bildung des CASTLE-Ferments vorkommen dürften, war schon aus den früher beschriebenen, zu Beginn der Krankheit fast regelmäßig vorkommenden Spontanremissionen mit Wahrscheinlichkeit zu erschließen. Jedenfalls gibt es keine Ausnahme von der Regel, daß Perniziosakranke das CASTLE-Ferment vermissen lassen oder in einer minimalen, ungenügenden Menge sezernieren; das Ferment wurde auch in den seltenen Perniziosafällen mit erhaltener Salzsäuresekretion nicht gefunden. Der letzte Beweis, daß der Antiperniziosastoff bei Kranken mit perniziöser Anämie nicht gebildet wurde, ist damit geliefert, daß Leichenlebern von unbehandelten Perniziosakranken oder aus ihnen hergestellte Extrakte unwirksam, daß Leichenlebern behandelter Perniziosakranker hingegen wirksam sind.

Die Frage, warum es beim M. Biermer zum Verschwinden des für die Blutneubildung so wichtigen endogenen Magenfaktors kommt, ist heute noch nicht entschieden. So sehr sich unsere Einsicht in die Pathogenese der Krankheit erweitert hat, so spricht man doch noch mit Recht von der „kryptogenetischen" perniziösen Anämie. Zweifellos spielt eine konstitutionelle Komponente eine wesentliche Rolle, inwieweit die chronische Gastritis, die Magenschleimhautatrophie als Ursachen heranzuziehen sind, ist nicht geklärt. Bei der Bothriocephalus-Perniziosa (s. S. 437) und bei der Schwangerschaftsperniziosa liegt der Anämie ebenfalls ein Versiegen oder eine starke Abnahme der Sekretion des Magenfaktors zugrunde. Es ergibt sich die Frage, ob bei ausreichend vorhandenem Nahrungsfaktor und normaler Sekretion des Magenfaktors durch mangelhafte Resorption des Antiperniziosastoffes ein M. Biermer zustande kommen kann. Hierfür spricht, daß es Fälle gibt, die auf orale Lebertherapie nicht, auf parenterale sofort ansprechen. Dies wird in bestimmten Fällen von Magen-Darmerkrankungen angenommen (s. S. 440); auch in gewissen Sprue-Fällen dürften derartige Resorptionsstörungen eine Rolle spielen. Die Annahme, daß in gewissen Fällen der Antiperniziosastoff normal gebildet, vom Knochenmark aber nicht ausgenützt werden könnte, ist durchaus hypothetisch (sogenannte „achrestische Anämie").

Man müßte annehmen, daß bei Tieren, wie beim Schwein, welche im Magen das CASTLE-Prinzip produzieren, nach totaler Magenresektion eine perniziöse Anämie aufträte. BENCE hat solche Versuche ausgeführt; er erhielt hierbei merkwürdigerweise vorerst eine hypochrome Anämie, bei längerer Lebensdauer des Versuchstieres aber schließlich tatsächlich eine hyperchrome perniziosaähnliche Anämie.

Wie der Antiperniziosastoff in die Knochenmarkstätigkeit eingreift, ist auch noch nicht völlig geklärt. Es handelt sich beim Antiperniziosastoff sicher nicht um einen Baustein der roten Blutkörperchen, aus roten Blutkörperchen ist der Stoff auch nicht zu gewinnen. Wahrscheinlich handelt es sich um eine Art Katalysator, welcher mit einem Hormon oder Vitamin verglichen werden kann, der zur normalen Reifung der roten Blutkörperchen nötig ist; sein Fehlen bedingt eine Reifungshemmung, wie das Knochenmarkpunktat zeigt. Die hämolytische Komponente der Krankheit dürfte wohl darauf zu beziehen sein, daß die abnormen Erythrozyten leichter zerfallen.

Der *Antiperniziosastoff* ist chemisch noch nicht ergründet. Er ist relativ thermostabil, er verträgt kurzes Erhitzen auf 100°. In der Leber speichern sich große Mengen. Eine Normalleber enthält im allgemeinen einen Vorrat an Antiperniziosaprinzip, der für ein Jahr reicht. Der *Nahrungsfaktor* wird nicht nur im Fleisch, sondern auch im Eidotter, in Reiskleie, Hefe, Gersten- und Weizenkleie gefunden, er ist also keineswegs nur tierischen Ursprungs. Merkwürdig ist, daß alle Stoffe, die den Nahrungsfaktor enthalten, reich an Vitamin B sind; es scheinen gewisse Beziehungen zu bestehen, der Nahrungsstoff ist mit Vitamin B oder einer seiner Komponenten aber nicht identisch. Der Nahrungsfaktor hat nicht Eiweißnatur, er ist hitzebeständig. Er findet sich neben Antiperniziosaprinzip in großen Mengen auch in der Leber, er wird also auch unmittelbar der Leber zugeführt und hier gespeichert. Ob eine mangelhafte Zufuhr von Nahrungsfaktor zu einer Anämie führen kann, ist umstritten (siehe Tropenanämie). Der *Magenfaktor* ist sehr thermolabil, durch Pepsin und Trypsin wird er in relativ kurzer Zeit zerstört.

Er findet sich nicht nur im Magen, und zwar im Pylorusanteil desselben, sondern auch im Speichel und im Duodenum, im Dünn- und Dickdarm. Nach einer Magenresektion bleibt also immer noch genügend Sekretion erhalten. Die Wirkungsweise der Magenpräparate stellt man sich so vor, daß der im Magen enthaltene Magenfaktor postmortal auf die Magenmuskulatur, die den exogenen Faktor darstellt, einwirkt und daß auf diese Weise, vielleicht erst im Magen-Darmtrakt, der Wirkstoff entsteht. Hinsichtlich der Schwierigkeiten einer Erklärung der Folsäurewirkung s. S. 441.

Die Pathogenese der funikulären Spinalerkrankung ist noch ein ungelöstes Problem. Sie ist sicher nicht nur Folge der Anämie, auch ein Mangel an Antiperniziosaprinzip allein reicht zur Erklärung nicht aus. Vielleicht spielen eine toxische Komponente und der Mangel eines weiteren, bisher nicht gefundenen Faktors eine Rolle.

ζ) Diagnose und Differentialdiagnose.

In Fällen mit vollentwickeltem Bild werden sich diagnostische Schwierigkeiten kaum ergeben. Der Aspekt des zumeist nicht stark abgemagerten, sehr blassen, leicht subikterischen Kranken, seine Klagen über Zungenbrennen, Magenbeschwerden, eventuell über Nervenstörungen, der Blutstatus mit der schweren hyperchromen Anämie, die Megalozytose, die Leukopenie mit relativer Lymphozytose, die Rechtsverschiebung der Neutrophilen, die Thrombopenie, die Anazidität des Magensaftes werden Zweifel an der Diagnose kaum aufkommen lassen. Der megaloblastische Knochenmarksbefund und der Erfolg der Lebertherapie werden die Beweiskette schließen. In Frühfällen, in welchen etwa nur Zungenbrennen bei einer Achylie vorliegt, kann bei gegebener konstitutioneller Anlage, bei geringen Blutveränderungen an den M. Biermer nur gedacht werden, auch nach einer erfolgreichen Lebertherapie bleibt die Diagnose ungewiß (s. S. 426). In atypischen Fällen mit erhaltener Salzsäuresekretion oder mit Leukozytose werden eine genaue Untersuchung und die Berücksichtigung aller Befunde die Diagnose auch ohneweiters erlauben. Die symptomatischen perniziösen Anämien (s. unten: Bothriozephalus-Perniziosa, Schwangerschaftsperniziosa, Perniziosa bei Magen-Darmkrankheiten und bei Sprue) sind im allgemeinen leicht auszuschließen.

Die hyperchrome megalozytäre Anämie der Leberzirrhosen und bei Pankreaserkrankungen, die von der Perniziosa scharf abzutrennen sind und auf Lebertherapie auch nicht ansprechen, werden im Rahmen der Grundkrankheit erkannt werden.

Differentialdiagnostische Schwierigkeiten kann auf den ersten Blick manchmal die essentielle hypochrome Anämie (s. S. 413) bereiten. Die Stomatitis, das Zungenbrennen, die Achylie, die Parästhesien sind gemeinsame Züge beider Krankheiten, so daß eine oberflächliche Ähnlichkeit besteht. Ein genaues Eingehen auf den Fall wird die Sachlage rasch klären; das Fehlen aller hämolytischen Zeichen, die Hypochromie, die übrigen Blutbefunde überhaupt, das Normoblastenmark und schließlich das Ansprechen auf Eisentherapie werden eine eindeutige Sprache sprechen. Mit der aplastischen Anämie hat die Perniziosa die Anämie, die Leukopenie und Thrombopenie gemein, bei der aplastischen Anämie fehlen eine hämolytische Komponente, ein Ikterus, Nervenerscheinungen, Zungenbrennen usw., das Knochenmarksbild ist ein ganz anderes (s. S. 415). Eine gewisse Ähnlichkeit mit dem hämolytischen Ikterus kann dann bestehen, wenn die Gelbsucht im Rahmen einer Blutkrise der Perniziosa stärker wird; immer ist die Ähnlichkeit eine sehr oberflächliche, der Blutbefund, das Knochenmarksbild (Normoblastenmark) ist sehr verschieden. Bei der physikalischen Untersuchung wird schon der große Milztumor gegen Perniziosa entscheiden. Auf die Möglichkeit der Fehldiagnose eines Magenkarzinoms bei einer Perniziosa mit hyperplastischer Gastritis oder Polypose im Pylorusgebiet wurde oben hingewiesen (s. S. 421). Bei einer Knochenkarzinose kann ein einer Perniziosa ähnliches Bild zustande kommen, da die Kranken häufig noch nicht stark abgemagert sind, obzwar das Knochenmark durch Metastasen schon stark zurückgedrängt ist und die Anämie höhere Grade haben kann; eine gewisse Ähnlichkeit liegt auch darin, daß diese Anämien häufig makrozytär sind; meist besteht allerdings eine Leukozytose mit Linksverschiebung und eine Ausschwemmung einer größeren Anzahl von Normo- oder Makroblasten. Megalozyten kommen naturgemäß nicht vor.

Atypische akute Leukämien können im Anfangsstadium ein perniziosaähnliches Blutbild haben, der weitere Verlauf wird die Sachlage aber alsbald klären, auch wird der Sternalmarkausstrich richtunggebend sein. Auf die seltenen perniziosaähnlichen Blutbilder bei Retikulosen sei kurz hingewiesen.

b) Symptomatische perniziöse Anämien.

α) *Die Bothriocephalusperniziosa.*

Pathogenese. Die Bothriocephalusperniziosa galt bis vor kurzem als das Paradigma einer toxischen Perniziosa, welche als Beweis für die Gifttheorie beim Zustandekommen eines M. Biermer ins Treffen geführt wurde. (Hinsichtlich der Biologie des Wurmes und der Wurmkrankheit s. S. 237.) Die Anschauung ging dahin, daß der Wurm eine Substanz produziere, welche durch ihre Giftwirkung die Blutbildung schädigt. Es wurden zahlreiche Versuche mit Wurmextrakten angestellt, man glaubte, das angebliche Bothriocephalusgift auch gefunden zu haben, Versuche, die einer strengen Kritik aber nicht standhielten. Seit der Entdeckung der Lebertherapie und dem Nachweis, daß auch die Bothriocephalusperniziosa auf diese ebenso prompt anspricht wie ein M. Biermer, ist kein Zweifel, daß auch bei dieser perniziösen Anämie Mangel eines Antiperniziosastoffes vorliegt. Man nimmt an, daß der Wurm — insoweit käme vielleicht die Gifttheorie wieder zu Ehren — den Magen-Darmtrakt im Sinne eines Versiegens oder einer Verminderung der Sekretion des CASTLE-Faktors beeinflußt, orientierende Versuche scheinen auch in diesem Sinne zu sprechen, eine einwandfreie Beweisführung ist bis heute allerdings noch nicht erbracht worden.

Sicher ist, daß die Bothriocephalusperniziosa durch die Wurminfektion allein nicht ausreichend erklärt ist, denn auf etwa 5000 Wurmträger kommt ein Anämiefall. Einem konstitutionellen Moment muß eine wesentliche Wirkung zuerkannt werden. Hierfür spricht auch, daß in gewissen Ländern Wurminfektionen relativ häufig, in anderen sehr selten oder überhaupt nicht zur Perniziosa führen; bei der stark mit dem Wurm durchseuchten Bevölkerung Japans ist eine Bothriocephalusperniziosa eine große Seltenheit. Für die konstitutionelle Komponente spricht auch die Tatsache, daß eine massige Infektion mit zahlreichen, bis zu 100 Würmern keineswegs eher zur hyperchromen Blutarmut führt; es erkrankt nicht der stark Infizierte, sondern auch bei schwacher Infektion der hierzu Disponierte. Infiziert sich ein Kranker nach Abtreiben des Wurmes neuerlich mit Bothriocephalus, so erkrankt er auf Grund seiner konstitutionellen Disposition neuerlich an der Perniziosa, eine Tatsache, die übrigens die alte Theorie, daß nur bestimmte Würmer, die wahrscheinlich krank sind und dadurch Gift produzieren, zur Bothriocephalusperniziosa führen können, widerlegt. Im Sinne der Bedeutung des konstitutionellen Faktors sind ferner die verwandtschaftlichen Beziehungen zum M. Biermer anzuführen, daß nämlich manchmal in der gleichen Familie Fälle von Bothriocephalusperniziosa und Fälle von M. Biermer beobachtet werden, daß ferner Kranke, die von einer Wurmperniziosa geheilt sind, gelegentlich, und zwar häufiger als es der Wahrscheinlichkeit entspräche, an einer kryptogenetischen perniziösen Anämie erkranken. Das Maßgebliche der Konstitution zum Zustandekommen der perniziösen Anämie geht schließlich daraus hervor, daß nicht alle Anämien bei Bothriocephalusträgern perniziös-anämisch-hyperchrom sind, daß, wenn auch sehr selten, hypochrome, auf Eisenmedikation ansprechende Formen vorkommen; das Verhältnis der hyperchromen zu den hypochromen Fällen ist ungefähr 2 : 1. Unter den hypochromen Formen finden sich Frauen häufiger; wenn schließlich in der gleichen Familie hyper- und hypochrome Anämien beobachtet wurden, so legt dies den Gedanken nahe, daß eine konstitutionelle Schwäche des Magen-Darmtraktes das eine Mal für eine mangelhafte Eisenresorption, das andere Mal für eine mangelhafte Versorgung des Organismus mit dem CASTLE-Prinzip verantwortlich ist.

Klinik. Das klinische Bild der Bothriocephalusperniziosa zeigt eine volle Übereinstimmung mit dem des M. Biermer. Wenn bei statistischem Vergleich der beiden Krankheiten hinsichtlich des Vorkommens der verschiedenen Symptome geringe Abweichungen erkannt wurden, so sind die Kliniker sich doch einig, daß die Krankheitsbilder einander völlig gleichen. Seit Einführung der Knochenmarkspunktion in die Klinik wissen wir, daß bei der Wurmperniziosa auch ein Megaloblastenmark zu finden ist; die Entdeckung der Lebertherapie, die hier gleichartigen und prompten Erfolg hat wie beim M. Biermer, hat schließlich die Identität der beiden Syndrome unter endgültigen Beweis gestellt. Bei statistischer Erfassung der einzelnen Symptome zeigte sich, daß Salzsäure im Magen hier öfters gefunden wird als bei der kryptogenetischen perniziösen Anämie und daß die funikuläre Spinalerkrankung seltener vorkommt. Das Blutbild ist das gleiche, wenn man davon absieht, daß man relativ häufig eine der Wurminfektion zugehörige Eosinophilie findet.

Therapie. Mit der Wurmabtreibung (s. S. 239) heilt die Anämie. Die Lebertherapie, oral oder parenteral durchgeführt, bringt die Perniziosa zum Verschwinden, auch wenn der Wurm noch nicht abgetrieben wurde; bei Aussetzen der Leberbehandlung tritt die perniziöse Anämie naturgemäß wieder in Erscheinung. Wenn der Allgemeinzustand des Kranken ein schlechter ist, empfiehlt es sich, die Anämie durch eine Lebertherapie vorerst zu beheben und dann erst die Wurmkur durchzuführen. Geht man unmittelbar mit einer Wurmkur vor, so empfiehlt es sich, zur raschen Wiederherstellung des Kranken sofort auch eine Lebertherapie einzuleiten. Vor Entdeckung der Lebertherapie kamen Fälle zur Beobachtung, die nach Abtreibung des Wurmes dennoch an der Perniziosa zugrunde gingen.

In vereinzelten kasuistischen Mitteilungen wurde behauptet, daß auch Taenia solium, Taenia saginata, Ascaris lumbricoides und Trichocephalus dispar zu einer Wurmperniziosa führen könnten. Es liegt in der Literatur aber kaum ein beweisender Fall vor. Man wird in diesen Fällen vorerst immer an ein zufälliges Zusammentreffen von Wurminfektion und M. Biermer denken müssen.

β) *Die Schwangerschaftsperniziosa.*

Während der Schwangerschaft kann es zu den verschiedenartigsten Anämien kommen (s. S. 460). Meist handelt es sich um hypochrome Formen, und zwar meist um solche, die auf Eisenmangel beruhen, selten um hyperchrome. Diese hyperchrom-megalozytären Anämien wurden früher vielfach als Schwangerschaftsperniziosa bezeichnet, wenn sie auch in dieser oder jener Hinsicht der Perniziosa-Klinik nicht entsprechen. Seit der Entdeckung der Sternalpunktion als klinische Untersuchungsmethode und vor allem der Lebertherapie wissen wir, daß es in den letzten Monaten der Schwangerschaft tatsächlich zum Vollbild der

Perniziosa mit Megaloblastenmark und klinischer Heilung mit Lebertherapie kommen kann, daß diese Fälle von allen anderen, auch hyperchromen Graviditätsanämien scharf zu trennen sind, daß diese Schwangerschaftsperniziosa aber äußerst selten ist. Die Pathogenese dieser Blutarmut kann wie beim M. Biermer in einem teilweisen oder völligen Versiegen der Sekretion des Castle-Faktors liegen; nach der Geburt erhebt sich die Sekretion bald wieder zur normalen Höhe, meist kehrt auch gleichzeitig die aus dem Magen verschwundene Salzsäure wieder. Es ist allerdings auch möglich, daß es sich in diesen Fällen um Frauen handelt, die schon vor der Schwangerschaft eine relativ geringe Sekretion des Castle-Faktors hatten, die nur für den mütterlichen Organismus ausreichte; wenn die Mutter auch für die Blutbildung des Fötus aufkommen muß, reicht der Castle-Faktor nicht mehr aus, es kommt zur Anämie (der Mutter, nicht aber des Kindes, wie die Kinder überhaupt bei allen Schwangerschaftsanämien mit normalem Blutbild zur Welt kommen). Rohr spricht von einer Aufbrauchperniziosa. Wenn das Ende der Schwangerschaft erreicht wird, heilt die Perniziosa spontan ab.

Wie erwähnt, kann die Schwangerschaftsperniziosa dem Vollbild eines M. Biermer in jeder Hinsicht entsprechen. Meist allerdings finden sich geringe Abweichungen; im peripheren Blut beobachtet man nicht selten eine Leukozytose, auch mit einer Linksverschiebung bis zum Myelozyten, Zungenbrennen und Achylie fehlen häufig und Nervenkomplikationen sind sehr selten. Im Knochenmarkspunktat ergibt sich insofern oft ein gewisser Unterschied, als die Zahl der Megaloblasten nicht so groß ist wie beim M. Biermer. Auch hinsichtlich des Erfolges der Lebertherapie kann sich der Unterschied ergeben, daß die Leberwirkung sich langsamer einstellt und daß oft auffallend hohe Dosen gebraucht werden.

Differentialdiagnostischen Schwierigkeiten kann man insofern begegnen, als die Perniziosa schon vor der Schwangerschaft bestanden haben kann oder eine Perniziosa zur Schwangerschaft hinzutritt. Die letztere Möglichkeit wird nur damit erkannt, daß die Perniziosa nach der Schwangerschaft nicht abheilt, daß die Lebertherapie weiter fortgeführt werden muß. Man kann diese Fälle naturgemäß auch dahin deuten, daß die Schwangerschaft den M. Biermer auslöste. Die Differentialdiagnose gegenüber der toxisch-hämolytischen Schwangerschaftsanämie (Heilmeyer), die nicht auf Lebertherapie anspricht, entscheidet der Knochenmarksbefund. Hinsichtlich der perniziosaähnlichen B-Vitaminmangelanämie s. S. 463.

Die Prognose der unbehandelten Schwangerschaftsperniziosa ist sehr schlecht (90% Mortalität). Die Anämie stellte daher seinerzeit eine unbedingte Indikation zur Unterbrechung der Schwangerschaft dar. Die Therapie bestand daher damals in der künstlichen Frühgeburt. Die moderne Lebertherapie bringt die Anämie mit Sicherheit zum Verschwinden, sie muß bis zum Schwangerschaftsende fortgeführt werden. Da die Schwangerschaftsperniziosa bei einer neuerlichen Schwangerschaft sehr häufig rezidiviert, ist bei Eintritt einer neuen Schwangerschaft sofort eine Lebertherapie einzuleiten. Seit Einführung der Lebertherapie sind schon mehrfach normalverlaufene Schwangerschaften beobachtet worden. Hinsichtlich der Folsäuretherapie s. S. 440.

γ) Die Perniziosa bei Magen- und Darmkrankheiten.

Bei den verschiedensten Erkrankungen des Magens und Darmes kann es zu Anämien verschiedenartigen Charakters kommen, sowohl zu hypo- wie zu hyperchromen Formen (s. S. 461). Unter diesen waren schon lange Zeit auch solche bekannt, die in ihrer Klinik einer perniziösen Anämie entsprechen; eine scharfe Grenze zwischen perniziosaähnlichen megalozytären hyperchromen Anämien und echter perniziöser Anämie wurde seinerzeit allerdings nicht gezogen. Die Entdeckung der Knochenmarkspunktion als klinischer Methode und der Lebertherapie hat einerseits die sichere Zugehörigkeit bestimmter Fälle zur perniziösen Anämie bewiesen und anderseits die strenge Grenze gegenüber ähnlichen Formen aufgestellt. Perniziöse Anämien bei Magen-Darmkrankheiten sind außerordentlich selten. Sie finden sich bei den verschiedensten Erkrankungen, vor allem, und hier etwas häufiger, nach Magenresektionen, ferner bei Dünndarmstrikturen, Dünndarmresektionen, bei Magen-Kolonfisteln, bei der Sprue und schließlich scheinbar sehr selten beim Magenkarzinom. Die Mitteilungen über eine Perniziosa bei Magenverätzung oder bei Magenadenom oder Magenpolypen, bei welchen die Entfernung des benignen Tumors zur Heilung führt, tragen kasuistischen Charakter.

Die Pathogenese dieser perniziösen Anämien liegt entweder darin begründet, daß der CASTLE-Faktor versiegte oder daß ein großer Teil des CASTLE-Faktor produzierenden Magens reseziert wurde oder schließlich darin, daß die Resorption des Antiperniziosastoffes gestört ist; dies wird vor allem bei Dünndarmresektionen, Dünndarmstenosen oder bei der Sprue angenommen. Oft dürften beide Momente eine Rolle spielen. Die viel seltenere totale Magenresektion führt häufiger zur Perniziosa als die übliche partielle. Daß die totale Magenresektion nicht immer gleich zur Perniziosa führt, ist damit erklärt, daß der CASTLE-Faktor nicht nur im Magen, sondern auch in den BRUNNERschen Drüsen des Duodenums und im Dünndarm, ja sogar im Dickdarm produziert wird. Die Erfahrung hat gezeigt, daß die Perniziosa sowohl bei partieller wie bei totaler Resektion erst nach einem langen Intervall nach der Operation auftritt; das Intervall schwankt zwischen zwei und fünfzehn Jahren. Daß die Leber oder der Gesamtorganismus ein so großes Depot an Antiperniziosastoff vorrätig hielte, das für die Intervallzeit ausreicht, ist schon mit Hinblick auf deren lange Dauer auszuschließen. Man muß vielmehr annehmen, daß die das CASTLE-Ferment produzierenden Drüsen nach der Magenoperation, vielleicht durch die starke Belastung des Dünndarmes geschädigt werden und langsam atrophieren. Interessant ist, daß der Magenresektion gelegentlich bald eine hypochrome, eisenempfindliche Anämie folgt, die sich später in eine Perniziosa umwandeln kann.

Die perniziöse Anämie bei den geschilderten Magen-Darmerkrankungen weicht von der Perniziosa nicht selten in einigen, allerdings unwesentlichen Punkten ab. Der Knochenmarkausstrich zeigt oft eine relativ geringe Anzahl von Megaloblasten, die Thrombopenie und die Bilirubinämie können fehlen, auch die Achylie ist nicht immer vorhanden; diese Abweichungen gelten speziell auch für die Sprue.

Diese Anämien sind mit Lebertherapie heilbar. Kann die Grundkrankheit nicht behoben werden, so verlangen sie die Lebertherapie zeitlebens. In den Fällen, in welchen, wie bei der Sprue, vorwiegend oder ausschließlich eine Resorptionsstörung des Antiperniziosaprinzips vorliegt, muß Leberextrakt parenteral verabreicht werden. Der Erfolg der Lebertherapie stellt sich meist nicht so prompt ein wie beim M. Biermer; es muß oft zu hohen Dosen gegriffen werden.

δ) *Die Folsäurebehandlung der perniziösen Anämien.*

Schon 1931 hatte WILLS festgestellt, daß Hefeextrakt bei der Schwangerschaftsperniziosa wirksam ist, und der gleiche Autor konnte später gemeinsam mit EVANS zeigen, daß die tropischen, makrozytären Anämien auf gereinigte Leberextrakte nicht ansprechen, die bei Perniziosa wirksam sind. Als man aus Hefe und später aus verschiedenen Pflanzen, z. B. Spinatblättern einen neuen Wirkstoff „Folsäure" isolierte, lag es nahe, diesen bei Perniziosa und anderen makrozytären Anämien zu versuchen, wobei der wirksame Stoff in der Leber von der

Folsäure verschieden sein mußte, da die bei Perniziosa wirksamen Leberextrakte nur allergeringste Spuren Folsäure enthalten. SPIES untersuchte diesbezüglich 78 Fälle von BIERMERscher Erkrankung, 76 von tropischer Sprue, 2 von nichttropischer Sprue, 46 alimentäre makrozytäre Anämien (Pellagra), 3 makrozytäre Anämien der Schwangeren, 8 alimentäre Leukopenien, 5 Leberzirrhosen, die alle eine makromegalozytäre Anämie gezeigt hatten. Sämtliche Fälle, mit Ausnahme der Leberzirrhose reagierten auf Folsäure. Von den Leberzirrhosefällen reagierte ein einziger mit einer Retikulozytenkrise und Anstieg der Erythrozyten von 1 500 000 auf 4 000 000. Die Dosierung der Folsäure bei den erwähnten Indikationen betrug 10 bis 20 mg täglich, meistens 10 mg peroral. Der Allgemeinzustand besserte sich rasch, die Magen-Darmtraktbeschwerden gingen zurück, es setzte die Retikulozytenkrise prompt ein, beginnend meist am vierten Tag, und die Blutwerte erlangten wieder normale Höhe. (Außer Folsäure wurde auch eine andere antianämische, chemisch reine Substanz geprüft, das 5-Methylurazil [Thymin], das in wesentlich höheren Dosen von etwa 5 g täglich ebenfalls wirksam ist.)

Folsäure ist eine Verbindung aus je einem Molekül Xanthopterin, p-Aminobenzoesäure und Glutaminsäure. Außer dieser als „freie Folsäure" oder kurzweg Folsäure bezeichneten Verbindung kennt man jetzt sogenannte „gebundene Folsäuren", die sich nur durch eine größere Anzahl von Glutaminsäureresten, und zwar drei bis sieben anstatt einem, im Gesamtmolekül unterscheiden und keine antianämische Wirkung haben. SPIES nimmt an, daß gebundene Folsäuren im Körper gespeichert und durch irgendwelche Substanzen, die im Leberextrakt vorhanden sind und jetzt als „Befreiungsfaktor" bezeichnet werden, in die wirksame Form der freien Folsäure umgewandelt werden. In den Nahrungsmitteln ist hauptsächlich gebundene Folsäure enthalten. M.-Biermer-Kranke sind scheinbar nicht imstande, freie Folsäure aus der gebundenen Form zu befreien. Sie scheiden bei Verabreichung großer Mengen von gebundener Folsäure im Gegensatz zu Gesunden keine freie Folsäure im Harn aus. Patienten mit alimentärer makrozytärer Anämie, Pellagra und Sprue hingegen scheinen diese Fähigkeit der Gesunden, wenigstens in einem gewissen Ausmaß, zu besitzen. SPIES nimmt an, daß in Leberextrakten eine andere, in noch kleineren Mengen wirksame Verbindung enthalten sein muß, welche wahrscheinlich die Folsäure aus ihrer gebundenen Form freisetzt und damit die megaloblastische Sperre des Knochenmarkes aufhebt.

Bei den früher angeführten Indikationen, in welchen Folsäure wirksam ist, wurden niemals mehr als 20 mg täglich benötigt, die peroral oder parenteral gegeben werden können. Die Wirkung ist der eines guten Leberextraktes gleichwertig. Als einziger Nachteil der Folsäuretherapie traten nach fünf bis acht Monaten bei vier von insgesamt 24 Fällen (VILTER und Mitarbeiter) während einer Folsäurebehandlung mit genügendem Effekt auf das Blutbild Zeichen einer Strangdegeneration auf, die keiner der Patienten vor Beginn der Therapie gehabt hatte. Auch eine Steigerung der Tagesdosen bis zu 500 mg brachte keine Besserung der neurologischen Symptome, während eine Umstellung auf Lebertherapie (5 ccm täglich) von einer „hinreichenden Besserung" gefolgt war. Auf Grund dieser Beobachtungen wird auch jetzt noch Leberextrakt und nicht Folsäure als wirksamste und sicherste Therapie der Perniziosa angesehen, bei Sprue gilt die Folsäure derzeit als das Mittel der Wahl.

In letzter Zeit ist eine Reihe von Arbeiten erschienen, welche die guten Ergebnisse mit Folsäure bei Perniziosa und verwandten Anämieformen bestätigen, auch unsere Erfahrungen sind günstig. Die Theorie des Wirkungsmechanismus der Folsäure, wonach bei der perniziösen Anämie eine Unfähigkeit des Körpers bestehen soll, gebundene Folsäure in ihre freie Form zu verwandeln, wird teilweise wieder geleugnet. SPIES selbst meint, daß Folsäure ein Enzym oder Co-Enzym ist, welches mit der Bildung des antianämischen Prinzips zu tun hat, daß aber das Prinzip nicht Folsäure selbst ist, sondern „eine noch wirksamere Substanz, welche in reiner Form dargestellt, wirksamer sein wird als irgendeine der jetzt bekannten antianämischen Substanzen".

In jüngster Zeit gelang in England und Amerika, anscheinend unabhängig voneinander, die Reindarstellung eines neuen Wirkstoffes aus Leber, der Vitamin B_{12} genannt wird und in Dosen von wenigen γ volle Leberwirkung zeigt. Die Substanz enthält das Spuren-Element Kobalt und ist dadurch rot gefärbt. Es ist bemerkenswert, daß seit der bahnbrechenden Entdeckung der Lebertherapie bereits drei chemisch-einheitliche Verbindungen gefunden wurden, die ganz verschiedenartig zusammengesetzt sind und in verschiedener Dosierung — Thymin in g, Folsäure in mg, B_{12} (Cobion) in γ-Dosen — bei Perniziosa ähnlich wirken wie ein Leberextrakt. Eine endgültige Beurteilung kann derzeit noch nicht gegeben werden.

4. Erbliche hämolytische Anämien.

Die Pathogenese der hierhergehörigen Anämien ist in einer krankhaft gesteigerten Hämolyse gelegen. Die Blutmauserung läuft auf höheren Touren. In den Anfangsstadien oder bei leichteren Formen der Erkrankung vermag das Knochenmark den gesteigerten Zerfall der roten Blutkörperchen durch eine Mehrproduktion zu kompensieren, der Kliniker findet dementsprechend die Zeichen gesteigerten Blutumsatzes, oft schon einen leichten hämolytischen Ikterus, ohne aber bereits eine Anämie zu beobachten. Bei weiterer Steigerung der Hämolyse, die oft krisenhaft erfolgt, kommt es durch eine relative Knochenmarksinsuffizienz zur Anämie und gleichzeitig zu einem stärkeren Ikterus, der eines der Kardinalsymptome der einschlägigen Krankheiten darstellt. Der Ikterus ist ein pleiochromer (s. S. 258). Die neue Forschung hat gezeigt, daß bei diesen Krankheiten besondere Erythrozytenformen gefunden werden, und eine Reihe von Autoren sieht in der Vererbung dieser Erythrozytenformen die Grundlage des familiären Leidens. Wenn neuere Untersuchungen es vielleicht wahrscheinlich machen, daß nicht der anders geformte Erythrozyt, sondern ein Mechanismus vererbt wird, der zur Formänderung führt, so ändert dies, wenigstens am Standpunkt der Einteilung dieser Anämien, nichts Wesentliches. Diese vererbbaren Formveränderungen der Erythrozyten finden wir beim kongenitalen hämolytischen Ikterus mit seiner Mikrosphärozytose, bei der Elliptozytenanämie mit der elliptischen Gestaltung der Erythrozyten und bei der Sichelzellanämie mit den sichelförmigen Blutkörperchen. Höhere praktische Bedeutung hat nur der kongenitale hämolytische Ikterus.

Wenn es sich auch nicht um erbliche Krankheitsformen handelt, so sollen in diesem Kapitel als Anhang zum konstitutionellen hämolytischen Ikterus erworbene Anämien abgehandelt werden, die zum Teil klinisch mit diesem größte Ähnlichkeit haben, zum Teil ihm durch ihre im Vordergrund stehende hämolytische Komponente sehr nahestehen: der erworbene hämolytische Ikterus und die LEDERER-Anämie, die DYKE-YOUNG-Anämie und die hämolytische Anämie mit nächtlicher paroxysmaler Hämoglobinurie vom Typ MARCHIAFAVA.

a) Konstitutioneller hämolytischer Ikterus.

Definition. Dem mechanischen Ikterus durch Abflußbehinderung der Galle und dem parenchymatösen Ikterus bei hepatozellulärer Schädigung der Leber wird der hämolytische Ikterus gegenübergestellt. Bei diesem wird durch eine krankhaft gesteigerte Blutmauserung mehr Bilirubin gebildet, es kommt zur

Hyperbilirubinämie und damit zum pleiochromen Ikterus (s. S. 258). Wir begegnen einem hämolytischen Ikterus bei den verschiedensten Zuständen, bei der Malaria, bei schweren Sepsisfällen, bei der paroxysmalen Hämoglobinurie, im Experiment bei der gesteigerten intravasalen Hämolyse durch Giftwirkung oder Einspritzung von hämolytischem Serum usw., Zustände, in welchen also der pleiochrome hämolytische Ikterus Symptom einer mit Hämolyse einhergehenden Grundkrankheit darstellt (symptomatischer hämolytischer Ikterus). Wenn wir vom hämolytischen Ikterus schlechtweg sprechen, so meinen wir aber jene vererbbare Krankheit, in welcher eine gesteigerte Hämolyse ohne faßbare Ursache als konstitutionelles Zeichen besteht, nämlich den konstitutionellen hämolytischen Ikterus, der eine wohlumschriebene Krankheitseinheit darstellt. In der deutschen Literatur hat MINKOWSKI im Jahre 1900 als erster die Krankheit beschrieben, die Entdeckung der Resistenzverminderung der roten Blutkörperchen und der großen Zahl der Retikulozyten bei dieser Krankheit durch CHAUFFARD im Jahre 1907 bedeutete einen wesentlichen Fortschritt in der Erfassung des Wesens und in der Diagnostik; der gute therapeutische Erfolg der Milzexstirpation, den MICHELI, BANTI und EPPINGER aufzeigten, und schließlich die Entdeckung der Mikrosphärozytose durch ALDER und NAEGELI im Jahre 1918 stellen die weiteren Marksteine in der Erforschung der Krankheit dar. Diese kann heute als eine klinisch wohlumschriebene, erbliche hämolytische Anämie definiert werden, bei welcher das Blut vor allem durch eine besondere Formveränderung der Erythrozyten, durch die Mikrosphärozytose und durch eine Resistenzverminderung der Erythrozyten gegen hypotonische Kochsalzlösungen und die Klinik vor allem durch Ikterus, Anämie und Milztumor charakterisiert ist. Das Knochenmark ist makroskopisch ein rotes Mark, es ist in dauernder Hyperfunktion, um durch Mehrproduktion roter Zellen dem größeren Umsatz gerecht zu werden; solange ihm dies gelingt, fehlt eine Anämie. Wenn die an sich intakte Leber den im Überschuß gebildeten Gallenfarbstoff aus der Zirkulation abzieht und an die Galle abgibt, kann auch ein Ikterus fehlen, selbst ein Subikterus muß nicht immer vorhanden sein, meist allerdings ist dieser wenigstens in den Skleren nachweisbar. Je nach dem Grad der Steigerung des Blutumsatzes, je nach der Intaktheit oder beginnenden Erschöpfung des Knochenmarks mit folgender Anämie und je nach der Raschheit des Abtransportes des im Überschuß gebildeten Bilirubins müssen sich sehr verschiedene Bilder ergeben. Wenn Mehrverschleiß an roten Blutkörperchen und erhöhte Neubildung sich die Waage halten, kann von einem Kompensationsstadium, wenn das Knochenmark der Mehranforderung nicht mehr nachkommt und eine Anämie einsetzt, von einem Dekompensationsstadium gesprochen werden. Die Anämie entwickelt sich meist plötzlich unter dem Bild einer Blutkrise.

Der Erbgang des konstitutionellen hämolytischen Ikterus ist ein dominanter, das heißt die Krankheit wird immer nur durch Kranke vererbt, ein Überspringen einer Generation kommt nicht vor. Bei einem der Eltern muß die Krankheit, wenigstens in rudimentärer Form, festgestellt werden können. Hierbei ist allerdings zu berücksichtigen, daß der Erbträger auch eine forme fruste (s. S. 447) zeigen kann, die sich etwa nur in einer Mikrosphärozytose oder in einer Resistenzverminderung der Erythrozyten, in einer Milzvergrößerung oder in einem konstitutionellen Merkmal, wie einem Turmschädel, manifestiert; die Anamnese wird in solchen Fällen von gesunden Eltern berichten. Schließlich gibt es tatsächlich Ausnahmen von der Regel, in welchen in der Aszendenz auch bei genauester Untersuchung Anhaltspunkte für einen hämolytischen Ikterus nicht gefunden werden; über diese Fälle von sogenanntem erworbenem hämolytischem Ikterus wird später berichtet.

Die Kranken haben neben der Mikrosphärozytose und der gesteigerten Blutmauserung nicht selten auch andere erbliche Anomalien; inwieweit diese sekundäre Folgen des hämolytischen Ikterus sind, inwieweit sie mit der konstitutionell gesteigerten Hämolyse in einem Individuum mit degenerativen Stigmata gekoppelt sind, inwieweit es sich vielleicht nur um ein zufälliges Zusammentreffen verschiedener Anomalien handelt, ist nicht sicher entschieden. Es scheint, daß der so oft beobachtete Turmschädel, ebenso wie oft symmetrische Ulcera cruris und innersekretorische Störungen, wie Hypogenitalismus und Infantilismus zum Krankheitsgeschehen selbst gehören. Denn nach einer Splenektomie können die Ulcera cruris ebenso wie der Hypogenitalismus ausheilen bzw. verschwinden. Die Skelettanomalien, der Turmschädel, hoher steiler Gaumen, Stellungsfehler der Zähne werden in neuerer Zeit zur konstitutionell gesteigerten Hämolyse in Beziehung gebracht, man spricht von hämolytischer Konstitution. Wir finden die gleichen Skelettveränderungen bei anderen hämolytischen Anämien mit rotem hyperplastischem Knochenmark; die Skelettanomalien sind durch frühzeitige Nahtverknöcherungen bedingt, die durch stärkere Durchblutung bei rotem Knochenmark hervorgerufen werden sollen. Andere Anomalien, wie Syn- und Polydaktylie, Klumpfußbildung, kongenitale Hüftgelenksluxation, kongenitale Vitien, Enuresis, überzählige Mamillen, angewachsene Ohrläppchen, Taubheit, Heterochromie der Iris, Astigmatismus, Rot-Grün-Blindheit usw. haben wohl kaum eine unmittelbare Beziehung zur Hämolyse bzw. zum hämolytischen Ikterus.

Klinische Symptomatologie. Männer und Frauen werden in gleicher Weise befallen, Rassenunterschiede hinsichtlich des Auftretens der Krankheit scheinen nicht zu bestehen. Die Krankheitserscheinungen können sich schon in der Kindheit, ja schon beim Säugling zeigen, meist allerdings treten sie erst im späteren Lebensalter auf, die Krankheit kann auch erst im Greisenalter manifest werden. Auf die *konstitutionellen Anomalien*, welche diese Kranken zeigen können, vor allem den Turmschädel und die innersekretorischen Störungen, wurde oben hingewiesen.

Das Augenblicksbild des hämolytischen Ikterus ist sehr verschieden, je nachdem ob wir dem Kranken im Stadium der Kompensation oder der Dekompensation begegnen. Von der forme fruste wird später die Rede sein.

Im *kompensierten Stadium* findet sich also keine Anämie, da das Knochenmark den raschen Erythrozytenverbrauch durch rasche Neubildung ausgleicht. Der Arzt hat einen scheinbar gesunden Menschen vor sich, der sich auch völlig gesund fühlt, der nur zumeist einen leichten Ikterus mit Gelbfärbung der Skleren oder auch der Haut aufweist. Das sind die Kranken, welche die Franzosen „plus ictérique que malade" genannt haben. Eine dunklere Färbung des Harnes durch reichliche Urobilinkörper, ein stark gefärbter Stuhl trotz Ikterus durch die reichliche Gallenfarbstoffbildung, ein unter Umständen mächtiger Milztumor werden die Wahrscheinlichkeitsdiagnose schon erlauben, eine genaue Untersuchung wird zwar keine Anämie, aber die Zeichen der lebhaften Blutregeneration, vor allem eine starke Vermehrung der Retikulozyten, aufzeigen; eine Resistenzverminderung der roten Blutkörperchen, ebenso wie eine Hyperbilirubinämie werden an der Diagnose keinen Zweifel lassen. Den aufgezählten Einzelsymptomen begegnen wir im Dekompensationsstadium in viel ausgeprägterer Form; sie werden dort eingehender besprochen.

Das *Dekompensationsstadium* kann sich langsam schleichend oder plötzlich krisenhaft entwickelt haben. Oft waren interkurrente Infekte, Überanstrengungen, Schwangerschaft, Magen-Darmstörungen oder auch seelische Konflikte oder Erregungen die auslösende Ursache. Anämie und Ikterus entwickeln sich also bald langsamer, bald rascher. Sie können hohe Grade erreichen. Nach kürzerem oder längerem Bestande können sie sich zurückbilden. In schweren Fällen kommt es aber nicht mehr zu ihrem völligen Rückgang, nicht wieder zu einer völligen Kompensation, es entwickelt sich vielmehr ein anämisch-ikterisches Dauerstadium, in welchem Perioden der Besserung mit Perioden der Verschlechterung, meist unter einer Blutkrise, abwechseln.

Die *subjektiven Allgemeinerscheinungen* im Dauerstadium der Krankheit äußern sich in Übelkeit, Schwindel, Herzklopfen, körperlicher und psychischer Leistungsverminderung, in jenen Beschwerden, die allen Anämien zukommen und meist um so mehr empfunden werden, je rascher sich diese entwickelt hat. Bei längerem Bestande der Anämie können die Beschwerden auch bei hohem Grad derselben relativ gering sein, die blassen und ikterischen Kranken können ihrer Beschäftigung nachgehen, bis zu einem gewissen Grad sind auch diese Patienten unter Umständen „mehr gelb als krank".

Der *Ikterus* ist durch seine grüngelbe Farbe charakterisiert, wie sie allen hämolytischen Gelbsuchtformen zukommt. Seine Intensität kann von einem Subikterus bis zu schwerer Gelbsucht schwanken, zu Zeiten einer Blutkrise nimmt er rasch an Intensität zu. Der Ikterus kann auch völlig fehlen, denn seine Intensität ist von zwei Faktoren abhängig: von dem Grad des Blutzerfalles bzw. der Bilirubinbildung und von der Raschheit der Ausscheidung des Bilirubins durch die Leber. Wenn diese das Überangebot an Gallenfarbstoff in solchem Ausmaß bewältigt, daß der Bilirubingehalt des Serums nur wenig erhöht ist, so ist der Ikterus gering oder er kann fehlen. Immer allerdings ist der Bilirubinspiegel im Serum über die Norm erhöht (latenter Ikterus). Das durch Hämolyse entstandene, im Blut nachweisbare Bilirubin gibt die indirekte Diazoreaktion nach VAN DEN BERGH. Beim konstitutionellen hämolytischen Ikterus ist die indirekte Serumbilirubinprobe daher immer stark positiv, der Bilirubingehalt schwankt meist zwischen 1 und 6 mg%. Bei schwerem Ikterus im Rahmen von starken Blutkrisen kann das Serum auch die direkte Bilirubinreaktion geben, die bekanntlich auftritt, wenn Bilirubin, welches die Leberzellen bereits passiert hat, wieder in das Blut gelangt (s. S. 254); das Vorkommen von direktem Bilirubin im Serum beim hämolytischen Ikterus wird damit erklärt, daß sich durch die Pleiochromie eine abnorm eingedickte Galle mit Gallenthromben entwickelt und daß es dadurch zur Gallenstauung und zum mechanischen Ikterus kommt. Das indirekte Bilirubin ist nicht harnfähig, es kann die Nierenschranke nicht durchbrechen und erscheint nicht im Harn. Wir finden beim hämolytischen Ikterus im Harn daher meist nur eine starke Vermehrung der Urobilinkörper; der Harn ist dunkel, rotbraun, aber nicht bierbraun wie bei einem mechanischen Ikterus. Dies kommt nur dann vor, wenn im Rahmen einer Blutkrise im Serum auch direktes, harnfähiges Bilirubin auftritt. Die Stühle sind der Pleiochromie entsprechend immer sehr dunkel, ein Befund, der bei einem ikterischen Kranken schon beim Erheben der Anamnese die hämolytische Natur des Ikterus wahrscheinlich macht. Die Gallensäuren sind beim hämolytischen Ikterus nicht vermehrt, es fehlen daher auch Hautjucken und Bradykardie, wie sie einem parenchymatösen oder mechanischen Ikterus zukommen. Im Rahmen des konstitutionellen hämolytischen Ikterus treten nicht selten *Gallenkoliken* auf, sie beruhen entweder auf der Anwesenheit von Steinen, die sich in der dicken Galle häufig bilden, oder aber auf Krampfzuständen im Gallenwegsystem, die als Reaktion auf die dickflüssige, die Gallenwege schwer passierende Galle zurückzuführen sind *(Pseudogallensteinkoliken)*. Während einer Blutkrise, bei Auftreten eines schweren Ikterus ist die Leber meist etwas vergrößert und leicht druckempfindlich. Gallensteine können den Boden für Gallenwegentzündungen abgeben.

Meist findet sich ein mächtiger *Milztumor*, der den Rippenbogen um einige Querfinger überragt, er kann auch bis an den Darmbeinkamm heranreichen. Es gibt Ausnahmen von der Regel, die Milz kann auch nur gerade am Rippenbogen mit einem meist plumpen Rand palpabel, sie kann auch palpatorisch nicht nachweisbar sein. Perkutorisch ist sie wohl immer vergrößert; der Anatom stellt zumindest eine in ihrem Dickendurchmesser vergrößerte, schwerere Milz fest. Meist wächst der Milztumor in den ersten Lebensjahrzehnten langsam zu seiner vollen Größe, während einer Blutkrise kommt es zu raschem Anschwellen, welches oft von einer Perisplenitis mit entsprechenden Schmerzen begleitet ist („Milzkrisen").

Der übrige somatische Befund ist ohne Bedeutung. Am Herzen können sich anämische Geräusche finden, bei schweren Anämien kann es zu mäßigen Herzdilatationen kommen.

Blutkrisen, während welcher man auch das Auftreten von Fieber sehen kann, führen meist nur vorübergehend zu einer Verstärkung des Ikterus, zu einer Zunahme der Anämie und der entsprechenden Allgemeinerscheinungen. Meist erholen sich die Kranken bald wieder. In schweren Fällen allerdings kommen die Blutkrisen immer häufiger, die Remissionen werden schwächer und schließlich kann eine Blutkrise unter anhaltend schwerem Ikterus und mit rasch zunehmender Anämie auch zum Exitus führen. Bei schweren Blutkrisen beobachtet man gelegentlich auch eine Hämoglobinurie (s. S. 466).

Der Blutbefund. Die Kardinalsymptome des peripheren Blutes beim hämolytischen Ikterus sind: die *Mikrosphärozytose* („Kugelzellen"), die *Verminderung der osmotischen Resistenz gegen hypotone Kochsalzlösung* und eine *starke Vermehrung der Retikulozyten.* So wichtig diese Zeichen in diagnostischer Hinsicht sind, so ist doch keines von ihnen obligat!

Die Mikrosphärozyten imponieren im gefärbten Ausstrich als Mikrozyten, die Bestimmung des Dickendurchmessers ergibt, daß dieser aber wesentlich vergrößert ist. Es handelt sich also nicht um abnorm kleine, sondern um im Größendurchmesser kleine, im Dickendurchmesser aber große Zellen. Der mittlere Größendurchmesser liegt zwischen 5 bis 7μ, der Dickendurchmesser zwischen $2^1/_2$ bis 4μ (normal 2μ). Die Bezeichnung „Kugelzellen" („Kugelzellenanämie") ist nicht wörtlich zu nehmen, es handelt sich nicht um kugelförmige Gebilde, sondern um dicke Scheiben. Meist ist die PRICE-JONES-Kurve (s. S. 391) stark verbreitert, ihr Gipfel ist nach links verschoben, das heißt es besteht meist eine beträchtliche Anisozytose mit vorwiegend kleinen, aber auch mit großen Zellen (Makrozyten). Deren Zahl ist aber so gering, daß der mittlere Größendurchmesser klein bleibt. Es gibt seltene Ausnahmen, in welchen der Größendurchmesser auch über der Norm liegt, die Zahl der Makrozyten also groß ist. Während normale Erythrozyten bei einer Kochsalzkonzentration von 0,44 bis 0,48% die beginnende, bei einer solchen von 0,34 bis 0,30% eine komplette Hämolyse zeigen, ist die Resistenz der roten Blutkörperchen beim hämolytischen Ikterus derart herabgesetzt, daß die beginnende Hämolyse bei 0,50 bis 0,70%, die komplette bei 0,32 bis 0,40% eintritt. Verminderungen der Minimumresistenz auf 0,50 sind im allgemeinen nicht überzeugend und verlangen mehrere Kontrollen. Fehlen einer Resistenzverminderung kommt vor, es sind sogar Erhöhungen der Resistenz beschrieben worden. Die Resistenz gegen Saponinlösungen ist meist normal.

Der Blutbefund hängt von dem Stadium der Krankheit ab. In einem kompensierten Dauerstadium fehlt eine Anämie; es sind sogar Fälle von Polyglobulie beschrieben, in welchen das Knochenmark offenbar überkompensiert. In Blutkrisen und in dekompensierten Dauerstadien findet man eine Anämie, selten extremen Grades wie etwa bei einem M. Biermer. Der Färbeindex ist meist um 1,0, das heißt die Abnahme der Erythrozyten und des Hämoglobins erfolgen gleichmäßig. Mäßige Erniedrigungen und geringgradige Erhöhungen kommen vor. Entsprechend der verstärkten Regeneration werden Polychromasie, eventuell basophile Tüpfelung und relativ selten Normoblasten und Jollykörperchen gefunden. Die gewaltige Mehrarbeit des Knochenmarkes ist am besten in vital-gefärbten Ausstrichen zu verfolgen; die Retikulozytenzahl ist in der Regel stark erhöht, dies ist auch der Fall bei nicht anämischen Fällen und solchen, die sich nicht in einer Remission befinden, die also völlig kompensiert sind. Retikulozytenzahlen von 60 und 70% und mehr sind beobachtet worden. Im kompensierten Stadium beträgt die Zahl allerdings meist nur 5 bis 10%. Ein Fehlen einer Retikulozytenvermehrung kommt sehr selten vor, die gesteigerte Blutmauserung führt doch in der Regel auch zur Ausschwemmung junger Elemente aus dem hyperplastischen Mark. Die Leukozyten sind im allgemeinen normal, im Rahmen einer hämolytischen Krise kann eine Leukozytose mit mäßiger Linksverschiebung auftreten. Leichte Thrombopenien sind ungewöhnlich, meist ist die Plättchenzahl normal.

Das *Knochenmarkpunktat* zeigt eine stark vermehrte Erythropoiese, es finden sich zahlreiche Normoblasten und junge Vorstufen, Makroblasten und auch Proerythroblasten. Auffallend ist dabei die normale Größe der Normoblasten; die Mikrosphärozytose tritt erst im peripheren Blut auf. Eine Megaloblastose wird naturgemäß regelmäßig vermißt.

Verlauf und Prognose. Der Verlauf der Krankheit kann sich sehr verschieden gestalten, zwischen den Fällen, die zeitlebens „mehr gelb als krank" sind, und jenen, bei welchen nach einer oder mehreren Blutkrisen schließlich der Exitus eintritt, gibt es alle Übergänge. Die Gegenüberstellung eines kompensierten Stadiums, der Zeiten der hämolytischen Krisen und eines dekompensierten Dauerstadiums, wie sie oben gegeben wurde, illustriert die Verhältnisse. Die Prognose ist im Durchschnitt aber zweifellos eine gute. Abgesehen von den Fällen, die nie in eine hämolytische Krise schwerer Art kommen, erholen sich auch zahlreiche Patienten nach einer meist nur flüchtigen Blutkrise, die etwa durch einen spezifischen Infekt, durch Überanstrengung oder seelische Erregungen ausgelöst wurde, wieder und erreichen schließlich ein hohes Alter. Wenn freilich hämolytische Krisen sich häufen, wenn nach der Krise eine völlige Erholung nicht mehr eintritt, wenn die Anämie allmählich zunimmt, so kann schließlich eine hämolytische Krise auch rasch zu einem tödlichen Ende führen. Daß eine erste unter stürmischen Erscheinungen einhergehende Krise bei einem bis dahin praktisch gesunden Menschen letal endet, kommt vor, ist aber sehr ungewöhnlich. In manchen Familien verläuft der hämolytische Ikterus schwerer, in anderen leicht, auch die Berücksichtigung der Familienanamnese läßt also bis zu einem gewissen Grad prognostische Schlußfolgerungen zu.

Eine besondere Stellung nehmen die sogenannten „*formes frustes*" ein. Untersucht man Sippen, in welchen klassische Fälle von kongenitalem hämolytischem Ikterus vorkommen, so kann man bei einer Reihe von klinisch gesunden Familienmitgliedern Rudimente der Krankheit feststellen (Mikroformen). Milztumor oder Mikrosphärozytose oder erhöhter Serumbilirubinspiegel (auch ohne Subikterus), leichte Resistenzverminderung der Erythrozyten, Turmschädel oder andere konstitutionelle Zeichen können so gefunden werden.

Die *Differentialdiagnose* bereitet im allgemeinen keine Schwierigkeit. Die Abgrenzung gegenüber mechanischen und parenchymatösen Ikterusformen ist durch die hypercholischen Stühle, die Vermehrung nur des indirekten Bilirubin im Serum, das Fehlen von Gallenfarbstoff im Harn (die Ausnahmen s. S. 445)

meist leicht getroffen. Der M. Biermer kann zu Zeiten stärkerer Hämolyse mit
Ikterus dem kongenitalen hämolytischen Ikterus wohl ähnlich werden, ein großer
Milztumor und vor allem der Blutbefund mit der starken Vermehrung der Vitalgranulierten, mit der Mikrosphärozytose und der Resistenzverminderung werden
eine Unterscheidung aber leicht treffen lassen; auch fehlen beim hämolytischen
Ikterus Achylie, Glossitis und Nervenerscheinungen. Bei gleichzeitigem Vorhandensein von Gallensteinen oder bei sogenannten „Pseudogallensteinkoliken"
können Irrtümer bei einer Augenblicksdiagnose wohl unterlaufen, eine genaue
Untersuchung des Kranken muß aber zur Klärung führen. Ein septischer hämolytischer Ikterus mit großer septischer Milz kann bei milderem Fieberverlauf
unter Umständen mit dem kongenitalen hämolytischen Ikterus Ähnlichkeit haben.

Pathogenese. Dem kongenitalen hämolytischen Ikterus liegt zweifellos eine
pathologisch gesteigerte Blutmauserung zugrunde. Die Hämolyse ist krankhaft
gesteigert, es entsteht mehr Bilirubin, die Leber versucht nach besten Kräften die
Hyperbilirubinämie zu steuern, sie bildet eine sehr farbstoffreiche Galle, es kommt
zur Hypercholie der Stühle, meist kann sie den Bilirubinspiegel im Serum wohl
nicht zur Norm drücken, es entsteht ein Ikterus. Auf vermehrten Erythrozyten-
zerfall reagiert das Knochenmark mit einer gesteigerten Erythropoiese. Es bildet
sich ein rotes, stark erythropoietisches, im übrigen aber normales Knochenmark.
Wenn sich die Hämolyse in gewissen Grenzen hält, wird vom Knochenmark
nachgebildet, was an Erythrozyten in vermehrter Menge zugrunde geht, eine
Anämie bleibt aus. Kommt es zur Blutkrise, so kann das Defizit aber nicht
wettgemacht werden, es kommt zur Anämie. Das normal reagierende, in starker
Überfunktion stehende Knochenmark bringt nicht mehr alle Erythrozyten zur
Vollreifung, es werden zahlreiche jugendliche Formen, Retikulozyten, ausgeschwemmt. Nach Berechnungen soll die Lebensdauer der Erythrozyten, statt
wie normal hundert, nur zehn Tage betragen. In zehn Tagen also wird die Gesamtmenge der roten Blutkörperchen neu ersetzt.

Ist über die Tatsache dieser gesteigerten Hämolyse kein Zweifel, so ist die
Frage, warum es zum gesteigerten Blutzerfall kommt, nicht entschieden. Zwei
Theorien stehen sich vornehmlich gegenüber, die eine sucht die Ursache der verstärkten Hämolyse in einer krankhaft gesteigerten hämolytischen Funktion der
Milz, die andere in einer erblichen Minderwertigkeit der Erythrozyten, die sich
in der Mikrosphärozytose und in der osmotischen Resistenzverminderung äußern
soll. Die schon von MINKOWSKI vertretene Milztheorie ist nach Entdeckung der
therapeutischen Erfolge der Splenektomie zur herrschenden geworden; wenn
nach Herausnahme des Organs, welches vermutlich zur Hämolysesteigerung geführt hatte, die verstärkte Blutmauserung sistiert, so schien der Beweis erbracht,
daß dieses Organ tatsächlich der primäre Sitz der Erkrankung sei. So bestechend
die Milztheorie ist, so lassen sich trotz der Erfolge der Splenektomie schwerwiegende Einwände gegen sie erheben, auf die im einzelnen nicht eingegangen
werden kann. Es sei nur darauf hingewiesen, daß die gesteigerte Hämolyse nach
Entmilzung keineswegs immer und oft auch nicht dauernd sistiert, daß die Krankheit
also nach Entfernung der angeblichen causa peccans bestehenbleiben kann. Die
guten Erfolge der Splenektomie beim hämolytischen Ikterus suchen viele Autoren
mit der sehr gut begründeten Annahme zu erklären, daß es nach der Splenektomie
zu einer Enthemmung des Knochenmarks kommt. Unter anderem sprechen die
Tatsachen, daß es nach der Entmilzung beim Normalen regelmäßig zur Ausschwemmung von Jollykörperchen kommt und daß es nach Entmilzung beim
hämolytischen Ikterus zu einer plötzlichen und stärksten Ausschwemmung von
Normoblasten und ihren Vorstufen kommen kann, für diese Auffassung. Ob es
eine primäre aktive hämolytische Tätigkeit der Milz überhaupt gibt, in dem

Sinne also, daß die Milz als primum movens in den Erythrozytenabbau eingreift und das Ausmaß der Hämolyse bestimmt, oder ob der Milz immer nur eine passive Rolle in dem Sinne zukommt, daß sie alternde und schließlich zerfallende Erythrozyten verarbeitet, ob es also unter krankhaften Bedingungen einen aktiven hämolytischen Milztumor im Sinne einer Hypersplenie oder nur einen spodogenen Milztumor bei anders verursachter krankhaft gesteigerter Hämolyse gibt, ist heute noch nicht entschieden. Wir wissen mit Sicherheit weder wo, noch wie sich die normale Hämolyse abspielt. Die Theorie der etwaigen Minderwertigkeit der Erythrozyten hat NAEGELI aufgestellt; sie hat zweifellos viel für sich. Wenn die Resistenzverminderung und die Mikrosphärozytose erbliche Anomalien der Erythrozyten darstellen, so scheint in der krankhaften Anlage von Erythrozyten, die leichter hämolysieren als normale, die Ursache des gesteigerten Blutzerfalles gefunden zu sein. Doch auch diese Theorie, die die Milztheorie durch ihre Überzeugungskraft eine Zeitlang verdeckte, erwies sich als verwundbar. Auch hier kann auf Einzelheiten nicht eingegangen werden, einer der Einwände ist damit gegeben, daß die Resistenzverminderung und die Mikrosphärozytose nach Splenektomie nicht selten trotz klinischer Heilung des Kranken bestehenbleiben. In jüngster Zeit hat HEILMEYER beide Theorien insofern verknüpft, als er meint, daß nicht eine angeborene Minderwertigkeit der Zellrasse, sondern ein pathologischer hämolytischer Mechanismus vererbt wird, welcher auf dem Wege über Hämolysinwirkungen zur Sphärozytose, Resistenzverminderung, zur gesteigerten Hämolyse und reaktiven Knochenmarkstätigkeit führt. „Die Milz hat an diesem funktionellen Mechanismus einen wichtigen, aber nicht alleinigen Anteil. Wahrscheinlich ist außer der Milz auch das übrige Retikuloendothelsystem beteiligt." Daß eine Mikrosphärozytose sich entwickeln kann und nicht seit der Geburt präexistent sein muß, kann man aus Tierversuchen oder auch aus selbstgemachten Beobachtungen bei „LEDERER-Anämien" erkennen, bei welchen die in der septischen Phase der Krankheit bestehende Mikrosphärozytose (ebenso wie die Resistenzverminderung) in kurzer Zeit während der Rekonvaleszenz verschwindet. Solange nicht bekannt ist, welche Kraft die normale Hämolyse bestimmt, wird die Pathogenese des kongenitalen hämolytischen Ikterus aus Theorien kaum herausfinden.

Therapie. In kompensierten Fällen oder in Fällen in einem Dauerstadium mit leichter Anämie erübrigt sich eine Therapie oder es werden allgemeine Erholung, Aufenthalt in reizlosem Mittelgebirgsklima, ruhige Lebensweise, frei von körperlicher Überanstrengung und starken seelischen Erregungen ausreichen. Leberextrakt- und auch Eisentherapie sind kontraindiziert, sie können mehr schaden als nützen. *Die Bluttransfusion kommt nur bei extremen Graden einer Anämie in Frage, sie wird im allgemeinen wegen Gefahr einer durch sie ausgelösten starken hämolytischen Krise gefürchtet.* Todesfälle nach Transfusion sind beschrieben.

In schweren Fällen mit häufigeren Blutkrisen, mit dauernder Dekompensation und Anämie ist die Splenektomie die Methode der Wahl. Über einen Erfolg lassen sich sichere Voraussagen im Einzelfall nicht machen: es gibt Fälle, in welchen der Kranke klinisch völlig geheilt wird, in welchen auch der Blutbefund sich nach jeder Richtung normalisiert und auch die Mikrosphärozytose und die Resistenzverminderung verschwinden, ferner Fälle, in welchen eine wesentliche Besserung eintritt, die Kranken wenigstens durch längere Zeit klinisch geheilt sind, schließlich aber auch Fälle, die auf die Splenektomie nur sehr wenig oder schließlich überhaupt nicht ansprechen. Völlige Versager sind selten, gute, wenn auch nicht ausgezeichnete Erfolge die Regel. Wie schon erwähnt, kommt es nach der Entmilzung manchmal zu einer Blutkrise mit Ausschwemmung zahlreicher Normoblasten und ihrer Vorstufen, regelmäßig kommt es zu einem starken Blutplättchenanstieg (daher Thromboseneigung!), meist zu einer vorübergehenden Leukozytose, die 30000 Zellen und mehr betragen und mit einer Linksverschiebung bis zum Myelozyten einhergehen kann. Erythrozytenzahl und Hämoglobinwert steigen nach der Splenektomie rasch an, nach einigen Wochen können Normalwerte erreicht sein, meist allerdings ist die völlige Erholung, wenn sie überhaupt eintritt, an einen längeren Zeitraum gebunden. Die Splenektomie kann, insbesondere bei einer stärkeren Verwachsung der Milzkapsel mit der Umgebung, einen schweren Eingriff darstellen, sie ist unter günstigen Bedingungen mit einer Operationsmortalität von zirka 3% belastet. Schon mit Rücksicht auf die Gefahren der Operation ist — abgesehen von den oben dargelegten Verhältnissen — eine Splenektomie nur dort angezeigt, wo eine stärkere Anämie auftritt und bestehenbleibt. Die früher geübten Methoden der Milz-Röntgenbestrahlung und der Unterbindung der Milzarterie sind heute völlig verlassen.

b) Erworbener hämolytischer Ikterus (Typ HAYEM-WIDAL).

Die im folgenden besprochenen hämolytischen Anämien sind seltene Krankheitsbilder, die sich durch das Fehlen konstitutioneller Momente vom hämolytischen Ikterus unterscheiden, wegen mancher ähnlicher Symptome aber hier besprochen werden sollen.

Man begegnet Fällen von hämolytischem Ikterus, welche durchaus dem klassischen Typus des familiären hämolytischen Ikterus (Typ CHAUFFARD-MINKOWSKI) entsprechen, bei welchen aber die Anamnese über keine einschlägigen Erkrankungen in der Aszendenz bzw. unter den Geschwistern berichtet. Diese Fälle gelten vielfach als erworbene Fälle von hämolytischem Ikterus. Genauere Nachforschungen haben allerdings gezeigt, daß die Durchuntersuchung der Eltern und Geschwister in der großen Mehrzahl dieser Fälle formes frustes der Krankheit aufdeckt, daß Resistenzverminderung, Mikrozytose, Milztumor, Hyperbilinämie usw. gefunden werden können, die den vorliegenden Fall doch mit Sicherheit in die Gruppe des familiären hämolytischen Ikterus einreihen lassen. Die Fälle, in welchen die Familie frei von allen Krankheitserscheinungen gefunden wird, sind äußerst selten. Wir müssen uns vorstellen, daß die Krankheit hier durch Mutation bei primär gesunder Erbanlage entstanden ist. In diesem Sinne also gibt es einen erworbenen hämolytischen Ikterus, der dem familiären an die Seite gestellt werden kann. Es gibt Autoren, die auch gewisse klinische Unterschiede zwischen beiden Formen feststellen wollen, vor allem ein stürmischeres Auftreten der Krankheitserscheinungen und eine langsamere und nicht so gute Reaktion auf die Splenektomie bei der erworbenen Form. Jedenfalls aber gleichen sich die beiden Krankheiten im großen und ganzen völlig, sie müssen als wesensgleich bezeichnet werden.

Der Begriff des erworbenen hämolytischen Ikterus ist im Laufe der Jahrzehnte sehr umstritten gewesen, er wurde von manchen Autoren auch sehr erweitert. Hämolytische Anämien mit Ikterus, mit Mikrozytose und Resistenzverminderung hat man auch im Rahmen von Infektionskrankheiten, speziell bei Lues, ferner bei Intoxikationen, bei Leukämien, bei Karzinomen und bei Eklampsie beobachtet. Seit wir durch Tierexperimente wissen, daß durch Hämolysininjektionen hämolytische Anämien mit Resistenzverminderung und Mikrozytose erzeugt werden können, sind analoge Anämien bei gewissen Infekten und Intoxikationen des Menschen unserem Verständnis nähergebracht worden. Wir verstehen auch, daß derartige hämolytische Anämien mit Formveränderung und Resistenzänderung der Erythrozyten wieder spurlos verschwinden können und die Erythrozyten auch nach jeder Richtung wieder normal werden, wenn die obenstehende Krankheitsnoxe ausfällt; derartige Fälle sind aber vom rein klinischen Standpunkt aus vom erworbenen hämolytischen Ikterus Typ HAYEM-WIDAL so sehr verschieden, daß sie mit diesem in einer Gruppe nicht zusammengefaßt werden dürften.

c) Akute febrile hämolytische Anämie (Typ LEDERER-Anämie).

Die LEDERER-Anämie ist ein schwerstes akutes, unter einem septischen Bilde einhergehendes hämolytisches Syndrom; als Charakteristikum der Krankheit kann ferner angeführt werden, daß der hämolytische Zustand durch eine oder mehrere Bluttransfusionen meist prompt kupiert wird, wie dies schon LEDERER angegeben hatte. Die Patienten erkranken akut unter hohem Fieber, meist unter Schüttelfrösten, unter schwerster Prostration und schwerem Krankheitsgefühl, in wenigen Tagen entwickelt sich mit zunehmender Blässe ein tief grüngelber hämolytischer Ikterus. Die starke Blässe, kombiniert mit der hämolytischen Gelbsucht, gibt dem Bild das klassische Gepräge. Kommt es wie zumeist und auch in allen vier Fällen, die ich in den letzten zwei Jahren sah, auf Grund der schweren intravasalen Hämolyse zur Hämoglobinurie, dann ist der Zustand kaum zu verkennen. Gleichzeitig mit der Hämolyse entwickelt sich sehr rasch ein spodogener Milztumor. Das Krankheitsbild macht einen schweren, akut bedrohlichen Eindruck. Es würde zu weit führen, im Detail auf die Einzelheiten des Blutbefundes einzugehen, es sei nur darauf hingewiesen, daß neben der Hämoglobinämie und Anämie im akuten Stadium zumeist fast alle Zeichen eines kongenitalen (familiären) hämolytischen Ikterus gefunden werden können, wie Vermehrung des indirekten Bilirubins, normo- und hypochrome Anämie, Mikrosphärozytose und starke Resistenzverminderung der roten Blutkörperchen gegenüber hypotonen Kochsalzlösungen (in einem meiner Fälle begann die Hämolyse bei einer Salzverdünnung von 0,70%). Wenn diese Erscheinungen in der Rekonvaleszenz in der Regel zum großen Teil oder auch völlig zurückgehen, so können bei dem genesenden Patienten, gelegentlich sogar auch bei seinen Verwandten, Zeichen eines latenten hämolytischen Ikterus gefunden werden, wie eine verminderte Resistenz der roten Blutkörperchen, ein Milztumor usw. Diese Tatsache, ebenso wie der Umstand, daß manche Fälle von LEDERER-Anämie nicht auf Bluttransfusionen, sondern erst auf eine Splenektomie ansprechen, lassen wohl keinen Zweifel, daß sich hinter dem Symptomenkomplex der LEDERER-Anämie wesensverschiedene Zustände verbergen, daß es sich offenbar einerseits um eine septisch-bakterielle intravasale Hämolyse, anderseits aber auch um eine akute schwerste hämolytische Blutkrise bei einem familiären hämolytischen Ikterus handeln kann. Und dies ist der Grund, warum die amerikanische Literatur die Tendenz zeigt, den Begriff LEDERER-Anämie fallenzulassen und im Einzelfall zu versuchen, eine entsprechende Klassifizierung des hämolytischen Syndroms durchzuführen.

Bei aller Berechtigung dieser neuen Anschauung sollte unseres Erachtens aber aus rein klinisch praktischen Erwägungen heraus an dem Begriff der LEDERER-Anämie festgehalten werden. Das Krankheitsbild ist insbesondere in seiner vollen Ausbildung so typisch, daß man es nur einmal gesehen haben muß, um es nie mehr wieder zu verkennen, und die gemachte Diagnose führt gegebenenfalls unmittelbar zur richtigen Therapie, zur Bluttransfusion, die in der großen Mehrzahl der Fälle den sofortigen Erfolg bringt, oder zur Splenektomie nach erfolgter Transfusion. Einerlei, wie man sich also zu dem Problem der Pathogenese der „LEDERER-Anämie" stellen mag, klinisch-diagnostisch und therapeutisch ist die LEDERER-Anämie unseres Erachtens ein Begriff, an dem aus klinisch-praktischen Gründen festgehalten werden sollte. Die Diagnose ist in den typischen Fällen so leicht, daß sie auf den ersten Blick gestellt werden kann. Einer meiner letzten Kranken war ein junger Kollege, der sich, beeindruckt durch das schwerste Krankheitsgefühl der Sepsis, den schweren Ikterus, die rasch zunehmende Anämie und insbesondere die schwere Hämoglobinurie verloren glaubte und den ich nach einer Blickdiagnose, die sich auf das akut septische Bild, die Blässe, den grüngelben Ikterus und die schwere Hämoglobinurie stützte, einer durchaus beruhigenden Prognose versichern konnte, die auch zutraf. Schon nach der ersten Bluttransfusion wendete sich das Bild zum Guten.

Die von uns beobachteten vier Fälle sprachen auf die Bluttransfusion ausnahmslos gut an, eine Patientin erholte sich allerdings erst nach einer Serie von Transfusionen. Dennoch verlor ich eine Kranke nach Sistieren der Hämolyse an einer Urämie, die Folge der Hämoglobinurie war.

d) Makrozytäre hämolytische Anämie mit Resistenzverminderung (Typ YOUNG).

Darunter wird ein von DYKE und YOUNG aufgestelltes Krankheitsbild verstanden, das im wesentlichen durch eine schwere hämolytische Anämie mit entsprechender Bilirubinämie sowie einer deutlichen Resistenzverminderung der Erythrozyten, Makrozytose und erhöhtem Färbeindex, protrahiertem Verlauf mit Remissionen und einem Milztumor charakterisiert ist. Aus den erwähnten Symptomen ergeben sich gewisse differentialdiagnostische Schwierigkeiten gegenüber der perniziösen Anämie und dem hämolytischen Ikterus. Durch das hyperregeneratorische rote Mark, das nie Megaloblasten aufweist, läßt sich die Krankheit sicher gegen Perniziosa abgrenzen. Da die Anämie erst nach dem 30. Lebensjahr auftritt und niemals ähnliche Symptome bei Verwandten gefunden werden, läßt sie sich gegen den konstitutionellen hämolytischen Ikterus abgrenzen. Auch sprechen die Fälle weder auf Lebertherapie noch auf Milzexstirpation an.

e) Hämolytische Anämie mit paroxysmaler nächtlicher Hämoglobinurie (MARCHIAFAVA)

siehe unter Hämoglobinurien S. 470.

5. Elliptozytose.

Die Erythrozyten des strömenden Blutes zeigen in ihrer großen Mehrzahl auch beim Normalen kleine Abweichungen von der idealen Kreisfigur, sie sind oft etwas oval gestaltet, nach längerem Stehen findet man immer auch vereinzelte Elemente, die ausgesprochen elliptische Gestalt haben. Unter pathologischen Verhältnissen kann die Neigung zur elliptischen Gestalt stärker ausgesprochen sein, das beste Beispiel hierfür ist die deutliche elliptische Gestalt der Megalozyten beim M. Biermer.

Demgegenüber gibt es aber auch gesunde Individuen, die als konstitutionelles Merkmal eine ausgesprochen elliptische Form fast aller Erythrozyten haben, wir sprechen von Elliptozytose. Gleiche Erythrozytenformen finden sich normalerweise beim Kamel, beim Lama und anderen Tieren. Diese Formanomalie ist beim Menschen dominant erblich. Sie ist bei allen Rassen festgestellt worden. Sie scheint selten zu sein, sie dürfte allerdings oft nicht gefunden werden, da es sich um gesunde Individuen handelt und die abnormen Formen bei flüchtiger Untersuchung oft als Artefakte des Blutausstriches aufgefaßt werden. In der Literatur sind zahlreiche einschlägige Stammbäume beschrieben. Der übrige Blutbefund ist bei diesen Individuen normal, die Erythrozyten weichen auch hinsichtlich Resistenz von der Norm nicht ab. Merkwürdig ist, daß die primäre Anlage des Elliptozyten im Erythroblasten runde Gestalt hat, daß die elliptische Form erst bei der letzten Ausreifung im strömenden Blut zustande kommt.

Es sind Fälle von Elliptozytose beschrieben, in welchen sich Anhaltspunkte für eine vermehrte Blutmauserung gewinnen lassen: Resistenzverminderung, eine Vermehrung der Retikulozyten, Hyperbilirubinämie, schließlich auch Ikterus und vereinzelte Fälle mit dem vollen Symptomenkomplex eines hämolytischen Ikterus. Die Elliptozytose scheint also eine Grundlage für eine vermehrte Hämolyse abgeben zu können. Tritt sie klinisch in Erscheinung, so kann von einer „Elliptozytenanämie" gesprochen werden; bei dieser kommt bei schwerem Verlauf die Milzexstirpation in Frage.

6. Sichelzellenanämie.

Diese Blutarmut, welche bisher mit Sicherheit nur bei Negern oder Negermischlingen gefunden wurde, ist vor allem durch eine dominant vererbbare abnorme Gestalt der Erythrozyten, die an Sicheln oder Halbmonde erinnert, charakterisiert (Sichelzellen, Drepanozyten). Ebenso wie beim hämolytischen Ikterus steht die abnorme Gestalt der Erythrozyten mit der Anämie in einem Zusammenhang, ebenso wie die Mikrosphärozytose kann aber auch die Drepanozytose monosymptomatisch bestehen, ohne daß das Individuum klinisch erkrankt. Nur etwa 2,5% der „Sichler" erkranken.

In einem gefärbten Ausstrich kann man bei latenten Sichlern nur vereinzelte Erythrozyten mit sichelförmiger Gestalt finden. Diese tritt im allgemeinen erst im feuchten Nativpräparat im Verlauf von 2 bis 24 Stunden zu Tage. Die vorher normalen Erythrozyten wachsen zu bis 13 μ langen geschwänzten Gebilden aus, andere nehmen Halbmond- oder Sternform an. Die Sichelfiguren scheinen erst bei niederer Sauerstoffspannung aufzutreten.

Die *Sichelzellenanämie* beginnt meist im Kindes-, auch schon im Säuglingsalter und verläuft in manchmal sehr heftigen hämolytischen Schüben, die mit Fieber, Anämie, Ikterus und Oberbauchschmerzen einhergehen. Die Milz bleibt meist klein. Der Schub endet mit einer Blutkrise mit lebhafter Regeneration, Ausschüttung von Retikulozyten und Normoblasten. Nach mehreren Schüben kann sich eine schwere Anämie, meist normochromen Charakters entwickelt haben, auf diesem Höhepunkt der Krankheit können auch schon im gefärbten Ausstrich zahlreiche Sichelzellen gefunden werden. Der Knochenmarksausstrich läßt Sichelzellen immer vermissen, die osmotische Resistenz der Erythrozyten ist normal. Ebenso wie beim familiären hämolytischen Ikterus finden sich bei diesen Individuen häufig andere somatische konstitutionelle Zeichen, wie Ulcera cruris, Knochenveränderungen im Sinne von Osteoporose mit sekundärer Kyphoskoliose usw.

Die *Prognose* der einmal in schwerer Form aufgetretenen Krankheit muß bei Jugendlichen als ernst bezeichnet werden; abgesehen davon, daß die hämolytischen Schübe sich immer häufiger einstellen und schließlich eine schwere Anämie bestehenbleibt, kommt es häufig zu Komplikationen, wie zu Nephritiden und zu Tuberkulose, welchen der Kranke erliegt. Nach dem dritten Lebensjahrzehnt soll die Prognose viel günstiger sein, im Alter soll die Sichelzellenanämie meist ausheilen.

Therapeutisch können Bluttransfusion und Milzexstirpation versucht werden; sie scheinen bestenfalls vorübergehend Erfolg zu haben.

7. Cooleysche Anämie (Mittelmeeranämie, Mediterrananämie).

Der Gruppe des familiären hämolytischen Ikterus, der Elliptozytenanämie und der Sichelzellenanämie mit ihren abnormen, vererbbaren Erythrozytenformen wird auch die Cooleysche Anämie zugezählt, wobei die „abnorme

Erythrozytenform" der Erythroblast ist. Im Blut finden sich massenhaft normale Normoblasten und deren normale Vorstufen, Makroblasten und Proerythroblasten. Daß es nicht angeht, die Erythroblasten der COOLEYschen Anämie und die Mikrosphärozyten, Elliptozyten oder Drepanozyten der übrigen Krankheiten als gemeinsamen Nenner zu betrachten, welcher erlaubt, die verschiedenen Zustände einer gleichen Krankheitsgruppe zuzuzählen, liegt auf der Hand, denn die Erythroblasten sind, im Gegensatz zu den krankhaften Erythrozytenformen der anderen Zustände, nur junge, aber normale Blutelemente. Wenn die COOLEYsche Anämie von den meisten Hämatologen dennoch hier eingereiht wird, so hat dies seinen Grund in der Vererbbarkeit der Krankheit und einer Reihe konstitutioneller Symptome, die auch bei den anderen Krankheiten der Gruppe nachgewiesen werden. Freilich könnte die Krankheit auch unter den Erythroblastosen oder den Kinderanämien abgehandelt werden.

Die Krankheit scheint auf bestimmte Länder, und zwar auf die Küstenländer des nördlichen Mittelmeeres, Italien, Griechenland und auch auf Bulgarien beschränkt zu sein („Mittelmeeranämie"). Mit ganz wenigen Ausnahmen wurde die Krankheit nur bei Kindern gesehen, Mädchen und Knaben werden in gleicher Weise betroffen. Meist finden sich mehrere Fälle in der gleichen Familie, die Krankheit wurde auch bei eineiigen Zwillingen beschrieben. Da die Kinder vor dem Zeugungsalter sterben und nie zur Fortpflanzung kommen, muß die Krankheit rezessiven Erbgang haben.

Die Krankheit setzt in den ersten Lebensmonaten ein und führt langsam und stetig innerhalb mehrerer Jahre zum Tode. Das Blutbild zeigt eine langsam fortschreitende schwere Anämie, im Ausstrich findet man neben Aniso- und Poikilozytose vor allem massenhaft Erythroblasten, vom Normoblasten bis zu den jüngsten Vorstufen. Die Leukozytenzahl ist oft stark erhöht, bis 20000 Zellen, dennoch erreicht die Zahl der kernhaltigen Roten oft die der weißen Zellen.

Die Kinder zeigen eine blaßgelbe Hautfarbe, sie bleiben im Wachstum zurück, oft findet man Skelettveränderungen, die auf einer überaus starken Osteoporose beruhen. Das Gesicht bekommt mongolenartigen Ausdruck. Das Röntgenbild der Schädeldecken läßt oft eine Tabula externa völlig vermissen, die feinen Trabekel der Spongiosa scheinen wie dichte Haare den knöchernen Schädel zu begrenzen. Es besteht fast immer ein Infantilismus. Ein Ikterus fehlt im allgemeinen, die vermehrte Hämolyse führt aber immerhin zu einem erhöhten Bilirubinspiegel im Serum. Die Minimumresistenz der Erythrozyten liegt meist höher (durchschnittlich bei 0,52%), die Maximumresistenz niederer (durchschnittlich bei 0,20% Kochsalzlösung). Die Milz und auch die Leber sind beträchtlich vergrößert, der Milztumor erinnert an eine große Malariamilz. Im Knochenmarksausstrich überwiegt das erythropoietische, erythroblastische Mark (bis 90% aller Zellen sind kernhaltige rote Elemente).

Nach Milzexstirpation kommt es zu einer Blutkrise und stärkeren überstürzten Ausschüttung kernhaltiger Roter, nicht selten auch zu einer leichten Besserung, der Eingriff kann aber an dem Zustand wesentlich nichts ändern.

8. Erythroblastosen der Erwachsenen.

Unter dieser Bezeichnung werden offenbar sehr verschiedenartige Krankheitszustände zusammengefaßt. Sie zeigen als gemeinsames Merkmal eine starke Ausschwemmung von Erythroblasten in das periphere Blut. Die symptomatische Ausschwemmung kernhaltiger Roter in großer Zahl, wie wir ihr bei der Knochenkarzinose, bei hämolytischen Krisen, im Initialstadium von Leukämien, bei der Osteosklerose (s. S. 549) und bei der Myelosklerose begegnen, und die ihre Ursache in der Reduktion des erythropoietischen Gewebes auf kleine Inseln oder in einer Erschöpfung der überaktiven Markreste haben, zählen aber nicht unter die Erythroblastosen. Bei diesen ist die Ursache der Ausschwemmung kryptogen. Es handelt sich um sehr seltene Erkrankungen.

Die Erythroblastosen scheinen mit den Leukämien verwandt zu sein, sie können, wie dies auch vielfach geschieht, als Gegenstück der Myelosen bezeichnet werden. Kommt bei dieser der Granulozyt ins Wuchern, so kommt es bei jenen zur Hyperplasie der roten Markzellen. Es werden vor allem zwei Typen als selbständige Krankheitsbilder beschrieben, eine akute Erythroblastose (Malattia di Guglielmo) und eine chronische (Typ HEILMEYER-SCHÖNER). Die COOLEYsche Anämie gehört auch hierher, sie wurde mit Rücksicht auf den Erbgang aber an anderer Stelle beschrieben (s. oben).

1. *Malattia di Guglielmo* (akute Erythrämie, Myelosis erythraemica). Meist besteht ein akuter, hoch fieberhafter Beginn. Milz und Leber sind stark vergrößert. Der Blutbefund ergibt eine normochrome Anämie mit massenhafter Ausschwemmung meist sehr unreifer Erythroblasten. Neben Normoblasten finden sich, meist ohne entsprechenden Übergang durch die entsprechenden Zwischenstufen („Hiatus erythraemicus"), zahlreiche atypische, meist stark basophile, oft atypische sehr junge Erythroblasten („Paraerythroblasten"), die manchmal auch einen megaloblastenähnlichen Kern zeigen, ferner JOLLY-Körperchen und CABOTsche Ringe. Meist besteht eine Leukozytose von 20000 und darüber mit Linksverschiebung, meist mäßigen Grades. Im Knochenmark beobachtet man eine mächtige Hyperplasie des erythropoietischen Markes, ferner zahlreiche atypische, sehr junge Erythroblasten. In Leber und Milz finden sich zahlreiche Blutbildungsherde, die dem gleichen roten Mark entsprechen, häufig besteht eine Thrombopenie, daher Neigung zu hämorrhagischer Diathese. Die Krankheit führt in wenigen Wochen oder Monaten zum Exitus. DI GUGLIELMO faßt diese akute Erythroblastose als Gegenstück der akuten Myeloblastenleukämie auf.

2. *Die chronische Erythroblastose des Erwachsenen (Typ* HEILMEYER-SCHÖNER). Es handelt sich im Wesen um gleiche Verhältnisse wie bei der Malattia di Guglielmo, nur liegt hier die chronische Variante vor. Kann die Malattia di Guglielmo als Gegenstück der Myeloblastenleukämie gelten, so muß die HEILMEYERsche Krankheit als Gegenstück der chronischen Myelose aufgefaßt werden. In über zwei Jahre verlaufender, schließlich letal endender Krankheit kommt es zu einem Überwuchern des Knochenmarkes durch das erythroblastische Gewebe. In Leber und Milz entstehen extramedulläre erythropoietische Blutbildungsherde.

9. Symptomatische Anämien.

Unter symptomatischen Anämien fassen wir eine große Gruppe von Blutarmutformen zusammen, die dadurch gekennzeichnet sind, daß sie dem Kliniker am Krankenbett als Teilsymptom einer Grundkrankheit imponieren. Diese Anämien wurden früher als sekundäre Anämien bezeichnet, eine Nomenklatur, die so eingebürgert war, daß ältere Ärzte sie heute noch verwenden, obzwar die moderne Hämatologie sie mit Recht ablehnt: denn auf Grund der Tatsache, daß die Mehrzahl der symptomatischen Anämien hypochromer Natur sind, hat man die Begriffe sekundäre Anämie und hypochrome Anämie zu Unrecht identifiziert, bzw. man gebrauchte die Bezeichnung sekundäre Anämie bald für den Begriff einer symptomatischen, bald für den Begriff einer hypochromen Blutarmut. Wir haben in der Übersicht über die Anämien darauf hingewiesen, daß auch die Bezeichnung symptomatische Anämie insofern keine Berechtigung hat, als schließlich alle Veränderungen des peripheren Blutes im Sinne einer Anämie Symptome einer Grundkrankheit, daß auch die Blutveränderungen des M. Biermer Symptom einer Mangelkrankheit, bzw. einer Erkrankung des Magens sind. Es ist ferner zu betonen, daß unter der Bezeichnung symptomatische Anämien verschiedenartigste Blutarmutformen subsumiert werden, daß wir in unserem Schema eindeutige symptomatische Anämien aus bestimmten Gründen aus der Gruppe der symptomatischen Anämien herausgehoben und einer anderen Gruppe zugeteilt haben, wie die Bothriocephalus- oder Schwangerschaftsperniziosa. Gegen die Aufstellung einer speziellen Gruppe der „symptomatischen Anämien" gibt es also zahlreiche Einwände. Wenn an ihr festgehalten wird, so sind lediglich praktisch-klinische Gründe maßgebend.

a) Anämien bei malignen Tumoren.

Maligne Tumoren zeigen, zumal im Stadium der Metastasierung, fast ausnahmslos eine Anämie, die ja schon beim Aspekt des Kranken für den malignen Tumoreindruck solcher Kranker mitbestimmend ist. Bei bestimmtem Sitz des Tumors oder seiner Metastasen im Magen-Darmtrakt oder im Knochenmark kann die Anämie ihre Ursache entweder in okkulten Blutungen und in Resorptionsstörungen oder in einer Verdrängung des erythropoietischen Gewebes im Knochenmark durch die Metastasen ihre Erklärung finden. Aber auch Tumoren, die durch ihren Sitz weder bluten, noch für Resorptionsstörungen verantwortlich gemacht werden können und bei welchen das Knochenmark vom Tumor unmittelbar nicht betroffen ist, werden fast regelmäßig anämisch. Man muß hier annehmen, daß es auch in den Blutbildungsorganen auf toxischem Wege zu einer Atrophie kommt, die beim Tumorträger alle Organe betrifft, bzw. daß eine toxische Hemmung der Erythropoiese durch vom Tumor stammende Gifte vorliegt. Diese Tumoranämien sind bald normo-, bald hypochrom; Zeichen einer gesteigerten Hämolyse fehlen.

Bei exulzerierten Magen-Darmkarzinomen mit längerdauernden okkulten Blutungen resultiert eine chronische Blutungsanämie, die sich zu der oben beschriebenen Tumoranämie im engeren Sinne des Wortes addiert. Die chronische Blutungsanämie ist hypochrom, sie ist eine Eisenmangelanämie. Und dies macht es verständlich, daß wenigstens in bestimmten Fällen eine Eisentherapie bei Magen-Darmkarzinomen einen Erfolg haben kann. Ausgezeichnet sind diese Erfolge allerdings meist nicht, da ja mehrere Teilursachen zum Zustandekommen der Anämie beitragen. Es ist möglich, daß bei der hypochromen Magenkarzinomanämie auch eine mangelhafte Eisenresorption eine Rolle spielt. Moderne Arbeiten der Schule HEILMEYER vertreten überdies die Anschauung, daß Tumoranämien, auch ohne Blutungen und ohne Resorptionsstörung, Eisenmangelanämien sein können. Ebenso wie bei den Infekten soll es beim Tumor zum Abwandern alles verfügbaren Eisens in das Retikuloendothelsystem kommen, wodurch trotz Fehlens aller Eisenverluste nach außen ein innerer Eisenmangelzustand resultiert; wird in diesen Fällen Eisen medikamentös verabreicht, so strömt auch dieses Eisen in das Retikuloendothelsystem ab, die Eisenmedikation hat hier daher keinen wesentlichen Erfolg. Über diese neuen Anschauungen sind die Akten noch nicht geschlossen. Auf die seltenen in der Literatur mitgeteilten Fälle von perniziösen Anämien bei Magenkarzinom, die auch auf Lebertherapie ansprechen, wurde auf S. 440 hingewiesen; man müßte sich in diesen Fällen — wollte man einen kausalen Zusammenhang herstellen — vorstellen, daß das Magenkarzinom zum Versiegen der Sekretion des Magenfaktors geführt habe.

Eine besondere Stellung nehmen die Anämien bei Knochenmarkskarzinosen ein. Das Blutbild dieser Anämien ist meist dadurch charakterisiert, daß massenhaft Normo- und Makroblasten ausgeschwemmt werden, meist findet sich auch eine Leukozytose mit beträchtlicher Linksverschiebung; nach neueren Untersuchungen sollen diese Blutbilder allerdings nur bei osteoklastischen Metastasen gefunden werden, während bei osteoplastischen eine hypochrome Anämie mit Leukopenie und relativer Lymphozytose resultieren sollen. Aplastische Anämien sind auch bei ausgedehntester Metastasierung und fast völliger Zerstörung des Knochenmarkes außerordentlich selten. Die Anämien bei Knochenkarzinosen sind gegen jede Therapie resistent. Merkwürdig ist, daß gleichartige, auch schwere Anämien beobachtet werden, wenn das Knochenmark von nur relativ wenigen Metastasen durchsetzt ist; es handelt sich also nicht oder nicht nur um eine Verdrängung des erythropoietischen Gewebes durch den Tumor. Manche Autoren führen die Ausschwemmung der zahlreichen Erythroblasten auf extramedulläre Blutbildungsherde zurück. Die Diagnose der Karzinommetastasen im Knochenmark kann durch Sternalpunktion erhärtet werden; man kann mit mehr Aussicht auf ein positives Ergebnis röntgenologisch festgestellte oder verdächtige Knochenmetastasen punktieren. Man entdeckt unter Umständen im Sternalausstrich Tumorzellen, die kleinsten Metastasen entsprechen, die selbst der Anatom bei makroskopischer Betrachtung des Knochenmarkes übersieht. Die Diagnose von Tumorzellen im Knochenmark wird wohl nur dann als sicher gelten können, wenn die an sich morphologisch verdächtigen Zellen in größeren oder kleineren Verbänden angetroffen werden.

b) Anämien bei Infektionskrankheiten.

Akute Infekte zeigen im allgemeinen eine Scheinanämie (s. S. 399), stärkere Grade einer echten Anämie sind selten, wenn der Infekt nicht unmittelbar zu starken Blutungen führt, wie bei der Ruhr, oder zu stärkerer Hämolyse Anlaß gibt, wie bei der Malaria oder der Gasbazillensepsis. In der Mehrzahl der Fälle von akuten Infektionskrankheiten stellt man lediglich eine leichte Verminderung der Erythrozytenzahl und eine leichte Reduktion der Hämoglobinwerte fest, die nach Abklingen des Infektes rasch wieder zur Norm zurückkehren.

Bei chronischen Infekten können schwere Anämien zustande kommen, die Häufigkeit schwerer Blutarmut bei chronischem Infekt wird aber zweifellos überschätzt und es sind doch mehr minder nur bestimmte Infekte, die zur schweren Anämie führen. Die nicht komplizierte chronische Lungentuberkulose neigt, entgegen einer vielfach verbreiteten Ansicht, wenig zur Blutarmut. Wenn auch der Satz meines Lehrers v. ORTNER Ausnahmen von der Regel hat, daß Lungentuberkulosen nicht anämisch werden und daß man bei einer Anämie, die man bei einer Lungentuberkulose feststellt, nach einer anderen Anämieursache suchen muß, so behält der Satz doch seine Gültigkeit. Nicht nur Lungentuberkulosen, sondern Tuberkulosefälle überhaupt werden selten anämisch, eine Ausnahme macht die Darmtuberkulose, bei der durch Blutungen und Resorptionsstörungen die Erklärung für die oft schwere Anämie gegeben ist. Gewisse chronische Infekte führen zur Anämie, hier sind vor allem die chronische Polyarthritis, bei welcher die Anämie häufig ist, und die bakterielle Endokarditis (lenta), bei welcher die meist schwere Anämie sogar als Kardinalsymptom der Krankheit gelten kann (s. Bd. I), zu nennen. Wenn rheumatische Gelenksentzündungen oft zur Anämie führen, so muß aber betont werden, daß ein Fokalherd, der diese oder jene leichten rheumatischen Beschwerden macht, für eine bestehende Anämie nicht verantwortlich gemacht werden darf, wie dies heute modern ist. Ebenso wie die Endocarditis lenta werden auch andere Streptokokken-, ferner Staphylo- und Pneumokokkus-Sepsisfälle häufig schwer anämisch. Es handelt sich hierbei meist um eine mehr oder weniger hypochrome Anämie, meist ohne deutlichere

Regenerationszeichen, ohne deutliche Polychromasie oder Vermehrung der Vitalgranulierten.

Auch für die hypochrome Infektanämie hat HEILMEYER mit seiner Schule die These aufgestellt, daß ebenso wie bei der Tumoranämie (s. S. 456) ein innerer Eisenmangel zur Hypochromanämie führt; beim Infekt soll das verfügbare Eisen in das Retikuloendothelsystem abströmen und steht so der Blutbildung nicht zur Verfügung. Da auch hier das medikamentös verabreichte Eisen den gleichen Weg wandert, kann es therapeutisch keinen Erfolg haben, bzw. erst in dem Augenblick, in welchem der Infekt und damit das Abströmen des Eisens in das Retikuloendothelsystem sistiert. Merkwürdig ist, daß in dem Maße, in dem bei dem Infekt das Plasmaeisen abnimmt, das Plasmakupfer zunimmt. Die ältere und zum Teil wohl auch noch heute anerkannte Lehre geht dahin, daß die Infektanämie durch eine infektiös-toxische Markhemmung zustande kommt.

Spätstadien einer erworbenen Lues und die kongenitale Lues führen häufig zu hypochromer Anämie, die auch auf eine antiluetische Therapie anspricht. Wenn von einigen Autoren klassische Fälle von Morbus Biermer mit positiven Lues-reaktionen beschrieben wurden, die auf eine Lebertherapie prompt ansprachen, so ergibt sich die Frage, ob es sich um ein zufälliges oder ein kausales Zusammen-treffen beider Krankheiten handelte. Die Frage wird in der Literatur ver-schieden beantwortet. Sicher ist, daß diese Fälle luetischer perniziöser Anämien im allgemeinen auf eine antiluetische Therapie ohne Leberbehandlung nicht ansprechen, es gibt hier nur sehr seltene Ausnahmen und nur diese dürfen mit Recht als luetische Perniziosa bezeichnet werden. Die antiluetische Therapie soll bei schwer anämischen Kranken schlecht vertragen werden, weshalb empfohlen wird, diese erst nach erfolgreicher Leberbehandlung durchzuführen. Bei Lues, ebenso wie in Fällen von Sepsis, Malaria, Typhus und schweren Koli-infektionen begegnet man gelegentlich hyperchromen megalozytären Anämien, die im Knochenmark sogar gelegentlich vereinzelte Megaloblasten aufweisen und die einer perniziösen Anämie sehr ähnlich sind; sie sind leberrefraktär und meist auch nicht achylisch.

c) Anämien bei Intoxikationen.

Eine Reihe von Giften verändern die Struktur des Hämoglobins in solcher Form, daß es seiner Atmungsfunktion nicht mehr nachzukommen vermag; die Blutkörperchen müssen hierbei selbst nicht zugrunde gehen; die Giftwirkung kann auch reversibel sein. Dies gilt für die Methämoglobinbildung; Methämoglobin ist die häufigste und die charakteristischeste dieser Umwandlungen des Hämo-globins. Bei stärkerer Giftwirkung oder bei bestimmten Giften kommt es aber auch zu schwerer Läsion der Erythrozyten und zur Hämolyse, die schließlich zur Anämie führen kann. Bei den einschlägigen Vergiftungen handelt es sich hauptsächlich um oxydative Veränderungen des Hämoglobinmoleküls. Bei schweren Giftwirkungen kommt es neben der Methämoglobinbildung durch oxydative Eröffnung des Häminringes des Hämoglobins zu den Grünverbindun-gen, den sogenannten Verdohämochromogenen. Diese Veränderung des Hämo-globins kann zu einer Braunfärbung des Blutes und manchmal auch der Haut Anlaß geben. Es kommt bei diesen Patienten zur „braunen Zyanose", da gleich-zeitig der Sauerstoffaustausch gestört ist. Bei höhergradiger Verringerung des Hämoglobins kommt es zur Auflösung der Erythrozyten und damit zur Anämie.

Chemische Stoffe, die derartige Giftwirkungen im Hämoglobin auslösen, sind unter anderem Anilin, Antifebrin, Phenacetin, Nitrite, Nitrobenzol, Chlorate, insbesondere Kalium chloricum, Hydrazin, Phenylhydrazin, Pyrogallol, Pyridin —

die Muttersubstanz Benzol führt zur Panmyelophthise, s. S. 547 —, Toluylen-diamin, Arsenwasserstoff, Plasmochin und auch gewisse der modernen Sulfon-amidpräparate, schließlich das Morchelgift. Auch das Gewerbegift Trichlor-äthylen und das medikamentös verwendete Extractum filicis maris gehören hierher.

Die Mehrzahl der genannten Gifte gibt Anlaß zur Bildung der HEINZ-Körperchen bzw. der „hämoglobinämischen Innenkörper" der roten Blut-körperchen. Da die Gifte, bei welchen HEINZ-Körperchen beobachtet werden, auch Methämoglobinbildner sind, entstand die irrtümliche Meinung, daß die Innenkörperbildung und auch die folgende Anämie Folgen der Methämoglobin-bildung seien. Es handelt sich aber um eine tiefgreifende, im Gegensatz zur Methämoglobinbildung irreversible oxydative Aufsprengung des Häminringes. Möglicherweise wird durch diese Gifte auch der Eiweißanteil des Hämoglobins verändert, was von manchen Autoren als Ursache der „Innenkörper"bildung angesehen wird (HEUBNER). Die HEINZschen Innenkörper werden am besten durch Vitalfärbung mit Nilblausulfat dargestellt.

Die Pathogenese der *Bleianämie* ist noch unklar. Bleianämien sind, dies sei vorerst betont, selten. Bleikranke sind wohl meist blaß, es handelt sich bei der großen Mehrzahl der Fälle aber um eine Scheinanämie mit schlechter Durchblutung des Teguments, nur in einem geringen Prozentsatz der Fälle chronischer Bleivergiftung, die an der Stomatitis, den Bleikoliken und den Bleilähmungen meist leicht erkannt wird, kommt es auch zur Anämie. Wenn im Rahmen der chronischen Bleikrankheiten die Blutveränderungen immer wieder als Kardinalsymptom genannt werden, so hat dies nur insofern seine Berechtigung, als meist schon frühzeitig, auch ehe noch andere Zeichen des Bleischadens zu Tage treten, zahlreiche basophil getüpfelte Erythrozyten im Blut gefunden werden; die basophil Getüpfelten sind ein häufiges Frühzeichen der Bleiintoxikation. Wie an anderer Stelle dargelegt ist (s. S. 393), entspricht das Auftreten der basophil getüpfelten Erythrozyten einer gesteigerten Erythropoiese unter krankhaften Bedingungen, die basophile Tüpfelung ist also gleichzeitig ein regeneratives und ein degeneratives Zeichen. Durch den Bleischaden kommt es zu einem vermehrten Blutzerfall, zu einer gesteigerten Hämolyse, diese führt zur gesteigerten Regeneration; es findet sich aber nicht eine einfache Vermehrung von Polychromatischen, die jungen basophil-poly-chromatischen Erythrozyten werden durch das Blei geschädigt, die basophile Substanz fällt in Form von Körnchen aus, wodurch die basophil Getüpfelten zustande kommen. Man kann auch sagen, daß beim Bleikranken in den jungen polychromatischen Erythrozyten unter der Einwirkung des Giftes eine ähnliche Ausfällung der basophilen Substanz zustande kommt wie in einem Retikulozyten-präparat. Bei Vitalfärbungen erscheinen die basophil getüpfelten Erythrozyten als junge, unreife Retikulozyten. Wenn die basophile Tüpfelung ein Frühzeichen einer Bleivergiftung ist, so ist sie für die Bleivergiftung aber keineswegs be-weisend; auch gibt es Bleiintoxikationen ohne Vermehrung dieser Erythrozyten-formen. In Spätstadien der chronischen Bleivergiftung mit Anämie können die Getüpfelten auch verschwinden, weil es zur aregenerativen Anämie kommt. In den, wie gesagt, seltenen Fällen, in welchen die chronische Bleivergiftung zur Anämie führt, erhebt man meist den Befund einer normo- oder hypochromen Anämie. Die Leukozytenzahl ist meist etwas erhöht. Das Knochenmark ist ein rotes, hyperregeneratives Mark; im Ausstrich findet man zahlreiche Makro- und Proerythroblasten, in schweren Fällen ein Proerythroblastenmark. In ver-einzelten Fällen wurden auch megaloblastenähnliche Frühformen der roten Blutkörperchen gefunden.

Die Pathogenese der Bleianämie ist noch nicht sicher geklärt. Es scheint sich im Anfangsstadium um eine gesteigerte Hämolyse zu handeln, die durch entsprechende Regeneration (zum Teil mit degenerativen Zellen, den basophil Getüpfelten) ausgeglichen wird. Später kommt es auch zu einer Störung der Blutneubildung, und zwar in wechselndem Ausmaß bald mehr der Zellbildung, bald mehr des Hämoglobinaufbaues. Die regelmäßig nachzuweisende Porphyrinurie ist Ausdruck eines kranken Hämoglobinstoffwechsels. Ob ein gelegentlich beobachteter Ikterus hämolytischer oder hepataler Genese ist oder ob beide Faktoren bei seinem Zustandekommen mitspielen, ist nicht entschieden.

Therapeutisch ist eine Leberbehandlung zu versuchen. Die Erfolge sind begreiflicherweise — es handelt sich ja nicht um eine „perniziöse Anämie" durch Mangel an Antiperniziosaprinzip — nicht so ausgezeichnet wie bei einer perniziösen Anämie, immerhin sollen die Erfolge gut sein, sie sollen nur langsamer eintreten. Nikotinsäureamid soll sich auch bewährt haben. Daß das rasche Herausziehen des Erkrankten aus dem Bleimilieu erste Forderung ist, ergibt sich von selbst.

Die *Benzolanämie* ist eine aplastische Anämie (s. S. 547) und wird an anderer Stelle besprochen.

d) Anämien bei Schwangerschaft.

Im Laufe der Schwangerschaft, insbesondere in den letzten Monaten derselben, kommen Anämien vor. Sie sind selten, in Statistiken schwankt die Häufigkeit zwischen 3 und 8%. In diesen Zahlen sind jene geringen Verminderungen der Erythrozytenzahlen und der Hämoglobinwerte nicht inbegriffen, welchen man häufig begegnet und welche, wie wir heute wissen, auf einer Blutverdünnung durch Vermehrung der Plasmamenge beruhen. Dieser Zustand wird als „Pseudoanämie" der Schwangeren bezeichnet, die Frauen fühlen sich völlig gesund und haben keine subjektiven Anämiezeichen; im Blutbild müssen Anisozytose, Poikilozytose und Polychromasie oder Retikulozytenvermehrung fehlen, da Hämoglobinwerte und Erythrozytenzahlen im gesamten Blute ja unvermindert normal geblieben sind und eine echte Anämie nicht vorliegt.

Unter den echten Schwangerschaftsanämien, die, wie gesagt, selten sind, müssen wir mehrere wesensverschiedene Formen unterscheiden. Bei Besprechung der perniziösen Anämien begegneten wir bereits der Schwangerschaftsperniziosa, die in jeder Hinsicht dem Vollbild eines Morbus Biermer entsprechen kann und sich nur dadurch von diesem unterscheidet, daß sie nach der Geburt spontan verschwindet. Wesentlich ist, daß diese sehr seltene Schwangerschaftsperniziosa, ebenso wie der Morbus Biermer, mit Lebertherapie prompt heilbar ist. Hinsichtlich der Einzelheiten, insbesondere der häufigen kleinen Abweichungen vom Bilde des Morbus Biermer, sei auf S. 438 verwiesen.

Der Schwangerschaftsperniziosa sehr ähnlich sind hyperchrom-megalozytäre Schwangerschaftsanämien, die früher auch der Schwangerschaftsperniziosa zugezählt wurden, die aber heute auf Grund ihres refraktären Verhaltens gegen Lebertherapie leicht abgegrenzt werden können. HEILMEYER spricht von einer hyperchromen toxisch-hämolytischen Schwangerschaftsanämie. Charakteristisch sollen die toxischen Symptome sein, die der Anämie vorausgehen, wie Erbrechen, Übelkeit, Durchfälle. Das Fehlen der HUNTERschen Glossitis, der oft plötzliche Ausbruch der hämolytischen Krise mit Retikulozytenvermehrung und eine Leukozytose sollen deutliche Unterscheidungsmerkmale gegen die Schwangerschaftsperniziosa darstellen. Man wird aus diagnostischen Gründen eine Lebertherapie bzw. Folsäure immer versuchen, wird aber bei refraktärem Verhalten oder rascher Progredienz der schweren Erscheinungen und klassischem klinischem Bilde die Schwangerschaft bald unterbrechen.

Unter den Schwangerschaftsanämien nehmen die genannten hyperchromen Formen, die Schwangerschaftsperniziosa und die toxisch-hämolytische Schwangerschaftsanämie, zahlenmäßig einen sehr bescheidenen Platz ein, viel häufiger — im ganzen gesehen immer noch sehr selten — sind hypochrome Anämien, die auf Eisenmangel beruhen und völlig einer essentiellen hypochromen Anämie entsprechen. Daß die Schwangerschaft eine Prädispositionszeit für eine Asiderose ist, haben wir auf S. 408 besprochen. Wir erinnern, daß eine Schwangerschaft durch das Abgeben von Eisen an den Fötus 500 mg Eisen kostet, wozu noch 100 bis 200 mg durch den Geburtsblutverlust, eventuell noch 200 mg durch die Laktation kommen. Da der Eisenbestand des Fötus erst in den letzten Schwangerschaftsmonaten aufgebaut wird, tritt die Asiderose der Mutter erst zu dieser Zeit auf. Bei normalem Eisenbestand der Mutter wird der große Eisenverbrauch eine Asiderose nicht auszulösen vermögen, Voraussetzung zum Zustandekommen derselben sind eine mangelhafte Auffüllung der Eisendepots zu Beginn der Schwangerschaft durch vorausgegangene Metrorrhagien, auch durch mangelhaften Eisengehalt der Nahrung und mangelhafte Eisenresorption im Darm. Daß frühere Schwangerschaften mit Laktation, insbesondere rasch aufeinanderfolgende Schwangerschaften die Eisenbestände des mütterlichen Organismus zu gefährden vermochten, verlangt keine besondere Betonung (s. S. 408). Das klinische Bild der Schwangerschaftsasiderose und das Blutbild entsprechen völlig dem der essentiellen hypochromen Anämie (s. S. 413). Nach der Schwangerschaft und dem Wochenbett geht die Anämie meist spontan langsam zurück, manchmal ist eine Eisentherapie (s. S. 410) unbedingt nötig. Auch schwere Formen der hypochromen Schwangerschaftsanämie sind keine Indikation zur Unterbrechung der Schwangerschaft, durch entsprechende Eisentherapie ist der Zustand immer leicht zu beheben. Übrigens nimmt diese Form der Schwangerschaftsanämie auch unbehandelt sehr selten bedrohliche Formen an.

e) Anämien bei Erkrankungen des Magens, des Darmes und bei Sprue.

An anderer Stelle wurde dargelegt, daß es bei den verschiedensten Erkrankungen des Magens und des Darmes zu einer perniziösen, leberempfindlichen Anämie kommen kann. Es wurde betont, daß diese Fälle selten sind. Hinsichtlich der Einzelheiten sei auf S. 439 verwiesen.

Viel häufiger sind bei Magen- und Darmerkrankungen hypochrome Eisenmangelanämien. Wenn auch die diesbezüglichen Angaben stark schwanken, so darf gesagt werden, daß bei ungefähr 10% aller Magenresezierten, zumal Totalresezierten, eine derartige hypochrome Anämie auftritt. Meist handelt es sich um Frauen, die zu Asiderosen bekanntlich disponieren. Die Bilder können einer essentiellen hypochromen Anämie völlig entsprechen, sie können auch die Erscheinungen der Glossitis, das PLUMMER-VINSON-Syndrom, die typischen Nägelveränderungen usw. aufweisen und sie sprechen auf Eisentherapie an. Diese asiderotischen Anämien treten oft erst viele Jahre nach der Operation auf, bis die Eisendepots beginnen, eine Erschöpfung zu zeigen. Man muß annehmen, daß das Fehlen der Magenverdauung die Resorption des Eisens aus der Nahrung stört. Derartige Eisenmangelanämien finden sich, wenn auch viel seltener, ebenso bei Gastroenterostomien, ferner bei Dünn- und Dickdarmfisteln, nach ausgedehnten Dünndarmresektionen, bei Darmtuberkulose, schweren Enteritiden, Bedingungen, unter welchen die Resorptionsverhältnisse schlecht sind.

In Fällen von Magenresektion kann man auch makrozytäre hyperchrome Anämien beobachten, die schwer zu klassifizieren sind und deren Pathogenese nicht geklärt ist. Sie reagieren auf Lebertherapie nicht, haben kein Megaloblastenmark, sind von einer Perniziosa also jedenfalls scharf zu trennen.

Die Colitis ulcerosa hat, zumindest bei schweren Verlaufsformen bzw. späteren Stadien als Kardinalzeichen eine Anämie, meist hypochromen Charakters. Bei ihrem Zustandekommen dürften die chronischen Darmblutungen, eine toxische Markhemmung, vielleicht auch Eisenresorptionsstörungen eine Rolle spielen.

Eine besondere Stellung nehmen die Anämien bei der tropischen und europäischen Sprue (s. S. 170) und der mit ihr wesensgleichen Zöliakie der Kinder insofern ein, als die Anämie, zumindest in den späteren Stadien, Kardinalsymptom der Krankheit ist. An anderer Stelle (s. S. 171) wurde bereits darauf hingewiesen, daß in einem Drittel der Fälle eine perniziöse Anämie auftritt. In den übrigen Fällen findet man eine hypochrome Anämie, die durch eine Resorptionsstörung des Eisens zu erklären ist. Es kommt vor, daß das megalozytär-hyperchrome perniziöse Blutbild in ein hypochromes Eisenmangelblutbild umschlägt und umgekehrt. Bei den hypochromen Sprue-Anämien ist Eisenmedikation meist wirksam; ebenso wie die Leber-, muß in manchen Fällen auch die Eisentherapie wegen der Resorptionsstörung im Darm parenteral durchgeführt werden. Von besonders prompter Wirkung ist Folsäure (s. S. 440).

f) Anämien bei Wurmkrankheiten.

Über die *Bothriocephalus*anämie wurde an anderer Stelle berichtet (s. S. 437). In der Mehrzahl der spärlichen Fälle kommt es zur Bothriocephalusperniziosa, in einem kleinen Teil der Fälle auch zu hypochromer Anämie.

Bei der Infektion mit *Ankylostoma duodenale* kommt es zu einer hypochromen Eisenmangelanämie; die Blutverluste durch die zahlreichen blutsaugenden Würmer und die sekundäre Schädigung der Dünndarmwand mit folgender Resorptionsstörung für Eisen sind vor allem ursächlich für die Asiderose heranzuziehen. Nach Abtreibung der Würmer nimmt die Anämie unter Eisengaben rasch ab.

Infektion mit Taenia saginata (mediocanellata) macht im allgemeinen keine Anämien. Hinsichtlich der kasuistischen Mitteilungen über Wurmperniziosa bei Taenia saginata und Trichocephalus dispar s. S. 438. Auch Askariden führen im allgemeinen nicht zu einer Anämie; findet man bei Askariden eine Blutarmut, so wird man meist mit Erfolg im Stuhl nach Trichozephaluseiern suchen — ein Lehrsatz meines Lehrers v. Ortner, der sich mir in der Mehrzahl der Fälle bewährt hat. Es handelt sich hierbei um hypochrome Anämien, die bei dichter Besiedlung des Coecums mit den blutsaugenden Würmern zustande kommt.

g) Anämien bei Leber- und Pankreaserkrankungen.

Sowohl bei den akuten Leberparenchymerkrankungen, als auch in den Anfangsstadien der Leberzirrhose kann man eine Vermehrung der roten Blutkörperchen sehen, die wahrscheinlich durch Bluteindickung zustande kommt.

Sowohl bei Leberzirrhosen als bei akuten Hepatitiden, wie Ikterus simplex oder Weilsche Krankheit, findet man häufig eine auffällige Makrozytose. Hierbei sind fast alle roten Blutkörperchen in ihrem Durchmesser vergrößert, eine stärkere Anisozytose ist nicht nachweisbar, Mikrozyten fehlen; die Price-Jones-Kurve ist somit nicht verbreitert, aber nach rechts verschoben. Diese Makrozytose kann ohne jede sonstige Veränderung des Blutbildes einhergehen, weshalb man annimmt, daß es sich hierbei um eine Art Quellung der roten Blutkörperchen handelt. Vielleicht werden später auch große Elemente vom Knochenmark an die Zirkulation abgegeben, hierfür spricht vor allem, daß später meist auch der Färbeindex erhöht ist, was mit Quellung nicht erklärt wäre. Bei Leberkranken, insbesondere Leberzirrhosen, findet man auch sehr häufig ein rotes Knochenmark, im Sternalpunktat ein deutlich hyperregeneratives rotes Markbild, meist mit Vermehrung der Retikulum- und Plasmazellen. In den späteren Stadien der Zirrhose findet man aber auch häufig eine Anämie, die hohe Grade erreichen kann. Durch ihren hyperchromen makrozytären Charakter, zumal aber die häufig gleichzeitig bestehende Leukopenie (splenopathische Markhemmung) gewinnt diese Anämie eine gewisse Ähnlichkeit mit einer Perniziosa. Daß es sich niemals um eine solche handelt, ist damit bewiesen, daß ein Megaloblastenmark immer fehlt und daß eine Lebertherapie nie Erfolg hat; im Blutausstrich werden das Fehlen einer hochgradigen Anisozytose und einer Vermehrung der Retikulozyten bzw. Polychromatischen schon Unterscheidungsmerkmale darstellen. Es ist übrigens gezeigt worden, daß ein Extrakt aus der Leber eines Zirrhosekranken Antiperniziosastoff in reichlicher Menge enthält. Therapeutisch wird doch Leberextrakt empfohlen; wenn eine einer Perniziosaremission ähnliche Wirkung auch nicht entfernt zu erzielen ist, so hat man doch den Eindruck einer gut roborierenden Wirkung auf den Gesamtzustand des Kranken. Bei gleichzeitiger Varizenblutung können diese Anämien eine sekundäre Blutungsanämiekomponente erhalten.

Auch bei Pankreaserkrankungen kommen in seltenen Fällen makrozytäre hyperchrome Anämien vor, die mit der perniziösen Anämie nichts gemein haben. Auch bei Pankreaserkrankungen ohne Anämie soll der Erythrozytendurchmesser, ebenso wie bei den Lebererkrankungen, erhöht sein.

h) Anämien bei chronischen Nephritiden und bei Urämie.

Chronische Nephritiden haben fast regelmäßig eine Scheinanämie durch Kapillarkontraktion. In den späteren Stadien, insbesondere präurämisch, stellt man aber meist eine schwere hypochrome Anämie fest, die auch schwerste Grade haben kann. Die anfangs bestehende Leukopenie schlägt präurämisch oft in eine Leukozytose um. — In sehr seltenen Fällen sind die Anämien bei chronischen Nephritiden auch hyperchrom. — Anämien der chronischen Nierenerkrankungen entstehen zum Teil durch die Blutverluste durch eine Hämaturie, zum Teil durch eine toxische Schädigung des Knochenmarks im Sinne einer aplastischen Anämie, die Zahl der Erythroblasten im Knochenmarksausstrich ist meist herabgesetzt, selten normal oder erhöht. Die kernhaltigen Roten sind zumeist unreife Formen, die auf eine Entwicklungshemmung hinweisen.

i) Anämien bei endokrinen Erkrankungen und Avitaminosen.

Wesentliche Beeinflussungen des roten Blutbildes durch innersekretorische Störungen kommen nicht vor. Beim Morbus Basedow ebenso wie beim Myxödem können leichte hypochrome Anämien beobachtet werden. Beim Myxödem geht die Anämie unter Schilddrüsengaben zurück; es empfehlen sich gleichzeitige Eisengaben. Unter den hypophysären Erkrankungen zeigt nur die SIMMONDsche Kachexie meist eine leichte Reduktion des Hämoglobins. Der Morbus Addison geht häufig mit einer leichten Anämie einher.

Bei der Pellagra (s. Bd. III) kommen selten megalozytär-hyperchrome Anämien mit leicht megaloblastischem Markbild, viel häufiger hypochrome Anämien vor. Glossitis, Achylie, Magen-Darmstörungen und Nervenstörungen können wie bei der perniziösen Anämie gefunden werden. Der CASTLE-Faktor wird im

Magen aber immer gefunden. Zur Unterscheidung gegen perniziöse Anämien ist der Nachweis der Pellagra-Dermatitis an den belichteten Hautstellen wichtig. Im Gegensatz zur Perniziosa ist die megalozytäre Pellagraanämie durch autolysierte Hefeextrakte beeinflußbar, bezüglich der Folsäure-Therapie s. S. 440.

C-Vitaminmangel scheint nicht nur eine hämorrhagische Diathese, den Skorbut, sondern auch eine Anämie hervorrufen zu können, die nicht durch die skorbutischen Blutverluste bedingt ist (s. S. 548).

k) Anämien bei Leukämien und Osteosklerosen.

Siehe die entsprechenden Kapitel S. 511 und 548.

l) Anämien bei chronischer Inanition.

Es waren insbesondere der zweite Weltkrieg und ganz besonders seine Nachkriegszeit, welche uns Anämien durch chronische Unterernährung bekanntgemacht haben. Diese normo- oder leicht hypochromen Anämien haben meist nicht schweren Grad, die Erythrozytenzahlen bewegen sich meist zwischen 3 000 000 und 3 500 000.

Es darf angenommen werden, daß der Eiweißmangel der Kost das ausschlaggebende Moment darstellt und daß ausreichende Baustoffe für den Aufbau der Blutkörperstromata fehlen. Merkwürdig ist, daß auch bei schwerer Anämie eine Retikulozytenvermehrung ausbleibt; dies muß meines Erachtens dahin gedeutet werden, daß der Organismus sich bei chronischer Mangelernährung auf ein niedrigeres Erythrozytenniveau einstellt, daß eine Einsparung im Umsatz der Blutmauserung stattfindet und der — nun allerdings weniger leistungsfähige — Organismus mit einer kleineren Erythrozytenzahl das Auslangen findet.

10. Aplastische Anämien.

Sie werden im Kapitel der Panmyelopathien abgehandelt.

11. Kinderanämien.

Der Übersichtlichkeit wegen sollen hier auch die Kinderanämien kurz besprochen werden. Hinsichtlich der Einzelheiten muß auf pädiatrische Lehrbücher verwiesen werden.

a) Neugeborenenanämie.

Beim Neugeborenen und in den ersten Wochen nach der Geburt können symptomatische Anämien verschiedener Ursache beobachtet werden. Sie kommen vor bei Nabelblutungen, Melaena, bakteriellen Infektionen, die mit Fieber, Leber- und Milzschwellung, septischem Ikterus, hämorrhagischer Diathese, eventuell unter Bildung zahlreicher Eiterherde einhergehen können, bei Lues und Malaria. Essentielle Blutkrankheiten sind beim Neugeborenen selten, kommen aber vor, wie ein hämolytischer Ikterus, eine COOLEYsche Anämie oder auch Leukämien. Abgesehen von diesen symptomatischen Formen gibt es beim Neugeborenen aber auch eine essentielle Anämie (Anaemia neonatorum). Man begegnet ihr entweder als selbständiger Krankheit oder sehr häufig auch kombiniert mit einem Hydrops universalis oder einem Ikterus gravis der Neugeborenen. LEHNDORFF beschreibt diese Anämie folgendermaßen: „Eine Blutarmut, die meist um das Ende der ersten Woche einsetzt, sehr oft plötzlich aus voller Gesundheit. Sie ist ein monosymptomatisches Leiden. Es gibt außer Blaßsein kein anderes Krankheitszeichen. Ein weiteres Merkmal ist die ausgesprochene Tendenz zur Heilung, die spontan eintritt und definitiv bleibt;

schließlich ist noch ein negatives Moment hervorzuheben, das Fehlen aller anämisierenden Faktoren." Sie wird niemals einen Erstgeborenen befallen. Das Allgemeinbefinden ist sehr wenig gestört. Die Anämie setzt plötzlich ohne Fieber ein, Leber und Milz können etwas vergrößert sein, bei der Kombination mit Hydrops congenitus und Ikterus gravis ist die Vergrößerung eine beträchtliche. Im Blutbild findet sich meist eine hochgradige Anämie um eine Million Erythrozyten, der Färbeindex liegt über eins, die Anämie ist also hyperchrom. Es finden sich zahlreiche Makrozyten, kernhaltige Rote in wechselndem Ausmaß, sie können auch fehlen. Bei Kombination mit Ikterus gravis besteht eine schwere Erythroblastose. Das weiße Blutbild schwankt zwischen Leukopenie und hochgradiger Leukozytose. Die Prognose der Krankheit ohne Ikterus ist gut. Todesfälle sind sehr selten. Bei Kombination mit Ikterus beträgt die Mortalität 80%, bei Kombination mit Hydrops congenitus 100%. Die unkomplizierten Fälle heilen in wenigen Wochen oder Monaten aus. Therapie: Wiederholte Bluttransfusionen; Lebertherapie kann versucht werden.

Durch die Entdeckung des Rhesusfaktors durch LANDSTEINER und WIENER im Jahre 1940 wurde die bis dahin unbekannte Ätiologie der Krankheit weitgehend geklärt. Bei der Anaemia neonatorum, dem Hydrops foetalis und dem Ikterus neonatorum, die heute zum Begriff des Morbus haemolyticus neonatorum zusammengefaßt werden, wird eine Sensibilisierung einer Rhesusnegativen Mutter durch einen Rhesus-positiven Fötus angenommen, wobei die gebildeten Antikörper wieder diaplazentar auf den Fötus zur Wirkung gelangen. Ausführlichere Darstellung des Rhesusfaktors und seiner Bedeutung sind in der Spezialliteratur nachzulesen. Die alte Beobachtung, daß Ikterus neonatorum häufig bei Kindern von Mehrgebärenden auftritt, findet durch die notwendige Sensibilisierung der Mutter während einer früheren Schwangerschaft eine Erklärung. Auch die gute Wirkung häufiger Bluttransfusionen kommt dadurch unserem Verständnis näher (siehe CHIARI: Wien. klin. Wschr. 1947, S. 145 und FANCONI: Der Rhesusfaktor, Basel: Karger, 1946).

b) Frühgeburtenanämie.

Diese Anämie, die bei vorzeitiger Unterbrechung der Schwangerschaft auftritt und bei Kindern unter 2000 g nie vermißt wird, ist eine Eisenmangelanämie. Die Eisendepots, die in den letzten Schwangerschaftsmonaten aufgefüllt werden sollten, bleiben zum Teil leer. Die physiologische Verminderung der Erythrozyten, die in der vierten Woche aufhört, schreitet in diesem Falle weiter und erreicht nach sechs bis zehn Wochen einen Tiefstand. Die Anämie ist eine hypochrome, der Hämoglobingehalt kann bei 50% liegen, Erythrozyten-Zahlen unter drei Millionen kommen im allgemeinen nicht vor. Das rote Blutbild zeigt keine Besonderheit, das weiße oft Leukopenie und Lymphozytose.

c) „Anaemia pseudoleucaemica infantum" (JAKSCH-HAYEM).

Die zuerst von JAKSCH, später von HAYEM beschriebene Anaemia pseudoleucaemica infantum stellt, wie wir heute wissen, einen Symptomenkomplex und keine Krankheit sui generis dar. Unter der Einwirkung von Infekten und von Nährschäden kann es insbesondere beim Säugling entweder zur hypochromen Anämie oder aber zu jenen Blutveränderungen kommen, wie sie JAKSCH und HAYEM beschrieben haben. Es handelt sich hierbei um eine besondere Reaktionsform des Blutbildungsapparates, die zum Milztumor und zu einem Blutbild führt, welches durch eine hochgradige Atypie und Unreife der weißen und roten Zellen gekennzeichnet ist. Außer durch die Verminderung der Erythrozytenzahlen und der Hämoglobinwerte bei einem Färbeindex, der bald unter, bald über eins liegt, ist das Blutbild durch das Auftreten zahlreicher Normoblasten und Makroblasten, durch Poikilozytose, Polychromasie und basophile Punktierung und durch eine Leukozytose mit starker Linksverschiebung meist bis zum Myelozyten, gelegentlich auch bis zum Myeloblasten charakterisiert. Seltener ist eine starke Mononukleose. Das Blutbild erinnert an ein leukämisches, der Zustand hat mit einer Leukämie aber nichts zu tun. Diese Anämie setzt besonders bei Flaschenkindern und Kindern der ärmeren Bevölkerungsschichten gewöhnlich zwischen dem siebenten bis sechzehnten Lebensmonat ein, sie hält Monate oder auch Jahre an, um schließlich spontan zu verschwinden.

Kuhmilch- und Ziegenmilchschaden, kongenitale Lues und Malaria, Pyurie und andere Infekte können, wohl auf dem Boden einer besonderen Disposition, das Blutbild hervorrufen. Es handelt sich hier also um symptomatische Anämien besonderer Verlaufsform. Es scheint kein Zweifel, daß in früherer Zeit zahlreiche Fälle von COOLEYscher Anämie unter der Bezeichnung der JAKSCH-HAYEMschen Krankheit verliefen.

d) Alimentäre Kinderanämien.

Man begegnet entweder einer hypochrom-chlorotischen Nährschadenanämie, die eine Asiderose darstellt, oder einer hyperchromen makrozytären. Die Kuhmilchanämie soll häufiger hypochrom, die Ziegenmilchanämie häufiger hyperchrom sein. Die hyperchrome Anämie wird mit Leberextrakt und Hefe behandelt; bei beiden Nährschäden wird die Milch eingeschränkt und es werden Gemüse und andere Beikost gegeben. Bei Ziegenmilchanämie hilft häufig schon der Übergang auf Kuhmilch.

e) FANCONIsche Anämie.

Es handelt sich um eine sehr seltene, familiär auftretende, chronische, manchmal in Remissionen verlaufende, innerhalb einiger Jahre meist zum Tode führende Anämie mit Leukopenie und Thrombopenie, die Kleinkinder befällt und mit verschiedenartigsten Bildungsfehlern (Hodenatrophie, Mikrozephalie usw.) einhergeht. Das rote Blutbild ist hyperchrom und megalozytär. Eine gesteigerte Hämolyse besteht nicht. Es handelt sich wahrscheinlich um eine hypoplastische Knochenmarksanlage.

C. Paroxysmale Hämoglobinurien.

Unter Hämoglobinurie versteht man, im Gegensatz zur Hämaturie, dem Blutharnen, das Auftreten von Hämoglobin im Harn, das Blutfarbstoffharnen. Die Hämoglobinurie wird im Harn durch den Nachweis der typischen Absorptionsstreifen des Hämoglobins spektroskopisch, bzw. durch den allerdings nicht verläßlichen chemischen Nachweis des Blutfarbstoffes mit einer Benzidin- oder Guajakreaktion — auch Leukozyten und Eiterzellen geben die Reaktionen — bei Fehlen von Erythrozyten im Harnsediment mit Sicherheit erkannt. Schon der makroskopische Aspekt des Harnes erlaubt meist die Diagnose; der Harn bei Hämaturie ist stark trüb, das Blut sedimentiert beim Stehen und es kommt zur Reinscheidung des Blutes im Sediment und des darüberstehenden normal gefärbten Harnes, der Harn bei Hämoglobinurie ist meist weniger trüb, beim Stehen setzt sich lediglich ein Sediment als gelbbraunes Gekrümel ab, der darüberstehende Harn bleibt aber durch das gelöste Hämoglobin rot bzw. braun gefärbt.

Voraussetzung für das Zustandekommen einer Hämoglobinurie ist eine Hämoglobinämie, bzw. eine intravasale Hämolyse, die zur Hämoglobinämie führt. Nicht jede Hämoglobinämie hat aber eine Hämoglobinurie zur Folge, denn in der Regel wird das frei gewordene Hämoglobin sehr rasch in Bilirubin umgewandelt und auf diese Weise schließlich wieder ausgeschieden. Bei den hämolytischen Anämien, auch bei solchen mit starkem Blutzerfall, kommt es zur Bilirubinämie, zum Ikterus und zur Bilirubinurie, nicht aber zu einem nennenswerten Grad einer Hämoglobinämie oder zur Hämoglobinurie. Die Erklärung für diese Verhältnisse ist die folgende. Auf daß eine Hämoglobinämie zur Hämoglobinurie führe, müssen zwei Bedingungen erfüllt sein: das Hämoglobin muß im Blut einen gewissen, und zwar hohen Schwellenwert erreichen und die Hämoglobinämie muß akut auftreten; ein Paroxysmus muß in dem Geschehen liegen. Der Schwellenwert dürfte kein absoluter sein, es scheint, daß er um so niederer sein kann, je rascher die Hämoglobinämie auftritt, auch dürfte der Schwellenwert bei gehäuften Hämoglobinämieparoxysmen sinken. Im allgemeinen nimmt man an, daß etwa 2% des gesamten Hämoglobinbestandes des Organismus rasch der Auflösung verfallen müssen, auf daß eine Hämoglobinurie auftrete.

Die *Symptomatologie des hämoglobinurischen Anfalles* — und um einen solchen handelt es sich immer — ist immer die gleiche, einerlei, welche Ursache dem Blutfarbstoffharnen zugrunde liegt. Der plötzliche Blutzerfall äußert sich meist mit einem initialen Frösteln oder auch einem Schüttelfrost mit folgendem, meist rasch eintretendem, mehr oder weniger hohem Fieber; meist stellt sich ein schweres Krankheitsgefühl, Übelkeit, oft Erbrechen ein; in schweren Fällen kann es nach kurzer Zeit zu einem schweren Kollaps kommen. Die Kranken klagen oft über starke Rückenschmerzen in der Lumbalgegend. Nach einigen Stunden entleert der Kranke meist nur eine geringe Menge des hämoglobinurischen, meist trüben, dunkeln, braunroten bis fast schwarzen Harnes; dieser enthält Oxyhämoglobin, nach längerem Stehen auch Methämoglobin. Die Eiweißreaktionen sind meist stark positiv (stärker positiv als dem Blutgehalt des Harnes entspricht). Im Sediment findet man reichliche braune oder lichtere, gelbe Detritusmassen, zahlreiche hyaline und granulierte Zylinder, spärliche Nierenepithelien oder Leukozyten. In den nächsten Stunden steigen die Mengen unter gleichzeitigem Lichterwerden des Harnes an, meist wird nach 24 Stunden mit Ende des Anfalles wieder farbstofffreier Harn entleert, die Albuminurie verschwindet meist erst etwas später; gleichzeitig mit der Hämoglobinurie, also schon einige Stunden nach Beginn des Anfalles, kann man eine deutliche Milzschwellung im Sinne eines spodogenen Milztumors, häufig auch eine Leberschwellung feststellen, die indirekte Diazoreaktion im Serum wird gleichzeitig positiv, ein leichter Subikterus kann sich einstellen. Im Anfall besteht oft eine neutrophile Leukozytose. In schweren Fällen kann es durch Verstopfung der Harnkanälchen der Nieren zur Anurie kommen (s. Schwarzwasserfieber Bd. III). In leichteren Fällen können abortive Anfälle vorkommen, die Hämoglobinurie ist entweder sehr geringgradig oder sie kann sogar ganz fehlen, die akute Hämoglobinämie löst die oben geschilderten klinischen Erscheinungen, wie Frösteln, Fieber usw. nur rudimentär aus.

Wir unterscheiden symptomatische Hämoglobinurien als Teilsymptom bekannter, wohl definierter Krankheiten und idiopathische Hämoglobinurien, bei welchen das Blutfarbstoffharnen mehr minder monosymptomatisch in Erscheinung tritt. Die *symptomatischen Formen* kommen vor: bei Transfusion artfremden oder gruppenfremden Blutes (s. S. 479), bei Vergiftungen mit Arsenwasserstoff, Schwefelwasserstoff, chlorsaurem Kali, gallensauren Salzen, Saponinen, Morchelgift, Knollenblätterschwammgift, Abrin, Rizin, Schlangengift,

Gift des Filix mas, das als Extractum filicis maris das bekannte Bandwurmmittel ist, ferner bei Infektionskrankheiten, wie Sepsis, Typhus, Scharlach, Erysipel und Malaria (Schwarzwasserfieber), bei Graviditätstoxikosen, bei Verbrennungen, bei der Haffkrankheit und schließlich bei schweren hämolytischen Anämien, wie beim hämolytischen Ikterus, bei der LEDERER-Anämie, wenn der Grad der Hämolyse plötzlich stark ansteigt. In allen aufgezählten Fällen führen die Vergiftungen oder der Infekt oder die sonstige Grundkrankheit zu einer intravasalen Hämolyse; hat diese entsprechend hohen Grad und tritt sie plötzlich in Erscheinung, so tritt die Hämoglobinurie auf.

Die *idiopathischen Hämoglobinurien* haben, wie gesagt, keine bekannten Grundkrankheiten als auslösende Ursachen. Sie sind gemeint, wenn wir schlechtweg von paroxysmaler Hämoglobinurie sprechen. Wir kennen vier verschiedene Formen: die Kältehämoglobinurie, die Marschhämoglobinurie, die paralytische Myoglobinurie und die nächtliche Hämoglobinurie nach MARCHIAFAVA.

a) Kältehämoglobinurie.

Die *Kältehämoglobinurie* ist die bekannteste aller Hämoglobinurien. Sie ist selten. Sie betrifft fast ausschließlich Männer, und zwar meist des mittleren Lebensalters. Wie der Name sagt, löst Kälte den Anfall aus. Eine akute Abkühlung, sei es ein kaltes Bad, sei es ein längerer Aufenthalt im Freien in der kalten Jahreszeit, sei es ein oft auch nur kurzdauerndes Stehen in kaltem Wasser, wobei die Abkühlung einer Extremität, bzw. nur des Unterschenkels genügt, führt nach kürzester Zeit, wie oben beschrieben, zum hämoglobinurischen Anfall; neben den schweren Anfällen kann es auch nur zu den ebenfalls erwähnten abortiven leichten Zuständen kommen. Nach 24 Stunden ist der Anfall meist beendet. Es handelt sich bei den Kranken mit paroxysmaler Hämoglobinurie meist um Vasoneurotiker, um vasolabile Menschen, die bei Kälteeinwirkung durch periphere Blutstase stark zyanotische kalte Extremitäten zeigen. Ein einziger Anfall führt zu einer Reduktion der Erythrozyten um etwa eine halbe Million, die bald wieder verschwindet, von einer nennenswerten Anämie kann hierbei also nicht gesprochen werden. Individuen allerdings, die auch auf geringere Kältereize mit einer schwächeren oder stärkeren Hämoglobinurie reagieren, die in der kalten Jahreszeit, zumal in einem besonders strengen Winter, immer wieder bald schwere, bald abortive Anfälle durchmachen, werden im Laufe des Winters anämisch und ikterisch, sie haben einen chronischen Milztumor und eine chronische Leberschwellung und bieten so, wenn wir von der Anämie und dem Blutfarbstoffharnen absehen, weitgehend das Bild eines hämolytischen Ikterus, der ja in symptomatischer Form tatsächlich vorliegt. Die Krankengeschichte derartiger Patienten ist recht charakteristisch; die Häufung der Anfälle in solcher Form, daß schließlich eine Anämie resultiert, die erst der Eintritt der warmen Jahreszeit zum Verschwinden bringt, ist allerdings selten.

In einem Drittel der Fälle liegt bei der paroxysmalen Kältehämoglobinurie eine Lues vor. Die Wassermannreaktion ist in einem viel höheren Prozentsatz (90 bis 95% der Fälle) positiv, wie wir hören werden, handelt es sich hierbei um eine unspezifische Reaktion, die die Lues nicht beweist. Es gibt auch sicher seronegative, luesnegative Fälle. Über die ätiologische Rolle der Lues ist also bis heute nichts Sicheres bekannt.

Für die Klärung der *Pathogenese* war die Feststellung ROSENBACHs wichtig, daß eine lokale Abkühlung einer Extremität, ein kaltes Bad eines Unterarmes oder eines Unterschenkels, den Anfall provozieren können. Als EHRLICH in der abgeschnürten und unterkühlten Extremität Hämolyse nachwies, war der Weg für das Experiment in der Eprouvette gegeben, ein Weg, den DONATH und

LANDSTEINER mit Erfolg beschritten. Diese Autoren konnten nachweisen, daß sich im Serum des Hämoglobinurikers ein Ambozeptor findet, der sich nur in der Kälte mit dem Blutkörperchen verbindet; wird das so sensibilisierte Blut bei 37° mit Komplement zusammengebracht, so komplettiert sich das System und es kommt zur Hämolyse. Der Versuch läßt sich sowohl mit kranken Erythrozyten wie mit normalen durchführen, das heißt der krankhafte Vorgang ist an das Serum, an ein Autohämolysin in demselben, nicht an die Erythrozyten gebunden. Der DONATH-LANDSTEINERsche Grundversuch wird so durchgeführt, daß man Blut des Hämoglobinurikers außerhalb des Anfalles aus der Vene entnimmt und einerseits in einer Eprouvette Serum, anderseits in einem auf 37° gehaltenen Schüttelkölbchen mit Glasperlen Erythrozyten gewinnt, die mit 37gradiger Kochsalzlösung gewaschen werden. Unter Einhalten entsprechender Mengenverhältnisse wird das Serum, welches vorher durch Erwärmen auf 56° durch eine Stunde inaktiviert worden ist, mit gewaschenen Erythrozyten zusammengebracht und die Mischung eine halbe Stunde — die günstigste Zeit ist jeweils verschieden — in Eiswasser gehalten, wobei die Sensibilisierung, die Bindung der Blutkörperchen an den Ambozeptor stattfindet. Bringt man nun zu diesen sensibilisierten Blutkörperchen Komplement (menschliches oder Meerschweinchenkomplement), so tritt im Brutschrank bei 37° innerhalb kurzer Zeit Hämolyse ein. Dieser Versuch fällt in der großen Mehrzahl der Fälle von paroxysmaler Hämoglobinurie positiv aus, fällt er negativ aus, so kann dies entweder durch Mangel an Komplement bei Verwendung menschlichen Serums oder durch gewisse hemmende Eigenschaften des Serums bedingt sein. Bei Einhalten gewisser Kautelen, welche diese Möglichkeit berücksichtigen, fällt der Versuch immer positiv aus; die entsprechende Versuchsanordnung ist bei E. MEYER, Spezielle Pathologie und Therapie, Kraus-Brugsch, Bd. VIII, S. 934, nachzulesen. Verwechslungen mit Isohämolysinen kann leicht vorgebeugt werden, da bei diesen die Lösung ohne vorherige Abkühlung allein schon in der Wärme erfolgt. Es ist heute mit Sicherheit bewiesen worden, daß der Kälteambozeptor, wie er in diesen Versuchen gezeigt werden kann, eine positive Wassermannreaktion hervorrufen kann, diese ist für Lues bei Hämoglobinurikern daher nicht beweisend.

Auf Grund der eben dargelegten Verhältnisse hat man sich das Zustandekommen eines hämoglobinurischen Anfalles folgendermaßen vorzustellen: in der abgekühlten Extremität kommt es zur Bindung des Kälteambozeptors an die Blutkörperchen, werden die so sensibilisierten Blutkörperchen durch den Blutstrom in wärmere Körperregionen geschafft, so kommt es dort zur Hämolyse. Auf daß eine entsprechende Abkühlung des Blutes zustande komme und daß eine entsprechend lange Zeit für die Sensibilisierung der Blutkörperchen in der abgekühlten Körperregion zur Verfügung stehe, ist allerdings Voraussetzung, daß der periphere Kreislauf in der abgekühlten Region mehr minder stagniert. Und dies erklärt, warum die Kältehämoglobinurie nur Individuen betrifft, die vasolabil sind, bei welchen es bei Abkühlung zur stark blau-zyanotischen Verfärbung der betroffenen Gliedmaßen kommt; die Vasolabilität mit der schlechten Zirkulation bei Abkühlung ist also Voraussetzung der Hämoglobinurie. Es ist schließlich möglich, daß die Ansammlung von Kohlensäure in dem fast stagnierenden Blut der abgekühlten Extremität die Kältehämolyse steigert (s. nächtliche Hämoglobinurie Typ MARCHIAFAVA S. 470). Die Albuminurie im Anfall, die stärker ist als dem Blutzerfall entspricht, auch die zu Beginn des Anfalles bestehende Oligurie dürften durch vasomotorische Fernreflexe auf die Nierengefäße zu erklären sein.

Therapeutische Versuche mit antiluetischen Kuren haben meist keinen Erfolg gebracht. Es wurden große Dosen C-Vitamin therapeutisch empfohlen, die Zahl der so erfolgreich behandelten Fälle ist noch sehr klein. Vorläufig muß das Hauptgewicht auf vorbeugende Maßnahmen gerichtet werden: entsprechenden Schutz gegen Kälte. Bei vorsichtigen Abhärtungskuren soll die Reizschwelle für die Auslösung des Anfalles allmählich steigen.

b) Marschhämoglobinurie.

Bei manchen Menschen kommt es im Anschluß an lange Märsche, selten im Gefolge anderer körperlicher Anstrengungen (Sporthämoglobinurie), nach einer Albuminurie zu einer Hämoglobinurie. Die Anfälle spielen sich klinisch meist in viel leichterer Form ab als die der Kältehämoglobinurie. Die lordotische Haltung soll für das Auftreten der Anfälle mitbestimmend sein. Die Anfälle treten nur temporär auf, nach einigen Wochen oder Monaten verschwinden sie meist spontan wieder. Im Blut kann gelöstes Hämoglobin nachgewiesen werden. Ein Ambozeptor ist im Serum nicht zu finden. Es wird angenommen, daß es sich bei der Marschhämoglobinurie um einen Blutzerfall in den Nierengefäßen handelt, daß in diesen durch vasomotorische Störungen Stauungen und Stase auftreten, die für die Hämolyse Voraussetzung sind.

c) Paralytische Myoglobinurie.

In diesen sehr seltenen Fällen kommt es bei plötzlich auftretenden Muskellähmungen und Muskeldegenerationen zur Ausschwemmung eines hämoglobinähnlichen Stoffes, der wahrscheinlich Myoglobin ist. Seine Nierenschwelle ist niedrig, er wird daher leicht ausgeschieden. Bei Tieren finden sich derartige Zustände häufiger („Windrehe", „Schwarze Harnwinde" der Pferde usw.); die Muskeln sehen hierbei autoptisch farblos, wie Fischfleisch, aus.

d) Nächtliche Hämoglobinurie (Typ MARCHIAFAVA).

Das sehr seltene Krankheitsbild ist charakterisiert durch eine stark hämolytische Anämie, eine Retikulozytose, Auftreten vereinzelter Normoblasten im peripheren Blut, durch eine dauernde Hämoglobinämie und vor allem durch Perioden einer nächtlichen Hämoglobinurie, die tagsüber verschwindet und mit einer Hämosiderinurie einhergeht. Die starke Hämolyse führt meist zu einem hämolytischen Ikterus, wodurch sich eine Ähnlichkeit mit dem kongenitalen hämolytischen Ikterus ergibt. Eingehende Untersuchungen ergeben, daß die Hämolyse um so stärker ist, je sauerstoffärmer und kohlenstoffreicher das Blut ist; je saurer die Blutreaktion ist, um so stärker ist die Hämolyse. Dies erklärt das nächtliche Auftreten der starken Hämoglobinämie mit Hämoglobinurie, da es im Schlafe infolge der Verminderung der Erregbarkeit des Atemzentrums zu einer Kohlensäurevermehrung im Blut, zu einer Verschiebung nach der sauren Seite kommt. Ein Ambozeptor ist im Blut nicht nachzuweisen. Das Leiden kann zum Tode führen, es kann aber auch jahrelang bestehen. Über den Erfolg der Splenektomie gehen die Ansichten auseinander.

D. Polyzythämien und symptomatische Polyglobulien.

Die Polyzythämien und symptomatischen Polyglobulien sind Zustände, bei denen die Erythrozyten in ihrer Gesamtmenge absolut vermehrt sind. Derartige Vermehrungen sind schon seit VOGEL aus dem Jahre 1854 bekannt; es handelte sich hierbei aber, wie auch in einigen späteren Berichten anderer Autoren, um symptomatische Vermehrungen bei bestimmten Grundkrankheiten oder Grundursachen. Erst VAQUEZ berichtete 1892 über eine idiopathische Zunahme der roten Blutkörperchen als selbständige Krankheit, bei der dieses Symptom im Vordergrund der Erscheinungen stand bzw. die Krankheit ausmachte. Seither wird zwischen symptomatischen Polyglobulien und echten Polyzythämien unterschieden. Der von VAQUEZ beschriebene Zustand wurde später von OSLER ausführlich dargestellt und mit neuen Befunden ergänzt und seither spricht man von VAQUEZ-OSLERscher Krankheit bzw. Polyzythämien. Es gibt schließlich noch Zustände, bei welchen nicht eine absolute Vermehrung der Gesamterythrozytenmenge vorliegt, bei welcher es nur durch Eindickung des Blutes zu einer Vermehrung der Erythrozyten in der Raumeinheit kommt; man grenzt diese Zustände von den Polyglobulien unter der Bezeichnung Pseudoglobulie ab. Andere Bezeichnungen, wie Erythrämie für Polyzythämie oder Erythrose für symptomatische Polyglobulie haben sich nicht eingebürgert.

Wir hätten somit zu unterscheiden: 1. Die absoluten Vermehrungen der Erythrozyten des Gesamtblutes a) in Form der symptomatischen Polyglobulien, b) in Form der Polyzythämien (Typus VAQUEZ-OSLER), und 2. die Vermehrungen der Erythrozyten in der Raumeinheit bei normaler Gesamterythrozytenmenge (Pseudoglobulie).

HEILMEYER sagt mit Recht, daß nicht jede geringe Vermehrung des Hämoglobins oder der Erythrozyten im Kubikmillimeter schon Polyglobulie bedeutet, da es auch Plus- und Minusvarianten gibt und ein Sahli von 110 ebenso wenig besagen muß, wie etwa eine Erythrozytenzahl von 5500000 beim Mann, ganz abgesehen davon, daß zu berücksichtigen bleibt, daß die Bestimmung des Sahliwertes recht subjektiven Einschlag hat und daß Fehlzählungen der Erythrozyten an der Tagesordnung sind. In der Praxis wird dies oft übersehen und es werden Polyglobulien diagnostiziert und behandelt, wenn es sich um normale Individuen handelt. Nur mehrfache Zählungen bzw. Bestimmungen und die Feststellung zu hoher Werte erlauben erst die Verdachtsdiagnose oder die Diagnose selbst. Da die Erythrozyten auch hämoglobinarm sein können, muß vor allem die Erythrozytenzahl hoch liegen. Der Kliniker wird sich im übrigen bei geringen Überschreitungen der Norm mit der Zählung der Erythrozyten nicht begnügen, er wird den Hämatokritwert bestimmen, der erhöht sein muß (statt durchschnittlich 43 Volumprozent 50 Volumprozent), der Praktiker kann sich insofern sichern, als er in der Senkungsreaktion der roten Blutkörperchen eine Bestätigung seiner Verdachtsdiagnose erhält; die große Zahl der Erythrozyten verlangsamt die Senkung (in der ersten Stunde 1 mm, in der zweiten 1 bis 3 mm). Der Klinik stehen noch weitere Methoden zur Verfügung: Der Serumeiweißgehalt und das spezifische Gewicht des Serums müssen ebenso wie die zirkulierende Plasmamenge im Gegensatz zur Pseudoglobulie normal sein. Hinsichtlich der Untersuchungstechnik sei auf die Laboratoriumslehrbücher verwiesen.

1. Symptomatische Polyglobulien.

Es handelt sich hier also um Vermehrungen der Erythrozyten bei bestimmten Grundkrankheiten oder bestimmten Grundursachen. Die Erythrozyten sind absolut vermehrt, die Plasmamenge ist normal, die Gesamtblutmenge dementsprechend naturgemäß erhöht. In den einschlägigen Kapiteln des Lehrbuches werden diese symptomatischen Polyglobulien bei den verschiedenen Krankheiten erwähnt, hier sei eine Übersicht gegeben.

Symptomatische Polyglobulien kommen vor: 1. Bei äußerem oder innerem Sauerstoffmangel; 2. bei Intoxikationen mit bestimmten Blutgiften; 3. bei Ausschüttung der Blutdepots im Sinne von BARCROFT (s. Bd. I, S. 2); 4. unter der Einwirkung kleiner Dosen von Röntgen- und Radiumstrahlen, die offenbar eine Reizwirkung auf das Knochenmark ausüben; 5. bei bestimmten Milztumoren; 6. als reparative Polyglobulie bei Blutkrankheiten; 7. wahrscheinlich auch bei fehlerhafter zentraler Regulation der Blutmauserung, besonders der Blutneubildung.

Auch die sogenannte gastrogene Polyglobulie (besonders beim Ulkus), welche angeblich mit dem CASTLE-Faktor zusammenhängen soll, verlangt eine kurze Besprechung.

Während ein kurzdauernder Sauerstoffmangel zu einer Ausschüttung des Erythrozytendepots führt — BARCROFT hat gezeigt, daß es unter Kohlenoxydvergiftung bei Ratten im Stadium der schwersten Vergiftung zur lebensrettenden Ausschüttung der Erythrozytendepots aus der Milz kommt, ebenso wie nach einer Adrenalininjektion, die die kontraktile Milz maximal zur Kontraktion bringt, weshalb in den Versuchen BARCROFTS splenektomierte Tiere unter sonst gleichen Bedingungen zugrunde gehen —, bedingt ein längerdauernder geringer Sauerstoffmangel irgendwelcher Art eine vermehrte Knochenmarkstätigkeit und führt damit zur Polyglobulie. In der Unterdruckkammer kann dies experimentell gezeigt werden, die Polyzythämie bei vorübergehendem Aufenthalt in großer Höhe (Flieger, Ballonfahrer, vorübergehendes Hochgebirgsklima) beruht sicherlich unter anderem auf einem gleichen Mechanismus, zum Teil spielen hier auch andere Faktoren eine Rolle, wie Ultraviolettstrahlenwirkung und Bluteindickungsmechanismen, die bei langdauerndem Aufenthalt im Höhenklima maßgend werden. Das klassische Beispiel der Polyglobulie durch inneren Sauerstoffmangel ist der Morbus coeruleus, bei dem bei höchstgradiger Zyanose Erythrozytenzahlen bis zu 10000000 gefunden werden können. Aber auch bei Lungenstauung irgendwelcher Ursache kann eine Polyglobulie beobachtet werden. Daß der Sauerstoffmangel bei diesen Zuständen die allein wirksame Ursache darstellt, hat KORANYI damit gezeigt, daß die Polyglobulie durch Einatmen von Sauerstoff zurückgeht, falls die Lungenstauung nicht zu hochgradig ist. Auch beim Emphysem, bei Trachealkompressionen, bei hochgradigen längerdauernden Lungenatelektasen, z. B. bei einem Pneumothorax oder auch bei Pulmonalsklerose usw., führt der gleiche Mechanismus zur Vermehrung der Erythrozyten. Wie HEILMEYER hervorhebt, hängt das Zustandekommen der Polyglobulie — es handelt sich hier immer um eine absolute Vermehrung der Erythrozyten, das heißt das Knochenmark produziert mehr Erythrozyten — auch vom Zustand der blutbildenden Organe, von ihrer Ansprechbarkeit ab; daher kann es auch nur bei einem Teil dieser Kranken zu einer Polyglobulie kommen. Hämolytische Gifte, die in großen Dosen eine Anämie machen, verursachen in kleineren eine Polyglobulie, da durch die vermehrte Hämolyse und die Verringerung der Erythrozyten der Sauerstofftransport eingeschränkt ist und das Knochenmark daraufhin oft überschießend mit einer Vermehrung der Sauerstoffträger reagiert. Gleiche Grundlagen haben jene Intoxikationen, bei welchen der Sauerstoff durch Vergiftung inaktiv oder verdrängt wird (Methämoglobinbildung bei Vergiftungen mit Anilin, Nitrobenzol usw., oder auch in gewissen Fällen von Kohlenoxydvergiftung, bei welcher allerdings nach neueren Anschauungen auch eine toxische Störung des Zwischenhirnes mit eine Rolle spielt; dies gilt vor allem für die Fälle, in welchen es nach einer einmaligen kurzdauernden Kohlenoxydvergiftung zur Bildung einer echten VAQUEZschen Krankheit kommt). Direkte Reizwirkungen auf das Knochenmark werden bei langdauernden Intoxikationen oder langdauernder Einnahme von Eisen, Mangan, Kupfer, Blei, Phosphor, Quecksilber und besonders von Kobalt angenommen. Die Reizwirkung von Röntgen- und Radiumstrahlen in kleinen Dosen ist seit langem bekannt.

Wir können ferner die Tatsache feststellen, daß es bei Milztumoren verschiedener Art zur Polyglobulie kommen kann. Diese ist oft flüchtiger Natur. Die bekannteste ist die Polyzythämie bei der allerdings sehr seltenen Milztuberkulose, ferner bei der Sklerose der Arteria lienalis, auch bei der Milzvenenthrombose, wie mein ehemaliger Assistent SINGER gezeigt hat, und bei dem seltenen Milzsarkom. Man mag annehmen, daß die physiologische Hemmfunktion der Milz auf das Knochenmark (s. splenopathische Markhemmung S. 549) sich bei diesen Zuständen in das Gegenteil verkehrt, es scheinen fibröse Milztumoren gleicher Art das eine Mal diese, das andere Mal jene Reaktion auszulösen.

Reparative Globulien sehen wir nach Heilung von Anämien, wobei das einmal in Überfunktion befindliche Knochenmark Erythrozyten weiter im Übermaß produziert. Auf diese Weise dürften sich manche scheinbar echte Polyzyhthämien mit leichter Leukozytose und Verschiebung nach links bis zum Myelozyten, mit dem klassischen Blutbild einer VAQUEZ-Krankheit und mit einem Milztumor erklären, die de facto Initialstadien einer myeloischen Leukämie sind, bei welcher die Hyperplasie des myeloischen Systems das erythropoietische System zurückdrängt und dieses nun im Übermaß zu arbeiten beginnt. Freilich scheint nach eigener Erfahrung kein Zweifel, daß eine viele Jahre bestehende VAQUEZsche Polyzythämie, bei der eine myeloische Leukämie sicher auszuschließen war, schließlich auch in eine myeloische Leukämie übergehen kann. Auch hämolytische Ikterusfälle in spontanen Besserungsperioden oder auch nach Milzexstirpationen gehören hierher, freilich muß hier auf die Fälle von Polyzythämie nach Splenektomie verwiesen werden, die scheinbar durch den Wegfall der Hemmfunktion auf die Milz zustande kommen. Auch Knochenkarzinosen können mit symptomatischen Polyglobulien einhergehen. Hinsichtlich der Erythroblastosen und ihrer initialen Polyglobulie s. S. 454.

Fälle von Heilung einer Polyzythämie nach operativer Entfernung eines Hirntumors, ebenso wie Polyzythämien bei Akromegalie und Morbus Cushing weisen eindeutig auf die allerdings seltene Möglichkeit hin, daß auch zentrogene Ursachen zur Polyglobulie führen können. Es scheint kein Zweifel, daß das Zwischenhirn, welches alle übrigen vegetativen Funktionen reguliert, auch die Blutmauserung entscheidend beeinflußt. Ob innersekretorische Störungen über das Zwischenhirn Polyglobulien auslösen können, ist sicher nicht entschieden. Ein derartiges Vorkommen wurde bei Tetanie, Morbus Addison und Hyperthyreoidismus behauptet.

Von HITZENBERGER wurde die sehr interessante Ansicht vertreten, daß die echte Polyzythämie auf einer Überproduktion des Intrinsicfaktors beruhe, daß die Polyzythämie ein Gegenstück zum Morbus Biermer darstelle, woraus er die therapeutische Konsequenz empfahl, bei Polyzythämien eine Magenresektion durchführen zu lassen. HITZENBERGER hatte in seiner These bereits insofern Vorgänger, als FRIEDMANN schon im Jahre 1913 auf das häufige Zusammentreffen von Polyzythämie und Ulkus hinwies, wobei eine Pseudoglobulie, etwa durch Pylorusstenose, auszuschließen war. So interessant die These HITZENBERGERs ist und so logisch die aus ihr gezogenen Konsequenzen sein mögen, so haben wir ihm bald nach seiner Publikation gesprächsweise entgegengehalten, daß wir einen Fall von VAQUEZscher Krankheit beobachteten, der einige Jahre vorher magenreseziert worden war. Auch KLIMA hat später über einen derartigen Fall berichtet. Wir möchten daher der Anschauung, daß die VAQUEZsche Krankheit nur eine symptomatische Polyglobulie bei einer Magenfunktionsstörung sei, mit größter Skepsis begegnen.

2. Idiopathische Polyzythämie (VAQUEZ-OSLERsche Krankheit).

Unter VAQUEZ-OSLERscher Krankheit versteht man eine idiopathische, wenigstens ohne faßbare Ursache auftretende, wenn auch mit Schwankungen andauernde, hochgradige Erythrozytenvermehrung mit Zunahme der Gesamt-

blutmenge, mit einer entsprechenden Erweiterung der Blutbahn und mit einem
Milztumor. GAISBÖCK hat eine hypertone Sonderform beschrieben und die ältere
Literatur unterscheidet auch zwischen einer VAQUEZschen splenomegalen und
GAISBÖCKschen hypertonen Erkrankung. Wie aber jeder Kliniker weiß, können
Milztumor und Hypertonie gleichzeitig gefunden werden. Die Hypertonie bei
VAQUEZscher Krankheit ist ein seltenes Ereignis, wie HEILMEYER in einer größeren
Statistik zeigte.

Klinische Symptomatologie. Die große Mehrzahl der Fälle betrifft das höhere
Alter. Fast alle Eigenbeobachtungen betrafen Individuen zwischen 50 und
70 Jahren. Ausnahmen in einem früheren Lebensalter kommen vor. Es muß
allerdings in Betracht gezogen werden, daß die Kranken, wie genauere Anamnesen
oft zeigen, erst bei den späteren Komplikationen, speziell bei den zerebralen Erscheinungen zum Arzt kommen und anamnestisch lange Zeit zurückverfolgt
werden können. Männer werden häufiger betroffen als Frauen.

Die subjektiven Beschwerden der Polyzythämie durch die „Vollblütigkeit“
bestehen in Wallungen, Kopfschmerzen, Schwindelanfällen, Gleichgewichts-
störungen bis zu MÉNIÈREschen Anfällen, oft auch in Ohrensausen, Schlaflosigkeit,
heißen Händen, heißen Füßen, Parästhesien, Herzklopfen usw. „Vasomotorisch
trophische Neurosen“, Erythralgien, Akrozyanosen usw. können vorerst das Bild
beherrschen. Während der Polyzythämie und durch diese entwickelt sich nicht
selten eine Arteriitis bzw. eine Veränderung der Endstrombahn im Sinne einer
RAYNAUDschen Krankheit mit allen ihren Symptomen; es kann, sehr selten, sogar
zur ausgedehnten Extremitätengangrän kommen.

Meist sind es erst die Komplikationen im Sinne von Blutungen, Thrombosen
und den genannten Gefäßstörungen, welche schwerere Beschwerden auslösen
und die Krankheit erst manifest machen.

Die Diagnose der Polyzythämie läßt sich oft schon durch den bloßen Aspekt
stellen: Das hochrote, durch verlangsamte Blutströmung oft leicht zyanotische
Gesicht, insbesondere die düsterrote Verfärbung des Rachens, bzw. aller Schleimhäute, besonders auch der Konjunktiven geben dem Kranken ein charakteristisches Aussehen. Der Augenspiegel zeigt einen Fundus polycythaemicus mit
weiten überfüllten Venen auf tiefrotem Grund. Besondere Betonung verlangt
die Tatsache, daß manche Polyzythämiker auch mit hohen Erythrozytenwerten
nicht den beschriebenen Eindruck machen, daß wenigstens die Hautfärbung
durchaus normal ist, während allerdings meistens die Schleimhäute die charakteristische Verfärbung zeigen, und daß schließlich manchmal erst der Blutbefund
die Diagnose erlaubt. Wenn, wie zumeist, keine Hypertonie vorliegt, ist das
Herz normal groß; wie HEILMEYER gezeigt hat, leistet es ja keine vermehrte
Arbeit, da die Blutströmungsgeschwindigkeit in der erweiterten Blutbahn verlangsamt ist. Besteht eine Hypertonie, so entwickelt sich das Hypertonieherz.
Die Milz ist meist deutlich vergrößert, gelegentlich erreicht sie gewaltige Ausmaße, ähnlich wie bei einer lymphatischen Leukämie. Größere Milztumoren sind
immer auf eine Myelose als Grundkrankheit verdächtig. Nach HEILMEYER
ist der Milztumor zurückzuführen 1. auf das große Blutreservoir, das die Milz
darstellt, 2. auf eine gesteigerte Hämolyse und 3. im geringen Ausmaß auch auf
die Ausbildung von Blutbildungsherden.

Die Komplikationen, welche den Kranken oft erst zum Arzt führen, wurden
erwähnt, soweit sie periphere Gefäßstörungen betreffen. Häufig sind Thrombosen, welche auf die zumeist bestehende Vermehrung der Plättchen (siehe Blutbefund) und die verlangsamte Blutströmung zu beziehen sind. Je nach dem Sitz
der Thrombose (Peripherie, Milz, Magen-Darmkanal usw.) müssen sich verschiedenste und prognostisch verschieden zu wertende Bilder ergeben. Auf die

relative Häufigkeit eines gleichzeitigen Ulcus ventriculi oder duodeni wurde bereits hingewiesen. Die Nierenfunktion bleibt auch in hypertonen Fällen normal. Im Vordergrund der Komplikationen stehen Erscheinungen des Zentralnervensystems. Hatte der Kranke schon in den letzten Jahren an Kopfschmerzen, Schwindel usw., also an zerebralen Erscheinungen gelitten, zu welchen sich nach HEILMEYER noch eine besonders starke Vergeßlichkeit hinzugesellen kann, so entwickeln sich schließlich durch die Polyglobulie als solche wie insbesondere durch Blutungen und durch Thrombosen in kleineren und schließlich auch in größeren Gefäßen Bilder einer Neuritis optica, einer Leptomeninxblutung, die vielleicht noch restituierbar sind, und schließlich unter dem Bilde der apoplektischen Insulte schwere zerebrale irreparable Defekte, Paresen, Paralysen usw. Zumeist ist in all diesen Fällen die Psyche wie bei einem Apoplektiker stark verändert, die Kranken sind reizbar, konzentrationsunfähig usw. Sie sind oft noch viele Jahre geistige und körperliche Krüppel und vegetieren als solche.

Der Blutbefund zeigt als Hauptsymptom die Vermehrung der Erythrozyten im Kubikmillimeter, die Werte schwanken zwischen 7 000 000 und 10 000 000, sie überschreiten diese Zahlen selten, sie erreichen aber auch bis zu 13 000 000. Die Hämoglobinwerte sind entsprechend erhöht, sie müssen aber den Erythrozytenzahlen nicht parallel gehen. Der Färbeindex kann sogar weit unter 1 liegen. Meist besteht eine Anisozytose bei normalem Verhalten hinsichtlich der kleinsten und größten Maße. Die Retikulozyten sind meist leicht vermehrt. Sehr charakteristisch und, wenn vorhanden, diagnostisch unseres Erachtens sehr wichtig ist eine Leukozytose mit oft beträchtlicher Linksverschiebung bis zum Myelozyten. Es können Leukozytenzahlen zwischen 20 000 und 30 000 gefunden werden (ohne daß deshalb an eine beginnende Leukämie gedacht werden müßte); entsprechend einer allgemeinen Überfunktion des Knochenmarkes findet man auch eine erhöhte Plättchenzahl. Im Knochenmarksausstrich findet man eine Vermehrung der Normoblasten, wobei auch die jüngeren polychromatischen Erythroblasten, oft aber auch die ganz unreifen Proerythroblasten vermehrt sind. Auch im weißen System kann eine Linksverschiebung zu beobachten sein, die Megakariozyten sind oft vermehrt.

Das spezifische Gewicht und die Viskosität des Blutes sind begreiflicherweise erhöht, die Gerinnungszeit ist meist verkürzt, ein Umstand, der auf die Vermehrung der Plättchen bezogen werden muß.

Durch die Bestimmung des gesamten Urobilinumsatzes bzw. der Blutmauserung haben zahlreiche Autoren, als erster EPPINGER und in großem Stile später HEILMEYER, gefunden, daß das Verhältnis zwischen Neubildung und Zerfall der roten Blutkörperchen zugunsten der Neubildung verschoben ist. Es besteht keine absolute Insuffizienz des Blutabbaues, es liegt „vielmehr lediglich ein Zurückbleiben der hämolytischen Vorgänge gegenüber der im Vordergrund stehenden gesteigerten Neubildung vor, wodurch es zum Anstieg der Erythrozytenwerte kommt" (HEILMEYER).

Hinsichtlich des Verlaufes sei vor allem hervorgehoben, daß Perioden mit hohen und mit niederen, ja mit normalen Erythrozytenzahlen abwechseln können; dementsprechend gibt es relativ oder völlig beschwerdefreie und beschwerdereiche Perioden. Die Krankheit kann jahrelang stationär sein. Auch nach Eintritt der oben genannten Komplikationen kann sich für lange Zeit ein unveränderter Dauerzustand entwickeln. Der Übergang in Leukämie wurde oben besprochen. Therapeutische Röntgenbestrahlungen mögen hierbei eine Rolle spielen. Spontanumschläge kommen anscheinend sehr selten vor.

Der Anatom stellt neben der Blutfülle der Organe und dem Milztumor ein rotes Knochenmark und Vermehrung der Erythroblasten fest. Die Pathogenese wurde einleitend schon behandelt, sie ist bis heute nicht geklärt. Hypothesen müssen Wissen ersetzen. Zur Sauerstoffmangeltheorie und zur gastrogenen Genese wurde oben Stellung genommen. Die wenigen Fälle von primärer Leukämie lassen eine Tumortheorie kaum in Erwägung ziehen, zumal wir auf dem Standpunkt stehen, daß auch die Leukämien entgegen der modernen Anschauung mit Blastomen nichts zu tun haben. Fälle mit Hirntumor lassen die Zwischenhirn-Dysregulationstheorie erwägen, auch diese aber hat keinen festen Boden.

Die Therapie. Wir besitzen keine Kausaltherapie und kaum eine Maßnahme, die als halbwegs verläßliche symptomatische Behandlung bezeichnet werden könnte. Sicher schafft manchmal ein starker Aderlaß von 400 bis 500 ccm Erleichterung. Wiederholte Aderlässe können die Erythrozytenzahl auch verringern und so symptomatisch gut wirken. Nach HEILMEYER erzeugt man auf diese Weise einen Eisenmangelzustand. Eine symptomatische Therapie wird auch mit hämolytischen Blutgiften betrieben. Benzol hat sich als zu gefährlich erwiesen, Phenylhydrazin kann aber zumal bei fortlaufenden Kontrollen und in entsprechender Dosierung zweifellos einen Erfolg haben. EPPINGER hat diese Therapie als erster angegeben, sie wurde eine Zeitlang völlig verlassen, sie fand aber in der letzten Zeit speziell in der Wiener Schule wieder Anhänger. Man gibt als Tagesdosis 0,1 Phenylhydrazin in Gelatinekapseln, steigt eventuell später auf zweimal, höchstens dreimal 0,1 an. Nach Senkung der Erythrozytenzahlen können kleinere Dosen, die sich aber in entsprechenden Grenzen halten, weiter gegeben werden. Nebenerscheinungen, wie Erbrechen, Durchfälle, Verwirrtheit und so weiter, zwingen zum sofortigen Absetzen des Mittels. Mit den vielfach gerühmten Milzextrakten haben wir Erfolge nie gesehen. Hat die Phenylhydrazintherapie keinen Erfolg, so empfiehlt sich der Versuch einer Röntgenbestrahlung der kurzen und langen Knochen. Das Verfahren kann vorübergehenden, manchmal auch längerdauernden Erfolg haben, es versagt aber zumeist völlig. Die von HERZOG empfohlene Diätotherapie hat uns niemals ein gutes Resultat gegeben: Bei dieser Behandlung wird der Extrinsicfaktor der Nahrung eingeschränkt, es werden also vor allem Fleisch, Leber usw. verboten; vorübergehend wird eine rein vegetabilische Nahrung verabfolgt. Wenn manche Autoren mit dieser Methode Erfolg gehabt haben, so ist nicht erwiesen, daß dieser durch die Ausschaltung des CASTLE-Prinzips zustande kam.

Nach amerikanischen Literaturangaben soll die Therapie der Polyzythämie mit radioaktivem Phosphor die Methode der Wahl sein. Weitere Angaben und eigene Erfahrungen müssen abgewartet werden, ehe diesbezüglich Stellung genommen werden kann.

Die neueste Literatur berichtet schließlich über gute, allerdings auch nur vorübergehende Erfolge mit Stickstoff-Lost (Nitrogen-Mustard) und verwandten, die Mitose hemmenden Stoffen, wahrscheinlich kommen alle Antifolsäurepräparate (Aminopterin usw.) in gleicher Weise in Frage. In Einzelfällen erwies sich die Vorbehandlung mit Stickstoff-Lost und die Nachbehandlung mit Phenylhydrazin als besonders wirksam.

3. Pseudoglobulie, Eindickungspolyzythämie.

Bei einer vermehrten Wasser- oder Plasmaabgabe aus dem Blut kommt es zur Bluteindickung, die Zahl der Erythrozyten, nicht aber die Gesamtmenge der Erythrozyten, steigt an. Man stellt stark erhöhte Erythrozytenzahlen im Kubikmillimeter fest. Derartige Eindickungspolyzythämien sind bei starkem Erbrechen, bei Pylorusstenosen, bei Hypersekretionserbrechen oder bei schweren

Durchfällen, vor allem bei der Cholera, auch beim Lungenödem seit langem bekannt. Neben der Erythrozytenzahl steigen in diesen Fällen auch die Zahlen für den Eiweißgehalt und für den Trockenrückstand des Plasmas. Die Gesamtblutmenge ist naturgemäß auf Kosten des Plasmas verringert.

Bei allen Kapillarstasen kommt es in der Regel zu einer vermehrten Wasserabgabe an das Gewebe und damit zu einer Bluteindickung, zu einer *lokalen Pseudoglobulie* (so beim Kollaps, bei Zyanosen schwerer Art, bei vasomotorischen Störungen).

E. Blutgruppen und Bluttransfusion.

Die große Bedeutung der *Bluttransfusion* in der Therapie läßt es notwendig erscheinen, das Wesentliche über die Blutgruppen und über Transfusionen kurz zu besprechen. Versuche, menschliches Blut zu Heilzwecken Kranken zu übertragen, sind seit langem unternommen worden, wegen der fallweise dabei aufgetretenen tödlichen Zwischenfälle blieb der Methode aber der praktische Wert versagt.

Erst die Beobachtung LANDSTEINERS, daß menschliches Serum bestimmte menschliche Blutkörperchen zur Agglutination bzw. zur Hämolyse bringen kann (durch die Wirkung sogenannter Iso-Agglutinine bzw. Iso-Hämolysine), und die von ihm erfolgte Aufstellung der heute bekannten Blutgruppen haben die Bluttransfusion als weitverbreitete Therapie möglich gemacht. Im menschlichen Serum sind also Agglutinine und Hämolysine vorhanden, die mit bestimmten menschlichen Blutkörperchen reagieren. Zum Auftreten der Agglutination sind agglutinable Substanzen in den roten Blutkörperchen notwendig. Die Erythrozyten des Menschen enthalten im Prinzip zwei verschiedene agglutinable Substanzen, die mit A und B bezeichnet werden. Sie können einzeln und gemeinsam vorkommen oder auch völlig fehlen. Nach der Anwesenheit, der Kombination und dem Fehlen dieser agglutinablen Substanzen in den roten Blutkörperchen unterscheidet man die bekannten vier Blutgruppen, die entsprechend mit A, B, AB und 0 bezeichnet werden. Die im Serum vorhandenen Agglutinine werden mit α und β bezeichnet. Das Serum enthält nun immer jene Agglutinine, die nicht gegen die eigenen Blutkörperchen wirksam sind (sonst würde ja eine Agglutination der körpereigenen Blutkörperchen erfolgen!). Dementsprechend werden die Blutgruppen richtiger mit $A\beta$, $B\alpha$, AB0 und $0\alpha\beta$ bezeichnet; im praktischen Gebrauch wird aber die Bezeichnung nach den agglutinablen Substanzen der roten Blutkörperchen, A, B, AB und 0 gehandhabt. Nach dem bisher Gesagten ergibt sich die Verträglichkeit der verschiedenen Blutarten bei Blutübertragungen: Am besten ist gruppengleiches Blut zu Transfusionen geeignet, wie es ja auch gewöhnlich verwendet wird. In dringenden Fällen kann aber Spenderblut der Blutgruppe 0 für alle anderen Empfänger verwendet werden, da die Blutkörperchen der Blutgruppe 0 keine agglutinablen Substanzen besitzen und von keinem Serum agglutiniert werden können. Bezüglich der Blutkörperchen ist die Blutgruppe 0 also als Universalspender anzusehen. Das Serum der Blutgruppe 0 enthält beide Agglutinine α und β. In kleinen bzw. in den gebräuchlichen Mengen, die zur Transfusion verwendet werden, spielt dies aber keine Rolle, da es im wesentlichen auf das Schicksal der transfundierten Erythrozyten ankommt; bei Transfusionen von größeren Mengen Blutes der Blutgruppe 0 an nicht gruppengleiche Empfänger kann es aber zu Zwischenfällen kommen, da mit dem Serum größere Mengen von α- und β-Agglutininen mittransfundiert werden, die auf die körpereigenen Erythrozyten mit ihren agglutinablen Substanzen (A und B) einwirken. Um-

gekehrt liegen die Verhältnisse bei der Blutgruppe AB. Diese Blutkörperchen
werden von allen anderen Seren agglutiniert, da sie beide agglutinablen Substanzen besitzen; sie sind daher nur für gruppengleiche Transfusionen zu verwenden. Anderseits enthält das Serum der Blutgruppe AB keine Agglutinine
und ein Angehöriger der Blutgruppe AB kann daher mit den oben erwähnten
Einschränkungen von allen anderen Blutgruppenträgern Blut erhalten. Das bekannte Schema veranschaulicht diese Tatsache:

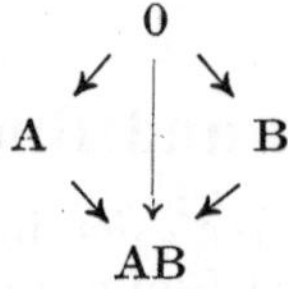

Hierbei sei nochmals betont, daß immer gruppengleiches Blut zur Verwendung
gelangen soll, nur in dringenden Ausnahmefällen bzw. bei vitaler Indikation
darf nach obigem Schema transfundiert werden.

Außer den erwähnten vier Blutgruppen sind von LANDSTEINER und Mitarbeitern noch andere Faktoren gefunden worden, die mittels Tierversuches durch
Immunisierung nachweisbar sind und als Faktoren M, N, P, G und H bezeichnet
werden. Spielen diese Gruppen auch für die Transfusion selbst keine große Rolle,
so gewannen sie bei erbbiologischen Studien und bei forensischen Untersuchungen
(Vaterschaftsprozeß) eine große Bedeutung.

Hingegen kann die Tatsache, daß bei der Blutgruppe A Untergruppen bestehen, bei Bluttransfusionen von Wichtigkeit sein. Es hat sich herausgestellt,
daß die Blutkörperchen der Blutgruppe A mit Serum der Blutgruppe B verschieden stark reagieren. Als Untergruppe A_1 werden die am stärksten reagierenden Blutkörperchen der Blutgruppe A bezeichnet (80%), als A_2 die schwächer
reagierenden und als A_3 eine äußerst seltene Gruppe, die nur ganz schwache
Reaktion gegen das Serum B zeigt. Durch Immunisierungsversuche beim Tier
konnte nachgewiesen werden, daß vom Versuchstier gegen die verschiedenen
Untergruppen spezifische Antikörper gebildet werden, womit der Beweis erbracht
war, daß es sich wirklich um Untergruppen und nicht um quantitativ verschiedene Reaktionen handelt. Diese Untergruppen sind, entsprechend den oben
erwähnten Verhältnissen natürlich auch in der Blutgruppe AB enthalten. Die
praktische Bedeutung liegt nun darin, daß bei sehr geringer Agglutination statt
der wirklich vorhandenen Blutgruppe A_2 oder A_3 fälschlich Gruppe 0 festgestellt wird.

Die genaue Technik der Blutgruppenbestimmung muß in Spezialwerken
nachgelesen werden, es soll nur kurz darauf hingewiesen werden, daß zur richtigen
Blutgruppenbestimmung das Verhalten von Blutkörperchen und Serum von
Empfänger und Spender getrennt untersucht werden soll, wobei wegen Anwesenheit von unspezifischen Kälteagglutininen diese nur in gut temperierten
Räumen vorgenommen werden soll. Ist auch zu dem direkten Kreuzversuch
zwischen Spender- und Empfängerblut, wobei ebenfalls die Verträglichkeit von
Blutkörperchen und Serum von Spender und Empfänger getrennt untersucht
werden soll, keine Zeit, so muß die allerdings immer noch gebräuchlichste Art
der Blutgruppenbestimmung mit Testserum und einem Tropfen Patientenblut
genügen. Insbesondere bei diesen, wohl aber auch bei allen Transfusionen überhaupt, empfiehlt es sich, als sogenannte *biologische Vorprobe* nach Injektion von
ungefähr 10 ccm Spenderblut zirka 2 Minuten zuzuwarten und zu beobachten,
ob beim Empfänger Symptome auftreten, die auf Unverträglichkeit des transfundierten Blutes schließen lassen (Schwindel, Übelkeit, Kopfschmerzen,

Schmerzen in der Nierengegend, Angstgefühl, Frost, bei größeren Mengen Zeichen von Hämolyse); in diesem Fall ist die Transfusion sofort abzubrechen. Erfahrungsgemäß bleibt die Einverleibung weniger Kubikzentimeter eines nicht gruppengleichen Blutes gewöhnlich ohne böse Folgen.

Das Anwendungsgebiet der Bluttransfusionen hat im Laufe der Zeit manche Wandlung durchgemacht. Anfangs war es nur die erhoffte körperliche Umstimmung, später hauptsächlich der mit ihr beabsichtigte Blutersatz, der die Indikation zur Bluttransfusion abgab. Heute wird die Anzeige zur Transfusion, zum Teil basierend auf alten Anschauungen, viel weiter gefaßt. Abgesehen von ihrer Bedeutung als Ersatztherapie bei Blutverlust kommt der Transfusion eine umstimmende, entgiftende, die Abwehrkräfte steigernde und die Gerinnung fördernde Wirkung zu. Sie stellt bei chronischen geringen Blutungen, ebenso wie bei Nach- und Spätblutungen ein ausgezeichnetes Hämostyptikum dar und dient bei kachektischen Patienten zur Operationsvorbereitung; in der Therapie der verschiedenen Anämien und hämorrhagischen Diathesen ist die Transfusion als therapeutisches Mittel nicht mehr wegzudenken. Darüber hinaus wird sie bei zahlreichen Infektionskrankheiten zur Steigerung der Abwehr, bei Vergiftungen zur Entgiftung verwendet, wobei bei letzteren zuerst zur Entfernung des Giftes ein ausgiebiger Aderlaß und anschließend eine große Transfusion gemacht werden kann. Neue Bedeutung gewann die Transfusion durch die Erfolge von Rekonvaleszentenbluttransfusionen bei manchen Infektionskrankheiten, ferner als Bluteiweißersatztherapie bei den verschiedenen Hypoproteinämien.

Die Methoden der Bluttransfusion sind mannigfaltig. Man unterscheidet im Prinzip die sogenannte direkte und die indirekte Transfusion. Für beide stehen zahlreiche Apparate zur Verfügung, es ist hier nicht der Ort, Vor- und Nachteile der einzelnen Methoden zu diskutieren. Im Rahmen der indirekten Methode sind gerade in den letzten Jahren durch den Krieg von allen Seiten Methoden ausgearbeitet worden, die eine Konservierung des Spenderblutes beabsichtigen, und es werden in allen größeren Anstalten sogenannte „Blutbanken" eingerichtet, in welchen dauernd Blut der verschiedenen Blutgruppen zur Verfügung gehalten wird.

Abschließend sei kurz auf die Gefahren bzw. auf die Zwischenfälle bei Bluttransfusionen hingewiesen. Die gefährlichste Komplikation stellt natürlich die Transfusion eines für den Empfänger unverträglichen Spenderblutes durch falsche Bestimmung der Blutgruppe dar. Dabei kommt es zum Auftreten des sogenannten hämolytischen Schocks mit ausgeprägtem Kreislaufkollaps, Kopfschmerzen, Nierenschmerzen, Beklemmungsgefühl, Erbrechen, Stuhlabgang und schließlich zur Hämoglobinurie. Wenn bei den ersten Schockerscheinungen die Transfusion sofort abgebrochen wird, so tritt im allgemeinen wieder vollkommene Erholung ein. Falls dies aus irgendwelchen Gründen nicht geschehen ist, so tritt der Tod sofort oder erst später durch eine infolge Verstopfung der Harnkanälchen mit Hämoglobinschollen aufgetretene Anurie ein. Viel harmloser und von hämolytischen Reaktionen scharf zu trennen sind die auch bei Transfusionen von gruppengleichem Blut meist nach $^1/_2$ bis 1 Stunde auftretenden Reaktionen, die sich in Form von Frösteln bis Schüttelfrost, Temperaturanstieg und Übelkeit äußern können. Als Ursache werden einerseits bakterielle Verunreinigungen, anderseits eine besondere, für den Empfänger nicht ganz verträgliche Kolloidstruktur der übertragenen Eiweißkörper angesehen. Die dritte Gruppe der Transfusionsstörungen sind allergische Zwischenfälle, die wohl durch Übertragung von Allergenen im Spenderblut hervorgerufen werden. Bei entsprechender Disposition des Empfängers kann es einige Zeit nach der Transfusion zu QUINCKE-Ödem oder zu generalisierter Urtikaria kommen. Über den homologen Serumikterus s. S. 283.

Rhesus-Faktor.

Es ist seit langem bekannt, daß es manchmal trotz exakter Bestimmung der Blutgruppen zu ungeklärten Zwischenfällen bei Transfusionen kommt, bzw. daß sich in seltenen Fällen bei gekreuztem Testversuch blutgruppengleiches Blut als unverträglich erweisen kann.

Wieder war es LANDSTEINER, der mit seinem Mitarbeiter WIENER durch seine im Jahre 1940 veröffentlichten Beobachtungen Licht in diese Verhältnisse gebracht hat. Die beiden Autoren immunisierten Meerschweinchen durch intraperitoneale Injektionen von Macacus rhesus-Erythrozyten und brachten das Meerschweinchenserum mit menschlichen Erythrozyten (von Angehörigen der weißen Rasse New Yorks) zusammen. Dabei ergab sich, daß die Erythrozyten in 85% der Fälle durch das Serum agglutiniert wurden. Nach dem Versuchstier, das zur Immunisierung der Meerschweinchen verwendet worden war, nannten die Autoren den in menschlichen Erythrozyten in 85% der Fälle vorkommenden Faktor „Rhesus-Faktor" oder „Rh-Faktor"; die Individuen wurden als Rh-positiv bezeichnet. Die restlichen 15%, die keine Agglutination zeigten und die anscheinend den entsprechenden Faktor nicht enthielten, wurden als Rh-negativ angesehen. Es handelt sich also bei dieser Versuchsanordnung um eine sogenannte heterogenetische Antikörperbildung.

Nun ist es aber möglich, daß unter bestimmten Umständen im menschlichen Organismus Anti-Rh-Körper gebildet werden, wenn Rh-negativen Menschen parenteral Rh-Faktor enthaltende Erythrozyten einverleibt werden. Im Gegensatz zu der oben erwähnten heterogenetischen Antikörperbildung LANDSTEINERS und WIENERS handelt es sich dabei um homolog entstandene Isoagglutinine. Bei weiterer Untersuchung menschlicher Anti-Rh-Sera bezüglich ihrer Agglutinationseigenschaft gegenüber menschlichen Erythrozyten ergaben sich eigenartige Unterschiede. Es gab Sera, die mit 85% der Bevölkerung, und Sera, die mit nur 70% bzw. 30% der Bevölkerung positiv reagierten. Dementsprechend wurden die Sera mit den größten antigenen Eigenschaften (85%), deren Agglutinationsbereich sich mit den durch Immunisierung mit Macacus rhesus-Erythrozyten bei Meerschweinchen gewonnenen Sera deckt, als Anti-Rh⁰ und die beiden anderen als Anti-Rh′ bzw. als Anti-Rh″ bezeichnet. Rückschließend wurde daher auch angenommen, daß es unter den Rh-positiven Menschen ebenfalls drei Gruppen geben muß, die mit Rh⁰, Rh′ und Rh″ bezeichnet werden.

Die praktische Bedeutung der bisher beschriebenen Tatsachen liegt in der Erkenntnis, daß unter bestimmten Umständen eine Sensibilisierung eines Rh-negativen Individuums gegen ein Rh-positives Blut möglich ist. Vor allem bei dem bisher nicht ganz geklärten Krankheitsbild des Morbus haemolyticus neonatorum hat sich nach entsprechender Untersuchung herausgestellt, daß die Mutter Rh-negativ, der Vater und das Kind Rh-positiv waren. Man stellt sich heute vor, daß durch die Anwesenheit des vom Vater ererbten kindlichen Rh-Faktors im Rh-negativen Organismus der Graviden dieser Rh-Antikörper bildet, die von der Mutter diaplazentar auf das Kind übergehen und bei diesem eine Hämolyse hervorrufen. Die Tatsache, daß die Kinder, die an einer Krankheit des Formenkreises Morbus haemolyticus neonatorum erkranken, nie Erst-, sondern Spätergeborene sind, wird so erklärt, daß anscheinend die Menge der fötalen Antigene, die während einer Schwangerschaft die Plazenta passieren, zu gering ist, um eine ausgiebige Rh-Antikörperbildung auf Seiten der Mutter zu bewirken. Erst bei wiederholten Schwangerschaften kommt es durch die oben geschilderten Verhältnisse zu einer ausreichenden Reaktion und damit zur Krankheit.

Wenn man nun für die seltenen Zwischenfälle bei Transfusionen ähnliche Überlegungen anstellt, so müßten eigentlich bei 15% Rh-negativen Individuen viel häufiger Zwischenfälle vorkommen als dies praktisch der Fall ist. WIENER erklärt dies dadurch, daß nur ein Vierzigstel der Rh-negativen Individuen imstande ist, genügend Antikörper zu bilden. Außerdem ist zu einer Antikörperbildung eine gewisse Zeit notwendig, daher können nur bei wiederholten Transfusionen desselben Individuums sich für dieses bezüglich des Rh-Faktors ungünstige Konstellationen ergeben.

II. Erkrankungen des leukozytären Systems.

A. Allgemeine Vorbemerkungen.

1. Abstammung und Einteilung der weißen Blutkörperchen.

Aus dem mittleren Keimblatt entwickelt sich das Mesenchym, die Stammzellen des Bindegewebes, der Knochen und Muskeln und eines relativ undifferenzierten Gewebes, welches den Mutterboden des blutbildenden Systems darstellt. Dieser Mutterboden findet sich im Embryo vorerst fast ubiquitär, später beschränkt er sich auf bestimmte Organe, vor allem die Leber, welche bis über die Mitte der Embryonalzeit die Blutbildung beherrscht, später auch auf die Milz, welche aber niemals die Führung übernimmt und deren erythropoietische Funktion nach einigen Monaten erlischt, schließlich auch auf das gesamte Knochenmark. Die postembryonale Blutbildung vollzieht sich unter physiologischen Verhältnissen ausschließlich im Knochenmark, in Milz und Lymphknoten; unter pathologischen Verhältnissen können früher blutbildende Organe reaktiviert werden (extramedulläre Blutbildung s. S. 482). Der Mutterboden des hämopoietischen Gewebes, der ursprünglich aus einem undifferenzierten Netzwerk besteht, hat sich im Lauf der Entwicklung in verschiedenartige Zellen gewandelt, und zwar in Bindegewebszellen, in Retikulum- und Endothelzellen, die einen Teil des Retikulo-Endothelsystems im weiteren Sinne des Wortes darstellen, und schließlich in Zellen, die ihren primitiven Charakter beibehalten haben und welche die Stammzellen der verschiedenen Blutkörperchen, der roten und weißen, darstellen. Diese Urblutzelle ist morphologisch noch wenig determiniert und erscheint in der Literatur unter verschiedensten Bezeichnungen: Hämatoblast, Hämatogonie, Hämohistioblast (FERRATA), Leukoblast oder Lymphoidocyt (PAPPENHEIM), Polyblast (MAXIMOW); die „lymphoide Retikulumzelle", die wir in einer Menge von etwa 3% aller Zellen im normalen Knochenmarksausstrich finden, ist entweder als Urblutzelle zu betrachten oder sie steht dieser zumindest sehr nahe (s. S. 558). Die Mehrzahl der Autoren nimmt an, daß diese ersten Zellen in der Entwicklungsreihe der blutbildenden Zellen omnipotent sind, das heißt, daß aus ihnen noch alle Arten der Blutelemente entstehen können, daß zumindest aus diesen Stammzellen im Knochenmark sowohl Granulozyten wie rote Blutkörperchen und Blutplättchen hervorgingen. Nach einer weiteren Fortbildung dieser Urzelle zur nächsten Entwicklungsstufe haben wir aber Mutterzellen vor uns, die bereits streng determiniert sind und die bei weiterer Fortentwicklung zwangsläufig die Richtung zu bestimmten Blutelementen einhalten: diese Mutterzellen sind im Knochenmark, welches sich im Anschluß an die Blutgefäße entwickelt hat, der Myeloblast, die Stammzelle der Granulozyten, ferner der Proerythroblast, die Stammzelle der roten Blutkörperchen und der Megakaryoblast, die Stammzelle der Megakaryozyten bzw. der Blutplättchen. Im lymphatischen System, welches im Anschluß an die Lymphgefäßentwicklung aufgetreten ist, ist der Lymphoblast die entsprechende Mutterzelle der Lymphozyten. Myeloblasten, Proerythroblasten, Megakaryoblasten und Lymphoblasten oder auch reifere Abkömmlinge von ihnen gehen also nicht mehr ineinander über; wenn wir von der unter pathologischen Verhältnissen auftretenden metaplastischen Bildung von myeloischen, erythropoietischen oder lymphatischen Geweben bzw. von myeloischer Metaplasie (extramedullärer Myelopoiese) und lymphatischer Metaplasie absehen, bei welchen wahrscheinlich aus ruhenden primitiven Mesenchymzellen, Überresten der ubiquitären Blutzellbildung, Blutelemente auch außerhalb des Knochenmarkes und der Lymphdrüsen wieder entstehen, können Granulozyten nur aus Myeloblasten, rote Blutkörperchen nur aus Proerythroblasten, Plättchen nur aus Megakaryoblasten im Knochenmark und Lymphozyten nur aus Lymphoblasten in den lymphatischen Geweben hervorgehen. Im reifen Knochenmark finden wir gleichzeitig die Retikulumzellen und die Mutterzellen (Myeloblast, Proerythroblast und Megakaryoblast) mit allen ihren Abkömmlingen, im Lymphgewebe die Retikulumzellen und die Lymphoblasten mit der Entwicklungsreihe bis zum reifen Lymphozyten. In das periphere Blut werden aus dem Knochenmark nur die reifen Zellen, nämlich die roten Blutkörperchen, die Granulozyten und Plättchen, aus dem lymphatischen Gewebe die reifen Lymphozyten ausgeschwemmt.

Die bisherige Darstellung entspricht der Auffassung, daß zwei Arten blutbildenden Gewebes, das myeloische und das lymphatische, und zwei Arten von weißen Blutkörperchen, die myeloischen und die lymphatischen Elemente zu unterscheiden sind, eine Auffassung, die dem von NÄGELI inaugurierten Dualismus in der Blutlehre entspricht. Die Monozyten sind hier als selbständige Zellart nicht berücksichtigt, sie werden hier als Abkömmlinge des myeloischen Systems gedeutet. Die moderne Hämatologie neigt aber immer mehr einem Trialismus zu, welcher drei streng zu unterscheidende Blutelemente, die Granulozyten, die Lymphozyten und die Monozyten postuliert, wobei die letzteren vom myeloischen System scharf differenziert und als direkte Abkömmlinge des Retikuloendothelsystems aufgefaßt werden. Nach diesem heute von der Mehrzahl der Autoren anerkannten Trialismus hätten wir unter den weißen Blutzellen scharf zu unterscheiden:

1. Die myeloischen Zellen (Granulozyten, Leukozyten im engeren Sinne des Wortes, und zwar die Myeloblasten, Promyelozyten, Metamyelozyten, stabkernigen und reifen Leukozyten) aus dem myeloischen Gewebe im Knochenmark;

2. Lymphozyten vom Lymphoblasten bis zum reifen Lymphozyten aus dem lymphatischen Gewebe in den lymphatischen Organen, vor allem Thymus, Milz und Lymphknoten;

3. Monozyten aus bestimmten Anteilen des Retikuloendothelsystems.

Unter besonderen pathologischen Verhältnissen werden aus Knochenmark und Retikuloendothelsystem noch Plasmazellen und weiter differenzierte Retikuloendothelien ausgeschwemmt, Zellarten, auf deren Entstehen näher eingegangen werden wird. Es ergibt sich somit nebenstehendes Schema der weißen Blutkörperchen unter physiologischen Verhältnissen im peripheren Blut und ihrer Stammzellen in den hämopoietischen Organen.

Man darf sich nicht vorstellen, daß jede reife Blutzelle, die wir antreffen, sich unmittelbar aus den Stammzellen entwickelt hat, bzw. daß etwa die Myeloblasten es sind, die sich dauernd vermehren. Alles spricht vielmehr dafür, daß die Vermehrung der Zellen in reiferen Elementen vor sich geht, im Knochenmark in den Promyelozyten und Myelozyten bzw. in den Makro- und Normoblasten; man sieht Kernteilungsfiguren in diesen Zellen viel häufiger, auch ist die Zahl der Myeloblasten und Proerythroblasten in der Regel viel geringer als die der reiferen

	Plättchen (aus Knochenmark)	Myeloische Zellen (aus Knochenmark)			Lymphatische Zellen (aus den lymphatischen Geweben in Lymphdrüsen, Milz, Thymus, Lymphfollikel)	Retikuloendotheliale Zellen (aus Knochenmark, Milz, Lymphdrüsen usw.)
Unreife Zellen der hämopoietischen Organe	*Megakaryoblast*	*Myeloblast*			*Lymphoblast*	
		Promyelozyt				Plasmazellen Retikuloendothelzellen
		Neutrophile Myelozyten	Eosinophile *Myelozyten*	Basophile Myelozyten		
	Megakaryozyten	Neutrophile Metamyelozyten	Eosinophile *Metamyelozyten*	Basophile Metamyelozyten		
Reife Zellen des peripheren Blutes	Plättchen	Neutrophile Stabkernige	Eosinophile *Stabkernige*	Basophile Stabkernige	Lymphozyten	Monozyten
		Neutrophile Polymorphkernige	Eosinophile *Polymorphkernige*	Basophile Polymorphkernige		
	Plättchen	Granulozyten			Lymphozyten	Monozyten

Zellen. Myeloblasten, Proerythroblasten und wahrscheinlich auch Lymphoblasten stehen sozusagen in der Reserve und werden nur in Notzeiten zur Zellbildung herangezogen.

2. Einzelne Leukozytenarten. Ihre Morphologie.

Wie schon aus den vorstehenden Ausführungen zu ersehen ist, herrscht in der
Nomenklatur der weißen Blutkörperchen Verwirrung. Die Bezeichnung „Leukozyt" wird bald für alle weißen Blutzellen, bald nur für die myeloischen Zellen, im
Gegensatz zu den Lymphozyten und Monozyten, verwendet. Die Bezeichnungen
sind vielfach auch unrichtig, der Myeloblast, die ungranulierte Stammzelle der
granulierten myeloischen Zellreihe, wird auch unter die Granulozyten gerechnet,
und unter Monozyten oder „Mononukleären" versteht man nur eine bestimmte
Gruppe von Blutelementen, obzwar auch andere nur einen Kern besitzen, wie
z. B. die Stammzellen. Alle Versuche einer einheitlichen und sinngemäßen
Namensgebung sind gescheitert und sie werden immer wieder scheitern, da die
alten Nomenklaturen durch alte Tradition geschützt sind.

a) Granulozyten (Leukozyten).

Die Granulozyten geben die *Oxydasereaktion* (WINKLER und SCHULTZE); eine
Ausnahme kann nur der Myeloblast machen (s. unten). Die Zellen der lymphatischen Reihe geben die Reaktion niemals, die Monozyten sind auch oxydasepositiv. Mit der Oxydasereaktion weisen wir die Indophenolblausynthese nach,
die als Fermentwirkung durch ein Oxydaseferment aufgefaßt wird. Die Reaktion
wird folgendermaßen angestellt: Fixation des Blutausstriches in einer Flüssigkeit,
bereitet aus 40% Formol und Alkohol absolut. a̅a̅ durch 5 Minuten. Zur Färbung
werden folgende Lösungen vorbereitet: 1. 1%ige wässerige Dimethylparaphenylen-
diaminlösung. 2. 1%ige Lösung von α-Naphthol, die nach folgender Vorschrift
vorbereitet wird: unter allmählichem Erhitzen wird 1 g α-Naphthol in 80 ccm
dest. Wasser unter Zusatz von 20 ccm n/10 Natronlauge gelöst. Nach dem
Erkalten ist die durch Ausfällen von α-Naphtholkristallen getrübte Lösung
verwendungsbereit. Beide Lösungen sind nur mehrere Wochen haltbar und
werden am besten immer frisch bereitet. Die Färbung geschieht mit einem frisch
zubereiteten Gemisch aus gleichen Teilen der Lösungen. Die Blutausstriche
werden in die Farblösungen hineingelegt. Färbedauer 1 bis 3 Minuten. Kontrast-
färbung mit stark verdünnter 1%iger Fuchsinlösung. Das Präparat wird ohne
Spülung feucht mit einem Deckgläschen bedeckt und mikroskopiert. Bei positiver Reaktion finden sich im Protoplasma der Zellen zahlreiche tiefdunkelblaue
Körnchen. Hinsichtlich der Modifikationen der Reaktion siehe die Lehrbücher
der Hämatologie.

Der *Myeloblast* (Abb. 43 a, a_1, a_2), die Stammzelle der Granulozyten, ist eine
noch ungranulierte Zelle mit allen Zeichen der Unreife. Er ist von einem Proerythroblasten oder Lymphoblasten nicht sicher zu unterscheiden; die Oxydasereaktion, die bei allen Granulozyten positiv ausfällt, kann eine Differenzierung
möglich machen, sie ist aber gerade im Myeloblasten, der noch nicht die geringste
weitere Differenzierung zeigt, oft negativ. Der Myeloblast hat einen Durchmesser von etwa 12 bis 16 μ. Es gibt, insbesondere unter pathologischen Verhältnissen, viel kleinere Formen, sogenannte *Mikromyeloblasten*; abnorm große
Formen sind auch unter pathologischen Verhältnissen meist anzutreffen. Die
Kernplasmarelation ist für das Protoplasma ungünstig; der Kern ist sehr groß
und nur ein schmaler Saum Protoplasma umgibt ihn. Der Kern besteht aus
einem gleichförmigen, feinen, netzigen Chromatingerüst, welches einen Nukleolus

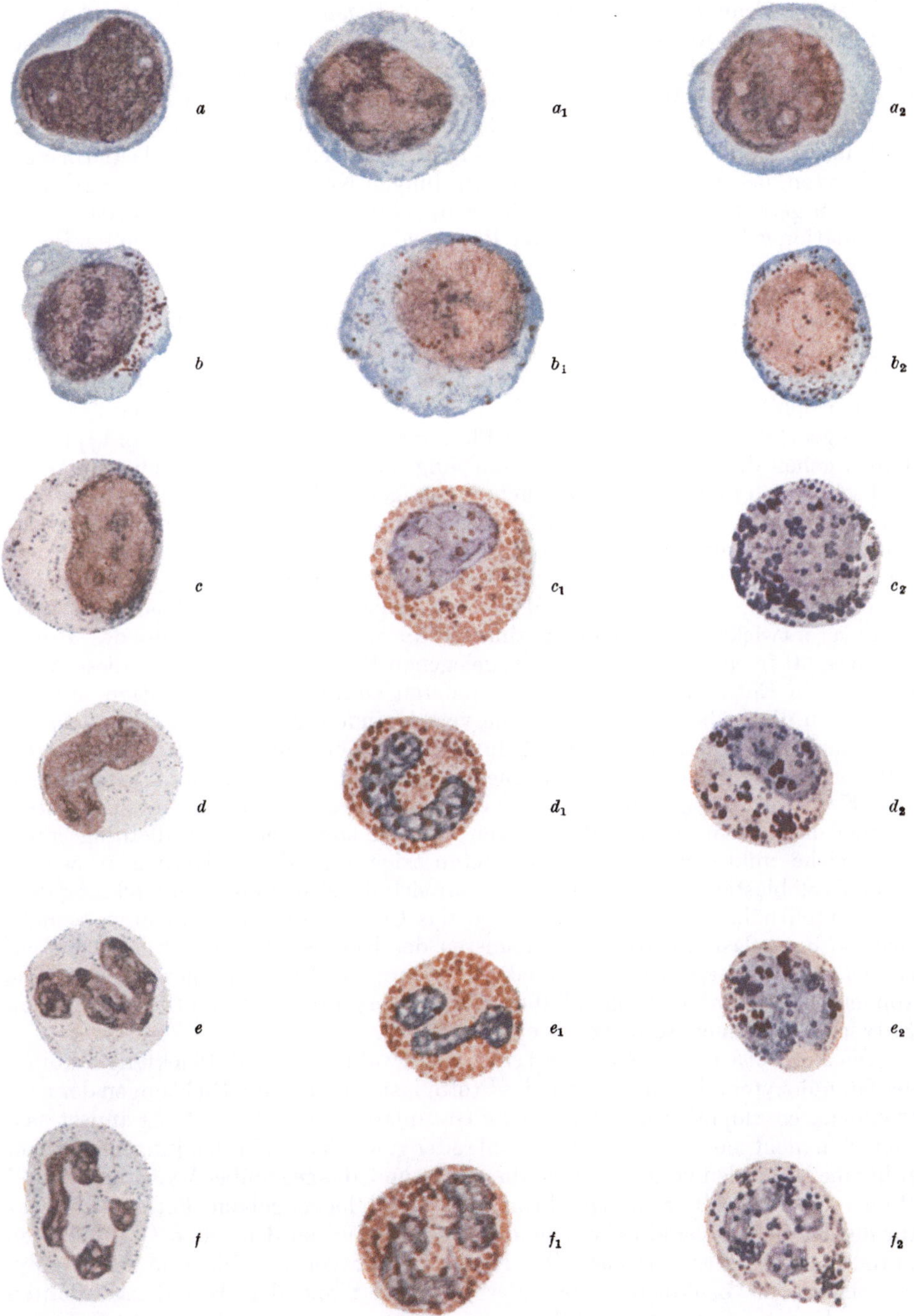

Abb. 43. Entwicklungsreihe der Granulozyten (Leukozyten). 1. Spalte: Neutrophile, 2. Spalte: Eosinophile, 3. Spalte: Basophile. Reihe *a* Myeloblasten, Reihe *b* Promyelozyten, Reihe *c* Myelozyten, Reihe *d* Metamyelozyten, Reihe *e* Stabkernige, Reihe *f* Segmentkernige (nach HEILMEYER).

oder mehrere Nukleolen beherbergt. Das Protoplasma ist stark basisch, im GIEMSA-Präparat also tiefdunkelblau; es ist meist nicht völlig homogen, es läßt eine leichte Schummerung erkennen, Granulationen fehlen in der Regel völlig. Das Protoplasma umgibt den Kern nicht immer gleichförmig, es zeigt an einer oder mehreren Stellen oft eine hernienartige Vorwölbung (wie in Abb. 43 *b*). Über pathologische Myeloblasten, sogenannte Paramyeloblasten s. S. 537.

Der *Promyelozyt* (Abb. 43 *b*, *b*₁, *b*₂), der meist größer ist als der Myeloblast, umfaßt nach unserer Darstellung alle Zellen der Entwicklungsreihe vom Myeloblasten bis zum Myelozyten, der durch einen noch runden jungen Kern, gleichzeitig aber auch ein völlig ausgereiftes Protoplasma mit neutrophiler, eosinophiler oder basophiler Granulation gekennzeichnet ist. Der Promyelozyt muß demnach durch ein Protoplasma gekennzeichnet sein, welches alle Übergänge von der ungranulierten tiefbasischen GIEMSA-blauen Färbung bis zur reifen neutrophilen, eosinophilen oder basophilen Granulierung auf normalem Grunde erkennen läßt. Der Promyelozyt erhält noch dadurch eine besondere und auffällige Note, daß sich bei langsam aufhellendem und entfärbendem Protoplasma allmählich eine junge Granulation, die azurophile Granulierung (Körnelung) zeigt, die im Myelozyten der ganz anders gearteten reifen Granulierung Platz macht. In der Regel und in typischen Fällen gehen die Abnahme der Blaufärbung und das erst in spärlichen Granulis und schließlich in zahlreichen Elementen erfolgende Auftreten azurophiler Granulierung parallel, es kann aber auch ein noch stark basisches Protoplasma bereits mit zahlreichen jungen Granulis erfüllt sein. Diese Zellen unterscheiden sich von einem Myeloblasten nur durch die Granulierung; finden sich erst vereinzelte kleine Granula, so besteht zum Myeloblasten kaum ein Unterschied. Die Azurgranula entwickeln sich vorerst zumeist an umschriebener Stelle des Protoplasmas, oft in einem dem Kern nahe gelegenen Bezirk. Die Frage, ob diese Azurgranula ein Entwicklungsstadium der reiferen Granulozytengranulation sind, ob sie also in diese übergehen oder ob sie verschwinden, um der reifen Granulation Platz zu machen, was uns wahrscheinlicher erscheint, da man oft beide Granulationen in der gleichen Zelle nebeneinander sieht, ist noch nicht entschieden. Der Kern der Promyelozyten zeigt eine langsame Ausreifung durch Dichterwerden des Chromatins; in den jungen Formen kann der Kern allerdings noch der gleiche nukleolenhaltige, große, feinnetzige jugendliche Kern sein, wie er beim Myeloblasten beschrieben ist, je mehr sich die Zelle in der Entwicklung dem Myelozyten nähert, um so dichter wird das Chromatin, um so mehr verschiebt sich die Kernplasmarelation zu ungunsten des Kernes, der aber immer noch ein runder, junger, „saftiger" Kern bleibt. Die Kerne sind nicht immer kreisrund, sie können leichte Einbuchtungen haben. Der Promyelozyt und sämtliche folgenden Entwicklungsformen sind oxydasepositiv.

Die *Myelozyten* (Abb. 43 *c*, *c*₁, *c*₂) sind, wie erwähnt, jenes Entwicklungsstadium der Granulozytenreihe, in welchen das Protoplasma in den drei Richtungen der neutrophilen, eosinophilen und basophilen Granulation ausgereift ist; es ändert sich weiterhin nicht mehr. Der Kern ist wohl reifer geworden als in den jüngeren Zellen, er hat die Nukleolen verloren, er ist aber noch rund, das gegenüber Myeloblasten und Promyelozyten gröbere balkige Chromatin ist noch locker gebaut. Form und Struktur des Kernes also sind es, welche den Myelozyten von den reifen Granulozyten unterscheiden, es ist nur mehr der Kern, welcher von hier bis zum reifen polymorphkernigen Leukozyten Veränderungen im Sinne der Ausreifung erfahren kann. Es ist naturgemäß Willkür, aus der stetigen Entwicklungsreihe ein bestimmtes Stadium herauszugreifen und mit speziellen Namen zu belegen, der sehr junge Promyelozyt mit noch stark basischem Protoplasma und vereinzelter azurophiler Granulierung, der dem Myeloblasten noch sehr nahesteht, wie der fast ausgereifte mit noch leicht bläulichem Protoplasma oder mit vereinzelten azurophilen Granulis, der fast als reifer Myelozyt angesprochen werden könnte, sind ebensowohl determinierte Stadien; die Gruppen der Promyelozyten, Myelozyten und Metamyelozyten, die anschließend besprochen werden sollen, haben ja fließende Übergänge und werden von vielen Autoren summarisch als Myelozyten bezeichnet. Die Nomenklatur wird übrigens nicht einheitlich gehandhabt, manche rechnen Promyelozyten, die nur mehr durch eine leichte basische Grundtingierung des Protoplasmas als solche bezeichnet werden können, schon zu den Myelozyten. Daher kommt es auch, daß die Prozentzahlen der einzelnen Formen im Myelogramm (s. S. 496) so verschieden angegeben werden.

Der *Metamyelozyt* (Abb. 43 d, d_1, d_2) entsteht aus dem Myelozyten durch die Einbuchtung des Kernes; die Einbuchtung geht hier noch nicht über die Mitte des Kernes. Diese Zellen werden von manchen Autoren auch als „Jugendliche" bezeichnet, ein Name, der wohl deshalb angreifbar ist, weil schließlich alle nicht ausgereiften Zellen als jugendliche bezeichnet werden können. Die Metamyelozyten unterteilen sich naturgemäß, wie alle Zellen nach den Myelozyten in neutrophile, eosinophile und basophile Formen. Der Kern des Metamyelozyten ist wieder etwas gröber strukturiert als der des Myelozyten.

Der *(Regenerativ-) Stabkernige* (Abb. 43 e, e_1, e_2) zeigt im Kern insofern eine Weiterreifung, als die Einbuchtung über die Mitte gedrungen ist und der Kern eine längliche, wurstförmige Gestalt angenommen hat. Seine Kontur kann dort und da leichte Dellen und leichte Einschnürungen erkennen lassen, jedenfalls ist er aber noch einheitlich und läßt Unterteilungen in Segmente oder Kernabschnitte, die mit Brücken verbunden sind, nicht oder nicht deutlich erkennen. Die Chromatinstruktur des Stabkernigen ist im Vergleich zum Myelozyten und den übrigen Vorstufen wesentlich pyknotischer, dichter, bei Färbung dunkler geworden, er ist aber noch weit lockerer gebaut als der des reifen polymorphkernigen Leukozyten. Es muß dies deshalb besonders unterstrichen werden, weil es im Blutbild auf die Erfassung der Stabkernigen oft ankommt (s. Linksverschiebung S. 498) und Stabkernige, die die im Vergleich zur reifen Zelle viel lockerere Kernstruktur nicht zeigen, hier nicht mitgerechnet werden dürfen. Es gibt nämlich auch „Neutrophile Polymorphkernige", bei welchen eine Unterteilung in mehrere Kernsegmente ausbleibt und bei welchen sich die Vollreife des Kernes nur in einer starken Pyknose des Kernes dokumentiert (Degenerativ-Stabkernige V. SCHILLINGS). Bei der PELGER-HUETschen Kernanomalie, bei welcher eine große Anzahl der Polymorphkernigen die normale Unterteilung des Kernes vermissen läßt, soll auf diese Verhältnisse nochmals zurückgekommen werden. Wieder unterscheiden wir neutrophile, eosinophile und basophile Stabkernige.

Der reife Granulozyt, *polymorphkernige Leukozyt* (der *Polymorphkernige*, der *Segmentkernige*) (Abb. 43 f f_1, f_2) entsteht schließlich durch die Unterteilung des stabförmigen Kernes in mehrere, zwei bis fünf Segmente; die einzelnen Segmente, die bald mehr rundlich, bald mehr länglich gestaltet sind, bleiben durch dünne Brücken miteinander verbunden. Die Unterteilung des zweifach Segmentierten zum drei-, vier- und fünffach Segmentierten bedeutet ebenfalls einen Reifungs- oder Alterungsvorgang. ARNETH, der die Bedeutung der Kernform und der schließlichen Segmentierung als Unterscheidungsmerkmal der Granulozyten vom Myelozyten bis zur vollausgereiften Zelle als erster erkannt hatte, hat eine Einteilung der Leukozyten auch nach Art und Zahl der Segmente getroffen, eine Einteilung, die wohl allgemein Anerkennung, in der Klinik in dieser komplizierten Form aber kaum Eingang gefunden hat. SCHILLING hat die Einteilung der im Protoplasma reifen Granulozyten auf die heute übliche Form gebracht, in welcher nur Myelozyten, Metamyelozyten, Stab- und Segmentkernige unterschieden werden. Eine

Übersegmentierung der Polymorphkernigen in dem Sinne, daß sich eine abnorm große Anzahl von vier bis fünf Segmentkernigen findet, ist selten (s. Morbus Biermer S. 424). Die Unterteilung des Kernes in zwei bis fünf Segmente gilt nur für den neutrophilen Leukozyten, beim eosinophilen und basophilen haben die Kerne ihre Eigentümlichkeit, auf die unten zurückgekommen wird.

Die *neutrophilen polymorphkernigen Leukozyten* sind in ihrem Protoplasma leicht azidophil, bei GIEMSA-Färbung leicht rötlich gefärbt. Das Protoplasma ist von einer dichten, feinen neutrophilen Granulation erfüllt, die eine schmutzig-violette bis rotviolette Färbung zeigt; die Granula liegen in der Peripherie der Zellen dichter als in den zentralen Partien. Es kommt bei mangelhafter Färbetechnik häufig vor, daß die Granulation kaum oder überhaupt nicht zu sehen ist.

Die *eosinophilen polymorphkernigen Leukozyten* haben in der Regel einen zweifach segmentierten Kern, zwei annähernd gleich große Segmente sind durch eine Brücke verbunden, Mehrfachsegmentierungen sind selten. Das Protoplasma ist meist leicht basisch, da es aber fast völlig mit den eosinophilen Granulis ausgefüllt ist, ist das Protoplasma meist nicht zu sehen. Die Vollanfüllung des Protoplasmas ist für die eosinophilen Zellen recht charakteristisch. Die Granula sind durch ihre Größe und ihr starkes Lichtbrechungsvermögen von anderen Granulis leicht, auch im ungefärbten Präparat, zu unterscheiden. Die Granula geben Oxydasereaktion. Die Granula bestehen aus einem Eiweiß-Lipoid-Gemisch, das reichlich Eisen und Phosphor enthält. Die CHARCOT-LEYDENschen Kristalle stammen aus einer von den eosinophilen Zellen abgegebenen Substanz ab. Es ist zu betonen, daß die eosinophilen Granula sich nicht nur in Myelozyten, sondern auch in Polymorphkernigen oft nicht rot, sondern blau anfärben. Nach der Farbe dürfen eosinophile und basophile Granula also nicht unterschieden werden!

Die *basophilen polymorphkernigen Leukozyten*, auch *Mastzellen* genannt, sind meist etwas kleiner als die Neutrophilen. Der Kern läßt eine deutliche Segmentierung zumeist vermissen, er zeigt eine unregelmäßige Lappenform mit mehreren Einkerbungen, der Kern ist heller als der anderer Leukozyten, sein Rand ist meist unscharf. Das Protoplasma ist leicht oxyphil und von groben, unregelmäßig gestalteten, ungleich großen, klumpigen, dunkelblau bis blauvioletten, fast schwarzen Granulis mehr oder weniger erfüllt. Da die basophilen Granula wasserlöslich sind, werden sie häufig ausgewaschen, man sieht statt ihrer Vakuolen, sogenannte „leere Mastzellen"; der Kern und die Vakuolen sind so charakteristisch, daß die Zelle auch ohne Granula leicht erkannt wird. Die Zellen geben deutliche Oxydasereaktion.

Die neutrophilen Leukozyten können, meist bei Infektionskrankheiten, Degenerationszeichen aufweisen. Auf die eigenartige Verplumpung des stark pyknotischen Kernes zum degenerativ Stabkernigen wurde oben bereits hingewiesen. Es kann ferner das Protoplasma diffus oder an umschriebener Stelle eine Basophilie aufweisen; die umschriebenen basophilen Bezirke imponieren als „Einschlüsse", sie wurden zuerst beim Scharlach von DOEHLE beschrieben („DOEHLEsche Körperchen" s. Bd. III). Nicht selten sind auch Vakuolen. Das häufigste Degenerationszeichen ist die sogenannte *„toxische Granulation"*, die durch Resorption pathologischer Substanzen aus Entzündungsherden und Speicherung derselben zustande kommen dürfte. Man findet sie besonders deutlich bei Pneumonien, bei Infektionskrankheiten der Kinder. Die toxische Granulation zeichnet sich durch eine größere, gröbere und stark basophile Granulation aus.

Der toxischen Granulation ähnlich, von dieser aber durchaus wesensverschieden ist die ALDERsche *konstitutionelle Granulationsanomalie der Leukozyten*. Es handelt sich hier wahrscheinlich um eine harmlose vererbliche Anomalie. Alle Neutrophilen zeigen eine sehr dunkle grobe Granulierung, die Kern und Protoplasma überdeckt. Eosinophile und Basophile haben eine sehr ähnliche, kaum unterscheidbare große, grobe, rundliche Granulation. Auch in einigen Lymphozyten und Monozyten können sich einzelne derartige plumpe basophile Körner finden. Die Granulation ist ausgesprochen basophil.

Die PELGER-HUETsche *Kernanomalie der Leukozyten* ist ebenfalls eine harmlose erbliche Erscheinung. Die Anomalie besteht darin, daß ein großer Teil der neutrophilen Leukozytenkerne unsegmentiert bleibt. Im Differentialblutbild erscheint also eine starke Linksverschiebung mit reichlichen Stabkernigen. Wenn eine Segmentierung des Kernes überhaupt auftritt, so kommt es meist nur zur Bildung von zwei, selten zu mehreren Segmenten. Zum Unterschied von echten Stabkernigen zeigt dieser Kern nicht die jugendliche Struktur, sein Chromatin ist das gleiche wie das normaler segmentierter Zellen; auch die Eosinophilen zeigen hier einen stabförmigen Kern.

b) Lymphozyten.

Die scharfe Trennung der Lymphozyten von den übrigen weißen Blutzellen zeigt sich schon darin, daß die Blutbildungsstätten für diese und jene Elemente verschieden sind. Die Lymphozyten werden ausschließlich im lymphatischen

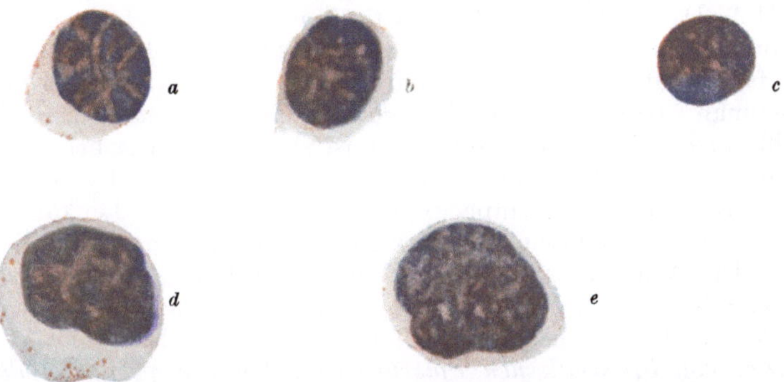

Abb. 44. Lymphozyten. *a* und *d* mit Azurgranulation, *c* nacktkerniger, *e* unreifer (nach HEILMAYER).

Gewebe, vor allem der Milz, der Lymphdrüsen und der im Organismus verstreuten Follikel, beim Kind auch im Thymus gebildet. Ob das Knochenmark vereinzelte Lymphozyten enthält, ob die im Markausstrich gefundenen Elemente tatsächlich aus dem Knochenmark oder aus beigemischtem Blut stammen, ist mit Sicherheit noch nicht entschieden. Bei leukämischer Hyperplasie findet sich wohl auch massenhaft lymphatisches junges Gewebe im Knochenmark, dieses ist aber wahrscheinlich metaplastisch aus den Retikulumzellen entstanden. Lymphozyten und ihre Vorstufen sind ausnahmslos oxydasenegativ.

Die Lymphozyten (Abb. 44) sind im allgemeinen klein, sie sind meist kaum größer als die Erythrozyten. Es gibt wohl auch größere Formen, die von manchen Autoren als jüngere Elemente betrachtet werden. Die moderne Hämatologie unterscheidet aber heute im allgemeinen zwischen großen und kleinen Lymphozyten nicht mehr.

Die Morphologie der Lymphozyten ist sehr charakteristisch, die Erkennung der Zellen macht keine Schwierigkeit. Im Gegensatz zu den Granulozyten finden sich zwischen den reifen und unreifen Formen allerdings keine in die Augen springenden Merkmale, es verlangt schon größere Übung, die Lymphozyten ihrem Alter nach zu unterscheiden. Daß sich Schwierigkeiten gegenüber der Abgrenzung zwischen großen Lymphozyten und Mononukleären ergeben können, ist auf der Hand liegend.

Die kleinen Lymphozyten haben einen relativ großen Kern, der von einem nur schmalen Saum Protoplasma umgeben ist. Der Kern liegt meist exzentrisch, er berührt oft an einer Stelle den Außenkontur der Zelle. In diesem Falle erkennt man an der gegenüberliegenden Seite oft nur eine schmale Protoplasmasichel; manchmal fehlt auch diese („nacktkernige Lymphozyten"). Die großen Lymphozyten verdanken ihre Größe weniger dem Kern als einer für das Protoplasma günstigeren Kern-Plasma-Relation. Der Kern der Lymphozyten ist rund, manchmal leicht gebuchtet, er ist meist (durch Überwiegen des Basichromatins über das Oxychromatin) sehr dunkel, bei etwas stärkerer Färbung ist die dichte Chromatinstruktur kaum mehr erkennbar. Bei entsprechender Färbung erkennt man ein grobes Chromatingerüst, welches manchmal eine Andeutung von Radspeichenstruktur zeigt, die grobe Felderung im Chromatin, die immer vorhanden ist, unterscheidet die lymphozytären Elemente von allen anderen einkernigen Elementen des weißen Blutbildes (Monozyten, Myeloblasten). Unter günstigen Umständen, oft in zerquetschten Kernen, erkennt man ein bis zwei Nukleolen. Das Protoplasma der Lymphozyten ist basisch, es färbt sich mit Giemsa lichtblau, es ist nicht homogen, sondern zeigt eine Schummerung, meist ist es in der Nähe des Kernes etwas heller, manchmal findet sich hier ein deutlicher perinukleärer Hof. Das Protoplasma beherbergt in mehr als der Hälfte der Exemplare azur-gefärbte Granula, die Azurgranula (Abb. 44 a und 44 d); diese sind bald sehr zart, fast an der Grenze der Sichtbarkeit, bald sehr grob, in der gleichen Zelle findet man zarte und grobe Granula, ihre Zahl ist meist gering, sie können meist leicht abgezählt werden, selten nur ist sie so groß wie bei Granulozyten. Die Granula finden sich sowohl in großen wie in kleinen Lymhpozyten. Sie fehlen in der Regel bei den Lymphozyten der lymphatischen Leukämien, bei den Lymphozyten der infektiösen Mononukleosen sind sie hingegen meist deutlich vorhanden. Die Azurgranula sind ein Zeichen der Reife, unreife Lymphozyten lassen sie vermissen (s. S. 527). Färbt sich das Protoplasma der Lymphozyten nach GIEMSA tiefblau, ist es also stark basisch, so spricht man von *basophiler Reizung* bzw. von *lymphatischen Plasmazellen* oder von *plasmazellulären Lymphozyten*; sie haben meist keine Azurgranula, ihre Kerne haben oft deutliche Radspeichenstruktur. Vakuolenbildung im Protoplasma kommt, wenn auch sehr selten, vor. Die Abgrenzung pathologischer Lymphozyten von Monozyten undan deren einkernigen weißen Zellen kann im Einzelfalle große Schwierigkeiten bereiten.

Die Stammzelle der Lymphozyten ist der *Lymphoblast*. Er findet sich normalerweise in den Keimzentren der Lymphfollikel, er und die Übergangsformen zum reifen Lymphozyten werden nur unter pathologischen Bedingungen in das Blut ausgeschwemmt. Der Lymphoblast unterscheidet sich in seiner Morphologie in keiner Weise von den übrigen Stammzellen, den Myeloblasten und Proerythroblasten. Da der Myeloblast die Oxydasereaktion sehr häufig auch nicht gibt, läßt sich eine Differenzierung nur aus dem Gesamtbild des Falles oder des Blutausstriches treffen. Der Lymphoblast ist durch einen großen, feinnetzigen, locker gebauten Kern mit einem oder mehreren Nukleolen charakterisiert; sein Protoplasma ist bei GIEMSA-Färbung tiefblau, es ist stark basophil und läßt jede Granulation vermissen. Die Zwischenstufen zwischen Lymphoblast und reifen Lymphozyten tragen keine speziellen Bezeichnungen, bei der Differentialzählung werden sie als unreife Lymphozyten (Abb. 44 e) bezeichnet. Die Unterscheidungsmerkmale gegen die reifen Zellen liegen einerseits in dem noch relativ locker gebauten, saftigen Kern, zum Teil in dem noch stärker basischen Protoplasma.

c) Monozyten.

Wie bei Besprechung der Abstammung der weißen Blutkörperchen erwähnt, leiten die Dualisten die Monozyten von den Myeloblasten, die Trialisten von bestimmten Zellen des Retikuloendothelsystems ab. Die Frage der Abstammung der Monozyten kann also nicht als entschieden betrachtet werden, die Mehrzahl der modernen Autoren folgt aber dem trialistischen Standpunkt. NAEGELI, der Inaugurator der dualistischen Lehre, war der Meinung, daß der Monozyt, der in seinem Bau zweifellos mit den Stammzellen weitgehende Ähnlichkeit hat, sich aus dem Myeloblasten entwickelt, daß der Myeloblast sich einerseits über den Promyelozyten zum Myelozyten bzw. Granulozyten, anderseits ohne wesentliche Veränderungen an Kern und Protoplasma zu einer reifen Blutzelle, dem Monozyten, fortentwickeln könne. Der Monozyt ginge nach dieser Ansicht einen ebenso langen Entwicklungsweg, er wäre eine ebenso reife Zelle wie die übrigen normalen weißen Zellen, er behielte nur trotz seiner Reifung eine weitgehende Ähnlichkeit mit dem Myeloblasten. Der große, lockere, feinnetzige Kern mit Kernkörperchen, das leicht basische, nicht oder nur etwas spärlich granulierte Protoplasma, seine positive Oxydasereaktion und schließlich die häufige Buchtung des Kernes ergeben auch zweifellos weitgehende morphologische Parallelen zwischen Myeloblasten und seinem angeblichen Abkömmling. Auch aus der Pathologie der Monozyten konnte NAEGELI Tatsachen anführen, die für seine Theorie zu sprechen schienen. Unter anderem gibt es Myeloblastenleukämien,

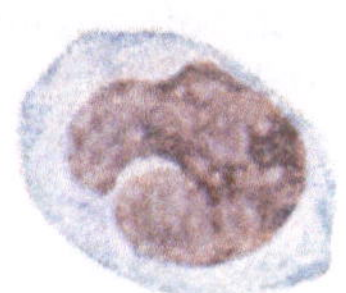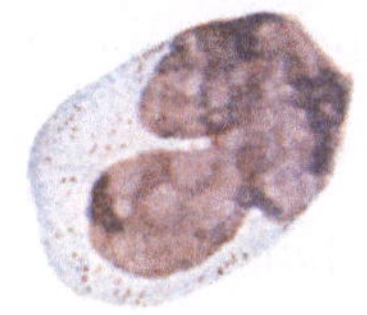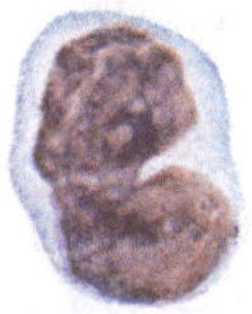

Abb. 45. Monozyten (nach HEILMEYER).

bei welchen zahlreiche monozytäre Zellen in das periphere Blut eingeschwemmt werden, die morphologisch von normalen Blutmonozyten nicht unterschieden werden können und die auf Grund der Gesamtlage des Falles doch dem Wesen nach als Myeloblasten angesprochen werden müssen. Wie wir bei der Darstellung der Monozytenleukämie aber sehen werden, besagt gerade dieses Argument nichts über die Natur und die Abstammung der normalen Blutmonozyten. Es ist damit nur gezeigt, daß bei Myeloblastenleukämien etwas atypische Myeloblasten — sie werden auch als Paramyeloblasten bezeichnet — ausgeschwemmt werden, die morphologisch den Monozyten gleichen; sie bleiben aber nach der trialistischen Lehre Myeloblasten. Die Trialisten sagen mit Recht, daß die Morphologie allein hier nicht entscheidet. Im Sinne der trialistischen Anschauung, die als erster V. SCHILLING vertrat und nach der die Monozyten von dem Retikuloendothelsystem, und zwar insbesondere von den Retikulumzellen der Lymphknoten, der Milz und der übrigen lymphatischen Gewebe, auch des Knochenmarkes, abstammen, sprechen der Umstand, daß man im Sternalpunktat typische Monozyten sehr selten findet, daß man bei myeloischen Leukämien im allgemeinen keine Vermehrung der Monozyten feststellt, was nach der dualistischen Lehre zu erwarten wäre, ferner die Tatsache, daß Monozyten des peripheren Blutes in Speicherungsversuchen nicht selten Phagozytose zeigen, und schließlich eine Reihe von Beobachtungen, die die Experimentalpathologie aufgezeigt hat. Die trialistische Lehre und damit die Lehre der Monozyten als direkte Abkömmlinge des Retikuloendothelsystems ist also wohl begründet.

Die Monozyten (Abb. 45) sind die größten Elemente des normalen Blutes, sie haben einen Durchmesser von 12 bis 20 μ. Der Kern ist locker gebaut, das Chromatin ist feinnetzig und im gefärbten Präparat, im Vergleich zu den übrigen Kernen der weißen Blutzellen sehr licht; er ist bald rund, bald etwas eingebuchtet, seltener auch stabförmig und dabei meist hufeisenförmig oder schließlich mehrfach gelappt. Die Zellen mit gebuchteten Kernen wurden seinerzeit als „Übergangszellen" bezeichnet, heute wird eine Unterscheidung zwischen rundkernigen und buchtkernigen Elementen nicht mehr gemacht. Das Protoplasma ist bei GIEMSA-Färbung leicht basophil, bläulich, es ist nicht homogen und zeigt eine Azurgranulation, die feiner und zahlreicher ist als die der Lymphozyten. Im Protoplama auch normaler Monozyten können sich gelegentlich kleine Vakuolen finden. Die Oxydasereaktion ist positiv, die schwarzen Körner sind hier aber viel feiner als in irgendwelchen anderen weißen Zellen; in manchen Monozyten fällt die Oxydasereaktion negativ aus.

Zellen, die man als Monoblasten bezeichnen könnte, erscheinen auch unter pathologischen Verhältnissen weder im peripheren Blut, noch sind sie im Knochenmark-, Lymphdrüsen- oder Milzpunktat mit Sicherheit zu erkennen. Unter pathologischen Bedingungen, wie bei der infektiösen Mononukleose, treten Elemente mit stärkerer oder stark basischer Färbung des Protoplasmas auf, die einerseits Ähnlichkeit mit Monozyten haben, anderseits von lymphatischen Plasmazellen schwer differenziert werden können. Es handelt sich hierbei offenbar um junge Entwicklungsstufen aus dem primitiven Mesenchym bzw. aus den Retikulumzellen. Diese pathologischen Monozyten sind oft oxydasenegativ. Vielfach werden atypische monozytäre Elemente, die mit Sicherheit nicht klassifiziert werden können, als Monozytoide bezeichnet.

d) Blutplasmazellen.

Die *Blutplasmazellen* (auch TÜRCK*sche Reizformen* genannt) sind durch folgende drei Merkmale gekennzeichnet: 1. Stark basisches, meist ungranuliertes Protoplasma (nur selten zeigen sie vereinzelte Azurgranula); 2. Neigung zu Vakuolenbildung; 3. meist exzentrisch gelegener runder dunkler Kern mit Rad-

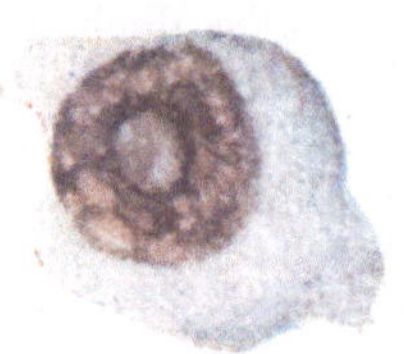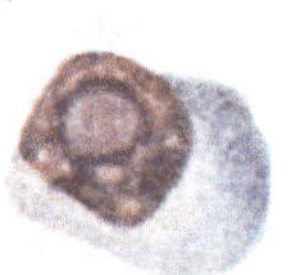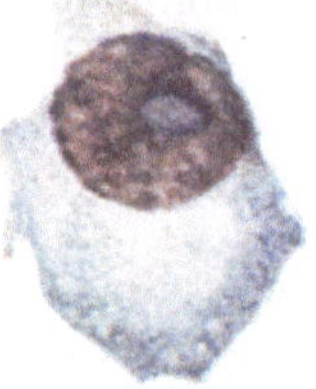

Abb. 46. Myelomzellen (nach HEILMEYER).

speichenstruktur. Die Abstammung dieser Zellen ist umstritten. Es scheint, daß wesensverschiedene Zellen unter dieser Morphologie im Blut erscheinen können, und zwar lymphozytäre Elemente, die *plasmazellulären Lymphozyten*, und die *Knochenmarksplasmazellen*, die, wie schon erwähnt, unter normalen Bedingungen nicht ausschwemmungsfähig sind. Beim PFEIFFERschen Drüsenfieber, bei den Rubeolen und anderen Infektionskrankheiten kann man im Rahmen der lymphatischen Reaktion auch zahlreiche plasmazelluläre Elemente finden und es ist wahrscheinlich gemacht worden, daß es sich hier um basophil gereizte Lymphozyten handelt. Im normalen Knochenmark finden sich auch Zellen, die ein gleichartiges Aussehen haben, sie sind im Knochenmarksausstrich in spärlichen Exemplaren regelmäßig zu finden; sie werden als „*plasmazelluläre Retikulumzellen*" bezeichnet. Es handelt sich hierbei um retikuloendotheliale Elemente, die aber nicht mehr als primitive, den undifferenzierten Mesenchymzellen nahestehende Zellen aufgefaßt werden können, sondern offenbar weitgehend differenziert und endgültig determiniert sind. Sie dürften nach dem heutigen Stand unseres Wissens mit der Bildung der Serumeiweißkörper etwas zu tun haben. Diese Knochenmarksplasmazellen sind der Ausgangspunkt der Myelome. Es wird angenommen, daß die bei diesen Tumoren im Blut auftretenden plasmazellulären Elemente Myelomzellen (Abb. 46), das heißt Knochenmarksplasmazellen sind. Sie sind im peripheren Blut manchmal in größerer Zahl zu finden (s. „Plasmazellenleukämie").

e) Retikuloendothelzellen.

Selten kann man im peripheren Blut unter pathologischen Bedingungen monozytenähnliche Elemente finden, die in der Mehrzahl eine starke Phagozytose zeigen; man kann einer Phagozytose von Detritus, von Kohle und auch von roten oder weißen Blutkörperchen begegnen. Sie können eine feine Azurgranulation haben. Ein Teil dieser Zellen hat längliche Form und ist im Protoplasma geschwänzt. Man leitet diese Zellen mit Recht vom Retikuloendothelsystem ab. Es handelt sich hierbei aber nicht um junge, undifferenzierte Elemente, sondern um ausgereifte Retikulum- oder, bei den geschwänzten Formen, um Endothelzellen; man muß sie als vollreife, nicht mehr wandlungsfähige, wahrscheinlich absterbende Elemente auffassen. Man findet sie hauptsächlich bei Infektionen, am häufigsten sind sie bei der Endocarditis lenta oder Endocarditis maligna gefunden worden. Endothelien sollen in derartigen Fällen im Blutausstrich gelegentlich besonders reichlich gefunden werden können, wenn man das Ohrläppchen vor der Blutentnahme längere Zeit kräftig reibt („Ohrläppchenmonozytose"), wodurch die geschädigten Kapillarendothelien losgelöst und in das Blut in großer Zahl, zum Teil auch in Verbänden eingeschwemmt werden sollen.

3. Funktion der weißen Blutkörperchen.

Es soll nur eine kurz zusammenfassende Darstellung dieser Frage gegeben werden, hinsichtlich der Details sei auf die Lehrbücher der Hämatologie verwiesen. Die topographische Verquickung der weißen Blutzellen mit den Zellen des Retikuloendothelsystems, ebenso wie die Abstammung jener von diesen lassen sowohl für die Leukozyten wie für die Lymphozyten und Monozyten eine enge funktionelle Verbindung erwarten. Tatsächlich haben sie eine gemeinsame Aufgabe, die Abwehr von Infekten und Intoxikationen. Hierbei sind die neutrophilen Leukozyten mit ihren Granulis, die stärkste Fermente enthalten, mit ihrer Fähigkeit zu phagozytieren, sich amöbisch zu bewegen und bakterizide humorale Stoffe zu bilden, die Elemente, die vorwiegend gegen die in den Organismus eingedrungenen Mikroorganismen gerichtet sind. Sie treten, wie V. SCHILLING es bezeichnet, in der „Kampfphase des akuten Infektes" auf den Plan. Sie können ihrer Aufgabe um so mehr gerecht werden, als sie die Fähigkeit haben, auch aus dem Blut auszuwandern und ihre Tätigkeit im Gewebe selbst zu entfalten. Unter physiologischen Verhältnissen kommt ihnen eine große Schutzwirkung für die Schleimhaut zu; sie schmelzen nekrotisches und absterbendes Gewebe ein und reinigen den Organismus von den Giftstoffen. Die Eosinophilen scheinen eine besondere Funktion zu haben, sie machen artfremdes Eiweiß und andere Substanzen unschädlich, sie sind die Zellen der Anaphylaxie und Allergie. Sie treten bei diesem Anlaß sowohl im Blut als auch im Gewebe vermehrt auf. Die spezielle Aufgabe der Basophilen ist noch nicht geklärt. Nach neuen Untersuchungen ist in den basophilen Granulis Heparin nachgewiesen worden. Auch alle Lymphozyten sind bewegungsfähige Elemente, auch sie wandern aus der Blutbahn in die Gewebe, sie sind aber nicht aggressiv, sondern bilden einen Schutzwall im kranken, entzündeten Gewebe, sie verteidigen das Gesunde. Es braucht Zeit, ehe sie heranrücken, sie finden sich vorwiegend bei chronischen Infekten. Eine wesentliche Phagozytose kommt ihnen nicht zu. In den Lymphozyten kann zum Unterschied gegenüber den Granulozyten nur ein Ferment — eine Lipase gefunden werden. Die Monozyten, die dem Makrophagensystem zugehören, dürften mit diesem gemeinsame Funktion haben; starke Reaktionen im Retikuloendothelsystem gehen auch meist mit einer Blutmonozytose einher. Die Monozyten sollen aus dem Blut auswandern und sich am Ort der Krankheit rasch ansiedeln können, wobei sie sich zu Fibroblasten umwandeln und zu den ortsansässigen Histiozyten umbilden. Sie helfen diesen den Schaden bekämpfen.

4. Normale Leukozytenzahl und das normale Differentialblutbild.

Die normale Leukozytenzahl schwankt zwischen 4000 und 11000 im Kubikzentimeter. Die Angaben in der Literatur schwanken außerordentlich. Der normale Durchschnittswert liegt zwischen 6000 und 8000 Zellen, viel niedrigere und viel höhere Zahlen in den genannten Grenzen können aber noch normal und konstitutionelle Eigenheit sein, jedenfalls dürfen sie nicht ohneweiters als pathologisch gewertet werden. Sicher ist, daß eine Leukozytenzahl von 11000 auch schon Ausdruck einer Leukozytose sein kann, nur die Gesamtkritik des Falles kann dies entscheiden. Da eine Verdauungsleukozytose heute nicht mehr anerkannt wird, muß das Blut zur Leukozytenzählung nicht nüchtern entnommen werden, wie dies seinerzeit Vorschrift war. Größere Körperanstrengungen sind vor der Blutentnahme zu vermeiden.

Das Differentialblutbild gibt die Verteilung der Leukozyten auf die verschiedenen Blutzellen wieder. Es wird so gewonnen, daß man in einem GIEMSA-Ausstrich 300 Zellen zählt und bestimmt, wie viele stabkernige Neutrophile, polymorphkernige Neutrophile, Eosinophile, Basophile, Lymphozyten, Monozyten unter diesen Zellen vorkommen. Da sich die Neutrophilen und auch die Monozyten in einem Objektträgerausstrich immer am Rand sammeln und die Lymphozyten sich mehr im Innern des Ausstriches finden, empfiehlt sich die Mäanderauszählung nach V. SCHILLING. Man geht vom Rand des Ausstriches an vier Stellen desselben, und zwar an je zwei Punkten der Längsseite in einer Mäanderlinie in den Ausstrich ein und kehrt mit dieser wieder zum Rand des Ausstriches zurück und zählt hierbei insgesamt 300 Zellen. Das Differentialblutbild unter Zugrundelegung 300 gezählter Zellen gibt im allgemeinen verläßliche Werte. Auszählungen von nur 100 Zellen sind wertlos. Zählungen von 200 Zellen geben für den ambulanten Betrieb brauchbare Grundlagen zur Beurteilung; sollen im klinischen Betrieb verläßliche Zahlen erhoben werden, die sich insbesondere auch auf die zumeist weniger vertretenen Zellen, die Eosinophilen und Basophilen, beziehen, so müssen zur Verminderung der Fehlerbreite 500 Zellen ausgezählt werden.

In den letzten zwanzig Jahren haben sich merkwürdigerweise im Differentialblutbild überraschende Veränderungen ergeben, die sich insbesondere auf die Lymphozytenzahlen beziehen. Während seinerzeit durchschnittlich 23 bis 25% Lymphozyten im normalen Blut gezählt wurden, stimmen die Angaben der Autoren darin überein, daß die Lymphozytenwerte jetzt höher liegen; die Angaben der verschiedenen Untersucher schwanken zwischen 30 und 50%. Über die Ursachen dieses Anstieges der Lymphozytenwerte ist Sicheres nicht bekannt. Auf Grund umfangreicher Untersuchungen von HEILMEYER und seiner Mitarbeiter stellt dieser Autor die folgenden Zahlen als Normalwerte auf:

Gesamtleukozytenzahl 4000 bis 11000, im Mittel 7000.

Differentialblutbild	Prozentzahlen		Absolutzahlen	
	Durchschnitt	Schwankungs-breite	Durchschnitt	Schwankungs-breite
Metamyelozyten	0 bis 1	—	—	0 bis 100
Stabkernige	2 „ 3	1 bis 10	100 bis 200	100 „ 700
Polymorphk. Neutrophile ..	52	23 „ 82	3640	1800 „ 7800
Eosinophile	2,5	1 „ 10	175	40 „ 600
Basophile	0,5	—	—	—
Lymphozyten	36	13 bis 65	2520	1300 bis 5000
Monozyten	4	1 „ 10	280	100 „ 800

Jeder erfahrene Arzt ist Fällen begegnet, in welchen er die angeführten Grenz-werte beobachtete, ohne daß das Individuum krank war. Aus Lymphozyten-werten von 65% oder auch aus Neutrophilen-Polymorphkernigen-Werten von nur 23% darf also ein krankhaftes Verhalten noch nicht angenommen werden. Frei-lich können diese Werte bereits einen Krankheitszustand anzeigen. Eine Ent-scheidung wird immer nur die Gesamtbeurteilung des Falles erlauben. In der großen Mehrzahl der Fälle werden die Durchschnittszahlen eingehalten.

Neben den Relativzahlen sind unter Umständen auch die Absolutzahlen von großer Bedeutung. Für den Typhus ist es charakteristisch, daß durch eine Ver-minderung der Neutrophilen eine niedere Gesamtleukozytenzahl mit einer relativen Lymphozytose bei normalen Absolutzahlen derselben gefunden wird, bei einer aleukämischen Lymphadenose finden wir in der Regel bei annähernd normaler Leukozytenzahl eine relative und absolute Lymphozytose. Bei be-stimmter Fragestellung sind also auch die Absolutzahlen zu berechnen und zu berücksichtigen.

Weiße Blutzellen werden neu gebildet, weiße Blutzellen gehen zugrunde, dennoch bleibt die Leukozytenzahl in gewissen Grenzen konstant. Hierfür sorgt eine uns in den Einzelheiten noch keineswegs genauer bekannte *Leukozyten-regulation*. Veränderungen der Leukozytenzahlen sind auch durch Veränderungen in der Verteilung der weißen Blutzellen in den verschiedenen Körperregionen bedingt. Ob ein splanchnoperipheres Gleichgewicht in der Leukozytenverteilung in dem Sinne besteht, daß in den inneren Organen, besonders in Leber und Milz, höhere Zahlen zu finden sind als in der Peripherie, wie behauptet wurde, ist nicht entschieden. Sicher scheint, daß es bei Schockzuständen zu einer Ver-mehrung der weißen Zellen in den inneren Organen kommt, es scheint, daß die hierbei in dieser Region auftretende Gefäßerweiterung und die dadurch be-dingte langsamere Blutströmung die Anreicherung bedingen. Es kann kaum einem Zweifel unterliegen, daß auch die Tagesschwankungen auf einer Ver-teilungsleukozytose bzw. -leukopenie beruhen; wenn die Erscheinung allerdings auch nicht regelmäßig ist, so scheint in den frühen Nachmittagsstunden die Zahl der Leukozyten häufig etwas erhöht zu sein; es ist möglich, daß dieses Phänomen richtiger als „Bewegungsleukozytose" zu deuten ist, da größere Körperanstrengungen zu einer Leukozytose führen können. Es ist durch moderne Untersuchungen unwahrscheinlich geworden, daß hierbei die seinerzeit ange-nommene, heute mehr minder abgelehnte „Verdauungsleukozytose" eine Rolle spielt. Bei Krampfanfällen, Erstickungszuständen, Schreikrämpfen der Kinder und so weiter kommt es auch wie bei körperlichen Anstrengungen, vielleicht auf dem Umweg über eine Azidose, zu einer leichten Vermehrung der weißen Blutzellen. Im Laufe der Schwangerschaft steigt ihre Zahl auch etwas an. Es sind dies physiologische Schwankungen der Leukozytenwerte, die der früher erwähnten Leukozytenregulation unterstehen. Hinsichtlich der Einzelheiten, die bei derselben mitspielen, sind wir noch wenig unterrichtet, es sei diesbezüglich auf die Lehrbücher der Physiologie verwiesen. Kein Zweifel besteht, daß das Säurebasengleichgewicht, hormonale Einflüsse, Vitamine und schließlich körpereigene Wirkstoffe, unter denen Zerfallsprodukte der Leukozyten eine wichtige Rolle spielen können, daß schließlich Wechselwirkungen zwischen Milz und Knochenmark bei dieser Regulation von Bedeutung sind, für die als übergeordnetes, das Zusammenspiel der verschiedenen Faktoren ordnendes Moment das Zentralnervensystem zu gelten hat. Daß eine zentrale Regulation besteht, geht schon aus der klinischen Tatsache hervor, daß erhöhter Sympathikotonus mit Leukozytose, Neutrophilie und Eosinopenie, erhöhter Vagotonus mit Lymphozytose und Eosinophilie einhergeht. Die Experimentalpathologie hat zahlreiche Beweise für eine zentrale Kontrolle und Regulierung des weißen Blutbildes erbracht, worauf hier nicht näher eingegangen werden kann.

5. Normales Myelogramm.

Wenn auch schon früher Knochenmarksuntersuchungen am Lebenden durch Femur-, Tibia- und Sternumtrepanationen ausgeführt worden waren, so haben sie sich doch erst nach Einführung der Sternalmarkpunktion durch Arinkin (1929) als klinische Methode eingeführt.

Technik der Knochenmarkspunktion. Nach Anästhesierung der Haut und des Periosts in der Mitte des Sternums in der Höhe des zweiten bis dritten Interkostalraumes wird die Knochenmarkspunktionsnadel mit eingelegtem Mandrin (etwa das Modell von Klima und Rosegger) bis an das Sternum eingestochen. Nach Einstellung der Nadelarretiervorrichtung auf 5 mm wird die Kortikalis durchstoßen und der Mandrin entfernt. An die Nadel wird nun eine Rekordspritze aufgesetzt und kräftig aspiriert. Man gewinnt leicht etwa 0,2 bis 0,5 ccm Knochenmarkssaft, wobei eine deutliche Schmerzreaktion geäußert wird, die aber rasch abklingt. Erhält man keinen Saft, so wird mit physiologischer Kochsalzlösung gespült. Der Knochenmarkssaft enthält meist kleine Bröckel. Der Saft oder die Spülflüssigkeit werden auf dem Objektträger wie ein Blutausstrich ausgestrichen und nach Lufttrocknung gefärbt. Die Verhältnisse können innerhalb des Sternums sehr schwanken, Fettmark kann mit Markinseln wechseln, aus einer Punktion dürfen bindende Schlüsse daher nicht gezogen werden.

Über das normale Differentialblutbild des Knochenmarkes, das normale *Myelogramm*, liegen in der Literatur recht verschiedenartige Angaben vor. Die Ursache hierfür liegt wahrscheinlich darin, daß der gewonnene Saft immer ein Gemisch von Knochenmark und Blut, zumindest aus Knochenmarkskapillaren, darstellt und daß die Meinungen hinsichtlich der Nomenklatur, z. B. hinsichtlich der Wertung einer Zelle als Promyelozyt oder schon als Myelozyt (s. S. 487), auseinandergehen. Bei der Vielfalt der vorhandenen Zellarten müßten, um die Fehlerquelle klein zu gestalten, mindestens 500 bis 1000 Zellen gezählt werden. Manche Autoren zählen die kernhaltigen Roten mit den Granulozyten zusammen, andere zählen getrennt weiße und rote Zellen und geben in der Zusammenfassung an, wieviel rote Kernhaltige auf hundert weiße Elemente kommen.

Wenn es auch kein Zweifel ist, daß die Auszählung des Myelogramms Bedeutung hat und diagnostische Schlußfolgerungen mit größerer Sicherheit gestattet, so findet man — entsprechende Erfahrung vorausgesetzt — in der großen Mehrzahl der Fälle mit einer einfachen Durchsicht des Markausstriches doch das Auslangen. Jedenfalls ist dem Geübten die eigene kurze Durchsicht des Präparates wertvoller als die Auszählung von etwa nur 200 bis 300 Zellen durch eine weniger erfahrene Laborantin!

Die folgende Tabelle gibt das normale Myelogramm wieder.

Leukozytenformen	Durchschnitts-werte in %	Schwankungs-breite in %
Myeloblasten	1	0,2 bis 3
Promyelozyten	5	1 „ 8
Myelozyten, neutrophile	10	5 „ 20
„ eosinophile	1,0	0 „ 1
„ basophile	—	—
Metamyelozyten, neutrophile.	13	6 bis 18
„ eosinophile .	0,5	0 „ 1
„ basophile ..	—	—
Stabkernige, neutrophile	18	12 bis 24
„ eosinophile	0,5	0 „ 1
„ basophile	—	—
Polymorphkernige, neutrophile	14	7 bis 20
„ eosinophile	4	2 „ 6
„ basophile .	0,5	0 „ 1
Plasmazellen	1	0 „ 2
Lymphoide Retikulumzellen .	3	1 „ 6
Monozyten	1	0 „ 2
Lymphozyten	3	1 „ 6
Proerythroblasten	1	0 „ 2
Makroblasten	6	4 „ 8
Normoblasten	12	10 „ 20
Fragliche Zellen	6	

Eine Reihe von Zellen werden auch von Geübten nicht klassifiziert werden können, sie erscheinen in der Tabelle als „fragliche Zellen". Man kann vereinzelt basophile Myelozyten, Metamyelozyten, Stabkernige oder Polymorphkernige im Ausstrich finden, ihre Zahl ist aber außerordentlich gering, so daß sie im Myelogramm zumeist nicht aufscheinen. Die im normalen Myelogramm aufscheinenden Lymphozyten dürften von der Blutbeimischung herrühren.

Die plasmazellulären Retikulumzellen decken sich morphologisch völlig mit den Blutplasmazellen, die auf S. 492 beschrieben sind.

Die *lymphoiden Retikulumzellen* (s. S. 558), deren Morphologie im Vorstehenden noch nicht beschrieben wurde, haben eine gewisse Ähnlichkeit mit einem großen jungen Lymphozyten. Sie haben einen runden oder leicht ovalen Kern, in dem das Oxychromatin vorherrscht, er beherbergt einen großen Nukleolus, der sich auffallend blau anfärbt, manchmal finden sich auch mehrere derartige Kernkörperchen. Die Zellen sind leicht verletzlich, weshalb man nicht selten nackte Kerne oder Kernreste findet, die die beschriebene Morphologie erkennen lassen. Ist das Protoplasma erhalten, so ist dieses sehr zart, schwach blau gefärbt, es ist unscharf begrenzt, es ist „wie ein lockerer Schleier dem Kern anhängend" (HEILMEYER).

Über den Wert der Milz- und Lymphdrüsenpunktion für hämatologische Fragen sind die Akten nicht geschlossen, s. die hämatologischen Lehrbücher.

B. Krankhafte reaktive Veränderungen des weißen Blutbildes (Leukozytose, Leukopenie, Eosinophilie, Aneosinophilie, Lymphozytose, Lymphopenie, Monozytose).

Einleitung. Unter Leukozytose verstehen wir eine Erhöhung der Leukozytenzahl, unter neutrophiler Leukozytose eine Vermehrung der Neutrophilen, neutrophile Leukozytosen werden häufig auch kurz Leukozytosen genannt. Unter Leukopenie verstehen wir eine Verminderung der Leukozytenzahl, unter neutrophiler Leukopenie oder Neutropenie eine Verminderung der Neutrophilen. In gleicher Weise gebrauchen wir die Bezeichnungen Eosinophilie oder Eosinopenie; die Basophilie ist selten, eine Verminderung der Basophilen spielt keine Rolle. Ein Verschwinden der Eosinophilen wird Aneosinophilie genannt. Ein völliges oder fast völliges Verschwinden der Granulozyten heißt Agranulozytose, auf die in einem eigenen Kapitel (s. S. 551) eingegangen wird. Vermehrung der Monozyten wird Monozytose genannt.

Unter normalen Verhältnissen werden die Granulozyten aus dem Knochenmark nur als Polymorphkernige und vereinzelt als Stabkernige, selten auch als Metamyelozyten ausgeschwemmt. Bei einer Überaktivität des Knochenmarkes kommt es nicht nur zur Mehrproduktion von Zellen und Ausschwemmung dieser ausgereiften, sondern auch zur Ausschwemmung unreifer Elemente. Neuerdings hat ROHR unter Beibringung wichtiger Argumente die These verfochten, daß unreife Knochenmarkszellen des peripheren Blutes immer aus extramedullären Bildungsstätten stammten (s. S. 482). Wie dem auch sei, diese Leukozytose drückt sich einerseits in einer Vermehrung der Stabkernigen, anderseits in dem Auftreten immer jüngerer Elemente (Metamyelozyten, Myelozyten, schließlich Promyelozyten) im peripheren Blut aus. Wir sprechen hierbei seit ARNETH von einer „Linksverschiebung". Ordnet man die Entwicklung der Granulozytenreihe, wie üblich, von links nach rechts, so bedeutet das Auftreten immer weiter links stehender Zellen eine immer stärkere „Linksverschiebung".

	Myelozyt	Metamyelozyt	Stabkernige	Polymorphkernige
normal			4%	52%
leichte Linksverschiebung			16%	65%
starke „	2%	5%	30%	50%

Es gibt kaum eine Krankheit, bei der das weiße Blutsystem nicht mitreagieren würde und dementsprechende Veränderungen des weißen Blutbildes auftreten. Dies ist verständlich, wenn man berücksichtigt, daß das System der weißen Zellen und ihres Muttergewebes die Aufgabe der Abwehr, und zwar der unmittelbaren Vernichtung eingedrungener pathogener Keime, der Vernichtung von Toxinen, der Allergisierung des Organismus, des Abräumens der Zerfallsprodukte usw. hat, wie dies früher dargestellt wurde. Die Art der jeweiligen Blutveränderung ist außerordentlich verschieden, die Akuität und Chronizität der Krankheit, die Art des vorhandenen Schadens, die Art und die Virulenz der Krankheitskeime, die Immunitätslage des Organismus und konstitutionelle Besonderheiten geben hierfür die Erklärung. V. SCHILLING hat die verschiedenen Blutbilder als erster eingehend studiert und ihren diagnostischen und prognostischen Wert erkannt.

An den Veränderungen des Blutbildes im Verlaufe einer kruppösen Pneumonie soll die Reaktion der weißen Zellen beim akuten Infekt, wie V. SCHILLING sie aufgezeigt hat, dargelegt werden; es wird sich hierbei zeigen, daß das Blutbild in den verschiedenen Phasen der Krankheit sehr verschieden ist. Das folgende Schema der Blutveränderungen bei einer kruppösen Pneumonie soll als Paradigma des Blutbildes beim akuten Infekt dienen; es hat, wie alle Paradigmen, keine allgemeine Gültigkeit, es ist aber didaktisch lehrreich und läßt uns das Wesen der Veränderungen am besten verstehen.

Die Abb. 47 zeigt, daß sich das Blutbild gleichzeitig mit der Temperatur rasch im Sinne einer neutrophilen Leukozytose mit Vermehrung der Stabkernigen (Linksverschiebung) und im Sinne einer Lymphopenie ändert; die Monozyten können vorerst auch leicht absinken. Die Eosinophilen sind verschwunden. V. SCHILLING bezeichnet, wie schon erwähnt, dieses Stadium als

Phase I (Kampfphase). Am siebenten Tag fällt die Temperatur in unserem Schema kritisch ab, die Gesamtzahl der Leukozyten, die bereits etwas abgenommen haben kann, sinkt nun rasch, wobei die Neutrophilen wesentlich zurückgehen, die Lympho- und Monozyten aber ansteigen. Die Eosinophilen sind schon vor dem Temperaturabfall auf dem Plan erschienen und steigen nun an Zahl etwas über die Norm an (postinfektiöse Eosinophilie). Wir sind zur Zeit des Temperaturabfalles in die Phase II (Überwindungsphase) eingetreten, in welcher sich die kämpfenden Neutrophilen zurückziehen, die Monozyten, die Zellen der Sensibilisierung und Immunität, und auch die abschirmenden, schützenden Lymphozyten hingegen vermehrt auftreten. Die erhöhten Eosinophilenzahlen sind als Ausdruck der geglückten Immunisierung anzusehen. Nach dieser kurzen Überwindungsphase folgt die Phase III (Heilphase), in welcher

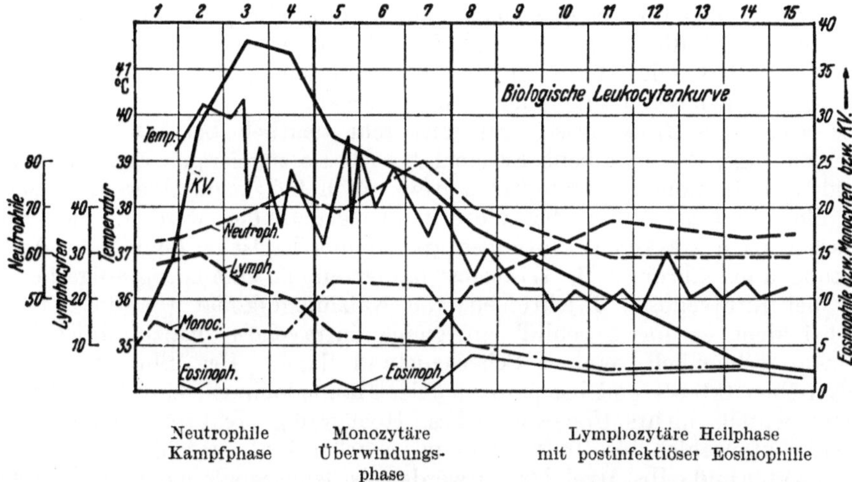

Neutrophile   Monozytäre   Lymphozytäre Heilphase
Kampfphase   Überwindungs-   mit postinfektiöser Eosinophilie
         phase

Abb. 47 Verschiebungen des weißen Blutbildes beim akuten Infekt. (Nach V. Schilling.)

eine relative Lymphozytose das Bild beherrscht, Monozyten und Eosinophile sind zur Norm zurückgekehrt.

Auch im übrigen klassisch verlaufende Pneumonien folgen nicht immer diesem Schema. Es kann die Vermehrung der Gesamtzahl der weißen Zellen in der Kampfphase völlig oder fast ausbleiben, es zeigt sich nur eine starke Linksverschiebung; die Gesamtzahl steigt nicht über 8000 Zellen, die Stabkernigen sind aber stark vermehrt. Das Ausbleiben einer Leukozytose und einer Linksverschiebung gelten als Zeichen schlechter Prognose; sicher ist allerdings, daß auch diese Pneumonien ausheilen und im weißen Blutbild in jeder Hinsicht gut reagierende Fälle zugrunde gehen können. Daß es hier Ausnahmen von der Regel gibt, weiß jeder Kliniker.

Je nach dem Verlauf der jeweiligen Krankheit ist der Ablauf der Verschiebungen im weißen Blutbild verschieden. Das eben beschriebene Paradigma galt ja nur für typische Fälle einer Pneumonie, das heißt eines akuten Infektes, der nach wenigen Tagen in die Heilphase übertritt. Septische Prozesse verbleiben in der Kampfphase mit der neutrophilen Leukozytose mit Linksverschiebung bis zum Ende, bei Abszedierungen, Eiteransammlungen in Körperhöhlen usw. sieht man meist die höchsten neutrophilen Werte; primär-chronische, infektiöse Zustände, wie eine chronische Lungentuberkulose z. B. ohne frische Schübe und ohne Zerfall zeigen meist kontinuierlich die Phase III mit der relativen Lymphozytose, eventuell mit der Monozytose. Längerdauernde Monozytosen im Sinne einer chronischen Überwindungsphase II sind ungewöhnlich. Am ersten Beginn schwer septischer Zustände mit massenhaftem Einbruch von Keimen in die Blutbahn beobachtet man nicht selten eine initiale neutrophile Leukopenie, die Neutrophilen fallen vorerst plötzlich ab; es ist dies Ausdruck einer Verschiebungsleukozytose im Rahmen eines Schockzustandes, bei welchem die Leukozyten sich in den inneren Organen ansammeln; gleichzeitig mit dem Neutrophilenabfall besteht meist Schüttelfrost. Derartige Leukozytenstürze kann man auch, allerdings seltener, im Rahmen einer septischen Leukozytose sehen, diese gelten mit Recht als ungünstiges Zeichen und sind als Erschöpfungsmerkmal des Knochenmarkes aufzufassen; die Prognose derartiger Fälle muß aber nicht schlecht sein.

Die verschiedenen Blutbilder bei den einzelnen Krankheiten werden in diesem Lehrbuch in den einschlägigen Kapiteln jeweils besprochen. Hier soll eine Übersicht über die verschiedenen weißen Blutbilder gegeben werden. Wir werden sehen, daß die einen mehr dem Paradigma der Kampfphase bzw. mehr der Überwindungs- oder Heilphase V. SCHILLINGS folgen, daß die anderen aber wieder sich von diesen Paradigmen weit entfernen.

Die neutrophile Leukozytose. Sie tritt sehr deutlich bei Infektionen mit Kokken zu Tage, also etwa beim Erysipel, bei Abszessen, eitrigen Entzündungen, Pyelitiden, Phlegmonen, Meningitiden usw.; auch bei exsudativer zerfallender Tuberkulose und bei Miliartuberkulose kann sie gefunden werden. Sie findet sich ferner nach stärkeren Blutungen (posthämorrhagische Leukozytose), bei Vergiftungen mit Chrom z. B. Wir selbst fanden einmal eine hochgradige Leukozytose bei intravenösen Injektionen von Kalziumglukonat (Sandoz), einem Fall, bei dem es im Anschluß an einige intravenöse Kalziuminjektionen zu einem schließlich letalen Schockzustand kam. Bei Blutkrisen eines hämolytischen Ikterus und bei paroxysmaler Hämoglobinurie sind hohe Leukozytosen ebenfalls nichts Ungewöhnliches. Hochgradige reaktive Leukozytosen mit Leukozytenzahlen bis 100000 und mit starker Linksverschiebung bis zum Promyelozyten und selbst Myeloblasten werden als „leukämoide" oder „mycloische" Reaktion bezeichnet; diese unterscheidet sich von einem akut leukämischen Bild durch das Fehlen eines Hiatus leucaemicus und von Paramyeloblasten (s. S. 537). Derart schwere leukozytäre Reaktionen sieht man bei ausgedehnten Knochenmarksmetastasen, bei Miliartuberkulose, bei schwerer Kohlenoxydvergiftung, beim Koma diabeticum und uraemicum (die, wie alle Azidosen, offenbar durch Sympathikusreizung zur Leukozytose neigen).

Die neutrophile Leukopenie (Leukopenie mit relativer Lymphozytose, lymphozytotische Leukopenie). Durch die Granulozytopenie erscheinen hier die Lymphozyten bei normalen Absolutzahlen vermehrt; das Blutbild imponiert bei der Durchsicht des Ausstriches als eine lymphatische Reaktion, ohne daß sich aber tatsächlich an den Lymphozyten etwas geändert hätte. Dieses Blutbild finden wir bei bestimmten Infektionen, die offenbar mit einer starken toxischen Knochenmarkslähmung einhergehen. Das bekannteste Beispiel ist der Typhus abdominalis; hierher gehören auch Paratyphen, gewisse Fälle von Grippe, ferner die BANGsche Krankheit und das Maltafieber, schließlich gewisse Tropenkrankheiten, wie die Dengue, der Kala-Azar und das Pappataci-Fieber. NAEGELI hat gezeigt, daß die Leukopenie beim Abdominaltyphus einer kurzdauernden leukozytären Phase folgt, das heißt, daß auch der Typhus abdominalis vorerst dem Blutbild des akuten Infektes folgt, daß es bald wieder zum Abfallen der Granulozyten kommt. Die alte Annahme, daß das Typhustoxin zu einer Knochenmarksschwäche oder -erschöpfung führt, ist kaum haltbar, da interkurrente Kokkeninfektionen, wie Pneumonien, doch auch zur neutrophilen

Leukozytose führen; oft steigt die Gesamtzahl der Weißen allerdings nur wenig an, die Linksverschiebung kommt aber deutlich zum Ausdruck. Es scheint also, daß das Typhustoxin doch prinzipiell andere Reaktionen im leukopoietischen System auslöst. Neutropenien sind uns ferner bei bestimmten Anämien, beim Morbus Biermer und bei schweren Eisenmangelanämien bekannt. Hinsichtlich der splenopathischen Markhemmung und der Agranulozytose siehe die entsprechenden Kapitel.

Die Eosinophilie. Die Vermehrung der Eosinophilen findet sich vor allem bei allen Arten von Überempfindlichkeitsreaktionen, also bei der Serumkrankheit, bei anaphylaktischen Zuständen, bei allergischen Krankheiten, wie Asthma bronchiale, Heufieber, Colica mucosa, Quincke-Ödem, urtikariellen Dermatitiden. Bekannt ist ferner die Eosinophilie bei Wurmkrankheiten, sie ist hier allerdings keineswegs konstant, wie irrtümlich oft angenommen wird; bei den heimischen Helminthen, bei welchen es sich um eine reine Darmlokalisation der Würmer handelt und auch in den Entwicklungsstadien der Würmer eine Blutinfektion nicht vorliegt, wie bei Taenia solium und mediocanellata, Trichocephalus, dispar und den Oxyuren, ist die Eosinophilie unserer Erfahrung nach sogar selten. Bei Askariden ist die Eosinophilie beim Erwachsenen auch oft nicht vorhanden oder sie bewegt sich in mäßigen Grenzen, obwohl hier die Larven bekanntlich in das Blut eindringen (s. S. 241). Ein Teil der Echinokokkusfälle geht mit starker Eosinophilie einher. Hochgradige Eosinophilie sieht man in der Regel bei der Trichinose, bei Distomum hepaticum, bei Ankylostoma duodenale, Bilharziose und der Filarienerkrankung. Der Scharlach ist die einzige akute Infektionskrankheit, die mit Eosinophilie einhergeht. Die postinfektiöse Eosinophilie, die fast nie hochgradig ist, wurde bereits erwähnt. Hinsichtlich der Eosinophilie bei der Leberbehandlung der Perniziosa und bei der myeloischen Leukämie sei auf die entsprechenden Kapitel verwiesen. Beim Lymphogranulom kommt neben der Gewebseosinophilie eine Bluteosinophilie vor, sie ist seltener als meist angenommen wird. Auch nach gewissen Gifteinwirkungen, wie nach Salvarsan, Schwefelsäure, kommt Eosinophilie vor. Bemerkenswert ist schließlich die Tatsache, daß es nach Splenektomie, speziell bei Kindern, zur Vermehrung der eosinophilen Zellen im Blut kommen kann. Schließlich gibt es unserer Überzeugung nach Fälle von sogenannter *konstitutioneller Eosinophilie*; sie wird von manchen namhaften Autoren bestritten. Ob die in der Literatur niedergelegten Beobachtungen über familiäres Vorkommen der Eosinophilie für die Existenz derselben als Argument herangezogen werden können, muß allerdings dahingestellt werden, da auch die Bereitschaft zur allergischen Reaktion vererbt werden könnte.

Unter *Eosinophilia persistens, Eosinophilie mit Splenomegalie* oder *Eosinophilie mit retikuloendothelialer Reaktion* versteht man einen sehr seltenen Zustand mit hochgradiger Eosinophilie (bis 91%), dem eine Hyperplasie und Proliferation der Retikuloendothelien zugrunde liegt und der durch Milz- und Lymphdrüsenschwellung ein leukämieähnliches Bild machen kann. Von einer Myelose mit starker Eosinophilie (s. S. 524) ist der Zustand streng zu unterscheiden.

Die Aneosinophilie findet sich bei schweren Infekten (Typhus, Pneumonie, Diphtherie usw.).

Die *Basophilie* spielt klinisch kaum eine Rolle. Bei der Polycythämia vera können die Mastzellen vermehrt sein. Vermehrung der Basophilen kann bei der Differentialdiagnose der aleukämischen Myelose von Bedeutung sein (s. S. 524).

Die *Lymphozytose* findet sich im Abheilungsstadium akuter und chronischer Infekte, sehr häufig bei chronischer gutartiger Lungentuberkulose. Unter den akuten Infektionskrankheiten geht der Keuchhusten mit einer hohen absoluten und relativen Lymphozytose einher. Sehr häufig findet man eine Lymphozytose bei vegetativ stigmatisierten Individuen, bei Vagotonikern; desgleichen haben meist der Morbus Basedow, das Myxödem, der Morbus Addison, der Eunuchoidismus und hypophysäre Störungen eine Vermehrung der Lymphozyten. Das „KOCHERsche Blutbild" beim Morbus Basedow kann differentialdiagnostisch aber nicht verwertet werden (s. Bd. III). Sehr selten sind starke Lymphozytosen, die von lymphatischen Leukämien klinisch schwer zu trennen sind und die eine „lymphatische Reaktion" im wahrsten Sinne des Wortes darstellen, z. B. bei malignen Tumoren. Häufiger findet man eine derartige atypische Reaktion bei Infektionskrankheiten, die normalerweise mit einer neutrophilen Leukozytose einhergehen. Hinsichtlich der Lymphozytose bei der infektiösen Mononukleose s. S. 507.

Die *Lymphopenie.* Das Lymphogranulom ist durch eine im Laufe der Krankheit ständig zunehmende absolute Lymphopenie ausgezeichnet; Gleiches kann man manchmal beim Lymphosarkom und bei generalisierter Lymphdrüsentuberkulose beobachten, das Zugrundegehen eines großen Teiles des lymphatischen Gewebes dürfte die Ursache des Lymphozytenschwundes sein. Merkwürdigerweise nimmt die absolute Lymphozytenzahl bei Agranulozytose oft ab. Die Miliartuberkulose hat oft eine absolute Lymphopenie, sie kann mit gleichzeitiger Leukozytose und gleichzeitiger Leukopenie einhergehen.

Die *Monozytose.* Die Vermehrung der Monozyten in der Abwehrphase II nach V. SCHILLING wurde oben besprochen. Im übrigen zeigen gewisse Infektionskrankheiten dieses Blutbild: Endocarditis lenta, Variola, Febris exanthematicus, Rubeolen, Parotitis epidemica, Malaria, Kala-Azar, Febris recurrens und das Lymphogranulom. Hinsichtlich der infektiösen Mononukleose s. unten.

Unter *Ohrblutmonozytose* versteht man hohe Monozytenwerte bei Kranken oder auch Normalen, die nach kräftigem Abreiben des Ohrläppchens und neuerlicher Blutentnahme verschwinden. Eine Anschoppung der Ohrläppchenkapillaren, in welchen das Blut stagniert, mit Monozyten dürfte dem Phänomen zugrunde liegen; ob, zumal bei Infekten, auch eine Abschilferung der Kapillarendothelien, die morphologisch Monozyten gleichen, mitspielt, wie manche Autoren behaupten, ist nicht sicher entschieden (s. S. 493).

C. Morbus Pfeiffer. PFEIFFERsches Drüsenfieber. (Infektiöse Mononukleose, Monozytenangina.)

Geschichte, Definition. EMIL PFEIFFER, ein praktischer Arzt aus Wiesbaden, beschrieb auf der Naturforscherversammlung in Köln im Jahre 1889 eine nicht selten als Familien- oder Hausepidemie auftretende Infektionskrankheit bei Kindern, die vor allem durch Fieber, durch nicht eiternde Drüsenschwellungen im Bereiche von Hals, Thorax und Abdomen, durch einen großen Milztumor, seltener auch durch eine Leberschwellung und schließlich durch eine gute Prognose charakterisiert ist. Wesentlich ist, daß PFEIFFER die von ihm als „Drüsenfieber" bezeichnete Krankheit aus der Fülle der dem Praktiker täglich begegnenden Lymphadenitiden als selbständige, spezifische Infektion heraushob, daß er sein Drüsenfieber von regionären Drüsenschwellungen bei Tonsillitiden, Otitiden, Ekzemen usw. scharf trennte. Kein Geringerer als der große Pädiater HEUBNER pflichtete PFEIFFER in der Diskussion völlig bei. In rascher Folge erschienen auch Mitteilungen, die das PFEIFFERsche Drüsenfieber nicht nur bestätigten, sondern symptomatologisch bereicherten. Es wurden die Verlaufsvarianten mit

Rezidiven, vor allem die häufigen Fälle mit Anginen, die PFEIFFER nicht beobachtet hatte, Fälle mit Exanthemen, mit Ikterus und Nephritis, schließlich die epidemisch und sporadisch auftretenden Fälle beschrieben, kurz, das PFEIFFERsche Drüsenfieber schien bald nach seiner Entdeckung allgemein anerkannt. Dennoch geriet es in der Folge fast völlig in Vergessenheit, nur in den Englisch sprechenden Ländern ging der Begriff nicht völlig verloren; von dort her erlebte es auch seine Wiedergeburt. Die Gründe, warum dem PFEIFFERschen Drüsenfieber vorerst die dauernde allgemeine Anerkennung versagt blieb, warum die Bezeichnung „Drüsenfieber" von manchen Autoren sogar in Acht und Bann getan wurde, sind mehrfacher Art und liegen zum Teil in der Polymorphie des Krankheitsbildes, z. B. in der Tatsache, daß viele Fälle, insbesondere die sporadischen, mit verschiedenartigen und oft schweren Anginen einhergehen, die PFEIFFER nicht erwähnt hatte, zum Teil in dem epidemischen und sporadischen Auftreten, zum Teil in dem Umstand, daß keines der bis dahin bekannten Symptome obligater Natur war, denn das einzige regelmäßige Symptom, das charakteristische Blutbild, war noch nicht entdeckt, und zum Teil schließlich und vor allem in Mißverständnissen, die hauptsächlich von der französischen Schule ausgingen, welche für die bei Säuglingen auftretenden, oft vereiternden, unspezifischen regionären Halsdrüsenentzündungen bei Tonsillitiden die Bezeichnung „Fièvre ganglionaire" eingeführt und den Wesensunterschied zum PFEIFFERschen Drüsenfieber nicht erfaßt hatten. Daß die PFEIFFERsche Krankheit in der deutschen Literatur verlorenging, dürfte zum Teil auch damit zusammenhängen, daß das Drüsenfieber in den nächsten zwanzig Jahren offenbar erloschen war, daß zumindest Epidemien wahrscheinlich nicht vorkamen.

Die Wiedergeburt des Drüsenfiebers erfolgte über die Hämatologie. Das einzige obligate Symptom der Krankheit, das lymphozytär-plasmazelluläre Blutbild, war, wie erwähnt, sowohl PFEIFFER als seinen Nachuntersuchern entgangen. Als nun mit dem Ausbau der Hämatologie ein, wie wir heute wissen, sporadischer Fall eines Drüsenfiebers hämatologisch untersucht und hierbei ein scheinbar leukämisches Blutbild gefunden wurde und als diese Leukämie zur großen Überraschung der Beobachter verschwand und die Krankheit in volle Heilung ausging, wie dies bei dem viel zitierten Fall TÜRK's der Fall war, faßte man die Blutveränderung als eine „lymphatische Reaktion" bei einem konstitutionell abnormalen Blutbildungsapparat auf. Als das Blutbild in der Folge bei verschiedenen Anginen gesehen wurde, beschrieb man besondere Anginaformen als neue selbständige Krankheit. Die wichtigste der einschlägigen Mitteilungen war die von WERNER SCHULTZ, der im Jahre 1922 die später von vielen Autoren bestätigte „Monozytenangina" als Morbus sui generis aufstellte. Da in anderen einschlägigen Fällen Zweifel über die Art der vorliegenden einkernigen Elemente aufkamen, wurden die Fälle später unter mannigfaltigsten Bezeichnungen registriert, wie „Angina mit atypischer Lymphozythämie", „Lymphoblastenangina" und so weiter; in Fällen, in welchen eine Angina fehlte, wurde die Bezeichnung lymphatische Reaktion beibehalten, es brach sich aber hierbei die Anschauung Bahn, daß dem Blutbild nicht eine abnorme Konstitution des Kranken, sondern eine Reaktion auf eine spezifische Noxe zugrunde liege; dies schien dadurch bewiesen, daß Fälle „lymphatischer Reaktion" nach einigen Wochen bei anderen Krankheiten mit den üblichen leukozytären Blutbildern reagierten.

Die Erkenntnis der Identität des PFEIFFERschen Drüsenfiebers und dieser beschriebenen Anginaformen mit dem besonderen Blutbild wurde durch amerikanische und englische Ärzte angebahnt, welche auf Grund ihrer Erfahrungen zu der Überzeugung gelangten, daß alle Fälle mit dem klassischen lymphozytär-plasmazellulären Blutbild, einerlei, ob sie leicht oder schwer, epidemisch oder sporadisch, mit oder ohne Angina, mit oder ohne Drüsenschwellungen, mit oder ohne Exanthem usw. auftraten, Verlaufsvarianten der gleichen Krankheit seien. SPRUNT und EVANS stellten unter diesem Gesichtswinkel das Krankheitsbild der „infectious mononucleosis" auf, eine Bezeichnung, die nur insofern mißverständlich sein könnte, als mit den Mononukleären einkernige Zellen schlechtweg, nicht aber Monozyten gemeint waren. Das Blutbild gilt nach diesen Autoren als Zeichen einer bestimmten Infektionskrankheit, welche unter verschiedenen Verlaufsvarianten in Erscheinung treten kann. Damit war der Boden für die Wiedergeburt des PFEIFFERschen Drüsenfiebers gegeben. Der Engländer TIDY konnte im Jahre 1923 in einer Knabenschule eine ausgebreitete Epidemie klinisch und hämatologisch untersuchen und kam hierbei zur Überzeugung, daß das PFEIFFERsche Drüsenfieber und der als infektiöse Mononukleose beschriebene Zustand identisch seien. Diese Anschauung fand in der Folge fast allgemeine Anerkennung, in der deutschen Literatur war es EMIL SCHWARZ, der als erster die Einheitlichkeit der unter den Bezeichnungen Drüsenfieber, Monozytenangina oder infektiöse Mononukleose einhergehenden Krankheiten postulierte. Noch ventilieren allerdings einige Autoren die Möglichkeit, daß es sich bei den unter der Bezeichnung Drüsenfieber oder infektiöse Mononukleose zusammengefaßten Krankheitsbildern um Zustände mit verschiedenen Erregern handeln könnte; es gilt dies insbesondere für die sogenannte Monozytenangina. SCHULTEN hält es für möglich, daß insbesondere die leukopenische Form dieser Krankheit anderer Ätiologie ist. Wir kommen darauf zurück. Der endgültige Beweis, daß trotz der verschiedenen Spielarten der Erkrankung dem Drüsenfieber eine einheitliche Ätiologie — eine Infektion mit bisher unbekannten Erregern — zugrunde liegt, erscheint durch die serologische Reaktion erbracht (s. später).

Wir können das Drüsenfieber folgendermaßen definieren: *Das Drüsenfieber ist eine bei Kindern meist epidemisch, bei Halbwüchsigen oder Erwachsenen meist sporadisch auftretende spezifische Infektionskrankheit mit guter Prognose, die in ihrer Symptomatik durch ein wechselvolles Bild und regelmäßig durch ein charakteristisches lymphozytär-plasmazelluläres Blutbild charakterisiert ist; Fieber, generalisierte Drüsenschwellungen, Milz- und Leberschwellung, Tonsillitiden, Stomatitiden und Hautexantheme sind häufig, hepatozellulärer Ikterus und Nephritis sind seltene Symptome. Der größte Teil der als Monozytenangina beschriebenen Fälle ist diesem Drüsenfieber zuzuzählen.*

Ätiologie. Die Ätiologie des Morbus Pfeiffer ist noch nicht klargelegt. Es handelt sich um eine spezifische Infektionskrankheit, deren Erreger noch nicht gefunden wurde. Zahlreiche Erreger, Influenzabazillen, diphtherieähnliche Stäbchen, fusiforme Bazillen, Spirillen und andere Bakterien sind als Ursache angesprochen worden, ohne daß jemals entscheidende Beweise beigebracht worden wären. In letzter Zeit gelang es in mehreren Fällen durch Übertragung von Material erkrankter Lymphdrüsen auf Affen, ein in der Affenpassage weiter fortführbares Krankheitsbild zu erzeugen, welches Lymphdrüsen-, Milz- und Leberschwellung und das charakteristische Blutbild zeigte. Die Autoren WISING, v. D. BERGH, LIESSENS und KOVACS vermuten ein filtrierbares Virus als Erreger des Drüsenfiebers. Bestätigungen dieser Befunde sind abzuwarten.

Verbreitung. Das Drüsenfieber scheint in allen Ländern vorzukommen. Es gibt Epidemien und sporadische Fälle, es werden meist Kinder, Knaben vielleicht etwas häufiger als Mädchen, seltener Jugendliche und Erwachsene bis zum 30. Lebensjahr betroffen. Das Auftreten der Krankheit bei älteren Individuen ist eine seltene Ausnahme. Bei Epidemien erkranken meist Kinder, hierbei herrscht meist der Drüsentypus der Krankheit mit generalisierten Drüsenschwellungen vor, die sporadischen Fälle betreffen meist jugendliche Erwachsene, die Klinik wird hierbei meist von den Tonsillenerscheinungen beherrscht. Die Ansteckungsgefahr ist beim Drüsenfieber sehr verschieden, Epidemien mit starker Infektiosität werden ebenso beobachtet wie sporadische Fälle, in welchen eine Infektiosität nicht zu bestehen scheint. Die Epidemien betreffen bald Familien, bald die Bewohner bestimmter Häuser, häufig Schulen, Pensionate, Studentenheime („Studentenkrankheit"). Frühjahr und Herbst sollen das Auftreten der Krankheit begünstigen. Wenn Drüsenfieber bei Ärzten, Krankenschwestern und Studenten häufiger beschrieben wurde, so dürfte dies damit zusammenhängen, daß diese Berufsgruppen häufiger hämatologisch untersucht werden; um Kontaktinfektionen dürfte es sich hier nicht handeln.

Klinische Symptomatologie. Nach einer Inkubation von sieben bis acht Tagen, während welcher leichte *Prodromalerscheinungen* im Sinne von Inappetenz, Müdigkeit, Kopf- und Gliederschmerzen bestehen können, ist Fieber meist das erste Krankheitszeichen; gleichzeitig mit dem Fieberanstieg nehmen die erwähnten Prodromalerscheinungen zu, ·stärkere Allgemeinerscheinungen, wie Schwäche, Kopfschmerzen, Gliederschmerzen, Schwindel, Erbrechen, Hinfälligkeit, Schweißausbrüche, sind nun die Regel. Erscheinungen eines Meningismus, der sich in Nackensteifigkeit äußert, können schon in den ersten Tagen beobachtet werden, während der Krankheit sind überdies auch eindeutige Erscheinungen einer Meningitis serosa beschrieben worden, bei welcher im Liquor eine Pleozytose, Eiweißvermehrung und pathologische Kolloidreaktionen gefunden wurden. Das *Fieber* ist regellos. Es schwankt in den ersten Tagen meist intermittierend zwischen 38 und 39°, diese höheren Temperaturen halten meist fünf bis acht Tage an, die Periode mit höherem Fieber kann sich aber auch auf vierzehn Tage erstrecken, der Beginn des Fiebers ist bald ein langsamer, bald ein jäher, auch die Entfieberung vollzieht sich nach keiner Regel; oft folgt dem Fieber eine längerdauernde Subfebrilität. Das Fieber zeigt manchmal ausgesprochen rekurrierenden Charakter, nach einigen fieberfreien Tagen erhebt sich die Temperatur neuerlich für einige Tage, derartige Fieberperioden können sich oftmals, ja sogar noch nach Wochen und sogar Monaten einstellen. Die *Drüsenschwellungen* gehen dem Fieber oft parallel, auch sie können daher im Verlaufe der Krankheit mehrmalige Schwankungen aufweisen; sie können aber auch als erstes Symptom längere Zeit vor Einsetzen des Fiebers in Erscheinung treten, ebenso wie das Fieber den Drüsenschwellungen um einige Tage oder auch um noch längere Zeit vorangehen kann. Die Drüsenschwellungen sind nur manchmal das erste, immer aber das letzte klinische Symptom, welches beobachtet wird (CHEVALLIER). In den klassischen Fällen treten Fieber und Drüsenschwellungen sehr häufig gleichzeitig auf. Die Drüsenschwellungen erreichen meist nur mäßige (Bohnen-, Haselnuß- bis höchstens Kirsch-) Größe. Sie machen den Eindruck einer akuten Schwellung, sie sind elastisch-hart und weisen eine sowohl spontane, wie auf Druck schmerzhafte Spannung auf. Zuerst schwellen meist die Hals- und Okzipitallymphdrüsen an, merkwürdig und ungeklärt ist die Tatsache, daß die Drüsen der linken Halsseite weitaus häufiger ergriffen werden als die der rechten, später folgen die Drüsen in der Achsel, der Leiste, der Ellbogengegend und der Thoraxwand. Ein trockener Reizhusten weist auf eine Mitbeteiligung der Bronchialdrüsen hin. Die Drüsen vereitern in unkomplizierten Fällen niemals, differentialdiagnostisch ein wichtiges Zeichen. Die Schwellung der Drüsen bildet sich nur langsam zurück, mäßige indolente Vergrößerungen können viele Wochen und Monate bestehen bleiben. Mit den Rezidiven, die auch noch nach Wochen und Monaten auftreten können, schwellen die Drüsen neuerlich wieder an. Manchmal kommt es, wie GLANZ-

MANN sagt, zu einem fast rhythmischen An- und Abschwellen der Drüsen. In der Regel kommt es gleichzeitig mit den Drüsenschwellungen zur Entwicklung eines akuten *Milztumors.* Milzvergrößerung als Frühsymptom vor Auftreten der Drüsenschwellungen ist die Ausnahme. In etwa einem Drittel der Fälle ist die Milz palpabel und überragt mit ihrem unteren Rande den Rippenbogen um etwa zwei bis drei Querfinger. Größere Schwellungen sind beschrieben, sie sind aber sehr selten. Der Milzrand ist meist plump, die Konsistenz der Milz eher erhöht, der Milztumor kann in der ersten Zeit seines Bestandes „Milzstechen" hervorrufen. Perkutorisch macht die Milz, wenn sie nicht palpabel ist, wohl immer einen vergrößerten Eindruck. Die Größe des Milztumors geht mit der Schwere der Krankheit keineswegs parallel. In seltenen Fällen steht der große Milztumor im Vordergrund des objektiven Befundes, die Drüsenschwellungen treten völlig zurück. CHEVALLIER spricht von einer „forme splénique". In der Mehrzahl der Fälle verschwindet der Milztumor gleichzeitig mit dem Fieber und den Allgemeinerscheinungen, nicht selten aber bleibt die Milzvergrößerung wochen- und monatelang nachweisbar, es scheint, daß ein mäßig großer Milztumor auch zeitlebens als Residuum der Krankheit bestehenbleiben kann. Schon PFEIFFER beschrieb eine *Leberschwellung,* sie ist meist nicht schwerer Art; gelegentlich kann sich allerdings auch ein mächtiger Lebertumor mit diffuser Schwellung des Organs, mit glatter Oberfläche, mäßig erhöhter Konsistenz und plumpem Rand entwickeln. Urobilinurie und Urobilinogenurie sind sehr häufig, Ikterus ist ein seltenes Symptom. Der Leberschwellung und dem Ikterus liegt eine Hepatitis zugrunde.

Je nach der vorwiegenden Lokalisation der Drüsenschwellungen und nach dem Überwiegen des Milztumors über die Drüsenschwellungen hat man zervikale, axillare, inguinale, thorakale, abdominale und splenische Formen des Drüsenfiebers unterschieden. In der großen Mehrzahl der Fälle schwellen die Halslymphdrüsen zuerst an und bleiben auch während der ganzen Krankheit im Vordergrund, die übrigen Drüsen folgen den Halsdrüsen meist erst nach. Primäre Schwellungen der Achsel- oder der Inguinallymphdrüsen sind sehr selten. Bei der thorakalen Form mit primären Schwellungen der mediastinalen, peribronchialen und perihilösen Drüsen kann der Reizhusten keuchhustenähnlichen Charakter annehmen; auch diese Form ist sehr selten. Bei der abdominellen Form können in den verschiedensten Bezirken des Abdomens Schmerzen verschiedener Intensität auftreten, die oft Kolikcharakter annehmen und sich nur selten als Dauerschmerz manifestieren. Es können sich differentialdiagnostische Schwierigkeiten gegenüber akuter Cholezystitis und Appendizitis ergeben, wobei Milztumor und vor allem gleichzeitige Schwellung der Inguinaldrüsen für das Drüsenfieber sprechen werden.

Leichte Rötungen des Rachens sind fast regelmäßig zu beobachten, sehr häufig sind aber auch *Anginen,* die verschiedenartigen Charakter zeigen können. PFEIFFER hatte die Angina als Symptom seiner Krankheit nicht beschrieben. Sie wurde später als Monozytenangina aufgefaßt (s. oben). Anginen sind bei den sporadischen Fällen viel häufiger, sie sind hier sogar fast regelmäßig vorhanden, bei epidemischem Auftreten der Krankheit sind sie seltener, kommen aber in jeder Epidemie doch wenigstens vereinzelt vor. Man beobachtet rein katarrhalische, follikuläre, pseudomembranöse, diphtheroide und auch ulzeröse Formen. Bei den pseudomembranösen machen die Beläge an den Grenzen der Tonsillen oft nicht halt, sie überziehen auch den weichen Gaumen und die Uvula, wodurch sich eine weitgehende Ähnlichkeit mit einer Diphtherie ergeben kann. Nach Abziehen der Beläge kann auch ein leichter oberflächlicher Substanzverlust zurückbleiben. Bei den ulzerösen Formen findet man fast regelmäßig eine PLAUT-VINCENTsche Fusospirillose. Der Zeitpunkt des Auftretens der Anginen ist wechselnd, sie können auch sehr spät, gegen das Krankheitsende in Erscheinung treten.

Häufig sind *Stomatitiden*; man beobachtet Erytheme am weichen Gaumen, in diesen gelegentlich später exulzerierende kleine papulöse Effloreszenzen, ferner kleine Schleimhauterosionen, Gingivitiden und schließlich auch *Aphthen*, meist an Zahl nur zwei bis drei; diese sitzen im allgemeinen am vorderen und hinteren Gaumenbogen. Auch die Stomatitis ist meist kein Initialsymptom, sie tritt auch oft erst gegen Ende der Krankheit auf.

Häufiger als ein Ikterus ist eine *Nephritis*; es handelt sich wahrscheinlich um eine Herdnephritis, denn sie führt nie zu Blutdrucksteigerung, Herzveränderungen und urämischen Erscheinungen, Gesichtsödeme sind nur ganz vereinzelt vermerkt. Die Nephritis heilt immer ohne Residuen aus. Die Nephritis des Drüsenfiebers tritt oft schon nach den ersten 24 Stunden, meist in den ersten Krankheitstagen, selten später auf. Sie ist im allgemeinen durch eine stärkere Hämaturie gekennzeichnet, die schon makroskopisch an dem manchmal stark roten Blutharn erkannt wird. Mikroskopisch findet man im Sediment massenhaft Erythrozyten, Leukozyten, schließlich hyaline und granulierte Zylinder. Der Eiweißgehalt des Harnes ist meist gering.

Schließlich werden häufig teils makulöse, teils papulöse *Exantheme* beobachtet, sie sind flüchtiger Art.

Der Blutbefund. In den typischen Fällen findet man eine massige Vermehrung der Gesamtleukozytenzahl, Werte von 10000 bis 20000 sind meist, Werte über 30000 nur ausnahmsweise nachzuweisen. Die Vermehrung ist auf eine abnorme Ausschwemmung von vielfach atypischen Zellen der lymphatischen Reihe zu beziehen, die Zahl der polymorphkernigen Leukozyten und der Monozyten ist normal oder sie liegt sogar unter der Norm. Im Blutbild imponieren daher vor allem die zahlreichen verschiedenartigen lymphozytären Zellen, einkernige Elemente also, Mononukleäre, ein Umstand, der in den Krankheitsbezeichnungen „infectious mononucleosis", „infektiöse Mononukleose", seinen Ausdruck findet. Es muß unterstrichen werden, daß die Bezeichnung „Mononukleäre" mit Blutmonozyten aber nichts gemein hat. Die Atypie der das Blutbild beherrschenden Lymphozyten ist eine so große, daß eine flüchtige Durchsicht des Ausstriches nicht ohne weiteres den Eindruck einer lymphatischen Reaktion hervorruft und daß über die Natur der verschiedenen Zellen lange Zeit lebhafte Diskussion herrschte. Unter den lymphatischen Zellen finden wir die folgenden Typen:

1. Normale ausgereifte Lymphozyten, unter ihnen findet man oft vorwiegend den Typus des sogenannten großen Lymphozyten, bei dem der Kern normal, das heißt verhältnismäßig klein, das Protoplasma auffällig breit ist. Als Zeichen guter Ausreifung erkennt man in diesen Lymphozyten wohlausgebildete, oft grobe Azurgranula.

2. Lymphoblasten bzw. alle Übergänge reifer Lymphozyten zu diesen. Die Zahl der Stammformen ist meist gering, es herrschen Elemente vor, in welchen der Kern sich durch sein dort schon etwas dichteres Chromatin und das oft nicht mehr nachweisbare Kernkörperchen nicht mehr als Kern der Stammzelle dokumentiert, in welchen aber der relativ lockere „saftige" Kernbau das Element deutlich als unausgereift erkennen läßt.

3. Lymphozytäre Elemente mit basophiler Reizung des Protoplasmas mit allen Übergängen zu lymphozytären Plasmazellen. Bei den ersteren ist das Protoplasma basisch, tief dunkel gefärbt, bei den letzteren findet sich überdies der bekannte perinukleäre Hof; der Kern der typischen Plasmazellen läßt auch die charakteristische Radspeichenstruktur des Chromatins erkennen. Da diese Zellen

an Zahl besonders hervorstechen, spricht man auch von einem *lymphozytär-plasmazellulären Blutbild.*

4. Atypische, meist größere Zellen, die eine weitgehende Ähnlichkeit mit Monozyten haben, von diesen auch im Einzelfalle schwer zu unterscheiden sind und die wegen dieser Ähnlichkeit von einer Reihe von Autoren als „*Monozytoide*" bezeichnet wurden. Der Streit der Meinungen über die Natur dieser Zellen, ihre sichere Abstammung von lymphatischen Elementen, scheint in der Literatur noch nicht endgültig entschieden; noch gibt es Autoren, die in diesen Monozytoiden echte Übergänge von Lymphozyten zu Monozyten erblicken. Wenn auch bei Betrachtung einer einzelnen Zelle eine sichere Unterscheidung zwischen einem Monozyten und einem derartigen monozytenähnlichen atypischen lymphatischen Element oft nicht gelingt, so läßt eine längere Durchmusterung eines Präparates und das Auffinden aller Übergänge zu normalen bzw. unreifen typischen Lymphozyten die Zugehörigkeit dieser Monozytoide zu den Lymphozyten unseres Erachtens kaum bezweifeln. Diese Zellen haben meist die Größe eines großen Lymphozyten, erreichen damit die Größe eines etwas kleineren Monozyten, ihr Protoplasma ist oft basisch stark gereizt, tiefblau oder auch nur bläulich, eine Azurgranulation fehlt, die Oxydasereaktion ist negativ, der Kern ist dichter und pyknotischer als der eines echten Monozyten und oft mehrfach gelappt.

Man kann das Blutbild mit der abnormen lymphatischen Reaktion schon in den ersten Krankheitstagen feststellen, schon frühzeitig tauchen vereinzelt die genannten atypischen Zellen auf. Es sind die Fälle aber nicht selten, in welchen in den ersten acht bis zehn Tagen ein Blutbild mit einer sonst nicht besonders auffälligen Lymphozytose beobachtet wird und das typische Bild erst später in Erscheinung tritt. Eine Lymphozytose, nun zumeist eine solche mit normalen, großen oder kleinen Lymphozyten, kann die übrigen Krankheitserscheinungen um mehrere Wochen überdauern. Meist gehen allerdings alle Blutveränderungen nach acht bis zehn Tagen, nach Abklingen des Fiebers zurück. Die roten Blutkörperchen und die Thrombozyten zeigen weder numerisch noch morphologisch Veränderungen. Die Neutrophilen können gelegentlich eine leichte Linksverschiebung aufweisen. Das Knochenmark zeigt im allgemeinen keine wesentliche Umwandlung. Vereinzelt wird über starke Lymphozytenansammlungen im Markausstrich berichtet.

Über die Natur der pathologischen Zellen des weißen Blutbildes kann, wie wir früher betont haben, mit größter Wahrscheinlichkeit angenommen werden, daß es sich um typische und atypische, reife und unreife Lymphozyten handelt. Die Monozytoide entsprechen offenbar Übergangszellen zwischen den Retikulumzellen des lymphatischen Gewebes, welche die ruhenden Stammzellen des lymphadenoiden Gewebes darstellen, und den Lymphozyten; histologische Untersuchungen der erkrankten Lymphdrüsen sprechen durchaus in diesem Sinne. Es handelt sich bei den pathologischen Zellformen nicht um Übergänge zwischen Lymphozyten und Monozyten (s. S. 492), sondern um Zwischenstufen in der Entwicklung primitiver retikulärer Zellen zu Lymphozyten.

Serologische Befunde. In der Mehrzahl der Fälle gibt das Serum von Drüsenfieberkranken eine positive Heteroagglutination mit Hammelblutkörperchen. Normales menschliches Serum zeigt eine Spontanagglutination von Hammelblutkörperchen entweder nicht oder nur bis zu einer Verdünnung von einem Zehntel. Bei Drüsenfieberkranken kommt es fast regelmäßig zu einer Agglutination bis zu einer Verdünnung von einem Achtzigstel bis zu einem Hundertstel (1 : 80 bis 100) und auch höher, ein Befund, der diagnostisch sehr wertvoll ist, da andere Zustände mit Lympho- oder Monozytosen, wie Masern, Keuchhusten, Malaria, Agranulozytose usw. sie nicht geben. HANGANATZIU und DEICHER hatten 1924 die Beobachtung gemacht, daß Serum von Menschen, die (z. B. bei Diphtherie) eine Seruminjektion erhalten hatten, artfremde rote Blutkörperchen von Hammel, Pferd, Rind, Kaninchen und Meerschweinchen viel stärker zu agglutinieren imstande waren als Normalserum. Die Reaktion schien für Seruminjektionen spezifisch zu sein, wie eine große Versuchsreihe zeigte. Die Amerikaner PAUL und BUNNEL machten nun 1924 die Beobachtung, daß vier Fälle von Monozytenangina, die kein Serum erhalten hatten, auch positiv reagierten, und zahlreiche Nachuntersuchungen bestätigten den Befund. Die Reaktion wird beim Drüsenfieber meist am vierten Krankheitstag positiv und verschwindet erst nach vielen Wochen und Monaten. Wenn eine Seruminjektion nicht voranging, darf die Reaktion als für Drüsenfieber spezifisch betrachtet werden.

Technik der Heteroagglutination von Hammelblutkörperchen. Inaktivieren des Krankenserums bei 50° durch $^1/_2$ Stunde, Herstellung einer Verdünnungsreihe mit einem Kubikzentimeter der Verdünnungen $^1/_1$, $^1/_2$, $^1/_4$, $^1/_8$, $^1/_{16}$, $^1/_{32}$, $^1/_{64}$, $^1/_{128}$ usw. Zu jedem Röhrchen kommt noch 1 ccm einer 5%igen Hammelblutkörperchen-Aufschwemmung in physiologischer Kochsalzlösung. Stehenlassen 12 Stunden bei Zimmertemperatur; Ablesen. Kontrollen mit Normalserum sind anzulegen.

In manchen Fällen von Drüsenfieber wird eine unspezifische WASSERMANNsche Reaktion in der zweiten Krankheitswoche positiv, um nach Abheilen der Krankheit wieder negativ zu werden.

Die Senkungsgeschwindigkeit ist, wie bei anderen Infektionskrankheiten, stark erhöht.

Verlauf und Prognose. Wenn man nach dem oben geschilderten Symptomenbild je nach dem Befallensein dieser·oder jener Drüsen, je nach dem bald starken oder weniger starken Hervortreten der Milz- und Leberschwellung, je nach der Dauer des Fiebers usw. auch sehr mannigfaltige Verlaufsvarianten des Drüsenfiebers erwarten sollte, so können doch die von TIDY angegebenen drei Verlaufsarten als am häufigsten vorkommend und charakteristisch angesehen werden:

1. Die klassische PFEIFFERsche Form *(Drüsentyp).* Es handelt sich hier meist um ein epidemisches Auftreten bei Kindern. Die Lymphdrüsen sind meist stark geschwollen, auch die Leber- und Milzschwellung stehen im Vordergrund. Die Krankheitsdauer ist oft nur kurz, sie beträgt nur einige Tage (bis wenige Wochen).

2. Die anginöse Form, welche der *Monozytenangina* von W. SCHULTZ entspricht. Die Krankheit setzt meist mit einer hochfieberhaften Angina ein, die Drüsenschwellungen treten im Krankheitsbild zurück. Die Fälle werden häufig mit Diphtherie verwechselt. Diese Form findet sich meist sporadisch bei Jugendlichen und Erwachsenen.

3. Die rein febrile Form (auch *Drüsenfiebertyphoid* genannt). Lokale Krankheitserscheinungen (Drüsenschwellungen, Milztumor) fehlen oder sie treten in nur geringem Ausmaß, zumeist erst im Verlaufe der Krankheit deutlicher zu Tage, im Vordergrund stehen das Fieber und Allgemeinerscheinungen, wie Gliederschmerzen, Inappetenz, Brechreiz, Erbrechen und Kopfschmerzen. Ikterus und Nephritis sind bei diesen Fällen relativ häufig zu beobachten.

Die *Prognose* des Drüsenfiebers ist immer eine gute, auch bei schwerstem typhoidem Verlauf mit mehrfachen Rezidiven wird der Zustand kaum je Besorgnis erregen können, es sei denn, daß sekundäre Streptokokkeninfektionen (Tonsillarabszeß, sekundär eitrige Lymphadenitiden, Sepsis) oder Pneumonien und so weiter die Voraussage trüben.

Differentialdiagnose. Daß ein Blutbild, in dem zum Teil unreife und atypische einkernige weiße Blutzellen prävalieren, bei oberflächlicher Betrachtung diagnostische Schwierigkeiten machen kann und daß diese Fälle in einer frühen Ära der Hämatologie verschiedenste Deutungen erfahren mußten (Türks erster Fall!), liegt auf der Hand. Bei genauer Kenntnis des klinischen Bildes und des besonderen Blutbefundes wird in typischen Fällen mit Fieber, Drüsenschwellungen, Milztumor und lymphozytär-plasmazellulärem Blutbild ein Zweifel an der Diagnose kaum mehr bestehen, die Diagnose wird überdies schließlich durch eine positive Heteroagglutinationsprobe gesichert werden.

Differentialdiagnostische Schwierigkeiten können sich gegenüber einer akuten lymphatischen oder auch myeloischen (myeloblastischen, mikromyeloblastischen) Leukämie ergeben. Zumal bei stärkerem Prävalieren der Lymphozyten und ihrer unreifen Vorstufen bis zum Lymphoblasten und bei einem Zurücktreten der Monozytoiden wird das Blutbild der lymphatischen Leukämie unter Umständen fast völlig entsprechen; Verwechslungen von Drüsenfieber und akuter lymphatischer Leukämie sind also, auch bei Berücksichtigung der Gesamtklinik der Fälle, mit Sicherheit nicht zu vermeiden, in der Mehrzahl der Fälle werden allerdings klinische Symptomatik und der negative Ausfall der Heteroagglutination und schließlich vor allem der Verlauf die Diagnose sichern. Gegenüber der Mikromyeloblasten-, der Myelo- bzw. Paramyeloblastenleukämie werden im Blutbild das regelmäßige Fehlen einer positiven Oxydasereaktion in den atypischen jungen Zellen und schließlich wieder die positive Agglutinationsprobe entscheiden. Eine rasch einsetzende Anämie wird ceteris paribus immer gegen Drüsenfieber und für eine Leukämie sprechen. Die Rubeolen mit ihrer generalisierten Lymphdrüsenschwellung, dem Milztumor und der lymphatischen Reaktion im Blutbild können mit dem Drüsenfieber weitgehende Ähnlichkeit haben. Haberfeld hat eine in Brasilien weitverbreitete, durch Zecken übertragbare Krankheit mit allgemeiner Lymphdrüsenschwellung, mit Milztumor und einem lymphoblastisch-plasmazellulären Blutbild beschrieben, welche gewisse differentialdiagnostische Schwierigkeiten gegenüber Drüsenfieber macht.

Wie erwähnt, ist ein Großteil der als Monozytenangina beschriebenen Fälle ein Drüsenfieber. Sofern atypische Monozyten beschrieben werden — und dies ist zumeist der Fall —, dürfen wir nach dem heutigen Stand unserer Kenntnisse annehmen, daß es sich nicht um atypische Blutmonozyten, sondern um Monozytoide in dem oben skizzierten Sinne, also um Zellen der lymphatischen Reihe handelt. Es scheint aber kein Zweifel, daß es Tonsillitiden gibt, die im Blutbild mit einer echten Blutmonozytose einhergehen, Fälle, die vom Drüsenfieber also scharf abzutrennen wären. Hittmair und Schulten haben derartige Fälle beschrieben. Schulten verlangt, daß die Diagnose einer echten Monozytenangina, die vom Drüsenfieber abzutrennen ist, nur erlaubt ist, wenn eine deutliche Blutmonozytose in einem frühen Zeitpunkt der Krankheit beobachtet wird, denn postinfektiöse Monozytosen finden wir bekanntlich häufig in der Rekonvaleszenz bei den verschiedenartigsten Infekten. Die Heteroagglutinationsprobe muß negativ ausfallen. Nach Schulten handelt es sich meist um Fälle unter dreißig Jahren, die mit einer heftigen Angina erkranken; nicht selten bilden sich peritonsilläre Abszesse, häufig besteht eine Stomatitis mit oberflächlichen Schleimhautdefekten, starker Schwellung und Schmerzhaftigkeit des Zahnfleisches, Foetor ex ore und Lockerung der Zähne. Im Blutbild findet sich eine mäßige Leukopenie mit Vermehrung der Monozyten; Monozytoide und plasmazelluläre Elemente fehlen. Da die Leukopenie durch eine Verminderung der Neutrophilen gegeben ist, ergibt sich in diesem Falle naturgemäß eine Ähnlichkeit mit einer Agranulozytose, bei der aber zumeist tiefgreifende Nekrosen an den Tonsillen oder an der Mundschleimhaut auftreten und der Allgemeinzustand sehr bald ein besonders schwerer wird (s. S. 551).

Die *Therapie* des Drüsenfiebers ist eine rein symptomatische. Fälle mit Angina wird man mit Sulfonamiden zu beeinflussen versuchen, über den Wert dieser Therapie besitzen wir allerdings noch nicht ausreichende Erfahrungen.

D. Leukämien.
1. Definition, Ätiologie, Pathogenese.

Die Aufstellung der Leukämie als neuer Krankheitsbegriff wurde von VIRCHOW im Jahre 1845 durchgeführt, der sich gegen die Deutung einiger Fälle von „Weißblütigkeit" durch BENNET als „Pyämie" widersetzte. Der Schlußsatz seiner Mitteilung: „Ich vindiziere für die farblosen Blutkörperchen einen Platz in der Pathologie" hatte bald zu den ersten klinischen Veröffentlichungen über Leukämien geführt. VIRCHOW unterschied zwischen lymphatischer und lienaler Leukämie. Erst NEUMANN hat im Jahre 1870 die Beteiligung des Knochenmarkes bei der myeloischen Leukämie beobachtet. Durch die von EHRLICH eingeführte Färbetechnik konnten bald die lymphatischen von den myeloischen Leukämien getrennt werden. Von COHNHEIM stammt die erste Beobachtung über leukämische Veränderungen des Knochenmarkes und der Milz, ohne daß im peripheren Blut eine „Weißblütigkeit" gefunden werden konnte (von ihm Pseudoleukämie genannt). Zahlreiche Hämatologen haben sich in der Folgezeit mit dem Problem der Leukämie beschäftigt, wobei vor allem in morphologischer Hinsicht endgültige Resultate gewonnen wurden. Wir werden später sehen, daß hingegen die Frage der Ätiologie der Leukämien mit ihrer hauptsächlichsten Fragestellung, Infektion, Tumor oder Systemerkrankung heute genau so wie vor 50 Jahren Gegenstand zahlreicher Auseinandersetzungen ist und noch nicht gänzlich aufgeklärt erscheint.

Leukämien sind Zustände, bei welchen sich in den blutbildenden Organen, auch in den Organen, welche in der Embryonalzeit der Hämopoiese dienen, vor allem also in Leber und Milz, schließlich in geringem Ausmaß aber ubiquitär in allen mesenchymalen Geweben mehr oder weniger reifes lymphatisches oder myeloisches Gewebe findet und bei welchen meist eine durch Ausschwemmung aus diesen mächtigen Lagern von hämopoietischem Gewebe bedingte, starke Vermehrung der weißen Blutzellen, Lymphozyten oder Granulozyten, im peripheren Blut besteht; diese Vermehrung der weißen Elemente bedingt die „Weißblütigkeit", die „Leukämie". Die Ausschwemmung in das periphere Blut kann auch ganz oder nahezu ganz ausbleiben und wir sprechen von aleukämischen oder subleukämischen Fällen. Je nachdem, ob es sich um die Wucherung von lymphatischem Gewebe mit Ausschwemmung von Lymphozyten oder um eine solche von myeloischem Gewebe mit Ausschwemmung granulozytärer Elemente in das Blut handelt, unterscheiden wir zwischen einer lymphatischen und einer myeloischen Leukämie. Bei der lymphatischen Leukämie sind vor allem die Lymphdrüsen, Thymus, Milz, das übrige lymphadenoide Gewebe, die Darmfollikel usw. und auch das Knochenmark, bei der myeloischen Leukämie das Knochenmark, die Milz und die Leber betroffen. Wie aber schon erwähnt, können myeloische und lymphatische Herde in kleinerem Ausmaß überall auftreten, wo sich mesenchymales Gewebe befindet (Haut, Hirnhäute usw.). Im Verlauf unterscheidet man chronische und akute Leukämien; eine strenge Trennung ist hierbei nicht durchführbar. In seltenen Fällen, häufiger bei lymphatischen als bei myeloischen Leukämien, zeigt das neugebildete hämopoietische Gewebe aggressives Wachstum gleich einem malignen Tumor, wie dies in exquisiter Weise bei den sogenannten Leukosarkomatosen und den Chloromen der Fall ist.

Mit Rücksicht auf die Erkenntnis, daß das Wesen der Leukämien nicht in der Weißblütigkeit zu suchen, daß die Ausschwemmung der weißen Zellen in großer Zahl nicht obligates Symptom, daß das Wesen der Leukämie vielmehr in der Wucherung des lymphatischen oder myeloischen Gewebes in den verschiedenen Organen liegt, und schließlich mit Rücksicht auf die sinnwidrige Nomenklatur einer aleukämischen Leukämie (s. S. 525), wird heute vielfach statt von myeloischer Leukämie von *Myelose*, statt von lymphatischer Leukämie von *Lymphadenose* bzw. von leukämischer, subleukämischer und aleukämischer Myelose oder Lymphadenose gesprochen.

Die *Ätiologie* der Leukämien liegt völlig im Dunkeln. Wenn auch eine ausreichende Zahl von Kranken bekannt wurde, welche nach Bestrahlungen oder nach Benzolvergiftung eine Leukämie akquirierten, und auf Grund der Statistiken hier mit Recht eine ätiologische Beziehung herzustellen erlaubt scheint, so handelt es sich im Rahmen der gesamten Fälle von Leukämie nur um einen sehr geringen Bruchteil aller Fälle, um Raritäten, die allgemeinere Konklusionen nicht gestatten. Merkwürdig ist, daß es sich bei den genannten Schädlichkeiten um solche handelt, welche in der Regel nicht zu einer Vermehrung, sondern zu einer abnormen Verminderung der zelligen Bestandteile des Blutes führen. Daß Traumen eine wesentliche Ursache darstellen sollen, wurde vielfach diskutiert, der Gedanke einer derartigen Beziehung erscheint aber wohl a priori abwegig. Daß eine erbliche Konstitutionsanomalie in Frage kommt, dafür geben die einschlägigen Untersuchungen keinen Anhaltspunkt; familiäre Häufung ist außerordentlich selten. Daß Erbfaktoren eine Rolle spielten, ist zumindest in keiner Weise bewiesen. In konstitutioneller Hinsicht ist lediglich die Tatsache zu vermerken, daß zumeist jugendliche Erwachsene bis zum 30. Lebensjahr am häufigsten an der myeloischen, Personen zwischen 40 und 60 Jahren an der lymphatischen Leukämie erkranken. Es wurden auch Beziehungen der Leukämien zu Infektionen und zu Tumoren aufgestellt, die zweifellos auch an sich bestehen, die aber in ätiologischer Hinsicht nichts besagen; vom Standpunkt der Pathogenese beanspruchen sie weitgehendes Interesse.

Die *Pathogenese* der Leukämien ist nicht geklärt. Wir sind vorläufig auf Hypothesen angewiesen. Drei Hypothesen sind es, die seit Dezennien diskutiert werden; es sind die folgenden: 1. Die Leukämien entsprechen einer hochgradigen Leukozytose mit metaplastisch neugebildetem hämopoietischem Gewebe, wie dies auch bei Infektionen vorkommt. 2. Die Leukämien sind maligne Tumoren mit metastatisch gebildetem hämopoietischem Gewebe. 3. Die Leukämien sind Systemerkrankungen mit autochthon entstandenem hyperplastisch-metaplastischem, myeloischem bzw. lymphatischem Gewebe.

Zur ersten Hypothese, welche *Beziehungen zwischen Leukämien und Infekten* aufstellt, ist vorerst festzustellen, daß es sogenannte „leukämoide Reaktionen" gibt (s. S. 500), die als extremste Grade einer neutrophilen Leukozytose zu betrachten sind, bei welchen außerhalb des Knochenmarkes hyperplastisches Knochenmarksgewebe gefunden werden kann, Fälle, die von akuten Leukämien auch nicht scharf abgetrennt werden können. Im Sinne der Infekthypothese muß ferner angeführt werden, daß die akuten Leukämien mit ihrer häufigen initialen Angina, mit ihrem oft septischen Fieber, dem schwer toxischen Allgemeineindruck, ihrer Blutungsneigung und ihrem raschen Verlauf in ihrer klinischen Erscheinungsweise durchaus einem schweren akuten Infekt entsprechen. Wenn auch Züchtungsversuche bis auf wenige, nichts beweisende Ausnahmen, in welchen meist Streptokokken gefunden wurden, ein negatives Ergebnis und wenn auch Übertragungsversuche mit diesen Kokken keinen Erfolg hatten, so spricht dies nicht mit Sicherheit gegen die Infektion als pathogenetisches Prinzip, ein Virus irgendwelcher Art käme in Frage. Auch die Tatsache, daß die Hühnerleukämie in Tierpassagen fortgeführt werden kann, könnte in die gleiche Richtung weisen. In diesem Zusammenhang wäre auch zu betonen, daß man im Tierexperiment durch Infekte metaplastische Bildungen von hämopoietischem Gewebe in Leber und Milz hervorrufen kann, die so ausgedehnt sein können, daß sie anatomisch dem Bilde der Leukämien zu entsprechen scheinen. Bei etwas genauerem Zusehen aber können derartige Erwägungen über pathogenetische Beziehungen zwischen Infekt und Leukämie einer Kritik kaum standhalten. Wenn bei schweren Infekten extreme Grade einer Leukozytose auftreten, wenn leukämische Bilder resultieren, wenn auch hyperplastische myeloische Metaplasien beobachtet werden, wenn gewisse, allerdings sehr seltene Infektfälle nach dem heutigen Stande unseres Wissens von der akuten Leukämie nicht abgegrenzt werden können, so will dies nur besagen, daß ein Infekt durch eine ungewöhnlich starke Leukozytose und ungewöhnliche metaplastische Neubildungen myeloischer Gewebe einer Leukämie sehr ähnlich werden kann, so ähnlich, daß in manchen Fällen eine Abgrenzung von der akuten myeloischen Leukämie schwerfällt oder sogar unmöglich wird, prinzipiell handelt es sich hier um etwas ganz anderes. Ein wesentliches Unterscheidungsmerkmal ist ja schon dadurch gegeben, daß jede Infektleukozytose rückbildungsfähig, die Leukämie unbedingt progredient ist. Es wachsen übrigens die Schwierigkeiten einer derartigen Deutung ins unermeßliche, wenn man die gleichen Gedankengänge bei der lymphatischen Leukämie verfolgen wollte.

Die zweite Hypothese, nach welcher dem *leukämischen Gewebe maligne Tumornatur zukäme*, hatte seinerzeit zahlreiche Anhänger, sie wurde fallengelassen, um in der modernen Literatur wieder sehr an Gewicht zu gewinnen. Es lassen sich wichtige Argumente zu ihren Gunsten anführen: Wir finden bei den Leukämien anatomisch in den Organen Fremdgewebe eingelagert, wie dies auch beim Tumor der Fall ist, und haben klinisch eine Krankheit vor uns, welche mit ihrer relativ kurzen, sich über Monate oder nur wenige Jahre hinziehenden Dauer, mit der häufigen Afebrilität, der begleitenden Anämie, der Neigung zu Blutungen, dem schließlichen Siechtum und vor allem dem unwiderruflich letalen Ausgang weitgehende Ähnlichkeit mit einem malignen Tumor hat. Wird für die Anerkennung eines Blastoms verlangt, daß die Krankheit von einem Primärtumor ihren Ausgang nehme, so kann man in gewissen Fällen von lymphatischer Leukämie auch diese Forderung insofern erfüllt sehen, als der Prozeß in einer umschriebenen Drüsengruppe am Hals oder im Mediastinum, im Rachen, im Magen usw. beginnt und erst später generalisiert; jedenfalls gibt es Fälle, in welchen scheinbar nach einem anfänglich klinischen Bild eines Lymphosarkoms erst in einer zweiten Phase eine lymphatische Leukämie zu Tage tritt, bei welcher man im Gegensatz zu dem meist vorherrschenden plurizentrischen Beginn von einem unizentrischen sprechen kann. Die Analogie zwischen Leukämie und Tumor kann noch dadurch weitergehen, daß manche lymphatische Leukämien tatsächlich ein aggressives Wachstum zeigen, daß in diesen Fällen nicht nur eine Infiltration mit lymphatischem Gewebe vorliegt, sondern das lymphatische Aftergewebe schrankenlos wuchert, das Parenchym des Organs zerstört und die Grenzen des lymphatischen Gewebes durchsetzt, um hemmungslos in die Nachbarschaft einzubrechen. Das blastomartig aggressive Wachstum dieser Leukämien hat ja sogar zur Aufstellung des Krankheitsbildes der Leukosarkomatosen (STERNBERG) geführt, ein Begriff, der umstritten blieb, der aber doch wenigstens in bestimmten Fällen die Verwandtschaft der Leukämien und Tumoren klar demonstriert. Und bei den Chloromen haben wir eine Leukämieform vor uns, die zweifellos eine Leukämie blastomartigen Charakters darstellt, wie wir sehen werden. Jedenfalls haben wir eine lückenlose Reihe von Krankheitsbildern, die mit Fällen beginnt, in welchen lediglich eine Hyperplasie des hämopoietischen Gewebes vorliegt, und mit Fällen endet, die eindeutig geschwulstartiges Wachstum zeigen. Auch die histologische Untersuchung der Lymphdrüsen chronisch lymphatischer Leukämien, die makroskopisch keinen

Tumoreindruck erwecken und das übliche Bild der Hyperplasie bieten, läßt fast regelmäßig erkennen, daß das lymphatisch-leukämische Gewebe an den natürlichen Grenzen des Organs, an der bindegewebigen Kapsel der Drüsen nicht haltmacht, sondern diese und das umgebende Fettgewebe meist an mehreren Stellen durchbricht bzw. durchsetzt; im histologischen Bild kann übrigens sehr oft zwischen einem Lymphosarkom und einer lymphatischen Leukämie, auch in Fällen ohne makroskopisch aggressives Wachstum, nicht unterschieden werden. Wie wir sehen werden, halten die bisher vorgebrachten Argumente einer strengeren Kritik auch nicht stand, weshalb die Tumortheorie der Leukämie bis vor kurzem wieder mehr minder fallengelassen wurde, in jüngster Zeit aber wurden wieder neue Beweisstücke erbracht, welche ihr neue Anhänger brachte. Diese neuen Argumente wurden hauptsächlich beim Studium der Tierleukämie gewonnen und beziehen sich vorwiegend auf den Mechanismus der Ausbreitung der leukämischen Infiltrationen. Es konnte nämlich gezeigt werden, daß die Ausbreitung der Tierleukämien durch Innidation (Kolonisation) vor sich geht, das heißt, daß Zellen des hämopoietischen Apparates auf dem Blutwege in andere Organe eingeschleppt werden und dort zu wuchern beginnen, daß somit der gleiche metastatische Ausbreitungsmechanismus vorliegt wie bei den malignen Tumoren. Die aus innidierten Blutzellen entstandenen organfremden Zell-infiltrationen lymphatischer oder myeloischer Art wären demnach Metastasen, die Leukämien würden mit Recht als Blastome bezeichnet werden, zu deren Hauptcharakteristicis die metastatische Ausbreitung gehört. Das Studium der Tierleukämien hat ferner für bestimmte Stämme ergeben, daß man je nach der Art der Verimpfung, kutan oder intravenös, bald Tumoren, bald Leukämien erzeugen kann, wodurch wieder die nahe Beziehung zwischen Leukämie und Tumor gegeben wäre. Dem Einwand, daß es sich mit der Tumornatur der Leukämien nicht recht vertrüge, daß die „Metastasenbildung" vorzugsweise immer wieder in den blutbildenden Organen, Leber, Milz, Lymphdrüsen und Knochenmark, erfolgt, wurde von den Anhängern der Theorie mit dem Hinweis begegnet, daß einerseits auch andere Organe, wie Lunge, Haut, Niere usw., wenn auch nur in geringem Ausmaß befallen würden und daß bei den Leukämien anderseits nicht gewöhnliche Tumorzellen, sondern bösartige Blutzellen meta-stasieren, die in den adäquaten blutbildenden Organen leichter zurückgehalten würden und dort die besten Bedingungen für ihre Fortentwicklung fänden. Im Sinne der diskutierten Theorie spricht schließlich noch, daß es im Tierversuch mit krebserzeugenden Substanzen (Benzpyren und anderen) und mit Röntgen-strahlen gelingt, sowohl Karzinome wie Leukämien zu erzeugen. Auf Grund dieser Experimentalergebnisse halten namhafte Hämatologen den Beweis für die Tumornatur der Tierleukämie für erbracht.

So überzeugend manche der vorgebrachten Argumente auch sein mögen, beweisend sind sie nicht und es ist daher nicht ohne weiteres erlaubt, von einer Tumornatur der Leukämien zu sprechen. Die Ähnlichkeit im klinischen Verlaufe zwischen Leukämie und Tumor stellt keinen Beweis dar, Lymphogranulome — man sprach bei diesem seinerzeit sogar von Pseudoleukämie — haben zweifellos eine noch viel größere Ähnlichkeit. Es muß ferner unterstrichen werden, daß der großen Mehrzahl der Leukämien ein aggressives tumorartiges Wachstum nicht eigen ist, daß myeloische Leukämien, der Spezialfall Chlorom ausge-nommen, dasselbe mit ganz vereinzelten Ausnahmen überhaupt nicht zeigen. Das blastomartige Wachstum der Leukämien, wie wir ihm bei den Leukosarkoma-tosen begegnen, ist also die große Ausnahme von der Regel. Und wenn das hyperplastisch wuchernde lymphatische Gewebe im histologischen Bild vor der bindegewebigen Lymphdrüsenkapsel nicht haltmacht, so ist die Infiltration der Kapsel und ihrer Umgebung noch keineswegs Ausdruck einer Aggression, sie ist ebenso gut Ausdruck einer Neubildung hyperplastisch-lymphatischen Gewebes in der Bindegewebskapsel, wie wir sie auch in bindegewebigen Anteilen anderer Organe, z. B. in den GLISSONschen Räumen der Leber beobachten können. Betrachtet man unvoreingenommen das histologische Bild einer Leukämieleber, so macht das eingelagerte hyperplastische hämopoietische Gewebe viel eher den Eindruck einer Infiltration, wie wir ihr etwa bei einer Lues oder einem Granulom der Leber begegnen, als den einer Durchsetzung der Leber mit einem malignen Tumor. Die Einlagerungen in Leber und Nieren zeigen keine Destruktion des Parenchyms, die Infiltrate schieben sich längs den bindegewebigen Zügen zwischen die Leberzellen oder die Leberläppchen ein, bedrängen die Leberzellen auf diese mechanische Weise, verdrängen sie, bringen sie auf mechanischem Wege auch zur Atrophie, von einer Zerstörung, wie beim Blastom, ist aber nicht die Rede. Durch die myeloische Einlagerung kommt es ferner nie zu einem Durchwachsen und damit zu einer Zerstörung der Gallengänge und daher nie zu einem Ikterus, wie ihn die Metastasenleber bei höheren Graden der tumorösen Durchsetzung so häufig nach sich zieht. Bei der lymphatischen Leukämie sind die eingelagerten lymphatischen Elemente — zumal bei Vorwiegen von Lymphoblasten — Tumorzellen sehr ähnlich, man kann auch, wie schon erwähnt, zwischen diesen Lymphoblasten und echten malignen Tumorzellen, etwa eines Lymphosarkoms, histologisch oft nicht oder nur sehr schwer unterscheiden, dennoch sind die Lymphosarkomzellen bei genauer Betrachtung doch unreifer und undifferenzierter als Leukämiezellen. Auch die gleichmäßige Anordnung und Verteilung des organfremden leukämischen Gewebes in den genannten Organen, die typische Anordnung des myeloischen Gewebes zwischen den Leberzellbalken, des lymphatischen Gewebes in den GLISSONschen Räumen und das Fehlen von umschriebenen Knotenbildungen sprechen gegen Blastom und für systemartige Affektion. Die leukämischen Einlagerungen erscheinen übrigens überall gleichzeitig, wodurch sie sich wieder von Tumoren unterscheiden. Sieht man näher zu, so ist ein von einem umschriebenen Punkt ausgehender Primärtumor bei Leukämien mit Sicherheit nie zu erkennen. Wenn lymphatische Leukämien gelegentlich initial als Mediastinaltumoren, Tonsillentumoren usw. in Erscheinung treten können, so handelt es sich doch dabei auch immer um das Ergriffensein einer Lymphdrüsengruppe; und bei myeloischen Leukämien ist ein umschriebener Beginn im Sinne eines Primärtumors ganz unbekannt. Die myeloische Hyperplasie im Knochenmark, die Umwandlung in das graue Mark geht im allgemeinen gleichzeitig im gesamten Mark vor sich; die initialen Knochenmarkspunktatsbefunde sind zwar vielfach nicht so imponierend, daß sie diagnostisch sehr wertvoll wären oder in fraglichen Fällen die sichere Entscheidung erlaubten; bei lymphatischen Leukämien ist die Lymphozytenvermehrung im Knochenmark doch fast immer ein diagnostisch wertvoller Fingerzeig. Schließlich widerspricht die Beschränkung der supponierten Metastasen auf oder vorwiegend auf die blutbildenden Organe, Leber, Milz, Lymphdrüsen und Knochenmark, der Tumornatur der Leukämien. Eines der schlagendsten Gegenargumente ist schließlich die Tatsache, daß gleichartige Reaktionen bei der Anaemia pseudoleucaemica infantum gesehen werden können und daß diese rückbildungsfähig sind, eine Tatsache, die sich mit der Tumornatur dieses hyperplastischen myeloischen Gewebes nicht verträgt. Ein weiteres, ebenso wichtiges Gegenargument ist schließlich, daß das nach der diskutierten Theorie bösartige metastatische hämopoietische Gewebe in der Regel nicht aus unreifen, mehr minder gleichartigen Zellen, sondern aus normalen lymphatischen oder myeloischen Elementen der normalen Entwicklungsreihe besteht, daß das myeloische Gewebe aus den verschiedenartigst differenzierten Zellen zusammengesetzt ist, daß es sowohl reife wie unreife weiße und rote Blutkörperchen, wie auch Megakariozyten enthält und daß man sich unter der Annahme einer Tumormetastase die Frage stellen müßte, wie denn aus einer metastatisch verschleppten Zelle dieses hochdifferenzierte myeloische Gewebe mit allen Entwicklungsstufen roter und weißer Blutkörperchen und der Blutplättchen entstehen könnte; man wäre zur Annahme gezwungen, daß eine omnipotente undifferenzierte jüngste Stammzelle metastatisch eingeschwemmt wurde, eine Annahme, der aber die Tatsache widerspricht, daß derartige Zellen in den „Metastasen" nicht zu finden sind. Immer bleibt das Faktum bestehen, daß Metastasen der Blastome einheitlich aus jungen unreifen Zellen zusammengesetzt sind und daß die lymphatischen und myeloischen leukämischen Infekte dem nicht entsprechen. Prädilektionssitz der leukämischen Infiltration ist ferner die Milz, welche von Blastommetastasen als einziges Organ fast regelmäßig verschont bleibt. Die Schutzkraft der Milz gegen das Wachstum bösartiger Tumoren, nicht nur von Tumoren in der Milz, ist zwar nur im Tierexperiment eindeutig beweisbar, sie darf aber um so mehr hier als Argument gebraucht werden, als die Tierleukämie bei der Diskussion des Problems gerade in der letzten Zeit eine bedeutsame Rolle spielt. Wie früher schon erwähnt, wurde für die Tierleukämie in neuester Zeit der Beweis erbracht, daß die leukämischen Infiltrate durch Verschleppung bestimmter Zellen auf dem Blutwege zustande kommen und daß sie demnach als Metastasen anzusprechen wären. Wenn dieser Beweis tatsächlich geglückt sein sollte, so ist unseres Erachtens die Blastomnatur der leukämischen Infiltrate noch lange nicht entschieden. Denn die metastatische Entstehung der Tochterinfiltrate ist wohl eines der Kardinalzeichen der Blastome, aber keineswegs das einzige; die Blastommetastase hat in der Art der sie bildenden Zellen, in der Art ihres Wucherns, in ihrem Verhältnis gegenüber dem befallenen Parenchym usw. noch eine Reihe von Forderungen zu erfüllen, ehe ihr maligner Charakter zugesprochen werden kann. Und diese Forderungen sind bei den leukämischen Infiltraten nicht erfüllt, ihre Anordnung, ihre Zusammensetzung aus normalem lymphatischem oder myeloischem Gewebe, ihr in der Regel nicht aggressives, sondern nur mechanisch bedrängendes Verhalten gegenüber der Umgebung geben ihr keineswegs das Gepräge der metastatischen malignen Bildung. Innidation bzw. Kolonisation als Mechanismus der Ausbreitung könnten sich demnach bei Blastomen und bei Leukämien finden, beide dürften aber deshalb allein hinsichtlich ihrer Tumornatur nicht identifiziert werden. Zum Charakter des malignen Tumors gehört eben mehr als metastatische Entstehung. Chlorome und Leukosarkomatosen haben in ihren Metastasen nach jeder Richtung Tumorcharakter, hier ist die Leukämie auch maligner Tumor. Das Verhalten dieser Sonderfälle besagt aber nichts über die Tumornatur der Leukämien im allgemeinen, sie besagt nur, daß leukämische Infiltrate maligner Art sein oder auch werden können!

Die dritte Theorie, die am schärfsten von NAEGELI vertreten wurde, sieht in der Leukämie eine *primäre Systemaffektion des lymphatisch-hämopoietischen Systems*. Man hat sich die Pathogenese hierbei folgendermaßen vorzustellen: Auf einen uns noch unbekannten Reiz kommt es zu einer hyperplastischen Wucherung des gesamten myeloischen bzw. lymphatischen Gewebes, wobei auch die in der Embryonalzeit blutbildenden Organe, besonders Leber, Milz und Lymphdrüsen wieder befähigt werden, Zellen im lymphatischen oder myeloischen Sinne zu produzieren; primitive mesenchymale, hinsichtlich ihrer Entwicklungsmöglichkeiten omnipotente Zellen, welche nach Sistieren der embryonalen Blutbildung in diesen Organen weiterbestehen bleiben, würden mit einer jetzt hyperplastischen Hämopoiese neuerlich einsetzen („Rückkehr zur embryonalen hämopoietischen Funktion"). Darüber hinaus würden auch sonst im Körper verstreut liegende primitive Zellen eine gleichartige Reaktion eingehen können, so daß im gesamten Mesenchym lymphatische oder myeloische Herde in Erscheinung treten können. Es handelt sich also in Leber, Milz, Nieren und den sonstigen verstreut liegenden Herden um eine Metaplasie, wie sie uns auch bei anderen Krankheitszuständen, z. B. bei Anämien bekannt ist, allerdings in einem sonst nicht gesehenen Ausmaße. Wesentlich an dieser Theorie ist die Feststellung, daß das hyperplastische leukämische Gewebe autochthon aus allerorts verstreuten „embryonalen", noch undifferenzierten Stammzellen entstünde. Diese Theorie war bis vor kurzem noch die herrschende; wie schon erwähnt, hat ihr die Tumor-Hypothese in letzter Zeit den Rang abgelaufen, vor allem deshalb, weil das Studium der Tierleukämien die metastatische Ausbreitung des hyperplastischen leukämischen Gewebes ergeben zu haben scheint. Es ist auch kein Zweifel, daß diese Argumente einen schwerwiegenden Einwand gegen die Leukämie als Systemaffektion darstellen. Hierzu muß aber wieder betont werden, daß die Ergebnisse der Untersuchungen der Tierleukämien auf die menschliche Pathologie nicht ohne weiteres übertragbar sind. Menschliche Leukämien sind, ebensowenig übrigens wie die meisten Tierleukämien (bei Hunden, Pferden, Schweinen, Rindern), in der Passage nicht verimpfbar, wie unter anderem Übertragungsversuche von Leukämieblut auf Karzinomkranke gezeigt haben. Erfahrungen bei übertragbaren Tierleukämien sind also nur mit größter Vorsicht zu verwerten. Für die metastatische Entstehung der leukämischen Infiltrate beim Menschen fehlen also alle Beweise und gegen ihre maligne Tumornatur lassen sich schwerwiegende Argumente vorbringen, wie wir oben ausführlich gezeigt haben und worauf wir neuerlich verweisen. Wenn sich übrigens die menschliche Leukämie tatsächlich auf metastatischem Wege durch Zellverschleppung ausbreiten würde, so hätten wir in diesen Metastasen noch immer keine malign wachsenden Blastome vor uns und die leukämischen Infiltrate in den hämopoietischen Organen, Leber, Milz, Lymphdrüsen, Knochenmark, wären als aus verschleppten myeloischen oder lymphatischen Zellen entstandene ungewöhnliche Zellhyperplasien aufzufassen, die sich deshalb fast ausschließlich in den blutbildenden Systemen entwickeln, weil diese Systeme als ehemals blutbildende Organe einen besonders günstigen Boden für diese Wucherung darstellen. Bei einer derartigen Betrachtung rekurriert man auch bei Zubilligung einer metastatischen Entstehung wieder auf die Systemaffektion, nur mit dem Unterschied, daß das besonders geartete System erst nach Abfangen von verschleppten Blutstammzellen hyperplastische leukämische Infiltrate hervorbringt, während die ursprüngliche Hypothese eine Wucherung aus präexistenten fixen Bindegewebszellen annahm. Ob die omnipotenten Blutstammzellen zu Beginn des Krankheitsgeschehens an Ort und Stelle liegen oder ob sie auf dem Blutwege eingeschleppt werden, ist bei dieser Betrachtung im Grunde genommen irrelevant, immer resultiert das Wiederaufleben des alten embryonalen Blutsystems und in diesem Sinne haben wir eine Systemaffektion vor uns. Solange die Metastasierung bei den menschlichen Leukämien nicht bewiesen ist, haben wir übrigens keinerlei Grund, uns nach einer neuen Erklärung des Ursprunges der leukämischen Zellwucherungen umzusehen, denn die bisher angenommene Metaplasie ist keine gedankliche Konstruktion, sondern ein in der Hämatologie seit langem bekanntes Faktum, dem wir in der Pathologie häufig begegnen. Wenn bei schweren Anämien (wie Morbus Biermer, Knochenkarzinose usw.) in Leber und Milz metaplastisches erythropoietisches und myeloisches Gewebe auftritt, denkt niemand an die Möglichkeit, daß diese Infiltrate auf verschleppte Knochenmarkszellen zurückgeführt werden könnten. Wenn schließlich, wenn auch sehr selten, myeloische Leukämien beobachtet werden, bei welchen sich ausgedehnte extramedulläre leukämische Herde finden, das Knochenmark die myeloische Umbildung aber nicht zeigt, so ist eine metastatische Verschleppung junger Stammzellen aus demselben zumindest sehr unwahrscheinlich und die metaplastische Entstehung der extramedullären Herde liegt auf der Hand. Wenn es eine myeloische oder lymphatische Metaplasie auf Grund eines uns noch unbekannten Reizes gibt, so müßte ein Krankheitsbild resultieren, welches zur plurizentrischen Bildung normalen myeloischen oder lymphatischen Gewebes führt und welches sowohl klinisch wie anatomisch-histologisch durchaus unserer Leukämie entspricht. Die tatsächlichen Verhältnisse sind also unter dem Begriff Metaplasie am besten erklärt, und da Metaplasie ein bekanntes, auch unter anderen Bedingungen vorkommendes Phänomen ist, spricht auch dies für die Theorie der Leukämie als Systemaffektion im eingangs erwähnten Sinne.

Wenn man also auch gewisse Beziehungen zum Infekt und zum malignen Tumor diskutieren kann, so sind die Leukämien unseres Erachtens weder als einfache Infektreaktion noch als maligne Tumoren aufzufassen, die Leukämien stellen vielmehr eine besondere Reaktion der blutbildenden Systeme dar, die von Infekt und Tumor grundverschieden ist. Einerlei, ob die Ausbreitung der Infiltration durch Innidation geschieht oder durch Metaplasie aus ansässigen primitiven Stammzellen, immer handelt es sich um eine Systemaffektion in dem Sinne, daß in den hämopoietischen Organen auf Grund einer uns noch unbekannten Noxe eine hyperplastische hämopoietische Zellwucherung einsetzt. Ehe nicht eindeutige Beweise für die Verschleppung und metastatische Einnistung der omnipotenten Blutzellen, aus welchen die leukämischen Infiltrate hervorgingen, erbracht sind, haben wir unseres Erachtens allen Grund, an der alten Lehre der metaplastischen Entstehung aus ansässigen Zellen festzuhalten, eines Vorganges, der, wie wir früher betont haben, keine gedankliche Konstruktion, sondern ein aus der Pathologie wohlbekanntes Faktum darstellt.

2. Pathologische Anatomie und Histologie.

Es sollen im folgenden nur einige kurze Bemerkungen zur Anatomie und Histologie der chronischen Leukämie gegeben werden, die Voraussetzung zum Verständnis der Probleme sind. Es sei vorweggenommen, daß der anatomische und histologische Befund das Wesentliche bei der chronischen Leukämie ausmacht, daß das Blut völlig oder fast völlig normal sein kann (aleukämische und subleukämische Leukämie). Im Gegensatz etwa zur perniziösen Anämie, in welcher der Anatom dem Hämatologen hinsichtlich der Verläßlichkeit und Sicherheit seiner Diagnose weit unterlegen ist, stellt hier der Obduzent die sichere Diagnose. Die aleukämischen und zum Teil auch die subleukämischen Fälle zeigen, daß bei einer Leukämie das Blutbild nicht immer das Spiegelbild der hämopoietischen Organe darstellt.

Bei der chronischen *Myelose* zeigen das Knochenmark, die Milz, die Leber regelmäßig, die Lymphdrüsen bisweilen, andere Organe (Nieren, Lungen, Muskulatur, Bindegewebe, Fettgewebe usw.) selten und in geringem Ausmaß die hyperplastisch-myeloischen Einlagerungen. Das *Knochenmark* ist ein sogenanntes pyoides Mark, es erinnert in Farbe und Konsistenz an Eiter, es ist zu einer gelben oder graugelben Masse verändert, die sich leicht ausstreichen läßt. Manchmal ist die Farbe mehr rötlich. Im allgemeinen ist die Veränderung in allen Knochen vorhanden und eine diffuse; gelegentlich findet man stellenweise im Knochenmark noch Fettmark. Ein Ausbleiben der myeloischen Markhyperplasie überhaupt ist größte Seltenheit. *Histologisch* findet sich ein ungeheurer Zellreichtum, die Zellen stellen in der Mehrzahl granulierte Elemente dar. Myeloblasten sind relativ spärlich. Hinsichtlich der Unterscheidung der myeloischen Knochenmarksausstriche von schweren septischen Infektionen mit starker Markreaktion s. S. 525. Die kernhaltigen Roten verhalten sich nach jeder Hinsicht normal, mit zunehmender Umbildung des Knochenmarks nehmen sie an Zahl langsam ab, im Verhältnis zu den myeloischen Elementen ist ihre Zahl freilich gering. Auch die Megakaryozyten zeigen, wenigstens vorerst, keine Veränderung. Die *Milz* ist enorm vergrößert, sie wiegt durchschnittlich 1500 bis 1700 g, es wurden aber Gewichte bis zu 10 kg beobachtet. Die Form der Milz bleibt unverändert, der Rand zeigt die charakteristischen Kerben, die Kapsel ist oft stark verdickt (Residuen abgelaufener Perisplenitiden). *Histologisch* findet man eine mächtige myeloische Umwandlung; die starke Vergrößerung der Milz ist auf die ausgedehnten myeloischen Einlagerungen zurückzuführen. Die myeloische Metaplasie beginnt im Pulpagewebe, nimmt dieses bald völlig ein; die Milzfollikel werden durch das myeloische Fremdgewebe bedrängt und bald kleiner, um schließlich ganz zu verschwinden. Bei den Leukämien besteht also im allgemeinen ein gegensätzliches Verhalten in dem Sinne, daß dort, wo myeloisches Gewebe wuchert, das lymphatische zurücktritt und schließlich schwindet, und umgekehrt. Im histologischen Bild der Milz geht also die normale Struktur verloren; wenn Follikel noch vorhanden sind, so ist ihre Zahl sehr gering und sie haben an Größe stark abgenommen. Die Milzpulpa entspricht im übrigen völlig dem Knochenmark, wenn man davon absieht, daß das Gewebe noch von Trabekeln durchzogen wird. Mit den myeloischen Herden in der Milz erscheinen auch vereinzelt oder zu Gruppen angeordnete Erythroblasten. Auch die *Leber* ist durch die myeloische Metaplasie mehr oder weniger vergrößert. Die hyperplastischen Einlagerungen liegen hier zum Unterschied von der lymphatischen Leukämie nicht in den GLISSONschen periportalen Feldern, nicht interazinös, sondern zwischen den Leberzellbalken intraazinös. Die Einlagerungen entsprechen histologisch durchaus dem Bilde des Knochenmarks. Unter den *Lymphdrüsen* sind zahlreiche vergrößert, gelegentlich können sogar (s. S. 523) starke Vergrößerungen bestimmter Drüsengruppen auftreten. Sie können Walnußgröße erreichen. *Histologisch* zeigt sich das gleiche Bild wie in der Milz: die Lymphdrüsenstruktur ist verwischt, die Lymphfollikel sind in ihrer Größe stark reduziert, zum Teil völlig verschwunden, interfollikulär findet sich myeloisches Gewebe. Meist ist die Umwandlung in den Lymphdrüsen nur eine partielle, nur die Umgebung des Hilus der Lymphdrüsen ist befallen.

Bei der chronischen *Lymphadenose* sind vor allem die Lymphdrüsen und alle lymphatischen Apparate (Tonsillen, Darmfollikel usw.), ferner das Knochenmark, die Milz, die Leber und die Thymus verändert, selten finden sich kleinere Infiltrate an beliebigen anderen Stellen (Haut, Hirnhäute, in Schleimhäuten, Niere usw.). Die *Lymphdrüsen* der verschiedenen Regionen sind verschieden stark vergrößert; während die oberflächlichen Drüsen kaum oder nicht vergrößert sein können, können die Mediastinaldrüsen z. B. zum großen Tumor angewachsen sein. Die Drüsen sind meist voneinander gut abgrenzbar, gelegentlich, relativ häufig in der Achsel, sind sie miteinander verbacken. Auf der Schnittfläche erscheinen sie graurot. *Histologisch* ist die normale Drüsenstruktur nicht mehr zu erkennen, man sieht eine gleichmäßig diffuse Wucherung des lymphatischen Gewebes, von Sinus und Follikel ist meist nichts mehr zu sehen. Das lymphatische Gewebe setzt sich zum Teil aus kleinen, oft auch aus größeren und auch unreiferen Elementen zusammen. Diese histologischen Veränderungen finden sich meist auch in Drüsen, die makroskopisch unverändert scheinen und auch nicht vergrößert sind. Die Wucherung des lymphatischen Gewebes macht vor der Bindegewebskapsel oft nicht Halt, diese ist stellenweise oder auch in größerem Ausmaße von lymphatischem Gewebe durchsetzt, die Bindegewebslamellen erscheinen dadurch aufgesplittert, das lymphatische Gewebe infiltriert oft auch die Nachbarschaft; damit ist der Eindruck eines aggressiven Wachstums gegeben, diese Veränderungen unterscheiden sich aber von echten Sarkomen meist doch dadurch, daß das in die Nachbarschaft durchbrechende lymphatische Gewebe nicht wahllos alles im Wege stehende Gewebe zerstört, sondern sich offenbar von mechanischen Bedingungen leiten läßt, indem es lockeres Gewebe, Bindegewebe und Fettgewebe zu seiner Ausbreitung wählt und kompaktere Organe, wie die Muskeln, nur durch Druck zur Atrophie bringt. Die *Milz* ist stark vergrößert, sie erreicht aber fast nie die Größe der Myelosemilz. Auf der Schnittfläche zeigt sie entweder ein gelbrot marmoriertes Aussehen, wobei vergrößerte Follikel als hellere rundliche Gebilde bis Erbsengröße sichtbar sein können, oder sie ist homogen graurot. Keilförmige anämische Infarkte sind nicht selten. *Histologisch* ist die Milzstruktur mehr oder weniger verwischt, Follikel sind nur zu sehen, wenn die lymphatische Umwandlung in diesem Bezirke noch wenig Fortschritte gemacht hat, später ist eine Differenzierung in Pulpa und Follikel nicht mehr möglich, das Gewebe besteht in homogener Art aus kleinen oder großen Lymphozyten. Das *Knochenmark* schwankt in seiner Farbe zwischen dunklem Blutrot und hellem Graurot, meist zeigt es Himbeerfarbe, die Konsistenz ist erhöht, gallertartig, so daß man von himbeergeleeartigem Knochenmark sprechen kann. *Histologisch* findet sich eine enorme Wucherung des lymphatischen Gewebes, Lymphozyt liegt an Lymphozyt, vorwiegend handelt es sich um kleine, zum Teil auch um große Formen. Von myeloischen Zellen ist meist nichts zu sehen, da das lymphatische Wuchergewebe das myeloische Gewebe verdrängt hat. Dort und da sind noch Reste desselben in Form vereinzelter Zellen oder in Form von kleinen myeloischen Inseln zu finden; hier sind auch kernhaltige Rote und Megakaryozyten nachweisbar. Es gibt insofern Ausnahmen von der Regel, als in manchen Fällen von lymphatischer Leukämie die lymphatische Umwandlung des Knochenmarkes nur eine sehr partielle ist oder daß sie sogar ganz fehlt. Die *Thymus* ist auch bei älteren Individuen durch die lymphatische Hyperplasie meist mächtig vergrößert; *histologisch* findet sich eine starke lymphatische Wucherung, meist ist die Nachbarschaft auch deutlich infiltriert. Sehr charakteristisch sind die Veränderungen an der *Leber*, das Organ ist meist beträchtlich vergrößert, erreicht allerdings nicht die Dimension der myeloischen Leber. Die lymphatischen Infiltrate finden sich im *histologischen* Bilde im periportalen Bindegewebe; dort, wo die Azini zusammenstoßen, bilden sich mehr oder weniger große Lymphozytenhaufen, die Azini selbst bleiben hingegen frei. Der gesamte *lymphatische Apparat* in den Tonsillen, am Zungengrund, im Bereiche des Kehlkopfes, der Epiglottis, auch in den Lungen, im Magen, im Dünn- und Dickdarm, aber auch die Nebennieren, das Nervensystem, das Gehirn und seine Häute können gelegentlich in schwächerem oder stärkerem Maße mitbefallen sein und zeigen das gleiche wuchernde lymphatische Gewebe. Fast regelmäßig sind die *Nieren* betroffen; hier bilden sich meist in der Umgebung der Gefäße in der Rinde kleine umschriebene Lymphome, selten streifenförmige Infiltrate im Mark längs der Markkanälchen. Die *Haut* ist selten betroffen, die Infiltrate können aber gelegentlich beträchtliche Größe erreichen. Es gibt kein Organ, das nicht lymphatische Einlagerungen zeigen könnte.

3. Chronische Myelose. (Chronische myeloische Leukämie.)

Klinische Symptomatologie. Der Beginn der Erkrankung kann im Einzelfalle nicht festgelegt werden. Zweifellos ist er schleichend und auf Grund der allgemeinen Erfahrungen wissen wir, daß der Kranke oft erst nach Jahren über subjektive Beschwerden klagt, die ihn zum Arzt führen. Männer erkranken, wie bei allen Leukämien, etwas häufiger als Frauen.

Subjektive Beschwerden. Die ersten Krankheitszeichen sind meist allgemeiner Natur, der Kranke klagt über Verminderung der Leistungsfähigkeit, Müdigkeit, Kopfschmerzen, Ohrensausen, Schwindelgefühl, Herzklopfen, Appetitlosigkeit, Neigung zum Schwitzen, im besonderen Nachtschweiße, abendliches Fiebergefühl und schlechten Schlaf. Der Umgebung fällt das schlechte Aussehen und die Blässe des Kranken auf. Frühzeitig kann sich eine relativ starke Abmagerung einstellen, die im Laufe der Krankheit 10 bis 20 kg erreichen kann. Ein Hautjucken, ähnlich wie beim Lymphogranulom, kann vorkommen, es ist jedenfalls sehr selten. In der großen Mehrzahl der Fälle sind es Beschwerden von Seite der großen Milz, derentwegen der Arzt konsultiert wird. Meist werden ein Völle- oder ein Druckgefühl oder auch Schmerzen im linken Oberbauch angegeben, die bald als ein Ziehen oder als Stechen oder als Krampf geschildert werden. Die Schmerzen können nach vorne zu bis in die Nabelgegend oder nach hinten horizontal in die Lumbalgegend ausstrahlen. Stechende Schmerzen sind oft nur wenige Stunden oder wenige Tage vorhanden, wenn sie nämlich einer nicht seltenen trockenen Kapselentzündung der Milz entsprechen, die sich zum Teil spontan, zum Teil im Anschluß an Milzinfarkte einstellt. Die große, raumbeengende Milz führt zu unangenehmen Spannungszuständen im Bauch überhaupt, der Kranke hat ein Gefühl der Beengung; er klagt auch über ein bedrängendes Gefühl nach oben und auch über Atemnot durch den Zwerchfellhochstand. Die Beschwerden von Seiten der Milz können in bestimmten Körperlagen, vor allem beim Bücken oder bei Rechtslage, zunehmen. Nicht selten gibt der Kranke an, daß er in der letzten Zeit im linken Oberbauch eine Geschwulst bemerkt hat, mancher beobachtet sogar richtig, daß er eine Geschwulst mit der linken Hand umgreifen könne. Oft stehen ausgesprochene Magenbeschwerden im Vordergrund, Erscheinungen der Mikrogastrie durch die raumbeengende große Milz, und zwar rasches Völlegefühl nach Genuß auch nur kleiner Mahlzeiten, ferner Aufstoßen und Übelkeit. Der Kranke macht oft die Angabe, daß sich die angeführten ersten Beschwerden, die auf den Milztumor zu beziehen sind, nach einem Trauma einstellten; gelegentlich mögen traumatisch ausgelöste Perisplenitiden, kleine Milzkapselrisse mit Blutungen die ersten Beschwerden ausgelöst haben. Je nach dem Grad der vorhandenen Anämie können bei dem Patienten allgemeine Anämiesymptome, wie Ohrensausen, Schwindel, Flimmern vor den Augen und Müdigkeit auftreten. Höhergradige Anämien kommen aber bei den chronischen Myelosen erst in fortgeschrittenen Fällen zur Beobachtung. Eine Ausnahme bieten jene Fälle, die anfänglich das Bild einer aplastischen Anämie bieten, bei denen erst im Verlauf der Erkrankung die Leukämiesymptome nachgewiesen werden können. Epistaxis, Hämatemesis, ausgedehntere Hautblutungen sind als erste Symptome, ebenso wie Nierenkoliken ungewöhnlich; ein seltenes, immer wieder genanntes Initialsymptom ist schließlich ein Priapismus. Hinsichtlich dieses Symptoms, wie der Ausfallserscheinungen im Nervensystem (Auge, Ohr), sei auf die späteren Ausführungen verwiesen.

Der objektive Befund. Wir haben zumeist einen bereits beträchtlich abgemagerten und blassen Patienten mit den Zeichen stärkerer allgemeiner Schwäche vor uns. Die *Körpertemperatur* ist, zumindest periodenweise, meist etwas erhöht, es kommen bei manchen Kranken aber auch längerdauernde Perioden hohen Fiebers vor, ein Symptom, welches mit dem septischen Fieber der akuten Leukämie nichts gemein hat und welches offenbar durch den starken Blutzerfall zu erklären ist; nach Röntgenbestrahlungen sehen wir derartige Fieberperioden daher relativ häufig und in verstärktem Ausmaße. Das hervorstechendste Symptom, welches im allgemeinen auch unmittelbar zur Diagnose führt, ist der *mächtige Milztumor*. Die Milzvergrößerung ist eine derartige, daß die linke Bauchseite, speziell der linke Oberbauch mit dem linken Rippenbogen oft deutlich vorgewölbt erscheint, bei mageren Individuen kann man den Milzkontur, speziell den der Milzrandkerben deutlich sehen. Die Milz ist nach allen Seiten vergrößert, sie kann nach unten bis zur Darmbeinschaufel reichen, sie sitzt dieser oft unmittelbar auf, sie überschreitet durch ihre Vergrößerung nach rechts häufig die Mittellinie und führt schließlich zu Zwerchfellhochstand. Sie hat meist einen plumpen Rand, der in seinem medialen Anteil die charakteristischen Milzkerben, zwei bis vier an der Zahl, erkennen läßt. Die Konsistenz des Organs ist stark erhöht, seine Oberfläche meist glatt, alte perisplenitische Auflagerungen können auch eine unregelmäßige Oberfläche bedingen. Bei frischer Perisplenitis hört man ein trockenes Reiben, bei alter schwieliger Perisplenitis kann man durch lange Zeit oder auf immer ein grobes Knarren sowohl palpatorisch als auskultatorisch wahrnehmen. Die Perisplenitis entspricht erfahrungsgemäß nicht selten einem Milzinfarkt, sie kann auch traumatisch zustande kommen und hat schließlich ihre Ursache auch in einer übermäßigen Kapselspannung. Um einen nachgewiesenen Abdominaltumor mit Sicherheit als Milz zu erkennen, wird der Nachweis der folgenden Merkmale gefordert: 1. Die charakteristische Gestalt unter dem Rippenbogen mit den Milzkerben. 2. Fehlen einer Überlagerung mit gashaltigem Darm, daher entsprechende Dämpfung. 3. Verschwinden des Tumors unter dem linken Rippenbogen mit der Unmöglichkeit, den oberen Pol des Tumors auch im tiefen Inspirium oder im Stehen zu umfassen oder mit der palpierenden Hand zwischen Rippenbogen und dem ihm unmittelbar anliegenden Tumor einzugehen. 4. Respiratorische Verschieblichkeit, das Symptom ist bei ausgedehnten perisplenitischen Verwachsungen und sehr großer Milz manchmal nicht deutlich. 5. Nur laterales Ballotement; während ein Retroperitonealtumor der Lumbalgegend in ihrer Gesamtheit anliegt und daher von jeder Stelle der Lumbalgegend aus das mediale und laterale Ballotement gibt, liegt die Milz nur den seitlichen Partien der Lumbalgegend an und gibt daher nur von dort das Ballotement. 6. Meist kann man entlang der Spina iliaca nach aufwärts und hinten gegen die Lumbalgegend zu, wenigstens bei tiefer Perkussion, eine Tympanie feststellen. Diese kommt dadurch zustande, daß das Kolon durch die Milz von oben eingestülpt wird, daß das Deszendens nach links außen und hinten verdrängt wird, die Milz also gashaltigem Darm aufliegt. 7. Die starke Milzvergrößerung führt ferner zu einem Verschwinden des TRAUBEschen Raumes, zu einer Rechtsverdrängung und damit oft zur Kantenstellung der Leber und zu einem Zwerchfellhochstand der linken Seite. Am Rücken steht der untere Lungenrand, entgegen der Regel, auf der linken Seite höher als auf der rechten; die einige Querfinger hohe basale Dämpfung der linken Seite darf nicht zur Fehldiagnose Pleuraexsudat (s. unten) führen. Selten kommt es zu einem leichten *Aszites*, er ist entweder exsudativer Natur mit myeloischen Exsudatzellen und auf myeloische Infiltrate im Peritoneum zu beziehen oder transsudativ und wird dann mit einer Verdrängung und Kompression der Pfortader mit Stauung erklärt. Kompression der Cava soll auch die Ursache der nicht seltenen *Beinödeme* sein, zum großen Teil sind diese aber als kachektisch bedingt aufzufassen. Die *Leber* ist deutlich vergrößert und auch bei Kantenstellung meist leicht palpabel; ihre Konsistenz ist erhöht, ihre Oberfläche glatt. Sehr selten führen myeloische Infiltrationen zu einem *Pleuraexsudat* mit myeloischen Exsudatzellen. Atembeschwerden sind vor allem auf einen Zwerchfellhochstand zu beziehen; Tonsillen- und Pharynxinfiltrationen mit Glottisödem sind selten und führen zu akuten Erstickungszuständen. Das *Herz* ist hoch und quer gelagert, man hört teils dadurch, teils durch die Anämie akzidentelle Geräusche, im übrigen ist das Herz ohne krankhaften Befund. Leichte *Albuminurien*, vielleicht auch als Ausdruck der myeloischen Infiltrate, sind häufig, es soll, sicher sehr selten, zur Ausschwemmung des BENCE-JONES-Eiweißkörpers kommen. Durch einen starken Leukozytenumsatz und Zerfall der Leukozytenkerne kommt es zu einer starken Harnsäureausschwemmung und damit zu einem an Uraten reichen Harnsediment, bzw. zu dadurch bedingten leichten Reizerscheinungen der abführenden Harnwege bis zu ausgesprochenen Nierenkoliken durch *Uratsteine*. Der Blutharnsäurewert ist meist stark erhöht (10 mg-% und darüber), gichtische Erscheinungen fehlen aber. *Palpable Lymphdrüsenvergrößerungen* sind selten, sie kommen aber vor, betreffen dann meist eine bestimmte Region, wobei die Inguinaldrüsen gegenüber den Achseldrüsen bevorzugt sind und Walnußgröße erreichen können. Diese Lymphdrüsentumoren sind mit der Umgebung nicht verwachsen, gut verschieblich, die Drüsen untereinander meist gut abgrenzbar, die Konsistenz ist die der markigen Schwellung, sie sind nicht druckempfindlich und auch spontan nicht schmerzhaft. *Myeloische Hautinfiltrate* sind selten; sie erreichen Linsen- bis Erbsengröße, sie sind meist nur in geringer Zahl vorhanden. Oft sieht man im Rahmen einer *hämorrhagischen Diathese* Hautblutungen. Die Myelose führt meist zum *Erlöschen der Libido*. Im übrigen kommt es bei der Frau erst zu Dysmenorrhoe, später zu *Amenorrhoe*, beim Manne kann der schon erwähnte *Priapismus* auftreten. Die Ursache desselben dürfte verschiedenartiger Natur sein: entweder bestehen Thrombosen in den Corpora cavernosa oder es handelt sich um myeloische Infiltrate im Bereiche des Kaudalrückenmarkes. Die Konzeptionsfähigkeit ist herabgesetzt, ein Partus ist selten, kommt aber vor; eine Übertragung der Leukämie auf das Kind wurde nie beobachtet. Eine Gravidität kann den Zustand der Kranken stark verschlechtern, der Übergang in Myeloblastenleukämie wurde hiebei beobachtet. Ziemlich häufig begegnet man Veränderungen von Seiten der *Sinnesorgane*, vor allem *Sehstörungen*, durch Infiltrate und Blutungen im Augenhintergrund; der Retrobulbärraum kann durch myeloische Infiltration erfüllt werden und eine Protrusio bulbi kann die Folge sein. Das *Gehör* ist relativ häufig betroffen (Schwerhörigkeit bis Taubheit, Ohrensausen, Schwindel, auch im Sinne von MÉNIÈRE-Anfällen). Blutungen und myeloische Infiltrate, die hier in Betracht kommen, können auch zu verschiedenartigsten zerebralen und neuritischen, neurologischen Erscheinungen Anlaß geben. Sowohl Gehirn als Hirnhäute, Rückenmark und periphere Nerven können betroffen sein. Die chronische Myelose führt zu diesen neurologischen Komplikationen aber viel seltener als die akute Myeloblastenleukämie.

Der Blut- und Sternalmarkbefund. Der wesentlichste Befund ist die Veränderung des weißen Blutbildes in quantitativer und qualitativer Hinsicht: Die Zahl der weißen Zellen ist durch eine hochgradige Vermehrung der Granulozyten enorm erhöht (aleukämische Form, s. unten) und es finden sich unter ihnen zahlreiche unreife Elemente, die sonst nur im Knochenmark zu finden sind, und zwar alle Entwicklungsstufen vom Myeloblasten bis zum reifen Leukozyten. Die Zahl der weißen Zellen kann sogar 500 000 im Kubikmillimeter erreichen. Diese Erhöhung der weißen Zellen äußert sich oft schon makroskopisch in der Klebrigkeit und Blässe des austretenden Bluttropfens. Beim Stehen ungerinnbar gemachten Blutes schei-

det sich, am schönsten im WESTERGREN-Röhrchen zu sehen, die weiße, gelbgrünliche
Masse der Leukozyten ab. Schon im Nativpräparat kann man erkennen, daß
die Zellen vorwiegend granulierte Elemente sind; wird das Präparat vor Ein-
trocknen geschützt, so schießen aus den eosinophilen Granulis CHARCOT-LEYDEN-
sche Kristalle auf. Im gefärbten Ausstrich erkennt man das Vorhandensein aller
Zellen der myeloischen Reihe. Meist sind die Basophilen und Eosinophilen, vom
Myelozyten bis zum reifen Leukozyten, zahlreich vertreten; besonders zu beachten
ist die Vermehrung der Basophilen. Unter den unreifen Zellen finden sich, in
verschiedenen Fällen in verschieden starkem Ausmaß, auch in ihrer Morphologie
pathologische Zellen, und zwar insofern, als Protoplasma- und Kernreifung nicht
parallel gehen, als sich Kerne von Myeloblasten bereits einbuchten (Paramyeloblasten), als sich abnorm junge Kerne in den dem Protoplasma und der Granulation
nach reifen Myelozyten finden und als die Größe der Zellen Atypien zeigt, da
z. B. Myeloblasten abnorm klein sind (Mikromyeloblasten) oder Myelozyten die
Größe von Promyelozyten zeigen. Die Zahl der Myeloblasten ist anfänglich
meist gering, es dominieren die Pro-, Meta- und Myelozyten und Segmentkernige.
Mit zunehmender Verschlechterung gegen das Ende der Krankheit nimmt die
Zahl der unreifen Elemente immer· mehr zu, es können schließlich die Myeloblasten überwiegen; die Zahl dieser Zellen ist also prognostisch wichtig, je
niedriger sie bleibt, um so langsamer ist die Progredienz der Leukämie und um so
entfernter sind wir vom letzten Ende. Im Initialstadium besonders günstig verlaufender Fälle können Myeloblasten anfänglich sogar ganz fehlen, das Bild erinnert an eine einfache Leukozytose mit starker Linksverschiebung. Die Vermehrung der Eosinophilen (Segmentkernige, Stabkernige und Myelozyten) geht
in manchen Fällen so weit, daß man von eosinophiler Leukämie als Sonderform
gesprochen hat; eine ebensolche Mastzellenleukämie wurde beschrieben, ohne
daß diese Fälle sich im Verlauf von gewöhnlichen Leukämien unterschieden.
Bei Bestrahlungen können sowohl die Gesamtzahl wie die Unreife der Zellen
stark zurückgehen, meist bleibt die Eosinophilie und Basophilie weiter erhalten.
Die Zahl der Monozyten ist bald leicht erhöht, bald leicht vermindert oder
normal; die Unterscheidung gegenüber atypischen myeloischen Zellen kann
schwierig sein. Die Zahl der Lymphozyten ist so gering, daß kaum ein Exemplar
gefunden wird. Die Zahl der Leukozyten kann ohne Anlaß stark schwanken,
hohe leukämische Werte können ohne faßbaren Anlaß auf aleukämische Werte
abfallen, die starke Linksverschiebung bleibt in diesen Fällen aber auch dann
erhalten, wenn die Ausreifung der Granulozyten sich beim Abfall der Gesamtzahl
stark bessert. In der Mehrzahl der Fälle findet sich eine Anämie, ausnahmsweise
kann auch eine Polyzythämie bestehen, es gibt auch Fälle, welche primär den
Eindruck einer Polyzythämie mit stärkerer Linksverschiebung der weißen Zellen
machen und bei welchen die Leukämie erst später deutlich zum Vorschein kommt.
Die Anämie kann hochgradig werden, bei Werten der roten Blutkörperchen unter
1 000 000 sprach man früher von einer Leukanämie als besonderem Krankheitsbild;
Fälle auch mit schwerer Anämie werden heute von der Leukämie als Sonderfälle
nicht mehr abgetrennt. Der Färbeindex liegt meist um 1; die Anämie ist durch
die Reduktion des erythropoietischen Markes durch die myeloische Wucherung
zu erklären. Die Plättchen können, insbesondere im Anfangsstadium, stark vermehrt sein (bis zu 1 000 000 im Kubikmillimeter), die Vermehrung dürfte auf die
zahlreichen Megakaryozyten in den extramedullären Blutbildungsherden zu beziehen sein, später nimmt die Zahl der Plättchen ab, worauf die Neigung zu
hämorrhagischer Diathese in den Endstadien beruht. Die Plättchen zeigen oft
Anisozytose mit Auftreten von Riesenformen. Auch im peripheren Blut kann
man vereinzelte Megakaryozyten oder deren Bruchstücke finden. Ganz ver-

einzelt sind Fälle mit Auftreten von zahlreichen Megakaryozyten im peripheren Blut beschrieben worden (sogenannte „Megakaryozytenleukämie"), die aber eine Sonderstellung als eigene Krankheit nicht verdienen. Man kann im peripheren Blut gelegentlich auffallend reichliche Erythroblasten nachweisen. Diese Erythroblasten, gepaart mit auch nur wenig Myeloblasten und mit reichlichen Mastzellen, sind für eine Myelose nahezu beweisend.

Im Anfang der Krankheit oder auch vorübergehend während des ganzen Verlaufes der Krankheit kann die Zahl der weißen Zellen im peripheren Blut normal oder annähernd normal sein. Nach Röntgenbestrahlung ist dies die Regel. In der großen Mehrzahl der Fälle finden wir dann im Differentialblutbild gleiche Verhältnisse wie bei der leukämischen Form, das heißt die starke Linksverschiebung bis zum Myeloblasten; diese Linksverschiebung kann aber auch nur angedeutet sein oder sogar ganz fehlen, so daß das periphere Blut keine Hinweise auf das Bestehen der Krankheit gibt. Nach der auf S. 511 gegebenen Definition bezeichnen wir die Fälle mit normaler Gesamtzahl der Weißen und mit völlig normalem Differentialblutbild als (echte) *aleukämische Myelosen (aleukämische myeloische Leukämie)*, die Fälle mit den der Leukämie entsprechenden Jugendformen der Granulozyten im peripheren Blut, mit mäßiger oder auch fehlender Erhöhung der Gesamtzahl der weißen Zellen als *subleukämische Myelosen (subleukämische myeloische Leukämie)*. Echte aleukämische Myelosen sind selten. Subleukämische mit starker Linksverschiebung, aber normaler Gesamtzahl bieten meist keine differentialdiagnostischen Schwierigkeiten, meist sind auch eine starke Eosinophilie und Basophilie vorhanden, die zur richtigen Diagnose führen. Bei echten aleukämischen Fällen wird die Milzpunktion die Entscheidung bringen.

Der *Sternalmarkbefund* der chronischen Leukämie ist, ehe sie in das Endstadium eingetreten ist, wenig eindrucksvoll. Er unterscheidet sich kaum von jenem, den wir bei einer infektiösen Markreizung feststellen. Man findet gegenüber der Norm etwas mehr unreife Elemente, die Zahl der Myeloblasten ist hierbei aber kaum verändert, das Differentialbild des Knochenmarks und des Blutausstriches ist nahezu das gleiche. Aus der Sternalmarkpunktion allein ist die Diagnose der Leukämie in den früheren Stadien der Krankheit nicht zu stellen. Im Endstadium kommt es zur starken Vermehrung der Myeloblasten, bzw. schließlich zur völligen myeloblastischen Umwandlung des Knochenmarkes.

Verlauf und Prognose. Die chronische Myelose ist eine unheilbare, regelmäßig letal endende Krankheit, welche nach Auftreten der ersten schweren Erscheinungen im allgemeinen vier bis fünf Jahre nicht überlebt. Wie eingangs erwähnt, dürfte sich die Krankheit unerkannt oft über viele Jahre erstrecken können. Fälle, die bei einer allgemeinen Untersuchung aus anderen Gründen zufällig entdeckt werden, können so auch eine beobachtete Krankheitsdauer bis zu zehn Jahren haben. Die Krankheit nimmt meist einen schleichenden Verlauf und endet in Anämie und Kachexie, das Ende spielt sich aber schließlich meist unter Auftreten von septischem Fieber, von auffälliger Mattigkeit, Hinfälligkeit, Erbrechen, Durchfällen, Benommenheit, peripherer Kreislaufschwäche, starker hämorrhagischer Diathese, rascher Zunahme der Anämie, Lymphdrüsenvergrößerung, starker Vermehrung der Myeloblasten im peripheren Blut und im Knochenmark, also unter dem Bild der akuten (Myeloblasten-) Leukämie in kurzer Zeit dramatisch ab. Gelegentlich scheinen Röntgenbestrahlungen den Umschlag in dieser Phase auszulösen. Ob das Fieber und der septische Zug des Krankheitsbildes auf eine sekundäre bakterielle Infektion oder den rapiden Zellzerfall zu beziehen sind, kann auch dann oft nicht entschieden werden, wenn positive Züchtungsversuche gelingen.

Denn in dieser Terminalphase kann es sekundär zur Bakterieninvasion kommen, die das Krankheitsbild vielleicht noch verschlechtert und den Verlauf beschleunigt, die aber dennoch prinzipiell als ein zufälliges Ereignis zu werten wäre. Geht eine chronische Leukämie aber plötzlich in eine akute Leukämie mit septischem Fieber, Schleimhaut- und Hautnekrosen, Wandlung in Myeloblastenleukämie mit Hiatus leucaemicus usw. (s. S. 537) über, so ist der septische Zug der Krankheit unverkennbar. Wenn es hierbei in bezeichnender Weise mit Penicillin- und Sulfonamidbehandlung gelingt, die septische Infektion zu kupieren, so bleibt der Fall in der Regel doch insoweit verschlechtert, als das Blutbild mit zahlreichen Myeloblasten, bzw. stärkster Linksverschiebung und Vermehrung der unreifen Elemente schlechteste Prognose voraussagen läßt. Terminale Gehirnblutungen können zum Tode führen. Durch meist fieberhafte interkurrente Krankheiten, wie Erysipel, Pneumonie, Sepsis, angeblich auch durch ein hinzutretendes Karzinom, kommt es bei der Myelose nicht selten zu einer auffallenden Besserung, vor allem zu einer starken Verminderung der hohen Leukozytenzahl. Versuche, diese Tatsache therapeutisch auszunützen, haben aber ebenso wenig Erfolg gehabt wie ein therapeutisches künstliches Fieber. Aleukämische und subleukämische Fälle unterscheiden sich im Verlaufe nicht von leukämischen. Gelegentlich entwickelt sich bei der chronischen Myelose eine Osteosklerose, die vor allem durch eine starke Wucherung der Spongiosa charakterisiert sein soll. Ob es sich in diesen Fällen um eine primäre Leukämie mit sekundärer Osteosklerose oder um eine primäre Osteosklerose mit vikariierend auftretenden extramedullären Blutbildungsherden als Ersatz des zugrunde gehenden Knochenmarkes handelt, ist schwer zu sagen.

4. Chronische Lymphadenose. (Chronische lymphatische Leukämie.)

Klinische Symptomatologie. Auch bei der lymphatischen Leukämie erkranken Männer häufiger als Frauen. Es handelt sich meist um Individuen zwischen dem 40. und 60. Lebensjahr, das relativ höhere Alter ist also bevorzugt und die lymphatische Leukämie scheint im hohen Alter häufiger zu sein als die myeloische. Kein Alter aber bleibt verschont, bei Kindern ist die Krankheit allerdings sehr selten. Im ganzen ist die lymphatische Leukämie etwas seltener als die myeloische.

Subjektive Beschwerden. Im allgemeinen sind es die sicht- und tastbaren Drüsenschwellungen, die den Patienten zum Arzt führen, seltener die Allgemeinerscheinungen oder Beschwerden von Seite der Lymphome und Infiltrate, die durch die Lokalisation oder die Raumbeengung lokale Erscheinungen auslösen. Die Allgemeinerscheinungen, wie Müdigkeit, Abgeschlagenheit, Schwäche oder Gewichtsabnahme, machen sich nämlich bei der Lymphadenose im allgemeinen erst später geltend als bei der Myelose. Die Kranken leiden auch nicht unter Fieberperioden, die oft erst in der Terminalphase auftreten. Im übrigen können die subjektiven Beschwerden mannigfaltigster Art sein, da lymphatische Infiltrate im gesamten Adenoidgewebe und auch im gesamten Mesenchym auftreten können, mediastinale Lymphome können z. B. Atembeschwerden oder Stauungen im Bereiche des Halses und des Kopfes, Infiltrate im Magen-Darmkanal Durchfälle, Infiltrate in den Rachengebilden Schluckbeschwerden auslösen usw.

Der objektive Befund. Oft sieht der Arzt schon einen abgemagerten und blassen, anämischen Patienten vor sich. Die *Lymphdrüsenschwellungen* sind meist in der Achsel, am Hals oder in der Leistenbeuge lokalisiert; wenn auch in den Spätstadien eine gleichmäßige universelle Schwellung bestehen kann, so sieht man doch zumeist eine oder die andere Region hinsichtlich der Schwellungen bevorzugt. Mediastinale oder retroperitoneale Drüsenpakete machen bei entsprechender Größe die Erscheinungen eines mediastinalen bzw. retroperitonealen Tumors. Die Größe der Drüsenschwellungen schwankt zwischen Bohnen- und Faustgröße. Die einzelnen Drüsen sind im allgemeinen gegeneinander scharf abgegrenzt, sie bleiben auch gut verschieblich gegen die Unterlage und gegen die Umgebung. Ihre Konsistenz ist die der markigen Schwellung, die Drüsen sind also nicht hart, wie etwa Karzinomdrüsen, sie sind härter als akut-entzündlich geschwollene Drüsen, man kann die Konsistenz auch derb nennen, wobei der elastische Eindruck aber nicht genügend unterstrichen ist. Lymphatische Infiltrate können unter dem Bilde des MIKULICZschen Symptomenkomplexes (s. S. 570) in Erscheinung treten. Die *Milz* ist fast regelmäßig deutlich vergrößert, sie erreicht aber nie oder in nur ganz seltenen Ausnahmefällen die Größe der myeloischen Milz, meist überschreitet ihr unterer Rand den Rippenbogen um zirka zwei bis drei Querfinger, ihr Rand ist plump und kann Kerben zeigen, ihre Konsistenz hart. Auch die Leber ist, wie bei der Myelose, vergrößert. Die *Infiltrate im Magen-Darmtrakt* sind selten palpabel, es sind Fälle beschrieben, in welchen ein *Mageninfiltrat* ein Karzinom vortäuschte; die Darminfiltrate können im allgemeinen nur aus Durchfällen erschlossen werden. Infiltrate der *Rachengebilde* können den Schlund stark einengen. *Lymphatische Thymustumoren,* die physikalisch und röntgenologisch nachweisbar sind, sind als Raritäten beschrieben. Leukämische Infiltrate der *Haut* sind bei der Lymphadenose häufiger als bei der Myelose. Sie erreichen hier auch oft beträchtliche Größe und Ausdehnung, sie sind oft knotenförmig, oft symmetrisch, z. B. in den Mammae oder im Gesicht, wo Augenbrauen, Nase und Wangen Prädilektionsstellen sind; das Gesicht kann unförmig deformiert sein. Es besteht nicht selten eine Neigung zu Pruritus, ferner zu Ekzemen und anderen Dermatosen, wie Pyodermie, Furunkulose oder Urtikaria. Eine *hämorrhagische Diathese* ist in den Endstadien häufig. Das *Nervensystem und die Sinnesorgane* können ebenso befallen sein wie bei der Myelose (s. S. 523). Es gibt schließlich ungewöhnliche Fälle, in welchen sich in einem langdauernden Initialstadium oder auch bis zum Tode die lymphatische Metaplasie nur in bestimmten Organen, nur im Knochenmark oder nur oder fast nur in der Leber und Milz entwickelt, Fälle, in welchen also Lymphdrüsenschwellungen vollständig fehlen können. Diese atypischen Fälle verlaufen häufig aleukämisch.

Der Blut- und Sternalmarkbefund. Die Zahl der weißen Zellen ist in der Regel stark erhöht, sie liegt meist um 100000, sie kann aber auch 500000 und sogar 1000000 erreichen. Die Gesamtzahl kann im Verlaufe der Krankheit spontan oder unter der Einwirkung von Infekten oder Röntgenbestrahlungen, die die Zahl stark senken, im weiten Umfang wechseln. Sehr hohe Zahlen sind prognostisch als ungünstig zu werten. Das Differentialblutbild ist außerordentlich eintönig, die Mannigfaltigkeit des Bildes der myeloischen Leukämie oder auch eines Drüsenfiebers fehlt. Die große Mehrzahl der weißen Zellen, bis 99% derselben, besteht in der Regel aus annähernd gleichartig gebauten kleinen Lymphozyten. Sieht man näher zu, so ergeben sich allerdings bei diesen Lymphozyten in mancher Hinsicht leichte Abweichungen von der morphologischen Norm: Das Protoplasma läßt eine Azurgranulation meist völlig vermissen, die Kerne sind tief gebuchtet, es finden sich „nacktkernige" Elemente (s. S. 490), die Lymphozyten lassen doch vielfach Größenunterschiede erkennen, im Protoplasma kann man auch kleine Vakuolenbildungen als Degenerationszeichen sehen. Schließlich finden sich doch fast regelmäßig zwischen den uniformen kleinen Lymphozyten vereinzelte größere Exemplare mit jugendlichem Kern, also Jugendformen, die alle Entwicklungsstufen bis zum Lymphoblasten erkennen lassen. Je mehr derart junge oder jüngste Elemente auftreten, desto ungünstiger ist die Prognose. Man sieht ferner regelmäßig sogenannte GUMPRECHT*sche Schatten* (Kernschatten, -Schollen), es

handelt sich hierbei um zerquetschte Kernreste, welche nach Ansicht der Mehrzahl der Autoren unseres Erachtens mit Recht als zerquetschte junge Lymphozyten zu betrachten sind, die den mechanisch außerordentlich lädierbaren Lymphoblasten entsprechen. Tatsächlich ist die Zahl dieser Schatten bei rascher Progredienz der Krankheit und zahlreichem Auftreten von jungen Elementen stark
erhöht, sie können das Bild nahezu beherrschen. HEILMEYER leitet diese Schollen
von Knochenmarksretikulumzellen ab. Plasmazellen sind sehr selten. Die Zahl
der Granulozyten ist relativ sehr gering, absolut ist sie normal; ein stärkeres
Absinken unter die Normalzahl ist ein prognostisch ungünstiges Zeichen. Als
Zeichen der Verdrängung des myeloischen Apparates durch die lymphatische
Infiltration kann auch eine stärkere Linksverschiebung einsetzen, Myelozyten
und auch Promyelozyten sind daher kein ungewöhnlicher Befund. Man hüte sich,
aus diesem Befund die Diagnose „gemischte Leukämie" zu stellen; eine Kombination von lymphatischer und myeloischer Leukämie ist wohl theoretisch möglich, es sind vereinzelte Fälle auch beschrieben, die den entsprechenden Anforderungen Genüge tun, jedenfalls aber handelt es sich um seltenste Ausnahmen.
Frühzeitiger und in stärkerem Ausmaß als bei der Myelose entwickelt sich bei der
Lymphadenose eine *Anämie*. Sie kann hohe Grade erreichen, sie ist bald hyper-,
bald hypochrom, bald mikro-, bald auch makrozytär, selbst Zellen, die morphologisch durchaus Megalozyten entsprechen, können gefunden werden. Sie kann
auch einen leichten hämolytischen Zug mit Subikterus haben; warum diese oder
jene Anämieform auftritt, wissen wir nicht. Die *Plättchen* sind anfangs meist
normal, später sinkt ihre Zahl, oft auch schon frühzeitig; diese Fälle neigen zu
hämorrhagischer Diathese.

Die Diagnose der lymphatischen Leukämie aus dem Blutbild ist leicht, wenn
es sich um eine leukämische Form handelt; Schwierigkeiten ergeben sich erst,
wenn der Fall *aleukämisch oder subleukämisch* ist. Weist das Differentialblutbild
bei annähernd normaler Gesamtzahl der Weißen noch 80 bis 90% Lymphozyten auf,
wird die Diagnose wohl auch kaum verfehlt werden, relative Lymphozytenwerte
von 60 bis 70% hingegen, die auch bei einfacher Lymphozytose gefunden werden,
werden in die Irre führen können.

Aleukämischen oder subleukämischen Verlaufsformen begegnen wir oft zu
Beginn der Krankheit, sie sind im allgemeinen ein günstiges Zeichen, sie finden
sich oft bei auch sonst atypischem klinischem Bild (s. oben), oft in Fällen mit
nur regionär geschwollenen Drüsen. Aleukämische oder subleukämische Fälle
mit normaler Leukozytenzahl, mit relativer Lymphozytose und gleichzeitiger
Anämie, die, wie oben beschrieben, auch hyperchrom-megalozytär sein kann,
werden von einer perniziösen Anämie unter Umständen schwer abgrenzbar sein;
wenn die Fälle auch noch einen leichten hämolytischen Subikterus haben und
thrombopenisch sind, ist die Ähnlichkeit sehr weitgehend. Der Knochenmarksausstrich wird entscheiden; die histologische Untersuchung von exstirpierten
Drüsen oder Drüsenpunktate werden die schwierige Diagnose kaum treffen
lassen.

Der *Knochenmarksausstrich* ist in typischen Fällen so charakteristisch, daß
er die Diagnose ohne weiteres erlaubt. Während sich im normalen Knochenmarksausstrich nur vereinzelte Lymphozyten finden, können sie hier über alle anderen
Zellen überwiegen. In aleukämischen Fällen wird die Sternalpunktion die Sachlage
sofort klarstellen. Daß man an der punktierten Stelle gerade auf eine Insel von
Fettmark stößt, ist, wenn auch nur zufällig, möglich. Daß das Knochenmark
überhaupt keine lymphatische Infiltration zeigt, die leukämische Hyperplasie
und Metaplasie sich nur in anderen Organen abspielen, ist die sehr seltene Ausnahme.

Verlauf und Prognose. Die schließlich immer letal endende Krankheit hat einen schleichenden Verlauf, sie ist langsam progredient; zeitweise scheinen periodische Stillstände zu bestehen. Die Dauer der Krankheit dürfte im Durchschnitt drei bis fünf Jahre betragen. Je niedriger die Lymphozytenzahl ist (aleukämische Fälle insbesondere), je umschriebener und lokalisierter die Drüsenschwellungen sind, um so günstiger ist die Prognose. Fieber, Auftreten einer Anämie, hochgradige Neutropenie, stärkere Thrombopenie, Auftreten einer hämorrhagischen Diathese, starker und rascher Anstieg der Leukozytenzahl, Ausschwemmung jugendlicher Elemente, insbesondere von Lymphoblasten, zahlreiche GUMPRECHTsche Schollen im Ausstrich zeigen den rasch progredienten Verlauf an. Die Terminalphase der Krankheit gibt oft das Bild einer schweren Agranulozytose (die nicht selten auch durch zu starke Röntgenbestrahlungen heraufbeschworen wurde) (s. S. 551) oder das einer akuten Leukämie (s. S. 532). Spielt sich das Ende nicht so dramatisch ab, so geht der Kranke unter der dann immer schweren Anämie und Kachexie, oft an einer interkurrenten Pneumonie, zugrunde.

5. Therapie der chronischen Leukämien.

In der Therapie der chronischen Leukämien steht die *Röntgenbestrahlung* wenigstens vorläufig noch sicher an erster Stelle. Sie hat zweifellos gute Erfolge, wenn man die Besserung des Allgemeinzustandes, das Verschwinden oder das Kleinerwerden der großen Drüsentumoren und des Milztumors und der durch sie bedingten lokalen Beschwerden und schließlich den oft ausgezeichneten Rückgang der Anämie als gute Erfolge bucht und übersieht, daß die Krankheit trotz Röntgenbehandlung ihren deletären und schließlich letalen Weg geht und daß ihre Dauer nur sehr wenig oder vielleicht überhaupt nicht beeinflußt wird. Die günstigsten Statistiken ergeben bei einer durchschnittlichen Krankheitsdauer von drei Jahren eine Lebensverlängerung um nicht einmal ganz ein halbes Jahr! Dieser bescheidene Erfolg wird von manchen Autoren auch noch negiert.

Die Bestrahlung hat, wenn sie Erfolg haben soll, zurückhaltend zu erfolgen, sie darf nur auf bestimmte Indikationen hin durchgeführt und es müssen Kontraindikationen berücksichtigt werden.

Die Indikation zur Röntgenbestrahlung hängt in keiner Weise von der absoluten Leukozytenzahl ab, ein forciertes Senken der Zahl der weißen Zellen mit Röntgenstrahlen, welches immer gelingt und einen billigen Erfolg darstellt, muß sogar als Kunstfehler bezeichnet werden; denn ein derartiges Senken bei sonst nicht gegebener Indikation zur Bestrahlung ist zwecklos und macht den Kranken gegen später indizierte neuerliche Bestrahlungen resistent. Die Leukämie an sich ist, auch bei noch so hohen Leukozytenzahlen, also keine Anzeige zur Röntgenbestrahlung. Die *Indikationen* sind die folgenden: schlechtes Allgemeinbefinden, Anämie, abnorm große Milzen, die durch ihre Größe Beschwerden machen und schließlich Lymphdrüsentumoren, die durch ihre spezielle Lokalisation und ihre Größe schwere Krankheitserscheinungen auslösen. *Kontraindikationen* sind hohes Fieber und schwerste Anämie mit Kachexie, also sehr schlechtes Allgemeinbefinden. Mit größter Vorsicht sind Bestrahlungen bei aleukämischen Fällen bzw. bei relativ hoher Myeloblastenzahl durchzuführen, da hierbei häufiger Übergang in akute Leukämien beobachtet wird.

Es wird heute allgemein die Felderbestrahlung mit fraktionierter Dosierung empfohlen, von den einmaligen maximalen Bestrahlungen ist man abgekommen. Bei der Myelose wird die Milz, bei der Lymphadenose werden die größten Drüsentumoren oder auch die Milz bestrahlt. Es ist noch ein ungeklärtes Problem, warum die Bestrahlung der Milz oder einer Lymphdrüsengruppe durch Fern-

wirkung auch die übrigen myeloischen oder lymphatischen Wucherungen beeinflußt. Während der Bestrahlung sind Blutbild und Allgemeinbefinden dauernd
zu überwachen. Solange die Leukozyten abfallen, wird mit weiterem Bestrahlen
zugewartet, tritt auf die Bestrahlung Fieber oder eine Verschlechterung des
Allgemeinbefindens ein, wobei der Röntgenkater naturgemäß unberücksichtigt
bleibt, wird die Bestrahlung unterbrochen und eventuell nach einer Pause neuerlich vorsichtig versucht. Je akuter der Verlauf der Leukämie, um so weniger
wird bestrahlt, um so geringer ist auch der zu erwartende Erfolg; akute Leukämien werden überhaupt nicht bestrahlt (s. S. 539).

Statt der Felderbestrahlung wird von manchen Autoren auch die Ganz-
bestrahlung nach TESCHENDORF geübt. Die Thorium -X, Mesothorium- und
Radiothoriumbestrahlungen sind im allgemeinen verlassen. Der Röntgenkater
soll angeblich auf Campolon oder auf intravenöse hypertone Kochsalzlösung-
injektionen gut ansprechen, wir selbst haben derartiges nicht gesehen.

Folgt man den gegebenen Indikationen, so ergeben sich Bestrahlungsperioden
und entsprechende Intervallperioden. Die Länge des Intervalls kann nie vorausgesagt werden, die Kranken müssen sich periodisch dem behandelnden Arzt vorstellen, die Wiederbestrahlung hängt vom Allgemeinbefinden, vom Auftreten
einer Anämie oder von Lokalbeschwerden durch Milz- und Drüsentumoren ab.
Es wird also nicht in regelmäßigen Abständen bestrahlt.

Die Bestrahlungsintervalle können zu anderweitigen therapeutischen Maßnahmen oder Kuren herangezogen werden; man kann den Kranken bei gutem
Allgemeinbefinden auch monatelang unbehandelt lassen, diese anderweitigen
Therapien sind aber oft schon aus psychischen Gründen mit Rücksicht auf den
besorgten Kranken und auf seine Umgebung nötig. Wenn man sich von diesen
anderweitigen Maßnahmen auch nicht viel versprechen darf, so kann ihnen jede
Beeinflussung des Zustandes doch nicht abgesprochen werden. Diese Maßnahmen sind Arsen- und Eisenbehandlungen, Leberextraktinjektionen, mehr-
wöchiger Aufenthalt in Höhenklima. Die Eisenbehandlung wird nach gleichen
Prinzipien durchgeführt wie bei den Asiderosen (s. S. 410). Bei sehr schlechtem
Allgemeinbefinden kann man Bluttransfusionen versuchen, nach Literaturangaben ist hier aber eine gewisse Vorsicht am Platz.

In den letzten Jahren wurde die Behandlung der Leukämien durch eine Reihe
von Medikamenten bereichert, welche in gleicher Weise auch für die Therapie
des Lymphogranuloms, des Lympho- oder Retothelsarkoms und bis zu einem
gewissen Grad auch der malignen Tumoren überhaupt in Betracht kommen. Es
sind dies: *Stickstoff-Lost (Senfgas, Nitrogen-Mustard)*, ferner *Urethan* und das in
Europa noch nicht im Handel befindliche amerikanische Präparat *Aminopterin*;
letzteres gehört zur Gruppe der sogenannten Antifolsäuresubstanzen, die empirisch
als Hemmstoffe der bazillenwachstumfördernden Folsäure gefunden worden
waren. Zu erwähnen sind hier auch das *Colchicin* und der *radioaktive Phosphor*.

Die Senfgas- (Nitrogen-Mustard-) Behandlung der Leukämien ist in Amerika
in den letzten Jahren viel geübt worden, die europäische Literatur verfügt noch
nicht über große Statistiken. Für die Behandlung kommen insbesondere chronische Leukämien in Frage; bei akuten Leukämien und bei Myeloblasten-Leuk-
ämien überhaupt wird in Amerika Aminopterin bevorzugt, doch liegen auch diesbezüglich endgültige Regeln nicht vor. Allen genannten Substanzen ist eine
mitosehemmende und damit zytostatische Wirkung gemeinsam. Alle führen
durch Schädigung der Blutneubildung zu Leukopenien, Überdosierung führt
daher bei allen zu Agranulozytosen, weshalb — mehr als bei der langsamer
wirkenden Röntgentherapie — bei dieser Behandlung zur Vorsicht gemahnt
werden muß.

Das Nitrogen-Mustard reizt bekanntlich alle Gewebe außerordentlich und kann daher nur intravenös verabfolgt werden. Man gibt als Anfangsdosis 2 bis 3 mg. Die Substanz wird in 10 bis 20 ccm physiologischer Kochsalzlösung verdünnt, die intravenöse Injektion erfolgt langsam innerhalb 2 bis 3 Minuten, um die Gefäßintima nicht zu sehr zu reizen. Es empfiehlt sich übrigens, zur Vermeidung von Thrombosen Blut des Patienten während der Injektion wiederholt anzusaugen, mit dem Medikament in der Spritze zu vermischen und wieder einzuspritzen. Diese Dosis wird unter dauernder Blutkontrolle vorerst an vier aufeinanderfolgenden Tagen gegeben. Hierauf folgt eine Pause, je nach dem Verlauf des Leukozytensturzes wird die Injektionskur mit entsprechender Verminderung oder Erhöhung der Dosis wiederholt. Die Injektionsnadel darf vor dem Einstich mit dem Mittel nicht benetzt sein, nach Aufziehen des Mittels in die Spritze muß physiologische Kochsalzlösung nachgezogen werden. Die Maximaleinzeldosis beträgt 8 mg; in einer Serie wird nie länger als höchstens sieben Tage hintereinander gespritzt. Das Intervall zwischen den Injektionsserien beträgt im allgemeinen sechs bis acht Wochen. Der Injektion folgen meist Üblichkeit und Erbrechen, manchmal auch Diarrhoen, regelmäßig Anorexie. Die Grenze zwischen therapeutischer und toxischer Dosis liegt dicht beieinander. Gleichzeitig mit den Granulozyten und Lymphozyten fallen die Plättchen-, oft auch die rote Blutkörperchenanzahl ab (Blutungsgefahr!).

Die Erfolge bei der Leukämie sind ähnlich denen der Röntgenbestrahlung. Nicht alle Fälle sprechen auf das Mittel an. Der Vorteil des Mittels kann vor allem darin erblickt werden, daß Röntgen-refraktäre Fälle auf dasselbe ansprechen können.

Das *Urethan*, ein Karbaminsäureäthylester, ein Mittel, welches dem Tierexperimentator als Narkosemittel gut bekannt war, wird entweder oral, abends 2 bis 4 g in Milch oder Fruchtsaft oder in Gelatinekapseln (à 0,5 g) oder als Lösung (Rp. Urethan 10,0, Syr. Aurant. 15,0, Aqu. Chloroform ad 150,0. S. Mehrmals täglich 1 Eßlöffel), oder als Injektion intramuskulär als 40- bis 50%ige Lösung gegeben. Oral werden im allgemeinen dreimal täglich 1 g, intramuskulär bis zu dreimal 2 g täglich verabfolgt, die Dauer der Medikation soll zehn Tage jedenfalls nicht überschreiten. Dauernde Blutkontrolle ist notwendig. Die Urethanbehandlung wird insbesondere für die Behandlung der chronischen lymphatischen Leukämie empfohlen, der Effekt ist annähernd gleich der einer Röntgenbehandlung. Die geringen toxischen Nebenerscheinungen (manchmal Brechreiz und Erbrechen) und die Billigkeit und leichte Anwendung des Verfahrens machen das Mittel dem Röntgenverfahren manchmal überlegen.

Colchicin wurde hauptsächlich in Kombination mit Röntgenbestrahlung gegeben, größere Erfahrungen fehlen.

Das Aminopterin scheint das wirksamste Mittel zu sein, birgt dadurch aber auch die größten Gefahren (Blutungen, Agranulozytose). Todesfälle durch das Mittel sind bekannt.

Wenn auch die Erfolge der modernen Chemotherapie bei Leukämien die optimistischen Erwartungen noch nicht erfüllt haben, so darf doch die Tatsache als großer Erfolg gewertet werden, daß mit internen Mitteln überhaupt eindeutige Besserungen erzielt wurden. Die bisherigen Erfolge sind vielleicht ähnlich zu werten wie jene der ersten, für den Internisten vorerst noch kaum brauchbaren Sulfonamidpräparate (Prontosil). Die Zukunft wird lehren, ob die Weiterentwicklung der oben erwähnten Präparate den großen Fortschritt bringt, wie ihn die modernen Sulfonamide gebracht haben.

6. Akute Leukämien.

Definition: Unter akuten oder subakuten Leukämien verstehen wir unter dem klinischen Bild eines akuten oder subakuten schwersten Infektes einhergehende, innerhalb von Tagen, Wochen oder Monaten letal endende Zustände mit einem zumeist besonders gearteten leukämischen Blutbild und mit einer zumindest geringgradigen leukämischen hyperplastisch-metaplastischen Veränderung des hämopoietischen Systems, wie sie in voller Ausprägung der chronischen Leukämie zukommt. Das Blutbild unterscheidet sich von dem der chronischen Leukämie in manchem Detail, vor allem durch den sogenannten Hiatus leucaemicus (NAEGELI), der später eingehender geschildert werden soll; in der Regel beherrschen die jüngsten myeloischen oder lymphatischen Elemente, die Myeloblasten oder Lymphoblasten, das Bild. Man muß an der Existenz einer akuten myeloischen und auch lymphatischen Leukämie festhalten; es gibt allerdings Autoren, welche die Existenz einer akuten lymphatischen Leukämie leugnen. Unter den akuten Leukämien gibt es fast ebenso häufig leukämische wie aleukämische Fälle. Klinisch-symptomatologisch ist die Krankheit ausgezeichnet durch septischen fieberhaften Verlauf, hämorrhagische Diathese, schwerste nekrotisierende Stomatitis, oft auch durch Hautnekrosen, durch Milztumor und Lymphdrüsenschwellungen.

Das Wesen der akuten Leukämien. Der pathologisch-anatomische Befund. Entgegen der in den letzten Jahren von namhaften Autoren, vor allem von C. STERNBERG, vertretenen Lehre der völligen Abtrennung der akuten von der chronischen Leukämie und ihrer Deutung als Infekt mit abnormer Blutreaktion hält die Mehrzahl der Autoren, unserer Überzeugung nach mit vollem Recht, an der nahen Verwandtschaft bzw. prinzipiellen Identität der beiden Zustände fest.

Nach dieser heute fast allgemein akzeptierten Lehre hätte man sich vorzustellen, daß die akute und chronische Leukämie auf gleicher Grundlage, auf einer besonderen, im Individuum verankerten Tendenz zur leukämischen hyperplastischen Metaplasie mit oder ohne entsprechendes peripheres Blutbild beruhen. Der Reiz, der die chronisch verlaufende leukämische Wucherung auslöst, ist uns nicht bekannt; bei der akuten Leukämie könnte es eine akute Infektion sein, wenigstens sehen wir, daß die akute Leukämie meist im Rahmen einer Angina, einer Grippe, einer Sepsis, einer Pneumonie, einer Diphtherie, eines Typhus, einer Miliartuberkulose usw. zu Tage tritt. Freilich dürfte das Auftreten dieser Infekte aber schon Ausdruck des zur Leukämie disponierten bzw. an einer Leukämie in ihren ersten Anfängen bereits erkrankten und anscheinend Gesunden, und daher gegen Infekte weniger widerstandsfähigen Menschen sein; dieser Gedankengang scheint insbesondere dort berechtigt, wo etwa eine bis dahin leicht verlaufende Tuberkulose unter dem Bild der akuten Leukämie zur Miliartuberkulose wird oder wo ein Typhus abdominalis nach vorerst milderem Verlauf plötzlich mit leukämischer Reaktion unter schwersten Erscheinungen abläuft und bald letal endet. Wenn man in allen diesen Fällen im Infekt letzten Endes doch den schließlich auslösenden Faktor erblicken könnte, so muß aber darauf hingewiesen werden, daß es akute Leukämien gleicher Verlaufsart gibt, in welchen ein bestimmter Infekt nicht nachgewiesen werden kann. In diesen „reinen" Fällen akuter Leukämie tritt die leukämische Bereitschaft plötzlich zu Tage und ein bis dahin anatomisch und klinisch scheinbar normales Individuum zeigt unvermittelt den klassischen klinischen Symptomenkomplex, und der Anatom kann in den Organen metaplastische leukämische Veränderungen nur in den ersten Anfängen feststellen. Das klassische Krankheitsbild kann aber auch bei einem bis dahin klinisch scheinbar gesunden Menschen auftreten, bei dem sich, klinisch symptomlos, die chronischen Veränderungen der Leukämie bereits in geringerem oder stärkerem Umfang entwickelt hatten, und schließlich kann das Umschlagen in die akute Leukämie auch bei Menschen einsetzen, die seit längerer Zeit erwiesenermaßen an chronischer Leukämie erkrankt waren, wie wir dies für das Terminalstadium dieser Krankheit als häufiges Vorkommnis geschildert haben. Der Anatom findet in allen letztgenannten Fällen die wohlausgebildeten leukämischen Veränderungen in den verschiedenen Organen.

Wie man sieht, wird die geschilderte Auffassung vom Wesen der akuten Leukämie als Ausdruck oder als Folge einer Bereitschaft zur leukämischen Metaplasie, wie sie ebenso auch der chronischen zukommt, der Erfahrung insofern gerecht, als sie die verschiedenen klinischen und anatomischen Bilder, welchen wir begegnen, gut erklärt. Die akute Leukämie kann beim Gesunden mit der bis dahin nicht nachweisbaren leukämischen Bereitschaft ebenso unvermittelt auftreten wie beim klinisch nur scheinbar Gesunden oder klinisch chronisch Kranken, bei welchen leukämische Organveränderungen schon längere Zeit in mehr oder weniger starkem Ausmaß bestanden. Die Ausbildung der histologischen Organveränderungen bei den reinen Fällen akuter Leukämie wird naturgemäß sehr gering sein; endet der Fall aber nicht in wenigen Wochen tödlich, zieht er sich über viele Wochen und Monate hin, so kann auch bei ihm schließlich das anatomische Bild der chronischen Leukämie in gleicher Prägung gefunden werden; es sind dies die Fälle, welche einen Übergang zwischen den akuten und chronischen Leukämien darstellen.

Anatomisch-histologisch kann man bei Fällen, die unter dem Bild der akuten Leukämie zugrunde gehen, demnach verschiedenste Befunde erheben. Bei foudroyantem Verlauf, bei welchem das Individuum mit der leukämischen Bereitschaft und ohne bereits bestehende chronische leukämische Veränderungen von der Krankheit getroffen und alsbald getötet wird, können makroskopische Organveränderungen überhaupt nicht, histologische Veränderungen nur in geringstem Ausmaß gefunden werden. Die Grenze zwischen akuten Leukämien und schwersten Fällen akuter Sepsis mit leukämoider Reaktion (s. S. 500) sind hier keine scharfen, zumal auch bei diesen anatomische metaplastisch-myeloische Organveränderungen beobachtet werden können. Eine sichere Unterscheidung zwischen Sepsis und Leukämie kann hier nicht getroffen werden; der Kliniker wird letal endende Fälle im allgemeinen als Leukämie, ausgeheilte Fälle in der Regel als Sepsisfälle bezeichnen, eine epikritische Entscheidung, die allerdings nicht befriedigt. Hatte die uns unbekannte leukämische Noxe das Individuum mit der leukämischen Bereitschaft schon vor längerer Zeit getroffen, hatten sich schon deutliche, wenn auch klinisch nicht nachgewiesene oder auch noch nicht faßbare leukämische Veränderungen bereits entwickelt, wenn die akute Leukämie einsetzt, so werden bei diesem Kranken mit klinisch klassischer akuter Leukämie die gleichen anatomischen Befunde erhoben werden wie bei der chronischen Leukämie. Auch in den reinen Fällen akuter Leukämie, in welchen chronische Organveränderungen noch nicht bestanden, ergeben sich zwischen myeloischer und lymphatischer Leukämie prinzipiell die gleichen histologischen Unterschiede wie bei den chronischen Formen: in der Milz äußert sich die akute myeloische Leukämie in myeloischen Herden in der Pulpa, die bei stärkerer Ausdehnung auch die Follikel verdrängen und schließlich zum Schwund bringen können, die akute lymphatische Leukämie äußert sich in einer Hyperplasie der Milzfollikel und in einer Substitution der Pulpa durch lymphadenoides Gewebe, in den Lymphdrüsen geht die akute myeloische Leukämie mit Auftreten von myeloischen Herden und Verdrängung der Follikel, die akute lymphatische Leukämie mit einer Hyperplasie des lymphadenoiden Gewebes und Verwischung der Lymphdrüsenstruktur einher und in der Leber ist die myeloische Leukämie durch intraazinös lokalisierte, die lymphatische Leukämie durch die interazinös in den periportalen Feldern lokalisierten Infiltrate gekennzeichnet. Die Veränderungen in der Leber, welche dem Histologen bei den chronischen Leukämien im allgemeinen die Differenzierung zwischen myeloischer und lymphatischer Leukämie ohne weiteres erlauben, sind bei der akuten Leukämie allerdings keineswegs immer so eindeutig; die Leber ist bei den akuten Fällen oft auch frei von allen Veränderungen, man kann ferner gelegentlich gleichzeitig intra- und inter-azinöse Infiltrate feststellen und eine deutliche, die sichere Unterscheidung gestattende, intra- oder interazinöse Lokalisation der leukämischen Herde ist sogar eher selten.

Die *Unterscheidung zwischen akuter myeloischer und akuter lymphatischer Leukämie* kann also für den Histologen außerordentlich schwierig oder sogar unmöglich sein. Der Kliniker steht häufig vor den gleichen, oft unüberwind-lichen Schwierigkeiten. Diese spiegeln sich auch in der Geschichte der akuten Leukämien wieder. Vor NAEGELI wurden die akuten Leukämien fast durchwegs als lymphatische Formen angesehen. Dies hat seine Ursache darin, daß, wie wir noch sehen werden, im Blutbild der akuten Leukämien zumeist Stammzellen, also ungranulierte Elemente dominieren („Myeloblasten- bzw. Lymphoblasten-leukämien"), daß diese Zellen vor NAEGELI als Lymphoblasten angesprochen wurden und erst NAEGELI den ungranulierten Myeloblasten richtig erkannte. Dieser stellte, zum Teil unter Zuhilfenahme der Oxydasereaktion, fest, daß die jugendlichen ungranulierten Zellen der akuten Leukämien in der großen Mehr-zahl der Fälle Myeloblasten sind, und die meisten Autoren stellten sich in der Folge sogar auf den Standpunkt, daß alle akuten Leukämien myeloischer Natur seien. Noch heute teilen namhafte Autoren diese Ansicht. Wie wir einleitend betonten, scheint allerdings kaum ein Zweifel, daß es, wenn auch sehr selten, akute lymphatische Leukämien gibt. In Fällen, in welchen neben den jungen ungranulierten Zellen auch eindeutige Promyelozyten gefunden werden, ist die Diagnose der myeloischen Leukämie gesichert und, da vereinzelte dieser Zellen nach längerem Suchen in der Mehrzahl der Fälle doch gefunden werden, gelingt die Unterscheidung zumeist. Sie ist für den Kliniker im übrigen nicht wesentlich, denn der Verlauf beider Krankheiten ist ein identischer und hinsichtlich der Therapie ergeben sich auch keine Unterschiede.

Nach der geschilderten Auffassung vom Wesen der akuten Leukämie besteht zwischen dieser und der chronischen Leukämie also kein prinzipieller Unterschied. Sowohl der akuten wie der chronischen Form liegt eine Bereitschaft zur meta-plastischen Hyperplasie am System der weißem Blutzellen zugrunde, die in einem gegebenen Zeitpunkt anatomisch manifest wird. In diese Auffassung fügen sich eine Reihe von klinischen Erfahrungstatsachen gut ein:

1. Es gibt zahlreiche Fälle, welche einen Übergang zwischen chronischer und akuter Leukämie darstellen, die ebenso gut noch als akute, wie schon als chro-nische Leukämien gelten könnten, Fälle also, die eine prinzipielle Unterscheidung beider Zustände nahezu ausschließen.

2. Es gibt Fälle von Agranulozytose (s. S. 556), welche nach kurzem Verlauf in das Bild einer akuten Leukämie umschlagen. Es handelt sich hierbei um akute Myelosen, die vorerst mit einer Ausschwemmungshemmung einhergehen; das Knochenmark zeigt, wie im Knochenmarksausstrich demonstriert werden kann, von Anbeginn an die myeloische Hyperplasie, die Ausschwemmungshemmung aber täuscht eine Agranulozytose vor. Nach ROHR, der den Standpunkt vertritt, daß jugendliche Elemente aus dem Knochenmark niemals ausschwemmungsfähig sind, soll das später folgende myeloisch-leukämische Blutbild auf eine Aus-

schwemmung aus inzwischen entstandenen extramedullären leukämischen Herden zurückzuführen sein.

3. Ebenso gibt es scheinbare Fälle von essentieller Thrombopenie, die nach einiger Zeit in eine akute Leukämie „umschlagen". Auch hier handelt es sich primär um Myelosen, welche durch eine Verdrängung des Megakaryozytenapparates durch das hyperplastische myeloische Mark thrombopenisch wurden und bei welchen sich das Bild einer akuten Leukämie im peripheren Blutbild auch erst später einstellte.

4. Es bestehen Unterschiede im Blutbild der akuten und chronischen Leukämie (s. S. 537). Sie finden ihre Erklärung aber nicht in einer Wesensverschiedenheit der beiden Zustände, sondern in dem Umstand, daß die myeloische Hyperplasie das eine Mal langsam vor sich geht, den Zellen daher eine entsprechende Reifungszeit gegeben ist, daß sie das andere Mal überstürzt erfolgt, wobei im myeloischen Gewebe bald jüngste Elemente vorherrschen, diese bald nahezu ausschließlich vorhanden sind. Und es ist nur zu verständlich, daß derartige myeloblastische oder fast rein promyelozytäre Hyperplasien des myeloischen Systems mangels ausgereifter Granulozyten eine besonders geringe Resistenz gegen Infekte zeigen, daß sie zur Sepsis (oder einem besonders bösartigen Verlauf jedweder Infektionskrankheit) disponieren, daß sich bei diesen Individuen also die akute Leukämie entwickelt. Anderseits läßt diese Überlegung auch verstehen, daß das Blutbild der akuten Leukämien durch den Hiatus leucaemicus gekennzeichnet wird. Denn gerade jene überstürzte Metaplasie mit Fehlen einer entsprechenden Ausreifung der Zellen vermindert die Resistenz und führt zum foudroyanten Infekt bei Wehrlosigkeit der Gewebe.

5. Es sind eine Reihe von Familien bekannt geworden, in welchen akute Leukämiefälle sich häufen. Dies kann als Beweis dafür gelten, daß die akuten Leukämien nicht einfach als Infektion aufgefaßt werden dürfen, daß sie vielmehr im Individuum selbst verankert sind, eine Überlegung, die mit der diskutierten Auffassung vom Wesen der akuten Leukämie gut harmoniert.

Hätte es noch eines Beweises bedurft, daß die akute und die chronische Leukämie prinzipiell gleichartige Krankheiten sind, so ist er von der modernen Therapie geliefert worden: Wenn man eine klassische akute Leukämie, die scheinbar bei einem Gesunden unvermittelt auftritt und bei der man anatomisch gerade erst die ersten Ansätze einer myeloischen Metaplasie erwarten könnte, mit Sulfonamiden oder Penicillin „kupiert", das heißt die septische Infektion beherrscht, wodurch das septische Fieber und die nekrotisierenden Haut und Schleimhautdefekte zum Verschwinden gebracht werden, so wandelt sich das Bild in das der chronischen Myelose, und zwar das der Myeloblasten- oder Paramyeloblastenleukämie. Kein Argument scheint uns in so überzeugender Weise zu beweisen, daß die akute Leukämie im Prinzip eine Myelose, eine chronisch myeloische Leukämie mit der septischen Komplikation darstellt. So verschieden also das klinische Bild und der Verlauf sind, so müssen die akuten und chronischen Leukämien doch als im Wesen identisch aufgefaßt werden. Es handelt sich nicht nur um Unterschiede im Tempo des Ablaufes der beiden Krankheiten. Wie der Unterschied im Blut uns noch zeigen wird, handelt es sich doch um viel mehr; dennoch sind die Grundlage der beiden Zustände und ihr Wesen die gleichen.

STERNBERG, FERRATA u. a. haben die akute Leukämie von der chronischen prinzipiell unterschieden wissen wollen. Sie erblickten in der akuten Leukämie eine besondere Reaktionsform auf Infekte, erachteten die akute Leukämie demnach als Infekt mit heftiger und besonderer Leukozytenreaktion oder als einen septischen Zustand mit stärkster Linksverschiebung. Für diese Auffassung kann man ins Treffen führen, daß es eine scharfe Grenze zwischen akuter Leukämie und Sepsis mit leukämoider Reaktion nicht gibt, daß ohne Kenntnis des letalen oder nicht letalen Ausganges eine Unterscheidung klinisch oft nicht gelingt, daß das klinische Bild der akuten und chronischen Leukämie dermaßen verschieden ist, daß man beide Zustände scheinbar kaum auf eine gleiche Grundlage zu stellen vermag, und daß auch die anatomische Unterscheidung der akuten Leukämie und der Sepsis in Grenzfällen mit Sicherheit nicht möglich ist (s. S. 533). Abgesehen von Überlegungen allgemeiner Art muß aber demgegenüber darauf hingewiesen werden, daß sich das Blutbild einer leukämoiden Reaktion und einer akuten Leukämie im allgemeinen sehr deutlich unterscheidet: bei dieser sieht man, abgesehen vom Hiatus leucaemicus (s. S. 537) schwere Degenerations- bzw. Entartungszeichen der weißen Blutzellen, während bei jener lediglich eine toxische Granulation des septischen Blutbildes zu beobachten ist. Hinsichtlich der Einzelheiten sei auf die folgenden Ausführungen verwiesen. Wenn Anatomen vermeinen, die akute Leukämie von der septischen leukämischen Reaktion nach dem Befund in den Nieren unterscheiden zu können und einen Fall dann als Leukämie gelten lassen wollen, wenn auch in der Niere Metaplasien zu finden sind, so mag dies insofern richtig sein, als die Nieren nur bei einem starken Grad der hyperplastischen Metaplasie Veränderungen zeigen und stärkere Grade derselben im Sinne der Leukämie und gegen die Sepsis sprechen. Eine verläßliche Unterscheidung ist damit aber gewiß auch nicht gegeben.

Klinische Symptomatologie. Auch die akute Leukämie betrifft Männer häufiger als Frauen (60 bis 80%), sie bevorzugt aber das jugendliche Alter. Die Krankheitserscheinungen setzen meist plötzlich alarmierend wie bei einem schwersten Infekt ein und führen innerhalb von Tagen, Wochen oder längstens Monaten zum Tode. Längerdauernde Fälle, die auch als subakute bezeichnet werden, bilden fließende Übergänge zu den chronischen Leukämien. Aus den früheren Ausführungen ist zu entnehmen, daß die akute Leukämie bei einem anatomisch und klinisch Gesunden oder aber auch bei einem Individuum sich entwickeln kann, bei welchem sich schon seit einiger Zeit anatomisch die leukämische Hyperplasie entwickelt hatte. Daher ist es verständlich, daß der Patient in dem einen Fall aus vollständiger Gesundheit, in dem anderen nach einer Periode leichterer oder schließlich schwererer Beschwerden der chronischen Leukämie erkrankt; dies sind schließlich auch jene Fälle chronischer Leukämie, die terminal unter den Erscheinungen der akuten Leukämie zugrunde gehen. Müdigkeit, Abgeschlagenheit, Blässe, hämorrhagische Diathese kann also den akuten Erscheinungen vorangehen. Das in klassischen Fällen ausgeprägte Bild zeigt septisches Fieber, mit Müdigkeit, Abgeschlagenheit, Gliederschmerzen, Benommenheit, Kopfschmerzen, Appetitlosigkeit, Übelkeit, Erbrechen, Durchfällen, Schlaflosigkeit, Schweißausbrüchen, ferner meist eine schwere hämorrhagische Diathese, auffällige Blässe, eine schwere nekrotisierende Stomatitis, nicht selten eine Hautgangrän. Die *hämorrhagische Diathese* äußert sich meist in Blutungen in Haut und Schleimhäuten, Nasenblutungen, Mundschleimhautblutungen, vor allem Zahnfleischblutungen; Blutungen jeder Lokalisation kommen vor; oft kann eine Thrombopenie als Grundlage der Blutungen festgestellt werden, die durch die Wucherung des myeloischen Gewebes im Knochenmark und das Zugrundegehen des Megakaryozytenapparates erklärt wird. Die *Stomatitis* setzt meist mit Schleimhautblutungen ein und führt in der Mehrzahl der Fälle alsbald zu schweren Nekrosen, die ihren Sitz bald in den Tonsillen, bald in der Wangenschleimhaut oder auch sonstwo in der Mundhöhle haben und mit einem stinkenden Fötor einhergehen. Es kommt oft zu Zahnausfall. Diese Nekrosen führen zu ausgedehnten, mißfarbigen, schmutziggrauen Geschwüren, in welchen meist trockene gangräneszierende Gewebsmassen freiliegen. Diese

Geschwüre sind tiefgehend, an der Wange kann es nach Übergreifen auf sämtliche Schichten schließlich zum Durchbruch nach außen, zu einem Noma-artigen Bild mit Defekt der gesamten Wange und schließlich zum Bloßliegen der Mandibula oder Maxilla kommen. Die Umschlagstellen der Haut zur Schleimhaut im Bereiche des Mundes scheinen besonders gefährdet. Die regionären Lymphdrüsen sind in der Regel geschwollen und schmerzhaft. Neben entzündlich veränderten Drüsen können auch leukämische Drüsenschwellungen beobachtet werden. Nekrosen finden sich gelegentlich auch in der Darmschleimhaut, die Geschwüre können Typhusgeschwüren ähnlich sein, sie können selten auch zur Perforationsperitonitis führen. Auch Hautnekrosen an Augenlidern, an der Wange, am Penis oder anderen Stellen können vorkommen. Die *Milz* ist vergrößert, meist deutlich palpabel, erreicht aber nie auch nur annähernd die Größe der Milz bei der chronischen Leukämie, oft erreicht sie gerade nur den Rippenbogen. Große Milzen müssen daran denken lassen, daß es sich um eine chronische Leukämie im akuten leukämischen Terminalstadium handelt. Auch die *Leber* ist meist etwas geschwollen. In der Pleura und Perikardhöhle weist man häufig einen hämorrhagischen Erguß nach. Die Knochen, insbesondere Sternum und Rippen, sind nicht selten druckempfindlich. Ebenso wie bei der chronischen Leukämie können leukämische Infiltrate im Zentralnervensystem die verschiedenartigsten Krankheitszustände ergeben, die Blutungsbereitschaft im Gehirn und Rückenmark kann am Zustandekommen derselben auch Mitschuld tragen.

Das Blutbild. Die auffallendste und diagnostisch wichtigste Veränderung liegt im qualitativen weißen Blutbild. Die Gesamtzahl der weißen Zellen kann, ebenso wie bei der chronischen Leukämie, hohe Werte, bis 100000 und darüber erreichen, aleukämische oder subleukämische Fälle mit normalen oder mäßig erhöhten Zahlen sind aber nicht selten, sie dürften nahezu ebenso häufig vorkommen wie leukämische. Nicht selten verlaufen Fälle erst aleukämisch und die Zahl der Weißen nimmt im Verlaufe der Krankheit erst zu. Der wesentlichste Befund des qualitativen Blutbildes ist die Tatsache, daß meist nur oder fast nur jüngste Elemente ausgeschwemmt werden, daß also — da akute lymphatische Leukämien zu den größten Seltenheiten gehören (s. S. 534) — das Blutbild von Myeloblasten beherrscht wird. Vielfach fehlen die Zwischenstadien zu den reifen Leukozyten völlig, so daß sich neben spärlichen reifen nur jüngste unreife Elemente finden; NAEGELI prägte hierfür die Bezeichnung *Hiatus leucaemicus.* Die starke Dominanz der Myeloblasten ergab weiters die Bezeichnung Myeloblastenleukämie. Die akuten Leukämien sind aber zumeist nicht nur durch das Auftreten dieser Stammformen, sondern überdies auch durch eine auffällige Atypie derselben gekennzeichnet. Diese äußert sich einerseits nur in einer auffälligen Kleinheit der Myeloblasten (Mikromyeloblasten, Mikromyeloblastenleukämie), andererseits aber auch in Zeichen krankhafter Entartung dieser Zellen in dem Sinne, daß neben kleinen auffallend große Elemente zu finden sind, daß die Kern-Plasma-Relation ein Überwiegen des Protoplasmas erkennen läßt, daß die großen jungen Kerne bereits gebuchtet oder sogar einfach oder mehrfach gelappt erscheinen, daß ferner abnorm große und ungleich große Nukleolen, ferner Vakuolen im Kern und im Protoplasma und schließlich typische und atypische Mitosen in größerer Zahl gefunden werden (Paramyeloblasten NAEGELIs). Ist die Oxydasereaktion bei normalen Myeloblasten schon unsicher, so ist sie bei diesen Paramyeloblasten meist negativ, so daß die an sich morphologisch schwierige Abgrenzung gegenüber Lymphoblasten noch schwieriger wird. Der Hiatus ist nicht immer voll ausgeprägt, in vielen Fällen findet man zumindest nach längerem Suchen doch dort und da eine Zelle, welche sichere Kennzeichen weiterer Reifung in der Richtung der Promyelozyten aufweist, z. B. Zellen mit sicherer,

wenn auch atypischer, auffällig grober azurophiler Körnelung, Fälle, in welchen
auf Grund dieser Übergänge die sichere Diagnose der Myeloblastenleukämie möglich ist. Diese Übergänge können insbesondere im Sternalmarkausstrich leicht
gefunden werden. Eine Besonderheit der Paramyeloblasten ist schließlich noch
eine besondere Form der Granulierung: die AUER-*Stäbchen*. Es handelt sich hierbei um bald gröbere, bald zartere, in ihrer Schlankheit und Länge oft an Tuberkelbazillen erinnernde, bald einheitliche, bald in kleine Segmente auflösbare, bald
mehr kugelige, bald unregelmäßige, bald in der Ein-, bald in der Mehrzahl vorhandene Gebilde im Protoplasma; in gewissen Fällen akuter Leukämien findet
man diese AUER-Stäbchen fast in jedem Paramyeloblasten bzw. Myeloblasten,
in anderen wieder muß man lange suchen, ehe man eines findet. Es gibt Fälle
akuter Leukämien, in welchen ein peripheres Blutbild zu beobachten ist, das
einer chronischen Leukämie entspricht, dies ist aber sehr selten, meist finden
sich der Hiatus und ein Überwiegen der Myeloblasten. Im Verlaufe der Krankheit kann die relative Zahl derselben wechseln, Perioden mit größeren und
kleineren Prozentzahlen können sich folgen, gegen das letale Ende nimmt ihre
Zahl allerdings in der Regel immer mehr zu. In anderen Fällen wieder überwiegen
dauernd Promyelozyten und die Zahl der Myeloblasten ist dauernd relativ gering,
fast immer aber wird sich auch zwischen den Promyelozyten und den reifen
weißen Zellen der Hiatus finden. In schwersten Fällen sieht man im peripheren
Blut keine reifen oder unreifen Granulozyten, sondern ausschließlich Myeloblasten bzw. Paramyeloblasten (Myeloblastenleukämien im engsten Sinne des
Wortes). Schließlich können Elemente vorherrschen, welche der Stammzelle aller
Blutzellen, der lymphoiden Retikulumzelle entsprechen, wie dies bei den „Stammzellenleukämien" beschrieben wird (s. S. 575).

Die Ähnlichkeit der Paramyeloblasten mit Monozyten kann eine sehr große
sein, dies erklärt, warum seinerzeit scheinbar zahlreiche Fälle akuter Myelosen
unter der Diagnose Monozytenleukämie liefen. Bekanntlich ist NAEGELI der
Meinung, daß sämtliche Monozytenleukämien Myeloblastenleukämien sind.
Die Monozytenleukämie wird unter den Erkrankungen des retikuloendothelialen
Systems besprochen (s. S. 573).

Die Vermehrung der Eosinophilen und Basophilen, so charakteristisch bei der
chronischen Myelose, ist bei der akuten nicht festzustellen.

Die Zahl der *roten Blutkörperchen* ist meist sehr bald hochgradig vermindert,
sie beträgt im allgemeinen um 2 000 000, oft unter 2 000 000, der Färbeindex liegt
um 1. Ein stärkeres Auftreten von Normoblasten im peripheren Blut ist ungewöhnlich. Selten entwickelt sich eine hyperchrom-megalozytäre Anämie. Auch
die *Thrombozyten* zeigen eine rasche Verminderung ihrer Zahl, worauf, wenigstens
zum großen Teil, die hämorrhagische Diathese zu beziehen ist.

Unter den weißen Zellen findet man schließlich bei akuten Leukämien nicht
selten eine größere Anzahl lymphoider Retikulumzellen, die entweder intakt oder
als GUMPRECHTsche Schollen aufscheinen. Ihre Morphologie entspricht durchaus
der auf S. 527 beschriebenen. Es handelt sich offenbar um eine stärkere Mitbeteiligung des Retikuloendothelsystems, es wird in der Literatur die Frage diskutiert, ob es sich hier nicht auch um den Ausdruck eines Reizzustandes der
jüngsten Stammzellen aller Blutelemente und um die undifferenzierte Urform
aller Blutzellen handelt, die im Rahmen der Überaktivität des myeloischen Systems
mitausgeschwemmt wird.

Wie erwähnt, kann die Unterscheidung der Myeloblasten- von der Lympho-
blastenleukämie sehr schwierig, ja unmöglich sein. Der Nachweis einer positiven
Oxydasereaktion wird, ebenso wie das Auffinden von Promyelozyten, den lympho-
blastischen Charakter mit Sicherheit ausschließen lassen. Die akute Lymph-

adenose wird im peripheren Blut niemals mit Sicherheit diagnostiziert, sie wird nur vermutet werden, der Knochenmark- oder Milzpunktatausstrich wird die sichere Entscheidung bringen können. Die Kleinheit der atypischen jungen Zellen im peripheren Blut darf mit Hinblick auf die Mikromyeloblastenleukämie niemals dazu verführen, eine akute Lymphadenose anzunehmen.

Im Knochenmarksausstrich der akuten Myelose findet man, wie erwähnt, fast ausschließlich typische und atypische Myeloblasten bzw. Paramyeloblasten (Myeloblastenmark). Oft ist das Mark viel reifer als das periphere Blut. Bei der akuten Lymphadenose fehlen mehr oder weniger die bei der Myelose doch fast immer relativ zahlreichen Übergänge zu den reiferen Granulozyten (Promyelozyten, Myelozyten usw.), auch finden sich zumeist reifere lymphatische Elemente, die als solche am dichteren Lymphozytenkern zu erkennen sind. Stärkere Atypien und Größenunterschiede sind auch unter diesen jungen lymphatischen Zellen festzustellen.

Die Differentialdiagnose. Sie hat zu berücksichtigen, daß der septische klinische Symptomenkomplex mit Fieber, Mund-, Schleimhaut-, Gewebs-, Hautnekrosen usw. bei allen Zuständen gefunden werden kann, bei welchen eine schwere Insuffizienz des Granulozytenapparates und damit eine Wehrlosigkeit des Organismus auch gegen banale, sonst nicht pathogene Keime (etwa der Mundhöhle) bestehen. Wir begegnen dem gleichen Bild daher auch bei der Agranulozytose und bei der Panmyelophthise.

Bei der Differentialdiagnose eines myeloblastischen Blutbildes hat man neben der akuten Myelose auch an die leukämoide Reaktion bei Sepsis (s. S. 533) und an die Agranulozytose mit initialer flüchtiger Ausschwemmung myeloblastischer Elemente (bei „Maturationsarrest") (s. S. 543) zu denken.

Verlauf und Prognose. Wie schon erwähnt, enden die Fälle von akuter Leukämie meist schon nach Wochen tödlich. Es gibt Fälle mit vorübergehenden Remissionen. Es gibt schließlich Fälle von chronischer Leukämie mit aufgepfropftem akutem Schub, der als akute Leukämie imponiert, Fälle, die mit oder ohne Behandlung in eine Remission, das heißt wieder in die chronische Leukämie zurückfinden können. Bei etwas länger sich hinziehendem subakutem Verlaufe können febrile und afebrile Perioden mit etwas besserem Allgemeinbefinden abwechseln.

Therapie. Röntgenbestrahlungen sind in der Regel ohne allen Erfolg, gelegentlich hat man sogar den Eindruck, daß der Verlauf nach der Bestrahlung rasche Progredienz zeigt. Auch Bluttransfusionen bringen keine Besserung. Einige Autoren wollen unter einer Neosalvarsanbehandlung einen milderen Verlauf beobachtet haben. Auch Cebion soll sich bewährt haben; eigene Erfahrungen ließen nicht die geringste Beeinflussung des Krankheitsverlaufes durch C-Vitamin erkennen.

Wir raten in jedem Falle einer akuten Leukämie zu einer energischen kombinierten Penicillin-Sulfonamid-Behandlung. Man kann unter dieser Therapie sofortige verblüffende Erfolge wenigstens hinsichtlich des Allgemeinzustandes des septischen Bildes der nekrotisierenden Stomatitis usw. beobachten und kann einen schwer septischen, offenbar in Kürze letal endenden Fall in eine chronische Leukämie übergehen sehen. Die Erfahrungen mit dieser Therapie sind noch nicht umfangreich genug, um Endgültiges zu sagen. Zweifellos gehen nach eigener Beobachtung auch ausgedehnte, nomaartige Nekrosen in wenigen Tagen zurück und vernarben (eventuell mit schwerer narbiger, verunstaltender Verziehung des Gesichts) und das Krankheitsbild verliert seinen septischen, hoch fieberhaften Charakter. Der akute Schub kann so kupiert, die Leukämie freilich nicht geheilt werden. Nach Abklingen der septischen Erscheinungen, oft nach wenigen Tagen, kann die nun bestehende chronische Leukämie mit Urethan oder auch mit Röntgenstrahlen weiterbehandelt werden. Die Aussichten dieser chronischen (Paramyeloblasten-) Leukämie sind freilich keine guten. Auf Grund eigener Erfahrung gelingt die Kupierung des Infektes bzw. die Überführung der akuten in die chronische Leukämie auch mit Penicillin oder mit Sulfonamiden allein. Manche amerikanische Autoren bevorzugen gerade bei den akuten bzw. Myeloblastenleukämien die Behandlung mit Aminopterin (s. S. 531).

7. Leukosarkomatosen. Chlorome.

Es wurde früher bereits darauf hingewiesen (s. S. 513), daß das leukämische hyperplastisch-metaplastische Gewebe der Leukämien malign entarten kann. Diese Tatsache war schon seit etwa 50 Jahren bekannt, STERNBERG hat die einschlägigen Fälle unter der Bezeichnung Leukosarkomatosen zusammengefaßt. Diese Leukosarkomatosen sind vom Lymphosarkom (s. S. 541) streng zu unterscheiden, denn es handelt sich bei ihnen um meist akute oder subakute Leukämien mit entsprechendem Blutbild, bei welchen das leukämische Gewebe an einer Stelle maligen entartet. STERNBERG und mit ihm andere Autoren waren der Meinung, daß hierbei die meist atypischen jugendlichen Zellen des peripheren Blutes, die wir heute als Paramyeloblasten auffassen, als ausgeschwemmte Tumorzellen zu betrachten sind, worauf nicht näher eingegangen werden kann.

Leukosarkomatosen sind also maligen entartende Leukämien. Die Tumorbildung, die maligne Entartung, kann hierbei entweder in den ersten Anfangsstadien der Leukämie oder erst nach ihrer vollen Entwicklung einsetzen, wodurch die klinischen Bilder reichlich verschiedenartig sein können. Die Mannigfaltigkeit der Bilder wird noch dadurch vergrößert, daß Leukosarkomatosen sowohl Fälle lymphatischer wie myeloischer Leukämien betreffen können. Tritt die maligne Entartung sehr frühzeitig in Erscheinung, wenn die leukämische metaplastische Umbildung der Organe eben erst einsetzt, so wird der Fall klinisch vorerst als maligner Tumor, etwa als maligner Mediastinaltumor imponieren und erst eine genaue Untersuchung des Blutes und des Sternalausstriches und die weitere Beobachtung werden die Leukämie und damit die Leukosarkomatose erkennen lassen. Diese Fälle haben mit einem, in einem umschriebenen Drüsenpaket beginnenden Lymphosarkom nichts gemein, wenn die klinische Symptomatik in beiden Fällen ursprünglich auch sehr ähnlich sein kann. Tritt die maligne Entartung der Leukämie erst in deren chronischem Stadium spät ein, so wird der Kliniker eine chronische Leukämie vor sich haben, die terminal unter dem Bild eines aufgepfropften malignen Tumors rasch zugrunde geht. Wir unterscheiden lymphatische Leukosarkomatosen (Lympho-Leukosarkomatosen) und myeloische (Myeloblastome bei myeloischer Leukämie). Eine Sonderform der letzteren sind die Chlorome; sie unterscheiden sich von den eben erwähnten Myeloblastomen dadurch, daß die sich bildenden Tumoren eine eigentümlich grüne Färbung und zumeist eine besondere Lokalisation, vornehmlich am Schädel, erkennen lassen. Jedenfalls handelt es sich in allen hierher gehörigen Fällen um Leukämien; diese können leukämisch und auch aleukämisch verlaufen, wodurch sich mitunter diagnostische Schwierigkeiten ergeben.

Die lymphatischen Leukosarkomatosen. Wir haben früher darauf hingewiesen, daß jede chronische Lymphadenose dort und da eine Infiltration der Kapsel der befallenen Drüse erkennen läßt, ein Umstand, der auf die Neigung des leukämischen Gewebes zum aggressiven Wachstum hinweisen soll. Daß diesem Befund im Sinne einer malignen Degeneration Beweiskraft nicht zukommt, wurde bereits dargetan (s. S. 514). Die wahren lymphatischen Leukosarkomatosen äußern sich in einer schon makroskopisch eindeutigen Tumorbildung mit aggressivem Wachstum. Wenn sich sonst Zeichen einer chronischen Leukämie noch nicht entwickelt haben und wenn der Fall im Blut aleukämisch verläuft, wird die Unterscheidung gegen ein Lymphosarkom (s. unten) schwierig und nur durch ein Knochenmarkspunktat möglich sein. Die Lymphadenosen, die zur Tumorbildung neigen, verlaufen zumeist als subakute Leukämien.

Die *myeloischen Leukosarkomatosen* sind außerordentlich selten, sie verlaufen immer unter dem Bild der akuten (Mikro-) Myeloblastenleukämie.

Die *Chlorome, Chloroleukämien* sind ausnahmslos (malign entartende, tumorbildende) Myelosen, meist akuten oder subakuten Verlaufes. Die Grünfärbung der Tumoren ist auf einen porphyrinähnlichen Farbstoff mit typischem Porphyrinspektrum zurückzuführen.

Wie schon erwähnt, entwickelt sich das Chlorom zumeist am Schädel und nimmt vom Periost seinen Ausgang. Abgesehen von den Tumorbildungen am Schädel, die sich durch Knochenzerstörung, Einbruch in die größeren Gefäße mit Bildung von Geschwulstthromben usw. als eindeutig malign erweisen, entspricht das klinische Bild mit dem septischen Fieber, der nekrotisierenden Angina, der hämorrhagischen Diathese dem charakteristischen Blutbild usw. durchaus dem Bild der akuten bzw. subakuten leukämischen oder aleukämischen Myeloblastenleukämie. Die Tumoren sind am äußeren Schädel nicht immer zu tasten; durch eine Protrusio bulbi oder eine Rückenmarkskompression können sie sich im Rahmen einer akuten Leukämie auch dem Kliniker verraten. Sonst stellt erst der Obduzent die Diagnose.

8. Lymphosarkom. (Generalisierte Lymphosarkomatose Kundrat.)

Das Lymphosarkom ist ein von einer entarteten Lymphzelle des lymphadenoiden Gewebes ausgehendes malignes Blastom. Es hat mit dem hämopoietischen System als solchem nichts gemein, es gehört also nicht zu den Blutkrankheiten, es wird nur hier besprochen, weil es, wenn auch nur äußerlich, Ähnlichkeit mit der Lymphadenose hat. Man beachte vor allem, daß beim Lymphosarkom — ebenso wie etwa bei einem Magenkarzinom eine Magenschleimhautepithelzelle — eine lymphatische Zelle einer Lymphdrüse schrankenlos zu wuchern und schließlich zu metastasieren beginnt, daß also von einer Blut- oder einer Systemerkrankung im Sinne der Leukämie keine Rede ist. Durch das schrankenlose Wuchern des Lymphosarkoms kann umliegendes Gewebe, welches im Wege steht, Bindegewebe, Muskeln, Knochen usw. zerstört werden, Metastasen können überall auftreten. Es ist allerdings eine besondere Eigentümlichkeit des Lymphosarkoms — und damit unterscheiden sich die Lymphosarkome bis zu einem gewissen Grad von den bösartigen Geschwülsten und werden dadurch den Lymphadenosen ähnlich —, daß die Metastasierung hauptsächlich in die hämopoietischen Organe, vor allem in die Lymphdrüsen erfolgt; die maligne Degeneration kann merkwürdigerweise auch ähnlich der leukämischen Systemerkrankung gleichzeitig an mehreren Stellen des lymphatischen Apparates einsetzen, ein Zustand, für welchen Kundrat die Bezeichnung *generalisierte Lymphosarkomatose* geprägt hat. Die besonderen Unterschiede zugegeben, ist das Lymphosarkom aber doch den Tumoren gleichzustellen und es ist unter allen Umständen von den Leukämien und den Leukosarkomatosen (s. S. 540) streng zu trennen; es fehlen entsprechende Blutveränderungen ebenso wie leukämisch metaplastische Wucherungen in den Organen. Seit Einführung der Knochenmarkspunktion ist vom Kundratschen generalisierten Lymphosarkom immer seltener die Rede. Eigene Fälle erwiesen sich im Sternalpunktat immer als aleukämische lymphatische

Leukosarkomatosen. Wir halten es für wahrscheinlich, daß künftige Erfahrung zeigen wird, daß scheinbar generalisierte Lymphosarkome doch immer Lymphadenosen sind, wodurch das ja kaum lösbare Problem aus der Welt geschafft wäre, wieso ein maligner Tumor an zahlreichen Stellen gleichzeitig einsetzt.

Die häufigste Lokalisation des Lymphosarkoms ist das Mediastinum, der retroperitoneale Raum, ferner die Tonsillen und schließlich die Lymphfollikel des Magens und Darmes; es kann aber von jeder Lymphdrüse seinen Ausgang nehmen. Im Mediastinum imponiert es als Mediastinaltumor, eine Unterscheidung gegenüber einem Lymphogranulom, einem tuberkulösen Lymphom, einer noch lokalisierten mediastinalen Lymphadenose mit aleukämischem Blutbild kann sehr schwierig sein. Die Leukämie wird durch den Knochenmarksausstrich ausgeschlossen werden können. Differentialdiagnostisch gibt der Röntgenbestrahlungseffekt insofern einen Anhaltspunkt, als das Lymphosarkom auf die Behandlung besonders gut und rasch anspricht, „es schmilzt unter den Röntgenstrahlen wie Schnee“, es geht noch rascher zurück als die Mehrzahl der Lymphogranulome, die auf die Bestrahlung auch gut ansprechen. Freilich gibt es Ausnahmen von der Regel. Ist das Lymphosarkom auf Bestrahlung stark zurückgegangen — auch auf Urethan und Aminopterin kann es vorerst gut reagieren —, so erscheint es zumeist bald wieder und ist dann meist schon strahlenrefraktär. Lokalisationen des Lymphosarkoms im Magendarmtrakt führen zur Bildung rasch wuchernder maligner Tumoren mit allen ihren Folgen. Lymphknotentumoren lymphosarkomatöser Natur sind untereinander meist fest verbacken, sie sind gegen die Unterlage, gegen die Umgebung nicht verschieblich, die sie überziehende Haut wird an den Tumor meist bald fixiert und schließlich manchmal bald ulzeriert. Mediastinale Lymphosarkome greifen in ihrem schrankenlosen Wachstum auf Pleura, Perikard, die großen Gefäße und den Herzmuskel über.

Der Blutbefund des Lymphosarkoms ist durchaus uncharakteristisch. Bei ulzerierenden Tumoren kann sich eine leichte Leukozytose zeigen; es entwickelt sich langsam eine Tumoranämie. In Fällen, in welchen vornehmlich die Lymphdrüsen ergriffen werden, entwickelt sich mit zunehmender Ausbreitung des Tumors und mit Entartung des lymphatischen Gewebes eine progrediente Lymphopenie.

III. Knochenmarksaplasien.
(Aplastische und hypoplastische Myelopathie, Myelophthise.)

A. Einleitung.

Unter Knochenmarksaplasien bzw. aplastischen und hypoplastischen Myelopathien verstehen wir Zustände, bei welchen die Zellbildung im Knochenmark entweder aufgehoben oder gehemmt ist, wobei aus diesem Begriffe aber die durch bekannte Mangelzustände bedingten Schwächen des Knochenmarks ausgeschlossen bleiben. Mangel an Antiperniziosastoff oder an Eisen bedingt auch ein Darniederliegen der Zellbildung und Zellreifung, der Morbus Biermer und die asiderotischen Anämien wären auch hypoplastisch-myelopathischer Art, sie werden aber entsprechend der gegebenen Definition diesen Myelopathien nicht zugezählt.

Die Aplasien bzw. Hypoplasien des Knochenmarks können verschiedene, und zwar bekannte und unbekannte Ursachen haben.

a) Bekannte Ursachen: Bei ausgedehnten Knochenmarksmetasierungen maligner Tumoren, bei myeloischen und lymphatischen Leukämien, ebenso wie bei Osteosklerosen (s. S. 548) wird das Knochenmark durch die Wucherung fremden Gewebes verdrängt, das Mark wird hypoplastisch; die Ursache ist ferner bei den Knochenmarksschäden durch Benzol, Infektgifte, Radium- und Röntgenstrahlen bekannt.

b) Unbekannte Ursachen: Bei den aplastischen oder hypoplastischen Myelopathien im engeren Sinne des Wortes, vielleicht spielen hier allergische Momente ätiologisch eine Rolle.

c) Mutmaßlich bekannt scheint die Ursache bei der sogenannten splenopathischen Markhemmung, bei der Anämia splenica, bei welcher eine schon unter physiologischen Verhältnissen angenommene hemmende Wirkung der Milz auf das Knochenmark pathologische Grade gewinnt.

Die anatomisch-histologische Veränderung des Knochenmarkes kann bei den Myelopathien verschiedener Art sein: entweder liegt tatsächlich eine Abnahme oder ein Schwund des Knochenmarksgewebes vor, man spricht von Knochenmarksaplasie bzw. von einer Myelophthise, oder es liegt nur eine Hemmung der Reifung und damit eine Hemmung der Ausschwemmung vor, man spricht von einer Myelopathie; in diesem Falle findet man im Knochenmark bzw. Knochenmarksausstrich ein sehr zellreiches Mark, welches sich aus jungen, nicht ausschwemmungsfähigen Zellen zusammensetzt (Maturationsarrest).

Die Myelopathie kann alle Knochenmarkselemente, also die Erythropoiese, die Leukopoiese und die Thrombopoiese, oder aber nur eine oder die andere der Partialfunktionen des Knochenmarks betreffen; wir sprechen von totalen oder partiellen Aplasien. Die Hemmung der Erythropoiese bzw. die Aplasie des erythropoietischen Gewebes im Knochenmark führt zur aplastischen Anämie; derartige isolierte Störungen sind aber außerordentlich selten, zumeist ist die Hemmung der Erythropoiese auch mit der der Leuko- und Thrombopoiese gekoppelt, so daß aplastische Anämie im allgemeinen im Rahmen einer Panmyelophthise in Erscheinung treten. Die isolierte Hemmung der Leukopoiese führt zur Agranulozytose, die der Thrombopoiese zur essentiellen Thrombopenie (Morbus Werlhof s. S. 598). Klinisch werden die aplastischen Anämien bzw. die viel häufigeren Panmyelophthisen nach ihrem Verlauf (akut oder chronisch) und nach ihrer bekannten oder unbekannten Ätiologie unterschieden. Wir können demnach folgende *Einteilung der Knochenmarksaplasien* treffen:

1. Die aplastischen (hypoplastischen) Anämien:

a) die Aleucia haemorrhagica FRANK (akute Panmyelopathie) oder Panmyelophthise,

b) die chronische Panmyelopathie,

c) die Benzolanämie und verwandte Giftanämien,

d) die Strahlenanämien,

e) die osteosklerotischen Anämien,

f) die splenopathische Markhemmung (die splenischen Anämien);

2. die Agranulozytose;

3. die essentielle Thrombopenie (M. Werlhof).

Die große Mehrzahl der Agranulozytosen gehört der akuten Form an, bei welchen es zu einem wahrscheinlich allergisch bedingten plötzlichen Sturz der Leukozyten im peripheren Blute kommt, ein hyperplastisches Mark gefunden wird und das System der roten Blutkörperchen und der Plättchen intakt bleibt. Es gibt hier keinen Übergang in die Panmyelopathie. Deshalb werden diese Zustände von den meisten Autoren und auch von uns als selbständiger Symptomenkomplex beschrieben (s. S. 551). Die essentielle Thrombopenie, deren klinisches Hauptsymptom die hämorrhagische Diathese ist, wird im Rahmen der Blutungsübel ausführlicher behandelt (s. S. 597).

B. Aplastische (hypoplastische) Anämien.

Wie erwähnt, sind rein aplastische Anämien, bei welchen die Aplasie isoliert die Erythropoiese im Knochenmark betrifft, außerordentlich selten, meist ist diese mit einer solchen des myeloischen und Plättchensystems verbunden. Die einschlägigen Bilder sind je nach Verlauf und Ätiologie sehr verschieden.

1. Aleucia haemorrhagica FRANK.
(Akute Panmyelopathie oder Panmyelophthise.)

EHRLICH beschrieb im Jahre 1888 eine schwere aregenerative Anämie mit Neutropenie, er nahm eine Zerstörung bzw. Aplasie des Knochenmarks an, die autoptisch verifiziert wurde. Von verschiedenen Autoren wurden später einschlägige Fälle beschrieben. FRANK faßte diese Fälle 1915 unter der Bezeichnung hämorrhagische Aleukie zusammen, unterstrich die diesen Fällen immer zukommende Thrombopenie und hämorrhagische Diathese und stellte diese Form des Plättchenmangels mit Blutungsneigung als maligne Thrombopenie der benignen, dem Morbus Werlhof gegenüber. Mit Rücksicht auf die hochgradige Markzerstörung sprach er von einer Panmyelophthise und glaubte sich berechtigt, in dieser eine selbständige Krankheitseinheit zu erblicken. NAEGELI hemmte in der Folge die Weiterentwicklung und Anerkennung dieses Begriffes, da seiner Meinung nach jede Anämie schließlich durch Erschöpfung des Knochenmarks in eine aplastische umschlagen könne; FRANKs Standpunkt aber hat sich durchgesetzt und findet heute nahezu allgemeine Anerkennung.

Ätiologie. Die Ätiologie der Krankheit ist unbekannt; es wird an eine konstitutionelle Schwäche des Knochenmarks gedacht. Vielfach wurden akute Infekte als Ursache der Krankheit herangezogen, im allgemeinen aber dürfte der schwere, offenbar keine Abwehr des Organismus findende Infekt Folge der bereits bestehenden Aleukie sein, welche jede Widerstandskraft des Organismus gegen Infekte untergräbt. Die Krankheit tritt in jedem Alter auf, zumeist werden jugendliche Erwachsene betroffen. Beide Geschlechter werden befallen, Männer vielleicht etwas häufiger als Frauen.

Klinische Symptomatologie. Das schwere Krankheitsbild tritt meist rasch in Erscheinung. Oft wird allerdings von der Umgebung angegeben, daß ihr schon seit einigen Monaten eine auffallende Blässe, Müdigkeit und allgemeine Schwäche des Kranken aufgefallen seien. Die Kranken klagen vor Ausbruch des schweren Symptomenkomplexes auch vielfach über Herzklopfen, Schwindel, Kopfschmerzen, Appetitlosigkeit und zeigen eine Gewichtsabnahme. Auch eine hämorrhagische Diathese in Form von Nasenbluten, Zahnfleischblutungen, Hämatomen bei leichten Traumen usw. kann den akuten Erscheinungen längere Zeit vorangehen. In anderen Fällen fehlen deutliche Prodromalerscheinungen völlig und die Krankheit setzt in voller Schwere scheinbar aus voller Gesundheit ein.

Das vollausgeprägte klinische Bild, welches im allgemeinen auch schon das Endstadium der Krankheit darstellt, ist folgendermaßen gekennzeichnet: es besteht eine hochgradige *Blässe.* Ein Ikterus fehlt, wenn nicht durch zahlreiche Hämatome ein hämolytischer Subikterus zustande kommt. Gelegentlich treten gleichzeitig Urtikaria und *allergische Dermatosen,* Ekzeme usw. auf. Es besteht ferner Fieber, meist septischen Charakters, welches mit einer unspezifischen Sekundärinfektion zu erklären ist, die den resistenzlosen Organismus hemmungslos niederringt. Aus dem Blute können daher verschiedenartigste Erreger gezüchtet werden. Häufig besteht eine scheinbar initiale Tonsillitis. Diagnostisch von größter Bedeutung sind *Haut- und Schleimhautnekrosen* und die *hämorrhagische Diathese.* Die Nekrosen sind die gleichen, wie wir sie bei den akuten Leukämien kennengelernt haben. Das Fehlen jeglichen Gewebsschutzes bedingt einen raschen Gewebszerfall. Die Nekrosen betreffen häufig die Gingiva, die Tonsillen und die gesamte Mundschleimhaut; in wenigen Stunden oder Tagen entwickeln sich tiefgreifende Geschwüre, insbesondere an den Umschlagstellen der Mundschleimhaut an den Wangen; die Nekrosen können so tiefgreifend werden, daß rasch nomaartige Zustände zustande kommen können. Sie können auf Pharynx sowie Ösophagus übergreifen. Auch die Haut ist an umschriebenen Stellen gelegentlich nekrotisch. Autoptisch können auch Harnblasen- und schließlich Darmnekrosen gefunden werden, die Typhusgeschwüren ähnlich sind. Die hämorrhagische Diathese hat manchmal nur leichten Grad, sie ist meist aber schwerer Natur, sie äußert sich in Haut- und Schleimhaut- oder auch Organblutungen (Darm-, Genitalblutungen usw.); klinisch unterscheidet sich die hämorrhagische Diathese nicht von der des Morbus Werlhof (s. S. 598). Nekrosen und hämorrhagische Diathese können im Bilde der Aleukie aber auch vollständig fehlen. Die Nekrosen, insbesondere des Mundes, gehen mit übelriechendem Fötor einher. Die Milz ist im allgemeinen nicht vergrößert, eine perkutorische Vergrößerung leichten Grades kann, dem septischen Zustand entsprechend, nachweisbar sein. Die Salzsäure des Magens ist oft vermindert, sie kann auch völlig fehlen. Die Senkungsgeschwindigkeit ist immer sehr hoch, Werte von 100 in der ersten Stunde sind nichts Ungewöhnliches. Die Ursache dieser abnorm raschen Senkung ist noch nicht erforscht. Zusammenfassend kann die akute Aleukie symptomatisch durch ein schweres septisches Allgemeinbild mit Fehlen jeglicher Infektabwehr, durch eine mehr oder weniger starke hämorrhagische Diathese und durch ubiquitäre, meist in der Mundschleimhaut lokalisierte Gewebsnekrosen gekennzeichnet werden.

Das periphere Blutbild ist charakterisiert durch: eine normochrome aregeneratorische Anämie, eine Neutropenie und eine Thrombopenie. Die Verminderung der roten Blutkörperchen ist meist eine sehr schwere, die Erythrozytenzahl sinkt rasch bis gegen und unter eine Million, der Färbeindex liegt um 1, die Zahl der Retikulozyten bzw. der polychromatischen Erythrozyten ist außerordentlich gering, meist fehlen sie völlig. Nach und nach kann dort und da im Ausstrich ein Vitalgefärbter gefunden werden. Vereinzelte kernhaltige Rote sind unter Umständen nachzuweisen (extramedulläre Blutbildung). Die Leukozytengesamtzahl kann auf 1000 Zellen absinken, die Lymphozyten sind relativ vermehrt. Eine Linksverschiebung bis zum Myelozyten ist nicht ungewöhnlich, Eosinophile und Basophile fehlen. Die Thrombozytenzahl liegt unter 80000, sie kann extrem niedere Grade erreichen. Bei einer Zahl unter 30000 ist eine hämorrhagische Diathese fast regelmäßig vorhanden. Die Blutungszeit ist verlängert, das Rumpel-Leede-Phänomen ist positiv. Die Gerinnungszeit ist normal.

Der Knochenmarksbefund. Wie schon einleitend hervorgehoben, muß sich bei der hämorrhagischen Aleukie ein mehr oder weniger völliger Schwund des Knochenmarksgewebes nicht finden, das Knochenmark kann sogar sehr zellreich sein, die Zellen sind aber unausgereift und daher nicht ausschwemmungsfähig: es besteht also entweder eine Panmyelophthise oder eine Panmyelopathie, eine Bezeichnung, die diesen Verhältnissen Rechnung trägt. Ein echter Schwund des Markes ist relativ selten. Mit dem Sternalmarkpunktat kann man demnach das eine Mal eine blutig-seröse Flüssigkeit erhalten, deren Ausstrichspräparat nur wenige Zellen, unter ihnen vorwiegend Lymphozyten und Reticulumzellen, ferner vereinzelte Myeloblasten und Erythroblasten aufzeigt, das andere Mal einen Markausstrich gewinnen, der sehr zellreich ist, wobei junge unausgereifte Granulozyten, meist Promyelozyten bei einer mäßigen Vermehrung der Myeloblasten und Erythroblasten vorherrschen; die Megakaryozyten hingegen fehlen (im Gegensatz zum Morbus Werlhof) fast regelmäßig, zumindest sind sie an Zahl sehr spärlich. Das promyelozytäre-myeloblastische Mark kann unter Umständen zur Fehldiagnose Leukämie Anlaß geben. Die genaue Markuntersuchung zeigt im allgemeinen, daß die Zahl der Makroblasten die Zahl der ausgereiften Normoblasten übersteigt, auch hier also zeigt sich die mangelhafte Ausreifung als wesentlichstes Symptom der Myelopathie.

Verlauf und Prognose. Der Verlauf der Panmyelophthise kann sich insofern verschieden gestalten, als bald das erythropoietische, bald das myelopoietische, bald das thrombopoietische System früher und stärker in Mitleidenschaft gezogen ist. Die Anämie, bzw. die Thrombopenie mit der hämorrhagischen Diathese werden jeweils mehr in den Vordergrund treten. In anderen Fällen wird das Bild dem einer Agranulozytose sehr ähnlich sein. Rein aplastisch-anämische Fälle mit normaler Myelo- und Thrombopoiese sind sehr selten, sie kommen vor, sie haben insofern eine relativ bessere Prognose, als sie sich durch immer wiederholte Bluttransfusionen über Jahre hinziehen können. Das akute, vollentwickelte septische Bild führt meist innerhalb weniger Tage, längstens nach Wochen zum Tode. Auch in den Fällen, die scheinbar aus voller Gesundheit auftreten, läßt sich über die Gesamtdauer der Krankheit Sicheres nicht aussagen, da der Beginn des Leidens doch nicht bestimmbar ist. Jedenfalls gibt es protrahiert verlaufende Fälle, in welchen das fieberhafte Terminal-Infekt-Stadium nicht auftritt und welche sich über ein bis zwei Jahre mit mäßiggradiger aregeneratorischer Anämie und hämorrhagischer Diathese hinziehen. Gelegentlich kann es bei diesen Fällen auch zu leichten Fieberperioden kommen, die wieder abklingen. Panmyelopathien geben keine absolut infauste Prognose, Heilungen sind beschrieben, sie sind aber fraglos sehr selten; kommt es zum septischen Stadium mit Nekrosen und schwerer Blutungsbereitschaft, so ist die Prognose immer — trotz moderner Behandlungsmethoden (s. unten) — mit größter Vorsicht zu stellen.

Therapie. Bei subakut verlaufenden Fällen können wiederholte Bluttransfusionen von größtem Nutzen sein, die Häufigkeit der immer wieder nötigen Blutübertragungen muß im Einzelfalle aus dem Verlauf und dem Erfolg der Transfusionstherapie erschlossen werden. Eisen, Arsen und Leberdiät können, mit wenig Aussicht auf Erfolg, versucht werden. Wie bei der Agranulozytose können Nukleinsäurepräparate, auch mit wenig Aussicht, Anwendung finden (Nucleotrat „Nordmark"). Verschiedenartige Vitamine sind zu empfehlen, bes. B-Komplex, Biotin und Folsäure.

Kommt es zur septischen Phase des Krankheitsbildes mit den Gewebsnekrosen, so ist eine energische Sulfonamidtherapie durchzuführen, obwohl theoretische Bedenken gegen diese Behandlung gegeben sind, da Sulfonamide bekanntlich zur Myelopathie führen können (s. S. 554); ebenso wie bei der Agranulozytose kann man, wie die Erfahrung gezeigt hat, mit Sulfonamidbehandlung eine schlagartige Entfieberung, eine überraschende Reinigung der Geschwüre und deren Heilung beobachten. Selbst nomaartige Wangendefekte können innerhalb kurzer Zeit wieder völlig ausheilen, wie wir selbst beobachteten. Die Sulfonamidtherapie beeinflußt nur die Sekundärinfektion, die Myelopathie bleibt weiter bestehen und nimmt ihren vorbestimmten Verlauf. Ähnlich gute Wirkung ist von der Penicillintherapie zu erwarten, die im Hinblick auf eventuelle Markschädigung durch Sulfonamide bei disponiertem Individuum unter Umständen sogar vorzuziehen ist.

Bei Ausgang in Heilung werden Nachbehandlungen in Kurorten mit Radiumwässern auf alle Fälle kontraindiziert sein. Die Splenektomie ist bei den akuten Aleukien wirkungslos. Bei subakut verlaufenden Fällen wird man gelegentlich hoffen dürfen, daß eine Enthemmung des Knochenmarkes den Ausschlag zur Wendung zum Guten gibt. Allgemeingültige Regeln lassen sich nicht aufstellen.

2. Chronische Panmyelopathie.

Es handelt sich hier um die meist sehr mitigiert verlaufende chronische Variante der Aleukie, bei welcher allerdings die Leukopenie und Thrombopenie und somit auch die hämorrhagische Diathese meist nur in leichter Form nachweisbar sind. In diesen Fällen ist es vor allem die aregeneratorische therapeutisch nicht beeinflußbare Anämie, die klinisch das Hauptsymptom darstellt, die immer wieder Bluttransfusionen notwendig macht; es sind Fälle beschrieben, die im Laufe eines Dezenniums gegen 300 Transfusionen erhalten haben. Die Anämie mit Neutropenie und Thrombopenie kann diagnostisch an eine Perniziosa denken lassen; die Differentialdiagnose kann schwierig sein. Die relative Lymphozytose läßt wieder in anderen Fällen auch an eine aleukämische Lymphadenose mit Anämie denken; der Markausstrich wird hier entscheiden. Hinsichtlich der Splenektomie gelten die gleichen Überlegungen wie bei der subakuten Form der Aleukie (s. oben).

3. Benzolanämie und die verwandten Giftanämien.

Benzolvergiftungen kommen in Berufen vor, in welchen Benzol als Lösungsmittel Anwendung findet, vor allem in der Gummiindustrie. Die Einatmung der Benzoldämpfe führt hierbei zur Vergiftung. Gelegentlich führt die bekannte Benzolbehandlung einer Polyzythämie zur Intoxikation.

Benzol ist ein Knochenmarksgift, wie auf Grund von Tierexperimenten seit langem bekannt ist. Durch kleine Dosen kommt es beim Versuchstier auch nach langdauernder Verabfolgung zu einer leichten Anämie mit Leukozytose und Thrombozytose, nach größeren Gaben zur aregeneratorischen Anämie, Leukopenie und Thrombopenie, das Knochenmark wird hierbei immer zellärmer.

Bei chronischer Benzolintoxikation beim Menschen stellt man mit der Zeit eine Leukopenie, Thrombopenie oder eine Anämie bzw. eine Kombination aller Erscheinungen fest. Bei sofortiger Entfernung des Kranken aus dem Gefahrenbereich gehen diese Erscheinungen zumeist langsam wieder zurück. Bei Anhalten der Vergiftung kommt es entweder langsam oder schließlich rasch unter foudroyanten Erscheinungen zum Zusammenbruch des Knochenmarkes, das heißt zu einer aplastischen Anämie, deren Symptomatik hinsichtlich Nekrosen, hämorrhagischer Diathese, Fieber usw. durchaus dem Bilde der hämorrhagischen Aleukie entspricht (s. S. 544). Auch bei mehr schleichendem Verlaufe ist die Knochenmarksaplasie bei einem einmal gegebenen bestimmten Grade des Knochenmarksschadens nicht mehr aufzuhalten, trotz Fernhaltens des Benzolschadens verschlechtert sich der Zustand und endet schließlich wieder mit dem Bilde der schweren Aplasie des Knochenmarkes. Blutbefund und Knochenmarkspunktat entsprechen durchaus den Verhältnissen, wie sie bei der Aleukie beschrieben wurden; auch hier verschwinden die Megakaryozyten als erste. Wenn die Prognose der Benzolvergiftung in einem großen Teil der Fälle infaust ist, so muß sie im Vergleiche zu der kryptogenetischen Aleukie doch besser beurteilt werden, da bei rechtzeitiger Diagnose und Eliminierung des Kranken aus der Giftsphäre eine Heilung immerhin möglich ist. Trotz Vermeiden der weiteren Intoxikation kommen Rückfälle, oft erst nach einigen Jahren, wieder vor.

Daß unter Benzoleinwirkung auch Leukämien entstehen können, wurde bereits erwähnt (s. S. 512).

Gleichartige Intoxikationsfolgen kann man auch bei Trichloräthylen- und Tetrachlorkohlenstoffeinwirkung beobachten, Benzin kann auch leichte Anämien hervorrufen, deren Prognose viel günstiger ist.

Während Benzol bei jedem Menschen, allerdings je nach der konstitutionellen Empfindlichkeit nach verschieden hohen Dosen, einen Knochenmarksschaden nach sich zieht, gibt es andere Gifte, gegenüber welchen sich nur bestimmte Individuen mit einer besonderen Überempfindlichkeit als nicht resistent erweisen. Dies gilt für das Arsenobenzol und die Goldpräparate. Das Amidopyrin wirkt bei einer derartigen Empfindlichkeit des Patienten fast ausschließlich auf die Myelopoiese (s. Agranulozytose) und dies ist übrigens sehr selten.

4. Strahlenanämien.

Mehrere Röntgenologen der ersten Röntgenära, unter ihnen der Pionier der Röntgenologie, GUIDO HOLZKNECHT, die ohne entsprechenden Strahlenschutz arbeiteten, gingen an einer aplastischen Myelopathie zugrunde. Selten wurde über Fälle berichtet, in welchen eine therapeutische Bestrahlung die deletäre Knochenmarkserkrankung auslöste, es handelt sich, wenn ein ursächlicher Zusammenhang überhaupt angenommen werden darf, offenbar um Fälle, in welchen das Knochenmark schon vor der Bestrahlung geschädigt war. Gleiche Folgen sieht man von Radiumstrahlen; Madame CURIE dürfte ihnen zum Opfer gefallen sein. Ebenso wie nach Benzol kann man nach Röntgen- und Radiumeinwirkung Leukämien beobachten. Klinisch manifeste Knochenmarks-Röntgenschäden von Röntgenologen, die zwar in modernen Laboratorien arbeiten, ihr Leben lang aber vor einer geringen Strahleneinwirkung nicht sicher geschützt sind, sind heute sicherlich außerordentlich selten. Man sieht bei strahlengefährdetem Personal, Ärzten und Laboranten, allerdings relativ häufig eine leichte Leukopenie (2000 bis 4000 Zellen) mit einer relativen Lymphozytose; Thrombopenien und Anämien sind sehr selten. Ob es sich bei diesen Leukopenien um eine rudimentäre Knochenmarkshypoplasie handelt, muß dahingestellt bleiben. Jedenfalls sind diese Zustände in der großen Mehrzahl der Fälle, selbst bei weiterem Verbleiben im gleichen Milieu, durchaus stationär. Durch Aussetzen der Arbeit kann die Leukozytenzahl wieder zur Norm steigen.

5. Osteosklerotische Anämien.

a) Marmorknochenkrankheit der Kinder (ALBERS-SCHÖNBERG).

Die Krankheit tritt in frühester Jugend, vielleicht manchmal schon intrauterin, auf, sie kann familiäres Vorkommen zeigen. Die Markhöhlen des kindlichen Knochens werden durch eine Knochenkompakta langsam vollständig ausgefüllt, das Knochenmarksgewebe wird verdrängt, die Blutbildung wird auf eine extramedulläre Blutbildung beschränkt. Die Knochen zeigen eine Neigung zu Spontanfrakturen, die mit Verbiegung der Knochen ausheilen. Charakteristisch ist die Einengung der Sella turcica, die zur Optikusatrophie führen kann. Im Blutbild findet sich meist eine stärkere Erythroblastose, die extramedullären Herden ihre Entstehung verdankt. Das Röntgenbild der Knochen sichert die Diagnose; als sehr charakteristisch gelten Querbänder in den Metaphysen. Die Anämie kann erst terminal auftreten. Die Krankheit kann sich über Jahrzehnte hinziehen. Es gibt auch akute, rasch tödlich verlaufende Fälle.

b) Osteosklerotische Anämien Erwachsener (HEUCK-ASSMANN).

Die charakteristischen Symptome der einschlägigen Fälle sind: eine allgemeine Osteosklerose vorwiegend mit Verdichtung der Spongiosa, ein Milztumor und eine Anämie mit zahlreichen kernhaltigen, oft megaloblastischen Roten im peripheren Blut, mit Leukopenie und Linksverschiebung bis zum Myelozyten. Im Knochenmarksausstrich, der wegen der Härte des Knochens meist schwer zu gewinnen ist, was diagnostische Bedeutung hat, überwiegen die Erythroblasten, während die Zahl der weißen Zellen auffallend gering ist. Es besteht also eine Erythroblastose.

Während die Mehrzahl der Autoren früher in der Osteosklerose eine Reaktion des Knochens auf eine Markerkrankung erblickte und je nach vorliegendem Blutbild die Blutgrundkrankheit als aplastische Anämie, bei der gelegentlich hohen Erythrozytenzahl als Polyzythämie oder als aleukämische oder auch leukämische Myelose betrachtete — die Leukozytenzahl kann manchmal auch sehr hoch sein —, geht die moderne Auffassung dahin, daß der Erkrankung ein Fehldifferenzierungsprozeß des Retikulums zugrunde liegt; es soll einerseits zur Bindegewebsbildung und schließlich zur osteoplastischen Wucherung, anderseits zu erythroblastischer Wucherung kommen. Wäre die Osteosklerose — so wird argumentiert — eine Reaktion auf die Knochenmarkserkrankung, so müßten Leukämien, Polyzythämien oder Panmyelophthisen viel häufiger Osteosklerose zeigen. Hinsichtlich der Einzelheiten dieser Theorie s. HEILMEYER, Handbuch der Inneren Medizin, BERGMANN-STAEHELIN, II. Bd., S. 616, 1942. Der Verlauf der einschlägigen Fälle gestaltet sich verschieden, es gibt innerhalb weniger Monate und erst innerhalb einiger Jahre zum Tode führende Fälle.

Eine ähnlich verlaufende Krankheit ist die *Myelosklerose* (Typ VAUGHAN), bei der es zu hochgradiger Fibrose in Milz und Knochenmark kommt. Im Blut findet sich eine mäßige Anämie mit zahlreichen Erythroblasten und unreifen Leukozyten bis zum Myeloblasten.

6. Splenopathische Markhemmung. (Splenische Anämien.)

Unter splenopathischer Markhemmung versteht man seit FRANK (1925) einen ins Krankhafte gesteigerten Exzeß einer von der Mehrzahl der Autoren heute anerkannten, auf humoral-hormonalem Wege zur Wirkung kommenden hemmenden Funktion der normalen Milz auf das Knochenmark. Daß der Milz unter physiologischen Verhältnissen tatsächlich eine derartige hemmende Wirkung zukommt, dafür können eine Reihe von Argumenten ins Treffen geführt werden; daß sich diese abnormal gesteigerte hemmende Milzfunktion in bestimmten Fällen krankmachend auswirken kann, auch dafür können, und zwar aus der Klinik, Beweise geliefert werden.

Am längsten bekannt ist die Tatsache, daß die Entmilzung beim Normalen, sowohl beim Menschen wie beim Tier, regelmäßig zur Ausschwemmung von JOLLY-körperchenhaltigen Erythrozyten führt (HIRSCHFELD). Daß diese Beeinflussung des Entkernungsvorganges auf innersekretorischem Wege zustande kommt, konnte in meinem Laboratorium seinerzeit an Parabioseratten gezeigt werden. Wenn mit dieser Tatsache vielleicht nicht eine rein hemmende, sondern vielleicht nur eine regulierende Funktion der Milz auf das Knochenmark bewiesen ist, so muß doch betont werden, daß das Auftreten von JOLLY-Körperchen im peripheren Blut im allgemeinen als Zeichen einer gesteigerten Myelopoiese gewertet wird, welches die Berechtigung bietet, von einem Wegfall einer Hemmung des Knochenmarkes nach Entmilzung zu sprechen. Es sind ferner zahlreiche Fälle beschrieben, in welchen sich bei einer Milztuberkulose, einem isolierten Lymphogranulom der Milz oder einer Milzvenenthrombose eine Polyzythämie entwickelt, eine Tatsache, die ebenfalls im Sinne eines Wegfalles einer Knochenmarkshemmung nach funktioneller Ausschaltung der Milz ausgelegt werden darf. Wenn die Polyzythämie bei diesen Erkrankungen der Milz nicht regelmäßig auftritt, so beweist dies nichts gegen diese Überlegung; in der Milzpathologie begegnen wir sehr häufig dem Begriff der „bedingten Milzfunktion" (MORAWITZ), das heißt, daß die nachgewiesene Milzfunktion nicht regelmäßig erweisbar ist, bzw. sich nicht regelmäßig bei allen Menschen auswirkt. Wenn es schließlich in gewissen Fällen von myeloischer Leukämie nach der Entmilzung zu einer Überschwemmung des peripheren Blutes mit Erythroblasten oder wenn es nach Auftreten eines totalen Milzinfarktes zu einem analogen Blutbild kam, so können diese Fälle kaum anders gedeutet werden, als daß hier die funktionelle Ausschaltung der Milz durch eine diffuse Erkrankung eine bestehende Hemmung der Milz auf das Knochenmark beseitigte. Wenn in dieser Hinsicht, wie erwähnt, Generalisierungen nicht erlaubt sind und wir ebensowenig voraussagen können, ob es nach einer Milzvenenthrombose zu einer Polyzythämie oder zu einer Überschwemmung des peripheren Blutes mit Erythroblasten oder bis auf die JOLLY-Körperchen zu keiner Änderung des roten Blutbildes kommen wird, wenn wir uns bei dieser Frage immer im Gebiete der „bedingten Milzfunktionen" befinden, so bleibt doch immer die Tatsache, daß zahlreiche einschlägige Fälle beschrieben sind, in welchen eine andere Erklärung als der Fortfall einer Knochenmarkshemmung nach Entmilzung kaum herangezogen werden kann. Im übrigen gibt es gewisse Blutkrankheiten, in welchen die Entmilzung einen fast regelmäßigen Effekt hat, der als Knochenmarksenthemmung gedeutet werden muß: hier ist der gute Effekt der Splenektomie bei der essentiellen Thrombopenie und schließlich auch das Auftreten einer raschen Remission nach Entmilzung beim kongenitalen hämolytischen Ikterus im Rahmen einer Blutkrise zu nennen. Vielleicht gehören die Remissionen des Morbus Biermer nach Entmilzung hierher, wie sie seinerzeit vor Einführung der Lebertherapie in einer Reihe von Fällen beobachtet wurden.

Wir kennen also klinische Tatsachen, welche sich zwanglos in den Begriff einer splenopathischen Markhemmung einfügen. FRANK hat den Begriff noch viel weiter ausgedehnt: er bezieht auch die Leukopenie mit relativer Lymphozytose beim Typhus abdominalis, die Leukopenie der Malaria und des Kala-Azars in diese splenopathische Markhemmung ein, wobei er allerdings nicht übersieht, daß eine rein toxische Hemmung der Leukopoiese im Knochenmark ebenfalls in Betracht kommt. Die regelmäßige Leukopenie des Lymphogranuloms der Milz, die häufigen Leukopenien fibröser Milztumoren will FRANK auf die gleiche Weise erklären. Gegen eine derartige Fassung des Begriffes der splenopathischen Markhemmung lassen sich zahlreiche Einwände erheben, wir können auf sie nicht eingehen, die Fragen sind Gegenstand wissenschaftlicher Diskussionen. Es soll nur darauf hingewiesen werden, daß beim Kala-Azar gleichzeitig mit der Entwicklung des Milztumors nicht selten eine Neutropenie auftritt, die in Agranulozytose endet, daß gleichzeitig eine Thrombopenie, eine hämorrhagische Diathese, Haut- und Schleimhautnekrosen, kurz, schließlich das Bild der Aleukie beobachtet werden können.

In diesem Rahmen muß schließlich noch der Begriff des *Morbus Banti*, die *Anaemia splenica* Banti, diskutiert werden.

BANTI beschrieb 1894 ein Krankheitsbild, das er als Splenomegalie mit Leberzirrhose bezeichnete. Die Krankheit kommt seiner Angabe nach bei Jugendlichen und Erwachsenen vor. Die Krankheit hat nach seiner Beschreibung drei Stadien: 1. Stadium der Anämie; diese ist meist nicht schwer, leicht hypochrom und sie geht mit einer Leukopenie einher. 2. Übergangsstadium von kurzer Dauer mit Auftreten von Urobilinkörpern im Harn. 3. Stadium der Leberzirrhose. Die Leber induriert langsam, ein Subikterus kann sich einstellen, schließlich zeigt die Leber die Schrumpfung der atrophischen Zirrhose, es entwickelt sich ein Aszites und der Kranke geht unter der anhaltenden Anämie und den Zeichen der atrophischen LAENNECschen Zirrhose zugrunde. Autoptisch finden sich eine typische LAENNECsche Zirrhose und ein Milztumor, der eine sogenannte Fibroadenie zeigt; das Bindegewebe, das schließlich die Milz diffus durchsetzt, entwickelt sich vorerst in den MALPIGHIschen Körperchen, wandelt diese zu fibrösen Knötchen um, um schließlich auch die Milzpulpa zu ergreifen. Merkwürdig ist, daß auch die Milzvene und alle Pfortaderäste schwere atheromatöse Veränderungen zeigen. Im anämischen ersten Stadium ist die Leber noch unverändert, die Milz zeigt bereits die beginnende Fibroadenie. Von besonderem Interesse ist nun die Angabe BANTIS, daß die Progredienz der Krankheit aufgehalten werden und der Patient damit klinisch geheilt werden kann, daß im ersten Stadium der Anämie die Milz entfernt wird.

Die Diskussion um die Berechtigung, einen Morbus Banti anzuerkennen, ist seit BANTIS Publikation nicht mehr verstummt, wobei Anerkennung und Ablehnung schwankten; stand die deutsche Literatur der Existenz eines Morbus Banti vor zehn Jahren noch völlig ablehnend gegenüber, so häufen sich in den letzten Jahren wieder die Stimmen, welche die Krankheit anzuerkennen geneigt sind. Freilich wurde der Begriff vielfach verwässert. Es wurde vor allem die terminale Leberzirrhose nicht mehr als integrierender Bestandteil des klinischen Syndroms gefordert. Es ist keine Frage, daß es Fälle fibröser Milztumoren mit meist mäßiger hypochromer Anämie mit Leukopenie gibt, welche auf Splenektomie gut reagieren und klinisch ausheilen. Ob man im Einzelfall berechtigt ist, hier von einem Morbus Banti zu sprechen, muß dahingestellt bleiben. Man kann den Zustand ebenso als fibrösen Milztumor ungeklärter Ätiologie mit splenopathischer Markhemmung bezeichnen. Gegebenenfalls ist eine sichere Prognose einer Splenektomie nicht zu geben, da wir uns auch hier im Bereiche der ,,bedingten Milzfunktionen" befinden. Der Streit um den Morbus Banti ist heute mehr ein Streit der Worte; ob man in einem ersten Stadium von einem Morbus Banti oder einer splenopathischen Markhemmung bei fibrösem Milztumor spricht, ist irrelevant. Ist die Leberzirrhose einmal entwickelt, so liegt für den, der den Morbus Banti nicht anerkennt, eine splenomegale Leberzirrhose vor, die bekanntlich mit verschiedenartigen Anämien, auch hypochromen Anämien, einhergehen kann. Die gleichzeitige Leukopenie findet in einer splenopathischen Markhemmung, die wir bei großen Leberzirrhosemilzen fast regelmäßig finden, zwanglos ihre Erklärung (vgl. auch S. 313).

C. Agranulozytosen.

Definition. Unter Agranulozytosen versteht man Zustände mit starker Abnahme oder mit Verschwinden der Granulozyten aus dem peripheren Blut. Wenn auch Beziehungen zwischen den als Agranulozytose bezeichneten Zuständen und anderen Neutropenien, wie etwa einer solchen bei einem Typhus abdominalis, nicht geleugnet werden können, so sind diese von den Agranulozytosen doch streng zu trennen; manchmal ist eine scharfe Grenze allerdings nicht zu ziehen. Den wesentlichsten Teil des Begriffes Agranulozytose bildet das Fehlen oder die Abnahme der durch die Granulozyten normalerweise gewährleisteten Abwehrfähigkeit des Organismus gegen verschiedene Noxen, vor allem gegen Infekte. Bei den Agranulozytosen ist der Organismus den Noxen mehr minder schutzlos preisgegeben; diese Schutzlosigkeit äußert sich in foudroyant verlaufenden septischen Zuständen oder in schweren Gewebsnekrosen, entstanden unter der Einwirkung sonst relativ harmloser Bakterien. Die Schleimhäute sind vor allem gefährdet; wenig virulente Erreger einer Angina tonsillaris führen z. B. zur „Angina agranulocytotica", einem schweren nekrotisierenden Prozeß.

Agranulozytosen könnten als Spezialfall der Myelopathie gelten, als Myelopathie mit isoliertem Verschwinden oder isolierter starker Abnahme der Granulocytopoiese im Knochenmark bei erhaltener Erythro- und Thrombopoiese. Eine derartige monosymptomatische Myelopathie scheint dann vorzuliegen, wenn der Fall durch eine zwar sehr geringe, aber eindeutige Mitbeteiligung des Systems der Roten und der Plättchen als Panmyelopathie gekennzeichnet ist oder wenn eine primäre reine Agranulozytose bei chronischem Verlauf in eine Panmyelophthise übergeht. Diese Fälle sind aber sehr selten, in der Regel sind die Agranulozytosen auf das Granulozytensystem beschränkt und namhafte Hämatologen wollen die Agranulozytosen daher von den Myelopathien (s. oben) strenge getrennt wissen. Unseres Erachtens müssen ihnen aber bestimmte seltene Fälle, wie sie eben beschrieben wurden, doch zugezählt werden. Es handelt sich meist um chronisch verlaufende Fälle, die nur im Endstadium den foudroyanten Verlauf der Agranulozytose mit dem Zusammenbruch aller Abwehrkräfte des Organismus zeigen; der größere Teil der akuten Fälle ist jedenfalls von den Myelopathien zu trennen. Denn es kommt bei diesen in der Regel schlagartig zu einem sturzartigen Abfall der Zahl der Leukozyten oder auch zu ihrem völligen Verschwinden, eine Erscheinung, die nicht durch eine Knochenmarksschwäche, sondern nur durch einen Untergang der Neutrophilen in der Peripherie in irgendeiner Form zu erklären ist. Wenn eine scharfe Unterscheidung der akuten und der chronischen Fälle auch nicht möglich ist, so wird von allen Autoren doch auf die große Verschiedenheit der akuten und der chronischen Fälle hingewiesen. Es macht uns den Eindruck, daß es sich bei den akuten und chronischen Agranulozytosen nicht nur um einen verschiedenartigen Verlauf der gleichen Krankheit, sondern, wenigstens in der Mehrzahl der Fälle, um wesensverschiedene Zustände handelt; bei den akuten Fällen handelt es sich in der Regel um das plötzliche Verschwinden der Granulozyten aus dem Blut durch eine Noxe, die am peripheren Blut angreift, bei den chronischen handelt es sich, wenigstens meistens, um eine primäre Knochenmarksschwäche. Daß unter der Bezeichnung Agranulozytose Wesensverschiedenes zusammengefaßt wird und Agranulozytose also nicht einheitlich zu erklären ist, erhellt übrigens auch aus den Knochenmarksbefunden: Findet man in dem einen Fall ein hinsichtlich der Granulozyten aplastisches Knochenmark, so findet man in anderen nur ein Verschwinden aller reifen oder reiferen Elemente, das heißt also ein Knochenmark, welches nur unreife Elemente, oft nur Myeloblasten und Promyelozyten aufweist; man sieht in diesen Fällen ein hyperplastisches Mark mit einer Reifungsstörung mit offenbar sekundär ausbleibender Ausschwemmung der unreifen Elemente (sogenannter „Maturationsarrest"). Das eine Mal findet sich also ein aplastisches, das nächste Mal ein hyperplastisches, aber nicht ausschwemmungsfähiges Mark. Chronische Formen weisen häufig das aplastische, akute häufig das hyperplastische Mark auf. Das eine Mal wird das Knochenmark aplastisch und in die Peripherie gelangen immer weniger und weniger Zellen, das andere Mal ist das Knochenmark hyperplastisch, bringt seine Zellen aber nicht bis zur Vollreife, die unreifen Zellen bleiben, nicht ausschwemmungsfähig, im Knochenmark liegen und das periphere Blut wird granulozytopenisch oder schließlich agranulozytotisch.

Ätiologie. Bei den chronischen Fällen wird im allgemeinen auf chronische Infekte rekurriert, der Infekt wird oft supponiert, ein nachgewiesener Infekt als ätiologischer Faktor nicht erwiesen, so daß wir auch hier von kryptogenetischen Fällen sprechen können. Es scheint, daß ein konstitutionelles Moment, eine angeborene Knochenmarksschwäche mitspielen kann. Die Krankheit war früher sehr selten und ist nach einmütiger Anschauung aller Hämatologen in den letzten zwei Jahrzehnten viel häufiger geworden. Dies spräche gegen eine erbliche Komponente. Immerhin wurden in den letzten Jahren einige familiäre Fälle beschrieben oder bei Geschwistern neben Agranulozytosen Leukämien beobachtet, Tatsachen, die eine konstitutionelle Komponente der Krankheit nahelegen. Auch die starke Bevorzugung des weiblichen Geschlechtes, auf zwei Frauen kommt ein Mann, spricht im gleichen Sinne. Wenn im Krankheitsbild Infekte doch nachgewiesen werden können, bleibt freilich die Frage offen, ob der Infekt die Agranulozytose bedingt oder ob die konstitutionell bedingte Agranulozytose das Auftreten des Infekts begünstigte. Es sind nicht immer Infekte, die als auslösende Ursachen imponieren, auch Intoxikationen kommen in Frage. So wurden chronische Agranulozytosen nach Salvarsan- und Goldbehandlungen beobachtet, auf die wir unten noch zurückkommen.

Bei den akuten Fällen wurden in den letzten Jahren Tatsachen bekannt, welche die Ätiologie der Krankheit in einer besonderen Richtung festlegten. Es ist heute kein Zweifel mehr, daß gewisse Agranulozytosen, und zwar vor allem akute Formen, auf allergischer Grundlage beruhen. Wenn bei einem Typhus, einer Malaria oder einem Kala-Azar eine Agranulozytose auftritt, so kann neben der Infektätiologie die Annahme einer splenopathischen Markhemmung (s. S. 549) durch den mächtigen Milztumor ursächlich in Frage kommen, wenn Agranulozytose bei einer Diphtherie, einer Grippe oder anderen Infekten auftritt, wie dies vielfach beschrieben ist, so können der Infekt und die infektiös-toxische Markhemmung als Erklärung herangezogen werden, es ist aber, insbesondere bei dem so häufigen akuten Verlauf der Blutveränderungen, bei dem oft plötzlichen Abfallen der Granulozyten, zumal auf niedrigste Werte oder auf Null, auch hier an ein allergisches Geschehen zu denken. Die Allergie als pathogenetische Grundlage wird auch hier um so mehr in Betracht gezogen werden müssen, als in den letzten Jahren sichere Beweise dafür erbracht wurden, daß zahlreiche akute Fälle allergisch ausgelöst sind; es handelt sich um Fälle, in welchen mit der Sicherheit eines Experiments die Agranulozytose durch ein Allergen ausgelöst werden kann. Nachdem durch allerdings seltene klinische Beobachtungen bekannt war, daß nach gewissen Medikamenten, und zwar nach Salvarsan-, Wismutoder Goldpräparaten Agranulozytosen relativ häufiger zu sehen sind (s. S. 548), hat KRACKE als erster die ätiologische Rolle des Pyramidons und anderer Pyrazolonderivate behauptet und mit einem großen Material belegt und es hat schließlich eine Reihe von Klinikern bei geheilten Fällen von Agranulozytose im Einzelfalle mit größter Regelmäßigkeit durch kleine und kleinste Dosen von Pyramidon oder von verwandten Medikamenten Agranulozytose erzeugt, womit der sichere Beweis für die Überempfindlichkeitsnatur oder Allergienatur, wenigstens gewisser Agranulozytosen, erbracht war. Die Pyramidonätiologie der Agranulozytosen blieb nach KRACKES Mitteilung zwar lange Zeit umstritten, Pyramidon und seine Verwandten sind als Allheilmittel so allgemein verbreitet und Agranulozytosen sind vergleichsweise so selten, daß an einen Zusammenhang nicht ohne weiteres gedacht werden konnte. Eine Reihe gut studierter Fälle aber hat alle Zweifel beseitigt. Die Mehrzahl dieser Kranken hatten in den letzten Wochen vor ihrer Erkrankung einschlägige Mittel (Cibalgin, Eumed, Melubrin, Causyth, Antifebrin usw.) genommen; um den Beweis für die allergische Natur des Abfalles der Granulozyten zu erbringen, wurde nach Heilung des Kranken experimenti causa das Mittel erneut gegeben, mit dem Erfolg, daß der

Granulozytensturz prompt, und zwar bei wiederholten Versuchen immer wieder auftrat. An der allergischen Natur dieser Agranulozytosen ist kein Zweifel. Es handelt sich hier immer um akute Fälle, allerdings solche, in welchen es nur zum Abfall der Leukozyten kam, von dem sich die Kranken wieder erholten, ohne daß Nekrosen oder andere Erscheinungen aufgetreten wären. Der Leukozytenschwund kann in diesen Fällen nicht durch eine Knochenmarksschwäche erklärt werden, hier muß die Peripherie maßgebend beteiligt sein, sei es, daß eine Verschiebungsleukopenie großen Stils zustande kommt, sei es, daß die Leukozyten in der Peripherie tatsächlich zerstört werden. Das Knochenmark wird hierbei von der allergischen Reaktion auch nicht verschont, denn wie Knochenmarksuntersuchungen gezeigt haben, verschwinden im Knochenmark die reifen, ausschwemmungsfähigen Zellen und es vermehren sich auf ihre Kosten die unreifen. Der Ausschwemmungsstopp liegt hierbei bald bei den reifen Polymorphkernigen, so daß das Knochenmark, bis auf das Fehlen dieser Zellen, normal ist, bald bei den Myelozyten oder sogar Promyelozyten, die sich weiter vermehren und so etwa ein Promyelozytenmark, das ist ein hyperplastisches Mark, bilden. Es scheint, daß die geschilderte Veränderung die allergische Reaktion des Knochenmarkes darstellt. Nach Abklingen des allergischen Schocks kommt es wieder zur Ausreifung und damit zur normalen Auffüllung der Peripherie mit reifen Granulozyten. Daß ein allergisches Geschehen vorliegt, beweisen auch die klinischen Begleiterscheinungen allgemeiner Art, wie der initiale Schüttelfrost, das Fieber bis 39° und gelegentlich auch urtikarielle Dermatosen. Daß eine einfache Intoxikation mit Pyramidon und den verwandten Mitteln nicht vorliegt, erhellt daraus, daß es auf die Höhe der Dosis nicht ankommt. Von den meisten Menschen werden enorme Pyramidondosen ohne alle Erscheinungen vertragen. Es handelt sich um eine Überempfindlichkeit, die auch auf kleinste Dosen reagiert. Die Überempfindlichkeit kann eine primär angeborene sein, manche Kranke zeigen auf die erste Dosis ihres Lebens diese Reaktion, in anderen Fällen muß durch längere oder kürzere Zeit das Medikament genommen werden, auf daß die Allergie zustande kommt; es scheint, daß in diesen Fällen das fortlaufende Nehmen des Mittels nicht schadet, daß nur die erste Dosis nach einer längeren Pause den Anfall auslöst.

Man kann zweifellos mit Recht zwischen derartigen akuten allergischen und chronischen nicht allergischen Fällen unterscheiden, es handelt sich in beiden Fällen um verschiedene Zustände. Freilich gibt es noch viele, nicht sicher deutbare Fälle, die den Übergang zwischen beiden Formen darstellen, so daß eine strenge Scheidung vorläufig oft nicht möglich ist. Sicher scheint, daß, wie schon erwähnt, auch chronische Fälle auf den Gebrauch von Medikamenten bezogen werden können; es sind nicht alle medikamentös ausgelösten Fälle akuter Natur. Außer Pyramidon und den übrigen Pyrazolonderivaten, außer den erwähnten Goldpräparaten und Salvarsan können auch Thiouracil, die Sulfonamide, vielleicht auch die Barbitursäurepräparate, allerdings wahrscheinlich nur in Kombination mit Amidopyrin, für eine Agranulozytose ursächlich in Betracht kommen.

Bemerkenswert ist schließlich, daß medikamentöse Agranulozytosen restlos verschwinden können und daß ein Infekt irgendwelcher Art bei dem gleichen Kranken, auch nach vielen Jahren, neuerlich eine Agranulozytose auslösen kann.

In Dänemark wurde unter dem Eindruck der vorerwähnten Tatsachen ein Rezeptzwang für Pyramidon eingeführt. Der Verbrauch von Pyramidon fiel rasch und stark, die Zahl der Agranulozytosen nahm gleichzeitig beträchtlich ab — ein statistisches Ergebnis, das das Problem recht eindeutig beleuchtet.

Ob man die Agranulocytosen als selbständige Krankheit oder nur als Symptom einer Grundkrankheit, einer Infektion oder Intoxikation, oder als besondere Reaktionsform bestimmter Individuen auf verschiedene Noxen bezeichnen soll, ist eine Frage der Nomenklatur. Die Tatsache, daß das klinische Bild, einerlei welche Grundkrankheit vorliegt, in allen Fällen weitgehend übereinstimmt, wird die Agranulozytose wohl als selbständige Krankheit gelten lassen können.

In der Mehrzahl der Fälle findet sie sich bei Individuen im Alter zwischen 20 und 60 Jahren. Es gibt auch seltenere kindliche Fälle.

Klinische Symptomatologie. Bei den chronischen Formen ergibt die Anamnese, daß oft eine längerdauernde Initialperiode, die mit Üblichkeit, Abgeschlagenheit, Inappetenz, Abmagerung, Schlaflosigkeit, Kopfschmerzen, uncharakteristischen Magenbeschwerden, Blähungszuständen oder auch Durchfällen gekennzeichnet ist, voranging, daß das Allgemeinbefinden schon lange Zeit mehr oder weniger stark gestört war. Zufällig erhobene Blutbefunde können die hochgradige Neutropenie bzw. die chronische Agranulozytose feststellen. Meist erfährt man diese Vorgeschichte allerdings bei Fällen, die plötzlich unter Schüttelfrost und hohem Fieber erkranken und die bald das klassische Symptomenbild der schweren Agranulozytose bieten, welche in wenigen Tagen zum Tode führen kann. Dieser Terminalphase liegt meist ein bestimmter Infekt zugrunde. Es kann sich um eine Angina tonsillaris, eine Pneumonie, auch einen Typhus, eine Diphtherie oder um andere Infekte handeln, in anderen Fällen bleibt der septische Terminalzustand kryptogener Natur. Dieses Terminalbild deckt sich völlig mit dem der akuten Fälle.

Bei den akuten Formen kommt es innerhalb weniger Stunden, oft unter Schüttelfrösten, zu hoher Temperatur. Schon in den ersten Tagen, oft schon am ersten Tag, findet man Veränderungen der Schleimhaut im Mund und im Rachen, zumeist Veränderungen der Tonsillen, die auch zur Bezeichnung Angina agranulocytotica geführt haben. Im Mund finden sich an einer oder an mehreren Stellen Schleimhautnekrosen, meist scharf umschrieben, vorerst mehr oberflächlich, alsbald aber auch tiefe Schleimhautdefekte, die mit weißgrauen Massen belegt scheinen; läßt sich eine oberflächliche Schicht noch mit Mühe entfernen, so findet man unter ihr ein schmutziggelbgraues trockenes, morsches, nekrotisches Gewebe. Diese Nekrosen können innerhalb weniger Stunden an Ausdehnung rasch zunehmen, sie können oft in das Gewebe fortschreiten, an der Wange kann es sogar zu ausgedehnten nomaartigen Substanzverlusten, schließlich zur Perforation der Wange, zum Bloßliegen des Ober- und Unterkieferknochens kommen. Zumeist ist die gesamte Schleimhaut des Mundes gerötet. Es besteht ein starker foetor ex ore. Gleichartige Veränderungen können sich auch im Pharynx finden; sie lösen hier starke Schluckbeschwerden aus, die jede Nahrungsaufnahme verhindern. Gleichartige Nekrosen können sich auch an anderen Schleimhäuten, in der Vagina, im Rektum, in der Nase, an der Konjunktiva entwickeln; meist liegen die Geschwüre nahe der Grenze zwischen Haut und Schleimhaut. Ein leichter Ikterus ist oft festzustellen, er scheint auf einer septischen Leberzellschädigung zu beruhen, die Leber ist meist etwas geschwollen. Lymphdrüsenschwellungen und Milztumor fehlen.

Der foudroyante Verlauf kann schon nach 24 Stunden zum Exitus führen, meist überlebt der Kranke nur wenige Tage. Eine terminale Pneumonie und eine terminale akute periphere Kreislaufschwäche bilden den Abschluß des katastrophalen Bildes. In etwa 10% der Fälle kommt es meist relativ rasch nach einigen Tagen zur Wendung zum Guten, die Temperatur fällt ab und alle Erscheinungen gehen zurück, die Nekrosen reinigen sich und können manchmal, zumal unter entsprechender Therapie (s. unten), in kurzer Zeit narbig ausheilen. Die Kranken können geheilt bleiben, es kann früher oder später, auch nach Jahren, aber auch wieder zu einem Nachschub kommen, mit der Prognose sei man daher vorsichtig. In den Fällen, die in Heilung ausgehen, kann der Blutbefund rasch zur Norm zurückkehren, es gibt aber auch Fälle, in welchen sich der Blutbefund nur unwesentlich bessert, in welchen eine Leukopenie trotz klinischer Heilung bestehen bleibt. Die Gefahr des Rezidivs ist hier scheinbar besonders groß.

Der Blutbefund. Die Zahl der weißen Blutkörperchen ist abnorm niedrig. Die Gesamtzahlen liegen unter 2000. Die Verminderung geht auf Kosten der Neutrophilen. Bei Durchmusterung des Ausstriches hat man Mühe, dort und da einen Polymorphkernigen aufzufinden. Im Differentialblutbild stellt man eine hochgradige relative Lymphozytose fest; Werte über 90% sind die Regel. Die absoluten Zahlen der Lymphozyten können erniedrigt sein. Bei sehr niederen Gesamtzahlen kann das Differentialbild sogar annähernd normal sein. Die Prozentzahl der Neutrophilen beträgt meist nur wenige Prozente; die Zellen zeigen oft eine Linksverschiebung. Eine toxische Granulation ist die Regel. Die Neutrophilen können auch ganz fehlen. Die Zahl der Eosinophilen ist stark erniedrigt, oft fehlen sie ganz. Die Monozyten können vermehrt oder vermindert gefunden werden; eine deutliche Monozytose gilt als prognostisch günstiges Zeichen. Erholt sich der Kranke, so vermehren sich die Neutrophilen unter starker Linksverschiebung meist rasch, die Linksverschiebung kann bis zum Myelozyten, Promyelozyten und sogar Myeloblasten gehen; es kann hierbei auch zu einer starken Leukozytose mit Werten bis gegen 100000 Zellen kommen; ein Hiatus leucaemicus fehlt, wodurch sich diese leukämoiden Reaktionen von echten Leukämien unterscheiden. Gehen die Leukozytenzahlen nicht zur Norm zurück, so ist die anhaltende Leukopenie ein Zeichen, welches ein Rezidiv befürchten läßt.

V. SCHILLING hat als erster Fälle von akuter Agranulozytose beschrieben, bei welchen es initial flüchtig zu einem myeloblastisch-leukämischen Blutbild kommt, welchem alsbald das agranulozytäre folgt. Die Reifungsstörung im Knochenmark mit dem „Maturationsarrest" und dem myeloblastichen Mark geht vorübergehend mit einer Myeloblastenausschwemmung einher. (Den umgekehrten Umschlag eines agranulozytären Blutbildes in ein myeloblastisches kennen wir bei der akuten Leukämie; s. S. 534.)

Der *Knochenmarksbefund* entspricht entweder einer Aplasie des Granulozytensystems — die granulozytären Elemente fehlen fast oder auch ganz, an ihrer Stelle findet man nicht selten eine Vermehrung der lymphoiden und plasmazellulären Retikulumzellen — oder das Knochenmark zeigt eine Hyperplasie des granulozytären Apparates, wobei allerdings die Reifung bei einer bestimmten Stufe der Entwicklung haltmacht. Die Reifung kann bis über die Myelozyten hinausgehen, man kann noch zahlreiche Metamyelozyten, eventuell auch noch Stabkernige finden oder aber es finden sich alle Übergänge bis zu einem Promyelozyten-Myeloblastenmark. Diese Fälle sind prognostisch ungünstiger, aber nicht als unbedingt infaust zu beurteilen.

Die *Differentialdiagnose* hat im Anfangsstadium eine Monozytenangina und eine aleukämische Lymphadenose auszuschließen. Die erstere kommt in Frage, wenn eine höhergradige Monozytose besteht, die hohe Gesamtleukozytenzahl, die Drüsenschwellungen und der Milztumor werden das Drüsenfieber (Monozyten-Angina) meist leicht erkennen lassen (s. S. 502). Die akute aleukämische Myelose kann diagnostische Schwierigkeiten machen, da sie in der ersten Zeit ihres Bestehens nicht selten mit einer Ausschwemmungshemmung einhergeht und so eine Agranulozytose imitiert. Die Symptomatologie dieser Fälle deckt sich hinsichtlich Nekrosen usw. durchaus mit der der Agranulozytose. Eine Unterscheidung kann in diesem Stadium unmöglich sein. Das leukämoide Heilstadium der Agranulozytose (s. S. 556) kann wieder zur Ursache diagnostischer Irrtümer werden. Die akute aleukämische Myelose unterscheidet sich von der Agranulozytose zumeist durch die gleichzeitige Beteiligung des erythrozytären und plättchenbildenden Apparates im Sinne einer Panmyelophthise. Die Nekrosen an den Tonsillen werden mit einer PLAUT-VINCENTschen Angina oder einer Diphtherie kaum verwechselt werden.

Verlauf und Prognose. Bei den akuten Fällen kann es innerhalb weniger Tage wieder zur vollen Wiederherstellung kommen, das Fieber kehrt zur Norm zurück und die Leukozytenzahl wird in wenigen Tagen wieder normal. Eine große Zahl der akuten Fälle geht aber innerhalb weniger Tage zugrunde. Die Mortalität beträgt in der Statistik mindestens 70%. Die chronischen Fälle können sich über viele Jahre erstrecken, es kann immer wieder zu akuten Schüben kommen, aus welchen sich die Kranken wieder erholen, ohne aber je wieder eine normale Leukozytenzahl zu erreichen. Die Prognose auch dieser Fälle bleibt ernst. Bei vielen Kranken kommt es im Verlauf eines dieser akuten Schübe zum Exitus.

Als prognostisch günstig gelten im allgemeinen: mehr schleichendes Einsetzen des akuten Schubes, starke Vermehrung der Blutmonozyten bei normaler Zahl der Roten und der Plättchen, und nicht völliges Verschwinden der Eosinophilen.

Therapie. Therapeutisch kommen bei der Agranulozytose vor allem Bluttransfusionen und in der septischen Phase der akuten Form Sulfonamide in Frage. Bei den akuten Formen kann man unter energischen Sulfonamidstößen gleich gute Erfolge erleben, wie wir sie bei den akuten Leukämien beschrieben haben (s. S. 539). Das Fieber fällt zur Norm, die Nekrosen heilen rasch ab und man sieht auch eine rasche Besserung des Blutbildes. Da sie von derselben Voraussetzung ausgeht, erscheint es selbstverständlich, daß die moderne Penicillintherapie indiziert ist und gute Erfolge aufzuweisen hat. Wie oft diese von uns mehrmals gesehenen guten Erfolge sich einstellen, wie weit eine Wahrscheinlichkeit des Erfolges besteht, muß erst die künftige Erfahrung lehren. Bei den akuten Fällen bzw. den akuten Schüben der chronischen Fälle kommt es darauf an, über die ersten Tage hinwegzukommen; hier helfen uns zweifellos Bluttransfusionen, die wiederholt, in rascher Folge gegeben werden sollen. Aber auch bei den chronischen Fällen sind Bluttransfusionen die Methode der Wahl, diese müssen auch hier oft wiederholt werden; es ist zu empfehlen, etwa vier bis fünf Transfusionen à 500 bis 600 ccm in zwei- bis dreitägigem Intervall zu geben. Von dem Gedanken ausgehend, durch Transfusionen auch Abwehrstoffe zu transfundieren bzw. einen Reiz auf das Knochenmark auszuüben, wurde von mancher Seite auch Fieberbluttransfusion versucht. Gleichzeitig werden Vitamine, Leberextrakte, die Vitamine in hohen Dosen, gegeben. Die Behandlung mit Nukleinsäure hat bei weitem nicht das gehalten, was von ihr versprochen wurde (Nukleotrat). Man hoffte, mit diesen Stoffen, welche beim Gesunden starke Leukozytosen hervorrufen, Agranulozytosen günstig zu beeinflussen. Die Erfolge sind zumindest sehr unsicher. Da es sich um Reizstoffe handelt, welche den Granulozytenapparat vielleicht auch toxisch beeinflussen, ist sogar eine gewisse Vorsicht bei ihrer Anwendung am Platz. Röntgenreizbestrahlungen des Knochenmarkes, die früher vielfach geübt wurden, werden heute recht skeptisch beurteilt; auch sie bergen bei auch nur geringer Überdosierung eine Gefahr. Sie können gelegentlich bei chronischen Fällen versucht werden.

IV. Erkrankungen des retikuloendothelialen Systems.

A. Allgemeiner Teil.

Unter Retikuloendothelsystem ist im folgenden nur ein Teil des großen, an der Jahrhundertwende durch RANVIER, MARCHAND und METSCHNIKOFF entdeckten und ursprünglich als Makrophagensystem bezeichneten, schließlich erst durch ASCHOFF und seine Schüler unter dem heute üblichen Namen zusammengefaßten Zellsystem es gemeint, nämlich das *retikuloendotheliale System im engeren Sinne des Wortes*; dieses betrifft die Retikulum- und Endothelzellen des Knochenmarkes, der Milz, der Leber und der Lymphdrüsen, also jener Organe, welche die Blutmauserung besorgen. Die innere Beziehung zwischen diesem Retikuloendothelsystem und dem Blutsystem ergibt sich aus der Tatsache, daß das gesamte Blutsystem vom Retikuloendothelsystem abstammt (s. S. 481) und sie äußert sich in der den beiden Systemen gemeinsamen Schutz- und Abwehrfunktion.

Das Retikuloendothelsystem im engeren Sinne des Wortes besteht aus verschiedenartigen Zellen, die von einer primitiven Retikulumzelle abstammen und die durchwegs einfach gebaut jugendlichen Stammzellen morphologisch sehr ähnliche Elemente mit relativ lockerem Kernchromatingerüst und mit basischem Protoplasma darstellen. Die verschiedenen Zellen haben untereinander große Ähnlichkeit, sie müssen aber als untereinander doch wohldifferenzierte Elemente betrachtet werden. Zum Teil sind sie vollausgereift und nicht mehr wandelbar, zum Teil sind sie noch stammzellenähnlich und können sich noch in verschiedenen Richtungen entwickeln. In Knochenmark, Milz und Lymphdrüsen können wir die folgenden Zellen dieses Systems unterscheiden:

1. *Phagozytierende Retikulumzellen;* der rundliche Kern ist relativ klein, das Protoplasma ist unregelmäßig gestaltet und relativ groß. In Speicherungsversuchen phagozytieren sie lebhaft, sie sind als ausgereift zu bezeichnen.

2. *Lymphoide Retikulumzellen.* Ihre Morphologie ist bei Darstellung der Zellen des Knochenmarkspunktates ausführlich beschrieben. Sie sind nicht ausgereift.

3. *Plasmazelluläre Retikulumzellen* wie sie ausführlich auf S. 492 beschrieben sind. Sie sind ausgereift.

4. *Kapillar- und Sinusendothelien.* Ihre Morphologie ist auf S. 493 beschrieben. Es handelt sich auch hier um wohldifferenzierte und ausgereifte, nicht mehr wandelbare Elemente.

Wie auf S. 481 ausgeführt wurde, kann die lymphoide Retikulumzelle als Stammzelle der Lymphoblasten, Myeloblasten, Proerythroblasten und Megakaryoblasten und damit aller Blutzellen betrachtet werden. Es ist allerdings möglich, daß die im Knochenmark-, Lymphdrüsen- und Milzausstrich aufscheinenden lymphoiden Retikulumzellen doch schon in anderer Richtung weiterdifferenziert sind und daß die Urblutzelle, von der alle Blutelemente abstammen, noch eine Blutzellengeneration jünger ist. Jedenfalls sind die lymphoiden Retikulumzellen und diese Zellen der nächsthöheren Generation als ruhend zu betrachten, sie treten nur bei besonderen Anlässen in Aktion, denn die Vermehrung der Blutzellen vollzieht sich in reiferen Elementen, bei den Granulozyten z. B. wahrscheinlich erst bei den Promyelozyten oder bei noch reiferen Zellen.

Der lymphoiden Retikulumzelle ist nicht nur, mit der besprochenen Einschränkung, die Fähigkeit zur Blutzellbildung zuzusprechen, ihre Pluripotenz äußert sich auch darin, daß sie sich beim Lymphogranulom zur Epitheloidzelle bzw. zu STERNBERGschen Riesenzellen, bei der Tuberkulose, bei Lues und Lepra zur Epitheloidzelle der verschiedenen Granulationsgewebe wandeln kann. Hin-

sichtlich der Abstammung der Monozyten aus dem System s. S. 490. Es ergibt
sich somit die folgende — aus didaktischen Gründen etwas vereinfachte — Übersicht über das Retikuloendothelsystem:

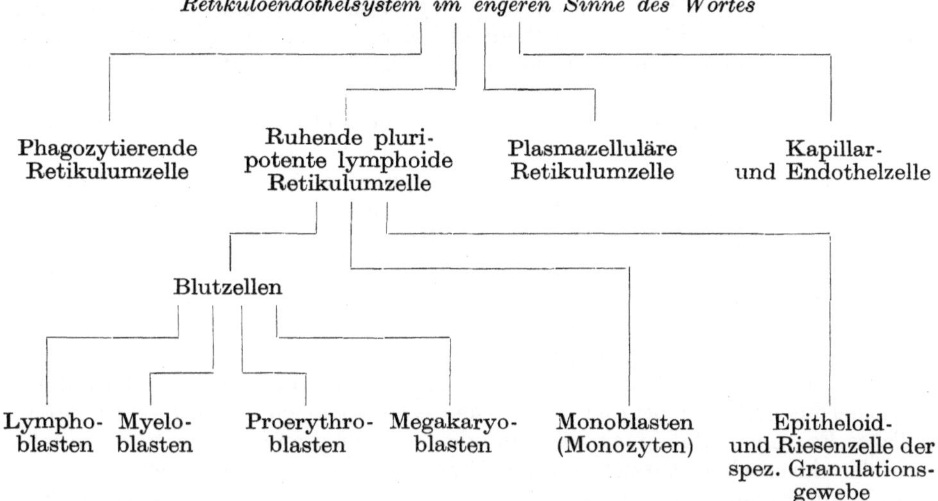

Unter gewissen *Krankheitsbedingungen* kommt es in diesem Retikuloendothelsystem zu Zellproliferationen, und zwar zu reaktiven Zellwucherungen mit oder
ohne Speicherung, ferner zu Blastombildung oder schließlich auch zu system-
artigen Hyperplasien, die Leukämiehyperplasien entsprechen. Da es vor allem
die Retikulumzellen sind, welche an diesen Wucherungen beteiligt sind und da
die Endothelzellen hierbei zurücktreten, werden die einschlägigen, untereinander
durchaus differenten Zustände unter der Bezeichnung *Retikulosen* bzw. *Retotheliosen* zusammengefaßt. Endotheliale Hyperplasien sind sehr selten.

Die Bedingungen, unter welchen die retikuloendothelialen Wucherungen zustande kommen, sind mannigfaltigster Art. Im folgenden sei eine kurze Übersicht über die Zustände gegeben, welche den Retikuloendotheliosen zugezählt
werden müssen.

1. *Symptomatische reaktive Erscheinungen im Retikuloendothelsystem.* Bei
Störungen der Erythropoiese, speziell beim Morbus Biermer, beim hämolytischen
Ikterus, aber auch bei symptomatischen Anämien, übrigens auch bei Knochen-
marksaplasien, bei Agranulozytosen und Panmyelophthisen kann, wie zahlreiche
Untersucher übereinstimmend beobachtet haben, das histologische Bild des
Knochenmarkes von Retikulumzellen beherrscht werden. Eine gleichartige Ver-
mehrung der Retikulumzellen wurde auch unter toxischen Einwirkungen, bei
Nephritiden, bei Radiumtherapie und bei Benzolvergiftung gesehen. Während
bei den genannten Zuständen vorwiegend lymphoide Retikulumzellen hyperplastisch reagieren, sind es nach HEILMEYER bei Infektionen, wie bei Pneumonie,
bei Sepsis, bei Polyarthritiden, beim Lymphogranuloma inguinale und bei
Lymphogranulomatosen die plasmazellulären Retikulumzellen, welche die
Wucherung zeigen; gleiche Bilder soll man auch bei vielen Fällen von Leberzirrhose beobachten. Auch bei malignen Tumoren kann man die Vermehrung
der Retikulumzellen im Knochenmarksausstrich verfolgen, insbesondere in Fällen,
in welchen das Karzinom in das Mark metastasiert. Die Hyperplasie der Retikulumzellen findet sich aber hierbei auch in Gebieten, die frei von Metastasen sind. Nach

HEILMEYER handelt es sich hierbei um eine Reaktion des Knochenmarkes gegen die eingeschwemmten Krebszellen und deren Abbauprodukte. Es scheint kein Zweifel, daß die Reaktion des Retikuloendothelsystems bei Infektionskrankheiten als Immunreaktion bzw. als Ausdruck der Tatsache aufzufassen ist, daß die immunisatorische Antikörperbildung mit dieser lebhaften Vermehrung der retikuloendothelialen Elemente einhergeht. Die im vorstehenden aufgezählten reaktiven Retikulosen symptomatischer Art sind noch nicht eingehend genug studiert.

Symptomatische reaktive Erscheinungen im Retikuloendothelsystem sind ferner bei der Bildung der verschiedenen spezifischen Granulationsgewebe, bei Tuberkulose, Lymphogranulom, Lues, Lymphogranuloma inguinale bekannt (s. S. 562). Diese Zustände gehören somit auch in das Gebiet der Retikulosen. Wenn im folgenden im Rahmen derselben das Lymphogranulom ausführlich dargestellt wird, so bedeutet dies nicht, daß dasselbe den Retikuloendotheliosen mehr verwandt ist oder diesen nähersteht als etwa die Tuberkulose. Sämtliche chronisch entzündlichen Granulationsgewebe, auch die unspezifischen Wundgranulationen, bauen sich zum Teil aus Blutwanderzellen, zum Teil aus den benachbarten Retikulumzellen des Gewebes auf, die Retikulumzellwucherung tritt nur bei den spezifischen Granulationen in stärkerem Umfang zu Tage. Es ist jedenfalls nicht erlaubt, das Lymphogranulom als eine spezielle Form der chronischen Entzündung mit Wucherung der Retikulumzellen anderen Granulationsgeweben, spezifischer oder unspezifischer Natur, als wesensverschieden gegenüberzustellen oder dem Lymphogranulom eine besondere Beziehung zum Retikuloendothelsystem zuzusprechen, wie dies in der Literatur mehrfach geschehen ist.

2. *Speicherkrankheiten.* Dank ihrer besonderen phagozytären Fähigkeit und somit ihrem Speicherungsvermögen müssen die Retikuloendothelzellen bei bestimmten Stoffwechselerkrankungen im Übermaß in Anspruch genommen werden. Bei den Lipoidspeicherkrankheiten, der GAUCHERschen Krankheit und der NIEMANN-PICKschen Krankheit sind die Endothelzellen die Träger der Krankheit.

3. *Die generalisierten Hyperplasien der Retikulumzellen* (die leukämischen und aleukämischen Retotheliosen, die Monozytenleukämie, die Stammzellenleukämien). Gleich einer Myelose oder Lymphadenose kann das Retothelsystem offenbar in eine hyperplastisch-metaplastische Wucherung geraten. Die Frage nach dieser dritten Leukämieform ist, wie wir sehen werden, noch im Fluß.

4. *Tumoren des Retikuloendothelsystems.* Die maligne Entartung der Zellen des Retikuloendothelsystems führt zu Blastomen, die ebenfalls im Rahmen der Retikuloendotheliosen abgehandelt werden müssen. Es sind hier zu nennen: Das Myelom, welches auf der blastomartigen Wucherung der plasmazellulären Retikuloendothelzellen beruht, und das Retothelsarkom. Das Myelom kann isoliert oder generalisiert als KAHLERsche Krankheit, das Retothelsarkom ebenfalls isoliert als EWING-Sarkom, generalisiert als Retothelsarkomatose in Erscheinung treten. EWING-Sarkome und Retothelsarkomatose entsprechen den analogen Erkrankungsformen im lymphatischen System, dem isolierten Lymphosarkom und der generalisierten Lymphosarkomatose (KUNDRAT). Eine scharfe Trennung der unter 3. genannten generalisierten Retotheliosen und der unter 4. genannten generalisierten Retothelsarkomatosen ist manchmal insofern nicht durchzuführen, als die ersteren stellenweise zum Sarkom malign entarten können. Es ergeben sich somit Analogien zu den Leukämien und den Leukosarkomatosen (STERNBERG).

B. Spezieller Teil.

1. Lymphogranulom. Lymphogranulomatose PALTAUF-STERNBERG. HODGKINsche Krankheit.

Einleitung. Das Lymphogranulom hat mit den Blutkrankheiten nur insofern eine Verwandtschaft, als sich sein spezifisches chronisch-entzündliches Granulationsgewebe zum größten Teil aus Retikulumzellen aufbaut und diese mit den Blutzellen verwandt sind. Die Epitheloid- und Riesenzellen des Lymphogranuloms sind von den Blutzellen aber bereits weit differenziert und sie stehen ihnen abstammungsmäßig nicht viel näher als die Bindegewebszellen; müssen wir uns nach dem früher Gesagten doch vorstellen, daß die primitive Mesenchym- (Retikulum-) Zelle sich einerseits in eine lymphoide Retikulumzelle verwandelt, die die Blutzellen entstehen läßt, und daß sie sich anderseits zur Epitheloidzelle fortentwickeln kann. Epitheloidzellen und Blutzellen lassen sich rückläufig in die gleichen jüngsten Stammformen zurückführen, sie haben in ihrer Entwicklung aber so verschiedene Wege zurückgelegt, daß sie kaum mehr als verwandt bezeichnet werden können. Das Lymphogranulom nimmt also, vom Standpunkt der Blutkrankheiten aus gesehen, keine andere Stellung ein als etwa eine Tuberkulose oder eine Lues, deren spezifisches Granulationsgewebe sich vornehmlich aus ebensolchen Abkömmlingen der Retikulumzellen zusammensetzt. Das Lymphogranulom würde auch im allgemeinen nicht im Rahmen der Blutkrankheiten abgehandelt werden, bestünde nicht noch ein Umstand, der eine weitgehende Ähnlichkeit zwischen ihm und bestimmten Blutkrankheiten bedingt und der auch die alte, heute verlassene Bezeichnung „Pseudoleukämie" für das Lymphogranulom erklärt. Diese Ähnlichkeit liegt in der Lokalisation im lymphadenoiden Gewebe, im vornehmlichen Befallensein von Lymphdrüsen und Milz und der dadurch gegebenen äußeren Ähnlichkeit mit einer Lymphadenose.

Geschichte, Definition, Histologie. HODGKIN hat im Jahre 1832 über einen Krankheitszustand berichtet, welcher mit Drüsenschwellungen, Milztumor, Fieber, starker Abmagerung und Kachexie einherging und nach relativ kurzer Dauer letal endete. Aus diesem, wie sich später zeigte, Sammelbegriff der „HODGKINschen Krankheit" wurde später eine Reihe von selbständigen Krankheiten isoliert: durch VIRCHOW wurde im Jahre 1842 neben Fällen von Tuberkulose, Lues, Karzinose die Leukämie, durch KUNDRAT 1893 die Lymphosarkomatose abgegrenzt. Im Jahre 1897 haben PALTAUF und STERNBERG die hier in Rede stehende Krankheit durch histologische Untersuchungen als selbständige Krankheit eindeutig umrissen und ihr den Namen Lymphogranulomatose gegeben. Nach diesen Autoren allein sollte die Krankheit also bezeichnet werden, die Nomenklatur HODGKINsche Krankheit hat sich aber so eingebürgert, daß auch an ihr festgehalten werden muß. Zu erwähnen wäre schließlich, daß COHNHEIM im Jahre 1865 eine strenge Scheidung der Leukämien von anderen Milzlymphdrüsenerkrankungen durchführte und die letzteren, unter welchen sich auch das Lymphogranulom befand, als „Pseudoleukämien" bezeichnete, eine irreführende Nomenklatur, die langsam ausgemerzt wird.

Die Lymphogranulomatose ist eine durch ein wahrscheinlich filtrierbares Virus hervorgerufene chronische Infektionskrankheit, welche mit Bildung eines spezifischen entzündlichen Granulationsgewebes, vorwiegend in lymphadenoidem Gewebe, vor allem in Lymphdrüsen und Milz, seltener in anderen Organen einhergeht. Das klinische Bild ist durch kürzer- oder längerdauernde Fieberschübe mit fieberfreien Intervallen, durch schubweises Befallenwerden der Lymphdrüsen in den verschiedenen Regionen mit Schwellung und Verhärtung derselben ohne Vereiterung, durch einen fast regelmäßig nachweisbaren Milztumor, durch Nachtschweiß, eine symptomatische Anämie, häufig durch Pruritus gekennzeichnet. Nach zwei bis vier Jahren wechselvollen Verlaufes gehen die Kranken unter progredienter allgemeiner Schwäche ausnahmslos zugrunde.

Für die beiden Entdecker der Krankheit, PALTAUF und STERNBERG, waren für die Aufstellung des neuen Krankheitsbildes, abgesehen von den charakteristischen makroskopischen Organveränderungen, auf die hier nicht näher eingegangen werden muß, die histologischen Gewebsveränderungen maßgebend; in allen Lymphogranulomwucherungen fand sich das mehr oder weniger identische spezifische chronisch entzündliche Granulationsgewebe: in einem bindegewebigen Stroma lagern Lymphozyten, Neutrophile, häufig auch zahlreiche Eosinophile und vor allem retikuloendotheliale Elemente, Plasmazellen und besonders reichlich Retikulum- und Endothelzellen. Dazwischen liegen jene großen Zellen, welche dem Bilde das charakteristische Gepräge verleihen: es sind dies größere, protoplasmareiche Elemente mit großen, meist stark gefärbten Kernen, die nicht so selten mehrfach zu zweien oder dreien oder auch gelappt erscheinen. Die mehrkernigen werden nach dem Entdecker „STERNBERGsche Riesenzellen" benannt; manche derselben enthalten auch fünf bis sechs Kerne. In neuer Zeit wurden diese Epitheloid- und Riesenzellen in Lymphdrüsenpunktaten näher studiert. Die Zahl dieser retikulären Elemente wechselt von Fall zu Fall, auch in verschiedenen Gebieten des gleichen Falles, wodurch leicht verschiedenartige Bilder entstehen; immer handelt es sich aber nur um quantitative Unterschiede in der Zusammensetzung des Granulationsgewebes aus den verschiedenen aufgezählten drei Zellarten, nämlich Blutzellen, Bindegewebszellen und Retikuloendothelzellen; am Beginn der Erkrankung kann das Bild noch recht uncharakteristisch sein, es findet sich lediglich ein Sinuskatarrh und eine einfache Hyperplasie des lymphadenoiden Gewebes, erst später entwickelt sich das spezifische Granulationsgewebe. Frühzeitig kommt es zur Vernarbung durch Rückbildung der zahlreichen Granulationen und Ersatz derselben durch fibröses Bindegewebe. Man kann in der gleichen Drüsengruppe oder auch in der gleichen Drüse die verschiedenen Entwicklungsstadien gleichzeitig beobachten. Nicht selten findet man im Zentrum des Granulationsgewebes Nekrosen, sehr selten Amyloidbildung.

Ätiologie. Die Ätiologie der Krankheit ist unbekannt. Das spezifische Granulationsgewebe mit den charakteristischen Zellelementen und den STERNBERGschen Riesenzellen spricht für ein spezifisches Agens. STERNBERG nahm ursprünglich an, daß es sich um eine Variante der Tuberkulose handeln dürfte, FRAENKEL und MUCH haben in einigen Fällen auch die von ihnen entdeckte granuläre Form des Tuberkelbazillus nachgewiesen. Durch Überimpfung von Lymphogranulomgewebe auf Meerschweinchen wurde in vereinzelten Fällen auch Tuberkulose erzeugt, Bestätigungen dieser Befunde blieben aber aus und es darf heute mit Sicherheit gesagt werden, daß das Lymphogranulom mit Tuberkulose nichts zu tun hat und daß der gelegentlich gelungene Nachweis von Tuberkelbazillen in Lymphogranulomgewebe auf eine zufällige Einnistung von Tuberkelbazillen bzw. auf eine auf das Lymphogranulom aufgepfropfte Tuberkulose zu beziehen ist. Es wurde im übrigen eine ganze Reihe anderer angeblicher Erreger des Lymphogranuloms beschrieben, keine dieser Entdeckungen hielt der Kritik stand. Auf die Theorien, das Lymphogranulom habe Blastomnatur oder das Lymphogranulom stelle eine besondere Reaktionsform bestimmter Individuen auf verschiedene Schädlichkeiten dar, sei nur kurz hingewiesen.

Im Jahre 1932 hat GORDON entdeckt, daß die intrazerebrale Impfung eines Kaninchens oder Meerschweinchens mit einer Aufschwemmung einer lympho-

granulomatösen Lymphdrüse in der großen Mehrzahl der Fälle eine Meningo-
enzephalitis hervorruft, die hinsichtlich Inkubation und übriger klinischer Erscheinungen wohl charakterisiert ist. Dieser Grundversuch, der unter dem Namen
„GORDON-Test" in die Literatur Eingang fand und dessen diagnostischer Wert
ursprünglich von einer Reihe von Autoren anerkannt wurde, erregte berechtigtes
Aufsehen; abgesehen vom diagnostischen Wert des Tests konnte man vermuten,
daß man endlich das gesuchte infektiöse Agens des Lymphogranuloms in der
Hand habe. Die in den Test gesetzten Erwartungen haben sich aber leider in
keiner Richtung erfüllt. Es steht nämlich heute fest, daß bestimmte zelluläre
Elemente der Drüsenaufschwemmung, wahrscheinlich die eosinophilen Zellen,
und zwar die eosinophile Substanz der Granula, die Kaninchenkrankheit aus-
lösen; mit Bluteosinophilen kann man die gleichen Erscheinungen hervorrufen.
Der GORDON-Test weist also die eosinophilen Zellen des Lymphogranuloms nach;
da diese im histologischen Schnitt mit annähernd gleicher Sicherheit nachgewiesen
werden können, bringt der Überimpfungsversuch keinen Vorteil. Obzwar der
GORDON-Test, angestellt mit einer diagnostisch unklaren Drüse, bei positivem
Ausfall nach allen Erfahrungen mit einer an die Verläßlichkeit einer spezifischen
Reaktion heranreichenden Sicherheit das Lymphogranulom beweist, so ist er
also doch praktisch unbrauchbar.

Klinische Symptomatologie. Männer erkranken etwas häufiger als Frauen, der
Unterschied ist aber nicht groß. Es erkranken zumeist Individuen zwischen
20 bis 40 Jahren, Erkrankungen kommen aber in jedem Alter, auch bei Kindern,
vor. Die Initialerscheinungen können verschiedenartig sein, bald ist die erste
Erscheinung Fieber, bald das Auftreten einer Drüsengeschwulst, bald ein Hautjucken, bald sind es Allgemeinerscheinungen, wie Kopfschmerzen, Müdigkeit,
Abmagerung, Appetitlosigkeit oder Nachtschweiße. Je nach dem Sitz des Drüsentumors können die ersten Beschwerden ganz verschiedenartiger Lokalisation sein.

Das *Fieber* ist ein Kardinalsymptom der Krankheit, es kann allerdings vorerst noch Monate und selbst über ein Jahr vollständig fehlen, zumeist geht es
mit den Drüsenschwellungen parallel, welche, wie wir hören werden, in Schüben
auftreten. Fieber kann auch, wie gesagt, Initialsymptom sein und längere Zeit
anhalten, ohne daß Drüsenschwellungen nachweisbar sind. Im allgemeinen aber
zeigt der Fieberverlauf Periodik; diese erinnert oder gleicht einem Melitensistyp
des Fiebers (s. Bd. III), das heißt, es wechseln Fieberperioden mit fieberfreien
Intervallen. Diese Perioden sind bald regelmäßig, bald unregelmäßig, sie sind
bald kürzer, bald länger. Die einzelne Fieberperiode kann nur wenige Tage, sie
kann auch viele Wochen betragen. Es gibt aber schließlich Fälle, in welchen
das Fieber ganz unregelmäßig ist und Intervalle überhaupt vermißt werden.
Zumeist allerdings bestehen fieberfreie Perioden, der undulierende Charakter des
Fiebers ist daher oft diagnostischer Wegweiser. Die Höhe des Fiebers ist verschieden, man begegnet Fällen, die wenigstens lange Zeit, nur subfebril verlaufen, anderen, die hohes, intermittierend septisches Fieber zeigen. Erst lange
Zeit fehlendes Fieber und später Subfebrilität sind im allgemeinen Zeichen
leichteren Verlaufs mit längerer Dauer, also Zeichen relativ guter Prognose. Im
Fieberanstieg wird sehr selten auch Schüttelfrost beobachtet. Frösteln im Fieberanstieg ist häufig. Im Fieberabfall kommt es zu Schweißausbrüchen. Das starke
Schwitzen ist manchmal die Hauptklage, es manifestiert sich oft in Form
kräftiger Nachtschweiße.

Das *Allgemeinbefinden* kann trotz hohem Fieber lange Zeit auffallend gut
bleiben, bemerkenswert ist auch das relativ gute subjektive Befinden; der Kranke
merkt auch hohes Fieber oft nicht, er geht damit seinem Berufe nach und kommt
oft erst zufällig durch eine Fiebermessung zur Kenntnis des Fiebers. Wir haben

hier ähnliche Verhältnisse vor uns wie beim Morbus Bang. Mit der längeren
Dauer der Krankheit, im Laufe der Monate und Jahre leidet allerdings das
Allgemeinbefinden sehr, die Müdigkeit, Appetitlosigkeit, die Abmagerung und
Blässe, die einer Anämie entspricht, nehmen zu und schließlich entwickelt sich
eine ausgesprochene Kachexie, die den Kranken zur Bettruhe zwingt.

Der *Pruritus*, ein sehr häufiges und diagnostisch wertvollstes Symptom, geht
zumeist ohne wahrnehmbare Hautveränderung einher, man kann aber auch ver-
schiedenartigster *Dermatosen* (urtikariellen, erythemartigen, pruriginösen usw.
Charakters) und oft schweren Kratzeffekten begegnen. Abnorme *Pigmentierungen*
sind nicht ungewöhnlich. Spezifische granulomatöse Hautveränderungen werden
als größere oder kleinere flache Infiltrate mit blauroter Verfärbung beschrieben,
derbe, knotige Hautinfiltrate kommen vor; sie können in seltenen Fällen auch
ulzerös zerfallen.

Die *Drüsenschwellungen* sind im allgemeinen das führende Symptom. Erst
nur in dieser oder jener Drüsengruppe mit Bildung eines Drüsentumors lokalisiert,
später in neuen Schüben immer wieder neue Drüsengruppen ergreifend, ist die
Drüsenaffektion schließlich im allgemeinen eine generalisierte. Hierbei ist zu
betonen, daß es fast nie zu einem Ergriffensein von allen Drüsen kommt, auch
in schwersten scheinbar generalisierten Fällen bleiben manche Drüsen doch verschont; fast nie werden die Drüsen der Ellbogen- und Kniegegend betroffen. Die
Drüsen schwanken in ihrer Größe zwischen Bohnen- und Kleinapfelgröße, sie
sind je nach dem Stadium der granulomatösen Veränderung von prall elastischer
oder aber von harter derber Konsistenz. Da in weiter fortgeschrittenen Fällen
die meisten Drüsen bereits bindegewebig induriert sind, sind die meisten Drüsen
hart. Meist findet man im gleichen Drüsenpaket härtere und weichere bzw.
elastische Drüsen. Mehrere Drüsen einer Region können miteinander verbacken
sein; trotzdem kann man im Drüsenpaket die einzelnen Drüsen, wenigstens in
ihren oberflächlichen groben Konturen, abgrenzen, ein Befund, der den Drüsentumor von Tuberkulose meist gut unterscheidet. Die Drüsen sind nicht schmer-
zend, sie zeigen im allgemeinen auch keine Druckempfindlichkeit, freilich können
sie durch Druck auf die Umgebung, auf Nerven, Schmerzen auslösen. Erweichungen der Drüsen kommen kaum je vor; bei Erweichungen dürfte es sich um eine
Komplikation mit einer Tuberkulose handeln. Die Drüsen sind mit der Umgebung
nicht verwachsen, die Haut über ihnen ist unverändert. Am häufigsten sind die
Halsdrüsen zuerst befallen, relativ häufig auch die Achseldrüsen. Eine Lokalisation im Mediastinum und im Abdomen kann lange Zeit verborgen bleiben. Bei
undulierendem Fieber und Verdacht auf Lymphogranulom wird eine Röntgenuntersuchung den Bronchial-Drüsentumor nachweisen können; abdominelle
Drüsen entgehen der Palpation oft lange Zeit, es handelt sich im allgemeinen um mesenteriale und retroperitoneale Drüsen. Größere Drüsenpakete im Abdomen lassen sich nicht selten oberhalb des POUPARTschen
Bandes nachweisen. Wenn die Leistengegend Drüsentumoren zeigt, soll
man es jedenfalls nicht verabsäumen, durch Tiefenpalpation oberhalb der
Leistenbeuge auf Drüsen im Bereiche der Darmbeinschaufeln nachzusehen. Je
nach der Lokalisation müssen sich verschiedenartigste Bilder ergeben, die
wichtigsten derselben werden später kurz besprochen werden; im Thorax kann
man Bronchusstenose mit Lungenatelektase, Cava superior-Kompression mit
Ausbildung der entsprechenden Kollateralen, kurz alle Erscheinungen eines rasch
wachsenden raumbeengenden Mediastinaltumors beobachten. Pleuraergüsse, die
entweder auf eine spezifische lymphogranulomatöse Pleuraaffektion oder auf eine
Stauung durch Venenkompression zu beziehen sind, sind häufige Ereignisse. Die
Erscheinungen im Abdomen sind meist recht uncharakteristisch, Meteorismus,

Schmerzen verschiedener Lokalisation und schließlich ein Aszites sind hier die wichtigsten Symptome. Bei höhergradigem Aszites kann es, zum Teil auch bedingt durch die Infiltration der Inguinaldrüsen, zu Beinödemen kommen.

Die *Milz* ist in den Anfangsstadien, wenn das Lymphogranulom noch in einzelnen Lymphdrüsengruppen lokalisiert ist, meist noch von normaler Größe, in der Regel aber kommt es in späterer Zeit zu einer Mitbeteiligung des Organs unter mehr oder weniger starker Vergrößerung. Oft ist die Milz nur eben mit ihrem harten prallen Rand am Rippenbogen palpabel, oft überschreitet sie diesen mit demselben um zwei bis drei Querfinger, stärkere Vergrößerungen kommen vor, sind aber selten; es handelt sich in diesen Fällen meist um auf die Milz beschränkte oder vorwiegend beschränkte Lymphogranulomatosen. Die Oberfläche der Milz ist in der Regel glatt, sie kann aber auch höckerig sein. Eine Persplenitits mit entsprechenden Schmerzen kommt vor. Der große Milztumor löst Beschwerden durch Organverdrängungen im Abdomen aus; er kann auch ein ständiges Druckgefühl verursachen. Auch die *Leber* ist meist leicht vergrößert, leicht induriert. Stärkere Vergrößerung und Einlagerung von Lymphogranulomknoten mit gebuckelter Oberfläche sind selten. Das Lymphogranulom kann in ganz seltenen Ausnahmefällen auch mehr minder auf die Leber allein beschränkt sein.

Abgesehen von den aufgezählten gibt es noch seltenere *extraglanduläre Lokalisationen*: das Lymphogranulom kann von der Nachbarschaft auf *Knochen* übergreifen, es kann dort auch selbständig entstehen. Die Lokalisation im Knochen ist keine große Rarität, am häufigsten sind die Wirbelsäule, ferner auch die Beckenknochen, seltener Sternum, Rippen, Klavikula und Skapula oder schließlich auch andere Knochen betroffen. Im Wirbel kann es zum Einbruch mit Keilwirbelbildung oder Bandscheibeneinbruch mit Rückenmarkskompression kommen. Die Zwischenwirbelscheiben bleiben erhalten. Wirbel- und Beckengranulome können zu schweren Neuralgien und Ischialgien Anlaß geben. Im Röntgenbild sieht man in den Darmbeinschaufeln große Aufhellungen, im Wirbelkörper entsprechende Veränderungen. Recht häufig sind ferner Lungen und Bronchien befallen. Das Röntgenbild läßt eine Unterscheidung zwischen Bronchuskarzinom und Lymphogranulom oft nicht zu, das Lymphogranulom führt wie dieses zur Bronchusstenose mit allen ihren Folgen. Höhersitzende Lymphknoten können zur Trachealstenose führen. Noch seltenere Lokalisationen betreffen den Ösophagus, den Magen und den Darmtrakt, die Thymus, die Schilddrüse, die Tonsillen, die Muskulatur, das Herz, das Perikard, die Nieren und Nebennieren, die Mammae usw. Alle Organe können befallen sein. Die Diagnose derartig atypisch lokalisierter Lymphogranulome ist leicht, wenn sie Fälle mit bereits generalisierter Lymphogranulomatose betreffen, handelt es sich aber um ein primäres extraglanduläres Granulom, so können zumeist erst die weitere Beobachtung und die histologische Untersuchung Klarheit schaffen.

Wie erwähnt, ergeben sich recht verschiedene klinische Gesamtbilder je nach der Hauptlokalisation der Krankheit. HOLLER und PASCHKIS unterscheiden: eine Form mit Befallensein der peripheren Drüsen, eine mit Mediastinaltumor, eine abdominale Form, eine lienale und eine mit ausgedehnter Beteiligung des Knochenmarkes. Die mediastinale Form ist relativ häufig. Wenn, wie dies vorkommt, Allgemeinerscheinungen, mediastinale Drüsen, Pruritus, Allgemeinschwäche usw. noch fehlen, imponieren diese Fälle als Mediastinaltumor mit entsprechenden Verdrängungserscheinungen, wie Cavakompression, Rekurrensparese, Schluckbeschwerden, Lungenatelektase, Pleuraergüssen usw.; auch Hämoptoe kommt vor. Bei der abdominalen Form kann man Magen- und Dünndarmstenosen, Bildern einer Appendizitis, einer Invagination, ferner hartnäckigen Durchfällen, profusen Darmblutungen und Darmperforationen begegnen. Ein

Aszites, ebenso wie ein Pleuraerguß, kann auch chylöse Beschaffenheit haben. Bei der lienalen Form besteht als einziges faßbares Symptom eine Splenomegalie, deren Natur mit Sicherheit erst bei der histologischen Untersuchung des Organs erkannt werden kann; das Lymphogranulom kann lange Zeit auf die Milz allein beschränkt bleiben. In diesen Fällen kann man verschiedenartige Anämien, perniziosaähnliche, solche mit Erscheinungen eines hämolytischen Ikterus und solche mit Leukopenie beobachten. Als besondere Verlaufsform wird schließlich eine *akute Lymphogranulomatose* beschrieben, welche in wenigen Wochen oder Monaten zum Tode führen soll. Der kürzeste Fall soll nur 13 Tage gedauert haben. Wenn auch kein Zweifel ist, daß in den beschriebenen Fällen der Verlauf ein besonders stürmischer ist und daß sich unter den Augen des Beobachters Drüsenschwellungen rasch generalisieren, so darf doch angenommen werden, daß der Fall jeweils tatsächlich schon längere Zeit latent bestanden hatte, um schließlich in einer kurzen foudroyanten Phase zum Exitus zu führen. Schließlich sprechen manche Autoren noch von einer *larvierten (typhoiden)* Form; die oberflächlichen Lymphknoten sind nicht vergrößert, das Granulom lokalisiert sich in den tief gelegenen Drüsen, im Mesenterium oder Retroperitonealraum, in Milz, Leber und Knochen. Das Fieber, die Milzschwellung, die gerade in diesen Fällen häufigere Leukopenie und Aneosinophilie erwecken den Eindruck einer typhösen Krankheit.

Der *Blutbefund* kann völlig normal sein. Oft ergeben sich in diesem gewisse Anhaltspunkte für ein Lymphogranulom, ein spezifisches Blutbild für die Lymphogranulomatose aber gibt es nicht. Der häufigste mehr oder weniger charakteristische Befund ist eine relative und absolute Lymphopenie, die sowohl bei generalisierten als auch nicht generalisierten Drüsenerkrankungen zu finden ist, also nicht durch Befallensein des Großteiles des lymphadenoiden Gewebes zu erklären ist. Die Leukozytenzahl kann normal, erhöht oder auch erniedrigt sein. Rasch progrediente Fälle und Fälle im Endstadium sind meist leukopenisch. Eine Eosinophilie findet sich etwa in 25% der Fälle, sie geht mit einer Gewebseosinophilie im Granulationsgewebe nicht parallel. Die Monozyten sind nicht selten vermehrt. Im roten Blutbild beobachtet man eine langsam progrediente hypochrome Anämie. Die Plättchen erweisen sich meist als normal. Im Lymphdrüsenpunktatausstrich kann man die großen Granulomzellen finden, es handelt sich um lymphoide Zellen mit vakuolisiertem Protoplasma, sie zeigen alle Übergänge zu STERNBERGschen Riesenzellen. Auch Plasmazellen und Eosinophile in größerer Zahl können gefunden werden. Auch das Sternalmarkpunktat kann zur Diagnose herangezogen werden, auch ohne destruktives Knochen- oder Knochenmarksgranulom kann man Granulom- bzw. Riesenzellen finden.

Verlauf und Prognose. Das Lymphogranulom hat vom Zeitpunkt der klassischen Erscheinungen an eine mittlere Dauer von zwei bis drei Jahren; wie schon erwähnt, gibt es viel raschere Abläufe, umgekehrt kann der Verlauf ein viel längerer sein und es sind Verlaufsdauern bis zu zehn Jahren und sogar auch darüber beschrieben. Der Verlauf erfolgt meist in Schüben, wie dies früher erörtert wurde. Es kommt mit Fortschreiten der Krankheit zur allgemeinen Erschöpfung, zur Anämie und Kachexie und die Fälle enden schließlich ausnahmslos tödlich.

Diagnose. Die Diagnose bei vollentwickelter Krankheit bildet keine Schwierigkeit. Lymphdrüsentuberkulose, luetische Drüsenvergrößerungen und die leukämischen Erkrankungen, ebenso wie eine Lymphosarkomatose, werden unschwer abgegrenzt werden können. Das PFEIFFERsche Drüsenfieber wird kaum je differentialdiagnostisch in Frage kommen. Im Anfangsstadium, wenn erst eine

Gruppe weniger Drüsen geschwollen ist, kann die Diagnose freilich ohne Probeexzision unmöglich sein, man wird über eine Wahrscheinlichkeitsdiagnose nicht hinauskommen. Probeexzision und histologische Untersuchung werden in der Mehrzahl der Fälle zur sicheren Diagnose führen. Es sei aber noch einmal auf die schon erwähnte Tatsache hingewiesen, daß in frühen Stadien auch das histologische Bild oft nicht spezifisch und dadurch nicht beweisend ist. Der GORDON-Test hat sich als Diagnostikum nicht bewährt (s. oben).

Therapie. Eine Kausalbehandlung des Lymphogranuloms gibt es nicht. Die heute allgemein geübte Röntgentherapie ist eine symptomatische Therapie, von der es fraglich ist, ob sie lebensverlängernd wirkt. Auf Röntgenbestrahlung verkleinern sich im allgemeinen die Lymphdrüsen, alle Granulationsveränderungen bilden sich zurück, ein Erfolg, der sich insbesondere bei Verdrängungserscheinungen, z. B. bei einem Mediastinaltumor außerordentlich segensreich auswirkt. Man soll die Röntgenbestrahlungen aber nicht, wie dies vielfach Brauch ist, ohne besondere Indikation fortsetzen, sie sollten nur dann in Anwendung gebracht werden, wenn entweder hohe Temperaturen lange anhalten und man hoffen kann, einen schwer fieberhaften Schub zu kupieren bzw. zu mildern, oder wenn ein Drüsentumor durch Verdrängung lebenswichtige Organe bedroht, das heißt wenn eine vitale Indikation vorliegt, oder wenn ein quälender Pruritus besteht, zumal wenn der bisherige Behandlungserfolg hoffen läßt, diesen mit einer Röntgenbehandlung gut zu beeinflussen. Nach mehreren Bestrahlungen wird der Fall meist strahlenrefraktär, was um so mehr Grund ist, mit den Bestrahlungen zurückhaltend zu sein. Die Mehrzahl der Röntgenologen bestrahlt protrahiert und fraktioniert, die Ganzbestrahlungen werden heute im allgemeinen abgelehnt. Im Intervall zwischen den Bestrahlungen kann eine Arsenkur versucht werden. Im übrigen kommen nur allgemein roborierende Maßnahmen in Frage. Da an dem endgültigen Ausgang mit unseren heutigen Mitteln nichts zu ändern ist, soll man unseres Erachtens Kranke, deren Allgemeinbefinden es nicht strikte verbietet, mit gewissen Einschränkungen ihrem Berufe nachgehen lassen, wenn sie dies wünschen. Auch anhaltendes Fieber bis gegen 38° ist kein Gegengrund und keine Ursache, den Patienten im Bett zu halten. Diese Arbeitsbewilligung wirkt sich nach unseren Erfahrungen für den Kranken in psychischer Hinsicht gut aus und er übersteht seine schweren Krankheitsjahre auf diese Weise leichter. Da die immer neuen Schübe der Krankheit und die zum schlechten Ende führende Progredienz des Leidens dem Kranken im Laufe der Zeit immer mehr bewußt werden, empfiehlt es sich unseres Erachtens, diesem den schweren Verlauf der Krankheit mit der zunehmenden Kachexie gleich zu Beginn der Behandlung zu schildern, freilich mit der Versicherung, daß nach Überstehen der Krankheit in allen Lymphdrüsengruppen rasche Erholung folgt. Allgemeingültige Empfehlungen lassen sich diesbezüglich allerdings nicht geben, das jeweils besondere Verhältnis zwischen Arzt und Kranken muß den rechten Weg finden lassen.

In den letzten Jahren wurden in der Behandlung mit *Urethan, Stickstoff-Lost (Nitrogen-Mustard)* und *Aminopterin* neue Wege beschritten, die insofern einen großen Schritt nach vorwärts bedeuten, als hier mit chemisch bekannten Mitteln annähernd gleiche Resultate erzielt wurden wie mit der Röntgenbestrahlung und als ein weiterer Ausbau dieser Therapie zu großen Hoffnungen berechtigt. Die genannten, bis heute entdeckten neuen Mittel haben die Erwartungen, die in sie gesetzt wurden, allerdings nicht oder jedenfalls nicht ganz erfüllt. Hinsichtlich der Details dieser Behandlungen, die sich prinzipiell mit der der Leukämie deckt, s. S. 530. Über die Behandlung des Granuloms mit radioaktivem Phosphor müssen weitere Erfahrungen abgewartet werden.

2. BRILL-SYMMERsche Krankheit.

Die BRILL-SYMMERsche Krankheit scheint in der Literatur unter verschiedenen Namen auf, wie Generalized Giant Lymphfollicel Hyperplasia, Giant Follicular Lymphoma oder großfollikuläres Lympho-Blastom. Es sind bisher ungefähr 150 Fälle dieser Krankheit bekannt geworden. Der erste wurde von BRILL, BAEHR und ROSENTHAL aus dem Mount Sinai Hospital in New York 1925 beschrieben. Die Krankheit kommt sicher auch bei uns vor; aus der Schule HITTMAIRS wurde vor kurzem ein Fall veröffentlicht.

Es handelt sich um eine Krankheit, die mit einem benign verlaufenden Lymphogranulom weitgehendste Ähnlichkeit hat. Wer der Krankheit begegnete, ohne sie schon vorher gekannt zu haben, wird sie auch für ein atypisches Lymphogranulom halten. Hier wie dort kommt es zu Lymphknotenschwellungen, wobei diese meist lokalisiert, später generalisiert auftreten. Die einzelnen Drüsen bleiben hierbei gegeneinander gut abgrenzbar, die Lymphknotenkapsel ist nicht verändert, die Konsistenz der Drüsen ist eine elastische und entspricht einer derben markigen Schwellung. Auch die Milz und alle übrigen lymphatischen Organe nehmen an dieser meist exzessiven Hyperplasie teil, wobei diese Hyperplasie ausschließlich die Lymphfollikel betrifft. In seltenen Fällen kommt es auch zu einer Neubildung von Lymphfollikeln in Organen, die an sich Lymphfollikel nicht beherbergen, es können sich Follikel-Meta- und Hyperplasien im Knochenmark und auch in den Knochen finden, die sogar zu Spontanfrakturen führen. Ansammlungen von lymphatisch-hyperplastisch-follikulärem Gewebe im retrobulbären Gewebe bedingen gelegentlich einen Exophthalmus, große Drüsenschwellungen im Mediastinum eine Tracheal- oder Bronchialstenose. Derartige Komplikationen sind aber selten und meist nur im Terminalstadium anzutreffen. Die Milz ist übermächtig groß und füllt meist die linke Bauchseite aus.

Der den beschriebenen Schwellungen der lymphatischen Organe zugrunde liegende Prozeß beruht also auf einer exzessiven Hyperplasie präexistenter oder auch neu gebildeter Lymphfollikel. Schon der makroskopische Aspekt der Schnittfläche einer exzidierten Drüse ist durch das starke Vorspringen mächtiger Riesenfollikel so charakteristisch, daß die Diagnose beim bloßen Aspekt gestellt werden kann. Im histologischen Bild sieht man schon bei Lupenvergrößerung im kleinen Gesichtsfeld zahlreiche Lymphfollikel, die vorwiegend aus großen Lymphoblasten, nur in den peripheren Anteilen auch aus reiferen lymphatischen Elementen bestehen.

Bei aller Ähnlichkeit mit einem Lymphogranulom mag im Einzelfalle schon der Verlauf manchmal an das großfollikuläre Lymphoblastom denken lassen. Dieses befällt meist etwas ältere Individuen als das Lymphogranulom (zwischen 30 und 50 Jahren). Der Verlauf des Lymphoblastoms ist meist protrahierter, langsamer, milder. Temperaturen fehlen zumeist völlig oder sie treten erst in den letzten Stadien auf. Das Allgemeinbefinden bleibt durch lange Zeit meist ein sehr gutes, erst nach länger dauerndem Verlauf, oft erst nach zehnjähriger Krankheitsdauer stellen sich Müdigkeit, Abgeschlagenheit, schließlich Hinfälligkeit und auch ein schweres Krankheitsbild ein, womit schon angedeutet ist, daß das Lymphoblastom eine zwar scheinbar leichter verlaufende, aber schließlich doch ebenso deletäre Krankheit ist wie die HODGKINsche Krankheit. Es gibt nur selten auch fulminant verlaufende Fälle, die in wenigen Monaten tödlich enden. Der Blutbefund zeigt lediglich eine Leukopenie mit einer relativen Lymphozytose. Um die Analogie zum Lymphogranulom voll zu machen, ist noch darauf hinzuweisen, daß auch das Lymphoblastom auf Röntgenstrahlen gut anspricht, es ist sogar besonders empfindlich gegen diese Behandlung, wes-

halb sich vorsichtige Bestrahlungen empfehlen. Nach Bestrahlungen können
sämtliche Erscheinungen zurücktreten, es kann zu einem langen, beschwerdefreien Intervall kommen, endgültige Stillstände der Krankheit sind aber niemals
beobachtet worden. Wenn diesbezügliche Literaturangaben auch nicht vorliegen, so ist zu erwarten, daß auch das Riesen-Lymphoblastom auf die modernen
Antifolsäurepräparate wie vor allem Aminopterin, das neueste, hier noch nicht
bekannte und scheinbar stärkste Mittel aus dieser Gruppe, bzw. auch auf Urethan
ähnlich anspricht wie das Lymphogranulom. Diese Behandlungen sind jedenfalls zu versuchen.

Um in diagnostischer Hinsicht das Wesentliche nochmals hervorzuheben,
sei betont: Das Lymphoblastom hat einen dem Lymphogranulom sehr ähnlichen,
nur milderen Verlauf, die elastisch-derbe Konsistenz der Drüsen, die nie in die
fibrös-harte umschlägt, mag gelegentlich einen diagnostischen Fingerzeig abgeben. Eine übermäßig große Milz, die Fieberfreiheit, das Fehlen von Hautjucken und Schwitzen werden eine Vermutungsdiagnose gelegentlich stellen
lassen. Eine Probeexzision einer Lymphdrüse wird immer eine sichere Entscheidung bringen, es sei denn, daß wir uns in den ersten Anfängen der Krankheit
befinden, in welchen die Unterscheidung zwischen einem Riesen-Lymphoblastom
und einer einfachen unspezifischen Lymphdrüsen-Hyperplasie Schwierigkeiten
machen kann.

3. Lymphogranuloma benignum (SCHAUMANN). (BOECKsches Sarkoid.)

Beim BOECKschen Sarkoid handelt es sich um eine nur langsam progrediente
und daher prognostisch sehr günstig verlaufende, ätiologisch ungeklärte, granulomatöse Wucherung des Retikulumgewebes, die sich histologisch aus charakteristischen Knötchenbildungen zusammensetzt. Es kann alle Organe befallen, hat
aber eine Prädilektion für bestimmte Lokalisationen. Viele Autoren sehen im
Sarkoid eine besondere Reaktionsform gegenüber einer tuberkulösen Infektion.
Ein sicherer Beweis für die tuberkulöse Ätiologie wurde bisher nicht geliefert.
Die Tuberkulinreaktion ist stets negativ. Histologisch bauen sich die Knötchen,
aus denen sich die Wucherung zusammensetzt, aus Epitheloidzellen mit ovalärem,
chromatinreichem Kern auf; die Knötchen sind gefäßlos, neigen aber nicht zum
Zerfall oder zur Verkäsung; ein Lymphozytenwall fehlt, gelegentlich finden sich
Riesenzellen vom Typus der LANGHANSschen.

Wie erwähnt, kann das Sarkoid sich überall aus dem Retikulum entwickeln.
Zuerst wurden Hautveränderungen entdeckt, später Knochenveränderungen
(Ostitis multiplex cystoides JÜNGLING), noch später Sarkoide, die in den Lungen,
Lymphdrüsen, Tonsillen, Milz und in der Leber, im Magen, in den Speicheldrüsen,
in den Mammae, Nieren, Muskeln, Hoden, Nebenhoden, im Perikard, in der
Hypophyse, den Meningen und dem Zentralnervensystem lokalisiert waren. Die
Krankheit stört das Allgemeinbefinden nicht oder nur sehr wenig, nach langer
Dauer kann es zu allgemeiner Schwäche, zu Abmagerung, durch starke Be-
lastung des kleinen Kreislaufes durch eine Lungeninduration auch zur Kreislauf-
schwäche kommen. Der Blutbefund ist uncharakteristisch. Bei einer Lokalisation in den Lymphdrüsen, Milz, Lungen und Knochen kann das Bild dem einer
Lymphogranulomatose ähnlich sein, weshalb SCHAUMANN (1914) der Krankheit
die Bezeichnung Lymphogranuloma benignum gab. Die Krankheit ist außerordentlich selten. Den Internisten interessieren vor allem die Fälle, die mit
Lymphdrüsenschwellungen, mit Milztumor und mit Knotenbildung in den
Lungen und die mit Knochenveränderungen einhergehen. Die Milz kann als
großer Tumor imponieren, auch die Leber kann vergrößert sein. In der Lunge

werden drei Formen unterschieden: 1. Tumorförmige Bronchialdrüsen, 2. klein-
herdige Aussaat, die an eine Miliartuberkulose erinnert, 3. streifig-fleckige Durchsetzung des Lungenparenchyms. Der physikalische Lungenbefund ist in der
Regel völlig negativ. Im Skelett lokalisiert sich der Prozeß vornehmlich in
Händen und Füßen, und zwar an den Phalangen, die aufgetrieben erscheinen.
Bei Mitbeteiligung der Speicheldrüsen entsteht der Symptomenkomplex der
MIKULICZschen Krankheit. Bei der Differentialdiagnose zwischen Sarkoid, Tuber-
kulose und Lymphogranulomatose entscheiden vor allem der fieberfreie Verlauf,
das gute Allgemeinbefinden; eine etwaige Probeexzision einer Drüse oder einer
Hautveränderung stellt die Diagnose sicher.

4. MIKULICZscher Symptomenkomplex.

Bei der lymphatischen und myeloischen Leukämie, bei der Lymphogranulomatose, bei Tuberkulose und Lues, beim Lymphosarkom und beim BOECKschen
Sarkoid kann es durch Infiltration zu einer symmetrischen Schwellung der
Tränen- und der Speicheldrüsen, der Parotis und der Submaxillardrüsen kommen,
und es entsteht hierdurch der MIKULICZsche Symptomenkomplex. Aus dieser
Darstellung ersieht man, daß der sogenannten „MIKULICZschen Krankheit" nur ein
klinisches Syndrom zugrunde liegt, welches bei den verschiedenartigsten Krankheiten beobachtet werden kann. Der Blutbefund, der Nachweis des leukämischen
Blutbefundes, das Knochenmarkspunktat, eine Probeexzision einer Lymphdrüse
und der Verlauf werden die Diagnose der Grundkrankheit in der Regel erlauben.
Es werden seit der ersten Beschreibung durch MIKULICZ (1892), der die immer
gutartige Tränen- und Speicheldrüsenschwellung auf eine Durchsetzung des
Interstitiums mit Lymphozyten, ohne Vorliegen einer Grundkrankheit, beschrieben hatte, immer wieder Fälle mitgeteilt, die als MIKULICZsche Krankheit
bezeichnet werden und welchen eine der bekannten Grundkrankheiten nicht
zugrunde liegen soll, Fälle unbekannter Ätiologie, die mit Recht eine Bezeichnung MIKULICZsche führen würden. Zu erwähnen ist schließlich, daß es
Hyperplasien der Speichel- und Tränendrüsen zu geben scheint, welchen vielleicht
eine endokrine Störung zugrunde liegt. Es kommen auch symmetrische maligne
Tumoren der genannten Drüsen vor, welche unter dem Bilde des MIKULICZschen
Symptomenkomplexes einhergehen. Vgl. auch S. 6.

5. Speicherkrankheiten.

Lipoidosen (Morbus Gaucher, Morbus Niemann-Pick, Morbus Schüller-Christian)
und die **Glykogenspeicherkrankheit.**

Es handelt sich bei den Speicherkrankheiten im wesentlichen um Splenomegalien, die auf eine Stoffwechselstörung im Lipoidhaushalt oder im Kohle-
hydratstoffwechsel zurückzuführen sind. Die Speicherkrankheiten sind sehr selten,
die Lipoidosen häufiger als die Glykogenspeicherkrankheit.

Beim Morbus Gaucher kommt es zur Ablagerung von Zerebrosiden, insbesondere von Kerasin, in den Retikuloendothelien der Leber, des Knochenmarkes,
der Milz und gelegentlich auch in den inneren Lymphknoten. Die Krankheit ist
erblich, findet sich oft bei mehreren Kindern einer Familie. Die Krankheit setzt
oft schon in der Säuglingszeit ein. Der Verlauf ist außerordentlich chronisch, er
zieht sich über Jahre und Jahrzehnte und endet schließlich unter allgemeiner
Erschöpfung letal. Man findet bei den Kindern und Jugendlichen auffallend
große harte Milzen, für die vorerst eine Erklärung nicht gegeben werden kann; das
Organ überragt den Rippenbogen mit seinem plumpen Rand meist beträchtlich,
die Konsistenz ist stark erhöht, die Oberfläche glatt. In anderen Fällen lokalisiert

sich die Speicherkrankheit vornehmlich im Knochenmark und in den Knochen, es kommt hierbei zu starken Knochenschmerzen, zu röntgenologisch nachweisbaren Knochenveränderungen und auch zu Spontanfrakturen. Das histologische Bild der befallenen Organe ist durch die sogenannten GAUCHER-Zellen charakterisiert. Es handelt sich um sehr große Zellen, mit einem Durchmesser bis zu 90 μ, mit einem zentral gelegenen relativ kleinen runden Kern und einem großen Protoplasma, welches die Lipoide speichert. Bei der üblichen Alkoholfixation der histologischen Schnitte sind die Lipoide herausgelöst und es bleibt ein leeres, merkwürdig „schaumiges" Protoplasma zurück („Schaumzellen"). Im Milzpunktatausstrich findet man die Zellen leicht, bei GIEMSA-Färbung erinnert das Protoplasma an „zerknittertes Seidenpapier". Die Zellen erscheinen im strömenden Blut im allgemeinen nicht; seltene Ausnahmen sind beschrieben. Der Blutbefund ist uncharakteristisch, man kann eine leichte oder mittelschwere symptomatische Anämie, ferner eine Leukopenie mit relativer Lymphozytose finden. Selten besteht eine hämorrhagische Diathese.

Beim *Morbus Niemann-Pick* handelt es sich ausschließlich um Säuglinge oder Kleinkinder, meist um Mädchen, meist um Juden. Auch hier besteht eine Familiarität. Bei dieser Krankheit werden Phosphatide abgelagert, und zwar in den Retikuloendothelzellen der Milz, Leber, Lymphdrüsen und Knochenmark und auch in den Muskelzellen, auch denen des Herzens, ferner in den Leber- und Nierenparenchymzellen und in Ganglien- und Gliazellen des Gehirnes. Die Krankheit führt in kurzer Zeit zum Tode. Kombination mit amaurotischer Idiotie ist nicht selten. Auch hier wird die Diagnose durch den Nachweis der geblähten Retikulumzellen in Milz- und Knochenmarkspunktat gestellt. Die Retikulumzellen können hier auch im peripheren Blut gefunden werden.

Beim *Morbus Schüller-Christian* werden in den Organen Sterine gespeichert. Ein familiäres Vorkommen ist nicht bekannt. Die Krankheit beginnt im Kindesalter, sie kann rasch zum Tode führen, sie kann sich aber auch über Jahre erstrecken. Das wichtigste Symptom sind die Skelettveränderungen mit Bildung weicher Vorwölbungen, welchen im Röntgenbild Knochensubstanzdefekten entsprechen. Spontanfrakturen in den Extremitätenknochen kommen vor. Exophthalmus durch Orbitaveränderungen ist oft beschrieben. Kombinationen der Krankheit mit Diabetes insipidus, Fettsucht, Zahnfleischblutungen, Zahnausfall und Wachstumsstörungen sind häufig. Leber und Milz sind nicht oder nur wenig betroffen. Der Cholesterinspiegel im Blut ist erhöht. Der Blutbefund ist normal.

Die *Glykogenspeicherkrankheit* (Glykogenose v. GIERKE) geht, wie der Name sagt, mit einer Speicherung von Glykogen im Retikuloendothelsystem einher. Das Leiden ist gutartig, es kann auch in Heilung ausgehen. Es geht oft mit unproportioniertem Zwergwuchs, bei dem Schädel und Rumpf unverhältnismäßig groß sind, mit einer Lebervergrößerung und mit einer Neigung zur Hypoglykämie und Ketonämie einher. Leichte Anämien, relative und absolute Lymphozytosen und eine leichte hämorrhagische Diathese wurden beschrieben.

6. Generalisierte Hyperplasien der Retikulumzellen.
a) Aleukämische und leukämische Retotheliosen.

Die in allen hämopoietischen Organen, darüber hinaus aber in allen Anteilen des Retikuloendothelsystems im weiteren Sinne des Wortes, verstreut im ganzen Organismus liegenden Retothelzellen beginnen gelegentlich lokal, selten auch generalisiert zu hyperplasieren, ohne daß eine Grundkrankheit eine symptomatische Retotheliose (s. S. 560) verursachte. Es liegt hier eine primäre (essentielle) Hyperplasie, vor die zu einer Vergrößerung und Induration der Leber, der Milz und

der Lymphdrüsen führt, die aber auch an anderen Stellen des Organismus eine
Zellwucherung auslösen kann. In der Regel kommt es hierbei nicht zur Ausschwemmung der gewucherten Elemente. Die entsprechenden Krankheitsbilder
sind noch zu wenig bekannt, als daß eine klassische, diesem anatomischen Geschehen zugehörige Symptomatik beschrieben werden könnte.

In wenigen eigenen Fällen zog sich die Krankheit unter Drüsenschwellungen
und uncharakteristischem Fieber über mehrere Jahre. Die Drüsen waren zu Bohnen-
oder Kirschgröße angewachsen, sie erinnerten an ältere tuberkulöse Drüsen,
zum Teil an eine härtere markige Schwellung wie bei einer Lymphadenose, sie
waren anfänglich gut beweglich, mit der Umgebung nicht verwachsen. Leber
und Milz erinnerten in Form und Größe an eine hypertrophische Zirrhose mit
großer indurierter Leber mit glatter Oberfläche und einem Milztumor, der den
Rippenbogen mit einem plumpen harten Rand um etwa zwei bis drei Querfinger
überragte. Einige der Patienten hatten periodische Fieberschübe. Es bestand
eine mäßig starke normo- oder leicht hypochrome Anämie, die weißen Zellen
und die Plättchen boten normale Verhältnisse; manchmal bestand eine Leukopenie. Einer unserer Fälle begann etwa sechs Wochen vor dem Exitus mit einer
Continua hoch zu fiebern und ging schließlich unter einem typhösen Zustandsbild
(mit Leukopenie) zugrunde. Die Diagnose konnte durch den Nachweis zahlreicher unreifer Retikulumzellen im Knochenmarksausstrich gestellt werden.
Autoptisch fand sich eine diffuse generalisierte Hyperplasie der Retikulumzellen,
Leber, Milz und Lymphdrüsen waren diffus mit dem hyperplastischen Gewebe
durchsetzt. Überdies aber zeigten diese Hyperplasien stellenweise einen Umschlag in einen malignen Tumor; speziell in der Leber fanden sich neben der
diffusen Infiltrierung, ähnlich wie wir sie bei einer Myelose finden, zahlreiche
kleinere und größere, bis pflaumengroße, weißgraue, homogene Tumoren, die
schon makroskopisch offenbar einer malignen Degeneration der Hyperplasie entsprachen und sich histologisch als Retothelsarkom erwiesen. Wenn man derartige Fälle in der ersten Phase der Krankheit mit dieser generalisierten reinen
Hyperplasie der Retikulumzellen zur hyperplastischen Metaplasie des myeloischen Gewebes der myeloischen Leukämie in Parallele setzt, so hätten
wir in dem eben beschriebenen Stadium der malignen Entartung dieser Retotheliose die im Prinzip gleiche maligne Degeneration vor uns, wie wir sie bei der
myeloischen Leukämie als Leukosarkomatose STERNBERGs kennengelernt haben.
Die nahe Verwandtschaft dieser Retotheliome zu den malignen Tumoren bzw.
zu den Leukosarkomatosen und damit wieder die Beziehung der generalisierten
Retotheliose zur Myelose bzw. Lymphadenose können, wie in einem anderen
von uns beobachteten Fall, auch in anderer Form beobachtet werden: einem
unserer Patienten, der an Lymphdrüsenerscheinungen gleicher Art litt, wie wir
sie früher beschrieben haben, und der auf Röntgenstrahlen durch eineinhalb
Jahre immer wieder prompt ansprach, war zu Beginn seiner Krankheit
vor drei Jahren einer der kirschgroßen Lymphdrüsentumoren exstirpiert
worden; damals waren Leber, Milz und andere Drüsen noch nicht verändert,
über den Knochenmarksbefund ist nichts bekannt. Die histologische Untersuchung der Drüse ergab den Befund Retothelsarkom. Nach den Bestrahlungen
kamen die Drüsen immer wieder zum Vorschein, sie wurden immer wieder bestrahlt, bis die Drüsentumoren, zu welchen sich nun auch ein Milz- und Lebertumor hinzugesellt hatten, strahlenrefraktär waren und die Drüsen unter anhaltenden Temperaturen sich langsam vergrößerten. Eine Urethantherapie hatte
vollen Erfolg, wobei die Drüsen verschwanden, die Temperatur zur Norm abfiel
und das Allgemeinbefinden sich besserte. Interessant ist, daß dieser Patient, bei
dem also vor drei Jahren schon einmal eine maligne Entartung einer Drüse im

Sinne des Retothelsarkoms histologisch festgestellt worden war, im Rahmen des letzten Schubes schwerste Knochenschmerzen, besonders im Sakrum, den Rippen und im Sternum hatte, daß am Sternum zwei Stellen besonders druckempfindlich waren und ein Bild vermittelten, welches Knochenmetastasen sehr ähnlich war. Das Röntgenbild der Knochen ergab einen negativen Befund, was aber nicht dagegen spricht, daß sich nicht auch im Knochen ein aggressives Wachstum des gewucherten Retothels gezeigt hätte. Im Knochenmarksausstrich wurden in diesem Fall zahlreiche Retikulumzellen, zum Teil im Verband, mit zahlreichen Zellatypien gefunden. Diese klinischen Erscheinungen und der Rückgang der Schmerzen unter Urethanbehandlung lassen auch bei negativem Röntgenbefund des Skelettes die Annahme zu, daß es im letzten Schub wieder zu einer malignen Entartung im Rahmen des Retikuloendothels mit Knochendestruktion gekommen war. Es ergeben sich wieder Analogien zur Leukosarkomatose STERNBERGS bzw zur KUNDRATschen generalisierten Lymphosarkomatose.

Die Differentialdiagnose zwischen einer Retotheliose mit sekundärer Entartung zum generalisierten Retothelsarkom und einem primären lokalisierten Retothelsarkom (etwa einer Lymphdrüse) mit später aufgetretenen Metastasen in Drüsen, Knochen usw. kann naturgemäß sehr schwierig sein, zumal bei Tumoren eine symptomatische generelle Retothelhyperplasie beobachtet werden kann und ein entsprechender Sternalmarkausstrich mit zahlreichen Retikulumzellen nichts beweist.

Zieht man in Fällen von generalisierter Retotheliose mit maligner Entartung, wie wir sie eben zu beschreiben versucht haben, eine Parallele zur STERNBERGschen Leukosarkomatose mit maligner Degeneration einer myeloischen oder lymphatischen Leukämie, so könnte man die einfache Hyperplasie des Retikulums bei normalem Blutbild oder bei Leukopenie als aleukämische Retotheliose bezeichnen und könnte nun erwarten, daß man ebenso einer leukämischen Form der Retotheliose begegne. Man müßte der aleukämischen generalisierten Retotheliose eine leukämische Retotheliose gegenüberstellen. Wir glauben, daß die sogenannte Monozytenleukämie Typ SCHILLING (s. unten) dieser Art ist oder wenigstens sein kann.

b) Monozytenleukämien, Stammzellenleukämien.

Die Frage, ob es eine dritte Leukämieform gibt, die Monozytenleukämie, kann noch nicht als entschieden betrachtet werden. Dem Problem kommt übrigens nur theoretisches, nicht aber praktisches Interesse zu. Es läuft auf die Frage hinaus, ob man in einschlägigen Fällen im peripheren Blut gefundene, einkernige Zellen, welche morphologisch typischen oder atypischen, zumeist doch jugendlichen, basophil gereizten Monozyten gleichen, als echte Blutmonozyten oder als Paramyeloblasten auffaßt, welche Monozyten weitgehend ähnlich sind. In vielen Fällen, unseres Erachtens in den meisten, scheint kein Zweifel, daß Paramyeloblasten vorliegen, wenigstens wird man diese dann als erwiesen gelten lassen müssen, wenn neben den fraglichen jungen Zellen auch nur spärliche Promyelozyten gefunden werden. NAEGELI lehnt die Existenz echter Monozytenleukämien überhaupt ab und deutet alle Fälle im Sinne von Paramyeloblastenleukämien, die Literatur spricht in Fällen, die sie hier einreiht, von einer *Monozytenleukämie Typ* NAEGELI. SCHILLING hat gemeinsam mit RESCHAD als erster einen Fall beschrieben, den er als echte Monozytenleukämie auffaßt und der ihm als das letzte Beweisstück für die trialistische Anschauung in der Blutlehre galt. War es bis dahin für die Trialisten eine Forderung der Vernunft, daß es noch eine dritte Leukämieform geben müsse, so schien diese nun unter Beweis gestellt. Die Literatur spricht bei Anerkennung dieser Fälle von *Monozytenleukämie Typ*

Schilling. Klinisch-symptomatologisch und hämatologisch ergeben sich für den unbefangenen Beurteiler allerdings keine sicheren Unterscheidungsmerkmale zwischen diesen beiden Formen, was ja auch schon daraus hervorgeht, daß gleiche Fälle von verschiedenen Untersuchern bald als Typ Naegeli, bald als Typ Schilling angesprochen wurden. So grundlegend verschieden die Auffassung auf den ersten Blick scheinen mag, die Anschauungen divergieren nicht so sehr, wenn man sich die Abstammung der Blutmonozyten vergegenwärtigt und bedenkt, daß alle einschlägigen Leukämiefälle akute Leukämien, und zwar Stammzellenleukämien, sind. Das folgende Schema illustriert kurz die heute diskutierten Abstammungsmöglichkeiten der Monozyten:

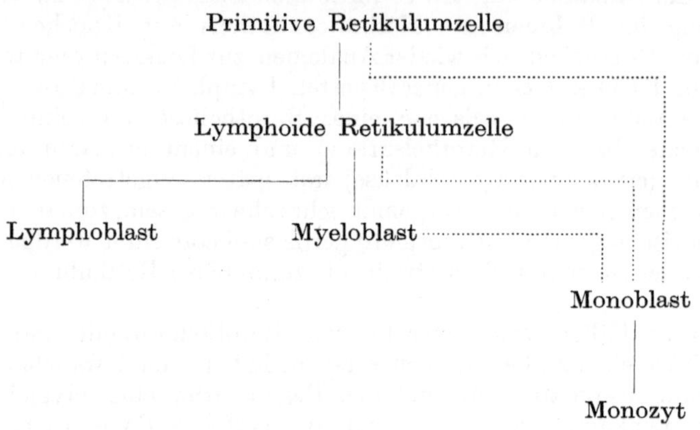

Nach dem heutigen Stand unseres Wissens gibt es also drei Möglichkeiten, wie sich der Monoblast bzw. der Monozyt entwickelt (s. auch S. 481). Da die drei in Frage stehenden Entwicklungswege in ihren Anfängen sehr nahe den jüngsten Stammzellen liegen, wird es außerordentlich schwer sein, hier die letzte Entscheidung zu treffen. Solange aber diese Entscheidung nicht gefallen ist, kann auch die Frage nach den drei Leukämieformen nicht eindeutig beantwortet werden. Da die Fälle einer sogenannten Monozytenleukämie akute Leukämien und somit auch Stammzellenleukämien sind, so müssen sich auch, einerlei welche Form nun vorliegt, immer Zellen finden, welche der lymphoiden oder primitiven Retikulumzelle nahestehen. Sie können nun bald mehr zum eindeutigen Myeloblasten, bald mehr zum Lymphoblasten, bald mehr zu einem Monoblasten bzw. Monozyten differenziert sein, der morphologisch aber kaum je genügend Anhaltspunkte für eine sichere Identifizierung geben könnte. Aus dem Blutbild werden verschiedene Untersucher je nach der prinzipiellen Einstellung zu der Frage, immer Verschiedenes herauslesen können. Bis zu einem gewissen Grad mag die Anatomie zur Unterscheidung zwischen einem Typ Naegeli und einem Typ Schilling beitragen: je mehr extramedulläre Hyperplasie und je weniger myeloblastische oder Stammzellenumwandlung im Knochenmark selbst gefunden wird, um so eher wird der Fall für einen Typ Schilling gehalten werden können und umgekehrt. Zwingend sind derartige Schlußfolgerungen freilich auch nicht, da wir sichere akute Myeloblastenleukämien mit vorwiegend extramedullärer Hyperplasie kennen.

Vom praktischen Standpunkt ist die Unterscheidung unwichtig, da Klinik und Verlauf der sogenannten Monozytenleukämie durchaus dem der akuten Leukämie (s. S. 532) entsprechen. In seltenen Fällen allerdings kann man auf

Grund der richtigen Beurteilung der monozytären Zellen als sehr junger Elemente, die offenbar jünger sind als Myeloblasten und morphologisch lymphoiden Retikulumzellen entsprechen, eine besonders ungünstige Prognose stellen. Die akute Leukämie mit Ausschwemmung dieser jüngsten Stammzellen kann als besonders bösartige Sonderform der Leukämie klassifiziert werden.

Aus dem obigen Schema geht hervor, daß sich der Monoblast entweder aus dem Myeloblasten, oder aus der lymphoiden Retikulumzelle oder schließlich auch unmittelbar aus der omnipotenten primitiven Retikulumzelle entwickeln kann. Einerlei nun, ob eine Leukämie sich durch eine Hyperplasie der lymphoiden Retikulumzelle (primitiven Retikulumzelle) oder der Myeloblasten oder der diesen Zellen nächstverwandten Monoblasten entwickelt, die Bilder müssen außerordentlich ähnlich sein; im peripheren Blut werden basopile mononukleäre sehr jugendliche Elemente zu finden sein und es muß mehr minder Eindruckssache sein, ob der Untersucher von einer Monoblasten- (Monozyten-) oder Myeloblasten- (Paramyeloblasten-) oder einer Stammzellenleukämie spricht.

Da schließlich alle Blutzellen aus den primitiven oder lymphoiden Retikulumzellen hervorgehen, ist schließlich jede Leukämie eine (leukämische oder aleukämische) generalisierte Retotheliose. Durchlaufen die hyperplastischen Zellen bis zu ihrer Ausschwemmung einen mehr minder normalen Entwicklungsgang, so wird der Fall, ob „myeloische" oder „lymphatische" Leukämie, klar erkannt werden. Verlassen die hyperplastischen jungen Retikulumzellen die Bildungsstätten mehr minder in voller Unreife, zeigen das periphere Blutbild und der Sternalmarkausstrich jüngste Stammzellen, so wird es wieder Auffassungssache sein, ob man von einer leukämischen Retotheliose, von einer Monoblasten- (Monozyten-) Leukämie oder einer Paramyeloblasten- (mit besonders atypischen jüngsten Stammzellen) bzw. schließlich von einer Stammzellen-Leukämie spricht. Aleukämisch verlaufende Hyperplasien dieser Art führen, je nach Auffassung, zu aleukämischen Retotheliosen (s. S. 571) oder aleukämischen Stammzellenleukämien.

c) Plasmazellenleukämie.

Vereinzelt wurden Fälle beschrieben, in welchen bei Kranken mit Anämie und Drüsen- und Milzschwellungen ein Blutbild gefunden wurde, in welchem massenhaft oder vereinzelt (aleukämische Fälle) typische Plasmazellen gefunden wurden und bei welchen autoptisch Plasmazellinfiltrate im gesamten Knochenmark und in zahlreichen Organen nachweisbar waren. Tumorartiges Wachstum wurde in diesen Fällen in der Regel nicht gesehen. Diese Fälle werden als Plasmazellenleukämie beschrieben. Sie sind außerordentlich selten.

7. Maligne Tumoren des Retikuloendothelsystems.

Die Tumoren des Retikuloendothelsystems nehmen ihren Ausgang entweder von den lymphoiden Retikulumzellen oder von den plasmazellulären Retikulumzellen, erstere werden Retothelsarkome, letztere Myelome oder Plasmozytome genannt. Die umseitige Tabelle gibt eine Übersicht über die verschiedenen Tumorarten.

Das isolierte *Retothelsarkom* steht in Parallele zum isolierten Lymphosarkom; während dieses aus lymphozytären Elementen der Lymphdrüsen sich aufbaut, entsteht jenes aus den Retikulumzellen. Die gleiche Beziehung besteht zwischen der *generalisierten Retothelsarkomatose* und der KUNDRATschen Lymphosarkomatose. Auf die Beziehungen der generalisierten Retotheliose zum generalisierten Retothelsarkom wurde im vorangegangenen Abschnitt hingewiesen.

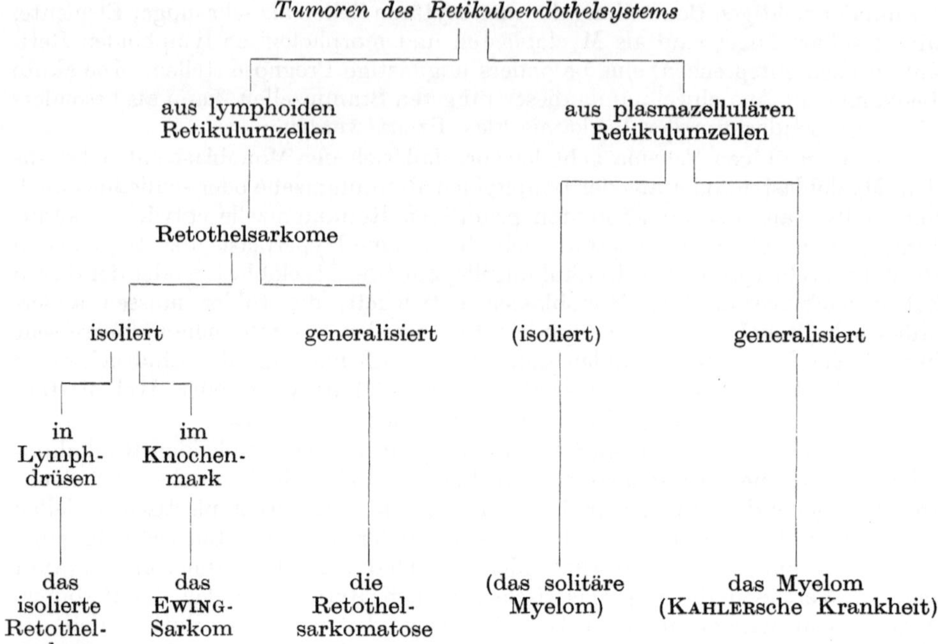

Das isolierte Retothelsarkom entsteht am häufigsten in den Halslymphdrüsen, es folgen die Tonsillen, die mediastinalen, retroperitonealen, mesenterialen
und Achsellymphdrüsen. Sie können in seltenen Fällen aber auch aus anderen
lymphadenoiden Geweben hervorgehen (Milz, Darmschleimhaut usw.). Die
Wucherung hat alle Charakteristika des bösartigen Tumors. Die Prognose ist
infaust. Rasch entwickeln sich zunächst zahlreiche Metastasen in allen Organen,
besonders im Skelett. Das Allgemeinbefinden kann aber ebenso wie bei einer
Knochenkarzinose noch lange Zeit gut bleiben. Einer unserer Patienten, bei dem
die Probeexzision der Ausgangsdrüse die Diagnose sichergestellt hatte, steht
schon das dritte Jahr in Beobachtung. Retothelsarkome sind wenigstens anfangs
strahlenempfindlich. Im Stadium schwerer Knochenmetastasierung hat sich uns
vorübergehend die Urethanbehandlung (s. S. 531), wenn auch nur für längere
Intervalle, sehr gut bewährt. Die schweren Knochenschmerzen wurden fast
schlagartig kupiert.

Das EWING-*Sarkom* ist die analoge Wucherung der Knochenmarksretikulum-
zellen. Es ist eine Krankheit des jugendlichen Alters, besonders des Mannes.
Die langen Röhrenknochen sind bevorzugt. Traumen scheinen ätiologisch eine
Rolle zu spielen. Frühzeitig kommt es zur Metastasierung in andere Abschnitte
des Skelettsystems, vornehmlich in Schädel, Wirbelsäule, Schulterblätter und
Schlüsselbeine, und später eine solche in alle Organe. Im Blutbild findet sich
eine symptomatische Anämie. Die Knochenerkrankung geht mit starken
Schmerzen einher. Die Tumoren sind sehr strahlenempfindlich, dennoch endet
die Krankheit immer nach längstens drei Jahren letal. Im Knochenmarkspunktat kann man entartete, manchmal vielkernige Retikulumzellen finden.

Das *Myelom (die* KAHLER*sche Krankheit)*. Daß das Myelom ausschließlich
und regelmäßig aus plasmazellulären Retikulumzellen hervorgeht, ist eine Erkenntnis jüngsten Datums. Früher wurden entweder alle Knochenmarkstumoren
als Myelome bezeichnet, auch die metastatischen, oder es wurde die Anschauung

vertreten, daß aus allen Knochenmarkszellen bösartige Tumoren entstehen können, und man unterschied demnach myelozytäre, myeloblastische, erythroblastische, lymphozytäre und gemischtzellige Myelome. Die früher geübte histologische Methodik an Leichenmaterial führte zu Fehldeutungen der gesehenen Bilder, die moderne Untersuchungsmethodik mit der Knochenmarkspunktion am Lebenden führte zur neuen Erkenntnis.

Das Myelom ist eine Erkrankung des mittleren und höheren Alters, 80% der Fälle liegen zwischen dem 40. und 70. Lebensjahr. Männer erkranken etwas häufiger als Frauen. Die subjektiven Beschwerden bestehen vor allem in frühzeitigen Schmerzen im Bereiche der vorwiegend befallenen Knochen, des Schädeldaches, der Wirbelsäule und der Rippen, sei es, daß das befallene Gebiet selbst schmerzt, sei es, daß in diesem Bereiche austretende Nerven gereizt werden. So klagen die Kranken über Schmerzen im Rücken, auf der Brust, im Kreuz oder über Interkostalneuralgien, Ischialgien, Armschmerzen usw. Die Schmerzen sind, ebenso wie die Schmerzen bei Karzinommetastasen in den Knochen, außerordentlich heftig, halten ununterbrochen an und sind medikamentös schwer beeinflußbar. Die einfachen Analgetika, Pyramidon, Salizylsäurepräparate usw. bringen kaum eine geringe Abhilfe. In einem späteren Stadium kommt es zu Deformierungen der Knochen, zum Einsinken der Wirbel, zu knotigen Auftreibungen des Schädeldaches und schließlich auch zu Spontanfrakturen; Frakturen können merkwürdigerweise wieder gut heilen, die Frakturstelle und der Kallus können aber benachbarte Weichteile, Nerven oder am Schädel und in der Wirbelsäule das Gehirn und Rückenmark schädigen und entsprechende Folgen bedingen. Es kann zu Querschnittsläsionen, zu Paraplegien mit Blasen- und Mastdarmlähmungen kommen. Das Röntgenbild zeigt die schweren Veränderungen, am Schädel sieht man die oft wie ausgestanzt erscheinenden Knochendefekte in Form von scharf begrenzten Aufhellungen. Gewichtsabnahme und Allgemeinschwäche stellt sich meist erst spät, dann aber in starkem Ausmaß ein.

Wie schon an anderer Stelle ausgeführt, haben die plasmazellulären Retikulumzellen bzw. die Knochenmarksplasmazellen bedeutsame Beziehungen zum *Eiweißstoffwechsel,* der bei der KAHLERschen Krankheit denn auch schwere Störungen erkennen läßt. Das Auftreten des BENCE-JONESschen Eiweißkörpers beim multiplen Myelom ist seit langem bekannt. Er wird von den Myelomzellen produziert. Er wird im Harn daran erkannt, daß er beim Erwärmen auf 56° ausfällt und bei weiterem Erhitzen wieder in Lösung geht. Seine Menge nimmt sowohl durch exogene Eiweißzufuhr wie durch endogenen Eiweißzerfall zu. Im Harn findet sich neben dem BENCE-JONES-Eiweißkörper auch eine Albuminurie gewöhnlicher Art, der BENCE-JONES-Körper kann sogar auch fehlen. Der BENCE-JONES-Eiweißkörper geht scheinbar ungehindert durch das Nierenfilter, er gibt in den Harnkanälen zur Bildung von Eiweißzylindern Anlaß und kann dadurch zur Verstopfung derselben, zur starken Erweiterung der Tubuli oberhalb der Verstopfungsstelle und damit schließlich zur Schrumpfniere führen, die einer hydronephrotischen an die Seite gestellt werden könnte. Diese BENCE-JONES-Nephrose kann also schließlich Urämie im Gefolge haben. Der Blutserum-Eiweiß-Gehalt ist in allen Fällen stark erhöht, er überschreitet immer die Normalwerte (7 bis 8 %) und kann die doppelte Höhe erreichen. Hierbei sind vorwiegend die grobdispersen Eiweißkörper vermehrt, womit die meist positive Takata-reaktion und die hochgradig beschleunigte Senkungsgeschwindigkeit der roten Blutkörperchen ihre Erklärung finden. Es kommt also beim Myelom zu einer Überproduktion von Eiweißkörpern, wobei auch pathologische Eiweißstoffe gebildet werden. Beim multiplen Myelom kommt es häufig zur Amyloidose, sie lokalisiert sich vorzugsweise im Magendarmtrakt und in den Geschwulstknoten, Leber und Milz bleiben vom Amyloid meist verschont. Der *Blutbefund* ist bis auf eine symptomatische Anämie uncharakteristisch, manchmal findet sich eine leichte Leukozytose mit Linksverschiebung bis zum Myelozyten, manchmal Leukopenie; in vereinzelten Fällen werden auch spezifische Myelomzellen im peripheren Blut gefunden. Das *Knochenmarkspunktat* ist durch den Befund von Myelomzellen, den plasmazellulären Retikulumzellen gekennzeichnet, die bis zu 50% aller Zellen ausmachen können. Diese Myelomzellen kennzeichnen sich durch gewisse Atypien als Tumorzellen und unterscheiden sich demnach auch bis zu einem gewissen Grad von den normalen Knochenmarksplasmazellen bzw. auch Blutplasmazellen, die untereinander morphologische Unterschiede ja nicht aufweisen (s. S. 492). Die Myelomzellen sind meist größer als Plasmazellen, sie können in Verbänden angetroffen werden, die Kerne sind größer und können auch in der Mehrzahl zu zwei oder zu drei beobachtet werden, sie zeigen häufig große Kernkörperchen; diese Abweichungen von der Norm entsprechen der malignen Degeneration bzw. der Tatsache, daß es sich um jüngere, noch nicht vollausgereifte Plasmazellen handelt. Der *Kalkspiegel* im Serum ist durch die Auflösung der Knochen wie bei allen knochendestruierenden Prozessen, erhöht, dadurch kann es auch zu Kalkablagerung in verschiedenen Organen, wie Lunge, Niere, Milz usw. kommen.

Der *Verlauf* des multiplen Myeloms kann langsamer oder rascher sein, die Lebensdauer nach festgestellter Diagnose schwankt zwischen drei und sieben Jahren. Die Kranken gehen schließlich an Kachexie oder unter Komplikationen, Pneumonie, Paraplegie usw. zugrunde. Die Prognose ist eine absolut infauste. Die *Diagnose*, früher gegenüber Karzinom und anderen knochenarrodierenden Erkrankungen kaum möglich, ist heute auf Grund der Plasmazellvermehrung im Sternalpunktat, der Hyperproteinämie, der überaus stark beschleunigten Senkung, der positiven Takatareaktion, des BENCE-JONESschen Eiweißkörpers im Harn nicht schwierig. Zu beachten ist, daß auch beim Lymphogranuloma inguinale und beim Lymphogranulom eine Plasmazellvermehrung im Sternalmark gefunden werden kann. Die *Therapie* ist machtlos. Das Myelom spricht auch auf Röntgenstrahlen nicht gut an. Urethan, Antifolsäure-Präparate, Aminopterin usw. werden versucht werden (s. S. 531). Die Behandlung muß ansonsten eine symptomatische sein. Gelegentlich, z. B. bei Rückenmarkskompression durch den Tumor, zeitigt ein operativer Eingriff vorübergehende Hilfe.

Solitäre Myelome ohne Generalisation sind zumindest sehr selten, manche Autoren bezweifeln ihre Existenz.

V. Hämorrhagische Diathesen (Blutungsübel).

A. Einleitung: Physiologie der Blutgerinnung.

Wenn Blut das Gefäßsystem verlassen hat und in einem Gefäß mit benetzbarer Oberfläche aufgefangen wird, geht es nach einer gewissen Zeit aus dem flüssigen in den halbfesten Zustand über: es gerinnt. Aber auch innerhalb des Gefäßsystems kann es bei höhergradiger Veränderung der Gefäßwandung oder auch unter dem Einfluß anderer Momente (s. S. 586) zur intravaskulären Gerinnung — Thrombose — und zur Bildung eines Gerinnsels — Thrombus — kommen. Gerinnungsvorgänge sind aber auch an der Blutstillung und am Wundverschluß maßgeblich beteiligt. Ist das Blut in einem Glasgefäß geronnen, so bildet es zunächst eine galleartige, homogene Masse. Nach einer gewissen Zeit jedoch löst sich der Blutkuchen von der Glaswand ab — er retrahiert sich — und preßt hierbei eine klare, durch ihren Bilirubingehalt leicht gelbliche Flüssigkeit, das Serum, ab, welches weiterhin nicht mehr gerinnt. Fängt man jedoch das Blut in einem Gefäß auf, welches eine nicht benetzbare Oberfläche besitzt, z. B. aus Athrombit, einem Kunststoff, aus Bernstein oder in einem Glasgefäß, dessen Innenfläche mit Paraffin oder noch besser mit Methylchlorsilan überzogen ist, so bleibt das Blut flüssig. Man kann das Plasma durch geeignet schnelles Zentrifugieren von den geformten Elementen, mit Ausnahme der Blutplättchen, trennen. Bringt man nun das Plasma in ein Gefäß mit benetzbarer Oberfläche, so gerinnt es in gleicher Weise wie vorhin das Vollblut. Auch hier folgt nach einiger Zeit die Retraktion des Gerinnsels unter Abpressen von Serum. Man erkennt daraus die Bedeutung der benetzbaren Oberfläche und daß der Gerinnungsvorgang nichts mit den Blutzellen zu tun hat. Das Plasmagerinnsel besteht aus einem Netzwerk des Faserstoffes, des Fibrins, dessen Entstehung aus seiner Vorstufe, dem Fibrinogen, wohl den Angelpunkt der Gerinnung darstellt. Die Vorgänge, die zur Fibrinbildung führen, sind komplexer Natur. Die klassische Gerinnungslehre, wie sie von MORAWITZ 1905 an Hand der grundlegenden Untersuchungen einer Reihe von Forschern dargestellt wurde, hat bis heute ihre Gültigkeit behalten. Sie hat lediglich Ergänzungen und Erweiterungen erfahren. Ihren Angelpunkt bildet die Anerkennung des Fermentcharakters des Thrombins, den bereits Alexander SCHMIDT erkannt hatte. Die späteren Theorien aller Autoren, die den Fermentcharakter des Thrombins leugneten und eine Erklärung der Gerinnung auf rein kolloidchemischer Grundlage versuchten, waren zum Scheitern verurteilt. Die klassische Gerinnungslehre unterscheidet zwei Phasen der Blutgerinnung. In der ersten Phase reagieren Prothrombin, Thrombokinase und Kalzium unter der Bildung des aktiven Gerinnungsfermentes Thrombin. In der zweiten Phase bewirkt dieses die Umwandlung des gelösten Fibrinogens in unlösliches Fibrin. Weiters besagt die klassische Gerinnungslehre, daß die Thrombinbildung nach Beendigung des Gerinnungsvorganges aufhört und das noch vorhandene aktive Thrombin in eine inaktive Modifikation, das Metathrombin, umgewandelt wird, aus der es durch Behandlung mit Alkali wieder aktiviert werden kann. Nach der Gerinnung folgt die Retraktion des Blutkuchens unter Auspressung von Serum, ein Vorgang, der auf die Funktion der Thrombozyten zurückzuführen ist (dritte Phase). Endlich unterliegt das Gerinnsel der Wiederauflösung (Fibrinolyse) unter Wirkung fibrinolytischer Fermente (vierte Phase). Eine kurze Darstellung der Gerinnungslehre vom heutigen Standpunkt der Erkenntnisse ist schwierig, da noch viele Probleme im Flusse sind. Immerhin sei im folgenden versucht, kurz auf die Bedeutung der oben angeführten klassischen und einiger neuer Faktoren für die Physiologie und Pathologie der Gerinnung einzugehen.

1. Das *Prothrombin* (Synonyma: Thrombogen, Prothrombase, Serozym-BORDET, Thrombinogen-OWREN) ist chemisch ein Globulin, welches sich in der Fraktion III/2 nach COHN findet, es ist leicht löslich in neutralem destilliertem Wasser und physiologischer Kochsalzlösung. Es ist nicht dialysabel. Während bisher angenommen wurde, daß Prothrombin durch Lagerung seine Aktivität verliere, konnte jetzt gezeigt werden, daß hochgereinigtes Prothrombin sehr lange haltbar ist, daß aber zu seiner Aktivierung außer Thrombokinase und Kalzium noch ein weiterer Faktor, der Faktor V, erforderlich ist. Das Prothrombin wird höchstwahrscheinlich in der Leber gebildet. Zu seiner Bildung ist das Vorhandensein des fettlöslichen Vitamin K (2-Methyl-3-phythyl-1,4-naphthochinon) erforderlich. Ein Mangel an Prothrombin — eine Hypoprothrombinämie — wird beim Menschen zustande kommen, wenn die Prothrombinbildung in der Leber durch eine Schädigung oder Unterentwicklung der Leberzellen gehemmt ist (bei schweren Leberparenchymerkrankungen, bei Neugeborenen) oder durch Mangel an Vitamin K unmöglich ist. Ein derartiger Vitamin K-Mangel kann alimentär beim Menschen nicht vorkommen, da die physiologischen Darmbakterien hinreichende Mengen Vitamin K bilden, wohl aber bei Störungen der Fettresorption, wie bei längerdauerndem komplettem Verschluß des Gallenganges oder bei Durchfallserkrankungen (besonders Sprue). Die Prothrombinbildung in der Leber kann willkürlich durch Dicumarol (3,3'-Methylen-bis-4,4'-hydroxycumarin) gehemmt werden. Substanzen, die das Prothrombin im Kreislauf hemmen, werden als Antiprothrombine bezeichnet. Als physiologisches Antiprothrombin wirkt Heparin + Co-Faktor II (s. S. 581), als künstliches Antiprothrombin die Salze der seltenen Erden Lanthan, Neodym, Praseodym.

2. Der Faktor V (OWREN) (Synonyma: Accelerator Globulin von WARE, GUEST, SEEGERS; der labile Faktor QUICK) ist ein Globulin, das bei neutraler Reaktion leicht in Wasser löslich ist. Es wird durch Trypsin zerstört, ist thermolabil und als Trockenpräparat lange haltbar, während es in Lösung schnell inaktiviert wird. Der Faktor V verschwindet schnell nach Abschluß des Gerinnungsvorganges. Unter Einwirkung von Kalziumionen und Thrombokinase geht er in den Faktor VI (Prothrombinase-OWREN, Serum accelerator globulin-WARE) über, welcher den Übergang

des Prothrombins in das Thrombin bewirkt. Er beschleunigt die erste Phase der Gerinnung, unabhängig von den übrigen daran beteiligten Faktoren, und ist wahrscheinlich zu ihrem Ablauf erforderlich. Die näheren Vorstellungen über sein Eingreifen in den Gerinnungsmechanismus sind noch zu hypothetisch, um hier erörtert zu werden. Sein Fehlen verursacht ein genau um schriebenes Krankheitsbild, die Parahämophilie-OWREN.

3. *Die Thrombokinase* (Synonyma: Thromboplastin, Thrombokinin-LENGGEN-HAGER, Zytozym-BORDET, wobei man im allgemeinen unter Zytozym die alkoholischen, unter Thrombokinase die wässerigen Gewebsextrakte versteht) ist ein thermolabiler Lipoid-Eiweiß-Komplex. Sie findet sich in allen Körperzellen und in Extrakten dieser. Weiters findet sie sich in den Thrombozyten. Sie wird aus diesen in Freiheit gesetzt, sobald die Thrombozyten mit einer benetzbaren Oberfläche in Berührung kommen und zerfallen. Wahrscheinlich ist hierzu die Anwesenheit von Kalziumionen und eines Plasmafaktors, des Thrombozytolysins erforderlich. Ob es außerdem noch eine im Plasma in Form einer inaktiven Vorstufe als Plasmaprothrombokinase vorkommende Plasmathrombokinase gibt, ist nicht sicher. Diese soll durch Änderung der Kohlensäuresättigung des Blutes (WIDENBAUER) oder durch Kalzium und benetzbare Oberflächen aktiviert werden. Für das Bestehen einer Plasmathrombokinase sprechen die Untersuchungen einer Reihe europäischer Forscher, wie WIDENBAUER, LENGGENHAGER, FEISSLY und anderer, sowie die Tatsache, daß das Blut von Patienten mit thrombopenischer Purpura genau so schnell gerinnt wie normales Blut. Anderseits sprechen neueste amerikanische Untersuchungen, bei denen alle Kontaktoberflächen mit Methylchlorsilan ideal unbenetzbar gemacht waren, so daß Thrombozytenzerfall während der Untersuchung sicher ausgeschlossen war, gegen das Bestehen einer Plasmaprothrombokinase. Ebenso wie diese Frage ist die Frage nach der chemischen Identität von Gewebsthrombokinase, Thrombozytenthrombokinase und eventueller Plasmathrombokinase noch nicht geklärt. Die Untersuchungen sprechen eher für weitgehende chemische und wirkungsmäßige Differenzen.

4. *Das antihämophile Globulin* findet sich in der Fraktion I und III/2 nach COHN. Es ist in trockenem Zustand lange haltbar, in Lösung nur kurze Zeit. Es ist von Bedeutung für die Aktivierung der Thrombozytenthrombokinase bzw. der Plasmaprothrombokinase. Zur Wirkung der Gewebsthrombokinase ist es nicht erforderlich. Sein Fehlen ist für die Entstehung der klassischen Hämophilie verantwortlich.

5. *Das Kalzium* muß in ionisierter Form vorliegen. Wird das Kalzium durch Oxalat gefällt oder durch Zitrat entionisiert, so wird das Blut ungerinnbar. Während die erste Phase der Gerinnung ohne Kalzium nicht vor sich gehen kann, ist das Kalzium für die zweite Phase nicht erforderlich, scheint aber auch dort eine beschleunigende Wirkung auf den Ablauf zu entfalten. Für die erste Phase besteht eine optimale Konzentration, da exzessiv hohe Konzentrationen die Gerinnung hemmen. Auch für den Zerfall der Thrombozyten und möglicherweise für die Umwandlung der Plasmaprothrombokinase scheint die Gegenwart von ionisiertem Kalzium erforderlich zu sein. Für die Überführung des Prothrombin in Thrombin durch proteolytische Fermente (z. B. Trypsin, Schlangengift) ist Kalzium nicht erforderlich.

6. *Das Thrombin* (Synonymum: Thrombase) ist ein Eiweißkörper, der in neutralem destilliertem Wasser und in physiologischer Kochsalzlösung leicht löslich, nicht dialysabel und hitzelabil ist. Es entsteht in der ersten Phase der Blutgerinnung aus dem Prothrombin bei Gegenwart von Faktor V, Thrombokinase und Kalzium. Von der Reaktionskinetik sei hier nur folgendes hervorgehoben: Für den normalen Ablauf der ersten Phase ist die Gegenwart des Kalziums unbedingt erforderlich. Sie hat ein Konzentrationsoptimum. Auch die Anwesenheit von Faktor V ist unbedingt erforderlich. Seine Konzentration nimmt während des Reaktionsablaufes ab. Es scheint eine gewisse minimale Menge von Faktor V erforderlich zu sein, um eine quantitative Umwandlung des vorhandenen Prothrombins zu gewährleisten. Hingegen erfährt die Konzentration der Thrombokinase während der Reaktion keine Abnahme. Ihre Menge ist nur insofern von Bedeutung, als die Reaktionsgeschwindigkeit hiervon abhängt. Auch eine geringe Menge Thrombokinase genügt bei Vorhandensein einer hinreichenden Menge von Faktor V, um alles vorhandene Prothrombin in Thrombin umzuwandeln. Dies, wie die Tatsache, daß unter Umständen auch eine Aktivierung des Prothrombin ohne Anwesenheit von Thrombokinase und Kalzium durch proteolytische Fermente möglich ist, sprechen mit größter Wahrscheinlichkeit dafür, daß dem Thrombokinase-Kalzium-Komplex nur eine katalytische Funktion zukommt, und läßt es sehr unwahrscheinlich erscheinen, daß das gebildete Thrombin Thrombokinase oder Kalzium als Bausteine enthält. Der Reaktionsverlauf ist ein autokatalytischer, jedoch uur bezüglich der Bildung des Faktor VI aus dem Faktor V, während das Thrombin selbst seine Entstehung nicht direkt zu katalysieren

vermag. WARE bezeichnet dieses Verhalten als Co-Autokatalyse. Für den Ablauf der Reaktion ist Kontakt mit einer benetzbaren Oberfläche erforderlich (für Zerfall der Thrombozyten, Freisetzung oder Wirkung der Plasmathrombokinase), hingegen scheint bei Verwendung von Gewebsthrombokinase Kontaktwirkung nicht erforderlich. Das Thrombin selbst ist ein Ferment, und zwar allgemein gesehen eine Protease, muß aber nach seiner besonderen Wirkung als Fibrinogendenaturase bezeichnet werden.

7. *Metathrombin.* Gleich nach Abschluß des Gerinnungsvorganges gewonnenes Serum besitzt starke Thrombinaktivität. Diese geht im Laufe der nächsten Zeit dadurch verloren, daß sich das Thrombin mit dem Serumalbumin oder einer Fraktion desselben, die Antithrombinfunktion besitzt, zu Metathrombin verbindet. Aus dem Thrombin-Serumalbumin-Komplex kann durch Behandlung mit schwacher Säure oder Alkali und nachfolgender Neutralisation wieder aktives Thrombin in Freiheit gesetzt werden.

8. *Das Antithrombin* des normalen Blutes zerfällt in zwei Fraktionen. Die eine Fraktion, das „Antithrombine progressive", macht 80% der gesamten antithrombischen Wirksamkeit des Blutes aus, ist in seiner Menge sehr konstant und identisch mit dem Serumalbumin oder richtiger mit der allgemein fermenthemmenden Kraft des Serumalbumins. Es ist thermolabil. Es ist dieselbe Plasmafraktion, die die Metathrombinbildung ermöglicht. Die Wirkung setzt nicht sofort ein, sondern erreicht erst nach einer Inkubation von 30 Minuten ihren Höhepunkt. Infolgedessen kommt es erst zur Auswirkung, wenn das Thrombin auf das Fibrinogen bereits gewirkt hat, also die Gerinnung bereits vorbei ist (Metathrombinbildung). Dieses Verhalten erweckt den Anschein, als ob diese Antithrombinfraktion für die Verhinderung intravaskulärer Gerinnungsvorgänge belanglos wäre, doch hat dies nur für große Thrombinmengen Geltung. Bei den kleinen, langsam entstehenden und infolge ihrer geringen Konzentration nur langsam wirkenden Thrombinmengen, wie sie im strömenden Blut vorkommen, z. B. bei langsamem Einsickern von Thrombokinase aus zerfallenden Zellen, reicht die Reaktionsgeschwindigkeit aus, um die freie Thrombinmenge immer so klein zu halten, daß eine intravaskuläre Gerinnung nicht zustande kommt (s. S. 586). Die andere Fraktion (Antithrombine immédiate) macht 20% der antithrombischen Wirksamkeit des normalen Blutes aus und ist in ihrer Menge variabel. Sie verschwindet auf Tuscheinjektion und ist vermehrt nach Immunisierung, im Pepton- und anaphylaktischen Schock und bei Gallengangsverschluß. Sie entfaltet ihre Wirksamkeit ohne Latenz und besteht aus Heparin und Cofaktor I. Dieser Komplex ist ebenfalls thermolabil. Neben den hier angeführten physiologischen Antithrombinen gibt es noch verschiedene körperfremde Substanzen mit Antithrombinwirkung, so das Hirudin, Eisen, Salyrgan, Glutathion.

9. *Das Heparin* ist ein Polyschwefelsäureester, bestehend aus Glukuronsäuren, Glukosamin, Essigsäure und Schwefelsäure. Es findet sich in der Leber, aber auch in der Lunge, im Skelettmuskel und in anderen Organen, sowie in den Granula der Mastzellen. Es ist im Blut vermehrt im Peptonschock und im anaphylaktischen Schock, es färbt sich mit Toluidinblau metachromatisch, wird durch Clupeinsulfat oder Protaminsulfat inaktiviert, ist thermostabil, während der Heparincofaktorkomplex (s. oben) thermolabil ist. Seine Wirkung ist eine doppelte, doch ist sie an das Vorhandensein von Cofaktoren gebunden; es ist daher in völlig gereinigtem Gerinnungssystem wirkungslos. Es wirkt gemeinsam mit Cofaktor I, einem Serumalbumin, als sofort wirkendes Antithrombin, gemeinsam mit einem Cofaktor II, ebenfalls einer Serumalbuminfraktion, verhindert es die Aktivierung des Prothrombin, wirkt also als Antiprothrombin.

10. *Fibrinogen* ist der grobstmolekulare globulinartige Eiweißkörper des Plasmas. Es findet sich in einer Konzentration von 0,2 bis 0,4%. Es wird wahrscheinlich im RES von Leber und Knochenmark gebildet. Das Molekül hat stäbchenförmige Gestalt. Fibrinogen wird bei Ganzsättigung mit Kochsalz oder 28% Sättigung mit Ammonsulfat reversibel ausgefällt. Seine quantitative Bestimmung erfolgt am besten nach Überführung in Fibrin und Veraschung des Gerinnsels nach KJELDAHL. Aus dem Fibrinogen entsteht sehr langsam durch spontane Denaturierung, viel schneller durch Hitze- oder Thrombineinwirkung Fibrin. Diese Fibrinbildung verläuft über eine lösliche Vorstufe des Fibrins, das sogenannte Profibrin (APITZ). Es sei hier ausdrücklich darauf hingewiesen, daß Fibrinogen und Fibrin nicht zwei kolloidchemisch verschiedene Zustandsformen ein und desselben Eiweißkörpers darstellen (Sol- und Gelzustand), sondern daß es sich hier um zwei völlig verschiedene Eiweißkörper handelt. Der Übergang von Fibrinogen zu Fibrin ist irreversibel. Wenn es auch gelingt, unter bestimmten Versuchsanordnungen (Salzkonzentration, Oxalatzugabe) Fibrin wieder zur Auflösung zu brin-

gen, so erhält man nun nicht eine Fibrinogenlösung, sondern eine Lösung von löslichem Fibrin, die sich wie eine Profibrinlösung verhält. Eine Verminderung des Fibrinogens (Fibrinogenopenie) wird als Hypinose bezeichnet und findet sich bei schweren Leberschädigungen, da offenbar die Leber als Bildungsstelle des Fibrinogens eine wichtige Rolle spielt. Eine Vermehrung, Hyperinose, findet sich bei verschiedenen Infektionskrankheiten. Sie ist zum Teil für die hochgradigen Senkungssteigerungen verantwortlich. Ein völliges Fehlen des Fibrinogens (Afibrinogenämie) findet sich selten angeboren.

11. *Das Profibrin* stellt die lösliche Vorstufe des Fibrins dar. Es entsteht sehr langsam durch spontane Denaturierung, schnell durch Hitze- oder Thrombineinwirkung aus Fibrinogen. Die Umwandlung von Fibrinogen zu Profibrin ist irreversibel, chemischer Natur und im allgemeinen thrombinabhängig. Lösungen von Profibrin sind sehr labil und können leicht zur Flockung gebracht werden. In Profibrinlösungen findet ein Reifungsprozeß statt, der darin besteht, daß aus dem molekularen Sol ein mizellares Sol entsteht, das allmählich eine übersättigte Lösung bildet. Dieser Reifungsvorgang ist rein kolloidchemischer Natur, reversibel und von der Gegenwart von Thrombin unabhängig. Während eine Lösung frischen Profibrins einheitlich ist, ist die gealterten Profibrins uneinheitlich, da die Teilchen sehr verschiedene Größe besitzen. Es bildet sich schließlich eine stark übersättigte Profibrinlösung aus, in der es dann zur Flockung unter Bildung unlöslichen Fibrins kommt. Nicht immer muß der Gerinnungsvorgang zur Bildung eines typischen Fibrinnetzes führen. Vielmehr kann es nach APITZ a) zu einer gelatinierenden oder hyalinen Gerinnung kommen, die man bei den hyalinen kapillaren Thromben in Niere und Gehirn finden kann. Auch das LAKERsche Fibrinhäutchen (s. S. 586) gehört hierher. Es handelt sich hierbei um Gelbildung noch jungen molekular gelösten Profibrins.

b) Die Koazervation, bei der es zur Bildung von Fibrinkugeln kommt. Es handelt sich hierbei um postmortale Vorgänge einer tropfigen Entmischung, wobei das Fibrin flüssig bleibt.

c) Die agglutinierende Gerinnung beruht auf der Eigenschaft ganz junger Profibrinlösungen, zu spreiten, das heißt, Oberflächen mit einem monomolekularen Film zu überziehen. Werden feste Teilchen von einem derartigen Film überzogen, so werden sie klebrig und agglutinieren. Diese Eigenschaft ist für das Profibrin so charakteristisch, daß sie zu dessen Nachweis verwendet wird. Fügt man einer Profibrinlösung eine Suspension von Bariumsulfat oder Kaolin zu, so werden die Teilchen der Suspension mit einem feinen Film von Profibrin überzogen, dadurch klebrig, agglutinieren und fallen aus. Dasselbe geschieht intravital bei der Thrombose und Blutstillung mit den Thrombozyten, welche ebenfalls von einem derartigen Profibrinfilm überzogen werden, dadurch agglutinieren und den Abscheidungsthrombus bilden. Dieser feine Fibrinfilm läßt sich mit den üblichen histologischen Färbemethoden nicht nachweisen.

d) Fibrinkristall- oder Drusenbildung. Unter postmortalen Verhältnissen kommt es nach Wegfall der Strömung zur Ausbildung von Riesenmizellen.

e) Bei der Bildung von Spinnwebgerinnseln im Liquor, bei der die Fibrinbildung besonders langsam erfolgt, kommt es zur Ausbildung quergestreifter Fibrinfäden, die auf räumliche Molekularanordnung zurückzuführen ist.

12. *Das fädige Fibrin* ist das häufigste Endprodukt des Gerinnungsvorganges. Es stellt ein fädiges zweidimensionales Mizellargerüst dar, das schnell aus dem übersättigten Mizellarsol des Profibrins ensteht. Die Fibrinbildung erfolgt gewöhnlich unter Einwirkung des Thrombins. Sie erfolgt um so schneller, je mehr Thrombin vorhanden ist. Bezüglich der Konzentration des Fibrinogens, der Elektrolyte und der Wasserstoffionen sowie der Temperatur besteht ein Reaktionsoptimum.

13. *Die Retraktion* setzt nach Abschluß der Gerinnung ein. Sie ist an das Vorhandensein der *Thrombozyten* gebunden und bleibt bei deren Fehlen, z. B. bei der Thrombopenie, aus. Wahrscheinlich bilden die Thrombozyten sogenannte Gerinnungszentren, wodurch die Gerinnselbildung inhomogen wird, während völlig homogene Gerinnsel sich nicht retrahieren. Anderseits kann Zusatz von Suspensionen, z. B. Oxalatniederschlägen, auch zur Bildung von Gerinnungszentren und dadurch zur Retraktion des Gerinnsels Anlaß geben. Die Retraktion ist von Bedeutung für den Wundverschluß und vielleicht auch für die Ablösung von Thromben.

14. An die Gerinnung schließt sich die *Fibrinolyse* an, die auf Anwesenheit eines *fibrinolytischen Fermentes* zurückgeführt wird, das wahrscheinlich von Thrombin, Thrombokinase und Trypsin verschieden ist. Es führt zur Auflösung des Gerinnsels und zum Abbau des Fibrins bis zu Polypeptiden und Aminosäuren.

15. Abschließend sei hier noch die Bedeutung der *Thrombozyten* für den Gerinnungsvorgang zusammengefaßt. Die Thrombozyten entstehen aus den Megakaryozyten

im Knochenmark durch Plasmaabschnürung. Die Vorstufe des Megakaryozyten ist der Promegakaryozyt, (Megakarioblast) eine Zelle mit gleichmäßig gefärbtem basophilem Plasma, rundem, etwas plumpem Kern, der im Verhältnis zum Protoplasma einen sehr großen Raum einnimmt. Die Zelle ist größer als ein Myeloblast, ihm aber ähnlich. Die Megakaryozyten stellen sehr große vielkernige Zellen dar, mit einem großen, gelappten, basophilen oder neutrophilen, granulierten oder nicht granulierten Plasma. In ihrer Umgebung findet man meist zahlreiche, in Häufchen gelegene Thrombozyten. Die Zellen bekommen pseudopodienartige Fortsätze, die sich durchschnüren. Die Thrombozytenzahl beträgt etwa 200000 bis 300000, sie messen 2 bis 4 μ, färben sich schwach basophil und lassen in der GIEMSA-Färbung eine rötliche, granulierte Zentralpartie erkennen. Dementsprechend unterscheidet man ein peripheres Hyalomer und ein zentrales Granulomer. Elektronenoptisch besitzt das zytoplasmatische Hyalomer einen gerüstartigen retikulären Aufbau, während das Granulomer aus 20 bis 120 kugeligen Körnern besteht. Während der Gerinnung bildet das Hyalomer Fortsätze, bildet Vakuolen und zerfällt. Das Granulomer ballt sich zusammen und wird als Haftkörper in das Fibrinnetz eingebaut. Die Fibrinmoleküle greifen an diesen Haftkörpern an. Das Fibrinnetz zieht sich von diesen Fixpunkten aus zusammen. Fehlen die Thrombozyten und mit ihnen die Haftpunkte, so wird das Gerinnsel völlig homogen und die Retraktion bleibt aus. Formal unterscheidet man Mikro-, Normo- und Makrothrombozyten. Nach dem Alter unterscheidet man Thromboblasten, unreife Jugendformen, Jugendformen, normale Plättchen und Altersformen. Unter pathologischen Umständen kann man besonders kleine und besonders große Plättchen (Riesenplättchen) beobachten. Auch die Art der Granulation kann von Bedeutung sein. Sie kann zahlreich und fein, grob und pyknotisch, gering und ungleich sein oder vollkommen fehlen. Die unreifen Jugendformen färben sich stark blau, degenerative Vorgänge führen zu einer Plättchenanisozytose, Reizformen sind besonders groß (Riesenplättchen), Thromboblasten sind große runde Zellformen mit Kernen und Kernresten.

Unter pathologischen Umständen sind die Megakaryozyten bei verschiedenen Formen der symptomatischen Thrombopenien durch Verdrängung im Knochenmark vermindert, während sie bei den essentiellen Formen eher vermehrt sind, aber neugebildete Thrombozyten in ihrer Umgebung vermissen lassen. Die Megakaryozyten können auch atypisch geformt sein. Sowohl bei den symptomatischen, aber besonders bei den Formen der essentiellen Thrombopenien finden sich im peripheren Blutbild die beschriebenen atypischen Thrombozytenformen, über deren Verteilung die Differentialzählung der Thrombozyten Aufschluß gibt. Ihr kommt besondere Bedeutung zur Erkennung der Thrombasthenien zu, bei denen die Thrombozytenzahl normal ist, aber die Thrombozyten funktionell minderwertig und auch mit formalen Veränderungen behaftet sind.

Die Bedeutung der Thrombozyten im Gerinnungsvorgang ist eine mehrfache, wie aus den obigen Ausführungen hervorgeht. Sie stellen eine wichtige Quelle der Thrombokinase dar. Zu deren Abgabe zerfallen sie unter dem Einfluß einer benetzbaren Oberfläche bei Gegenwart von Kalziumionen. Ob hierzu oder erst zur Aktivierung der abgegebenen Thrombokinase die Anwesenheit des antihämophilen Globulins erforderlich ist, ist noch nicht bekannt. Ihre zweite Aufgabe ist, die Kondensationskerne im Aufbau des Fibrinnetzes zu bilden. Die dritte Aufgabe besteht in der Retraktion des Blutkuchens, die bei Thrombopenie ausbleibt. Eine weitere Aufgabe ist, das Substrat des Abscheidungsthrombus zu bilden; sie sind so an der Blutstillung maßgeblich beteiligt, worauf weiter unten ausführlich hingewiesen ist. Darüber hinaus sollen die zerfallenden Thrombozyten auch vasoaktiv und konstringierend auf die Kapillaren wirken. Darauf werden zum Teil die gefährlichen Nebenerscheinungen bei der Infusion zu frischen defibrinierten Blutes zurückgeführt.

Im umseitigen Schema sei die klassische Gerinnungslehre dargestellt, wie sie sich unter Berücksichtigung der aufgezählten Faktoren darstellt.

Anschließend seien kurz die wichtigsten Methoden erwähnt, derer man sich zur Erfassung einer Gerinnungsstörung bedient.

Bestimmung der Gerinnungszeit. Hierzu stehen verschiedene Methoden zur Verfügung. Die Normalwerte sind bei den einzelnen Methoden verschieden.

a) Methode nach SCHULTZ. Man entnimmt Blut ohne Zusatz aus der Kubitalvene und füllt dieses in ein Glasröhrchen, das etwa zwölf perlenartige Erweiterungen hat. Man hat vorher mit einer Glasfeile zwischen den Erweiterungen angefeilt. Zunächst wird 5 Minuten gewartet, dann alle ein bis zwei Minuten eine Perle abgebrochen und in eine Eprouvette gebracht, die mit Wasser gefüllt ist. Hierbei vermeidet man, die Perlen mit der Hand anzugreifen. Man schüttelt. Solange keine Gerinnung vorliegt, entleert sich die Glasperle sofort und es tritt Hämolyse ein, bei beginnender Gerinnung

Schema der Blutgerinnung in Anlehnung an Wöhlisch.

Zeichenerklärung: Ausgezogener Pfeil: „Übergang in …“; gestrichelter Pfeil: „Einwirkung auf …“; punktierter Pfeil: „Hemmwirkung auf … durch oder als …“; A. Pr. Thr. = Antiprothrombin; A. Thr. = Antithrombin. Die unterstrichenen Faktoren sind im Plasma enthalten.

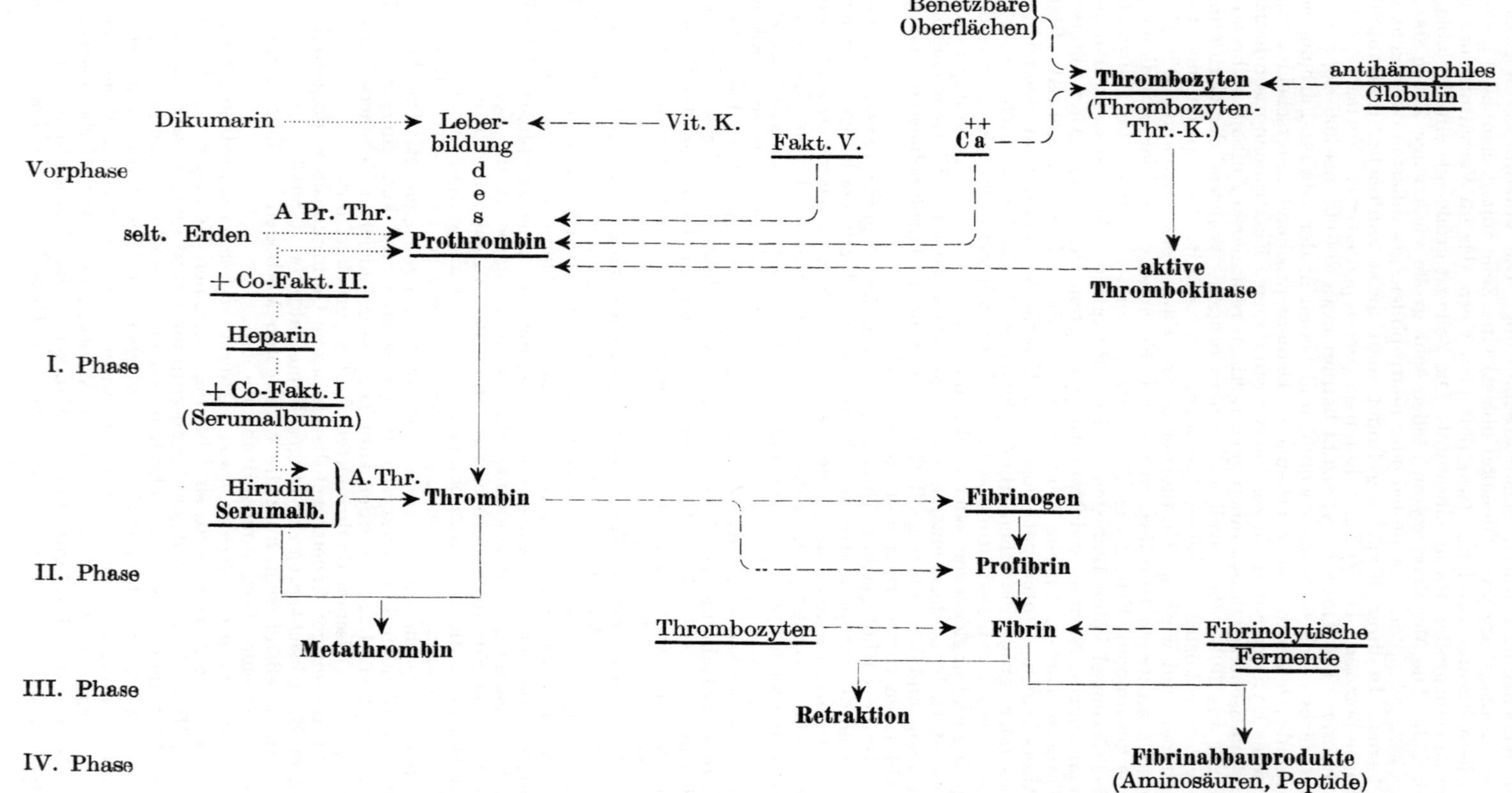

wird ein kleines Gerinnsel im destillierten Wasser schwimmend gefunden, keine Hämolyse, bei vollkommener Gerinnung bleibt das Gerinnsel in der Glasperle. Normalzeiten für beginnende Gerinnung 6 bis 9 Minuten, für komplette 12 bis 20.

b) Methode nach KLINGER und HIRSCHFELD. 1 bis 2 ccm Venenblut wird auf ein paraffiniertes Glasschälchen gebracht und in eine feuchte Kammer gestellt. Alle 3 bis 5 Minuten öffnet man und fährt mit einem paraffinierten Glasstab langsam durch die Probe und bestimmt die Zeit, bis der erste Fibrinfaden herausgezogen werden kann (normal nach 30 bis 40 Minuten), und den Zeitpunkt der vollständigen Gerinnung (1 bis 3 Stunden).

Bestimmung der Blutungszeit nach DUKE. Mit einer 3 mm langen SNAPPER-Lanzette wird ein Einstich in das Ohrläppchen oder die Fingerbeere ausgeführt. Der austretende Bluttropfen wird alle 15 Sekunden mit einem Filterpapier abgesaugt. Normal hört die Blutung nach 2 bis $2^1/_2$ Minuten auf. Sie ist bei Thrombopenien verlängert. Bei Hämophilie ist sie normal, doch kann die Blutung noch nach langer Zeit bei geringem Druck wieder in Gang gebracht werden. Die Methode gibt nicht so sehr Aufschluß über Veränderungen der Gerinnbarkeit als über Veränderungen des Endothelfaktors und den Verschluß der kleinen Gefäße durch Thromben. Sie ist verlängert bei allen mit Endothelschäden einhergehenden Krankheiten, wie Thrombopenien, Thrombopathien, Skorbut usw.

Bestimmung der Prothrombinzeit nach QUICK (modifiziert). Aus der Kubitalvene werden 1,8 ccm Blut entnommen und in der Injektionsspitze mit 0,2 ccm 1,33%iger Natriumoxalatlösung vermischt. Die Bestimmung soll innerhalb der ersten 8 Stunden nach der Blutentnahme durchgeführt werden. 0,1 ccm der Blutmischung werden auf einer Tüpfelplatte, die im Wasserbad bei 38 Grad gehalten wird, aus einer Tropfpipette mit einem Tropfen einer frisch aus Kaninchenhirnpulver hergestellter Thrombokinaselösung (0,3 g Kaninchenhirnpulver Hoffmann-La Roche werden mit 4 ccm physiologischer Kochsalzlösung 10 Minuten verrührt, dann 20 Minuten bei 45 Grad extrahiert und schließlich langsam zentrifugiert, so daß eine trübe Lösung entsteht) und mit einem Tropfen einer 1,5%igen Kalziumchloridlösung versetzt. Es wird mit einer Stoppuhr die Zeit bestimmt, die nach Zugabe des Tropfens Kalziumchlorid vergeht, bis man mit einer Platinöse den ersten Fibrinfaden beim Durchfahren herausziehen kann. Mit einem Normalblut muß jedesmal die Normalzeit für die verwendete Thrombokinaselösung bestimmt werden.

Thrombozytenzählung nach FONIO. Ein Tropfen 14%iger Magnesiumsulfatlösung wird auf die Fingerbeere gebracht und durch diese hindurch ein Einstich in die Fingerbeere ausgeführt. Man vermischt das vorquellende Blut mit dem Magnesiumsulfat, macht Ausstriche wie üblich und läßt 24 Stunden lufttrocknen. Dann färbt man nach MAY-GRÜNWALD, GIEMSA, nur mit verlängerter Färbezeit für GIEMSA (etwa 3 Stunden), indem man den Objektträger mit der Schicht nach unten auf der Färbeflüssigkeit schwimmen läßt, damit keine Farbstoffniederschläge entstehen. Man zählt dann die auf 1000 Erythrozyten entfallende Thrombozytenzahl. Bei Kenntnis der Gesamterythrozytenzahl kann man daraus die Gesamtthrombozytenzahl errechnen. Normalwert 300000.

Zur Prüfung der Kapillarresistenz stehen folgende Methoden zur Verfügung:

1. Der RUMPEL-LEEDE-HESSsche Stauungsversuch. Nach Anlegen einer Staubinde am Oberarm mit einem Druck, bei dem der Radialispuls gerade noch fühlbar ist, wird die nach 8 Minuten innerhalb eines Kreises mit 5 cm Durchmesser entstandene Anzahl von Blutpunkten gezählt. Zehn Blutpunkte sind noch normal.

2. KOCHsche Stichprobe. Mit vier Nadelstichen wird ein Rechteck von 2 qcm markiert und auch der Mittelpunkt durch einen Stich gekennzeichnet. Nach 24 Stunden findet man bei Normalen keine Veränderungen, bei hämorrhagischen Diathesen Blutaustritte.

3. Saugversuch. In einer kleinen Saugglocke, die auf die Haut fest aufgesetzt wird, wird ein gemessener Unterdruck hergestellt, eine Minute einwirken gelassen und die Anzahl der entstandenen Blutpunkte gezählt. Es wird nun jener geringste Druck ermittelt, bei dem eine gewisse Anzahl von Blutpunkten entsteht (kritischer Druck).

4. Klopf- oder Kneifversuch. Durch Beklopfen der Haut über einer knöchernen Unterlage oder durch Kneifen einer Hautfalte entstehen bei Endothelläsionen Hautblutungen.

Die intravitale Gerinnung. Was wir bisher dargestellt haben, war der Gerinnungsprozeß, wie er sich uns, losgelöst vom Individuum, in der Eprouvette, darstellt. Es kommen aber auch innerhalb des lebenden Organismus Gerinnungsvorgänge zur Beobachtung, die man als die intravitale Gerinnung zusammenfaßt. Es handelt sich hierbei um zwei völlig verschiedene Vorgänge: Nämlich um die pathologische Gerinnung innerhalb des Gefäßsystems, die Thrombose, und um Gerinnungsvorgänge, die die Blutstillung und den Verschluß von Wunden bezwecken.

a) Die intravaskuläre Gerinnung (Thrombose). Pathologisch-anatomisch unterscheidet man zwischen dem weißen Abscheidungs- und dem roten Gerinnungsthrombus. Der erstere ist grauweiß und besteht vorwiegend aus Thrombozyten. Die Gerinnungsthromben gleichen in ihrer Zusammensetzung den extravasalen Gerinnseln. Sie enthalten die Blutzellen in gleichem Verhältnis wie intravital. Zwischen diesen findet sich ein Fibrinnetz. Sie entstehen nur in vollkommen vom Blutstrom abgeschlossenen Gefäßstrecken, also z. B. hinter einem obturierenden Thrombus. Reine weiße Agglutinationsthromben, die sich ausschließlich aus Plättchen aufbauen, finden sich nur in den kleinen Gefäßen. In den größeren Gefäßen zeigt der Abscheidungsthrombus eine Riffelung, zwischen deren Erhebungen sich rotes Koagulationsmaterial findet, so daß eine Schichtung zustande kommt.

Bezüglich der auslösenden Ursachen, die zur Thrombose führen, sei auf das Kapitel Thrombose in Band I, S. 287 verwiesen. Hier interessieren nur die Gerinnungsvorgänge, die bei der Ausbildung der Thrombose eine Rolle spielen. Vor allem verdient betont zu werden, daß es sich bei beiden Formen der Thrombose um Gerinnungsvorgänge handelt, während ursprünglich angenommen wurde, daß nur bei der roten Gerinnungsthrombose Gerinnungsvorgänge eine Rolle spielen. Das kam daher, daß es wohl gelingt, das Fibrinnetz im Gerinnungsthrombus histologisch nachzuweisen, nicht aber den monomolekularen Fibrinfilm, der beim Abscheidungsthrombus die Plättchen überzieht. Es sind also nicht prinzipiell verschiedene Vorgänge, sondern nur quantitative Unterschiede, die einmal zur Entstehung des Abscheidungs- und einmal zur Entstehung des Gerinnungsthrombus führen. Die Vorgänge lassen sich am besten an Hand der experimentellen Thrombose erklären. Setzt man experimentell eine Endothelschädigung, so kann man beobachten, wie sich zunächst ein feines Häutchen über dem verletzten Endothel ausbildet, kenntlich an einer Änderung der Lichtbrechung (LAKERsches primäres Fibrinhäutchen, gelatinös-hyaline Gerinnung), dann beginnen die vorbeiströmenden Thrombozyten zu agglutinieren und bleiben an dem Häutchen haften. Allmählich bleiben immer mehr Thrombozyten und auch vereinzelte Leukozyten haften, also die Elemente, die vorwiegend im Randstrom gelegen sind, und erst später bilden sich die ersten Fibrinfäden aus. Sobald das Gefäß vollkommen verschlossen ist, kommt es im Anschluß an den Abscheidungsthrombus zur Ausbildung eines roten Gerinnungsthrombus mit typischem Aufbau wie bei einem Blutkuchen. So ist ein gemischter Thrombus entstanden. Die Gerinnungsvorgänge hat man sich hierbei so vorzustellen, daß von geschädigten Gefäßwandzellen Thrombokinase an das vorbeiströmende Blut abgegeben wird. Diese aktive Thrombokinase verwandelt das Prothrombin des Blutes in Thrombin. Durch die Strömungsvorgänge bleibt jedoch die Thrombinkonzentration immer gering, so daß die zweite Phase der Gerinnung nur langsam abläuft, sich also nur allmählich Profibrin bildet und das Profibrinstadium nur langsam durchlaufen wird. Im Bereich des geschädigten Gefäßendothels, wo also die Thrombokinasekonzentration am höchsten war, findet man die ersten Zeichen der Gerinnung, die Ausbildung des primären Fibrinhäutchens, durch gelatinierende Gerinnung, bei der, wie wir oben zeigten, der molekulare Aufbau gewahrt ist, also die Entstehung aus dem jüngsten Profibrin erfolgen kann. Weiters überzieht das junge Profibrin infolge seiner großen Tendenz, zu spreiten, die vorbeiströmenden im Randstrom befindlichen Thrombozyten mit einem Fibrinfilm, so daß diese klebrig werden, untereinander agglutinieren und an dem ebenfalls klebrigen Fibrinhäutchen haften bleiben. Sofern Thrombin in das strömende Blut gelangt, ist seine Konzentration so gering, daß es leicht vom Antithrombin unschädlich gemacht wird. Sobald der Abscheidungsthrombus das Lumen völlig verschlossen hat, ist der Blutstrom unterbrochen. Jetzt erreicht die Thrombokinase, die zum Teil aus dem geschädigten Gefäßendothel, zum Teil aus den den Thrombus aufbauenden Thrombozyten stammt, eine so hohe Konzentration, dementsprechend auch Thrombin und Profibrin, daß die Gerinnung jetzt schnell bis zur Ausbildung fädig-netzigen Fibrins verläuft: Es kommt zum Vollbild der Gerinnung und zur Ausbildung des roten Gerinnungsthrombus.

b) Blutstillung. Die Vorgänge, die zur intravitalen Blutstillung führen, sind komplexer Natur. Sie werden verschieden sein, je nach der Art des Traumas, das zur Gefäßeröffnung führte (glatte Schnittwunde, Quetschung, Nekrose, Andauung usw.), nach dem Organ, das verletzt wurde, und nach der Größe der Gefäße, die eröffnet wurden. Dementsprechend sind es verschiedene Mechanismen, die sich an der Blutstillung beteiligen: 1. Direkte Verklebung des Gefäßes durch Verkleben der Gefäßwandung, durch Kompression von außen, durch Wirkung kontraktiler Kräfte der Gefäßwandung; 2. Gerinnungsvorgänge; 3. Veränderungen des Kreislaufes, Kollaps usw.

Einfache Überlegungen zeigen, daß der erste Punkt für die Blutstillung nur von untergeordneter Bedeutung sein kann. Es sind besonders glückliche Zufälle, wenn bei einer Verletzung eines größeren Gefäßes die Gefäßenden so aneinander genähert werden, daß die Endothelien verkleben, die Bindegewebsfasern verfilzen und so einen Gefäßverschluß ermöglichen. Auch die Kontraktion elastischer Fasern und glatter Muskeln der Wandung größerer Gefäße führen meist nur zu unvollkommener und vorübergehender Kontraktion der Gefäße, so daß dadurch keine sichere Blutstillung gewährleistet wird. Die Retraktion größerer Gefäße wird die Ausbildung eines größeren Hämatoms zwischen dem umgebenden Bindegewebe einerseits, Gefäßende und Wundfläche anderseits ermöglichen. Die eigentliche Blutstillung wird aber auch hier durch Gerinnungsvorgänge erfolgen, für die die geeigneten Umgebungsbedingungen durch die Retraktion des Gefäßes geschaffen wurden. Bedeutender sind die Verklebungsvorgänge für den Verschluß der Kapillaren und kleinsten Gefäße im Mesenterium, im Fettgewebe und in der Kutis. Hier wird es sehr häufig bei Durchtrennung durch Stichverletzungen zur mechanischen Annäherung der durchtrennten Endothelzellen und sofortiger Verklebung ohne Blutung kommen.

Die größte Bedeutung kommt bei der Blutstillung den Gerinnungsvorgängen zu. Bei Durchtrennung kleiner arterieller oder venöser Gefäße kommt es zur Ausbildung eines aus Thrombozyten bestehenden Abscheidungsthrombus peripher vom durchtrennten Gefäß, der an der Gefäßschnittfläche haftet. Der Thrombozytenhaufen vergrößert sich um so schneller, je schneller das Blut ausströmt. Schließlich verschließt er die Öffnung ganz. Dies führt aber zu Drucksteigerung und zum Durchbrechen eines neuen Blutungsstromes an einer schwachen Stelle des Thrombus. Auch diese Blutungsstelle wird wieder durch Thrombozyten verschlossen. Dieses Spiel kann sich mehrmals wiederholen, bis es zur endgültigen Blutstillung kommt. Allmählich bilden sich auch Fibrinfäden aus. Später setzen sekundäre Vorgänge ein. Durch Retraktion der Fibrinfäden können die Wundränder aneinander genähert werden. Die Blutplättchen fließen zusammen und bilden eine fädig-netzige Masse, in der die einzelnen Plättchen nicht mehr zu erkennen sind. Während der frische Thrombus nur locker haftet, sitzt er nun ganz fest und kann nur schwer entfernt werden. Die Gerinnungsvorgänge entsprechen im einzelnen denen, die bei der intravaskulären Abscheidungsthrombose geschildert wurden. Als Quelle der Thrombokinase dienen zunächst die durchtrennten Gefäßwandzellen, später wahrscheinlich auch Thrombozyten. Infolgedessen wird der Gerinnungsvorgang um so schneller vor sich gehen, je mehr die Gewebszellen in der Umgebung des Gefäßes bei der Verletzung zerstört wurden. In gleicher Weise wie oben geschildert, kommt es zu Thrombin- und Profibrinbildung und zur Plättchenagglutination.

Bei glatter Verletzung großer Gefäße kommt es ohne ärztliche Hilfe meist zum Verblutungstod, da die Thrombusbildung zu langsam erfolgt und nicht fest genug ist, um dem hohen Blutdruck standzuhalten. Anders sind die Verhältnisse, wenn durch die oben geschilderte Retraktion des Gefäßes oder durch die Wundverhältnisse überhaupt das Blut nicht frei abfließt, sondern die Möglichkeit zur Hämatombildung besteht. Im Hämatom entwickelt sich unter dem Widerstand der umgebenden Weichteile ein hinreichender Druck, der ein weiteres Bluten aus dem Gefäß verhindert. Sobald die Blutung zum Stillstand kommt, können Gerinnungsvorgänge, meist von peripher her, Platz greifen und so zum thrombotischen Verschluß des Gefäßes führen. Ist die Intima sehr stark zerfetzt, so kann es auch zu intravaskulärer Thrombenbildung kommen.

Völlig andere Verhältnisse finden sich bei der Blutung aus den Kapillaren bei flächenhafter Verletzung parenchymatöser Organe. Hier kommt es zur Ausbildung eines flächenhaften Fibrinschorfes, der reichlich Fibrinfäden, wechselnd viele Erythrozyten und nur wenig Thrombozyten enthält. Er bedeckt die Wunde mit einem teppichartigen Belag und verhindert so eine weitere Blutung. In den einzelnen Kapillaren sieht man daher keinen besonderen Verschluß. Nur dort, wo stellenweise kleine Venen durchtrennt sind, finden sich Thrombozytenhäufchen nach Art der Abscheidungsthrombosen. Das Fibrin bewirkt auch das Ankleben von Nachbarorganen und das oft vollkommene Verkleben tiefer Einschnitte in parenchymatöse Organe. Diesen andersartigen Gerinnungsverlauf kann man nur so erklären, daß aus den zahlreichen durchtrennten Parenchymzellen große Mengen Thrombokinase frei werden. Infolgedessen steht viel Thrombin zur Verfügung, das die Bildung großer Mengen von Profibrin und deren schnelle Ausreifung zu fädig-netzigem Fibrin ermöglicht. So kommt es zu typischer Gerinnung. Es bestehen also zwischen dem Verschlußmechanismus blutender kleiner Gefäße und großer Parenchymwunden dieselben rein quantitativen Unterschiede der Gerinnung wie zwischen Gerinnungs- und Abscheidungsthrombose.

Dem dritten Punkt, den Kreislaufveränderungen, kommt wieder nur eine untergeordnete Bedeutung zu. Man muß zwischen rein örtlich durch die veränderten Strömungsbedingungen verursachten Kreislaufänderungen und allgemeinen unterscheiden. Die ersteren sind wahrscheinlich nur Folgen des Gefäßverschlusses. Ob auch eine aktive Umleitung der Strömung vom Ort der Gefäßverletzung weg auf Grund einer Selbststeuerung möglich ist, ist nicht allgemein anerkannt. Die allgemeinen Kreislaufveränderungen, die durch einen Kollaps bedingt sind, der entweder durch den großen Blutverlust oder durch den Verletzungsschock verursacht wird, führt bei peripheren Verletzungen zu einer Senkung des Blutdruckes, dadurch zu einer zumindest vorübergehenden Erleichterung des thrombotischen Gefäßverschlusses. Bei inneren Verletzungen im Pfortadergebiet wird er jedoch durch die Blutverlagerung in dieses Gebiet zu einer Verschlechterung der Verhältnisse Anlaß geben.

In allen jenen Fällen, in denen die Gerinnungsfähigkeit des Blutes durch pathologische Veränderungen vermindert ist (bei den hämorrhagischen Diathesen), wird die Blutstillung und in manchen Fällen auch die Wundheilung erschwert sein. Bereits kleine Wunden, die unter normalen Verhältnissen leicht thrombotisch verschlossen würden, können zur Verblutung führen, wenn die Bildung des Fibrinnetzes unmöglich ist oder die Thrombozyten zum Aufbau des Thrombus fehlen.

B. Einteilung der hämorrhagischen Diathesen.

Unter dem Namen hämorrhagische Diathesen wird eine Gruppe verschiedener Krankheiten mit verschiedenster Ursache zusammengefaßt, denen eine vorübergehende oder dauernde Bereitschaft zu Blutaustritten, sei es in das Gewebe, sei es durch Wunden nach außen, gemeinsam ist, wobei die Blutaustritte entweder ohne entsprechende Ursache oder bei gegebener Ursache abnorm verstärkt zustande kommen. Es handelt sich hierbei entweder um kleinste, flohstichartige Blutungen in Haut (Petechien) und Schleimhäute (Ekchymosen) oder flächenhafte, oberflächliche und tiefer gelegene Blutungen (Suffusionen) oder um verstärkte Blutungen nach außen aus Wunden von Haut oder Schleimhaut oder um die Verstärkung physiologischer Blutungen. Verstärkte Blutungen aus örtlicher Ursache gehören jedoch nicht zu den hämorrhagischen Diathesen.

Die hämorrhagischen Diathesen oder Blutungsübel unterteilt man je nachdem, ob sie auf eine Störung des Gerinnungsmechanismus oder des Gefäßsystems zurückzuführen sind, in dysthrombotische und dysvaskuläre (angiopathische) Blutungsübel. Die beiden Krankheitsgruppen unterscheiden sich grundsätzlich durch den Mechanismus, der zur Blutung führt. Bei den dysthrombotischen Blutungsübeln kann nur dann eine Blutung auftreten, wenn ein Trauma hierzu Anlaß gibt. Dieses Trauma kann so geringfügig sein, daß es beim Normalen zu keiner merklichen Blutung Anlaß gibt oder daß es überhaupt nicht als solches bemerkt wird (z. B. Gelenksblutung bei Hämophilie nach Überstrecken des Gelenkes, bei Sprung aus geringen Höhen, Muskelblutung nach längerem Marsch durch Gefäßzerreißung infolge Ermüdung). Es gibt aber keine Spontanblutungen. Bei den dysvaskulären (angiopathischen) Blutungsübeln ist zum Zustandekommen der Blutung kein Trauma erforderlich, hier können infolge der Gefäßwandschädigung Spontanblutungen auftreten. Die Einordnung der einzelnen Blutungsübel in die eine oder andere Gruppe macht im allgemeinen keine Schwierigkeit, nur die Thrombopenien nehmen eine Zwischenstellung ein, da neben dem Mangel an Thrombozyten auch ein Gefäßschaden vorliegt.

C. Dysthrombotische Blutungsübel.

1. Hypoprothrombinämien.

Die Verminderung des Prothrombins, sofern dieses mindestens unter 40% der Norm absinkt, führt zu einer hämorrhagischen Diathese. Meist wird aber die Blutungsneigung erst manifest, wenn der Prothrombinspiegel auf weniger als

20% absinkt. Wie schon eingangs erwähnt, erfolgt die Prothrombinbildung in der Leber unter dem Einfluß des Vitamins K. Es sind daher verschiedene Störungen, die zu einer Verminderung des Prothrombinspiegels führen können. Eine wirkliche alimentäre Vitamin K-Avitaminose ist beim Menschen nicht beschrieben, da der Mensch bezüglich seiner Vitamin K-Versorgung nicht auf die Zufuhr von außen angewiesen ist, sondern das Vitamin K resorbiert, das durch seine physiologischen Darmbakterien gebildet wird. Nur in den ersten Lebenstagen des Neugeborenen, solange der Darm noch nicht von Bakterien besiedelt ist, könnte ein Vitamin K-Mangel eine Rolle spielen. Wichtig sind jedoch jene Vitamin K-Mangelzustände, die dadurch bedingt sind, daß die Resorption des fettlöslichen Vitamins gestört ist. Dies wird bei allen jenen Krankheitszuständen der Fall sein, die mit einer Fettresorptionsstörung, einer Steatorrhoe, einhergehen. Man bezeichnet daher diese Form der Hypoprothrombinämie als steatorrhoisch. Es wird aber auch dann zu einem Prothrombinmangel kommen, wenn die Leberzellen so schwer geschädigt sind, daß sie auch bei hinreichender Versorgung mit Vitamin K nicht Prothrombin zu bilden imstande sind. Dies ist bei allen schweren Leberparenchymerkrankungen der Fall, weshalb man diese Form auch als die hepatargische bezeichnet. Aber auch dann, wenn die Leberzellen noch nicht voll entwickelt sind, wird die Prothrombinbildung behindert sein. Das ist bei den Neugeborenen innerhalb der ersten Lebenswoche der Fall. Bei allen älteren Säuglingen sind die Hypoprothrombinämien schon vom gleichen Gesichtspunkt aus zu betrachten wie beim Erwachsenen. Die strenge Trennung der beiden Grundformen der Hypoprothrombinämien ist besonders vom Standpunkt der Therapie von eminenter Wichtigkeit.

a) *Der durch Resorptionsstörung bedingte Prothrombinmangel (steatorrhoische Form des Prothrombinmangels).* Bei allen Erkrankungen, die mit einer Fettresorptionsstörung verbunden sind, kommt es zu einer Verminderung des Prothrombinspiegels. Diese ist am stärksten ausgeprägt bei allen Formen des Gallengangverschlusses und bei Gallengangfisteln, bei denen die gesamte Galle nach außen abfließt. Die gesteigerte Blutungsneigung bei Operationen von Patienten mit lange dauerndem Gallengangsverschluß war den Chirurgen seit langem bekannt und von ihnen gefürchtet. Viel weniger ausgeprägt ist diese Störung bei den übrigen Formen der Steatorrhoe wie bei der Sprue, der Zöliakie der Kinder und auch bei manchen anderen lange dauernden Durchfallserkrankungen. Die Störung ist hier nicht so deutlich, weil bei diesen Erkrankungen die Resorption nur hochgradig herabgesetzt ist und weil die Störung in ihrem Ausmaß dauernd Schwankungen unterliegt.

Da nur die Resorption des Vitamin K gestört ist, sind diese Blutungsneigungen sehr leicht therapeutisch beeinflußbar. Theoretisch würde es bei Gallengangverschluß genügen, Gallensäuren peroral zuzuführen. Auch die perorale Zufuhr von wasserlöslichem Vitamin K müßte ausreichen, doch ist die Wirkung dieser Maßnahmen wenig prompt und wird von der parenteralen Vitamin K-Therapie weit übertroffen; aber auch hier sind die wasserlöslichen Präparate (Synkavit oder Hemodal) den fettlöslichen in der Promptheit der Wirkung, die sich schon nach wenigen Stunden bemerkbar macht, überlegen.

b) *Der durch Schädigung der Leberzellen bedingte Prothrombinmangel (hepatargische Form des Prothrombinmangels).* Er findet sich bei allen Erkrankungen, die mit schweren Störungen der Leberfunktion einhergehen, wie bei akuter Leberatrophie, schwerem Leberparenchymikterus, vorgeschrittenen Stadien der Leberzirrhose. Aber auch bei verschiedenen toxischen Schädigungen der Leberzellen kommt es zur Störung der Prothrombinbildung, so bei Intoxikationen mit Chloroform, Tetrachlorkohlenstoff, Paratoluylendiamin. Auch die Dicumarol-

wirkung muß letzten Endes als eine sehr umschriebene Leberzellschädigung aufgefaßt werden. Alle hierher gehörigen Hypoprothrombinämien werden auf
Vitamin K nicht ansprechen, da die Leberzelle das Vitamin K nicht verwerten
kann. Der Gerinnungsdefekt kann daher in diesen Fällen nur durch Bluttransfusionen beeinflußt werden. Dieser Unterschied der Vitamin K-Wirkung bei
Gallengangverschluß und bei Leberparenchymschäden ist so charakteristisch, daß
er von KOLLER zur Entwicklung einer Leberfunktionsprüfung verwertet wurde.

Es muß ganz allgemein betont werden, daß das K-Vitamin naturgemäß kein
Allheilmittel gegen hämorrhagische Diathesen ist, wie heute von Praktikern vielfach angenommen wird; weder bei Hämophilie noch bei Thrombopenie kann es
auch nur im geringsten wirksam sein. Die bewährte Indikation zur Vitamin K-
Therapie ist der mechanische Ikterus; Kranke, die der Operation zugeführt
werden, sollen regelmäßig vorbehandelt werden.

Bei beiden Formen des Prothrombinmangels kommt es zu schweren Blutungen
aus den geringsten Verletzungen, aus Zahnfleisch, kleinen Stigmata der Magen-,
Nasen-, Nierenbecken- und Uterusschleimhaut, aus geplatzten Ösophagusvarizen,
sowie im Anschluß an Punktionen und operative Eingriffe. Im allgemeinen sind
es geringfügige Traumen, die diese Blutungen auslösen, nur bei der akuten Leberatrophie scheint eine allgemeine Endothelschädigung eine Rolle zu spielen, da
dort auch ausgedehnte Blutungen unter die serösen Häute und manchmal auch
purpuraartige Hautblutungen beobachtet werden. Dementsprechend zeigen die
RUMPEL-LEEDEsche Probe, die Nachblutungszeit nach DUKE und die quantitativen Tests für die Kapillarresistenz nur bei der letztgenannten Erkrankung
einen deutlich positiven Ausfall. Das sicherste Maß ist die Prothrombin-
bestimmung. Die Gerinnungszeit ist erst bei Abfall des Prothrombins unter
den kritischen Wert von 30% verlängert.

c) *Durch Unterentwicklung der Leberzellen bedingter Prothrombinmangel.* Der
Prothrombinspiegel des Neugeborenen ist bei der Geburt bereits vermindert und
sinkt während der ersten Lebenstage noch ab. Der Mangel ist verursacht durch
die Unfähigkeit der Leberzellen, Prothrombin in hinreichender Menge zu bilden,
und wird noch durch den Mangel von Vitamin K im Darm des Neugeborenen
unterstützt. Bezüglich der Symptomatologie und der weiteren mit diesem
Problem in Zusammenhang stehenden Fragen sei auf die Lehrbücher der Kinder-
heilkunde verwiesen.

2. Hämophilie.

Die Pathogenese. Wie schon in der Einleitung aufgezeigt, beruht die Hämophilie auf einer Störung der Blutgerinnung. Es läßt sich leicht zeigen, daß alle
klassischen Faktoren der Blutgerinnung: Prothrombin, Blutplättchen, Kalzium
und Fibrinogen in normaler Menge vorhanden sind. Die Annahme einer Minderwertigkeit dieser Faktoren läßt sich aber ebenfalls leicht ausschließen. Die
isolierte zweite Phase der Blutgerinnung, geprüft unter Zusatz von Thrombin,
verläuft normal. Das Fibrinogen kann also nicht minderwertig sein. Auch die
erste Phase, sofern man hinreichende Mengen von Gewebsthrombokinase zusetzt,
zeigt völlig normalen Ablauf, wodurch die alte Ansicht der Insuffizienz des Prothrombins eindeutig widerlegt erscheint. Fängt man hämophiles Blut in Gefäßen
mit nicht benetzbarer Oberfläche auf, gewinnt durch Zentrifugieren und Waschen
hämophile Thrombozyten und bringt diese in normales Plasma, so vermögen sie
dort ihre Funktion normal auszuüben. Bringt man hingegen auf gleiche Art
gewonnene Thrombozyten eines normalen Menschen in ein hämophiles Plasma,
so wird die Gerinnung nicht normalisiert. Dies spricht also dafür, daß einerseits
die hämophilen Thrombozyten funktionstüchtig sind, und anderseits dafür, daß

dem hämophilen Blut ein normalerweise im Plasma enthaltener Faktor, der nicht den klassischen Gerinnungsfaktoren angehört, fehlt. Es gelang nun auch tatsächlich COHN, mit Hilfe der von ihm entwickelten Äthanolfraktionierung des Plasmas einen der Globulinfraktion angehörenden Eiweißkörper abzutrennen, dessen Zusatz zu hämophilem Plasma die Gerinnung normalisiert. Die intravenöse Injektion dieses Eiweißkörpers vermag die Gerinnung auch intra vitam allerdings nur vorübergehend zu normalisieren. Dieser Faktor ist offenbar erforderlich, um die Thrombozytenthrombokinase, die in den Thrombozyten in einer inaktiven Form vorliegt, zu aktivieren. Anerkennt man auch das Vorhandensein einer von der Thrombozytenthrombokinase differenten Plasmathrombokinase (WIDENBAUER, LENGGENHAGER, FEISSLY), so würde das antihämophile Globulin auch bei ihrer Aktivierung aus ihrer Vorstufe, der Plasmaprothrombokinase, erforderlich sein. Wie aber schon S. 580 erwähnt wurde, sprechen neueste Untersuchungen von BRINKHOUS, bei denen jeder Plättchenzerfall durch Verwendung ideal unbenetzbarer Oberflächen ausgeschlossen war, gegen die Existenz einer Plasmaprothrombokinase. Gleichzeitig wurde durch diese Untersuchungen die Bedeutung des Plasmafaktors für die Wirksamkeit der Thrombozytenthrombokinase neuerdings bestätigt.

Die Gerinnungsstörung des hämophilen Blutes erklärt sich also folgendermaßen: Durch den Mangel aktiver Thrombokinase ist die Aktivierung des Thrombins sehr verzögert und dadurch sind auch die Fibrinbildung und Reifung mangelhaft. Infolgedessen ist das Gerinnsel auch sehr schwach und leicht zerstörbar. Bei einem Einstich in das Gewebe hingegen, wie z. B. bei der Bestimmung der Nachblutungszeit nach DUKE, kommt es zunächst zu einer nahezu normalen Blutstillung, da durch die Verletzung Gewebsthrombokinase frei wird, die zu ihrer Wirkung das antihämophile Globulin nicht benötigt. Unter normalen Verhältnissen beteiligt sich aber beim Blutstillungsvorgang auch die Thrombozytenthrombokinase, die hier fehlt, wodurch der Thrombus nicht so fest wird wie sonst. Er wird daher leicht wieder abgestreift. Nun kommt es zu einer neuerlichen Blutung, zu deren Stillung aber, da keine neuerliche Verletzung von Zellen vorliegt, keine Gewebsthrombokinase zur Verfügung steht, sondern nur Thrombozytenthrombokinase. Infolgedessen wird die Nachblutung nur sehr schwer oder lange Zeit überhaupt nicht zum Stillstand kommen. Auch die Tatsache, daß schwere Traumen oft zu leichteren Blutungen Anlaß geben als geringe, läßt sich so erklären. Je geringer das Trauma war, das zu einer Gefäßzerreißung Anlaß gegeben hat, desto weniger Zellen wurden zerstört und desto weniger Gewebsthrombokinase steht zur Auslösung des Gerinnungsvorganges zur Verfügung.

So erklärt sich auch der typische Befund der Gerinnungsanalyse beim Bluter: Man findet eine oft auf mehrere Stunden verlängerte Blutgerinnungszeit bei normaler Thrombozytenzahl, normaler Prothrombinzeit, normalem Kalzium- und Fibrinogenspiegel. Die Nachblutungszeit ist ebenfalls zunächst normal, doch kann schon bei geringem Druck eine neuerliche, dann schwer stillbare Blutung ausgelöst werden.

Von manchen Autoren (HEILMEYER u. a.) wird das Vorliegen einer Gefäßschädigung postuliert, von anderen (besonders FONIO, APITZ) wird sie abgelehnt und in der Annahme von Mikrotraumen eine hinreichende Erklärung für das Auftreten der Blutungen gesehen. Der normale Ausfall der Kapillarresistenzprüfungen würde auch in diesem Sinne sprechen. Auch über die Frage der Parallelität zwischen Blutungsneigung und Verlängerung der Blutungszeit besteht keine übereinstimmende Auffassung, was wohl durch die Unsicherheit und Verschiedenheit der angewandten Methoden bei Bestimmung der Gerinnungszeit bedingt ist. In allen diesen Fragen wird erst die Zukunft eine Klärung bringen.

Vorkommen. Die Hämophilie, die Blutungskrankheit durch zu geringe Gerinnbarkeit oder nahezu Ungerinnbarkeit des Blutes, ist von allen übrigen hämorrhagischen Diathesen als selbständige Krankheit abzutrennen. SCHÖNLEIN gab ihr den Namen. Sie ist eine Erbkrankheit, deren Erbgang genau bekannt ist. Wahrscheinlich spielen bei der Erkrankung auslösende Ursachen nebenbei keine Rolle. Die Krankheit kommt hauptsächlich bei der weißen Rasse vor, sie ist aber auch bei der gelben Rasse bekannt, so bei Japanern, und es wurden auch Fälle bei Negern gesehen, bei welchen man bis vor kurzem die Hämophilie leugnete. Die Krankheit ist relativ selten; der einzelne begegnet ihr nur gelegentlich und sammelt seine Erfahrungen meist immer an den gleichen Patienten, die ihn zuzeiten der Verschlechterung konsultieren.

Die Symptomatologie. Sie ist durch den Erbgang, durch das in verschiedenen Lebensaltern verschieden starke Auftreten von Blutungen, durch die schwere Stillbarkeit der Blutungen, durch den charakteristischen morschen Thrombus, der sich schließlich doch bildet, durch die Gelegenheitsursachen der Blutungen und auch durch die Art und die Ausbreitung derselben, sowie durch einen normalen Blut- und insbesondere Plättchenbefund und die nachweisbare Blutgerinnungsstörung charakterisiert.

Der Erbgang wird später ausführlich behandelt. Was die verschiedenen Lebensalter anlangt, in welchen die Blutungen auftreten, so kommen wohl Fälle vor, in welchen von der Geburt an die Blutungsneigung bis zum Verblutungstod besteht. Nicht selten zeigt schon das Neugeborene die Blutungsbereitschaft, die Nabelschnurblutung oder die Blutung bei der rituellen Zirkumzision steht nicht und das Neugeborene geht an ihr zugrunde. In vielen Fällen zeigt sich das Übel aber erst in späteren Jahren, auch erst im zweiten oder dritten Lebensjahrzehnt. Es können vor allem Perioden starker Blutungsbereitschaft mit solchen abwechseln, in welchen der Kranke scheinbar völlig gesund ist, in welchen er nicht blutet, in welchen auch größere Traumen nicht zur Blutung führen und sogar Operationen wie an einem Normalen ausgeführt werden können. Die Kranken, welche wir an den internen Abteilungen meist sehen, sind vorzugsweise Fünfzehn- bis Dreißigjährige, die periodisch immer wieder Blutungen zeigen, wobei die Stärke der Blutung sehr variieren kann. Erste auslösende Ursache der Blutung ist bekanntlich häufig eine Zahnextraktion oder auch nur die Ausstoßung des lockeren Milchzahnes, wie denn überhaupt das größere Trauma, die größere Wunde zur unstillbaren Blutung führen kann. Merkwürdig ist, daß gelegentlich die Blutung erst am zweiten oder dritten Tag nach Setzen der Wunde auftritt. Unter der Behandlung oder spontan — die starke Blutungsanämie scheint hierbei einen wesentlichen Faktor darzustellen, wie wir unter Prognose noch auseinandersetzen werden — entwickelt sich schließlich ein auffallend morscher Thrombus, der leicht abwischbar ist oder spontan abfällt, wodurch es wieder zur Blutung kommt und unter dem es übrigens meist spontan weiterblutet. Oft ist lange Zeit auch ein morscher Thrombus nicht sichtbar, er kann sich überhaupt nicht entwickeln und es kommt zum Verblutungstode. Wenn wir früher das Trauma als Ursache der Blutung in den Vordergrund geschoben haben, so muß allerdings gesagt werden, daß es keineswegs immer offene Wunden sind, welche zur Blutung führen, daß ein Stoß, eine rasche Gelenksbewegung, eine stärkere Belastung des Gelenkes oder ein Druck auf die Weichteile ebenso zur Blutung führen können, und daß es schließlich, zumal periodenweise, Zeiten gibt, in welchen der Kranke scheinbar ohne alle Ursachen blutet, wobei viele Autoren den Gefäßfaktor als zweite Komponente ursächlich heranziehen. Es ist aber doch bei genauester Anamnese ein Mikrotrauma nachweisbar. Wirkliche Spontanblutungen kommen bei der Hämophilie nicht vor.

Sehr charakteristisch ist auch die Art der Blutungen. Kaum je wird die Differentialdiagnose zwischen Blutungen durch Hämophilie oder durch Thrombopenie Schwierigkeiten bereiten. Abgesehen davon, daß, wie schon erwähnt, beim Hämophilen die große Wunde (Zahnextraktion) zur Blutung führt — während bekanntlich bei der essentiellen Thrombopenie wegen Ausbleibens des Plättchenthrombus die lange Nachblutungszeit aus einem feinen Stichkanal zu beobachten ist —, und abgesehen davon, daß bei scheinbar Unverletzten aus Nase und Mundschleimhaut langdauernde Blutungen auftreten können, handelt es sich bei der Hämophilie meist um ausgedehnte große Hämatome, niemals um kleine Petechien und Ekchymosen, welche die Thrombopenie charakterisieren. Diese Weichteilblutungen können außerordentliche Grade erreichen, sehr schmerzhaft sein, sie können sekundär entzündliche Reaktionen, Druckgangrän der Haut usw. auslösen; es bluten ferner selten die inneren Organe, am häufigsten die Nieren, selten also Blutungen aus dem Magen, dem Darm und den Luftwegen, und schließlich kommt es sehr häufig — dies mag fast als Kardinalzeichen gelten — zu einer Prädilektion der Blutungen in die Gelenke, zum *Hämarthros*. Bei diesen Gelenksblutungen müssen keineswegs Traumen vorangegangen sein, wenigstens ist anamnestisch ein solches meist nicht erhebbar, doch genügen meist schon geringste Insulte, wie Überstreckung, unerwarteter Schritt nach abwärts. Auch hier zeigt sich, wie bei den Blutungen überhaupt, die Periodizität insofern, als die Kranken gelegentlich einen Hämarthros bekommen, dann wieder viele Jahre frei sind. Freilich, wenn auch eine einmalige Blutung in das Gelenk noch resorbiert wird, ohne Spuren zu hinterlassen, so kommt es doch allmählich durch häufige Rezidive zur Entwicklung des chronischen Blutergelenkes. Die akute Blutung, vor allem die erste, kann zu stärksten Beschwerden, zu starken Spannungsschmerzen führen, meist heilt ein derartiges Gelenk mit starker Blutung schon nicht mehr mit restitutio ad integrum aus, es kommt zu reaktiv entzündlichen Veränderungen, zur fibrösen Organisation des Hämarthros mit Knorpel- und Knochenusuren, zur partiellen, später zur totalen Versteifung des Gelenkes, ein Zustand, der durch Verödung des Gelenkes zum Sistieren der Blutungen führen kann, und schließlich nach wiederholten Blutungen und im chronischen Verlauf zum letzten Stadium mit schweren Knochenzerstörungen, zur Schrumpfung der Gelenkskapsel, Versteifungen in ungünstigen Stellungen, zu Subluxationen und Muskelkontrakturen, in der Regel auch zu Muskelatrophie höheren Grades. Die betreffenden Röntgenbilder sind meist sehr charakteristisch: Während im Zeitpunkt der ersten Gelenksblutungen röntgenologisch kein pathologischer Befund erhoben werden kann, entwickeln sich später typische Veränderungen. Infolge der Eiseneinlagerungen in die Gelenkskapsel finden sich in den periartikulären Weichteilen wolkige Verschattungen, durch die die Gelenkskapsel gegen die übrigen Weichteile abgrenzbar wird. Der unter hohem intraartikulärem Druck stehende Bluterguß führt zu Usurierungen des Knochens zunächst an den knorpelfreien Stellen der Gelenksenden (Fossa intercondyloidea des Kniegelenkes, Fossa olecrani des Ellbogengelenkes), dann an den Stellen, wo die Knorpelüberdeckung in den Knochen übergeht. Am längstens hält der Knorpel dem Druck stand. Durch Blutungen in den Knochen der subchondralen Anteile der Gelenksenden kommt es zur Ausbildung größerer und kleinerer Blutungszysten, die auch zu ausgedehnten Knochenzerstörungen führen können. Schließlich kommt es zu dem Bild der sekundären Osteoarthrosis deformans mit Randwulstbildungen, Inkongruenz der Gelenkflächen, Verschmälerung oder Aufhebung des Gelenkspaltes, subchondraler Zystenbildung und mitunter zur Ankylose.

Im Blutbefund kann eine Blutungsanämie festgestellt werden, im übrigen ist der morphologische Befund, insbesondere was die Zahl und Morphologie der

Plättchen anlangt, völlig normal. Auch der Gesamteiweiß- und Fibrinogengehalt des Blutes sind normal. Auch die Nachblutungszeit ist nicht verlängert, sistiert die Blutung doch aus der kleinen Lanzettstichöffnung durch den sich normal bildenden Plättchenthrombus, doch beginnt die Blutung sehr leicht von neuem, schon bei ganz geringem Druck. Die Blutgerinnung ist aber außerordentlich verzögert, es kann Stunden dauern, bis das Blut gerinnt, eine völlige Ungerinnbarkeit des Blutes besteht allerdings niemals. Die viel diskutierte Frage, inwieweit ein Mangel bestimmter Stoffe vorliegt, die für die Gerinnung notwendig sind, oder wieweit Hemmungsfaktoren ausschlaggebend sind, wurde bereits erörtert. Eine der merkwürdigsten Tatsachen der Hämophilie ist schließlich die, daß die Blutgerinnung auch zu Zeiten von Blutungen völlig normal sein kann. Daß die schlechte Gerinnbarkeit des Blutes in den verschiedenen Perioden großen Schwankungen unterworfen sein kann, daß Zeiten starker Blutungen mit schlechter Gerinnung mit solchen scheinbar völliger Gesundheit abwechseln können, wurde schon erwähnt.

Die Prognose und der Verlauf der Krankheit sind im Einzelfalle recht verschieden. Je später die Blutungen auftreten — sie können, wie erwähnt, auch erst im zweiten oder dritten Jahrzehnt zum erstenmal in Erscheinung treten —, um so günstiger ist die Prognose. Übersteht der Kranke dieses Lebensalter, so kann er auch ein hohes Alter erreichen. Auch die Prognose der eben bestehenden Blutung ist sehr verschieden, bei nicht wenigen Kranken sistiert die Blutung, nachdem alle Therapie erfolglos war, offenbar dadurch, daß er eine schwere Blutungsanämie erwarb. Daß die schwere Anämie blutstillend wirkt, wissen wir auch von der Ulkusblutung her. Der obwaltende Mechanismus mag allerdings hier und dort ganz verschieden sein. Wie auch schon erwähnt, gestaltet sich der Verlauf einer Hämophilie recht verschieden. Bei manchen Kranken kommt es nur periodenweise in langen Intervallen zu Blutungen, z. B. zu Gelenksblutungen, die sich in längeren Intervallen wiederholen, bei anderen folgt Blutung auf Blutung. In der großen Mehrzahl der Fälle betrifft die Krankheit allerdings das erste Lebensalter, Kinder, seltener sind schon die Fälle, die sich erst in der Pubertät zeigen und noch seltener die, welche erst etwa im dritten Lebensjahrzehnt zum Durchbruch kommen.

Der Erbgang der Hämophilie folgt den folgenden — von den seltenen Fällen von weiblicher Hämophilie wird noch später die Rede sein — sicheren Gesetzen:

1. Es erkranken nur männliche Mitglieder der Familie, wenigstens an schwerer Hämophilie, die Frauen sind gesund; sie können eine geringgradige Blutungsbereitschaft haben.

2. Die phänotypisch, aber nicht genotypisch gesunden Frauen übertragen die Krankheitsanlagen von Vätern oder Müttern auf ihre Kinder, wobei aber nur der Sohn phänotypisch erkrankt. Sie sind „Konduktorinnen", die ihre Erbanlage auf ihre Kinder bzw. die Enkel ihrer Eltern übertragen, wodurch es kommt, daß in einer Familie niemals Vater und Sohn, immer nur Großvater und Enkel erkranken können. Selbstverständlich können Brüder und Vettern der Frau, die über die Mutter bereits verwandt sind, auch krank sein.

3. Die gesunden Männer in der Familie sind auch genotypisch niemals Konduktoren, sie können gefahrlos heiraten und werden mit einer gesunden Frau gesunde Kinder haben. Die Töchter von Blutern sind immer ausnahmslos Konduktorinnen. Diese Gesetze entsprechen einem rezessiven geschlechtsgebundenen, offenbar durch die Geschlechtschromosomen erfolgenden Erbgang.

Was das Vorkommen der Hämophilie bei Frauen anlangt, so muß nochmals festgestellt werden, daß diese zu den größten Seltenheiten gehört, es sind aber zweifellos vereinzelte Fälle, zwei sogar mit Verblutungstod beschrieben worden, bei welchen die Diagnose auf Grund genauer klinischer Analyse außer Zweifel steht. Nur in einem Fall wurden die typischen Gelenksblutungen beobachtet. Es soll sich hierbei um einen intermediären Erbgang handeln. Untersucht man die weiblichen Mitglieder von Bluterfamilien, so stellt man allerdings fest, daß zahlreiche weibliche Mitglieder eine gewisse Blutungsbereitschaft haben, bei leichten Traumen Hämatome bekommen, an starken Menstruationsblutungen leiden usw.; manchmal findet sich bei diesen Frauen auch leichte Verzögerung der Blutgerinnung.

Prophylaxe und Therapie. Das Wichtigste sind prophylaktische Maßnahmen, die darauf abzielen, alle Traumen, die eine Blutung auslösen können, zu vermeiden. Vor jedem ärztlichen Eingriff, der mit einer Gewebsverletzung einhergeht, wird man sich von der Unvermeidbarkeit desselben überzeugen müssen. Hier sei jedoch ausdrücklich erwähnt, daß nach technisch einwandfrei durchgeführten Venenpunktionen keine Blutungen aufzutreten pflegen, während auf intramuskuläre und subkutane Injektionen oft eine unangenehme Hämatombildung folgt, da durch die injizierte Flüssigkeit leicht Blutgefäße zerrissen werden. Auch die Zahnbehandlung hat möglichst konservativ zu erfolgen. Aber auch alle Traumen anderer Art sind zu vermeiden, z. B. bei Kindern beim Spielen, Verbot des Turnunterrichtes und des Sportes, auch bei der Berufswahl ist darauf zu achten, daß mit Ausbildung und Ausübung keinerlei Traumen verbunden sind.

Sobald es zur Blutung gekommen ist, haben eine Allgemein- und eine Lokalbehandlung einzusetzen. Die Allgemeinbehandlung besteht in der Zuführung des antihämophilen Globulins. Diese kann erfolgen in Form der Zufuhr kleiner Mengen des isolierten Globulins oder als Blut- bzw. Plasmatransfusion. Hierfür genügen schon 150 bis 200 ccm Blut, sofern nicht größere Bluttransfusionen durch das Bestehen einer Blutungsanämie erforderlich sind. Die Wirkung beider Maßnahmen hat jedoch nur eine kurze Dauer, weshalb die Wiederholung der Injektion oder der Transfusion meist nach 48 Stunden wieder erforderlich ist. Häufig jedoch treten Blutungen neuerdings nicht auf, obwohl die Gerinnungszeit wieder beträchtlich verlängert ist, weshalb von einer weiteren Therapie Abstand genommen werden kann. Die Lokalbehandlung besteht in der Applikation aktiver Thrombokinase, am besten Gewebsthrombokinase, oder von Thrombin im Bereich des Wundgebietes. Hierzu kann man Preßsäfte von frischem Kalbfleisch verwenden, die man auf die Wunde aufträufelt oder fein geschnittenes Kalbfleisch, mit dem die Wunde tamponiert wird. Auch frische Frauenmilch besitzt einen hohen Thrombokinasegehalt und kann auf die Wunde gebracht werden. Weiters stehen im Lungengewebsextrakt Clauden und im Koagulen thrombokinasehaltige Fabrikspräparate zur Verfügung, die entweder in Pulverform auf die Wunde gestreut oder mit deren flüssiger Form Tampons getränkt werden. Clauden kann auch langsam intravenös injiziert werden, ohne Nebenerscheinungen auszulösen, wodurch auch eine Allgemeinwirkung von vorübergehender Dauer bewirkt wird. Auch Schlangengift (Vipera Russelii) mit Thrombokinasewirkung kann lokal oder in großer Verdünnung als Injektion Anwendung finden. Weiters stehen die modernen Thrombinpräparate (Topostasin Hoffmann-La Roche) zur Verfügung. Das Thrombin kann ebenfalls in Pulverform auf die Wunde aufgestreut werden oder gelöst zur Tränkung von Tampons dienen. Auch kann man mit Thrombin getränkte Gelatine oder Fibrinschwämme (Topostasin-Gelatine Schwämme) anwenden, die in die Wunde eingebracht werden und sich durch ihren Fibringehalt an der Bildung des Schorfes beteiligen. Als unterstützende Maßnahmen werden mit gefäßkonstriktorischen Medikamenten, wie Suprarenin, Ephedrin, Stryphnon getränkte Tampons angewendet. Von Kalzium, Pektinpräparaten (Sangostop), Nateina, Vitamin C ist keine sichere Wirkung zu erwarten. Weiters werden chirurgische Maßnahmen, wie Drucktamponade, Elektrokoagulation, Verschorfung herangezogen werden.

3. Hemmkörperhämophilie.

Vereinzelt sind Fälle beschrieben worden, bei welchen normale Voraussetzungen für die Blutgerinnung vorlagen, ihr Ausbleiben aber auf pathologische Hemmkörper im Plasma zurückzuführen war. Mein Assistent DEUTSCH hat vor kurzem einen einschlägigen Fall beschrieben, bei dem der Hemmkörper ein Globulin war. Da diese Fälle in ihrer groben Symptomatik durchaus einer echten Hämophilie gleichen, mag es sein, daß sie öfters vorkommen, aber nicht erkannt werden. Das Fehlen einer Heredität oder ihre Nichtnachweisbarkeit sollte ebenso wie eine weibliche Hämophilie immer den diesbezüglichen Verdacht erwecken.

4. Parahämophilie-OWREN.

Sie stellt eine Blutungserkrankung dar, die durch das Fehlen des fünften Gerinnungsfaktors verursacht wird. Zufuhr desselben hebt die Gerinnungsstörung in vitro und in vivo auf. Das Fehlen dieses Gerinnungsfaktors verursacht einen verlangsamten Ablauf der ersten Phase der Blutgerinnung und die Überführung nur eines Teiles des vorhandenen Prothrombins in Thrombin. Infolgedessen wird man bei der Bestimmung des Prothrombins mit den üblichen Methoden einen Prothrombinmangel mit verlängerter Prothrombinzeit finden, ohne daß eine tatsächliche Verminderung des Prothrombins bestünde. Ferner findet man eine Verlängerung der Gerinnungszeit, eine normale Blutungszeit, normale Werte für Kalzium, Fibrinogen und Thrombozyten, also einen Befund, der, abgesehen von dem scheinbaren Prothrombinmangel, dem bei Hämophilie erhobenen entspricht. Auch die klinische Symptomatologie entspricht weitgehend der der Hämophilie. Man findet auch hier ausgedehnte Suffusionen, aber niemals purpuraartige Petechien, Blutungen aus der Nase, selten der Niere, verstärkte Menstruationsblutungen. Gelenksblutungen sind nicht beschrieben. Leber und Milz sind nicht vergrößert. Die Erkrankung ist nicht erblich und wurde bei einer Frau beobachtet. Es ist auch hier möglich, daß ein Teil der im älteren Schrifttum als weibliche und sporadische Hämophilien beschriebenen Krankheitsbilder in Wirklichkeit dieser Erkrankung zuzuordnen wären. Die Therapie besteht in Bluttransfusionen sowie Zufuhr des aus Normalblut dargestellten fünften Gerinnungsfaktors. Beide Maßnahmen besitzen nur zeitlich begrenzte Wirksamkeit und müssen daher bei Andauern der Blutungen wiederholt werden. Bezüglich der Lokaltherapie sind Thrombinpräparate zu empfehlen, in der gleichen Anwendungsweise wie unter Hämophilie beschrieben. Von Thrombokinasepräparaten ist hier keine Wirkung zu erwarten. Bezüglich der Bedeutung der Prophylaxe gilt das unter Hämophilie Ausgeführte.

5. Hereditäre und erworbene Fibrinopenien und Afibrinogenämien.

Es gibt sehr seltene Fälle von angeborener hämorrhagischer Diathese, die auf einen völligen oder hochgradigen Mangel von Fibrinogen im Blut zurückgehen. Es handelt sich fast ausnahmslos um Kinder blutsverwandter Eltern. Die Plasmazellen im Knochenmarkausstrich sollen vermindert sein (s. S. 493). Klinisch findet man Blutungen wie bei einer Hämophilie. Gelenksblutungen oder purpuraartige Blutungen wurden nicht beobachtet. Die Therapie besteht in Bluttransfusionen. Es liegt ein rezessiver, nicht geschlechtsgebundener Erbgang vor. Bei den homozygoten Erbträgern findet sich der vollständige Fibrinogenmangel, während die heterozygoten nur eine Fibrinogenopenie aufweisen, die jedoch nicht mit einer manifesten Blutungsneigung einhergeht.

Bei schwer kachektisierenden Krankheiten, wie Tuberkulose, Leukämie, Karzinom usw., kann es auch zu einer hochgradigen Abnahme des Fibrinogengehaltes des Blutes und damit zur Blutungsbereitschaft kommen (symptomatische, erworbene Fibrinopenie). Auch bei schweren Leberschäden wurden derartige Zustände beobachtet, ein Beweis, daß die Annahme, daß die Plasmazellenverminderung im Knochenmark allein und die mangelhafte Eiweißproduktion dieser Zellen das einzig ausschlaggebende Moment sei, nicht richtig sein kann, wie HEILMEYER hervorhebt.

D. Thrombopenien.

Es gibt verschiedenartige hämorrhagische Diathesen, welche mit einem Plättchenmangel einhergehen und bei welchen dieser Plättchenmangel wenigstens Mitursache der Diathese zu sein scheint. Auf die Bedeutung der Plättchen wurde bereits einleitend hingewiesen, wir kommen auf sie noch zurück. Am klarsten liegen die Verhältnisse bei jenen symptomatischen Thrombopenien, bei welchen das Knochenmark bzw. das Muttergewebe der Plättchen, der Megakaryozytenapparat, durch Tumormassen oder myeloische oder lymphatische Wucherungen bei Leukämie verdrängt wird und so Plättchenverminderung und schließlich die thrombopenische Purpura zustande kommen. Die Schwächung oder Insuffizienz des Megakaryozytenapparates kann symptomatisch auch durch splenopathische Markhemmung oder auch durch Infekte, toxisch-infektiös und allergisch, zustande kommen. Kann man so eine symptomatische Thrombopenie bei Knochenmarkserkrankungen oder bei Infekten und eine splenopathisch bedingte unterscheiden, so ergeben sich in der Klassifikation der Thrombopenien größere Schwierigkeiten, wenn man die übrigen Formen ins Auge faßt. Hierbei ist vor allem zu sagen, daß die alte Unterscheidung in benigne und maligne Thrombopenie, die eine mit relativ gutartiger, die andere mit letaler Prognose nicht aufrechtzuerhalten ist, da die maligne Thrombopenie mit ihrer schweren hämorrhagischen Diathese, wie wir heute sicher wissen, nur Symptom der Aleukia haemorrhagica oder Panmyelophthise ist (s. S. 544).

Anders aber steht es mit den hämorrhagischen Diathesen, die mit Plättchenschwund oder -mangel einhergehen und bei denen die genannten Ursachen nicht in Frage kommen: bei der *akuten* und *chronischen* Form der essentiellen Thrombopenie. HEILMEYER, sicher einer unserer Hämatologen mit der größten Erfahrung, unterscheidet diese beiden Formen nicht, er zählt beide zum Morbus maculosus Werlhofi. Wir glauben mit Unrecht. Seitdem wir durch VOGLS Beschreibung der Sedormidpurpura die akute und akuteste, offenbar allergische Thrombopenie kennengelernt haben und wissen, daß auch andere Allergene den gleichen Zustand auslösen können, einen Zustand, der übrigens entweder tödlich verläuft oder nach kurzem restlos — freilich nur bis zur nächsten Einwirkung des Allergens — abklingt, können wir die chronische essentielle Thrombopenie, die offenbar konstitutioneller Art ist, von der akuten scharf trennen und glauben, daß diesen akuten Formen immer die allergische Ursache zugrunde liegt. Freilich gibt es auch chronische Formen mit Schüben, die einen akuten Eindruck machen, wie wir hören werden, dennoch ergeben sich hier Unterschiede, die uns maßgebend erscheinen, wie wir noch zeigen werden. Wir unterscheiden daher neben der symptomatischen Thrombopenie (bei Knochenmarkserkrankungen, bei Infekten und bei der splenopathischen Markhemmung) einerseits die chronische essentielle Thrombopenie und reservieren für diese den Namen Morbus maculosus Werlhofi, anderseits die akute allergische Form, für die die Sedormidpurpura von VOGL das Prototyp darstellt. An dieser Einteilung kann allerdings eines bemängelt werden: der Fall, den WERLHOF beschrieb und auf den die Nomenklatur zurückgeht, war eine klassische akute (unserer Überzeugung nach allergische) Thrombopenie. Der Name WERLHOF ist für die chronischen Fälle — diese sind ja viel häufiger — aber so eingebürgert, daß wir an ihm festhalten und die Thrombopenien daher nach der unten gegebenen Einteilung besprechen wollen.

Es sei einleitend darauf hingewiesen, daß der Plättchenmangel allein zur hämorrhagischen Diathese nicht führt, daß die Blutungsbereitschaft von der Zahl der Blutplättchen nicht abhängig ist, daß es sogar essentielle Thrombopenien mit noch annähernd normaler Plättchenzahl gibt, daß offenbar noch ein Gefäßendothelfaktor mit eine Rolle spielt, daß das Symptom der Thrombopenie aber vom klinischen Standpunkt aus immer noch ein außerordentlich wichtiges bleibt, welches in der Mehrzahl der Fälle wenigstens klinisch-diagnostisch als führend zu gelten hat. Entsprechend den obigen Ausführungen unterscheiden wir:

1. Die chronische essentielle Thrombopenie (M. maculosus Werlhofi).
2. Die akute allergische Thrombopenie.
3. Die symptomatischen Thrombopenien bei Knochenmarkserkrankungen und bei Infekten.

Anhang: Die Thrombopenie bei splenopathischer Markhemmung.

Anhangsweise wird noch von den Thrombopathien bzw. Thrombasthenien kurz die Rede sein, bei welchen eine Verminderung der Zahl der Plättchen wohl nicht vorliegt, eine funktionelle Schwäche derselben aber angenommen werden kann.

1. Chronische essentielle Thrombopenie. (Morbus maculosus Werlhofi.)

Die Pathogenese. Fragt man sich, wieso Plättchenmangel zur Blutungsbereitschaft oder zur Blutung führen könne, so kann man auf diese Frage alle Plättchenfunktionen aufzählen, welche bei der Blutstillung von Bedeutung sind: die Plättchen schließen durch Plättchenagglutination und Plättchenthrombusbildung kleine Gefäßwunden, die Plättchen geben die wichtige Thrombokinase ab, welche aus Prothrombin Thrombin entstehen läßt, sie festigen die Blutgerinnsel durch Zusammenziehung des Blutkuchens, und wahrscheinlich haben die Plättchen oder von ihnen produzierte Substanzen unmittelbare Einwirkung auf die Funktion der Gefäßendothelien. Freilich ist mit all diesen Funktionen der Plättchen nur erklärt, daß spontane oder artefizielle Blutungen unter der Mithilfe der Plättchen stehen, ungeklärt bleibt, warum es bei der Thrombopenie zur Spontanblutung kommt, sei es zur Blutung aus Nase oder einem anderen Organ, sei es zu ausgedehnten Petechien und Ekchymosen von Haut und Schleimhaut. Diese Frage ist bis heute auch nicht geklärt. Wir können in Fällen, wie wir sie noch schildern werden, wo eines Tages wieder ein Schub von Petechien auftritt, nicht annehmen, daß Mikrotraumen die Ursache seien; freilich bei einem stärkeren Stoß, etwa bei der Perkussion eines derartigen Individuums, kann ein relativ sehr leichtes Trauma zur ausgedehnten Suffusion führen, das klinische Bild der chronischen Thrombopenie mit ihren spotanen Schüben findet aber keine Erklärung. Wir müssen hier noch auf einen Gefäßfaktor rekurrieren, auf den wir auch bei der Erklärung der therapeutischen Erfolge der Splenektomie nicht werden verzichten können, nach der die Blutungen ohne Plättchenanstieg oft prompt sistieren (s. S. 602). Sicher besteht, wie wir einleitend schon gesagt haben, keine fixe Abhängigkeit zwischen Plättchenzahl und Blutungsbereitschaft, wenngleich gewisse Regeln doch Geltung haben. Plättchenmangel allein macht also die essentielle Thrombopenie nicht aus, es muß noch ein Kapillar- oder ein Endothelschaden hinzukommen.

Ebenso problematisch ist heute noch der Grund der Abnahme der Plättchen oder auch ihr völliges Verschwinden aus der Zirkulation. KAZNELSON, der als erster die (erfolgreiche!) therapeutische Splenektomie angegeben hat, ist auf sie durch die Überlegung gekommen, daß die Milz durch Überfunktion die Plättchen aus der Zirkulation ziehe (thrombolytischer Milztumor). Wir waren immer der Überzeugung, daß die Milz-Vergrößerung in diesen und in ähnlich gelagerten Fällen nur einen spodogenen Milztumor darstellt, daß man also die Vermehrung der Plättchen und die Besserung des Zustandes (soweit er überhaupt mit der Plättchenzahl etwas zu tun hat) mit der Herausnahme der Milz als eines plättchenzerstörenden Organs nicht erklären könne. Im übrigen werden beim Morbus Werlhofi unserer Erfahrung nach in den splenektomierten Milzen im allgemeinen nicht viele zerfallende oder phagozytierte Plättchen gefunden. Die Lösung des Rätsels scheint die Knochenmarkuntersuchung, die Sternalmarkpunktion gebracht zu haben — wieder war hier einer der Bahnbrecher HEILMEYER —, welche zeigt, daß bei der essentiellen Thrombopenie eine abnorme Vermehrung der Megakaryozyten im Knochenmark gefunden wird, daß die Plättchenstammzellen aber in dem Sinne inaktiv sind, daß sie in ihrem Protoplasma nicht azurgranuliert sind und Abschnürungen von Plättchen nicht oder kaum erkennen lassen. Es besteht also eine Unterfunktion des Megakaryozytenapparates; dieser versucht wohl durch Hyperplasie wettzumachen, was er versäumt, aber die Dysfunktion der einzelnen Zellen vereitelt den Erfolg: normale Plättchen werden in entsprechender Menge nicht produziert, die Plättchenzahl nimmt ab. Wir kommen bei Besprechung der Therapie auf diese Verhältnisse zurück.

Kann man so den chronischen Morbus Werlhofi vom Standpunkt der Pathogenese als eine isolierte Megakaryozyteninsuffizienz definieren, so muß doch betont werden, daß eine scharfe Grenze gegenüber der Panmyelopathie nicht immer gezogen werden kann, daß man Fälle antrifft, welche neben der Thrombopenie auch eine leichte aregenerative Anämie und eine Leukopenie im Sinne einer Granulozytopenie zeigen und daß man schließlich alle Übergänge zur klassischen Panmyelophthise beobachten kann. Gleichzeitig muß aber betont werden, daß die klassischen Fälle von Morbus Werlhofi reine Thrombopenien sind und auch nach jahrelangem Verlauf in eine allgemeine Knochenmarkinsuffizienz nicht übergehen.

Die Symptomatologie. Bei der Mehrzahl der Kranken besteht eine Blutungsbereitschaft schon seit Jahren, gelegentlich trifft man einen Kranken in seinem ersten Schub. Die Krankheit verläuft meist wellenförmig in Schüben. Die Lokalisation der Blutungen kann ebenso wechseln wie ihre Intensität. Nur relativ selten kommt es zu reinen Organblutungen, sei es aus der Nase, dem Darm, der Niere, der Lunge oder dem weiblichen Genitale. Nicht sehr selten sind die Fälle, in welchen eine Frau wegen unstillbarer Blutung unter falscher Diagnose uterustotalexstirpiert wird — ein grober Kunstfehler. Zumeist handelt es sich um Schübe disseminierter Blutungen sowohl in der Haut, den Schleimhäuten, als auch in den tieferen Weichteilen. Die untere Extremität ist meist bevorzugt, vielleicht spielt der Stauungsdruck mit eine gewisse Rolle. Eines Tages sind die unteren Extremitäten dicht mit kleinen „Purpuraflecken" übersät, diese können konfluieren und so ausgedehnte Blutungen vortäuschen. In etwas schwereren Fällen treten gleichzeitig tiefere Blutungen in der Subkutis oder in noch tieferen Schichten auf, ausgedehnte Suffusionen, schmerzhafte Muskelstellen können so zustande kommen. In diesen Fällen fehlt wohl auch die Mitbeteiligung der

Schleimhäute nicht, vor allem der Mundhöhle, insbesondere der Gingiva. Diese hämorrhagische Diathese kann schon in der Kindheit auftreten, sie erscheint oft erst in der Pubertät oder aber auch in höherem Alter (50 Jahre und darüber). Die Intervalle zwischen den Blutungsschüben können verschieden lang dauern, jahrelange Intervalle können scheinbar bestehen, alle diese Kranken haben aber doch fast immer eine gewisse Blutungsneigung, auf leichte Traumen akquirieren sie blaue Flecke, die durch Bilirubinbildung in das dem Laien auch bekannte Grün und Gelb übergehen. Übrigens ist es eine merkwürdige Tatsache, die noch zu wenig studiert ist, daß zumal kleinere Hautblutungen ihre Rotfarbe durch viele Wochen erhalten; es waren bei eigener Beobachtung genau studierte Fälle, in welchen neue frische Schübe ausgeschlossen waren und in welchen die einmal bestehenden Petechien sich erst nach Wochen verfärbten oder zurückbildeten. In der Regel ist die Milz vergrößert, perkutorisch ist der Milztumor immer nachweisbar, meist ist er auch unter dem Rippenbogen, etwa einen Querfinger unter diesem, palpabel.

In den reinen Fällen deckt der *Blutbefund* lediglich eine Thrombopenie, die Verminderung der Plättchenzahl, auf. Wie schon erwähnt, gibt es keine sichere Abhängigkeit von Blutungsbereitschaft und Plättchenzahl. Nach FRANK sollte die kritische Zahl 35000 sein, bei der Blutungen unbedingt auftreten. Es gibt sicher nach Erfahrungen wohl jedes Klinikers zahlreiche Ausnahmen von dieser Regel. Immerhin können wir sagen, daß es unter 60000 zu Blutungen kommen kann, daß es bei 30000 Plättchen zumeist zu Blutungen kommt; wir wissen aber, daß auch Kranke mit nur 10000 Plättchen gelegentlich nicht bluten. Es scheint, daß die Höhe der Plättchenzahl und die Blutungsbereitschaft individuell in jedem Falle in einem verschiedenen und unserem Eindruck nach oft konstanten Verhältnis stehen. Die Nachblutungszeit ist durch Ausbleiben des Plättchenthrombus und den Endothelschaden mehr oder weniger stark verlängert, der RUMPEL-LEEDE-Versuch fällt positiv aus, die Gerinnungszeit des Blutes ist normal, nur die Retraktion des Blutkuchens nach der Gerinnung ist eine mangelhafte. Das Ausbleiben dieser Retraktion ist ein wichtiges diagnostisches Zeichen. Nicht selten findet man, ebenso wie bei der Thrombasthenie, morphologisch atypische Plättchen (Riesenplättchen, mangelhafte Azurgranulation usw.). Auf die Blutbilder bei Übergangsformen zur Panmyelophthise kommen wir unten kurz zurück.

Der Sternalmarkbefund zeigt, wie schon hervorgehoben, Veränderungen am Megakaryozytenapparat, und zwar im Sinne einer Hyperplasie mit starker Vermehrung von nicht funktionierenden oder mangelhaft funktionierenden Elementen. Das Protoplasma der Riesenzellen ist vor allem nicht entsprechend differenziert, manche Autoren, unter ihnen HEILMEYER und seine Schule, empfehlen zur Beurteilung des Megakaryozytenapparates ein spezielles Differentialbild, wobei Promegakaryozyten (normal 0,8%), nicht plättchenbildende Megakaryozyten (normal 58%), plättchenbildende Megakaryozyten (normal 26,5%) und freie Kerne (normal 15%) unterschieden werden. Beim Morbus Werlhofi findet sich eine starke „Verschiebung nach links". Die Plättchenbildung ist in manchen Fällen, soweit die Morphologie einen Schluß erlaubt, völlig eingestellt.

Der *Verlauf* der Krankheit kann ein sehr verschiedener sein. In der Regel bleibt die Schwere der Krankheit im Einzelfalle insofern die gleiche, als die immer wiederkehrenden Schübe ungefähr gleiche Intensität haben. Der Übergang derartiger Fälle in das Bild der schweren akuten Thrombopenie oder der Panmyelophthise ist ganz ungewöhnlich. Wir haben allerdings oben darauf hingewiesen, daß es scheinbar Fälle von Morbus Werlhofi gibt, welche sensu strictiori ihm nicht zugezählt werden dürfen, da eine gleichzeitig bestehende Leukopenie

und eine vielleicht vorerst nur leichte aregenerative Anämie doch die Zugehörigkeit zur Panmyelophthise anzeigen. Neben den geschilderten leichten Fällen gibt
es schwere Fälle von Thrombopenie, welche gefahrdrohend sind und an welchen
wir auch nicht wenige Kranke verlieren. Eine schwere Blutungsperiode folgt
der anderen, alle therapeutischen Maßnahmen, auch die Splenektomie, haben
nur vorübergehenden Erfolg, vielleicht sistiert die Blutungsbereitschaft für ein
halbes Jahr, dann setzt sie aber, oft deletär, wieder ein.

Die *Prognose* der chronischen essentiellen Thrombopenie ist aus der Schilderung des Verlaufes ersichtlich. In der großen Mehrzahl der Fälle ist die Prognose
eine gute, wenn auch schwere Schübe auftreten; die Blutungen sistieren, die
Plättchen vermehren sich, gleichzeitig erholt sich der Kranke von der Anämie.
Immerhin, es gibt schwerste Fälle, in welchen Blutungsperiode auf Blutungsperiode folgt; wir haben vor kurzem einen Kranken, der durch Monate lediglich
unter schwerstem Nasenbluten litt und erst terminal eine allgemeine hämorrhagische Diathese bekam, verloren. Die Fälle, welche mit Leukopenie und
Zeichen aregenerativer Anämie einhergehen, sind a priori ernster zu beurteilen,
wenn auch sie sich wieder erholen können.

Die Therapie. In der, wie uns scheint, Mehrzahl der Fälle ist eine aktive
Therapie überflüssig. Unter Ruhe, eventuell unter Bettruhe geht die Blutungs-
periode vorüber und es bleibt nur eine leichte Blutungsbereitschaft bei leichten
Traumen.

In schwereren Fällen versucht man eine Therapie, die wir als eine symptomatische bezeichnen müssen, wenn auch für diese oder jene Maßnahme manche
Autoren eine kausale Grundlage annehmen. Wie wir an anderer Stelle ausgeführt
haben, helfen die allgemein üblichen Blutstillungsmittel unserer Überzeugung
nach nicht (Clauden, Koagulen, Stryphnon). Freilich wird man auf sie schon
aus psychologischen Gründen, des Patienten wegen, nicht verzichten, auch versucht man sie, weil ihnen vielleicht doch eine geringe Wirkung zukommt. Hierher
gehören auch die angeblich gefäßdichtenden Kalziuminjektionen. Schwere
lokale Blutungen werden zum Teil durch Tamponade, zum Teil auch durch
chirurgische Eingriffe (Umstechungen) gestillt. Eine Indikation zu den verschiedenen Vitaminen — in Analogie zum Skorbut wird vielfach C-Vitamin
gegeben — ist nicht gegeben, man kann sie versuchen; HEILMEYER will auf hohe
Vitamin C-Dosen (1000 mg i. v.) Besserungen gesehen haben. Kein Zweifel
scheint, daß Bluttransfusionen helfen können, und dies ist meist auch die beste
Maßnahme, die in schwereren Fällen getroffen wird, zumal wenn bereits eine
Anämie sich entwickelt hat; daß die Anämie später im Verlaufe eines schweren
Schubes blutstillend wirkt, daß sie also bis zu einem gewissen Grad erwünscht
ist, wurde früher schon erwähnt. In schweren Fällen schreitet man schließlich,
wenn der Allgemeinzustand des Patienten es erlaubt, zur Milzexstirpation, die
von KAZNELSON inauguriert wurde.

Die Ansichten über die Aussichten der Milzexstirpation gehen noch auseinander, vor allem wird über die Häufigkeit des mit ihr erzielten Erfolges diskutiert. Es ist aber kein Zweifel, daß die Milzexstirpation in nicht wenigen
Fällen schlagartig vollen Erfolg hat, der zwar vorübergehend sein, der aber auch
andauern kann. Freilich gibt es auch Fälle, in welchen die Operation keinerlei
Erfolg bringt. Zumeist aber stehen die Blutungen und der Kranke ist auf kurze
oder längere Zeit oder auf immer geheilt. Der Eingriff ist nach zweierlei Hin-
sichten riskant: erstens hinsichtlich der Gefahren der Milzexstirpation als solcher,
und zweitens hinsichtlich des Ausbleibens des Erfolges und des begreiflichen
Schadens, den ein derartiger Eingriff bei einem schon Schwerkranken verursacht.
Wer öfters Milzexstirpationen auch bester Chirurgen zugesehen hat, wird zugeben

müssen, daß insbesondere bei den nicht seltenen flächenhaften Verwachsungen
der Milzkapsel mit der Umgebung die Operation schwierig und langdauernd ist,
und daß — zumal bei der bestehenden Blutungsbereitschaft — kaum zu stillende
Blutungen auftreten; es ist überdies noch der Komplikationen zu gedenken, mit
welchen derartige abdominelle Eingriffe belastet sind. Die Milzexstirpation, so
ausgezeichnet sie in vielen Fällen auch sein mag, stellt unseres Erachtens daher
ein ultimum refugium dar. Daß man zu lange wartet, bis der Kranke in einen
Zustand kommt, in welchem er nicht mehr operiert werden kann, ist kaum zu
befürchten, da Bluttransfusionen fast immer einen guten vorübergehenden
Effekt auf das Blutbild und das Allgemeinbefinden haben. Jedenfalls lehnen
wir die Operation als allgemein indizierte Maßnahme bei der essentiellen Thrombopenie ab, dies auch deshalb, weil es nach einem durch Zuwarten doch noch ab-
klingenden Blutungsschub nach Jahren zu einem schweren Schub kommen
kann, für den das Refugium der Splenektomie dann nicht mehr zur Verfügung
steht.

Über die Art der Wirkung der Splenektomie gehen die Ansichten auseinander.
Wie früher erwähnt, spricht KAZNELSON von einem thrombolytischen Milztumor
und der Erfolg der Milzexstirpation, der Entfernung des Organs, welches seiner
Ansicht nach die Plättchen zerstört, schien ihm rechtzugeben. Dennoch lassen
sich eine große Zahl von Argumenten, insbesondere aus der allgemeinen Physiologie und Pathologie der Milz, aufzählen, welche die Wirkung der Splenektomie
dahin erklären lassen, daß durch die Splenektomie eine Enthemmung des
Knochenmarkes erfolgt; physiologischerweise besteht unserer Überzeugung nach
eine Wechselwirkung zwischen Milz und Knochenmark im Sinne der Hemmung.
Der diesbezügliche Beweis wurde u. a. von HIRSCHFELD und WEINERT schon
seinerzeit erbracht, als sie zeigten, daß es nach der Milzexstirpation auch beim
Normalen — Tier oder Mensch — regelmäßig zum Auftreten von JOLLY-Körperchen kommt. Auch die Plättchenverhältnisse nach der Milzexstirpation bei
Morbus Werlhofi scheinen unserer Überzeugung nach im Sinne einer derartigen
Enthemmung des Knochenmarkes bzw. des Megakaryozytenapparates zu
sprechen: nach dem Eingriff steigen die Plättchen innerhalb 24 Stunden auf
hohe Zahlen an. Wäre die Milz ein thrombolytisches Organ im Sinne KAZNELSONS,
so müßte die Plättchenzunahme langsam erfolgen. Im übrigen sind wir der
Überzeugung, daß die Splenektomie beim hämolytischen Ikterus und anderen
Zuständen eine gleichartige Enthemmungsgrundlage des Knochenmarkes hat.
Unsere Erfahrungen mit der Splenektomie sind übrigens auch theoretisch hinsichtlich der Bedeutung der Plättchen für die Blutungsbereitschaft sehr lehrreich:
nach der Splenektomie hören die Blutungen manchmal auf, ohne daß die Plättchen steigen, oder die Plättchen steigen sofort nach dem Eingriff an, fallen aber,
ohne daß neue Blutungen aufträten, nach wenigen Tagen wieder auf sehr niedere
Werte ab, beides Tatsachen, welche zeigen, daß es bei der Blutungsbereitschaft
auf die Plättchenzahl allein nicht ankommt. Bei der Splenektomie kommt
offenbar auch der Gefäßfaktor zur Geltung. Wie dem auch sei, in schweren
Fällen ist die Splenektomie indiziert, sie gibt berechtigte Hoffnungen auf die
Rettung eines Schwerkranken, sie soll aber nicht wahllos bei jedem Morbus
Werlhofi durchgeführt werden. Hat die Operation nicht vollen Erfolg, so
kommt es wenigstens nicht selten zu einer wesentlichen Besserung. Ungefähr
in einem Viertel der Fälle kommt es zu einer schweren Rezidive, wenn
die Operation glücklich überstanden war. Die Operationsmortalität wird mit
5 bis 10% geschätzt, wenn im Intervall in einem nicht allzu schlechten
Zustand operiert wird. Vor dem Eingriff sind jedenfalls Bluttransfusionen durchzuführen.

2. Splenopathische Thrombopenie.

Hierzulande insbesondere bei Leberzirrhose, aber bei großen fibrösen Milztumoren überhaupt, beim thrombophlebitischen Milztumor, in den warmen Ländern bei Malaria, Kala-Azar usw., sieht man symptomatische Thrombopenien, die meist weiters keine Folgen haben, die aber doch gelegentlich zur thrombopenischen Purpura führen. Sie können auch mit anderen Knochenmarkinsuffizienzerscheinungen (aregenerative Anämie usw.) kombiniert sein. Die in diesem Zusammenhang immer wieder erwähnte Leukopenie und Thrombopenie beim Typhus abdominalis dürfte eine andere, auf das Knochenmark toxisch wirkende Ursache haben. Bei den symptomatischen Thrombopenien der früher genannten Krankheiten handelt es sich aber unserer Überzeugung nach um den gleichen Mechanismus wie beim Morbus Werlhofi, um eine Hemmungswirkung des fibrösen Milztumors auf das Knochenmark, um eine „splenopathische Markveränderung". Die besonderen Fälle, in welchen diese Hemmung sich krankmachend auswirkt, sind allerdings selten. Zur Splenektomie ist man meist nur gezwungen, etwa bei einem thrombophlebitischen Milztumor, wenn eine allgemeine Knochenmarkshemmung einsetzt, wenn gleichzeitig eine aller Therapie trotzende aregenerative Anämie und eine Agranulozytose sich entwickelt haben.

3. Akute (allergische) Thrombopenie. (Typus Sedormidpurpura nach VOGL.)

VOGL demonstrierte in der Gesellschaft für innere Medizin in Wien als erster Fälle, bei welchen das Bild eines schweren Morbus Werlhofi sich regelmäßig nach der Medikation des leichten Schlafmittels Sedormid (Allylisopropylacetylcarbamid) einstellte. Er berichtete über nicht weniger als zwölf Fälle. Es war dies um so mehr erstaunlich, als Sedormid ein weit verbreitetes, im allgemeinen harmloses Schlafmittel darstellt, das viele Normalindividuen, oft sogar täglich, einnehmen. Seine Darstellung war aber so überzeugend, daß an der ursächlichen Beziehung zwischen der thrombopenischen Purpura, die in diesen Fällen akut auftrat, und der Einnahme des leichten Schlafmittels kein Zweifel existierte. Es handelt sich hierbei zumeist um Fälle, welche längere Zeit, ohne Schaden zu nehmen, Sedormidtabletten eingenommen, eine Zeitlang mit dem Einnehmen sistiert und das Mittel eines Tages wieder genommen hatten; am folgenden Tag erwachten sie mit ausgedehnten Petechien, meist der unteren Extremitäten, vereinzelt auch an anderen Stellen des Tegumentes oder mit schwersten Allgemeinblutungen der thrombopenischen Purpura. Das klinische Bild kann dem einer „malignen Thrombopenie", der akuten Aleukie sogar völlig gleichen: Vor kurzem sah ich neben einem Fall von „maligner Thrombopenie" FRANK (einer Panmyelophthise) einen Fall von Sedormidpurpura, bei welchem sich das klinische Bild in schwerster, gefahrdrohendster Form in gleicher Weise entwickelte; freilich waren Blut- und Sternalmarkbefund in beiden Fällen verschieden und der eine ging nach wenigen Tagen zugrunde, der andere, die Sedormidpurpura, erholte sich schon nach drei Tagen. Im allgemeinen ist nämlich die Prognose der Sedormidpurpura eine gute. Erkennt man die Zusammenhänge und setzt das Mittel aus, so kommt es wohl noch die ersten drei Tage dort und da zu Blutungen, dann aber resorbieren sich die Blutungen und je nach ihrer Lokalisation und Ausdehnung tritt nach etwa einer bis drei Wochen eine Restitutio ad integrum ein. VOGL hatte seinerzeit die ätiologische Bedeutung des Sedormids damit bewiesen, daß er einem seiner Patienten nach Abklingen der Erscheinungen noch einmal eine kleinste Dosis Sedormid gab, worauf prompt die Erscheinungen wieder auftraten. Besonders bemerkenswert ist die Tatsache, daß die Einnahme des Sedormids ein plötzliches, fast vollständiges oder vollständiges Verschwinden der Plättchen aus dem Blut zur Folge hat. Es handelt sich um eine allergische Reaktion, bei der die Plättchen offenbar im Retikuloendothelsystem, vor allem in der Milz, retiniert, phagozytiert und vernichtet werden. Dem entspricht auch, daß der Sternalmarkbefund, insbesondere der Befund an den Megakaryozyten, völlig normal bleibt. Die Fälle von KAZNELSON, bei welchen in der Milz zahlreiche Plättchen gefunden wurden, mögen dieser Gruppe zugehört haben, wie ja auch der erste Fall von thrombopenischer Purpura, den WERLHOF beschrieb, wahrscheinlich in diese Gruppe der Thrombopenien gehörte (s. S. 598). So harmlos eine derartige Sedormidpurpura verlaufen kann, so kann das Allgemeinbefinden im Rahmen des ersten anaphylaktisch-allergischen Schocks durch Schüttelfröste und Fieber stark gestört sein und es können vor allem diese Fälle durch die Lokalisation der Blutungen gefährlich werden und sogar tödlich enden. Vor kurzem sah ich eine Patientin, welche nicht Sedormid, sondern eine kleine Dosis Chinin eingenommen hatte — wie heute bekannt, kommt es nicht nur nach Sedormid, sondern auch nach einer Reihe anderer Substanzen zu gleichen allergischen Zuständen, vor allem nach Chinin, nach Goldpräparaten, nach Mutterkorn, nach Nirvanol, auch gibt es nahrungsmittelallergische Zustände mit gleichen Folgen —, welche mit ihren Eltern noch genachtmahlt hatte, während des Nachtmahls schläfrig wurde und sich in ihr Zimmer zurückzog. Nach etwa $^3/_4$ Stunden wurde sie von der Mutter in ihrem Zimmer bewußtlos aufgefunden. Ich sah die Kranke 3 Stunden später in schwerst bewußtlos-komatösem Zustand, und die Tatsache, daß dort und da vereinzelte Petechien nachzuweisen waren, erlaubte die Diagnose akute allergische Purpura mit besonderer Lokalisation im Großhirn, eine Purpura des Gehirnes. Die Patientin starb wenige Stunden später, die Obduktion bestätigte die Diagnose. Dieser Bestätigung hätte es gar nicht bedurft, denn auch in diesem Fall waren die Plättchen aus der Zirkulation vollständig verschwunden, wie ein im Terminalstadium erhobener Blutbefund gezeigt hatte. Auch dieses rasche Verschwinden der Plättchen, dieses akute Geschehen entspricht einem anaphylaktisch schockartigen Zustand. Lokalisation der Blutungen im Gehirn kann also deletäre Folgen haben, glücklicherweise ist sie selten, wie denn überhaupt die Fälle von allergischer, medikamentös bedingter Purpura meist ein leichtes, nur im Augenblick gefahrdrohend scheinendes Akzidens darstellen.

In der Differentialdiagnose ist zwischen dieser akuten thrombopenischen Purpura und der malignen Thrombopenie, der Panmyelophthise (s. S. 544), die rettungslos verloren ist, streng zu unterscheiden. Die genaue Beobachtung der übrigen Komponenten des Blutbildes wird entscheiden. In diesem Zusammenhang ist auch die Benzolvergiftung zu erwähnen, welche gelegentlich zu einer isolierten Störung des Megakaryozytenapparates und damit zur Purpura führt. Das RUMPEL-LEEDE-Phänomen ist auch bei der Sedormidpurpura positiv, die Nachblutungszeit ist selbstverständlich verlängert, solange die Plättchenzahlen niedrig sind.

4. Symptomatische Thrombopenien bei Knochenmarkserkrankungen und bei Infekten.

Bei Leukämien, Knochen- bzw. Knochenmarktumoren, Knochenkarzinom usw. kommt es zu einer Verdrängung des normalen Knochenmarkes und damit auch des Megakaryozytenapparates. Es resultiert eine Thrombopenie, manchmal mit allen ihren Folgen. Leukämien haben in ihrem Terminalstadium oft eine schwerste hämorrhagische Diathese auf dieser Grundlage. Auch bei der perniziösen Anämie kann die symptomatische Thrombopenie zu schweren Blutungen führen (s. S. 424). Wieweit in diesen Fällen die Thrombopenie allein maßgebend ist und nicht andere Faktoren (Anämiegefäßfaktor) eine Rolle spielen, ist nicht erforscht.

Auch bei Infekten findet man in der Regel eine Verminderung der Plättchenzahl, nicht so selten auch ausgesprochene Thrombopenien, die ebenfalls mit Blutungen einhergehen können; hier freilich hat der toxisch-infektiöse Gefäßfaktor meist größere Bedeutung (hämorrhagische Variola, hämorrhagisches Exanthem beim Typhus exanthematicus usw.).

E. Erbliche Thrombopathien.
(Thrombasthenie von Glanzmann.)

Zuerst hat A. V. Hess, später Jürgens hierher gehörige Fälle beschrieben. Es handelt sich um hämorrhagische Diathesen mit normalen Gerinnungsverhältnissen und mit normaler Plättchenzahl, bei welchen man aber Funktionsstörungen der Plättchen und morphologische Veränderungen derselben feststellt. Glanzmann beschrieb einschlägige Fälle einer Thrombasthenie, womit gesagt sein sollte, daß die Plättchen wohl vorhanden, aber asthenisch, funktionell nicht voll suffizient sind. Bemerkenswert ist, daß diese Formen der Plättchenerkrankungen Erbkrankheiten sind. Die bekannteste Form ist die von Glanzmann beschriebene. Das klinische Bild ist das gleiche wie das eines Morbus Werlhofi, nur der Milztumor fehlt in der Regel. Die Nachblutungszeit ist verlängert, das RumpelLeede-Phänomen positiv, die Gerinnungszeit normal, es besteht aber dank der Insuffizienz der Plättchen keine Retraktilität des Blutkuchens. Auch die Agglutinabilität der Plättchen ist herabgesetzt. Glanzmann hat vor allem gezeigt — und dies kann die Diagnose wenigstens für den Erfahrenen sichern —, daß die Plättchen morphologisch nicht normal sind; sie sind teils abnorm groß, teils abnorm klein, auch die Azurgranula sind abnormal, bald fehlen sie fast vollständig, bald sind sie unscharf oder sie verschmelzen zu dunklen Massen. Sehr bemerkenswert sind die Riesenplättchen von abnormer Größe. Es läßt sich auch eine Dysfunktion an Plättchen nachweisen, wie Glanzmann gezeigt hat: Isoliert man Plättchen aus dem Blut dieser Kranken, so können sie eine Retraktion eines plättchenfrei gemachten Blutgemisches nicht mehr bedingen — hinsichtlich der Technik sei auf die Spezialliteratur verwiesen. Auch hinsichtlich der selteneren Formen von Thrombopathien nach Willebrand und Jürgens, nach Naegeli, nach Jürgens sei auf die einschlägigen Arbeiten verwiesen (siehe Heilmeyer, Handbuch der inneren Medizin von Bergmann u. Staehelin, Bd. II, 1942).

F. Dysvaskulär bedingte Blutungsübel.
1. Schönlein-Henochsche Krankheit (Peliosis rheumatica).

Schönlein beschrieb die Krankheit im Jahre 1841, Henoch eine besondere Variante derselben mit dem vorwiegenden Symptom von hämorrhagischen Durchfällen im Jahre 1874. Berücksichtigt man, wie ähnlich hämorrhagische Diathesen einander meist sind oder wenigstens sein können, so muß der Scharfblick dieser alten Kliniker und ihr Fingerspitzengefühl für die Besonderheiten bestimmter, wenn auch untereinander ähnlicher Zustände bewundert werden. Trotz genauer Kenntnis der Hämatologie, im Speziellen der hämorrhagischen Diathesen, kann man heute noch gelegentlich Schwierigkeiten haben, die richtige Diagnose zu stellen. Schönlein war es auch — und damit muß die Achtung vor dem klinischen Blick der alten Ärzte erst recht mit Bewunderung erfüllen —, der die rheumatische Genese dieser speziellen Blutfleckenkrankheit richtig erkannte; er sprach von einer Peliosis, bei der gleichzeitig eine Rheumarthritis auftritt. Wir müssen der Leistung um so mehr Achtung zollen, als der Rheumatismusbegriff erst in den letzten Dezennien klarer umgrenzt wurde.

Die SCHÖNLEIN-HENOCHsche Krankheit — unter dieser Bezeichnung ist der Zustand am besten bekannt, zahlreiche andere Nomenklaturen wurden im Laufe der Jahre geprägt, von welchen die „Peliosis rheumatica" am geläufigsten wurde und den Vorteil hat, die Zugehörigkeit der Krankheit zum Rheumatismus auszusprechen — ist also rheumatischer Natur. Es handelt sich um ein allergisches Geschehen, an welchem der Allgemeinorganismus teilhat, wobei sich gleichzeitig umschriebene rheumatische Erscheinungen einstellen können, darunter die allergischen Blutfleckenerscheinungen meist an der Haut, selten an den Schleimhäuten oder wie bei der HENOCHschen Form am Darm. Neben der hämorrhagischen Diathese, die im einzelnen noch zu schildern sein wird, haben diese Kranken gleichzeitig akut rheumatische Gelenkserscheinungen, Erscheinungen einer akuten rheumatischen Polyarthritis mit Fieber und entsprechenden Gelenkserscheinungen. Magenerscheinungen und Darmstörungen im Sinne von HENOCH sind selten und beruhen auch auf einer allergischen Reaktion. Oft handelt es sich um eine einmalige Erkrankung, um einen Schub, der nur wenige Tage fiebert und bei dem die Symptome rasch wieder verschwinden; die Kranken bleiben fernerhin gesund. In anderen Fällen können sich diese Schübe, wie bei jedem Rheumatismus, oftmals wiederholen. In der Regel lassen sich Fokalherde nicht nachweisen; freilich kann — sicher sehr selten — eine Bronchialdrüsentuberkulose oder eine chronische Tonsillitis oder ein Fokalherd irgendwelcher Art vermutet oder auch gefunden werden. Es gibt nicht selten auch Fälle, in welchen die Kranken plötzlich mit den Erscheinungen des Purpuraschubes in der Haut erkranken, sonst aber keinerlei Erscheinungen zeigen, Fälle, deren Diagnose aber auch meist leichtfällt, weil die Hauterscheinungen eben so charakteristisch sind.

Bei den Hauterscheinungen handelt es sich um rheumatisch angiotoxische (kapillartoxische) Erscheinungen, die ursprünglich ein Exanthem darstellen, welches erythematös, papulös oder urtikariell ist. Es kommt also primär an verschiedener Stelle zu einem exsudativen Prozeß, der vorerst keine Blutung zeigt; erst sekundär blutet es in dieses Exanthem auf Grund der Schädigung der Gefäße. Daraus folgt, daß in einem Frühstadium nur Exanthemflecken verschiedener Art zu sehen sein können und daß, sofern Blutflecken einmal auftreten, diese Blutflecken verschiedener Art sind: Bald sind sie papulös, bald bullös, bald verkrustend, sehr selten nach außen blutend. Diagnostisch wichtig ist, daß die unteren Extremitäten eine Prädilektionsstelle darstellen, daß die Flecken sogar zumeist ausschließlich hier zu finden sind, oft in einem Ausmaße, daß Fleck an Fleck sich reiht. Die Blutflecken sind meist klein, stecknadelkopfgroß, sie können auch Bohnengröße erreichen und können auch konfluieren. Diese Blutflecken können überraschend lange bestehenbleiben und sich merkwürdigerweise nicht verändern. Sie können wohl ihre Farbe wie jeder Blutfleck durch Bilirubinumwandlung in Grün wandeln, vielfach wird diese Änderung aber überhaupt nicht beobachtet, es bleibt schließlich nur ein Pigmentfleck zurück. Bei Patienten, die öfters solche Schübe mitgemacht haben, kann die untere Extremität von solchen Flecken übersät sein. Bemerkenswert ist, daß diese Flecken auch schmerzhaft sein können, was mit Hinsicht auf ihren exsudativen Charakter verständlich ist, und daß die Flecken bei ihrem Abklingen oft abschuppen; letztere Tatsache hat schon SCHÖNLEIN als charakteristisch beschrieben.

Eine Komplikation mit einer rheumatischen Endokarditis ist uns nicht bekannt geworden. Sicher ist sie möglich. Hämorrhagische Nephritiden sind als Komplikation beschrieben.

Der Blutbefund ist ohne Besonderheiten, gelegentlich findet sich eine Eosinophilie.

Eine Therapie erübrigt sich in der Regel. Antirheumatische Maßnahmen, vor allem Salizylsäuremedikation können versucht werden, sie werden in Fällen mit rheumatischen Gelenkserscheinungen dringend zu empfehlen sein. Kalziuminjektionen schienen uns niemals Erfolg gebracht zu haben. Wenn behauptet wird, daß Mangel an K-Vitamin ursächlich in Frage kommen soll, so gehörte dieser Zustand sensu strictiori zu den Avitaminosen und nicht zur rheumatischen Schönlein-Henochschen Krankheit. Fokalherde sind, soweit möglich, zu sanieren. In ganz schweren Fällen, die die Ausnahme darstellen, wird man eine antiallergisierende Behandlung mit Fiebertherapie versuchen können.

Unter *Purpura fulminans Henoch* versteht man das Auftreten von ausgedehnten Ekchymosen, die sich in wenigen Stunden oder auch in Tagen über ganze Extremitäten oder noch weiter erstrecken, diese Gebiete schwarz-rot färben und die gelegentlich auch zur Gangrän der befallenen Hautpartien führen. Die Kranken können innerhalb 24 Stunden oder innerhalb weniger Tage unter diesen foudroyanten Hautblutungen (ähnlich wie bei Verbrennungen) zugrunde gehen. Die Fälle sind außerordentlich selten. Eine gewisse Ähnlichkeit haben Fälle von hämorrhagischer Gangrän meist der Acra, zumeist der Ohren, der Nasenspitze oder auch der Extremitäten, ad nates usw., die eine große Ausdehnung gewinnen kann und die wir ausschließlich bei Tuberkulosekranken gesehen haben. Auch über die Natur dieser oberflächlichen Gangrän, welche wie brandige Hautpartien aussieht, in die es sehr frühzeitig zu Blutungen zu kommen scheint, wissen wir nichts Näheres.

2. Skorbut.

Pathogenese. Der Skorbut oder Scharbock ist fast seit Menschengedenken bekannt. Die moderne Medizin erkannte die Bedeutung des C-Vitamins in der Ätiologie der Krankheit. Holst und Fröhlich haben am Meerschweinchen unter einseitiger Kost mit Zerealien eine dem menschlichen Skorbut sehr ähnliche Krankheit hervorrufen können, die durch Grünfutter rasch geheilt werden konnte. Wie wir heute wissen, sind Meerschweinchen, Affe und Reh nicht imstande, das C-Vitamin selbst zu erzeugen, während die anderen Tierarten das C-Vitamin endogen bilden. Die Bedeutung des Frischgemüses, vor allem von Zitronen, Hagebutten, Kartoffeln, Tomaten, Orangen, ferner auch die Bedeutung frischer Innereien, vor allem von Nebenniere, Leber und Niere ist fast so lange bekannt als der Skorbut selbst, die neuere Forschung zeigte, daß die genannten Organe bzw. Nahrungsmittel reich an C-Vitamin sind. Skorbut trat seinerzeit in Notzeiten auf. Es liegen uns zahlreiche Berichte über ausgedehnte Skorbuterkrankungen während der mittelalterlichen Kriege vor. Später waren es lange Schiffsfahrten und Expeditionen, welche durch die C-vitaminarme Nahrung einen Teil ihrer Mannschaften verloren. Das C-Vitamin wurde schließlich von Szent-György nicht lange vor dem zweiten Weltkrieg rein dargestellt, seine Konstitution ist bekannt, es wurde schließlich auch von dem Schweizer Reichstein synthetisiert. Wie wir noch hören werden, kann der Skorbut durch Zufuhr reinen C-Vitamins am besten in hohen i. v. Dosen rasch geheilt werden. Expeditionen sind durch Mitführen von entsprechenden Vitamindosen daher heute nicht mehr gefährdet. Diese Sachlage scheint den Schlußstein in der Frage der Pathogenese des Skorbuts zu setzen und zahlreiche Autoren lassen andere Momente in der Pathogenese des Skorbuts mit Hinsicht auf die vorgebrachten Argumente nicht mehr gelten.

Dennoch ist nach unserer Überzeugung der C-Vitaminmangel in der Kost nicht die einzige Ursache des Skorbuts. Wenn heute auch erkannt ist, daß der Normalbedarf an C-Vitamin viel niedriger ist als seinerzeit angenommen wurde, höchstens 25 mg im Tag, so daß auch zu Notzeiten Skorbut nicht auftreten muß, zumal der C-Vitaminmangel eine längere Zeit, zirka vier Monate hindurch bestehen muß, ehe die Krankheit auftritt, wenn ferner wenigstens die meist immer verfügbare Kartoffel noch genügend C-Vitamin zur Verfügung stellt, so bleibt es unserer Überzeugung nach doch sehr merkwürdig, daß man im zweiten Weltkrieg mit seinen Hungerperioden, daß man vor allem während der monatelangen schwersten Hungerperiode unmittelbar nach der Besetzung in unserem Lande Skorbut so gut wie nicht beobachtet hat. Demgegenüber steht die eigene Erfahrung, daß ich während des ersten Weltkrieges in einem zentralasiatischen turkestanischen Lager von 5000 Kriegsgefangenen Skorbut in einer Zahl und einer Schwere gesehen habe, wie man sie nur in den schwersten Formen findet. Hierbei hatten die Leute eine Kost, die neben der allerdings fast C-vitaminfreien Hirse auch aus Kohl, Krautsuppe, Kartoffeln und wöchentlich zweimal auch aus etwas Fleisch bestand. Die Nahrung wurde nicht übermäßig lange gekocht, das C-Vitamin ging höchstens in das Kochwasser, ging aber nicht verloren. Das Minimum an C-Vitamin dürfte also gedeckt gewesen sein. Und wenn dies nicht der Fall war, so bleibt es durchaus ungeklärt, daß ich den Skorbut nur in diesem Lager, nicht aber in anderen klimatisch nahezu gleich gelegenen Lagern Turkestans beobachtet habe. Der C-Vitaminmangel hat unserer Überzeugung nach in der Pathogenese des Skorbuts also sicher eine große Bedeutung, weshalb ja auch die jahreszeitlichen Schwankungen auftreten — der sporadische Skorbut tritt hauptsächlich im Winter und Frühjahr auf, — allein ist der C-Vitaminmangel aber scheinbar doch nicht ausschlaggebend. Welche Momente den Ausschlag geben, bleibt freilich die Frage. In dem genannten Lager waren die Leute in Zelten auf nacktem Boden mit wenig Stroh untergebracht. Die Nächte waren sehr kalt, die Tage sehr heiß. Es herrschte ein frühjahrliches Steppenklima, unter dem die Lagerinsassen besonders nachts sehr litten. Diese Allgemeinunbill mit einer Herabsetzung der Resistenz gegen jede Schädlichkeit mag neben dem relativen C-Vitaminmangel die Ursache für das schwere Auftreten des Skorbuts gewesen sein. Ähnliche Gedankengänge äußerte auch SCHULTEN, nach welchem neben langdauerndem C-Vitaminmangel auch die individuelle Disposition, allgemeine Unterernährung, Infektionen und schwere körperliche Anstrengungen eine Rolle spielen. Es will uns auf Grund unserer Erfahrungen also scheinen, daß der Skorbut, welcher eine C-Avitaminose ist, doch erst bei allgemein schwächenden Allgemeinschäden auftritt. Die prompte Heilung der Blutungen durch reines C-Vitamin oder mit C-vitaminreicher Kost will demgegenüber unserer Überzeugung nach Entscheidendes nicht besagen. SCHULTEN zitiert übrigens KALK und BRÜHL, welche einen Mann beobachteten, der sich jahrelang C-vitaminfrei ernährte und der auch erst nach Hinzutreten von verschiedenen Hilfsmomenten (allgemeine Unterernährung, körperliche Überanstrengungen usw.) an Skorbut erkrankte.

Das C-Vitamin ist als 1-Askorbinsäure chemisch identifiziert, es ist ein reversibel oxydierbarer Stoff und gehört zu den Redoxsystemen, die biologisch von größter Bedeutung sind. Über das Zustandekommen der skorbutischen Blutungen sind wir durch die neue Literatur dahin orientiert, daß die Blutungen durch die unverletzten Kapillarendothelien hindurch erfolgen, weil die Kittsubstanz zwischen den Endothelzellen bei C-Vitaminmangel nicht gebildet wird. Hinsichtlich der Pathogenese sei schließlich noch erwähnt, daß in seltenen Fällen eine mangelhafte C-Vitaminresorption z. B. bei der Sprue zu dem gleichen Bild führen kann, dies um so mehr, als gleichzeitig eine allgemeine Ernährungsstörung vorliegt.

Die Symptomatologie des Skorbuts ist durch eine schwere hämorrhagische Diathese charakterisiert, welche sowohl mit Hautblutungen in Form von Petechien als ausgedehnten Suffusionen, tiefen Weichteil-, vor allem Muskelblutungen und schließlich mit Hämorrhagien in der Mundschleimhaut einhergeht, die sekundär zu einer schweren, meist fötiden Stomatitis führen. Es entwickelt sich gleichzeitig eine sekundäre Anämie, die Prädilektionslokalisation der Hautpetechien ist die untere Extremität, man kann die Blutungen allerdings auch an anderen Stellen finden, dies ist jedoch seltener. Die Hautblutungen sind nicht selten auf Haarbälge beschränkt, wodurch die Haut einen rauhen Eindruck macht (Lichen scorbuticus). Die tiefen Subkutis- oder Muskelblutungen führen meist unter gleichzeitigem Fieber, manchmal auch unter Frost nicht selten zu heftigsten Schmerzen, die einige Tage in voller Intensität anhalten und je nach der Lokalisation dem Patienten bestimmte Stellungen bzw. Körperhaltungen aufzwingen. Mancher Kranke liegt in schweren Schmerzen unbeweglich im Bett. Wenn derartige Blutungen Initialsymptom oder gelegentlich das einzige Zeichen der Krankheit sind, so wird das Krankheitsbild dem eines entzündlichen tiefen Prozesses sehr ähnlich werden. Auch Periostalblutungen kommen vor, auch diese sind anfangs sehr schmerzhaft. Schließlich kommt es meist, wie schon erwähnt, zur hämorrhagischen Stomatitis bzw. Gingivitis. Hierbei sind die Prädilektionsstelle der primären Blutungen die Umgebung der Zähne. Die Hämatome infizieren sich sekundär und es entwickelt sich die Stomatitis mit dem stinkenden Fötor. Klinisch lassen sich entgegen alten Anschauungen derartige hämorrhagische Stomatitiden aus dem klinischen Bild allein von denen einer Thrombopenie oder einer Knochenmarksinsuffizienz nicht differenzieren. Eine gleichzeitige Nachtblindheit ist auf eine bestehende A-Avitaminose zu beziehen.

Der Blutbefund ist bis auf eine hypochrome Anämie ohne Besonderheiten. Das RUMPEL-LEEDEsche Phänomen fällt infolge der Kapillardurchlässigkeit positiv aus.

Die Differentialdiagnose wird sich aus den allgemeinen Verhältnissen, aus der Erkrankung einer bestimmten Gruppe von Leuten ergeben. Fehldiagnosen gegenüber jeder hämorrhagischen Diathese kommen vor, mir unterlief vor kurzem eine solche gegenüber einer symptomatischen hämorrhagischen Diathese einer symptomenarmen Urämie; freilich konnte die Diagnose durch die genauere Untersuchung bald richtiggestellt werden. Jedenfalls darf aus dem Fehlen einer entsprechenden C-Vitaminmenge im Harn — die einschlägigen Untersuchungen wurden seinerzeit zweifellos stark überschätzt — nicht unmittelbar auf Skorbut geschlossen werden. Sicher braucht der Organismus bei Infektionskrankheiten mehr C-Vitamin, eine hämorrhagische Diathese bei Infekten ist aber noch lange nicht eine C-Avitaminose.

Die *Therapie* besteht in Zufuhr von C-Vitamin. Während man früher unter entsprechenden äußeren Bedingungen zur vitaminreichen Ernährung Zuflucht nehmen mußte, so wird heute die rascheste Wirkung mit hohen intravenösen C-Vitamindosen (bis 1000 mg täglich) erzielt. Eine Überdosierung mit C-Vitamin gibt es nicht. Peroral werden vier- bis zehnmal täglich Tabletten à 50 mg verabfolgt. Eine gute Resorption ist Voraussetzung der Wirkung (s. hinsichtlich Sprue usw.). Bei schweren Blutungen kann man die symptomatischen Blutstillungsmittel anwenden, man tut dies aber mehr aus psychischen Gründen zur Beruhigung des Kranken und seiner Umgebung (s. S. 405). Eine sorgfältige Mundpflege ist von großer Bedeutung; hierbei sind häufige Spülungen eventuell mit leichten Adstringentien die wesentlichen Maßnahmen. Es finden sich im Handel eine Reihe reiner C-Vitaminpräparate, welche einander gleichwertig sind (Cebion, Redoxon, Cantan usw.). Die Diät sei C-vitaminreich (Hagebutten, Paprika, Dille, reife Johannisbeeren, Zitronen, Orangen, Erdbeeren usw.). Hinsichtlich der Einzelheiten sei auf die entsprechenden Diätbücher verwiesen. Zu betonen ist, daß die C-vitaminreiche Herbstkartoffel durch Lagerung im Frühjahr oder im Sommer an Vitamingehalt stark einzubüßen beginnt; daß das C-Vitamin wasserlöslich ist, durch Kochwasser also verlorengehen kann, wurde bereits erwähnt. Gemüse sind daher im eigenen Saft zu bereiten, Kartoffeln nur im Dampf, am besten in der Schale. Zu langes Erhitzen zerstört das C-Vitamin.

Hinsichtlich der C-Avitaminosen der Kinder, der MÖLLER-BARLOWschen Krankheit s. die Lehrbücher der Pädiatrie.

3. Symptomatische vaskuläre Purpura.

Symptomatische vaskuläre Purpuraformen kommen vor allem bei Infekten und bei der Urämie vor. Es handelt sich hierbei offenbar um eine toxische Schädigung der Kapillaren. Freilich muß zugegeben werden, daß bei diesen Zuständen einer hämorrhagischen Diathese andere Komponenten nicht ausgeschlossen werden können, wir haben oben auf die Plättchenverminderung bei Infekten hingewiesen und müssen betonen, daß Milztumoren bei chronischen Infekten wie Malaria und Kala-Azar eine splenopathische Markhemmung nach sich ziehen können. Die Meningitis epidemica, der Scharlach, die Diphtherie neigen nicht selten ebenso zu schwerster hämorrhagischer Diathese wie das Exanthem bestimmter Infektionskrankheiten (Variola, Typhus exanthematicus). Auch das Masern- und Varizellenexanthem kann blutig werden, ohne daß diesem Umstand eine besondere Bedeutung zukäme. Jedem Arzt ist bekannt, daß bei jeder Sepsis eine hämorrhagische Diathese auftreten kann und daß sie im allgemeinen als Signum mali ominis zu werten ist.

Die Urämie kann zu schwersten Blutungen wie bei einer schweren essentiellen Thrombopenie führen. Die Diagnose kann im Anfangsstadium, zumal bei Fehlen von Hochdruck, schwierig sein (s. S. 609).

HEILMEYER zählt auch die hämorrhagischen Diathesen der kachektischen Individuen (bei Tuberkulose oder Tumoren) hierher, seiner Meinung nach soll auch die bei Greisen auftretende Purpura auf Giftstoffe zurückzuführen sein, die im senilen Organismus entstehen. Die Purpura senilis, meist als Petechien der unteren Extremitäten lokalisiert, kann auch schweren Grad haben.

Auch der Laie weiß von den Blutungen der sogenannten Stigmatisierten, die zu bestimmten Zeiten etwa die blutenden Wundmale Christi zeigen. Es handelt sich hierbei um eine Diapedesisblutung auf neurotisch-neurogen-funktioneller Basis. HEILMEYER weist übrigens darauf hin, daß auch organische Blutungsübel auf Suggestivwirkungen ansprechen, und er verweist auf den Einfluß RASPUTINs auf den hämophilen Zarensohn, der stärker war als alle übrigen therapeutischen Maßnahmen.

4. OSLERsche Krankheit.

Es sei vorerst festgestellt, daß die OSLERsche Krankheit, die hereditäre hämorrhagische Teleangiektasie, nur aus praktisch klinischen Gründen unter den hämorrhagischen Diathesen abgehandelt wird, daß es sich bei ihr um eine Gefäßkrankheit handelt. Denn die Krankheit besteht in der hereditären Bildung von Teleangiektasien in der Haut und in den Schleimhäuten mit Neigung zu Blutungen. Die Kapillaren und Präkapillaren weiten sich zu größeren Gefäßen und neigen zu Zerreißungen mit folgender Blutung. Man findet diese Teleangiektasien hauptsächlichst in der Haut des Gesichtes, der Nase, der Lippen, des Zahnfleisches, der Mundhöhle überhaupt, seltener auch an den Fingern, gelegentlich sogar unter den Nägeln und schließlich auch am Rumpf, am seltensten an den unteren Extremitäten. Unter den Schleimhäuten ist besonders die Mundhöhle besonders disponiert, die Teleangiektasien können sich aber im ganzen Magen-Darmkanal und schließlich auch in jedem Gewebe entwickeln. Die überdehnten kleinen Gefäße neigen zu starken, oft schwer stillbaren Blutungen, am häufigsten aus der Nase. Blutungen aus der Niere, dem Magen sind selten. Die Krankheit ist ausgesprochen hereditär, es ist dies ein wesentliches differentialdiagnostisches Merkmal zumal bei atypischem Sitz der Teleangiektasien bzw. der Blutung.

Die Prognose ist günstig, Verblutungen sind sehr selten. Die Krankheit tritt meist schon in der Jugend auf, sie verschlechtert sich unserer Erfahrung nach schubweise mit zunehmendem Alter.

Diese Teleangiektasien haben eine gewisse Ähnlichkeit mit den Gefäßsternchen der Leberzirrhose (s. S. 307), ohne aber daß sichere Beziehungen zwischen ihnen und der Leberfunktion hergestellt werden könnten.

Die Therapie muß eine lokale sein.

Sachverzeichnis.